Hartmut Porst **Die gekaufte**

MW00836768

Hartmut Porst

Die gekaufte Potenz

Viagra – Sex – Lifestylemedizin

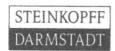

Prof. Dr. med. Hartmut Porst
Facharzt für Urologie
Neuer Jungfernstieg 6a
20354 Hamburg

ISBN 978-3-7985-1147-7   ISBN 978-3-642-58696-5 (eBook)
DOI 10.1007/978-3-642-58696-5

Die Deutsche Bibliothek – CIP-Einheitsaufnahme
Porst, Hartmut: Die gekaufte Potenz: Viagra, Sex, Lifestylemedizin/H. Porst. – Darmstadt:
Steinkopff, 1999

© Springer-Verlag Berlin Heidelberg 1999

Ursprünglich erschienen bei Dr. Dietrich Steinkopff Verlag, Darmstadt 1999

Umschlaggestaltung: E. Kirchner, Heidelberg
Herstellung: PRO EDIT GmbH, Heidelberg
Datenkonvertierung: K+V Fotosatz, Beerfelden

SPIN 10701519   105/7231-5 4 3 2 1 0 – Gedruckt auf säurefreiem Papier

Vorwort

Wir schreiben die letzten Tage im März 1998, für Insider der Szene ein historisches Datum. Erfüllt sich der Traum vieler Männer und deren Partnerinnen – der Traum, die Impotenz für immer und ewig besiegt und die täglich zig-millionenfach um den Globus stattfindenden Niederlagen auf dem „Schlachtfeld" der Sexualität ein für allemal in die Historie verbannt zu haben?

Der Knall der Champagnerkorken aus den Labors jener Firma mit dem Namen Pfizer in den USA war für hochsensible Ohren auch jenseits des großen Teichs nicht zu überhören. Der pharmakologische Supergau der letzten Jahrzehnte war gelandet an der Schwelle zum 3. Jahrtausend. Gerade noch zur rechten Zeit, bevor wir das zweite Jahrtausend hinter uns lassen, welches uns Millionen impotenter Männer und frustrierter Partnerinnen tagtäglich bescherte.

Was war geschehen? Eine kleine blaue, rautenförmige Tablette – in Kennerkreisen auch „the blue diamond" genannt, hatte sämtliche Hürden genommen, welche von der Food and Drug Administration, kurz FDA genannt, jedem Medikament in den Weg gestellt werden, bis es schließlich das Etikett der Unbedenklichkeit und somit die Zulassung auf dem amerikanischen Markt erlangt. Bereits im Zulassungsverfahren konnte man die gesellschaftliche Bedeutung erahnen, welche jener blauen Pille in Zukunft zugemessen werden sollte, sie erhielt ein sogenanntes „Fast track" (beschleunigtes) Zulassungsverfahren, welches bevorzugt Krebs- und Aidsmedikamenten, also Substanzen mit vitaler Indikation, vorbehalten ist.

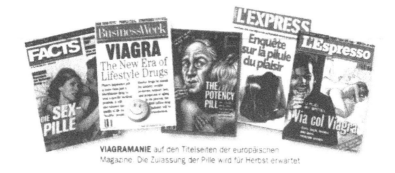

VIAGRAMANIE auf den Titelseiten der europäischen
Magazine. Die Zulassung der Pille wird für Herbst erwartet

FOCUS 21/1998

Eine solche Bevorzugung eines Potenzmedikamentes durch die größte Zulassungsbehörde der Welt mag für den einen oder anderen Leser bzw. Leserin völlig überzogen, ja weltfremd und an den tatsächlichen Bedürfnissen der Menschheit weit vorbei gezielt erscheinen, für das Millionenheer betroffener Partnerschaften hätte dies nicht vortrefflicher kommen können. Haben wir denn keine wichtigeren Probleme auf diesem Planeten zu lösen als dem Manne den Traum von der ewigen Potenz in greifbare Nähe zu bringen, werden sich emanzipierte und feministische Kreise nun täglich in den Talkshows und Medien fragen. Jene wenigen Unverbesserlichen werden keinen Moment ungenutzt lassen, um das Horrorszenario des omnipotenten schwanzgesteuerten Machos plakativ auf den Bildschirmen zu zeichnen und ihre Warnungen vor dem allzeit bereiten Traktier- oder besser Taktierstab des weiblichen Geschlechtes bis in die abgelegensten Winkel dieser Republik zu verstreuen. Die letzten zwei Monate seit Zulassung des blauen Diamanten namens Viagra® belehrten uns alle eines Besseren. Die Bedeutung, welche diesem neuen Medikament weltweit in den Massenmedien beigemessen wurde, sprengte die Vorstellungen aller, die Firma Pfizer inbegriffen. Nur die Gesellschaft ins Mark treffende Ereignisse wie jener tragische Unfalltod der Princess of Wales, welcher die emotionalen Empfindungen des Einzelnen an den Wurzeln ergriff, erreichte ein vergleichbares Medieninteresse wie diese neue „Magic Pill". So konnte es nicht ausbleiben, daß nahezu ausnahmslos auch die großen seriösen Nachrichtenmagazine und Illustrierten dem enormen öffentlichen Interesse Tribut zollten und die Titelgeschichte zumindest einer, bisweilen auch mehrerer Ausgaben dem neuen Impotenzkiller Viagra® widmen mußten.

Es erscheint geradezu kennzeichnend für die gesellschaftliche Situation, daß sich auch die führenden Kirchenvertreter bis in den Vatikan hinein aufgerufen fühlten, sich dem Thema Viagra® stellen zu müssen, um ihren in die Viagramanie abzugleiten drohenden Schafe wieder die biblischen Tugenden frisch ins Gedächtnis zurückzurufen.

Danksagung

Dieses Buch hätte in der vorliegenden Form nicht ohne die kreative und tatkräftige Mitarbeit meiner Lebensgefährtin und Mitarbeiterin Elfie Meier erstellt werden können. Ihr gebührt mein besonderer Dank insbesondere für die Mitgestaltung der Graphiken und die vielen wertvollen Tips bei der Erstellung der einzelnen Kapitel.

Hamburg, im Oktober 1998   *Prof. Dr. Hartmut Porst*

Inhaltsverzeichnis

1 Viagra® – Abfallprodukt der medizinischen Forschung 1

2 Impotenz – eine Geißel der modernen Gesellschaft 3

3 Phallometrie – wenn es um Zentimeter und Zahlen geht 11

4 Die Erektion – oder der Phallus als Spielball von Nerven
und Gefühlen 23

5 Hormone und das Altern – der Urquell ewiger Jugend versiegt . 33

6 Pheromone – Lockstoffe der Lust 47

7 SOS – es funktioniert nicht mehr 57

8 Risikofaktoren und Impotenz 61

9 Arztbesuch – Ursachenforschung 67

10 Viagra® – Wirkprofil, Nebenwirkungen und Verträglichkeit 71

11 Viagra® bei Herzerkrankungen 83

12 Schädigt Viagra® das Auge? 93

13 Paare berichten über Viagra® 99

14 Viagra® – Wunderpille, Lifestyledroge,
gesellschaftliche Gefahr? 113

15 Sexualstörungen bei Frauen – demnächst ein Fall
für Viagra®? 125

16 Behandlungsalternativen zur „Magic Pill" 133

17 Viagra® – eine Pille mit gesundheitspolitischem Sprengstoff . . . 153

18 Lifestyle-Medizin und Sexualität an der Schwelle
der Jahrtausendwende 159

1 Viagra® – Abfallprodukt der medizinischen Forschung

Unlängst wurde der Autor dieser Zeilen anläßlich eines Fernsehinterviews gefragt, ob es Zufall oder bewußte Planung gewesen sei, Viagra® zu einem Zeitpunkt aus der Taufe zu heben, wo der Jugendlichkeitswahn in der Gesellschaft um sich greift, wo die pharmazeutischen Küchen der Großkonzerne an Lifestyledrogen herumtüfteln, um den Traum von der ewigen Jugend in greifbare Nähe zu rücken. Zweifelsohne paßt die Entwicklung eines solchen Potenzmittels ersten Ranges zum augenblicklichen gesellschaftlichen Trend, wo 50-jährige Moderatoren bzw. deren weibliche Pendants als zu alt und nicht mehr mattscheibentauglich befunden werden und sich deshalb unfreiwillig aufs vorzeitige Altenteil zurückziehen müssen.

Viagra®, also gezielt für eine Gesellschaft entwickelt, die dank medizinischen Fortschritts unweigerlich älter wird, sich aber gleichzeitig damit nicht abfinden will? Weit gefehlt. Viagra® stellt das dar, was man landläufig ein typisches Abfallprodukt, oder besser gesagt, Zufallsprodukt der medizinischen Forschung nennt. Nichts lag den Erfindern dieses Medikamentes ferner als das Millionenheer erschlaffter Penisse wieder aufzurichten, eine ohnehin überaus unethische Indikation für die meisten pharmazeutischen Konzerne – wenigstens zum damaligen Zeitpunkt. Nein, man dachte einen großen Coup auf dem Gebiet der Herzkreislaufforschung landen zu können. Doch die erhoffte Wirksamkeit auf diesem Sektor nahm sich sehr bescheiden aus. Statt der erhofften positiven Wirkung auf die mit zunehmendem Alter verkalkten Gefäße, welche bei vielen eher starren Rohren denn elastischen Leitungen gleichen, häuften sich die Mitteilungen „unerwünschter Nebenwirkungen" unterhalb der Gürtellinie. Graumelierte Herren, welche dank des im Alter meist noch funktionierenden Langzeitgedächtnisses Erinnerungen an phallische Glanzleistungen der Vergangenheit noch reaktivieren konnten, fühlten sich in Ihre Jugendzeit zurückversetzt. Jenes schlaffe Anhängsel, das seit Jahren nur noch zum Pinkeln tauglich war und auch hierbei meist ein klägliches Rinnsal von sich gab – dank der freudig wuchernden Prostata – zeigte seinem Herren und Gebieter plötzlich wieder, was in ihm steckt. Aus Schlaffis wurden Dauerständer, bevorzugt in den Morgenstunden, ein

Phänomen das beiden zu denken gab, den Betroffenen und den Erfindern.

Nun war es, wie soft im Leben, einer glücklichen Fügung zu verdanken, daß diese eher beiläufig getätigten Äußerungen auch auf die richtigen Ohren im Pfizerkonzern trafen und die Forscher die Gunst der Stunde erkannten. Sie bewiesen Flexibilität und nahmen die Chance beherzt war, ohne sich zum damaligen Zeitpunkt wohl der ökonomischen und gesellschaftlichen Dimension dieser Entdeckung auch nur annähernd bewußt gewesen zu sein.

Unterstützend kam hinzu, daß gerade zu dieser Zeit von verschiedenen Forschergruppen die ersten Veröffentlichungen über die herausragende Bedeutung von sogenannten Phosphodiesterasen im menschlichen Penis (Schwellkörper) erschienen sind. Bei den Phosphodiesterasen handelt es sich um Enzyme, welche den für das Zustandekommen einer Erektion wichtigsten Übermittler, das sogenannte cGMP (Cyclo-Guanosinmonophosphat), wieder abbauen und somit der Dauer und Stärke einer Erektion entgegenwirken. Da man in den Forschungslabors von Pfizer wußte, daß Viagra®, welches damals nur mit dem sogenannten Generic Name „Sildenafil" geführt wurde, insbesondere die im Schwellkörper vorkommende Phosphodiesterase 5 hemmt, lag es nahe, die Tauglichkeit von Viagra® auf Potenzstörungen hin zu untersuchen, wenn es schon woanders so kläglich versagt hatte.

Der weitere Werdegang ist eine in der pharmakologischen Forschung beispiellose Erfolgsstory, welche, wenn überhaupt nur mit der Entwicklung der Pille für die Frau in den 60er Jahren verglichen werden kann. Nachdem sich gezeigt hatte, daß bei sogenannten leichten Erektionsstörungen, die überwiegend psychisch ausgelöst waren, Viagra® in bis zu 90 % erfolgreich war, wagte man sich an die härteren und später auch an die nahezu aussichtslosen Fälle heran. Viagra® wurde bei Tausenden von Männern mit langjähriger organischer Impotenz – Diabetiker, Querschnittsgelähmte, Männer mit Zustand nach schweren Prostata- oder Mastdarmoperationen – in Langzeitstudien überprüft. Und hierbei zeigte sich, was viele Experten in ungläubiges Erstaunen versetzte, Viagra® zeitigte auch hier in 50–70% der Fälle Erfolge, d. h., daß die Männer nach Jahren der Entbehrung wieder ihren Mann stehen konnten. Für viele Patienten und deren behandelnden Ärzte glich dies einer medizinischen Sensation, ja erfüllte schon den Tatbestand eines kleinen Wunders. So schließt sich hier der Kreis mit dem Tage der offiziellen Zulassung der „blue Magic Pill" in den USA am 27.03.1998, welche zu einem globalen historischen Ereignis werden sollte, von dem vielleicht noch unsere Urenkel, männlich wie weiblich, profitieren und in dankbarer Erinnerung als Vermächtnis ihrer Altvordern weiterhin schätzen und pflegen werden.

2 Impotenz – eine Geißel der modernen Gesellschaft

„Warum jetzt plötzlich ganz Deutschland impotent ist, ist mir auch nicht ganz klar": Worte von Klaus-Peter Juenemann, anläßlich des Medienrummels um Viagra® und vom Stern zu den Worten der letzten Woche im Mai auserwählt. Hinter dieser Äußerung verbirgt sich der Verdacht, daß durch Viagra® ein Volk, ein Kontinent oder gar der ganze Globus zu impotenten Männern degradiert wird, welche ihren ehelichen und „anderweitigen" Verpflichtungen nur kraft des blauen Diamanten noch nachkommen können.

Was ist Fakt, was heiße Spekulation? Fakt ist, daß man auf der Basis der sogenannten **Massachusetts Male Aging Study** davon ausgeht, daß 52% aller amerikanischer Männer zwischen 40 und 70 Jahren an Erektionsproblemen leiden. Jene viel zitierte Studie befragte über 1700 Paare in der Umgebung des Distriktes Boston, Massachusetts, USA bezüglich gesundheitlicher Probleme und Störungen in ihrem Sexualleben in den Jahren 1987 bis 1989. Zusätzlich wurden diese Männer einer ausführlichen körperlichen Untersuchung sowie einer Vielzahl von Laboruntersuchungen u.a. mit der Bestimmung von über 30 Hormonwerten unterzogen. Und was kam dabei heraus? Erschreckendes, was an sich dazu angetan war, in den Panzerschränken des CIA für die nächsten 100 Jahre zu verschwinden. Denn konnte sich die weltweit führende Wirtschafts- und Militärmacht das wissenschaftlich erwiesene Eingeständnis leisten, daß jeder zweite Phallusträger in den besten Männerjahren zwischen 40 und 70 Jahren nur noch Halbmast trug? Die Schar der Fernsehzuschauer, welche ehrfurchtsvoll ihre GI's bei den vielen militärischen Einsätzen an den Krisenplätzen dieser Welt dank ihrer „geistig-militärischen" Überlegenheit tagtäglich bewunderten mußte doch plötzlich in heftige Zweifel versetzt werden, ob deren tatsächlichen Manneskraft. Dies paßte nun weiß Gott nicht in das Konzept des unschlagbaren GI's bzw. der unschlagbaren Führungsmacht. Die Tatsache, daß da jeder zweite, der für andere Völker die Kartoffeln aus dem Feuer holte, nur noch militärisch in der Lage war, seinen Mann zu stehen, auf dem „häuslichen Schlachtfeld" im eigenen Schlafgemach aber von einer Niederlage zur anderen taumelte, das mußte schon tiefe Kratzer am Lack der Außenfassade jener Supermacht hinterlassen. Wie war die Reaktion des Präsidenten auf diese Hiobsbotschaft? Wurde er überhaupt von diesem Menetekel in Kenntnis gesetzt, und wenn ja, rechtzeitig und von wem? Hätte er überhaupt eine Chance, darauf reagieren zu können, um die vernichtenden Ergebnisse dieser Studie zur Chefsache zu erklären und für auf Nimmer Wiedersehen in die Geheimarchive verschwinden zu lassen? Es wäre ja nicht das erste Mal gewesen, daß hochbrisante Erkenntnisse aus dem Land der ungeahnten Möglichkeiten der Welt für Jahrzehnte vorenthalten werden, um dem eigenen Image keine Blessuren zu verleihen – Beispiele gab es davon auch in der Vergangenheit genug.

Man darf deshalb davon ausgehen, daß die Veröffentlichung dieser Studie, welche in ihren Details bis zum heutigen Tage noch anhält, den üblichen wissenschaftlich vorgegebenen Weg ging, d. h., erst in den zuständigen urologischen Fachgremien publiziert und diskutiert wurde, um dann mit Verzögerung von der Yellow Press aufgegriffen zu werden.

Zu diesem späten Zeitpunkt war das Weiße Haus jeglicher möglicher Gegenreaktion beraubt – so denn überhaupt von den Verantwortlichen irgendeine Maßnahme ins Kalkül gezogen worden wäre.

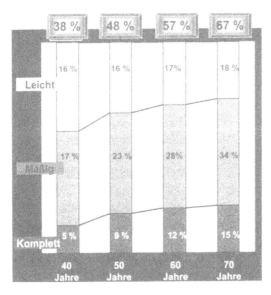

Alterskorrelierte Häufigkeit der erektilen Dysfunktion. Ergebnisse der Massachusetts Male Aging Study. (Aus: Feldmann et al. (1984) J Urol 151:54)

Die harten Fakten jener Massachusetts-Male-Aging-Study waren wie folgt: 52% der 40–70jährigen Männer waren unfreiwillig mit Potenzstörungen konfrontiert und fühlten sich davon belästigt. Hierbei gaben insgesamt 10% an, komplett impotent zu sein, im Klartext lief da gar nichts mehr, weitere 25% hatten erhebliche und weitere 17% geringfügige Steherschwierigkeiten. Für wahr ein niederschmetterndes Ergebnis. Die Wahrscheinlichkeit, dieser „Volksseuche" zum Opfer zu fallen, stieg mit der Zunahme sogenannter Risikofaktoren. Deren wichtigste Vertreter waren: Bluthochdruck, Erkrankungen der Herzkranzgefäße, erhöhte Blutfette (Stichwort: Cholesterin), Fettleibigkeit, Nikotinkonsum sowie unterschiedliche Medikamente, welche zur Behandlung der zuvor genannten Erkrankungen erforderlich wurden. Als fatal für die männliche Lendenkraft stellte sich das gleichzeitige Zusammenwirken mehrerer Risikofaktoren heraus. So war die Wahrscheinlichkeit fortan nur noch als „Schlaffi" durch die Gegend zu laufen, beim Zusammenprall von Rauchen, Herzkranzgefäßerkrankung mit gleichzeitiger medikamentöser Therapie 56%. Nikotinkonsum bei gleichzeitigem Bluthochdruck und der Einnahme blutdrucksenkender Medikamente führte in über 20% und die Konstellation Zuckerkrankheit mit der Notwendigkeit einer medikamentösen Behandlung in 28% zu einer totalen Impotenz. Und jene, welche die vielen Predigten ihres Hausarztes und der Gesundheitspresse ungehört an sich vorbeiziehen ließen, weiterhin üppiger Mahlzeiten frönten und alles tunlichst bei gleichzeitig „optimalem" Bewegungsmangel, hatten bereits in der Altersgruppe von 40–55 Jahren ein über 25%iges Impotenzrisiko. Aber nicht nur die bekannten Risikoerkrankungen fordern den Tribut der Manneskraft auch ständige Miesepetrigkeit und üble Laune oder das ständige Mitsichherumtragen unbewältigter Konflikte schlägt sich auch auf das Gemüt des „Kleinen" nieder. Diese sonst gesunden Männer hatten immerhin eine alterskorrelierte Wahrscheinlichkeit einer mäßiggradigen Potenzstörung von 35% und einer kompletten Impotenz von 19%. Also, liebe Vertreter des starken Geschlechts, treten Sie stets gutgelaunt auf und verarbeiten Konflikte an Ort und Stelle und zwar nach außen. Letzteres wird zwar zwangsläufig nicht immer auf die ungeteilte Billigung Ihrer Umgebung stoßen, dafür dankt es Ihnen Ihr guter Freund am Abend zu Hause (oder woanders).

Neben dieser weltweit bislang größten Studie zur Häufigkeit männlicher Sexualstörungen wurden in den letzten Jahren noch Ergebnisse weiterer Studien zu diesem Genre veröffentlicht, welche nicht vorenthalten werden sollten. So kam eine durch Hausärzte in den USA bei 212 Patienten durchgeführte Befragung zu dem Ergebnis, daß 27% sich von permanenten Problemen ihres Freudenspenders belästigt fühlten und dies bei einem Durchschnittsalter von nur 35 Jahren. Weitere Statistiken zu diesem Thema belegen, daß über 60 Jahre 25–40% und über 70 Jahre 50% aller Männer und natürlich auch deren Partnerinnen sich mit ständigen Potenzstörungen herumschlagen müssen – eine fürwahr niederschmetternde Bilanz.

Eine auf dem 8.Weltkongreß über Impotenzforschung Ende August 1998 in Amsterdam von R.Rosen, einem führenden Sexualmediziner der

USA, vorgestellte Datenanalyse aus dem Jahre 1992 von 1511 Männern und 1921 Frauen in den Altersgruppen 18-55 Jahre zeigte, daß auch in den jungen Altersgruppen 18-35 Jahre 9% von schweren Erektionsstörungen und über 30% von Ejakulationsstörungen im Sinne eines vorzeitigen Samenergusses heimgesucht werden. Bei den jungen Frauen litt über ein Viertel an schweren Orgasmus- und Libidostörungen, die einer harmonischen sexuellen Beziehung zwischen beiden Geschlechtern ja ebenfalls nicht unbedingt förderlich sind. Die Ergebnisse der Erhebung sind in den beiden nachfolgenden Tabellen zusammengefaßt und reflektieren, daß auch in den jüngeren Altersgruppen ein erheblicher Behandlungsbedarf bei Sexualstörungen besteht.

Alter	Libidoverlust	Ejakulatio präcox	Versagens- ängste	Erektions- störungen	N = 1511
18–24	14%	30%	19%	7%	
25–34	13%	32%	17%	7%	
35–44	15%	28%	19%	11%	
45–59	17%	31%	14%	18%	

Alter	Libidoverlust	Lubrifikations- störung	Orgasmus- störung	Schmerzen beim GV	N = 1921
18–24	32%	19%	26%	21%	
25–34	32%	18%	28%	15%	
35–44	30%	21%	22%	14%	
45–59	27%	27%	23%	18%	

(Quelle: R. Rosen. Sexual dysfunction in men an women: a pupulation-based survey of US adults. 8th World Meeting on Impotence Res. 1998, Amsterdam)

Auf demselben Weltkongreß wurde im Rahmen eines Übersichtsreferates von R.Krane, aus Boston Massachusetts, USA, die derzeitige weltweite Situation zum Thema Impotenz analysiert. Danach leiden weltweit mindestens 169 Mio Männer an sehr schweren oder schweren behandlungsbedürftigen Erektionsstörungen. Die Verteilung auf die jeweiligen Kontinente ist der Abbildung auf Seite 7 zu entnehmen.

Nun könnte der nicht in diese Thematik eingeweihte Leser sofort argwöhnisch unken, daß all die eben zitierten Umfragen und Untersuchungen gezielt erst in den letzten Jahren durchgeführt wurden, um quasi parallel zur Entwicklung von Viagra® den Markt vorzubereiten und der Gesellschaft zu suggerieren, welch großer Bedarf für solch eine Potenzpille besteht. Der Autor dieses Buches kann aber allen Lesern und Leserinnen glaubhaft versichern, daß dem nicht so ist. Alle hier aufgeführten Er-

Inzidenz mittelgradiger und schwerer ED

USA	9 Mio
Europa	12 Mio
Asien	113 Mio
Süd-Amerika	15 Mio
Afrika	19 Mio
Australien	1 Mio

Weltweit   ca 169 Mio

Quelle: Weltdatenbank. Vortrag R. Krane:25 years impotence reseach
8th World Meeting on Impotence Res. 1998, Amsterdam.

kenntnisse stammen aus der Vor-Viagra-Ära, als man noch absolut nichts um die Bedeutung jener Enzyme, auch Phosphodiesterasen genannt, im männlichen Krisenstab wußte. Die Entwicklung einer solchen Zauberformel, wie sie in Viagra® verkörpert ist, konnte zum damaligen Zeitpunkt gar nicht angedacht worden sein. Man könnte sich ja als zukünftiger Europäer getrost zurücklehnen, denn was sollten uns Deutsche, Franzosen, Italiener oder Spanier jene schockierenden Umfrageergebnisse jenseits des großen Teiches bange machen, bei uns Europäern ist es um die Potenz sicherlich viel besser bestellt. Europa als Viagra®-Großabnehmer, wie es derzeit in den USA der Fall ist, würde sich unserer Vorstellungskraft entziehen, woher sollten sich die Millionen impotente Europäer plötzlich rekrutieren? Obgleich es für Deutschland und auch die anderen Europäischen Länder keine der Massachusetts Male Aging Study auch nur annähernd vergleichbare repräsentative Umfrage gibt, wissen wir, mit diesem Problem tagtäglich konfrontierten Doktores sehr wohl, daß wir es auch hierzulande nicht mit einem versprengten Haufen „lendenlahmer Männer" zu tun haben, sondern mit einer Zivilisationskrankheit ersten Ranges.

Stellvertretend sei hier eine 1992, also noch vor der Viagra®-Ära in Berlin durchgeführte Umfrage zu den sexuellen Problemen in dieser Stadt genannt. Wenngleich schon 6 Jahre alt, kommt den Ergebnissen dieser Umfrage zweifelsohne eine damals ungeahnte Aktualität von höchster politischer und soziokultureller Relevanz zu, da man davon ausgehen darf, daß auch die künftigen Repräsentanten unseres Staates, welche demnächst in der Bundeshauptstadt Berlin zu residieren gedenken, an der „sexuellen Integrität" des neuen Regierungssitzes ein nicht unerhebliches Interesse haben dürften.

Widmen wir uns deshalb den Ergebnissen dieser Studie zu den sexuellen Problemen in Berlin nun etwas näher. Damals 1992 hatte das Zentrum für Sexualwissenschaft e.V., eine gemeinnützige Einrichtung für Bildung und Beratung, eine Studie zum Vorkommen sexueller Probleme, zu ihrer Behandlung und zum Bedarf an Fortbildung im Bereich Sexualität durchgeführt. Wissenschaftlicher Hintergrund dieser Umfrage war eine aktuelle Bedarfsermittlung an Sexualberatung und Therapie, um überhaupt einmal repräsentative Zahlen einer bundesdeutschen Großstadt zu erhalten. Damals im Oktober 1992 wurden 3313 Fragebögen versendet. Adressaten waren 1233 Ärzte und Ärztinnen unterschiedlicher Fachrichtungen (Allgemeinärzte, Internisten, Hautärzte, Frauenärzte, Urologen, Nervenärzte und Psychiater), 711 psychologische Psychotherapeuten/innen und 1369 Mitarbeiter/innen von psychosozialen Beratungseinrichtungen. Die Rücklaufquote betrug 632 Fragebögen (190 Ärzte, 242 Psychologen, 200 Mitarbeiter/innen). Alle involvierten Berufsgruppen zusammengefaßt wurden in einem Zeitraum von 2 Wochen bei 9,9% aller die Praxen aufsuchenden Männer oder Frauen ein sexuelles oder mit der Sexualität im Zusammenhang stehendes Problem festgestellt. Als sexuelle Probleme wurden bei den Männern Störungen der Erektion, des Samenergusses, des Orgasmus oder der Libido, bei den Frauen Störungen der Erregbarkeit oder des Orgasmus, Vaginismus, Schmerzen beim Geschlechtsverkehr (Dyspareunie) sowie sexuelle Lustlosigkeit (Libidoverlust) definiert.

Hochgerechnet auf alle in die Befragungsaktion involvierten Adressaten, also auch jene, welche die Fragebogen nicht zurücksandten, gehen Minimalschätzungen davon aus, daß 5777 Frauen und Männer in einem Zeitraum von 2 Wochen wegen sexueller Probleme die zitierten Beratungsstellen konsultierten, Maximalschätzungen hingegen von 33 029 Berliner/innen. Hochgerechnet auf ein Jahr würden also Minimum 150 202 Berliner/innen wegen Sexualproblemen fachliche Hilfe in Anspruch nehmen, wobei man bei dieser heiklen Thematik von einer nicht unerheblichen Dunkelziffer ausgehen kann.

Allein auf die ärztlichen Praxen bezogen, betrug der Anteil der dort wegen sexueller Probleme vorsprechenden Patienten/innen 7,2%, während dieser Prozentanteil in einer bereits 1984 durchgeführten ähnlichen Umfrage in Berlin nur 2,2% betrug. Als häufigste Sexualstörungen des Mannes wurden Erektionsstörungen in 33%, ein vorzeitiger Samenerguß (Ejakulatio präcox) in 21% und Libidoverlust in 17% beschrieben. Bei den Frauen dominierten Orgasmusstörungen incl. Anorgasmie in 27%, gefolgt von Lustlosigkeit in 25%, Dyspareunie (Schmerzen beim Koitus) in 19% und Erregungsstörungen in 10%.

Eine bereits 1984 durchgeführte Erhebung des Sozialmedizinischen Dienstes der Abteilung Gesundheitswesen Charlottenburg kam zu dem damals schon sehr überraschenden Ergebnis, daß rund 6000 (!) Menschen pro Woche in Berlin einen niedergelassenen Arzt wegen sexueller Probleme aufsuchten, wobei Erregungs-, Orgasmus- und Erektionsstörungen im Vordergrund standen. Ernüchternd hierbei war die Feststellung, daß bereits damals 70% (!) dieser Ratsuchenden mangels Zeit und fachlicher Kompetenz der konsultierten Ärzte unversorgt auf der Strecke blieben.

Durch die in den letzten Jahren an Verschärfung deutlich zunehmenden ökonomischen Zwänge im Gesundheitswesen mit der Notwendigkeit drastischer Stellenplankürzungen sowohl im Praxis- als auch im Institutsbereich einerseits und der Zunahme ratsuchender Patienten/innen andererseits muß man 1998 davon ausgehen, daß 80–90% dieser Menschen zwangsläufig unbehandelt bleiben. Hierbei muß man sich vergegenwärtigen, daß es sich um selbst geoutete Patienten/innen handelt, die endlich den Mut aufgebracht hatten, ihr Problem aktiv mit ärztlicher Hilfe anzugehen. Die Dunkelziffer dürfte hierbei ein Mehrfaches betragen. Diese Statistiken aus Berlin führen uns deutlich vor Augen, daß wir unseren Leidensgenossen jenseits des großen Teiches bezüglich der Häufigkeit von Sexualstörungen ebenbürtig sind, jegliche Häme diesbezüglich also unangebracht ist.

Viagra®, der Shootingstar, das Allround-Allheilmittel für sexuelle Probleme von Mann (und Frau?) also doch zur rechten Zeit? Was den Behandlungsbedarf von Sexual- und insbesondere Potenzstörungen angeht, kann die Frage sicherlich schon hier mit einem uneingeschränkten Ja beantwortet werden.

3 Phallometrie – wenn es um Zentimeter und Zahlen geht

„Lang und schmal Frauenqual
Kurz und dick Frauenglück"
(Altes Deutsches Sprichwort)

„In der Woche zwier
macht im Jahre 104
schadet weder ihm noch ihr"
(Frei nach Martin Luther, Deutscher Reformator)

Mit den beiden obigen Zitaten scheint eigentlich alles Wesentliche in Sachen Statistik zum Thema Sex und Phallus gesagt und man könnte sich dem nächsten Kapitel widmen, wenn... ja wenn es da nicht so viele Zweifel gäbe in Sachen Penislänge und Koitushäufigkeit. Widmen wir uns deshalb im wahrsten Sinne des Wortes den nackten Tatsachen der Statistiken.

Der „Tanz um die Phalluslänge" entspringt im übrigen nicht einer sexistischen Macho-Generation des 20. Jahrhunderts sondern ist eine zeitlose Erscheinung der Menschheitskultur und zieht sich durch die Jahrtausende der Geschichte. Prähistorische Höhlenmalereien aus unterschiedlichen Regionen Frankreichs (Haute Garonne, Dordogne etc.), deren Entstehungszeit von Experten auf 14000–35000 (!) Jahre, je nach Fundort, zurückdatiert wird, zeigen Jagdszenen, auf welchen Jäger mit großem erigierten Phallus oder Werkzeugen, welche überdimensionierten Phalli ähneln, abgebildet sind. Und sowohl in der Antike Roms als auch Griechenlands finden sich Tausende Skulpturen, Zeichnungen und Wandschmucke mit der Illustration von Megalopenissen, die oftmals mehr als die Hälfte der Körpergröße Ihres Trägers aufweisen.

Ein großer Phallus symbolisierte schon vor Tausenden von Jahren männliche Stärke und Fruchtbarkeit und fand seinen Meister in der Gottheit **Priapos**, welcher in der griechischen Antike als der Gott der Manneskraft und Fruchtbarkeit verehrt wurde. Übrigens wurde nach dieser Gottheit ein seltenes Krankheitsbild in der Urologie **Priapismus** genannt. Hierbei handelt es sich um den krankhaften Zustand einer mehrstündigen oder mehrtägigen schmerzhaften Dauererektion, die, wenn nicht rechtzeitig durch einen Urologen behandelt, immer zum Funktionsverlust der Schwellkörper, also zur kompletten Impotenz führt. Die Verehrung des erigierten Penis im Sinne des Phalluskultes zog sich auch wie ein roter Leitfaden durch das gesamte Mittelalter hindurch und hat sich bis in unsere Tage erhalten. Kritische Stimmen, welche also unserer vermeintlich sexlastigen modernen Gesellschaft diesen Phalluskult anlasten wollen und hinter Viagra® quasi einen Steigbügel zu neuen phallischen Höhen argwöhnen, werden durch die Geschichte Lügen gestraft.

Zweifelsohne hat die von Tiefen und Höhen begleitete Verehrung des erigierten Phallus als Symbol männlicher Stärke zeitlebens Begehrlichkeiten bei seinen Trägern geweckt, was Länge und Dicke, kurzum die Ausstattung betraf. Der Wunsch nach ein paar Zentimetern mehr an Länge und Umfang hat sich in den Gehirnen vieler Vertreter des starken Geschlechtes eingenistet und zwar quer durch alle Kulturen und soziale Stellungen.

So versuchen auch heute noch Eingeborene von Primitivvölkern durch das Tragen kiloschwerer Lasten, mit welchen ihr wertvollstes Körperteil jahrelang beschwert und in die Länge gezogen wird, die zusätzlichen Zentimeter zu gewinnen, welche ihnen von Mutter Natur vorenthalten worden sind. Aber nicht nur im Urwald auch auf dem indischen Subkontinent werden Penisse von Hindu-Asketen durch das Tragen von Gewichten auf Längen bis zu 45 cm gedehnt. Fragt sich nur, ob diese zu unansehnlichen Schläuchen verkommene Rüssel auch noch funktionstüchtig sind und ihrer Länge angepaßte weibliche Begattungsorgane finden.

Die vermeintlich intellektuellen Vertreter der männlichen Rasse unserer modernen Industriegesellschaften stehen den eingeborenen Primitivvölkern diesbezüglich in nichts nach – sie bedienen sich nur etwas modernerer, zugleich auch potentiell gefährlicherer Methoden. Sie lassen Scharlatane der medizinischen Zunft, getrieben vom schnöden Mammon Geld und nicht vom Eid des Hippokrates, ihrem besten Stück mit dem Skalpell zu Leibe rücken oft um den Tribut fataler Komplikationen. Spätestens hier muß den warnenden und kritischen Stimmen emanzipierter Vertreterinnen der weiblichen Zunft rückhaltlos Recht gegeben werden, wenn Sie argwöhnen, daß viele Männer mit dem Phallus und nicht mit dem Gehirn denken. Da die Penislänge schon zu Pubertätszeiten bei vielen eine Rolle spielt und auch permanenter Gegenstand von Stammtischgesprächen und zotigen Witzen darstellt, diesbezüglich aber praktisch kein Vertreter des männlichen und wahrscheinlich auch des weiblichen Geschlechtes realer Parademaße zitieren kann, soll auf das wissenschaftlich verfügbare Datenmaterial eingegangen werden.

Eine prospektive Studie an 80 Amerikanischen Männern mit dem Durchschnittsalter 56 Jahre (23–82 Jahre), durchgeführt von der Urologischen Universitätsklinik in San Francisco/USA, kam zu folgenden Ergebnissen: durchschnittliche Länge in Ruhezustand 8,8 cm und bei maximaler Erektion 12,9 cm. Der Durchschnittsumfang betrug in Ruhe 9,7 cm und bei Erektion 12,3 cm. Gemessen wurde die Strecke vom Übergang Peniswurzel/Bauchwand bis zur Penisspitze (Harnröhrenöffnung). Interessant hierbei war noch die Tatsache, daß zusätzlich durchschnittlich 2,9 cm Fettpolster am Bauchansatz des Penisses gemessen wurden, also die funktionelle, aber teilweise nicht sichtbare, durchschnittliche Penisgröße 15,8 cm betrug. Das durchschnittliche Penisvolumen betrug im schlaffen Zustand 44 ml und in erigiertem Zustand 80 ml. Eine Brasilianische Studie an 150 potenten weißen Männern ergab eine durchschnittliche Penislänge bei Erektion von 14,5 cm, wobei das kürzeste Exemplar 9 cm und das längste 19 cm maß. 76% der Männer wiesen Längen von 12–16 cm und je 12% von < 12 cm oder > 18 cm auf. Dies beweist, daß die Südamerikaner nicht nur vom Temperament her den Nordamerikanern um die berühmte Nasenlänge überlegen sind.

Und wie ist es um der Deutschen bestes Stück bestellt? Eine von der Gesellschaft für Rationelle Psychologie im Auftrag der Illustrierten Wochenend durchgeführte „Vermessungsaktion" an 2756 Deutschen Penissen (durchschnittliches Alter 18–45 Jahre) kam auf einen Durschschnittswert von 16,4 cm Erektionslänge.

Klar, werden die meisten von Ihnen sagen, Made in Germany stand schon immer als Gütesiegel „Deutscher Wertarbeit". Doch Vorsicht ist angebracht bei der Interpretation dieser Ergebnisse. Denn es ist nicht ersichtlich, welche Strecke als wirkliche Penislänge definiert wurde. Sollte

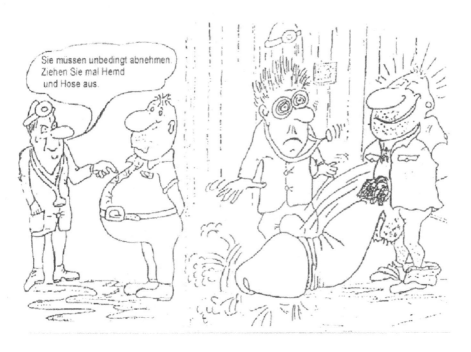

Sie müssen unbedingt abnehmen. Ziehen Sie mal Hemd und Hose aus.

Durchschnittliche Internationale Penislängen				
Quelle/Land	Zahl	Länge		Umfang
		Schlaff	Erektion	
Brasilien (Ros 1996)	150	*	14,5 (9–15)	11,5
Frankreich (Bondil 1994)	904	10,2 (6–20)	*	*
USA (Wessels 1998)	80	8,8 (5–15,5)	12,9 (7,5–14)	12,3 (9–16)
Brasilien (Torres 1996)	154	*	14,8	12,8
Deutschland (Ges. rationelle Psychologie)	2756	*	16,4	

* keine Angaben

nämlich der fast bei jedem Mann bestehende Fettansatz an der Peniswurzel, am Übergang Penis/Bauchwand mit in die Meßergebnisse eingeflossen sein, so wäre das unseren Amerikanischen Freunden gegenüber eine unfaire Wettbewerbsverzerrung. Sie verteidigen ja ebenfalls jeden cm bzw. inch Ihres „Petes" (amerikanischer Kosename für Penis) vehement und sie würden mit ihren 15,8 cm bedrohlich in die Nähe der Deutschen Gardemaße von 16,4 cm rücken. Im übrigen ergab die zitierte Deutsche Studie ein deutliches Nord-Süd Gefälle. Die Hitliste war hierbei wie folgt: Dresden 17,4 cm, Düsseldorf 17 cm, Hamburg 16,8 cm, Frankfurt 15,9 cm und Stuttgart 15,6 cm. Böse Zungen könnten unken, daß versprengte Erbanlagen des starken Wikingergeschlechtes den Wettlauf um Zentimeter zugunsten des Nordens entschieden haben könnten.

Dies also sind die harten Fakten, aber wie wichtig nehmen es beide Geschlechter mit der Pimmelgröße? Eine in Zusammenarbeit mit der Frauenzeitschrift Cosmopolitan, dem Deutschen Jugendinstitut und dem Schäuble-Institut für Sozialforschung 1993 durchgeführte Befragung von 180 Frauen und 174 Männern, mit dem Schwerpunkt, welche Penisgröße denn als ideal empfunden würde, kam zu folgender geschlechtsspezifischer Verteilung (s. S. 15 oben).

Diese Ergebnisse belegen, daß die Mehrheit bei Männlein und Weiblein der Penisgröße eine entscheidende Bedeutung in ihrer Beziehung und beim Sexualakt als solchen absprechen, zeigen aber auch, daß immerhin knapp ein Fünftel bei beiden Geschlechtern die ideale Penislänge deutlich länger veranschlagen als es tatsächliche Meßergebnisse widerspiegeln.

Männer:	weiß nicht	17%
	12–17 cm	7%
	18–20 cm	7%
	21 cm und mehr	11%
	unwichtig	58%
Frauen:	weiß nicht	19%
	12–17 cm	12%
	18–20 cm	15%
	21 cm und mehr	1%
	unwichtig	53%

Einer weiteren Umfrage zufolge sind 16% der deutschen Männer mit der Ausstattung ihres besten Stückes unzufrieden, 30% zufrieden und 54% im Zweifel. Der Kampf um die Zentimeter also doch gerechtfertigt? Verstärkt werden diese Zweifel, wenn die folgenden Zitate selbstbewußter Vertreterinnen der weiblichen Zunft auch wirklich ernst zu nehmende und nicht nur so dahingeplapperte Statements sind:

„Mal ehrlich, jede Frau möchte ein ordentliches Kaliber. Der Mythos, alle Penisse seien gleich, kann nur von einem Sexologen ersonnen worden sein, der das Pech hatte, einen verdammten Hamsterpimmel sein eigen zu nennen"
(zum Besten gegeben von Julie Burchill, Autorin mit Wohnsitz in London.)

„Es ist ganz natürlich, daß jede Frau, egal ob lesbisch oder nicht, einen Penis geil findet. Der Körper reagiert einfach darauf"
(ausgeplaudert von Prof. Camilla Paglia, Feministin aus New York)

Also doch die eigene Meßlatte anlegen und im Zweifelsfall einen Termin beim Penisverlängerer einholen? Aber bitte bedenken Sie, liebe Phallomanen, der Preis ist heiß! Bis zu lockeren 20.000 DM werden Ihnen von den einschlägigen Instituten und Vertretern der Zunft der Penisverlängerer abverlangt und das für „versprochene" 4 cm optischer Länge. Macht summa summarum DM 5.000/pro cm, ein stolzes Sümmchen. Bedenkt man, daß bei vielen die versprochenen 4–5 cm Längengewinn im Laufe der Zeit auf 1–2 cm zurückschrumpfen oder gar das Ausgangsniveau erreichen bzw. sich durch Komplikationen ins Gegenteil umkehren, also in einem Netto-Längenverlust enden, dann kann man fürwahr nicht mehr von seriösem medizinischen Handwerk sprechen.

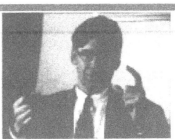

FORSCHUNG & TECHNIK

**Vier Zentimeter
für 20 000 Mark**

Umstrittener Eingriff für Machos:
kosmetische Penisverlängerung

Nun wird der eine oder andere Anhänger sogleich einwenden, daß er für die genannte Summe ja auch ein Stückchen dicker gemacht werde, stimmt! Aber zu welchem optischen Preis? Aus anatomisch normal gebauten Penissen werden unansehnliche pferdewurstähnliche Klumpen, mit Hügeln und Tälern, da die eingespritzten Eigenfettmassen unterschiedliche Einschmelzungstendenz zeigen. Wenn Sie glauben, daß ein solcherart verunstalteter Phallus zur Augenweide der Frauenwelt gereicht und Ihnen diese deshalb zukünftig im Dutzend zu Füßen liegen wird, so haben Sie sicherlich noch wesentlich ernstere Probleme als der von vielen Männern gehegte Wunsch nach ein paar Zentimetern mehr an Länge.

Daß wir uns nicht falsch verstehen, der Autor dieser Zeilen weiß wovon er spricht. Er hat in seiner Praxis eine Reihe solcher Männer gesehen, deren Sehnsucht nach jenen ominösen Zentimetern sämtlichen Zweifeln und Finanzierungsproblemen zum Trotz, sie zu solchen Eingriffen veranlaßt hat. Sicherlich, es gibt auch zufriedene Männer, die dann zu jeder passenden und unpassenden Gelegenheit ihr „neues Ich" fast schon exhibitionistisch präsentieren. Es gibt aber auch zahlreiche todunglückliche Männer, welche derartige Eingriffe mit Verkrüppelungen und Impotenz bezahlt haben und obendrein durch das jahrelange Abstottern der eigens dafür aufgenommenen Kredite zu jedem Monatsende schmerzlich an die unsägliche Begegnung mit dem „Meister des Verlängerungsskalpells" erinnert werden. Für DM 20.000 hätten die Betroffenen sich mindestens 10 Jahre 14 Tage lang mit ihrer Auserwählten einen Luxusurlaub vom Feinsten leisten können!

Was wird eigentlich bei einer solchen Penisverlängerungs- und Verdickungsoperation genau gemacht? Nichts anderes, als daß der Aufhängeapparat des Penis, welcher diesen zur Bauchwand zieht bzw. dort befestigt und stabilisiert, mit dem Skalpell komplett durchtrennt wird. Dadurch fällt der unter dem Schambeinknochen normalerweise unsichtbare Teil des Penis nach außen und wird teilweise für das Auge dann sichtbar. Es

Pfusch am Penis – Arzt muß 40 000 Mark zahlen

TV-Zuschauer fiel bei „Schreinemakers TV" auf dänischen Pfuscher herein

Acht Zentimeter mehr Männlichkeit – für 16 000 Mark. versprach ein dänischer Arzt im Sommer '96 bei „Schreinemakers TV". Ein 43jähriger Satt-Zuschauer ließ sich in Berlin operieren und ruinierte damit sein Liebesleben. „Mein Penis ist seitdem kürzer und verdreht."

Der verschnittene Patient klagte und fand einsichtige Richter. 40 000 Mark Schmerzensgeld muß der Chirurg Jörn Ege Siana zahlen, die OP-Kosten werden zurückerstattet.

„Er ließ sich als Doktor anreden, dabei hat er gar nicht promoviert", sagt der Anwalt des Geschädigten. Lutz Harnbusch, über den Penis-Strecker. „Es gab keine Nachsorge. Nach der OP düste er gleich nach Kopenhagen zurück."

Harnbusch, der noch andere Opfer von Siana vermutet, weiter: „Die Dunkelziffer bei diesen Operationen ist sehr hoch. Die meisten Männer trauen sich nicht zu klagen, weil sie sich schämen."

Siana, der in einer Zeit-schrift „Crack der Verlängerung" genannt wurde, sagte vor Gericht, er habe schon über 800 Männern bei Penis-Problemen geholfen.

Aus Sicht von Medizinern ist eine Penisverlängerung auf Wunsch des Patienten unseriös. „Es gibt alle möglichen Angebote, aber die meisten sind von Scharlatanen" sagt Alfons Hofstetter, Direktor der Urologischen Klinik am Uni-Klinikum München.

„Eine Verlängerung um maximal drei, vier Zentimeter ist möglich, aber nur dann angebracht, wenn wirklich eine Mißbildung vorliegt. Im übrigen: Auf die Länge kommt es nicht an."

---

handelt sich deshalb mitnichten um eine Penisverlängerung, denn die Schwellkörper, welche ja die Erektion bewirken, können nicht verlängert werden, sondern um eine rein optische Illusion. Es ist zwar wahr, daß nach dieser Operation bei vielen Männern der sichtbare äußere Penisteil um 2–4 cm länger ist, was für manchen diesbezüglich von Minderwertigkeitskomplexen geplagten Mann schon ein großer Gewinn bedeuten kann. Der Tribut hierfür ist aber immer, und dessen müssen sich alle mit solch einem Eingriff liebäugelnden „Zu kurz Gekommenen" klar werden, daß der Penis bei der Erektion seine Stabilität an der Peniswurzel verliert, da ja der gesamte Aufhängeapparat fehlt. Folge ist, daß der einst sich steil nach oben bis über 90° aufrichtende erigierte Phallus fortan im 50–70° Winkel schräg nach unten hängt/steht und die vaginale Penetration oft manueller Hilfe bedarf.

Mittlerweile müssen sich weltweit die Gerichte mit den nicht seltenen fatalen Folgen solcher Operationen beschäftigen, da viele dieser Penisverlängerern auf den Leim gegangenen Patienten wegen ihrer maximalen Unzufriedenheit zumindest finanzielle Genugtuung erstreiten, was ihnen oft gelingt (siehe Zeitungsausschnitt). Das kann aber häufig bei weitem nicht den körperlichen Schaden des kleinen Freundes wettmachen, der ja, ohne gefragt worden zu sein, im wahrsten Sinne des Wortes seinen Kopf hinhalten mußte.

Fazit aus all den obigen Erkenntnissen ist, daß es eine wahre Penisverlängerung nicht gibt, da anatomisch unmöglich, und daß durch die sogenannten Penisverlängerungsoperationen der sichtbare Teil länger wird, und dies durchschnittlich auch nur um 2–3 cm. Es handelt sich also um eine rein optische Illusion und nicht um einen wirklichen Gewinn an Penislänge.

Soweit so gut, aber manche Zweifler zeigen sich trotz all dieser Tatsachen erstaunlich standhaft und unbeirrbar und sind weiterhin wild entschlossen, mehr von ihrem kleinen Stümper zu sehen, um dies der Umwelt auch zeigen zu können. Jene Unverbesserlichen, welchen ich pro Monat mehrmals in meiner Praxis begegne, stimmen einsilbig das Lied vom Mickerling an, dessen Existenz man allenfalls noch an dem Bißchen an sichtbarem Köpfchen ausmachen kann. Sie stehen spätestens seit der Pubertät mit ihrem Sorgenkind auf Kriegsfuß und möchten ihn am liebsten tagtäglich herausprügeln, nach dem Motto, komm doch endlich raus. Sämtliche Blicke ihrer Mitmenschen wähnen sie ständig auf der eigenen Hosenmitte und hinter nicht verstandenen Gesprächsfetzen argwöhnen sie lästerndes Gespött über ihren vermeintlich zu klein geratenen Lustspender. Sie meiden öffentliche Auftritte „zu zweit" wie der Teufel das Weihwasser, da ja z. B. in der Sauna Duschgefährten sich abfällig über ihren Penis äußern könnten. Voller Skepsis, gepaart mit Minderwertigkeitskomplexen, begegnen sie Frauen, da ein solch kümmerlicher Penis nie und nimmer den Ansprüchen der Damenwelt gerecht werden kann und zwangsläufig unbefriedigte Geliebte auf dem Schlachtfeld der Liebe zurücklassen muß, so wenigstens in den Köpfen der Betroffenen. Wenn dann der Zahn der Zeit lange genug an diesen „mikrophallischen Minderwertigkeiten" genagt hat, für die es in den meisten Fällen übrigens absolut keinen äußeren Anlaß gibt, naht der Zeitpunkt der schicksalsentscheidenden Operation. Motiviert werden sie durch das Aufbieten der besten „Penisverlängerer" in den Massenmedien als Garant für hohe Zuschauerquoten oder Auflagen, nach dem Motto: „Wir bieten 2 cm mehr!" Die psychisch oftmals stark beeinträchtigten Männer bringen dann endlich den Mut auf, sich mit ihrem Problem einen Arzt anzuvertrauen. Befragt nach der eigenen Phalluslänge wird diese dem Arzt gegenüber nahezu regelmäßig mit einigen Zentimetern weniger angegeben als dann bei der künstlich herbeigeführten Erektion in der Praxis gemessen wird. Als Motivation zur Penisverlängerung geben die Kandidaten dann ebenso mit schöner Regelmäßigkeit abfällige Bemerkungen früherer Sexualpartnerinnen oder Arbeitskollegen an, welche dann bei näherem Hinterfragen entweder überhaupt nicht oder nicht so, wie von dem Patienten angegeben, stattgefunden haben. Als alleiniger Motivationsfaktor kristallisiert sich die meist seit der Jugendzeit bestehende tiefe Unzufriedenheit mit der eigenen Penisgröße heraus, ohne daß wirkliche abfällige Bemerkungen von anderer Seite gefallen wären.

Vielen dieser an ihren vermeintlichen Mikrophallus sich verzehrenden Männer bietet auch die Argumentation keinen Trost, daß es sich beim Penis um ein rein muskulöses Organ handelt und daß Muskeln durch das Zusammenziehen und Entspannen der Muskelfasern ständig Form und Größe verändern. So verwundert es nicht, daß unser kleiner Freund, wenn er unbekleidet und ungeschützt fröstelnd unbehaglichen Außentemperaturen ausgesetzt ist, sich im „schützenden Gehäuse" zurückzieht bzw. nur noch das Köpfchen zeigt. Ein ganz natürlicher Vorgang und dies sollten alle Fans und potentielle Verlängerungskandidaten verinnerlichen. Dies ist sicherlich keine Indikation für einen solch zweifelhaften Eingriff.

Erinnern wir uns an das Sprichwort eingangs des Kapitels: Lang und schmal – Frauenqual…

Wie hinter den meisten Sprichwörtern verbirgt sich auch hier ein Körnchen Weisheit, denn…

auf Grund neuester wissenschaftlicher Erkenntnisse einer urologischen Universitätsklinik im Ausland haben besonders gut ausgestattete Männer auch so manche Last mit ihrem besten Stück. Denn auch eine „quasi de Luxe" – Ausführung ist vor Macken nicht gefeit. Diese an sich zu beneidenden Männer – immerhin bevorzugen ja 16% der Frauen besonders lange Exemplare – haben oftmals ihre liebe Müh und Not, genügend Blut in dieses Organ hineinzupumpen und dann vor allem auch darin zu bewahren, damit ein ausreichender Druckaufbau gewährleistet ist, der dann auch eine ausreichende Erektion und Standfestigkeit garantiert. Der herbeigesehnte harte Hammer verkommt dann oft genug zu einem biegsamen Gebilde und hat erhebliche Schwierigkeiten überhaupt seinen Bestimmungsort zu erreichen. Nun haben die zitierten findigen Wissenschaftler anhand komplizierter physikalisch-mathematischer Formeln herausgefunden, daß die schmalen Langen unter wesentlich stärkerer Kraftanstrengung den Druck in den Schwellkörpern und somit die Härte aufbringen können als es bei den kurzen Dicken der Fall ist. Was übrigens der Verfasser dieses Buches anhand seiner reichhaltigen klinischen Erfahrungen in der Praxis nur bestätigen kann.

Und wen verwunderts, daß bereits die ersten **Penisverkürzungsoperationen** durchgeführt und deren Erfolge anhand hochkomplizierter physikalischer Formeln auf Kongressen unterlegt worden sind.

So scheint auch bei zu „langen Schwengeln" der Teufel im Detail zu stecken, da ein zu Langer also auch nicht unbedingt zu höchstem Liebesglück beiträgt. Mithin stellt sich die Frage der Gründung eines Leidensclubs e.V. der „zu kurz Gekommenen" und der „zu lang Geratenen", dem aber aus Paritätsgründen ein weiblicher Vorstand vorstehen sollte.

Wenden wir uns einem weiteren Mythos zu, welcher als zeitlos aktuelles Thema sowohl bei Stammtischrunden als auch auf Kaffeekränzchen immer wieder für neuen Diskussions- und Zündstoff sorgt. Neben dem „wer und mit wem" finden die Fragen „wie viele" und „wie oft" meist ungestilltes Interesse bei der Zuhörerschaft. Und hier sind maßlosen Übertreibungen keine Schranken gesetzt. Was sprechen auch hier die seriöseren Statistiken zur Koitushäufigkeit in festen Partnerschaften:

18–30jährige	7–8 × /Monat
30–39jährige	6 × /Monat
40–50jährige	4–5 × /Monat
50–60jährige	2–3 × /Monat

Bei ca. 25% der 55–66 jährigen lautet die Antwort auf die Frage nach der eigenen sexuellen Performance: habe fertig!

Eine von der Gesellschaft für empirische Sozialforschung über ganz Europa verteilte Befragung von 6743 Frauen und Männern im Alter von 16–60 Jahren kam zu folgender Hitliste:

	Koitusfrequenz/ Jahr	Sexuelle Zufriedenheit %
Niederlande	130	69
Deutschland	120	62
Italien	119	51
Schweiz	117	55
Belgien	115	61
Frankreich	111	58
England	99	53
Dänemark	94	60
Polen	94	57

Eine 1996 durchgeführte US-Befragung von 6785 Paaren in den Altersgruppen 19–55 Jahren kam zu folgender Bilanz:

19–24 Jahre	11,7 × /Monat
30–40 Jahre	8,5 × /Monat
50–54 Jahre	5,5 × /Monat

Erwähnenswert bei dieser US-Statistik erscheint die Tatsache, daß nur 50 der 6785 Paare einen sexuellen Aktivitätsscore von einmal täglich oder mehr angab, was schlappen 0,7% aller Paare entspricht. Also gemach, liebe Sexolympioniken, Ihr die Ihr Euch bei jeder sich bietenden Gelegenheit mit mehrmals pro Tag zu brüsten beliebt, könntet angesichts dieser Statistiken schnell in Unglaubwürdigkeit verfallen, und wie es scheint mit Fug und Recht.

Noch einige Statistiken in Sachen Sex gefällig? Die Frauenzeitschrift Cosmopolitan veröffentlichte 8/93 anhand sechs unterschiedlicher Quellennachweise folgende Zahlen zu den Sexualgewohnheiten der verschiedenen Nationen:

Sexpartnerinnen: 10% der Amerikaner gaben an, mehr als 100 (!!) Sexpartnerinnen vernascht zu haben, und dies in der Prä-Clinton Ära. 50% der US-Männer gaben hingegen maximal 7 Partnerinnen an. Die Franzosen brachten es im Durchschnitt auf 11 und bei den Briten berichteten 10% stolz über zwanzig, 50% über 2–9 und 18% nur über eine Sexpartnerin. Auch hier macht sich also die „königlich konservative Gesinnung" des ehemaligen Empire bemerkbar.

Im übrigen war für fast alle Befragten das erste Mal zwischen 16 und 17 Jahren.

Masturbation: Regelmäßige Trainingseinheiten mit ihrem Freund absolvieren 84% der Franzosen, 80% der Amerikaner, 53% der Briten und nur 44% der Italiener.

Und die Deutschen? Während der Pubertätsjahre verwöhnen sich und ihren Freund über 80% regelmäßig. Die Masturbationshäufigkeit liegt dabei durchschnittlich bei 2 × Woche, bei den über Vierzigjährigen einmal. Jeder zweite Mann masturbiert regelmäßig trotz Verfügbarkeit einer festen Sexualpartnerin.

Im übrigen erleben die meisten Jungen den ersten Samenerguß zwischen dem 12. und 14. Lebensjahr, bei ca. 70% erfolgt dieser während der ersten Masturbation und bei je 15% unbemerkt nachts als sogenannte Pollution während des Schlafes oder aber sehr bewußt während des ersten Geschlechtsverkehrs.

Und wie verhält es sich beim weiblichen Geschlecht? Sowohl im Teenager- als auch im Erwachsenenalter zeigen die Damen beim „Selbst Hand anlegen" eine vornehme Zurückhaltung. Etwas über 60% aller Frauen verfügen über eigene Masturbationserfahrungen, und nur 20–25% besorgen es sich regelmäßig selbst.

Zum guten Schluß noch einige harte Zahlen zu Sexualpraktiken, die angeblich nicht jedermanns Sache sind. Erfahrungen mit **Oralverkehr** geben 85% der Briten (von wegen konservativ!), 79% der Franzosen und 61% der Amerikaner an und Analverkehr haben 30% der Franzosen und 21% der Briten schon einmal praktiziert. Jenseits des großen Teiches empfinden 69% diese Technik als pervers.

Daß Sex in der Partnerschaft einen nicht zu unterschätzenden Beitrag zu deren Erhalt leistet, zeigte eine Untersuchung des Allensbach-Instituts, wonach 51% der Männer und 47% der Frauen der Auffassung waren, daß die Beziehung zum Scheitern verurteilt ist, wenn im Bett der Ofen erloschen ist. Die bei beiden Geschlechtern weit verbreitete Auffassung, daß der Mann von seinen Sexualtrieben wesentlich stärker beeinflußt ist, wird durch die Tatsache gestützt, daß in der Hälfte aller Partnerschaften der Mann das häufigere und ausgeprägtere Sexualverlangen hat, während dies nur auf 10–20% der Frauen zutrifft.

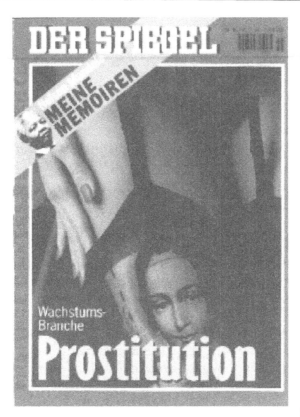

Der Spiegel Nr. 46/14.01.94

Eine komplette sexuelle Inappetenz liegt immerhin bei 10% aller Frauen unter 30 Jahren vor, verglichen mit nur 1% der gleichaltrigen Männer, laut Untersuchungen des Sexualwissenschaftlers S. Schnabl.

Daß es in Deutschen Ehebetten in Sachen Sex nicht unbedingt zum Besten bestellt ist, zeigt der **ungebrochene Boom in den Deutschen Bordellen.** Immerhin gaben in Umfragen über 60% der Männer zu, schon einmal Prostituierte aufgesucht zu haben, 10% tun dies regelmäßig bevorzugt in der Altersgruppe 40–56 Jahre. Dies spricht nicht unbedingt für weibliche sexuelle Raffinesse und Innovation im häuslichen Bett! Solange dieser scheinbar von vielen Herren als sexueller Notstand empfundene Zustand im eigenen Schlafzimmer anhält, werden die von täglich 1,2 Mio. Deutschen Männern konsultierten ca. 400 000 Prostituierten sich nicht über mangelnde Beschäftigung und drohende Arbeitslosigkeit beklagen können.

4 Die Erektion – oder der Phallus als Spielball von Nerven und Gefühlen

Hand aufs Herz, haben Sie sich schon einmal je darüber Gedanken gemacht, welche Voraussetzungen erfüllt sein müssen, um den kleinen Zauberstab aufzurichten? Und ist es nicht erstaunlich, wie schnell das oft vonstatten geht, dauert manchmal keine 20–30 Sekunden!

Solange dieser Wurm da unten funktioniert, hat Mann und Sie sich darum nie groß gekümmert, es gab ja keinen Anlaß zu Beschwerden. Er sprang ja immer – zugegeben manchmal mit Anlaufschwierigkeiten ähnlich dem Kaltstart eines Autos im Winter– ohne große Reibereien an, und wurde von der erotischen Ausstrahlung und manuellen Geschicklichkeit seiner Herrin und Gebieterin stets erfolgreich aus der Reserve gelockt.

Um so verdrießlicher ist es, wenn mit den Jahren Sand ins Getriebe kommt und das Erreichen des sprichwörtlichen harten Hammers zunehmend schwierig wird und schließlich einem Lotteriespiel oder russischen Roulette gleichkommt. Spätestens zu dem Zeitpunkt, wo trotz Aufbietung aller weiblichen Tricks und größter Anstrengungen der gemeinsame gute Freund nur noch die Konsistenz eines Knetgummis, oder, um in der Küchensprache zu bleiben, allenfalls einer „al dente" Spaghetti erreicht, spätestens dann, regiert Väterchen Frust bzw. später Frost im ehelichen oder außerehelichen Schlafgemach.

Nun gibt es ja Anhänger der sogenannten „weichen Vereinigung", welche ja auch in kommerziell ausgerichteten Instituten oder Etablissements gelehrt oder besser gesagt zelebriert wird, aber jedermanns bzw. jeder Frau Sache ist das sicherlich nicht. Meist verkommt diese „weiche Vereinigung" trotz manuellen oder oralen Nachhelfens dann zur sprichwörtlichen Wurstelei und zum Flop und schürt sicherlich nicht die Vorfreuden auf das nächste Mal. Unter dem negativen Eindruck des letzten Mal hat „Mann" dann schon gar keine Lust mehr auf einen neuerlichen Anlauf, da ein erneutes Fiasko mit jedem Fehlversuch wahrscheinlicher wird, was nicht gerade zur Förderung der partnerschaftlichen Harmonie beiträgt.

Man verschanzt sich dann lieber hinter dem Fernseher und seinem Bier – es werden dann gerne auch schon mal mehr- und geht körperlichen Annäherungsversuchen seines Vis à vis möglichst aus dem Wege.

Wenn mal das eigene Auto nicht so tut, wie man es tagtäglich gewohnt ist, hat „Mann" meist sofort eine Lösung parat. Hier kennt man sich ja einigermaßen aus. Eine schwache Batterie wird aufgeladen oder ausgetauscht, verrußte Zündkerzen ersetzt und für Probleme mit Anlasser, Kupplung oder Benzinpumpe hat man ja seine Servicewerkstatt um die Ecke. Und für die vielen handwerklich geschickten Bastelfreunde gibt es fast für jeden Autotypen Anleitungen zur Do it yourself Methode, wo man dann Zuhause oder in größeren Städten auch in dafür gegen Entgelt nutzbaren Werkstatthallen selbst Hand anlegen kann.

Aber wehe der eigene Dödel versagt! Dies macht Mann und Frau dann meist sprachlos, hier gibt es keine „Betriebsanleitung" wie beim Auto, hier steht man dann im wahrsten Sinne des Wortes auf dem Schlauch. Man hat ja keine Ahnung, wie das Ding da unten funktioniert, welche „Betriebssysteme" oder „Schmierstoffe" für einen reibungslosen Funktionsablauf erforderlich sind. Zwar lassen sich am eigenen Krisenstab keine Teile neu installieren aber trotzdem erscheint es sehr hilfreich, wenn Mann und Frau sich zumindest über die wichtigsten Funktionen und Störmöglichkeiten des Betriebssystems „Phallus" informiert zeigen, da man der einen oder anderen Störmöglichkeit vorbeugen oder begegnen kann.

Während das Auto mit dem Einstecken und Umdrehen des Zündschlüssels und dem Einlegen des Ganges in Fahrt versetzt wird, natürlich nach vorheriger Lösung der Handbremse, erfolgt die Zündung des Motors Phallus im Gehirn, also weit vom Erfolgsorgan entfernt. Dort in der Befehlszentrale für alle unsere Organe und körperlichen Funktionen hat jedes Organsystem seinen festen Platz, seine zentrale Leitstelle.

Für den Penis stellt dies das sogenannte **Limbische System** dar, eine Region im Gehirn, wo alle stimulierenden und hemmenden Einflüsse auf die verschiedenen Sexualfunktionen, wie sexueller Trieb, auch Libido genannt, Erektion, Samenerguß (Ejakulation) und Orgasmus gesammelt, verarbeitet und dann zu den untergeordneten Leitzentralen im Rückenmark weitergeleitet werden. Sexuelle Phantasien, visuelle Reize, wie der knackige Po oder Busen einer hochhackigen Blondine, bringen das Gemüt ins Wallen, was nichts anderes heißt, als daß es in der beschriebenen obersten Leitzentrale zur Zündung eines Feuerwerkes stimulierender Impulse durch Freisetzung von sogenannten Botenstoffen kommt, in der Fachsprache auch Neurotransmitter genannt.

Diese Tausende von Reizsignalen werden vergleichbar einem Lichtstrahl gebündelt und über die dafür vorgesehenen Leitsysteme bzw. Nervenbahnen zu den im Rückenmark befindlichen Schaltstellen weitergeleitet. Dies geschieht binnen von Tausendstel von Sekunden also mit einer für unsere Sinne nicht wahrnehmbaren Geschwindigkeit.

Dort im Rückenmark befinden sich in Höhe der Lendenregion zwei unabhängig voneinander agierende Zentren. Ein höher gelegenes sogenanntes **psychogenes Erektionszentrum**, in dessen unmittelbarer Nachbarschaft auch das Zentrum für die Ejakulation, also den Samenerguß, lokalisiert ist, sowie ein tiefer gelegenes **reflexogenes Erektionszentrum**. Letzteres Erektionszentrum wird von einem bestimmten Teil des Nervensystems, nämlich dem **Parasympathikus** gesteuert und stellt die hauptverantwortliche Schaltzentrale für das Zustandekommen und Aufrechterhaltung der Gliedsteife beim Geschlechtsverkehr oder anderen „sexuellen Manipulationen" dar. Das sogenannte psychogene Erektionszentrum wie auch das Ejakulationszentrum werden vom **Sympathikus**, einem anderen Teil des Nervensystems gesteuert und sind insbesondere für das Zustandekommen der häufigen nächtlichen Erektionen und die Auslösung des Samenergusses und Orgasmus beim Geschlechtsverkehr verantwortlich.

In den genannten Erektions- und Ejakulationszentren im Rückenmark werden die zahlreichen, von der obersten Befehlszentrale im Gehirn eintreffenden Signale weiterverarbeitet und ähnlich einer Trafostation auf nachfolgende Nevenbahnen umgeschaltet. Diese verlassen sodann das Rückenmark zwischen den Wirbelkörpern, um auf schnellstmöglichem Wege die Befehle zum Zielort, in diesem Falle zum Penis, weiterzuleiten.

Auf diesem Wege dorthin verlaufen die Nervenfasern, in welchen die Reizsignale weitergeleitet werden, entlang großer Gefäße, welche das Bekken und die Beine mit Blut versorgen und queren auch wichtige Organe wie Darm, Blase, Prostata (Vorsteherdrüse) und Harnröhre. Dies erklärt auch, warum bei Verletzungen oder Operationen der genannten Organe diese dort in unmittelbarer Nachbarschaft lokalisierten Nervenfasern geschädigt werden können und es dann zum Auftreten von Potenzstörungen kommen kann. Diese Nervenfasern, über welche die Impulse für die Erektion und Ejakulation vermittelt werden, durchqueren schließlich den Beckenboden im Dammbereich und münden dann in die Schwellkörper des Penis ein. Dort enden Sie an verschiedenen sogenannten Nerventerminals, vergleichbar mit Endbahnhöfen, wo die dort ankommenden Signale zur Freisetzung von Botenstoffen (Neurotransmitter) führen. Diese werden in Speichern der Nerventerminals auf Vorrat gehalten und je nach Bedarfslage immer wieder nachproduziert.

Das zentrale Vermittlungsorgan im Erektionsablauf stellt die glatte Muskelzelle im Schwellkörper dar, welche nur unter dem Mikroskop erkennbar ist und von welchen es Zigtausende in unseren beiden Erektionsschwellkörpern im Penis gibt. Hier an diesen winzigen Muskelzellen laufen alle Reizimpulse an den verschiedenen Nerventerminals zusammen. Die dort eintreffenden Signale werden in der Wand der Muskelzelle weiterverarbeitet und leiten dann im Zellinneren komplexe biochemische Vorgänge ein. Im Falle einer **Reizübermittlung durch parasympathische Nervenfasern** werden in den Muskelzellen die Botenstoffe 3'5'cGMP und

3'5'cAMP gebildet, wodurch der Calciumgehalt im Zellinneren abnimmt und die Muskelzelle dann sich richtig entspannen, d. h. strecken und ausweiten kann, so daß das Blut in die Schwellkörper fließen kann. Wenn sich nun diese vielen Tausende von Muskelzellen alle zum gleichen Zeitpunkt strecken, so wird jedem Leser klar, daß sich dann auch der Penis strecken muß und eine beachtliche Längenzunahme erfährt. Er wird dabei auch vom Umfang her etwas dicker, da sich die einzelnen Muskelzel-

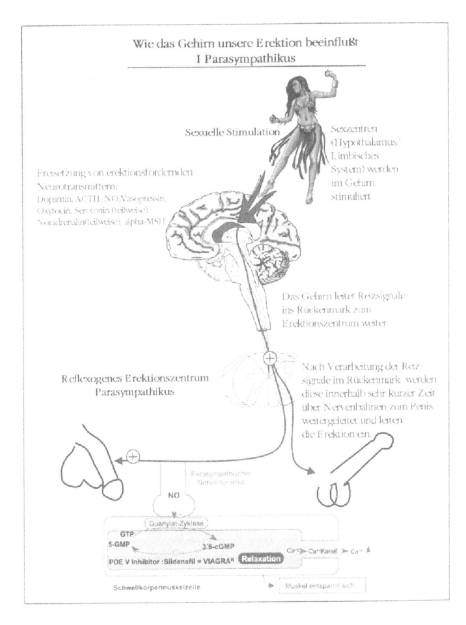

len auch im Querdurchmesser ausdehnen. Kommt es aber zu einer **Reizübermittlung durch sympathische Nervenfasern** so tritt das Gegenteil ein. Im Innern der Muskelzelle kommt es dann zur Produktion anderer Substanzen, welche sich Diacylglycerol und Inositoltriphosphat nennen und zu einer Erhöhung des Calciumeinstroms führen. Die Calciumzunahme führt dann dazu, daß sich alle Muskelzellen zusammenziehen und da dies gleichzeitig tausendfach erfolgt, wird jedem Leser klar, daß dem Penis nichts anderes übrigbleibt als zu „schrumpfen" und in „Deckung" zu gehen.

Wie kompliziert diese biochemischen Vorgänge in der einzelnen Muskelzelle sind zeigt das nachfolgende Schaubild. Ohne auf die einzelnen Vorgänge näher einzugehen, da das die meisten medizinisch nicht vorgebildeten Leser überfordern würde, dürfte aber jedem klar werden, daß diese Vorgänge sehr komplex und deshalb der Erektionsablauf prinzipiell sehr störanfällig ist. Letztendlich sind die glatten Muskelzellen im Penis das, was die Mikrochips im Computer verkörpern.

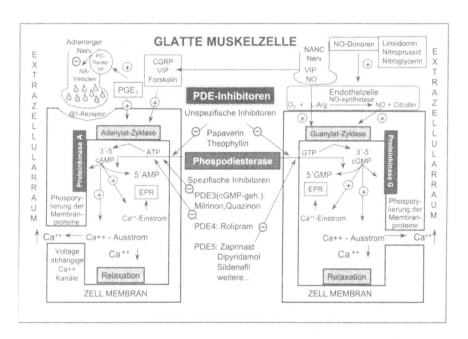

Schaubild der biochemischen Abläufe in der einzelnen Schwellkörpermuskelzelle während der Erektion

Diese Neurotransmitter stellen quasi den Zündstoff für den „Motor" Penis dar, vergleichbar mit dem Anlasser beim Auto. Während beim Auto mit Betätigung des Gaspedals die Benzineinspritzung erfolgt und den Karren ins Laufen bringt, wird durch die Neurotransmitter die „Einspritzung" diesmal nicht von Benzin sondern von Blut in die Hohlräume der Schwellkörper eingeleitet. Dies erfolgt mit sehr hoher Geschwindigkeit, so daß der Blutstrom in den Penis um das 10–20 fache gegenüber dem normalen Ruhezustand zunimmt, und dies innerhalb von Sekunden. Dieses rasante Einschießen des Blutes in die Hohlräume der Schwellkörper dehnt diese aus und versetzt den kleinen Freund binnen Sekunden in die Lage, seine wahre Größe seiner „Herausforderin" zu zeigen.

Durch das gleichzeitige „Abschotten" der Schwellkörper wird verhindert, daß das sturzbachartig eingelassene Blut die Schwellkörper durch die dafür vorgesehenen Adern sofort wieder verläßt. Dies bewirkt, daß die Hohlräume der Schwellkörper sich maximal mit Blut füllen und ausdehnen und gegen den unnachgiebigen derben Schwellkörpermantel gepreßt werden. Dadurch kommt es zu einem schnellen Druckaufbau im Penis, der schließlich höher liegt, als der sonst in den anderen Körpergefäßen gemessene Blutdruck, wodurch die Blutzufuhr wieder gedrosselt wird. Die beiden Erektionsschwellkörper haben zu diesem Zeitpunkt die Funktion einer abgeschlossenen Hochdruckkammer, zumindest solange wie die Reizübermittlung andauert.

Folge ist, daß der einstige Softie sich innerhalb von Sekunden bis allenfalls wenigen Minuten zu einem knüppelharten Gefechtsstab mausert, der nun „einsatzbereit" ist. Durch das weitere Einwirken von Berührungsreizen auf die Penishaut und die Eichel während des eigentlichen Geschlechtsverkehrs oder anderer sexueller Manipulationen kommt es schließlich zur „Überhitzung" des Motors Penis. Diese Überhitzung, oder besser gesagt, Überreizung wird durch entsprechende Nervenbahnen an das Ejakulationszentrum zurückgemeldet, die dortigen Reizsignale aufgefangen und verarbeitet und als geballte Ladung an sämtliche beteiligten Geschlechtsorgane wie Hoden, Samenblase, Vorsteherdrüse und Penis zurückgesendet. Durch das koordinierte Zusammenwirken der genannten Organe kommt es zur explosionsartigen Entladung in Form des Samenergusses und Orgasmus, was zu einer massiven Drosselung der Drehzahl des Motors Penis führt und dessen Erschlaffung durch Öffnung der blutabführenden Gefäße, auch Venen genannt, einleitet.

In Abhängigkeit vom Alter schließt sich eine längere Erholungsphase – auch Refraktärperiode genannt – an. Bei „jugendlichen Hitzköpfen", welche quasi noch im Überfluß der eigenen Körpersäfte schwelgen, nimmt die genannte Erholungsphase nur einen vergleichsweise geringen Zeitraum ein. Sie sind oft schon nach 30–60 Minuten wieder in der Lage ‚ein „zweites Gefecht" durchzustehen, vorausgesetzt, von der „Partnerin" kommen entsprechende verlockende Signale.

Bei den „Veteranen" hingegen, wo die Maschine ohnehin oft Startschwierigkeiten aufweist und dann auch nicht mehr so rundläuft, was sich in entsprechenden Drehzahlschwankungen mit vorübergehendem oder permanenten Härteverlust bemerkbar macht, bedarf es einer länge-

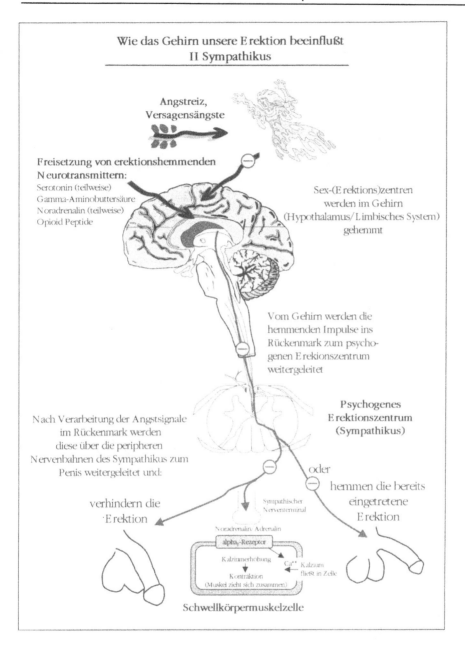

Wie das Gehirn unsere Erektion beeinflußt
II Sympathikus

Angstreiz,
Versagensängste

Freisetzung von erektionshemmenden
Neurotransmittern:
Serotonin (teilweise)
Gamma-Aminobuttersäure
Noradrenalin (teilweise)
Opioid Peptide

Sex-(Erektions)zentren
werden im Gehirn
(Hypothalamus/Limbisches System)
gehemmt

Vom Gehirn werden die
hemmenden Impulse ins
Rückenmark zum psycho-
genen Erekionszentrum
weitergeleitet

Psychogenes
Erektionszentrum
(Sympathikus)

Nach Verarbeitung der Angstsignale
im Rückenmark werden
diese über die peripheren
Nervenbahnen des Sympathikus zum
Penis weitergeleitet und:

oder

hemmen die bereits
eingetretene
Erektion

verhindern die
Erektion

Sympathischer
Nerventerminal

Noradrenalin-Adrenalin

alpha₁-Rezeptor

Kalziumerhöhung

Kontraktion
(Muskel zieht sich zusammen)

Ca⁺⁺ Kalzium
fließt in Zelle

Schwellkörpermuskelzelle

ren Ruhephase. Die im Laufe der Jahrzehnte eingetretenen „Reibungs-
verluste und Abnützungserscheinungen" erzwingen eine längere Regene-
rationsphase. Es heißt hier Kräfte sammeln für den nächsten Einsatz,
weshalb vernünftige Veteranen es vorziehen, zumindest für diesen Tag
den Rückzug anzutreten.

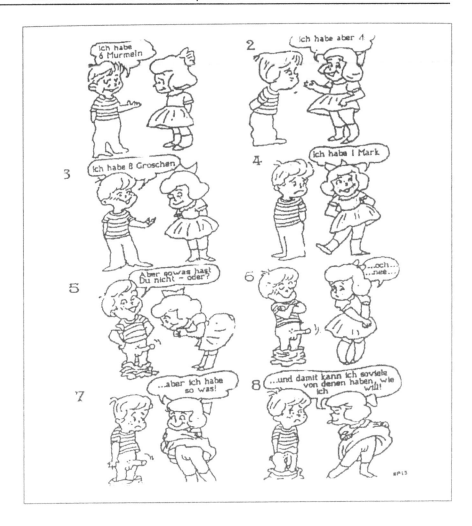

Beispiel für den Einfluß hemmender (sympathischer) Impulse auf die Erektion

Nun verhält es sich leider so, ähnlich wie beim Auto, daß Störfaktoren den sonst so runden Motorlauf erheblich beeinflussen, ja im schlimmsten Fall abwürgen können. Diese Fehlzündungen oder Fehlstarts, welche für beide „beteiligten Insassen" sehr ärgerlich werden können, nehmen ihren Ausgang in der obersten Leitzentrale, dem Gehirn.

Hier kämpfen täglich zwei voneinander komplett unterschiedliche Befehlsgewalten in Gestalt verschiedener Nervensysteme, **Parasympathikus** und **Sympathikus** genannt, um die Vorherrschaft im eigenen Haus. Auf sexuellem Gebiet ist es der Parasympathikus, der zum Angriff bläst und die Lanze schwingen läßt, während sein Gegenspieler, der Sympathikus, keine Gelegenheit ausläßt, seine Störfeuer über seine eigenen Gefechtsbahnen (Nervenleitungen) gen Erfolgsorgan Phallus abzuschießen, um ihn, den kleinen Freund, zum Rückzug zu bewegen. Willkommene Anlässe für solche Störfeuer vom **Anti-Erektionsnerv Sympathikus** sind z. B. die Angst vom „Gegner", im Volksmund auch hinlänglich als Lampenfieber beim ersten Mal bekannt. Gerade bei den ersten Malen kennt man ja sein Vis a vis auf sexuellem Gebiet praktisch überhaupt noch nicht und kann seine Reaktionen deshalb auch nur schwer einschätzen. Weitere Gelegenheiten für den Störenfried Sympathikus, sich zu Wort zu melden, sind Situationen, die allgemein mit Streßfaktoren belastet sind. So z. B. der Einsatz auf ungewohntem Terrain – Stichwort Rücksitz im VW-Käfer (dies soll nicht als Verunglimpfung einer renommierten Automarke verstanden werden) – oder in freier Umgebung am Waldesrand, wo jedes Knistern im Gehölz die Gefahr eines unmittelbar bevorstehenden Entdecktwerdens signalisiert. Aber auch zu Hause im wohlvertrauten Schlafgemach können unvorhergesehene Vorkommnisse wie der nächtliche Ruf der kleinen Tochter „Mama ich muß mal", das Klingeln des Telefons oder der Haustürglocke bzw. das Martinshorn des vor der Wohnung parkenden Notarztwagens, geeignete Anlässe sein, den Sympathikus in Aktion treten zu lassen. Dieser hat dann nichts wichtigeres im Sinne, als durch das Abfeuern von Störsignalen die Erektion zunichte zu machen, da er der Auffassung ist, sein Herr habe nun vorrangig seine Aufmerksamkeit dem neuen Ereignis zu widmen und nicht der eigenen sexuellen Lust.

Hierzu muß man wissen, daß der Sympathikus allgemein das Nervensystem verkörpert, welches uns sonst im Alltagsleben unter Strom setzt, um den täglichen Gefahren und Herausforderungen Paroli bieten und somit überleben zu können. Er stellt somit allgemein den Angriffs- bzw. Aggressionsnerv dar, welcher bei jeder Herausforderung aktiviert wird und den Körper mit dem Angriffs- oder Streßhormon **Adrenalin** überschwemmt. Dieses Adrenalin führt in den meisten Regionen zu einer Verengung der Gefäße und steigert somit den Blutdruck, „schärft" unsere Sinne, steigert die allgemeine Leistungsfähigkeit und stärkt somit unserer Abwehrkräfte vor potentiellen Gefahren. Insbesondere bei lebensbedrohlichen Ereignissen, wie Unfällen mit schweren Verletzungen tritt der Überlebensnerv Sympathikus in Aktion

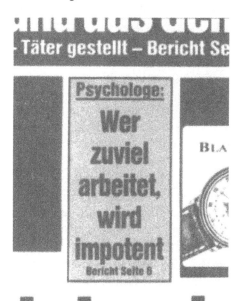

und sichert die zum Überleben notwendigen Körperfunktionen von Herz, Niere und Kreislauf soweit es der Schweregrad der Verletzung zuläßt.

Nur in bezug auf das beste Stück in der Mitte des Mannes kommt dem Angriffs- und Überlebensnerv Sympathikus die umgekehrte Rolle zu. Durch Ausschüttung der Streßhormone Adrenalin und Noradrenalin an den Nerventerminals in den Schwellkörpern werden die Blutgefäße verengt, was zu einer massiven Drosselung der Blutzufuhr führt und die Erektion verhindert. Zusätzlich ziehen sich die von Muskelzellen umgebenen Hohlräume im Schwellkörper zusammen und verhindern das Einströmen des Blutes. Da der Mensch, Männlein und Weiblein gleichermaßen, durch die vielen Herausforderungen und Belastungen des Alltags- und Berufslebens ständigem Streß ausgesetzt ist, behält tagsüber der Sympathikus die klare Oberhand über den Ruhenerv Parasympathikus.

Letzerer stellt lediglich für den Penis den eigentlichen „Angriffsnerv" dar. Aus diesem Grunde fristet unser kleiner Prinz tagsüber meist ein sehr kümmerliches Dasein – unsere Kräfte werden ja woanders gebraucht. Bei den Frauen verhält es sich bezüglich der sexuellen Erregbarkeit ähnlich, aber das ist ein anderes Kapitel. Erst in Ruhephasen, wenn wir den Streß des Alltags so gut wie möglich abgestreift haben, geht der Sympathikus auf Tauchstation. Jetzt schlägt die Stunde des Parasympathikus, der es so gut mit unserem besten Stück meint. So ist der kleine Zauberstab in Zeiten der Ruhe, also am Wochenende oder im Urlaub, wo meist jeglicher Streß des beruflichen Alltagslebens weit entfernt ist, viel eher zu Schabernack bereit, weil die Knute des Sympathikus nicht mehr auf ihm lastet.

Aus all dem Gesagten geht hervor, daß es zu einer guten verläßlichen Gliedsteife bestimmter Voraussetzungen bedarf, daß ungestörter und zufriedenstellender Sex für beide Parteien normalerweise ein entsprechendes Ausgeruhtsein und die Bereitstellung ausreichender Energie hierfür voraussetzt. Wenn man den ganzen Tag unter Volldampf steht, also der Sympathikus für 12 – 16 Stunden auf Hochtouren läuft, bekommen beide am späten Abend dann meist nicht mehr den Dreh, um genügend abschalten zu können und bereit zu sein, noch Energie für die schönste „Nebenbeschäftigung" im Leben bereitzustellen.

Sicherlich gibt es die stahlharten Karrieretypen, welche trotz maximaler Streßbelastung auch tagsüber ihr Nervensystem quasi auf Knopfdruck umschalten können, um einen „Quickie" in der Mittagspause auf dem Schreibtisch zu absolvieren. Aber liebe Leser glauben Sie mir, es handelt sich hier um eine absolute Minderheit, genauso wie bei den Männern, welche sich am abendlichen Stammtisch nach entsprechendem Alkoholkonsum rühmen, noch mit 60 Jahren pro Tag mehrere Nummern oder besser gesagt Nümmerchen zu schieben. Um die Wahrheit über des Mannes vermeintlich wichtigstes Organ ist es sicherlich viel schlimmer bestellt als am Stammtisch suggeriert, denn wie sonst ließe sich die Hysterie um den neuen Impotenzkiller Viagra® erklären.

5 Hormone und das Altern – der Urquell ewiger Jugend versiegt

Erinnern Sie sich noch an jene Zeiten zurück, als der kleine Taugenichts glaubte, sich zu jedem passenden und unpassenden Moment aufrichten zu müssen, was seinem Herrn bisweilen die Schamröte ins Gesicht trieb? Als er noch der Auffassung war, sich um jede spärlich bekleidete Rundung höchstpersönlich kümmern zu müssen und ihn nur noch die hauteng anliegende Lewis-Jeans davor bewahren konnte, seine Neugierde öffentlich zur Schau zu tragen? Wo er des Nächtens stundenlange Orgien mit sich alleine unter der Bettdecke veranstaltete, vor lauter Übermut auch öfters über die Stränge schlug, seinen Besitzer dann unsanft aus den erotischsten Träumen riß und zu überhasteten nächtlichen Säuberungsaktionen veranlaßte? Als es ihm nichts ausmachte, wenn er von seinen jungen Gespielinnen, ebenso neugierig und voller Tatendrang wie er selbst, zu einem wiederholten „da capo" aufgefordert wurde? Kurzum, als man noch im vollen Safte der Jugend stand und mit dem schier unermeßlichen Überfluß an Hormonen nicht wußte, wohin damit?

Wo sind sie geblieben, diese Zeiten, als man aus dem Vollen schöpfte und mit ihnen die Hormone? Warum schleichen sie sich heimlich von dannen, wo wir sie doch jetzt gerade im Alter so gut gebrauchen könnten? Noch kann uns die Wissenschaft keine plausible Erklärung hierfür erbringen, läßt uns mit dieser Frage weitgehend allein.

Fakt ist, daß die Geschlechtshormone unser Leben bereits zu einem Zeitpunkt beeinflussen, an dem wir noch gar nicht lebensfähig sind. Bereits in der 8. Schwangerschaftswoche, wo wir noch als undefinierbares Neutrum im Mutterleib darauf warten, daß sich die von den Erbanlagen vorgegebene Geschlechtsidentität auch in unserem äußeren Aussehen niederschlägt, beginnt die Produktion der geschlechtsspezifischen Hormone. So erfolgt in den Hoden die Synthese des männlichen Geschlechtshormons Testosteron, unter dessen Einfluß es bis zum Ende des 4. Schwangerschaftsmonates zur vollkommenen Ausbildung von Penis, Hodensack und inneren Geschlechtsorganen wie Prostata und Samenblase beim Fötus kommt, er damit definitiv und unwiderruflich ein männliches Äußeres erhält. Beim weiblichen Fötus bewirken die in den Eierstöcken produzierten weiblichen Geschlechtshormone, die Östrogene, die Formung von Gebärmutter, Eileitern und Scheide.

Bleibt während dieser entscheidenden Phase der Prägung der geschlechtsspezifischen Merkmale die Hormonproduktion aus oder kommt es zur Störung derselben, resultieren daraus entsprechende Mißbildungen des Genitale, welches im Extremfall zwittrig ausfallen kann, das heißt, daß das Neugeborene Scheide und Penis zugleich aufweisen kann. Gott sei Dank, eine seltene Fehlbildung.

Nach der Geburt verharrt dann die Hormonproduktion in einer langen Ruhephase, die Testosteronspiegel im Blut bewegen sich auf Geburtsniveau. Das ist auch gut so, denn wir haben in den nächsten 10–12 Jahren Wichtigeres zu tun, als uns um das andere Geschlecht zu kümmern, müssen lernen, uns sauber zu halten und die Fortgeschritteneren, sich zu benehmen. Allerdings soll hier nicht unerwähnt bleiben, daß wir kleinen Geschöpfe, auch wenn unsere Hormone auf Sparflamme kochen, sehr wohl zu sexuellen Handlungen und Lustempfindungen befähigt sind. So hat der kleine Winzling Penis bereits im Säuglingsalter ein ausgeprägtes Eigenleben, was sich in mehrmals täglich nicht zu übersehenden Spontanerektionen kundtut, während die Mädchen zu diesem Zeitpunkt ebenfalls Erektionszustände der Klitoris aufweisen.

Bereits im Alter von 3–5 Jahren sind beide Geschlechter zu Orgasmen fähig, wobei diese viel weniger intensiv erlebt und verarbeitet werden als im Erwachsenenalter. Und der berühmte Sexualforscher Kinsey fand vor über 40 Jahren heraus, daß 25% aller Kinder im Alter von 6–7 Jahren masturbieren, ohne daß eine adäquate hormonelle Grundlage hierfür existiert. War es Ihnen bewußt, daß wir bereits zu solch einem frühen Zeitpunkt teilweise ein sexuelles Eigenleben führen?

Wenn sich also die Kids im zarten Grundschulalter an ihrem „Zapadäus" zu schaffen machen und die kleinen Gören mit Unschuldsmiene freudig zwischen den Schenkeln reiben, so ist das kein Schweinkram und die in manchen Eltern vielleicht aufkommende Furcht, ein Sexmonster großzuziehen, ist deshalb völlig unbegründet.

So richtig ab geht die Post erst mit Erreichen der Pubertät, insbesondere was das lüsterne, männliche Geschlecht angeht. Mit Aufnahme der Produktion der männlichen (Testosteron) und weiblichen (Östrogene) Geschlechtshormone beginnen bei beiden Geschlechtern Schamhaare und andere „Anhängsel" zu sprießen. Die zukünftigen Herren der Schöpfung nehmen freudig zur Kenntnis, daß sich der ehemalige Winzling zum ernstzunehmenden Gefechtsstab mausert, während das zarte Geschlecht, wie so häufig im Leben, zunächst die schlechteren Karten gezogen hat, und sich mit den Unannehmlichkeiten der ersten Menstruation herumschlagen muß. Lag in früheren Generationen der Zeitpunkt der weiblichen Pubertät zwischen dem 15.–17. Lebensjahr, so hat sich dieser in unserer schnellebigen Industriegesellschaft auf das 12.–14. Lebensjahr vordatiert.

Wie schon eingangs erwähnt, stehen wir die darauf folgenden Jahre unter dem Diktat unserer Hormone, deren negative Seite in Gestalt von fettiger Haut, Pickelgesicht und Krächzstimme infolge Stimmbruchs uns unleidlich gegenüber unseren Mitmenschen werden läßt. Wir stehen uns oft im wahrsten Sinne des Wortes selbst im Wege, können uns und andere nicht ausstehen und würden oftmals am Liebsten im Erdboden versinken. In einer deutschen Studie lamentierten 44% der pubertierenden Mädchen, daß sie sich überflüssig und unwichtig fühlen würden, bei den Jungen waren 27% von solchen Selbstzweifeln geplagt. Auf der anderen Seite masturbieren die Jungs was die Flinte hergibt, treten in Gruppen zum Spermaweitschießen an und schließen Wetten auf die erste sexuelle Eroberung ab. Es bedarf schon einiger Jahre bis diese Wechselbäder der Gefühle mit Erreichen der Adoleszenz wieder in ruhigere Gewässer zurückfinden. Nicht umsonst wird uns von Gesetzes wegen die Erwachsenenreife mit dem 18. Lebensjahr attestiert, obgleich zu diesem Zeitpunkt der ein oder andere noch deutlich pubertäre Wesenszüge aufzuweisen hat.

In den nächsten 2 Jahrzehnten, bis etwa zum 35.–40. Lebensjahr, bleiben dann bei Mann und Frau die Blutspiegel der Geschlechtshormone annähernd konstant. Wirkliche Hormondefizite in diesen Altersgruppen sind die Ausnahme und besitzen Krankheitswert.

Doch ab dem 40.–45. Lebensjahr beginnt der Urquell der ewigen Jugend zu versiegen. Während es bei den Frauen binnen weniger Jahre zu einem drastischen Östrogenabfall kommt, begleitet von den bekannten klinischen Symptomen der Wechseljahre, also von einem allmählichen Versiegen hier nicht die Rede sein kann, verläuft dieser Umstellungsprozeß beim Manne schleichend und klinisch zunächst kaum bemerkbar. In den sogenannten besten Jahren des Mannes, wo die meisten Haus und Hof bestellt haben und an der obersten Sprosse der Karriereleiter angelangt sind, kommt allmählich Sand ins Getriebe der Hormonfabrik Hoden. Wir Vertreter des starken Geschlechtes beginnen früher zu ermüden, unser allgemeiner Drive läßt nach und es bedarf dann jenseits der 50er Jahre einem spürbaren Mehr an Kraftanstrengung, um die gleichen Resultate zu erzielen wie in den 30er Jahren. Ohne Frage, das vorgegebene berufliche und private Arbeitspensum wird zwar weiterhin erledigt, aber um den Preis eines wesentlich höheren Kraft- und somit Energieaufwandes. Typisches Beispiel hierfür ist das abendliche Ausgelaugtsein nach der Rückkehr von der Arbeit, was bei vielen in einem vorzeitigen Nickerchen auf der Couch nach dem Abendessen endet.

Und jetzt auch noch Sex? Kein Gedanke daran zu verschwenden, woher dafür die Energie nehmen, wenn denn nicht stehlen? Und bei dem einen oder anderen mündet dieser, die eigenen Kraftreserven ständig überstrapazierender Lebensstil, in der totalen Erschöpfung - nicht nur auf sexuellem Gebiet. So hat auch hier die moderne Industriegesellschaft einen neuen Krankheitsbegriff kreiert – das **Burn out Syndrom** – was nichts anderes heißt, als daß der Betroffene geistig, körperlich und natürlich auch sexuell ausgebrannt ist – er sich quasi selbst gerichtet hat.

Zugegeben, dies stellt das schlimmste Szenario des eigenen Vitalitätsverlustes in den Mitvierzigern und Mitfünfzigern dar, aber abgeschwächte Varianten davon durchleben die meisten Männer. Ähnlich den Frauen klagen viele über eine erhöhte Schwitz – und damit Schweißneigung, über eine Abnahme der intellektuellen und der körperlichen Funktionen und – last but not least – über eine „Null Bock Stimmung", was den Sex anbelangt. Man müßte einem schon die sprichwörtliche Blondine auf einem Tablett servieren und selbst dann wäre die Mehrheit sich nicht sicher, ob sich dieser kaum mehr wahrnehmbare Winzling überhaupt noch regen würde. Wie anders war das noch in den Dreißigern!

Was ist geschehen?

Ist das die in den letzten Jahren viel zitierte **Andropause**, was soviel heißt, wie das Versiegen der Männlichkeit (der Name andro kommt aus dem Griechischen und heißt männlich)? Bei den Frauen wird das Pendant zur Andropause Menopause genannt und stellt einen seit vielen Jahrzehnten feststehenden und unangefochtenen Begriff dar. Dies hatte zweifelsohne seine wissenschaftliche Berechtigung, da wir es bei der Frau ja mit einem relativ abrupten Nachlassen der Östrogenproduktion in den Eierstöcken zu tun haben, was schließlich zur Beendigung, also zum Pausieren der Menstruation führt – der Begriff Menopause deutet darauf hin.

Aber beim Mann? Hier kommt es ja nicht zu einem schnellen Nachlassen der Testosteronproduktion, also zu einem Pausieren, sondern zu einer langsamen aber stetigen Abnahme der Hormonproduktion. Aus diesem Grunde streiten sich auch viele Wissenschaftler um die Richtigkeit des Begriffes Andropause und jeder Kongreß, der sich mit dem alternden Manne beschäftigt, erhebt dieses Thema immer wieder erneut zum Mittelpunkt oftmals kontroverser wissenschaftlicher Diskussionen. So hat sich in den letzten Jahren eher der wissenschaftliche Terminus des **partiellen Androgendefizites des alternden Mannes**, auch kurz **PADAM** genannt, durchgesetzt, welcher all jene Ausfallserscheinungen des alternden Mannes beinhaltet, die auf hormonelle Mangelzustände zurückzuführen sind.

Wo stehen wir auf diesem Gebiet 1998, was ist wissenschaftlich bewiesen, was Spekulation? Zwei große Kongresse haben sich dieses Jahr dem Thema „Testosteron und der alternde Mann" ausführlich gewidmet. Hier wurden die Forschungsergebnisse der weltweit führenden Experten auf diesem Gebiet zusammengetragen und analysiert. Der erste Kongreß mit dem Titel „Testosterone – Action, Deficiency, Substitution" (übersetzt: Testosteron – Wirkmechanismen, Mangelzustände, Substitutionstherapie) fand unter der Leitung von Professor Nieschlag im Januar 1998 auf Schloß Elmau in Bayern und der zweite Kongreß „The first World Wide

Congreß of the Aging Male" (übersetzt: Erster Weltkongreß über den alternden Mann) unter der Leitung von Prof. Blumenfeld im Februar in Genf statt.

Bewiesen ist, daß die Blut-Testosteronspiegel mit dem Alter kontinuierlich abnehmen und mit 75 Jahren nur noch zwei Drittel dessen entsprechen, was in der Altersgruppe 20–30 Jahren gemessen wird. Nun werden sich viele Leser/innen fragen, ob dies denn so ausschlaggebend ist, wenn die Testosteronwerte im Laufe von 40 Jahren um ein Drittel abnehmen, zwei Drittel sollten doch ausreichen, um die Männer auch noch im Alter mit genügend Männlichkeit zu versorgen. Doch hier bedarf es noch weitergehender wissenschaftlicher Erläuterungen, um diese für den Laien zugegebenermaßen etwas komplizierten Vorgänge in ihrer Tragweite besser einordnen zu können.

Zwar nehmen die Testosteronwerte als Ganzes ab, aber entscheidender ist die Tatsache, daß die Blutspiegel des sogenannten **freien Testosterons** wesentlich stärker abfallen. Hierzu muß man wissen, daß 98% des von den Hoden produzierten Testosterons an Eiweißstoffe, an sogenannte Carrier im Blut gebunden sind und als solch gebundenes Testosteron nicht in die Körperzellen eindringen kann, also keine biologischen Wirkungen entfalten kann. Nur das freie Testosteron, welches also nicht wie im Huckepackverfahren an Transporteiweiße gekoppelt ist, kann in die Gewebe eindringen und seine Wirkung entfalten. Nun kommt es zu allem Überfluß im Alter auf der einen Seite zur Abnahme der gesamten Testosteronproduktion, auf der anderen Seite aber zu einem erheblichen Anstieg der Transporteiweiße für Testosteron, dem sogenannten **Sexhormon (synonym für Testosteron) bindenden Globulin, kurz SHBG genannt.** Die Synthese dieses SHBG, welche in der Leber und in den Hoden erfolgt, nimmt zwischen dem 20. und 60. Lebensjahr um das Dreifache zu, so daß dessen Konzentration im Blut wesentlich stärker ansteigt als die Testosteronkonzentrationen abfallen. Die logische Folge ist, daß von dem im Alter weniger zur Verfügung stehenden Testosteron mehr an Eiweiß, nämlich an das SHBG gebunden ist, und somit das freie Testosteron viel stärker abfällt als das gesamte Testosteron. Damit sind also die biologischen Auswirkungen auf die einzelnen Organe wesentlich ausgeprägter als es den im Blut normalerweise gemessenen Gesamttestosteronwerten entsprechen würde.

Die meisten wissen aber gar nicht, was denn das Testosteron beim Manne so alles bewirkt. Man muß hierbei die Einflüsse des Testosterons auf die Sexualität von solchen auf andere Körperfunktionen unterscheiden. Das männliche Geschlechtshormon beeinflußt z. B. den Muskelstoffwechsel und somit die Muskelkraft. Daher rührt ja auch die Redewendung vom starken Geschlecht, was sich insbesondere auf die Muskelkraft bezieht, nach dem Motto, die Männer lassen ihre Muskeln spielen, die Frauen ihre Reize. Testosteron beeinflußt auch den Knochenstoffwechsel.

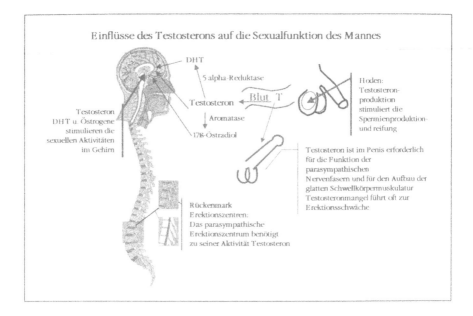

Ein chronischer Testosteronmangel führt beim Mann zur Knochenbrü-
chigkeit, auch Osteoporose genannt. Bei der Frau übernehmen die
Östrogene diese Funktion. Darüber hinaus beeinflußt das Testosteron die
Synthese der roten Blutkörperchen, welche die Organe mit Sauerstoff versorgen.

Mindestens genauso wichtig erscheinen die geschlechtsspezifischen
Wirkungen von Testosteron. Es führt beim Mann zu der typischen geschlechtsspezifischen Haarverteilung und zur tiefen Stimme, verleiht uns
den allgemeinen Antrieb und insbesondere die für das männliche Geschlecht so charakteristische Aggressivität, weshalb Testosteron auch als
Aggressivitätshormon bezeichnet wird. Im Gehirn bewirkt Testosteron,
daß wir Männer sexuell leichter stimulierbar sind, es verleiht uns den Ge-
schlechtstrieb und somit auch den Fortpflanzungstrieb, der beim Menschen differenzierter als im Tierreich ist. Testosteron erleichtert die
Übermittlung sexueller Reizimpulse über die bekannten Nervenbahnen
zum Penis und begünstigt somit die Erektion. Im Penis bzw. in den dortigen Schwellkörpern ist Testosteron unter anderem auch mitverantwortlich für die Funktion und die Anzahl der glatten Muskelzellen. Ein chronischer Mangel an männlichem Geschlechtshormon führt deshalb oft zu
Erektionsstörungen und auch zur Abnahme der Muskelmasse im Penis.
Deshalb beklagen ja viele Männer, welche unter einem erheblichen Testo-
sterondefizit leiden, daß sie den Eindruck haben, der Penis sei ge-
schrumpft – eine Folge des Muskelabbaus im Schwellkörper. Zusätzlich
ist die Anwesenheit von Testosteron unabdingbare Voraussetzung für die

Produktion und Reifung der Samenzellen im Hoden und Nebenhoden sowie die Bereitstellung der Drüsensekrete aus Prostata und Samenblasen. Ohne Testosteron können also keine befruchtungsfähigen Samenzellen und damit keine Kinder zustande kommen, es sichert also die Fortpflanzungsfähigkeit.

Der beschriebene Testosteronmangelzustand im Alter äußert sich ja oft darin, daß viele davon betroffene Männer darüber klagen, daß die Menge des beim Orgasmus nach außen beförderten Spermas deutlich nachgelassen habe und nur noch ein, zwei Tropfen entspräche – eine typische Konsequenz des sogenannten partiellen Androgendefizites.

Testosteron und insgesamt die Androgene haben aber nicht nur positive sondern leider auch negative Eigenschaften. So fördern Sie beim Mann das Risiko von Gefäßverkalkungen und damit zwangsläufig das Herzinfarktrisiko, während die weiblichen Östrogene bis zum Eintritt der Menopause bei den Frauen das Herzinfarkt- und Schlaganfallsrisiko deutlich herabsetzen. Daraus resultiert die um 6 Jahre deutlich höhere Lebenserwartung der Frauen, teilweise ein Geschenk der Östrogene. Erst mit Eintritt der Menopause und dem damit einhergehenden drastischen Östrogenabfall nimmt das Herzinfarktrisiko auch bei den Frauen zu.

In diesem Zusammenhang soll nicht unerwähnt bleiben, daß auch das starke Geschlecht in sich weibliche Geschlechtshormone trägt. Diese kommen durch einen enzymatisch induzierten Umbau des Testosterons zu Östrogenen zustande, welcher sich insbesondere im Gehirn und Fettgewebe vollzieht. Im Alter nimmt der Östrogenanteil beim Manne zu. Zusammen mit der gleichzeitigen Abnahme des Testosterons führen diese altersbedingten Hormonumstellungen bei den meisten Männern ab dem 45. Lebensjahr zu einem deutlichen Wachstum der Prostata, wodurch Störungen der Blasenentleerung ausgelöst werden. Der Urinstrahl verkommt zu einem kläglichen Rinnsal, was sehr lästig werden kann. Und der ein oder andere Mann kann sich dieser durch die Prostatawucherung bedingten Blasentleerungsstörung erst durch einen operativen Eingriff entledigen. Last but not least können diese altersbedingten Veränderungen im Hormonmilieu auch die Entstehung eines Prostatakrebses auslösen. Also Testosteron hat nicht nur seine guten Eigenschaften, sondern weist die eine oder andere Schattenseite auf, wobei aber die Sonnenseiten des Testosterons in unserem Leben eindeutig dominieren.

Was sollten sie noch wissen über die männlichen und weiblichen Geschlechtshormone? Daß deren Produktion in den Hoden, respektive Eierstöcken, nicht automatisch abläuft sondern vom Gehirn aus gesteuert wird. Es bedarf ähnlich dem Berufsleben sozusagen eines Auftraggebers, damit die Hormonproduktion auch stattfindet. Im Gehirn befinden sich nun zwei übergeordnete Schaltzentralen, in welchen sowohl sämtliche Veränderungen des individuellen körpereigenen Hormonmilieus als auch von den Nervenbahnen kommende Reizsignale gesammelt und verarbeitet werden. Die Befehlsoberzentrale liegt dabei in einer ganz spezifischen Gehirnregion, dem sogenannten **Hypothalamus.**

Dieser stellt das wichtigste Regulationsorgan für alle unsere Triebe und Körperfunktionen dar. Dort im Hypothalamus werden stimulierende Hormone, die sogenannten Gonadotropin Releasing (freisetzende) Hormone gebildet, welche über einen speziell dafür reservierten Transportweg zur **Hirnanhangsdrüse,** der sogenannten **Hypophyse,** gelangen. Dort in der Hypophyse werden dann daraufhin zwei verschiedene Befehlshormone **(Gonadotropine),** das **Luteinisierende Hormon,** kurz **LH** genannt, und das **Follikelstimulierende Hormon,** kurz **FSH** genannt, synthetisiert und in den Blutkreislauf abgegeben. Über die Blutgefäße erreichen diese Gonadotropine schließlich beim Mann die Hoden und bei der Frau die Eierstöcke. Während LH dort den Befehl zur Produktion von Testosteron bzw. Östrogenen erteilt bewirkt FSH, daß es zur Produktion und Reifung der Samen- bzw. Eizellen kommt.

Werden nun von Hoden bzw. Eierstöcken zu viel Hormone produziert und an das Blut abgegeben, so wird dieses Zuviel im Körper über hochempfindliche Hormonfühler in den Schaltstellen von Hypothalamus und Hypophyse registriert und die Hormonproduktion dort gedrosselt. Bei ei-

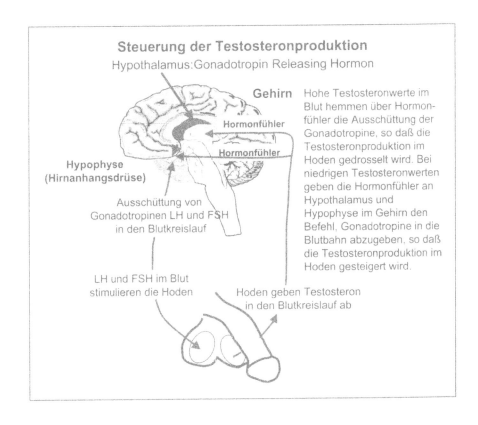

Steuerung der Testosteronproduktion
Hypothalamus:Gonadotropin Releasing Hormon

Gehirn

Hormonfühler

Hormonfühler

Hypophyse
(Hirnanhangsdrüse)

Ausschüttung von
Gonadotropinen LH und FSH
in den Blutkreislauf

LH und FSH im Blut
stimulieren die Hoden

Hoden geben Testosteron
in den Blutkreislauf ab

Hohe Testosteronwerte im Blut hemmen über Hormonfühler die Ausschüttung der Gonadotropine, so daß die Testosteronproduktion im Hoden gedrosselt wird. Bei niedrigen Testosteronwerten geben die Hormonfühler an Hypothalamus und Hypophyse im Gehirn den Befehl, Gonadotropine in die Blutbahn abzugeben, so daß die Testosteronproduktion im Hoden gesteigert wird.

Hormonelle Veränderungen beim älter werdenden Mann

Testosteron: (männliches Sexualhormon)	Kontinuierliche Abnahme von 20–80 Jahren auf 2/3
Gonadotropine:	Hoden reagieren vermindert auf LH-Stimulation, dadurch Testosteronproduktion abgeflacht
Freies Testosteron:	Nimmt mit dem Alter stärker ab als Gesamttestosteron
Sex-Hormon-bindendes Globulin (SHBG):	Nimmt von 26–65 Jahren um das 3fache zu. Dadurch sinkt freies Testosteron stärker ab als Testosteron
Dehydroepiandrosteron: (DHEAS)	Nimmt von 25–60 Jahre um 2/3 ab!
Östrogene (Östradiol): (weibliches Sexualhormon)	Bleiben im Alter beim Mann relativ konstant. Da Testosteron abfällt, nimmt der Östrogen/Testosteron-Quotient zu, so daß der Östrogeneinfluß zunimmt
Wachstumshormon: (somatotropes Hormon)	Nimmt ab der Pubertät pro 10 Lebensjahre um 14% ab!
Insulin-like Growth Faktor I (IGF-1):	Nimmt ebenfalls mit dem Alter deutlich ab
Melatonin:	Fällt im Alter deutlich ab

nem Hormonmangel hingegen veranlassen diese obersten Regulationsstellen eine Produktionssteigerung der Geschlechtshormone, bis ein Gleichgewicht wiederhergestellt ist. Das Prinzip der Hormonregulation entspricht dabei dem eines Thermostaten bei der Regulierung der Raumtemperatur.

Mit zunehmendem Alter nimmt auch die Empfindlichkeit dieses hormonellen Regulationssystems ab, was mit eine Erklärung für die altersspezifischen Veränderungen im Hormonmilieu von Mann und Frau darstellt.

Auf ein weiteres, schwächer wirksames, typisches männliches Hormon, das sogenannte **Dehydroepiandrosteron (DHEA)** muß ebenfalls noch eingegangen werden, da dieses derzeit zumindest in den USA zu einer Art Mode- oder Lifestyledroge avanciert und dort freiverkäuflich in Supermärkten ohne Rezept erhältlich ist. Im Gegensatz zu Testosteron, welches zu 90% im Hoden und zu 10% in den Nebennieren produziert wird, erfolgt die Synthese von DHEA fast ausschließlich in den Nebennieren, welche direkt den Nieren aufsitzen. Die biologischen Funktionen dieses ebenfalls zu den männlichen Geschlechtshormonen zählenden DHEA sind derzeit noch weitgehend unerforscht. Bewiesen ist allerdings, daß auch DHEA mit zunehmendem Alter deutlich abfällt und zwar wesentlich stärker als dies beim Testosteron beobachtet werden konnte. Klinischen Beobachtungen zufolge sind eine Reihe chronischer Erkrankungen wie koronare Herzkrankheit, Diabetes mellitus II, Rheuma sowie auch einige Krebserkrankungen mit einem deutlich erniedrigten Blutspiegel von

DHEA korreliert. Zusätzlich vermutet man hinter DHEA auch positive Einflüsse auf die Immunabwehr.

Wenngleich die biologischen natürlichen Funktionen dieses Hormons DHEA uns noch weitgehend verborgen sind, werden ihm allgemein vitalitäts- und auch potenzsteigernde Eigenschaften nachgesagt, weshalb es sich derzeit in den USA als „Jungmacher" einer hohen Beliebtheit erfreut. Gestützt wird dies auch durch klinische Studien, denen zufolge durch die Gabe von 2×25 mg DHEA pro Tag deutliche Verbesserungen in der Befindlichkeit und Vitalität erreicht werden konnten.

Zur Abrundung dieses Kapitels „Hormone und das Altern" sollte nicht unerwähnt bleiben, daß es neben diesen geschlechtsspezifischen hormonellen Veränderungen noch zu weiteren einschneidenden Hormonverschiebungen kommt. So nimmt das **Wachstumshormon**, auch **human growth hormone** oder **somatotropes Hormon** genannt, nach Erreichen seines Maximums in der Pubertät kontinuierlich ab und zwar mit sage und schreibe 14% pro Lebensjahrzehnt. Dieses Wachstumshormon steuert das Wachstum fast aller Körperorgane, u.a. auch das der Knochen, und bei den männlichen Exemplaren natürlich besonders wichtig, das des Penis. Ein Zuviel von diesem Hormon führt zu sogenannter Akromegalie, einem vermehrten Längenwachstum von Händen, Füßen und Nasen und in abgeschwächter Form des Penis, ein Zuwenig zum Minder- oder Zwergwuchs und zum Mikropenis.

Ein weiteres, erst jüngst entdecktes Hormon, das ebenfalls für das Zellwachstum mitverantwortlich ist, stellt der sogenannte **Insulin like growth factor 1** (kurz **IGF-1**) dar. Dieses Hormon scheint auch mit bei der Regulation des Hormonhaushaltes und der Erektion eine Rolle zu spielen. Auch die Blutspiegel dieses Hormons nehmen im Alter deutlich ab und stehen, zusammen mit den erniedrigten Testosteronspiegeln, im Einklang mit der im Alter beobachteten generellen Abnahme der geistigen und körperlichen Vitalität und der Muskelmasse einerseits sowie der Zunahme des Körperfettes andererseits.

Sowohl dem Wachstumshormon also auch dem IGF-1 werden eventuelle therapeutische Effekte in der Prävention oder Verzögerung altersbedingter Erkrankungen wie z. B. der Alzheimer Erkrankung oder der generalisierten Gefäßverkalkung zugesprochen.

Eine besondere Stellung nimmt auch das Hormon **Oxytocin** ein. Hierbei handelt es sich um ein kleines Hormon, das nur aus 9 Aminosäuren zusammengesetzt ist. Oxytocin wird neben einem anderen Hormon, dem **Vasopressin**, das bei der Erektion ebenfalls eine Rolle zu spielen scheint, in Kerngebieten des Hypothalamus gebildet. Von dort wird es zum Hinterlappen der Hirnanhangsdrüse transportiert und dann in die Blutbahn abgegeben. Zusätzlich wird Oxytocin auch in den Leydigzellen des Hodens produziert, wo ja auch das Testosteron hergestellt wird und beeinflußt dort die Beweglichkeit der Samenzellen.

Während bei der Frau das Oxytocin ein sehr wichtiges Hormon bei der Einleitung des Geburtsvorganges sowie beim Einschießen der Milch in der Säuglingsstillphase spielt (durch Oxytocin wird die Milch aus den Drüsengängen der Brust herausgepreßt), ist seine Rolle beim männlichen Geschlecht noch weitgehend ungeklärt. Im Tierversuch konnten durch direkte Oxytocin-Injektionen in die Sexualzentren der Gehirne von Ratten Erektionen ausgelöst werden. Sowohl beim Tier, als auch beim Menschen werden die höchsten Oxytocin-Blutspiegel direkt vor dem Samenerguß und dem Orgasmus gemessen. Allgemein wird **Oxytocin** als **Liebeshormon** bezeichnet, da es mitverantwortlich für den Orgasmus sowie das Kopulations- und Brutverhalten im Tierreich ist. Zumindest bei manchen Tierarten und vielleicht auch beim Menschen scheint Oxytocin mitverantwortlich für ein mono- bzw. polygames Verhalten zu sein, also das Treueverhalten mit zu beeinflussen.

Bereits in den 70er Jahren wurden von dem schwedischen Wissenschaftler Lidberg Männer mit psychischen Erektionsstörungen äußerst erfolgreich mit Oxytocin-Kapseln behandelt und 20 Jahre später wurden von Jevremovic die erektionsfördernden Eigenschaften dieses sogenannten Neurohormons anhand einer Studie an 36 Patienten bestätigt. Obgleich somit bewiesen erscheint, daß Oxytocin beim männlichen Geschlecht zentrale, also das Gehirn stimulierende Eigenschaften besitzt, was die Erektion und Ejakulation anbelangt, blieb bislang die „Weiterentwicklung" dieses „Sexhormons" von Seiten der Pharmaindustrie für die Indikationsstellung Impotenz aus, da auf der synthetischen Herstellung kein Patentschutz mehr besteht. Dies bedeutet im Klartext, daß synthetisch hergestelltes Oxytocin von jedem Pharmakonzern vertrieben werden könnte und somit keine hohen Gewinnmargen locken wie dies bei der Neuentwicklung von Medikamenten sonst der Fall ist. In speziellen Einzelfällen hat auch der Autor dieses Buches mit dem Einsatz von Oxytocin bei psychischen Erektions- und Libidostörungen positive Erfahrungen sammeln können. Unlängst machten Zeitungsartikel erneut Schlagzeilen um das Liebes- und Lusthormon Oxytocin, da es, zusammen mit Viagra® eingenommen, als „Orgasmuscocktail" zum „sexuellen Megakick" verhelfen soll. Oxytocin ist in Deutschland als injizierbare Substanz oder als Nasenspray (Handelsname:Syntocinon®) in den Apotheken auf Rezept verfügbar.

Erwähnung muß in diesem Kapitel „Hormone und das Altern" auch noch das **Melatonin** finden, welches als Wunderdroge und Lifestylemedikament seit einigen Jahren in den USA enorme Publizität erreicht hat. Unlängst beschäftigte sich im Deutschen Ärzteblatt ein Übersichtsreferat mit diesem Hormon und faßte die Ergebnisse der mittlerweile fast 40 Jahre andauernden Forschung zu Melatonin zusammen.

Melatonin wird in der Zirbeldrüse (medizinischer Ausdruck: Epiphyse) des Gehirns gebildet und reguliert vor allem unseren Schlaf/Wachzyklus.

Während anhand zahlreicher tierexperimenteller Untersuchungen zumindest teilweise der Schleier des Melatoningeheimnisses etwas gelüftet werden konnte, trifft dies beim Menschen nicht zu. In der Tierwelt wurden Effekte des Melatonins auf das Immunsystems, den Schlaf/Wachrhythmus, die Fruchtbarkeit, die Krebsentstehung im Sinne einer Hemmung, sowie die Lebenszeit im Sinne einer Verlängerung beschrieben. Zusätzlich wurden vor kurzem antioxidative Eigenschaften von Melatonin berichtet, was in Einklang mit der erwähnten Verzögerung des Alterungsprozesses und der krebshemmenden Wirkung stehen würde. Beim Menschen liegen noch keine wissenschaftlich fundierten Erkenntnisse über solche Melatoninwirkungen vor. Die einzige gesicherte Tatsache beim Menschen ist, daß die Melatoninsekretion lichtabhängig in der Nacht stattfindet und ihm deshalb eine Rolle in der Regulation des Schlaf/Wachzyklus zuzukommen scheint. Hierbei hat es sich teilweise in der Überwindung des Jet lag-Phänomens bei Flugreisen über mehrere Zeitzonen bewährt, da Melatonin eine schlafinduzierende Wirkung hat. Klinische Studien, die belegen könnten, daß Melatonin beim Menschen den Alterungsprozeß bzw. die Krebsentstehung verzögern bzw. verhindern oder die sexuelle Leistungskraft steigern könnte, existieren bislang nicht. Bewiesen ist, daß die Melatoninsekretion mit dem Alter deutlich nachläßt. Daraus erklärt sich zumindest teilweise die seit Jahren zu beobachtende große Nachfrage nach Melatonin als „Präventionsdroge" vor dem Altern.

Behandlungsmöglichkeiten von Hormonmangelzuständen im Alter

- Treffen auf Sie die genannten hormonellen Ausfälle genau zu?
- Fühlen Sie sich nicht mehr so leistungsstark sowohl im Beruf als auch im Bett, oder versagt Ihr bestes Stück komplett seine Dienste?
- Haben Sie selten oder keine Lust mehr auf Sex, leiden Sie an allgemeiner Lustlosigkeit und turnt Sie ein noch so knackiger Frauenkörper eher ab denn an?
- Neigen Sie zu Schweißausbrüchen, liegen die letzten morgendlichen Erektionen (Wasserlatten) viele Monate oder Jahre zurück und fördert „Er" beim Samenerguß nur noch ein Tröpfchen an Sperma, welches sich mühsam aus dem auf Halbmast hängenden Freund herauszwängt?

Trifft dies alles oder teilweise zu, dann sind Sie ein ganz klarer Fall für den Urologen, denn die Wahrscheinlichkeit ist groß, daß Sie an dem in den letzten Jahren so häufig zitierten partiellen oder vielleicht totalen Androgendefizit leiden. Denn Ihnen kann geholfen werden und zwar in diesem Falle auch ohne Viagra®. Ihr Urologe wird zunächst die entsprechenden Hormonparameter im Blut, also das Testosteron, freie Testoste-

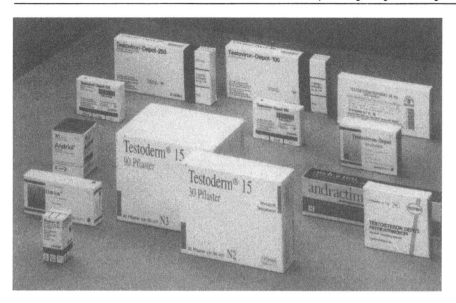

Medikamentöse Behandlungsmöglichkeiten bei Testosteronmangel: Kapseln, Spritzen, Hormonpflaster

ron und evtl. noch Zusatzwerte wie DHEA, Östrogene, LH, FSH und Prolaktin bestimmen und auch gleichzeitig untersuchen, ob mit Ihrer Prostata alles zum Besten bestellt ist. Bewahrheitet sich das von Ihnen und Ihrem Urologen vermutete Hormondefizit und gibt es von Seiten Ihrer Prostata keine medizinischen Einwände, dann steht einer Hormontherapie nichts im Wege.

Bei leichteren Mangelzuständen, wo die Testosteronwerte im Blut noch nicht so stark abgefallen sind, ist dies prinzipiell durch Hormontabletten, bei ausgeprägteren Defiziten durch die 2–3 wöchentliche Verabreichung von Hormonspritzen möglich. Neuerdings hat auch die Pharmaindustrie Hormonpflaster für den Mann entwickelt, wie sie ja für die Frauen schon seit Jahren in Form der Östrogenpflaster erfolgreich eingesetzt werden. Derzeit werden auch sogenannte Depot-Hormonspritzen für den Mann entwickelt, die man nur noch alle 2–4 Monate verabreichen muß und dann aus dem injizierten Hormondepot kontinuierlich das Testosteron in den Blutkreislauf abgegeben wird. Sie sehen, es wird was getan, um unsere Lebenssäfte wieder sprudeln zu lassen!

Wenden Sie sich also vertrauens- und hoffnungsvoll an den kompetenten Ansprechpartner, in diesem Falle an Ihren Urologen. Er wird Ihnen und damit auch Ihrer Partnerin wieder zu einem Stück besserer Lebensqualität verhelfen.

6 Pheromone – Lockstoffe der Lust

Vielen von Ihnen ist die Situation zumindest aus vergangenen Zeiten noch in Erinnerung. Sie sind zum ersten Rendezvous mit Ihrer neuen Flamme verabredet, gehen schick Essen und unternehmen dann noch einen Abstecher in die Diskothek um die Ecke. Nachdem Sie dann dort so richtig abgehottet haben und sich auf Hemd respektive Bluse Schweiß und Parfum zu einer individuellen, unverwechselbaren Duftmixtur vereinigt haben, wird endlich die erste „Klammerrunde" eingeleitet. Nun ist der von beiden herbeigesehnte Augenblick endlich gekommen, wo man sich näherkommt, befummeln und ... beschnuppern kann. Und dabei fällt Ihnen auf, daß Sie sich nicht nur von ihrem Äußeren bzw. ihrer Art angezogen fühlen, sondern auch von ihrem ganz speziellen Duft, dieser Mixtur aus Parfum und körpereigenen Sekreten. Um so länger Sie diesem dezenten, unaufdringlichen aber zugleich auch unwiderstehlichen Duftgemisch ausgesetzt sind, um so nachdrücklicher versuchen Sie, Ihrem Vis a vis näherzukommen. Sie würden sich am liebsten in jede Hautfalte dieser Frau hineinsaugen, um dieses, Sie sexuell plötzlich so stimulierende Aroma völlig in sich aufzunehmen. Es rührt sich plötzlich etwas nicht nur in Ihrem Kopf, sondern einige Etagen tiefer!

Ist es diese mit unserem Riechorgan bewußt wahrgenommene Duftaura allein, die uns in Ekstase bringt oder ist da nicht noch etwas anderes mit im Spiel, von dem wir keine Ahnung haben?

Pheromone – Die Lockstoffe der Verführung haben Sie mitsamt Ihren sexuellen Lustzentren in höchste „Alarmbereitschaft" versetzt.

In der Tierwelt war schon lange vor diesbezüglichen wissenschaftlichen Entdeckungen beim Menschen bekannt, daß das Brunft- und Sexualverhalten durch **Pheromone** entscheidend beeinflußt wird. So ist seit Jahrzehnten wissenschaftlich belegt, daß z. B. Schlangen, Eidechsen und eine große Anzahl von Säugetieren ein eigenes für die Aufnahme und Verarbeitung dieser Pheromone angelegtes Organ, das sogenannte **Vomeronasale Organ**, kurz **VNO**, besitzen. Versuche mit Hamstermännchen konnten zum Beispiel nachweisen, daß bei operativer Entfernung des VNO das Hamstermännchen nicht zur Begattung fähig war, wenn das vomeronasale Organ bereits vor dem ersten „Sexerlebnis" entfernt worden war.

Wurde dieses VNO hingegen nach der ersten Kopulation entfernt, also nachdem bereits das Hamstermännchen zumindest einmal mit Pheromonen in Kontakt gekommen war, waren die Tiere in der Lage, sich mit ihren weiblichen Artgenossen zu paaren. Aus dieser Beobachtung wurde die Schlußfolgerung gezogen, daß im Tierreich das vomeronasale Organ zur Erlernung sexueller Handlungen unabdingbare Voraussetzung ist.

Die vielen Forschungstätigkeiten auf diesem Gebiet haben gezeigt, daß jede Tierspezies eine Vielzahl dieser, Pheromone genannten Luststoffe, absondern kann. Bei der Ratte z. B. wurden 35 chemisch unterschiedliche Pheromone isoliert u.a. auch eines, das direkt auf dem Rattenpenis lokalisiert ist. Winnifred Cutler, eine renommierte Reproduktionsbiologin aus den USA, die Ihr Lebenswerk der Pheromonforschung verschrieben hat, wies in einem Artikel des US-Magazins Singel Living 1997 darauf hin, daß von Tieren abgesonderte Pheromone jeweils nur auf das andere Geschlecht derselben Tierspezies sexuell stimulierend wirken, hingegen nicht auf andere Tierarten oder gar auf den Menschen.

Wie schon angedeutet, können diese Pheromone nicht mit den üblichen Riechzellen der Nase erkannt werden und imponieren somit nicht als Duftstoffe im herkömmlichen Sinne. Das Empfangsorgan dieser Pheromone, das sogenannte Vomeronasalorgan, befindet sich wie der Name schon andeutet, ebenfalls im Riechorgan Nase unweit der eigentlichen Riechzellen, mit welchen wir Duftstoffe wie z. B. Parfum wahrnehmen können. Von diesem Vomeronasalorgan werden die dort durch die Pheromone ausgelösten Reizimpulse über kurze Nervenbahnen zu einem bestimmten Ort im Gehirn, dem Hypothalamus weitergeleitet. Dort im Hypothalamus, der zentralen Schaltstelle für die wichtigsten Körperfunktionen einschließlich der Sexualität, werden diese durch Pheromone ausgelösten sexuellen Impulse verarbeitet, was dann entsprechende sexuelle Aktivitäten auslöst bzw. auslösen kann.

Nun werden Sie sich fragen, wo oder wie werden diese Pheromone denn gebildet bzw. abgesondert? Wissenschaftlich gesichert auf diesem Gebiet ist, daß Pheromone insbesondere aus der Haut entströmen, wo sie mit reichlich Schweißdrüsen besetzt ist. Dies ist insbesondere im Achselbereich, am Rücken und in den Knie- und Leistenbeugen der Fall, wie wir ja alle aus eigener Erfahrung bei entsprechender Wärmeeinwirkung wissen.

Ein zusätzliches, von Pheromonen geradezu strotzendes Areal ist das Gebiet zwischen Oberlippe und Nase und hier insbesondere die sogenannten Nasolabialfalten. Vielleicht liefert dies die Erklärung dafür, daß der erste Kuß meist von knisternder Hochspannung begleitet ist.

Noch ungeklärt ist, von welchen Zellen Pheromone letztendlich gebildet werden und auf welchem Wege sie schließlich die Haut verlassen.

Ganz interessant werden die einen oder anderen von Ihnen sagen. Aber wer sagt uns, daß es um uns Vertreter der Gattung Homo sapiens in Sachen Pheromone genauso bestellt ist wie in der überwiegend trieb-

und instinktgesteuerten Tierwelt, welche zu intellektuellen Leistungen kaum in der Lage ist! Ist nicht gerade dieses Vomeronasalorgan ein weiterer Beweis dafür, daß sich Tier und Mensch im Hinblick auf das sexuelle Triebverhalten deutlich voneinander unterscheiden? Wir Menschen als eher kopf- bzw. intellektgesteuerte und unsere Vierbeiner als eher triebgesteuerte Wesen? Zu dieser Auffassung würde ja eine ausschließlich auf die Tierwelt beschränkte Existenz eines solchen, durch „Geheimdüfte" gesteuerten Trieborgans in der Nase passen!

Drehen wir das Rad der Geschichte um fast ein Jahrhundert zurück.

Damals um die Jahrhundertwende begründete der deutlich sexistisch angehauchte Wiener Mediziner und Neurologe Sigmund Freud die moderne Psychoanalyse, welche jahrzehntelang psychotherapeutische Verfahrensweisen wegweisend beeinflussen sollte. Übrigens konnte dies aber nicht deren konsequente Demontage in der Neuzeit verhindern, basierend auf neueren wissenschaftlichen Erkenntnissen auf diesem Gebiet. Dieser Freud innewohnende Sexismus, vielleicht zusätzlich beflügelt von jahrelangem Kokaingenuß, veranlaßte ihn zusammen mit dem ihm befreundeten Mediziner Wilhelm Fließ einer besonderen Art der Therapie von Sexualstörungen nachzugehen. Da der genannte Wilhelm Fließ, seines Zeichens ein Hals-Nasen-Ohren-Arzt, die Auffassung vertrat, daß zwischen Riech-, sprich Nase und Sexualorganen ein wie auch immer gearteter Zusammenhang bestehen müsse, lag es nahe, „Sexualstörungen" durch Manipulationen im Nasalbereich zu beheben.

So florierten zu dieser Zeit nicht nur die Geschäfte der über die Lande ziehenden Quacksalber, welche durch Implantieren von Tierhodenextrakten unter die Bauchhaut lendenlahmer Männer neue, ungeahnte Manneskräfte versprachen, sondern auch die nasalchirurgischen Operationen zur Beseitigung entsprechender Sexualstörungen. Freud, von den berichteten Erfolgen dieser völlig neuen Therapiemethode überzeugt, unterzog sich selbst mehrfach einer solchen nasalen Prozedur zur Beseitigung eigener sexualneurotischer Symptome.

Beiden Methoden gemeinsam war schließlich ein jähes Ende, herbeigeführt durch unsägliche Komplikationen. Verstarb der ein oder andere Empfänger eines Tierhodenimplantates an den Folgen eines allergischen Eiweißschocks oder einer schweren Blutvergiftung, ohne daß sein Lustspender auch nur einmal in den Genuß der versprochenen neuen Vitalität gekommen wäre, so ließen lebensbedrohliche Komplikationen bei den beschriebenen nasalchirurgischen Eingriffen auch diese in Verruf geraten.

Beiden Erscheinungen gemeinsam war aber auch der wissenschaftliche Instinkt, daß sowohl die Hoden als auch die Nase Beiträge zur Sexualität leisten mußten, ohne daß damals auch nur andeutungsweise dafür wissenschaftliche Erkenntnisse oder Meßmethoden verfügbar gewesen wären.

Erstmals 1986 wurde von der bereits zitierten Dr. Cutler öffentlich mitgeteilt, daß es nach jahrelangen Forschungsbemühungen gelungen sei,

menschliche Pheromone nachzuweisen und zu isolieren. Gleichzeitig wurden hinter diesen männlichen Pheromonen positive Einflüsse auf die weibliche Sexualität vermutet.

Parallel zur Pheromonforschung gingen einige Forscher intensiver der Frage nach, ob denn auch der Mensch über das im Tierreich bekannte Vomeronasalorgan verfügt und wenn ja, wo es lokalisiert und wie seine Beschaffenheit ist. Mitte der 80er Jahre wurden an der Colorado Universität in Denver über 200 Hals-Nasen-Ohren-Patienten auf die Existenz dieses sagenumwobenen Vomeronasalorgans hin untersucht und siehe da, die Wissenschaftler David Moran und Bruce Jafek wurden bei jedem ihrer Probanden fündig. Hoch oben im Nasengang lokalisiert weist dieses VNO eine Größe zwischen 0,2–2 mm auf, ist also meist nur per Lupenbrille bzw. mikroskopischer Vergrößerung sichtbar. Es wird als eine Vertiefung in der Nasenschleimhaut beschrieben, welche in einem mehrere Millimeter langen Gang mündet, der voll von Rezeptoren ist. Bei diesen Rezeptoren handelt es sich um die Ankopplungsstellen für die artspezifischen Pheromone, welche dort Nervenimpulse auslösen, die dann zum Hypothalamus im Gehirn weitergeleitet werden.

Ursprünglich war man in wissenschaftlichen Kreisen lange der Auffassung gewesen, daß dieses Vomeronasalorgan beim Menschen zwar vorübergehend existiert, sich aber nach der Geburt bis zum Erwachsenenalter vollständig zurückbildet und somit unser späteres Sexualleben nicht zu beeinflussen vermag.

Weit gefehlt! Obgleich in den Ergebnissen sensationell, stießen die von Moran auf einem Kongreß 1985 vorgestellten neuen Erkenntnisse zum Vomeronasalorgan beim Menschen auf wenig Interesse in der Fachwelt.

Erst zu Beginn der 90er Jahre wurde das Interesse am VNO von den beiden Wissenschaftlern L. Martin Bloch, Neurophysiologe an der Universität von Utah in Salt Lake City, und D.L. Berliner, Anatomieprofessor an der gleichnamigen Universität, von neuem geweckt. Ihre anatomischen Forschungen in Sachen VNO förderten weitere Erkenntnisse zutage.

Wissenschaftlich bewiesen ist mittlerweile, daß der erwachsene Mensch sehr wohl über ein ausgeprägtes Vomeronasalorgan verfügt, welches in seiner Ausstattung das eines Pferdes übertrifft. Über Nervenfasern ist dieses VNO mit den für die Sexualität wichtigen Zentren im Gehirn verbunden, insbesondere mit dem Hypothalamus und dem Limbischen System. Dort werden die durch die Pheromone ausgelösten Impulse weiterverarbeitet und beeinflussen auch die hormonelle Steuerung. Nicht nur allgemeine sexuelle Verhaltensmuster wie „Paarungsbereitschaft" und Aggressionsverhalten sondern auch viele über das autonome Nervensystem vermittelte Körperfunktionen wie Herzschlag, Atemfrequenz, Hautwiderstand, Körpertemperatur oder Hirnaktivität werden durch Impulse des VNO beeinflußt.

Nach Ausführungen des Wissenschaftlers Udo Pollmer kommt den Pheromonen wahrscheinlich noch eine ganz entscheidende andere Bedeutung im Sinne der Beeinflussung des Immunstatus der Nachkommenschaft zu. Neuen wissenschaftlichen Erkenntnissen zufolge werden über die Pheromone und das Vomeronasalorgan wichtige Informationen an das Gehirn über den Immunstatus einer potentiellen Partnerin bzw. bei Frauen eines potentiellen Partners vermittelt. Diese den Immun-, also den Abwehrstatus des einzelnen kennzeichnenden Details sind im sogenannten Major Histocompatibility Complex (Abkürzung: MHC) auf dem Chromosom Nr. 6 lokalisiert. Jeder Mensch verfügt nun über einen eigenen individuellen MHC-Status, der unter Verwandten große Ähnlichkeit besitzt. Es verhält sich nun so, daß über die mit den Ausdünstungen unserer Körperhaut abgesonderten Pheromone Informationen über den Immun-(MHC)-Status seines Vis à Vis an das Vomeronasale Organ weitergegeben und diese Informationen im Gehirn weiterverarbeitet werden. Von der Natur scheint es sowohl im Tierreich als auch beim Menschen so gewollt zu sein, daß Individuen mit sehr gegensätzlichem MHC-Status sich zueinander besonders hingezogen fühlen, was durch die abgesonderten Pheromone vermittelt wird. Zielvorgabe der Natur letztendlich ist es, Individuen mit sehr unterschiedlichem Immun-(MHC)-Status zu veranlassen, eine Verbindung miteinander einzugehen, um Nachkommen zu zeugen, welche dann infolge des weitergegebenen Erbmaterials einen noch besseren Immunstatus aufweisen als ihre Vorfahren, um somit die täglichen Anfechtungen durch Krankheitserreger oder krebserzeugende Schadstoffe besser abwehren zu können.

Der Pheromonforscher D. C. Berliner, der die Firma Pherin mit Sitz in Menlo Park, Kalifornien, sein eigen nennt, hat dort über 25 menschliche Pheromone isolieren und auf ihre biologischen Funktionen hin untersuchen können. Hierbei fand er die oben beschriebenen mannigfachen Wirkungen im außersexuellen Bereich. Herzschlag und Atmung von Pheromonen ausgesetzten Probanden verlangsamten sich und die Muskulatur entspannte sich. Insgesamt zeigten sich die pheromonausgesetzten Probanden selbstbewußter, ausgeglichener und ruhiger sowie viel weniger streßanfällig. Aus diesem Grunde wird den Pheromonen nicht nur eine sexuelle sondern gleichwohl auch eine bedeutende soziale Komponente zugesprochen.

Diese von Berliner und Monti-Bloch berichteten Ergebnisse wurden durch andere Studien zur Pheromonwirkung unterstrichen. Die Pheromonforscherin Dr. Winnifred Cutler, welche ihrem eigenen Athena Pheromon Forschungsinstitut vorsteht, konnte in einer 8-wöchigen placebokontrollierten Studie an 38 Männern nachweisen, daß die Gruppe, welche ein mit Pheromonen angereichertes Aftershave benutzte, sexuell wesentlich aktiver war, was sich in einer deutlich höheren Koitusfrequenz niederschlug.

Was dem einen recht ist, ist dem anderen billig. Nach dieser Devise wurde eine ähnliche Studie an 20 jungen Frauen durchgeführt. Hierbei erhielten 9 Frauen ein Placebo (kein Wirkstoff) und 11 Frauen einen Wirkstoff in Form einer Pheromonmischung. Die Substanz wurde von einer technischen Assistentin 3 × am Tag während 12 Wochen auf das Hautareal zwischen Oberlippe und Naseneingang eingerieben. Weder die Testpersonen noch die technische Assistentin wußten, ob es sich um wirkliche Pheromone oder um Placebo, also ein Scheinpräparat handelte, da beide Mischungen völlig identisch aussahen. In der Pheromongruppe zeigten die Frauen ein deutlich aggressiveres Sexualverhalten, gemessen an einer 650%igen (!) Zunahme der Koitusfrequenz bzw. anderweitigen sexuellen Aktivitäten gegenüber der Placebogruppe, wo in dieser Hinsicht keine Veränderungen festgestellt werden konnten. Ungeklärt in diesem Zusammenhang ist die Frage, ob die Pheromone per se die Frauen sexuell aktiver werden lassen oder ob Ihre „pheromongeschwängerten" Ausdünstungen sie attraktiver und damit sexuell anziehender für den Partner machen. Beides scheint wohl der Fall zu sein.

In einer anderen Studie konnte überzeugend nachgewiesen werden, daß es bei Frauen, welche täglich männlichen Pheromonen in der oben beschriebenen Technik ausgesetzt waren, zu einer deutlichen Synchronisierung des Menstruationszyklus auf 29 Tage kommt, während dies in der Placebogruppe nicht der Fall war. Gewonnen wurden die Pheromone übrigens aus Unterarmpflastern, mit deren Hilfe die täglichen Hautsekretionen von jungen Männern über eine 3 Monatsperiode konserviert wurden.

Besondere Bedeutung könnte den Pheromonen auch im Zusammenhang mit der Gebärmutterentfernung, eine in der Industriegesellschaft häufig durchgeführte Operation, zukommen. Wurde Äffinnen die Gebärmutter entfernt, so verloren ihre männlichen Spielgesellen jegliches sexuelle Interesse an ihnen. Wurden diesen „gebärmutterlosen" weiblichen Affen in der Nähe ihrer Sexualorgane artspezifische weibliche Pheromone aufgetragen, so kehrte das sexuelle Interesse der Männchen sofort zurück.

Zwar gibt es beim Menschen keine vergleichbaren Versuche oder Beobachtungen an Frauen nach Gebärmutterentfernung, aber unter Berücksichtigung dieser an unseren nächsten Verwandten, den Affen, gewonnenen Erkenntnissen wird die Rolle des Uterus zumindest in den USA unter einer gänzlich neuen Perspektive gesehen. Die Gebärmutter also nicht nur als Geburtsorgan, sondern als sexuelles Lustorgan für Mann und Frau? Vor dem Hintergrund dieser Erkenntnisse mehren sich in den USA warnende Stimmen vor einer allzu sorglosen und großzügigen Indikationsstellung zur Gebärmutterentfernung. Immerhin werden dort pro Jahr 650 000 Gebärmütter entfernt – eine unglaubliche Zahl!

Mittlerweile wurden in den von Berliner geführten Forschungslabors der Firma Pherin über 100 chemosensible, Pheromonen entsprechende Substanzen synthetisiert und patentiert, für welche der Name „**Vomero-pherine**" kreiert wurde. Dabei stellte sich heraus, daß die menschlichen Lockstoffe den Pheromonen von Tierspezies chemisch teilweise sehr ähnlich sind. So unterscheidet sich ein bestimmtes Pheromon des Mannes nur durch eine sogenannte Doppelbindung von dem des Ebers.

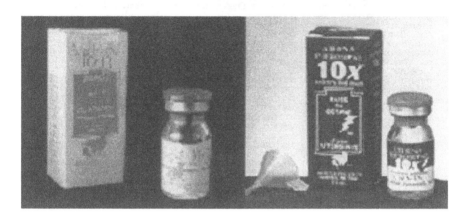

Pheromone aus dem Internet (www.ATHENA-INST.COM)

Natürlich ist die Pheromonforschung nicht nur vom Ehrgeiz nach höheren wissenschaftlichen Weihen der sich darauf tummelnden Mediziner und Chemiker beseelt, sondern auch getrieben vom „schnöden" Mammon Geld. Das von Berliner kreierte Parfum „REALM", ein Gemisch aus konventionellen Düften und zwei synthetischen menschlichen Pheromonen, welches geschlechtergerecht in je einer Version für Mann und Frau auf den Markt kam, hatte sich zu einem Verkaufsschlager des Kaufhauskonzerns Bloomingdales entwickelt.

Doch im Lande der unbegrenzten Möglichkeiten schläft auch in Sachen Pheromone die Konkurrenz nicht. Dem Pheromonforscher Berliner an Geschäftstüchtigkeit in nichts nachstehend erdachte W. Cutler, vom Athena-Institut mehrere pheromonhaltige Duftessenzen mit so aussagekräftigen Namen wie Athena Pheromone 10 X for men und Athena Pheromone 10:13 for women. Ersteres als Zusatz zu Aftershave- oder Eau de Cologne Kreationen gedacht, hat in über 70% das ohnehin ach so schwache Geschlecht zumindest auf sexuellem Gebiet noch schwächer werden lassen, so daß es den männlichen Verführungskünsten willenlos ausgesetzt war. Schon schwappt via Internet und Werbeblocks der privaten Fernsehsender die Pheromonwelle auch nach Europa herüber – Athena Pheromone aus USA für schlappe 5 Milliliter DM 189,– mit garantierter 5

Der Sex-Nerv sitzt in der Nase

Wichtigstes Sexualorgan ist die Nase. Wissenschaftler der Florida State University in Tallahassee (US-Bundesstaat Florida) entdeckten beim Menschen einen Nerv, der entlang der Nasenscheidewand bis in den Kopf verläuft.

Der *Nervus Terminalus* ist nach Ansicht des Biologen Michael Meredith dafür verantwortlich, daß Menschen überhaupt geschlechtsreif werden.

Seine Entwicklung beginnt bereits im Mutterleib. Während der Embryo heranwächst, entwickelt sich auch der Nerv allmählich, er „wächst" in den Schädel hinein. Zehn bis zwölf Jahre später produziert der *Nervus Terminalus* ein Hormon, das die Hirnanhangdrüse anregt, ihrerseits Hormone herzustellen. Deren Hormone wiederum bewirken, daß die Geschlechtsorgane reifen.

Meredith glaubt, daß die Nase noch eine weitere Rolle beim Sex spielt. Er ist auf der Suche nach dem sogenannten vomeronasalen Organ, kurz VNO.

Dieses Organ ist für Schlangen, einige Eidechsen und Säugetiere, die nicht zu den Primaten gehören, wichtig: Mit dem VNO empfangen diese Tiere Duftstoffe (Pheromone), die für das Sexualverhalten, das Aggressionsverhalten und die Beziehungen zwischen Mutter- und Jungtieren verantwortlich sind.

Versuche mit Hamstermännchen haben gezeigt, daß diese Duftstoffe zu einer Paarungsbereitschaft und -fähigkeit führen. Diese tritt auch ein, wenn die Männchen bisher noch nie ein Weibchen gesehen haben.

Wurde das VNO operativ entfernt, bevor die Männchen ein Weibchen trafen, hatten sie Schwierigkeiten, Weibchen zu begatten. Hamster hingegen, die einmal Pheromone aufgenommen haben, wußten, wie es geht – auch wenn ihnen das VNO entfernt wurde. Meredith schließt daraus, daß die Tiere durch das VNO Sex regelrecht erlernen.

Beim Menschen haben Wissenschaftler noch kein derartiges Organ gefunden. Bisher geht man davon aus, daß sich das VNO während der Evolution beim Menschen zurückentwickelt hat und nicht mehr funktionsfähig ist. Meredith will sich damit nicht zufriedengeben und sucht weiter.   SAD

Hamburger Abendblatt Nr. 193, 19./20. 08. 1995

Stundenwirkung und 70% Trefferquote. Vergleichsweise billig hierzu nehmen sich die 50 ml Fläschchen REALM mit ca. DM 110,– aus.

Wie ähneln sich doch Substanzen und Versprechungen – **Viagra®**, beileibe kein Pheromon, sondern hochpotentes Medikament aus der Pharmaküche von Pfizer, welches den „Krisenstab" erst einmal wieder einsatzfähig macht, **Athena Pheromone 10 X for men,** ein chemisches Gemisch aus Duftölen und Pheromonen, welches Sie, verehrte Leserinnen, dazu verleiten soll, den gemeinsamen Lustspender zum Einsatz zu bringen. Praktisch hierbei ist, daß beide Kreationen mit einer Wirkdauer von 5 Stunden und Trefferquote von 70% feilgeboten werden.

Dämmert es nun endlich auch dem Letzten unter Ihnen? **Pheromonagra** als neuer ultimativer Sexkick für das nächste Jahrtausend ist geboren – ein noch größerer Milliardenmakt aufgetan? Kreative Alternativen für diese neue sexuelle Powersubstanz werden gerne entgegengenommen.

In der Zwischenzeit tummeln sich zahlreiche seriöse und weniger seriöse Anbieter von Pheromone-Parfums auf diesem zukunftsweisenden Wachstumsmarkt. Die echten Pheromonforscher der ersten Stunde werden dabei nicht müde, darauf hinzuweisen, daß sich unter diesen Pheromon-Billiganbietern auch schwarze Schafe befinden, welche – igitt-, Schweine- und andere Tierpheromone in Duftwässerchen verarbeitet haben. Diese tierischen Pheromone erzielen aber bisweilen eine gegenteilige Wirkung. Statt anturnen ist abturnen angesagt, aber auch dies mag in dem ein oder anderen Falle durchaus erwünscht sein.

Diese Beobachtung ist insofern nicht verwunderlich wenn man den Ausführungen von Dr. W. Cutler folgt, wonach nur jeweils artspezifische Pheromone auf das andere Geschlecht sexuell anziehend wirken. Wissenschaftlich noch unerforscht ist hierbei wie weit der Dunstkreis und somit der Aktionsradius der abgesonderten Pheromone reicht. Aus der Tierwelt wissen wir, daß dieser im weiteren Meterbereich liegen muß. Bei uns Menschen sind die Vermutungen dahingehend, daß dieser sich eher im Zentimeter – denn im Meterbereich bewegt.

Die Nase also als unser zweites wichtiges Sexualorgan?

Außer dem Vomeronasalorgan haben Wissenschaftler der State University Tallahassee in Florida beim Menschen einen Nerv beschrieben, der entlang der Nasenscheidewand zu den Sexualzentren im Gehirn verläuft. Nach Ansicht des Biologen Michael Meredith ist dieser Nervus terminalis genannte Nerv dafür verantwortlich, daß die Menschen überhaupt geschlechtsreif werden. Bereits beim Embryo angelegt, soll dieser Nerv bis zum Eintritt ins Erwachsenenalter heranwachsen und durch die Auslösung der Hormonproduktion in der Hirnanhangsdrüse zur Reifung der Geschlechtsorgane beitragen.

Bei soviel sexueller Bedeutung dieses Riechorgans Nase scheint sich also hinter dem Sprichwort

„An der Nase des Mannes erkennt man seinen Johannes"

mehr als eine Binsenweisheit zu verstecken und seit jeher wurde im Volksmund Männern mit einem „großen Zinken" ein überproportionierter Phallus nachgesagt.

Wissenschaftliche Studien hierzu sind dem Autor leider unbekannt aber vielleicht erleichtert die alte Volksweisheit mancher Leserin die Partnerwahl.

7 SOS – es funktioniert nicht mehr

„Suche impotenten Mann fürs Leben" ein Bestseller der Autorin Gabi Hauptmann, der dieses Jahr die Gemüter erhitzte. Was wollen Sie mehr, lieber Patient, Sie haben es geschafft zu dem erlauchten Kreis jener zu gehören, welche den Ansprüchen der zuvor zitierten Bestsellerautorin und deren Gesinnungsgenossinnen genügen. Die Frage stellt sich natürlich, ob Ihre momentane Partnerin gleicher Auffassung ist, oder ob Sie nicht, wie Sie auch, durch die Dauerkrise im Bett genervt ist. Eingedenk der Tatsache, daß sich jährlich alleine in der Praxis des Autors Tausende ratsuchender Paare einfinden, welche um eine gemeinsame Problembewältigung der sexuellen Krisensituation sehr bemüht sind und dankbar jeden Strohhalm ergreifen, der einen Ausweg aus der Misere verspricht, sieht die Wirklichkeit anders aus. Und erinnert man sich an die in den vorherigen Kapiteln zitierte Studie zu den sexuellen Problemen in der zukünftigen Bundeshauptstadt Berlin zurück, so wird auch den Kritikerinnen klar, daß die Impotenz des Mannes nur für die wenigen unverbesserlichen Feministinnen bzw. Emanzen ein willkommenes Phänomen unserer Zeit ist. Sie werden – unverbesserlich und jeglicher wissenschaftlichen Argumentation unzugänglich, weiterhin gegen die „schwanzgesteuerte" Männerwelt zu Felde ziehen und ihrer eigenen phalluslosen Sexualität frönen.

In diesem Zusammenhang sei der Hinweis erlaubt, daß mehrere wissenschaftliche Untersuchungen der jüngsten Vergangenheit den Beweis antreten konnten, daß Sexualstörungen der Frau auch in jungen Jahren ein nicht gerade seltenes Phänomen unserer maroden Hightech-Gesellschaft sind. Da in unserer Gesellschaft noch weitgehend tabuisiert – ähnlich wie es Jahrzehntelang bei der Impotenz des Mannes der Fall war – schlagen sich Millionen von Frauen mit ihren eigenen Sexualproblemen wie Orgasmusstörungen, Schmerzen beim Geschlechtsverkehr (Dyspareunie), Lubrifikationsproblemen (ausbleibende Scheidenbefeuchtung) oder schwerer Erregbarkeit bzw. Libidoverlust herum, ohne daß ihnen von kompetenter Seite suffiziente Hilfe angeboten würde. Aber das ist ein gesondertes Thema für eines der folgenden Kapitel.

Verweilen wir zunächst bei den Sexual- und hierbei insbesondere bei den Erektionsstörungen des Mannes. Was sind im Einzelfall die Ursachen, welche das „Aufbäumen des Würstchens" verhindern? Wie kann man sie adäquat diagnostizieren und behandeln, wer ist hierfür der primäre Ansprechpartner und was können Sie ganz persönlich dazu beitragen, um etwaigen Störungen Ihrer Manneskraft vorzubeugen und erst gar nicht in dieses für beide so mißliche Versagensdilemma hineinzuschlittern?

Wie schon andernorts ausgeführt, gilt es in erster Linie einmal den störenden Einflüssen des Anti-Erektionsnervs Sympathikus vorzubeugen bzw. auszuweichen. Wenn Ihr Gemüt sich in anderen Lebenslagen ohnehin etwas störanfällig und labil gibt, so sollten Sie gerade auf diesem Gebiet Vorkehrungen treffen, um Störmomente auszuschalten, welche zwangsläufig den Sympathikus auf den Plan rufen. Also sämtliche Küchengeräte abschalten, Telefonhörer aushängen und die wichtigsten belastenden Themen des Tages vorher mit der Partnerin zu Ende diskutieren, um sie vor dem Schlafzimmer ablegen zu können und nicht mehr mit sich herumtragen zu müssen. Wenn Sie einen besonders anstrengenden Tag hinter sich haben und viele Erlebnisse und Probleme auch noch am späten Abend in Ihren Gedanken kreisen, dann verzichten sie besser darauf, sich nach solch einem Tag auch noch im Bett beweisen zu müssen, es wird zwangsläufig schiefgehen. Behalten sie immer im Hinterkopf, daß **Sex Energie und einen freien Kopf erfordert** und, daß, je älter Sie werden, umso mehr Energie Sie für Ihre sexuelle Performance aufbringen müssen. Auch wenn wir Männer, zumindest was das Sexuelle anbelangt, diese Tatsache des Älterwerdens gerne verleugnen und sich dem nicht stellen wollen, so können wir uns ihm dennoch nicht entziehen. Ein schwacher Trost hierbei mag die Erkenntnis sein, daß es dem vermeintlich schwachen Geschlecht nicht anders ergeht.

Und wenn die ganze Woche streßbeladen abläuft und unseren ganzen Kerl im Beruf und sonstwo fordert, so verlegen Sie Ihre sexuellen Aktivitäten auf das Wochenende, sorgen aber dann bitte gleichzeitig dafür, daß dieses durch viele Freizeittermine nicht auch wieder zu einem Streßmarathon ausartet. Planen Sie einen Tag des Wochenendes ein, an welchem sie gar keine Termine auf dem Kalender stehen haben, welcher also nur dem die „eigene Seele Baumeln lassen" gewidmet ist. Wo Sie auch mal Zeit finden, sich Ihrer Partnerin wieder mehr zu widmen, etwas völlig Streßfreies gemeinsam zu unternehmen, den Abend mit einem schönen Essen und einem guten Tropfen ausklingen lassen. Das andere findet sich dann oft von selbst und Sie müssen keinen einzigen Gedanken an Viagra® verschwenden.

Zugegeben, diese wohlgemeinten Ratschläge führen nur dann zum Erfolg, wenn es sich um rein funktionelle, also nicht organisch fixierte Störungen der Gliedsteife handelt, welche auch in der Fachsprache allgemein als psychogene Störungen diagnostiziert werden. Aber was tun, wenn Sie all das oben Genannte befolgt und sich zu Herzen genommen haben und trotzdem dieser Wurm da unten jegliche Dienste versagt, was zunehmend Ihrer beider Ärger und Aggressionen schürt und an der Substanz Ihrer Beziehung zu nagen beginnt?

Hier ist weitere Ursachenforschung angezeigt! Doch bevor Sie sich dann gemeinsam dazu entschließen, ärztliche Hilfe in Anspruch zu nehmen, sollten Sie noch vorher Ihr eigenes individuelles Risikoprofil überdenken.

8 Risikofaktoren und Impotenz

Sind Sie nicht wesentlich zu übergewichtig? Fettleibigkeit hat meist andere Risikofaktoren wie erhöhte Blutfette und hier insbesondere Cholesterin, sowie erhöhten Blutdruck zur Folge. Beides schädigt auf Dauer die Arterien und natürlich auch die, welche den kleinen Freund mit allem Wichtigen versorgen und dann im Bedarfsfall zu seiner stattlichen Größe verhelfen. Wenn Sie also über Jahre hinweg den Gaumenfreuden übermäßig gefrönt haben, was sich an einer kontinuierlichen Größenzunahme Ihres Hosenbundes ablesen läßt, wenn Sie Ihren kleinen Freund seit längerer Zeit nur noch aus dem Spiegel kennen, da eine stattliche Fettschürze den direkten Blick auf ihn verhindert, dann ist der Zeitpunkt des Gegensteuerns gekommen.

Nicht nur, daß Sie den Krisenstab nur noch aus dem Spiegel kennen, ist ja an sich schon als solches irgendwie beschämend, nein, viel schlimmer wiegt die Tatsache, daß die jahrelange Überernährung, oft gepaart mit Bewegungsmangel, aus den einst elastischen Blutgefäßen marode, verkalkte und unelastische Röhren werden läßt. Na und, was kümmerts mich, wird der eine oder andere sagen, solange das Blut noch durchfließt und ich sonst keine weiteren Probleme habe!

Doch weit gefehlt, die ständige Überladung des Blutes mit Cholesterinkristallen führt zwangsläufig dazu, daß sich diese in den Gefäßwänden ablagern und somit zunehmend die Gefäßlichtung verengen bis es schließlich zum totalen Verschluß kommt. Am Herzen äußert sich das als koronare Herzkrankheit und der totale Verschluß eines Hauptgefäßes als akuter Herzinfarkt, der dann schon einmal Ihrem ungesunden Luxusle-

Inzidenz von Potenzstörungen bei häufigen Risikoerkrankungen		
• Diabetes mellitus	Alter < 60 Jahre	32–60%
	Alter > 60 Jahre	60–78%
• Bluthochdruck	nicht behandelt	15–44%
	medikamentös behandelt	bis 58%

Quelle: Auswertung verschiedener wissenschaftlicher Publikationen

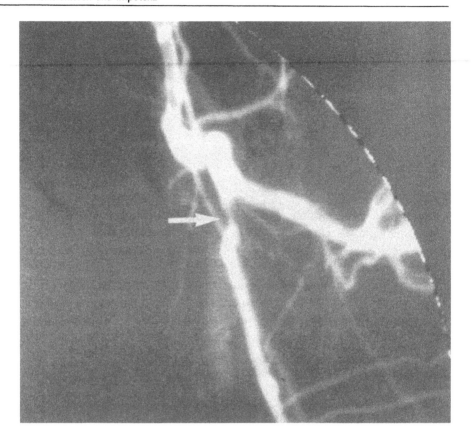

Röntgenologische Gefäßdarstellung (sog. Angiographie) der zum Penis führenden Hauptstammarterie (Arteria pudenda). Die Abbildung zeigt einen fast vollständigen Verschluß (*Pfeil*) am Abgang der Arterie. Dadurch kann bei der Erektion nicht mehr genügend Blut in die Schwellkörper fließen, so daß eine steife Erektion nicht mehr zustande kommt.
58jähriger Kettenraucher mit zusätzlichem Bluthochdruck und erhöhten Cholesterinwerten. Seit mehreren Jahren komplett impotent.

ben auch ein sekundenschnelles jähes Ende bereiten kann. Am Gehirn machen sich solche Gefäßverschlüsse durch einen akuten Schlaganfall bemerkbar, der Sie je nach Schweregrad zum Dauerinvaliden oder zum Kandidaten für das nächstgelege Bestattungsinstitut werden läßt.

Und an Ihrem eigenen besten Stück, wie machen sich da Gefäßverschlüsse bemerkbar? Ganz einfach, Sie bekommen keinen mehr hoch. Anders als am Herzen oder am Gehirn, führen Verkalkungen und Verschlüsse der Penisgefäße nicht zu einem Infarkt oder zu Schmerzen, sind somit im Ruhezustand gar nicht erkenn- und diagnostizierbar. Aber wenn es dann zur Sache kommen soll, wenn also der Blutstrom 10–20 mal schneller in die Schwellkörperhohlräume fließen soll, um den kleinen Freund aufzurichten, dann ist dies nicht mehr möglich, weil das verstopfte Gefäß nur noch eine vielleicht 2–3fache Zunahme des Blutflusses erlaubt. Folge ist, daß sich der Penis nur mit starker Verzögerung etwas aufrichtet und allenfalls noch den Zustand eines Knetgummis erreicht, somit höchstens noch zu einer „weichen Vereinigung" in der Lage ist, wenn überhaupt.

Und wenn Sie weiterhin Ihrer Schlemmerei nicht Einhalt gebieten, reicht der Blutfluß gerade noch aus, um die Versorgung mit Nährstoffen und Sauerstoff im Ruhezustand aufrechtzuerhalten. Von einer etwaigen Steigerung des Blutflusses im Bedarfsfall kann dann gar keine Rede mehr sein. Der kleine Freund ist dann im wahrsten Sinne des Wortes nur noch zum Pinkeln tauglich, zu mehr reichts dann wirklich nicht mehr. Also, wenn Sie die ersten Anzeichen einer dauerhaften Erektionsstörung bemerken, viele überflüssige Pfunde mit sich herumtragen, der letzte Check up beim Arzt überdies deutlich erhöhte Cholesterinwerte und einen erhöhten Blutdruck ergeben hat, dann ist die Zeit für Gegenmaßnahmen gekommen!

Specken Sie ab, so daß Sie sich wieder Ihrem Normalgewicht, sagen wir mal bis auf 10% nähern. Meistens hat ja Ihre Partnerin mit fortgeschrittenen Jahren ebenfalls mit Gewichtsproblemen zu kämpfen, was ja ihrer sexuellen Ausstrahlungskraft und Beweglichkeit ebenfalls nicht unbedingt zuträglich ist. Greifen Sie das Problem des Abnehmens gemeinsam an, Ihr kleiner Freund wird es Ihnen danken, wenn es nicht schon zu spät ist und die Gefäßveränderungen zu weit fortgeschritten sind.

Daß die Gewichtsabnahme nicht von heute auf morgen vonstatten geht, sondern einen Zeitraum von vielen Monaten und somit viel Geduld in Anspruch nimmt, ist dabei kein Geheimnis. Trotzdem erarbeiten Sie sich gemeinsam einen „Fahr- bzw. Diätplan" mit festen Zielvorgaben (z. B. pro Monat 1–2 kg Gewichtsabnahme). Hilfreich hierbei zeigt sich oftmals

Risikofaktoren im Alter

Adipositas
Arteriosklerose
Bluthochdruck
Diabetes
Koronare Herzkrankheit
Erhöhter Cholesterinwert!

das Entsagen übermäßigen Alkoholkonsums. Apropos **Alkohol**, haben Sie diesbezüglich schon einmal Bilanz gemacht? Was trinken Sie denn so in der Woche? Wußten Sie, daß Alkohol das kalorienreichste Nahrungsmittel überhaupt ist und daß sich jedes Gramm Alkohol eins zu eins in Ihrem Gewicht niederschlägt? Also abends maximal ein kleines Fläschchen Bier oder 1 Glas Wein, ansonsten ist Mineralwasser angesagt.

Nun gibt es eine Reihe von Männern, die mir glaubhaft versichern, daß es nach einem Glas Wein, Bier oder Sekt im Bett besser funktioniert. Stimmt! Es ist wissenschaftlich bewiesen, daß kleinere Mengen von Alkohol, und die Betonung liegt hierbei auf kleinen Mengen, auf Grund ihres gefäßerweiternden Effektes durchaus erektionsfördernd sein können. Bei gesunden Gefäßen wird durch die alkoholinduzierte Gefäßerweiterung die Steigerung des Blutflusses zum Penis erleichtert. Allerdings sollte man hierbei immer in Erinnerung behalten, daß von kleinen Mengen jener Droge die Rede ist, welche volkswirtschaftlich und gesundheitspolitisch zum Drogenproblem Nr. 1 avanciert ist. Bereits bei mittleren Blutalkoholspiegeln von 0,4–0.5 Promille, was ja mittlerweile auch die gesetzlich geregelte Grenze für die Tauglichkeit im Straßenverkehr darstellt, wird selbige im Bett zunehmend und bei einem Alkoholpegel jenseits des 1 Promillespiegels erheblich beeinträchtigt, wenn nicht komplett aufgehoben. Ausnahmen bestätigen hierbei die Regel. Die negativen Auswirkungen eines chronischen Zuviel an Alkoholkonsum sind mannigfach und beeinträchtigen neben Leber-, Nieren- und Hirnleistungsfunktionen auch die Sexualfunktionen, indem sie zu bleibenden Libido- Erektions- und Ejakulationsstörungen führen können.

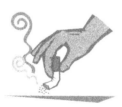

Und wie steht es mit dem **Rauchen**? Vernichten Sie pro Tag locker 2 oder gar 3 Päckchen Zigaretten? Ganz abgesehen vom Kostenfaktor und den anderweitigen Gesundheitsrisiken wie erhöhtes Lungen- und Magenkrebsrisiko, ist bewiesen, daß Nikotin neben dem Cholesterin der zweite große Erzfeind Ihrer Gefäße ist. Schon mal was vom Raucherbein gehört? Sicherlich erinnert sich der eine oder andere Leser/in an einen davon Betroffenen seines Verwandten- oder Bekanntenkreises, der seinem Laster ein paar Zehen, den Fuß oder gar das ganze Bein opfern mußte, weil der jahrzehntelange Nikotinkonsum an den Gefäßen nagte und keine Durchblutung mehr zuließ. Unausweichliche Folge waren dann das Schwarzwerden und Absterben, im Fachjargon auch Gangrän genannt, von Zehen, oder ganzen Gliedmaßen, welche dann eine Amputation und die prothetische Versorgung unaufschiebbar werden ließ.

Schon einmal was vom Raucherpenis gehört? Eher nein, aber keine Angst, Nikotin läßt den kleinen Freund nicht in die ewigen Jagdgründe verschwinden, denn es führt nicht zum Absterben mit der Notwendigkeit der Amputation. Aber chronischer Nikotinabusus führt sehr wohl zu den gleichen Erscheinungen wie Bluthochdruck und zu hohes Cholesterin – die Gefäße verkalken und verengen sich, die Erektion tritt verzögert und unvollständig ein und bleibt mit Fortschreiten der Gefäßveränderungen aus. Darüber hinaus stellt der akute Nikotinkonsum einen Streßfaktor dar. Er begünstigt die erektionsschädigenden Einflüsse des Sympathikus und behindert die Reizsignalübermittlung des erektionsfördernden Parasympathikus. Folge ist, die Erektion tritt verzögert ein und erreicht allenfalls das Stadium eines Halbmastes.

Also Hände weg von der Zigarette. Dies gelingt in den wenigsten Fällen von heute auf morgen und wenn, dann nur bei willens- und durchsetzungsstarken Typen, aber die sind auf diesem Gebiet eher dünn gesät. Auch hier bedarf es, ähnlich dem Abspecken, eines Stufenplans. Reduzieren Sie zunächst von 40 auf 20 Zigaretten/Tag, bleiben Sie einige Wochen dabei und reduzieren weiter auf 10 Zigaretten/Tag. Kauen Sie alternativ evtl. Kaugummi oder Pfefferminz, wenn der Streß tagsüber zu stark wird und der Griff zum Glimmstengel unausweichlich erscheint. Der schwierigste Schritt ist dann sicherlich, ganz davon abzulassen. Reduzieren Sie Ihren Nikotinkonsum dann auf je 1 Zigarette nach dem Frühstück, Mittagessen, Kaffee und vielleicht 2 am Abend, dann sind sie bei 5 angelangt, also einem Viertel oder Achtel dessen, was Sie sonst verqualmten.

Wenn Sie dies, evtl. zusammen mit Ihrer Partnerin, welche ja auch schon lange Ihren Nikotinkonsum einschränken wollte, bewerkstelligen ist schon viel Boden wettgemacht und die Adern Ihres kleinen Freundes werden es Ihnen danken. Zur Förderung Ihrer Motivation im Hinblick auf die drastische Einschränkung des Nikotinkonsums rechnen Sie sich doch zusätzlich einmal aus, was da finanziell so im Jahr herumkommt. Das ist ein lockerer 2 Wochen-Luxusurlaub mit allem drum und dran, wenn Sie beide es schaffen, von 40 auf 5 Zigaretten zu reduzieren. Denken Sie einmal darüber nach, abgesehen von der Tatsache, daß der kleine „Krisenstab" wieder zu besseren Leistungen im Bett aufgelegt ist.

Ist ja alles schön und gut, was da geschrieben steht, Papier ist geduldig, aber Sie beide wollen jetzt nicht noch Monate oder Jahre warten, bis sich was bessert. Sie wünschen eine alsbaldige Lösung Ihres Problems, sind aber gleichzeitig bereit, selbst durch eine Änderung Ihres Lebensstils zu einer Verbesserung der Situation beizutragen. Dies ist der Zeitpunkt, wo Sie Ihre Situation mit einem Arzt besprechen sollten.

9 Arztbesuch – Ursachenforschung

Wenn Sie mit Ihrer Partnerin übereingekommen sind, daß Sie es beide aus eigener Kraft nicht schaffen und ärztliche Hilfe in Anspruch nehmen möchten, stellt sich zwangsläufig die Frage, wer der kompetente Ansprechpartner unter den vielen Ärzten für Ihr Problem ist. Die Frage kann hier eindeutig dahingehend beantwortet werden, daß der Urologe zunächst die richtige Anlaufstelle darstellt. Warum gerade der Urologe, werden Sie sich fragen? Soweit Sie vielleicht medizinisch etwas vorgebildet sind werden Sie wissen, daß der Urologe sich vor allem mit Erkrankungen von Nieren, Blase, Prostata und Hoden beschäftigt, aber was hat er mit Sexualstörungen am Hut?

Sehr viel, wie die Entwicklung der letzten 15 Jahre zeigt. Dem Fachgebiet der Urologie allein ist es zu verdanken, daß die jetzt zur Verfügung stehenden diagnostischen Untersuchungsmöglichkeiten überhaupt entwickelt worden sind, und daß man mittlerweile sehr präzise die unterschiedlichen organischen Störungen erfassen kann, welche zu Erektionsproblemen führen. Darüber hinaus hat zumindest in Deutschland die Urologie als einziges Fachgebiet überhaupt einen speziellen Arbeitskreis für andrologische Störungen seit über 15 Jahren etabliert, der über alle Regionen Deutschlands verteilt regelmäßig Fortbildungsveranstaltungen über Sexual- und Fruchtbarkeitsstörungen für alle Urologen abhält. Sie können deshalb beruhigt davon ausgehen, daß die meisten Urologen auf diesem etwas heiklen Gebiet zuhause sind und Ihnen beiden umfassende und kompetente Hilfe anbieten können.

Bevor Sie dann zum vereinbarten Termin in die Sprechstunde kommen, sollten Sie zu Hause zusammen mit Ihrer Partnerin nochmals in Ruhe durchgehen, welche Störungen im Vordergrund stehen. Sind es vor allem Probleme des sexuellen Verlangens, also der Libido, oder sind es Probleme der Gliedsteife? Haben Sie Schwierigkeiten, eine Erektion zu erreichen oder durchzuhalten, oder trifft beides zu? Besteht auch eine Störung des Samenergusses und hier vor allem eine vorzeitige Ejakulation? Wie lange leiden Sie schon unter den Problemen und bestehen die Störungen immer oder gibt es auch Zeiten, wo die Sexualität noch weitgehend normal abläuft? Schreiben Sie ruhig die wichtigsten Punkte auf und

---

Welche Störungen liegen bei Ihnen vor?
(Check-Liste zur eigenen Beantwortung bevor Sie zum Urologen gehen)

1. Die Erektion ist unvollständig, der Penis wird nicht hart genug   ja ☐   nein ☐

2. Die Erektion tritt noch vollständig ein, hält aber nicht durch   ja ☐   nein ☐

3. Wann konnten Sie das letzte Mal in die Scheide eindringen?   _____

4. Wann war der letzte Koitusversuch überhaupt?   _____

5. Wann zuletzt waren Sie mit Ihrer Partnerin intim
    (Petting etc.)?   _____

6. Wie häufig haben Sie noch Sex pro Woche/Monat?   _____

7. Wie häufig hatten Sie Sex vor Ihrer Erektionsstörung?   _____

8. Liegt auch eine Störung des Samenergusses bzw.
    Orgasmus vor?   ja ☐   nein ☐

9. Kommt der Samenerguß zu früh oder zu spät,
    oder bleibt er aus?   _____

10. Liegt eine Störung der Libido (sexueller Appetit) vor?   ja ☐   nein ☐

11. Leidet ihre Partnerin unter der jetzigen Situation
    oder ist es ihr egal?   _____

12. Haben Sie mit Ihrer Partnerin darüber gesprochen
    und wenn ja, was meint sie dazu   _____

13. Was haben Sie bislang gegen Ihre Störung unternommen?   _____

---

nehmen sie mit in die Sprechstunde, das erspart Ihnen und Ihrem Arzt viel Zeit und hilft Ihnen somit beiden, schneller die eigentliche Problematik herauszuarbeiten. Hilfreich ist auch eine Auflistung der wichtigsten Erkrankungen, Operationen und Unfälle, sowie deren ungefährer Zeitpunkt. Und nicht vergessen sollten Sie alle Medikamente, welche Sie derzeit einnehmen, am besten bringen Sie die Beipackzettel mit in die Sprechstunde.

Aus dem soeben Zitierten ersehen Sie, daß der erste Arztbesuch Ihrerseits gut vorbereitet werden sollte. Bei der Schilderung Ihrer Probleme sollten Sie diese ruhig in Ihrer Umgangssprache tun und etwaige Hemmungen an der Praxistüre ablegen. Und noch etwas, es wird immer gerne gesehen, wenn der kleine Freund, so wie sie auch, vor der ärztlichen Konsultation Wasser und Seife gesehen haben. Eine mangelhafte Genitalhygiene löst nicht unbedingt Begeisterung beim Untersucher aus!

Nach den allgemeinen Befragungen schließt sich meist eine körperliche Untersuchung, eine Urinprobe sowie eine Blutentnahme an und danach wird insbesondere bei Erektionsstörungen ein sogenannter **Schwellkörpertest** durchgeführt. Mit einer ultradünnen und somit praktisch kaum merkbaren Nadel wird ein Medikament, meist **Prostaglandin E1**, in die

Welche Vorerkrankungen liegen bei Ihnen vor?
(Check-Liste zur eigenen Beantwortung bevor Sie zum Urologen gehen)

1. **Internistische Erkrankungen wie z. B.:**

Bluthochdruck	○	Diabetes mellitus	○
Cholesterinerhöhung	○	Harnsäureerhöhung	○
Erkrankung der Herzkranzgefäße	○	Herzinfarkt	○
Schlaganfall	○	Durchblutungsstörungen	
Gefäßverkalkung	○	der Beine	○
Lebererkrankungen	○	Magengeschwür	○

2. **Infektionskrankheiten wie z. B.:**

Geschlechtskrankheiten wie Gonorrhoe (Tripper), Syphilis ○
Tuberkulose ○
Hepatitis A/B/C ○
Nierenentzündung ○
Hoden/Nebenhodenentzündung ○
Prostatitis (Entzündung der Vorsteherdrüse) ○

3. **Krebserkrankungen,** wenn ja welche: _____

4. **Nerven- und Gemütserkrankungen wie z. B.:**

Depressionen	○	Psychosen	○
Nervenstörungen	○		
(Polyneuropathie)			

5. **Schwere Operationen oder Unfälle z. B.:**

Gehirn	○	Herz	○
Bauchraum	○	Becken	○
Gefäßoperationen	○	Penis	○
Hoden	○		

6. **Welche Medikamente nehmen Sie ein** (alle Beipackzettel mitbringen):

_____

_____

Peniswurzel injiziert. Hierdurch wird die Durchblutung gesteigert und innerhalb von 5–15 Minuten kommt es zu einer Erektion. Während die Gliedversteifung eintritt führt dann der Arzt mit einem sogenannten Doppler- oder Duplexgerät eine Durchblutungsmessung am Penis durch, um festzustellen, ob eine Durchblutungsstörung als Ursache Ihrer Potenzprobleme vorliegt. Nach Durchführung dieser Maßnahme müssen Sie dann meist noch ca. 60 Minuten im Wartezimmer Platz nehmen, da der Arzt nochmals kontrollieren wird, wie stark die Gliedversteifung zu diesem Zeitpunkt noch ist. Daraus sind Rückschlüsse auf die der Potenzstörung zugrundeliegende Ursache möglich. Meist wird der Arzt dann mit Ihnen und, so gewünscht zusammen mit Ihrer Partnerin einen neuen Termin vereinbaren, an dem er die Untersuchungsergebnisse dann bespricht, und Behandlungsmöglichkeiten diskutiert.

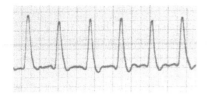

Durchblutungsmessung am Penis (Doppler-Sonographie): **Normale Durchblutung** der Schwellkörperarterie mit hohen Kurvenausschlägen und spitzwinkligen Amplituden. Patient mit psychisch bedingter Erektionsstörung.

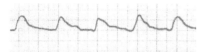 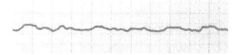

Durchblutungsmessung am Penis (Dopplersonographie): In beiden Schwellkörperarterien ist die Durchblutung auf Grund von Gefäßverengungen (Arteriosklerose) stark eingeschränkt, wobei dies auf der rechten Seite stärker ausgeprägt ist. Deutlich verminderte Kurvenausschläge mit stark abgeflachten Amplituden. 62jähriger Patient mit generalisierter Gefäßverkalkung bei Diabetes mellitus und Bluthochdruck sowie koronarer Herzkrankheit.

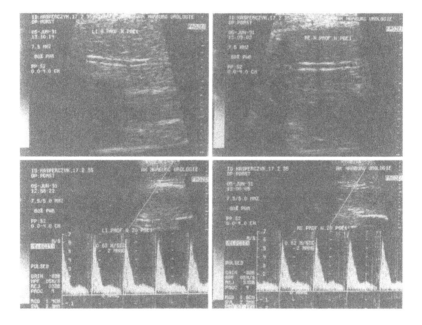

Durchblutungsmessung am Penis mit der Duplex-Sonographie-Methode. Mit dieser modernen Untersuchungstechnik können die Schwellkörperarterien im Penis mit Ultraschall genau dargestellt werden (*obere Bildhälfte, kleine Pfeile*), um anschließend die exakte Blutgefäßgeschwindigkeit in cm/sec messen zu können (*untere Bildhälfte, weiße Kurvenamplituden*). Die Duplex-Sonographie ist wesentlich genauer als die Doppler-Sonographie.

Nach gemeinsamem Abwägen von Vor- und Nachteilen der möglichen Therapiealternativen werden Sie beide zusammen mit Ihrem Urologen einen Weg finden, der aus der Misere wieder herausführt.

10 Viagra® – Wirkprofil, Nebenwirkungen und Verträglichkeit

Am 06.05.1996, passend zum Wonnemonat Mai, ratterte über die Ticker der dpa eine kurze Mitteilung: Ein neues Medikament gegen Impotenz hatte in kleineren Studien 88% der betroffenen Männer wieder zur erhofften Standfestigkeit verholfen. Tags darauf wurde besagte Meldung, welcher damals nur wenig Bedeutung in den Medien beigemessen wurde, von der ein oder anderen Tageszeitung unter der Rubrik Verschiedenes oder Neuigkeiten aus aller Welt als kurze Pressemitteilung (siehe Abbildung) abgedruckt.

Mike, ein gutaussehender Mann in den Vierzigern nahm durch Zufall Notiz von dieser Meldung und hob sich die betreffende Zeitungsseite in einem Ordner mit der Aufschrift „Interessantes aus der Presse" auf. Interessant war jene eher unscheinbare Pressenotiz, die leicht Gefahr lief, übersehen zu werden, für Mike insofern, als er sich seit geraumer Zeit von schweren Potenzstörungen heimgesucht sah. Seine ansonsten sehr harmonische Beziehung war infolge dieser Problematik zunehmenden Spannungen ausgesetzt und es begann so richtig zu „kriseln".

Zu einem Arztbesuch konnte er sich damals noch nicht aufraffen, was insbesondere den zu dieser Zeit seiner Ansicht nach bescheidenen Perspektiven an Therapiealternativen wie Spritzen in den Penis, Saugpumpen oder Penisimplantaten zu verdanken war. Weder der von ihm nach dieser Pressemitteilung konsultierte Hausarzt noch der Urologe konnten zum damaligen Zeitpunkt

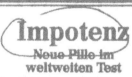

Impotenz

Neue Pille im weltweiten Test

dpa **Orlando** – Für Männer, die unter Impotenz leiden, kündigt sich Hilfe in Form einer Pille an. „Sildenfil" verbesserte in drei kleineren Studien bei 88 Prozent der Teilnehmer die Fähigkeit zur sexuellen Aktivität. Bei einem weltweiten Test sollen jetzt 2500 Männer das Mittel ein Jahr lang erproben, sagten Forscher während einer Tagung der US-Urologengengesellschaft in Orlando (Florida). „Sildenfil" war von Forschern des amerikanischen Pharmakonzerns Pfizer Inc. zur Behandlung von Angina pectoris entwickelt worden. Zu den Nebenwirkungen gehörten unerwartete Erektionen, so der Sprecher. Nach dem Abschluß des weltweiten Tests dürften allerdings zwei Jahre vergehen, bis die Pille in den Handel kommt.

Hamburger Abendblatt 6. 5. 96

mit dieser Pressemitteilung etwas anfangen und desillusionierten ihn auch noch mit der Bemerkung, daß schon vielen Potenzmitteln ungeheure Erfolge in der Presse vorausgeeilt waren, die sich aber dann doch allesamt bis zum heutigen Tage mehr oder weniger als Flop erwiesen hätten.

Zwei Jahre später, wir schreiben April 1998, wabert durch sämtliche Gazetten und Fernsehsender die Kunde von der Potenzwunderdroge Viagra®, alias Sildenafil. Der schier unendlichen Geduld seiner Freundin im Umgang mit seinem permanenten Versagen im Bett war es zu verdanken, daß sie beide überhaupt noch zusammen waren, obgleich die Beziehung in den letzten beiden Jahren erheblich gelitten hatte. Um nicht weiterhin ständigen sexuellen Frustrationen ausgeliefert zu sein, hatten sich beide in den letzten 6 Monaten daraufhin verständigt, bis zur Verfügbarkeit des 1996 angekündigten Sildenafils zu warten.

Nun also war Mikes Stunde gekommen. Sofort nach der ersten Pressemitteilung über die Marktzulassung von Sildenafil (Viagra®) in den USA ließ sich Mike bei seinem damaligen Urologen einen Termin geben und es dauerte nochmals weitere 3 Wochen bis er auf Grund von „Beschaffungsproblemen" im Besitz dieser blauen Pille war, von der zumindest seiner Auffassung nach seine ganze Zukunft abhing. Aufgeregt, befreit und stolz zugleich trug er die kleine Dose mit den 30 blauen Wunderpillen nach Hause, informierte aber seine Partnerin nicht davon, er wollte sie ja überraschen.

Kurz nach dem Abendessen schlich sich Mike dann zu seinem Schreibtisch, wo er die Magic Pills verstaut hatte, und schluckte seine erste Viagra®. Sein Urologe hatte ihn dahingehend informiert, daß spätestens nach einer Stunde die Wirkung einsetzen und für mindestens 5 Stunden anhalten würde, in diesem Zeitraum also nichts schiefgehen könne. Phantastisch klingende Aussichten dachte Mike.

Obgleich der im Fernsehen laufende Spielfilm den Kommentaren seiner Freundin nach zu schließen nicht schlecht sein mußte, interessierte Mike vielmehr, wie sein ehemaliger Lustspender die geballte Ladung Chemie verarbeiten würde. Doch nichts rührte sich. Auch der innerhalb einer Stunde dritte Gang auf die Toilette, welcher ihm schon die spöttische Bemerkung seiner Freundin einheimste, ob er es jetzt schon mit seiner Prostata zu tun bekomme, änderte nichts an der Tatsache, daß er seinen Johannes bei jeder Kontrolle im gleichen bedauernswerten Zustand vorfand. Des Rätsels Lösung konnte Mike nur darin erkennen, daß die vom Arzt gewählte Dosis (50 mg) zu niedrig war, der Entschluß also nahelag, noch eine draufzusetzen.

Also Viagra® die Zweite.

Doch auch jetzt gleiches Szenario. Mehrfache Kontrolle des „Johanneszustandes" auf der Toilette während der nächsten Stunde. Keine Veränderung. Frust auf Arzt, Hersteller und die ganze Welt. Mike entschloß sich, zumindest für den heutigen Abend das Unternehmen Viagra® unter der Rubrik Verluste zu buchen und ging zu Bett.

Nach Überschlafen dieses Fehlversuches beschloß er, nicht länger darüber zu philosophieren, und wagte einen erneuten Viagraversuch am nächsten Abend. Auf Grund der unisono euphorischen Pressemitteilungen war Mike felsenfest der Überzeugung, daß es sich bei ihm ja nur um ein Dosisproblem handeln könne. Beim zweiten Mal wollte er also „schlauer" sein und warf sofort 3 dieser kostbaren Pillen ein, zu einem Stückpreis von 30 DM. Für 30 Pillen hatte er schließlich fast 900,– DM gezahlt, was ihn zugegebenermaßen etwas erschaudern ließ. Das kann ja auf Dauer ein teures Unterfangen werden. Auch nach den 3 Pillen regte sich während der nächsten 1 1/2 Stunden vor dem Fernseher gar nichts, weshalb Mike nun auf's Ganze ging und eine vierte Pille nachschob, nach dem Motto viel hilft viel.

Während ihm sein „Johannes" weiterhin eins hustete, wurde Mike mit den unliebsamen Nebenwirkungen dieser Powerdosis Viagra® konfrontiert. Ein unglaublicher Dröhnschädel, begleitet von heftigstem Sodbrennen und Blaustichigkeit seiner Umgebung waren die Viagra®-Ausbeute des zweiten Abends. Eine unruhige Nacht war vorprogrammiert, was ihm die eher ärgerliche Bemerkung seiner Freundin einbrachte „was denn los sei und ob irgend etwas mit ihm nicht stimme". So gegen 4 Uhr morgens fand Mike dann endlich etwas Ruhe und ein paar Stunden später hatte er größte Mühe, den verdammten Wecker nicht zu überhören. Mit schwerem Dröhnschädel, wie er ihn nur von bierseeligen Skatrunden kannte, machte er sich auf den Weg zur Toilette. Erst nachdem das morgendliche Pinkeln zu einer zeitaufwendigen Prozedur ausartete, da dieser maximal versteifte Penis den Urin nicht preisgeben wollte, wurde Mike sich seines Zustandes richtig bewußt. Das Imponiergehabe des kleinen Krisenstabes sollte auch während der kurzen Frühstückszeit noch andauern, um erst kurz vor Betreten des Büros in die hinreichend bekannte „Halbmaststellung" überzugehen.

Irgendetwas stimmt da nicht mit ihm und der blauen Wunderpille und so war Klärungsbedarf beim Urologen angesagt. Mike's Schilderungen seiner bisherigen Viagraerlebnisse ließen dem Urologen wegen der hohen Dosierung einerseits die Haare zu Berge stehen, anderseits entlockten sie ihm ein Schmunzeln. Zum Glück hatte Mike ja außer seiner Impotenz keine anderen gesundheitlichen Probleme. So führte er nochmals ein ausführliches Aufklärungsgespräch mit Mike, denn einiges schien dieser beim ersten Besuch wohl doch nicht verstanden zu haben.

Jetzt wurde für Mike einiges klarer. Viagra® konnte also per se keine sofortige Erektion hervorrufen, auch wenn man das Zeug in unvernünftigen und obendrein gefährlichen Dosierungen schluckte. – Es bedarf außer Viagra® einer adäquaten sexuellen Stimulation, um einen Treffer zu landen!

Um diese Erkenntnisse reicher ging es in die dritte Viagrarunde.

Sämtliche Stör- und Fehlerquellen sollten ausgeschlossen sein. Also wenig Alkohol, leichte Mahlzeit, Pille einwerfen und in einer Stunde die erste Kuschelrunde. Aber wie würde seine Freundin darauf reagieren, würde sie überhaupt mitspielen, wo seit Monaten sexuell gar nichts mehr lief? Oder sollte er vielleicht doch besser seiner Freundin beim Abendessen von seinem Vorhaben und den beiden vorangegangenen Fehlschlägen beichten?

Letzteres schien ihm sinnvoller, da erfolgversprechender. Als Mike nun leicht stammelnd die Wahrheit seiner Freundin auftischte, konnte sich diese einem kräftigen Lacher nicht erwehren. Wie gut hatte sie noch die 20minütigen Klogänge der letzten beiden Abende in Erinnerung, hinter welchen sie schon ein Alt-Männerproblem ihres Freundes vermutete und nun Viagra® als des Rätsels Lösung! Zu lustig diese Vorstellung. Und dieses Sodbrennen- und die Rülpsattacken des Nächtens drauf? Ob Viagra® wirklich das Richtige für Ihren Liebling war? Da sie ihren Mike immer noch sehr begehrte und sich seit Monaten nach intimer Zweisamkeit mit ihm sehnte, warf sie sämtliche Zweifel über Bord und ersann eine gemeinsame Strategie für den Ablauf des Abends.

Zur Feier des Abends kochte sie Mikes Lieblingsgericht – Spagetti con funghi, dazu ein leichter Chianti. Nun stellte sich natürlich die Frage Viagra® vor oder nach dem Essen und ein oder zwei Wunderpillen?

Eingedenk Mike's einschlägiger Erlebnisse beschlossen beide, daß Mike nur eine der Magic Pills einnehmen sollte. Den Rest würde Bettina sich schon zutrauen, funktionierte ja früher auch bestens.

Eineinhalb Stunden später, beide hatten sich frisch gemacht und Bettina entschloß sich für „La perla", eines von Mike's Lieblingsdessous.

Ja, wie sollten sie es nun angehen, es war schließlich über ein Jahr Funkstille auf sexueller Ebene gewesen!

Bettina entschloß sich, die Initiative zu ergreifen, kuschelte sich ganz eng an Mike und begann vorsichtig ihn zu streicheln. Ganz sanft und fast unmerklich tasteten sich ihre Fingerspitzen über den Nabel und dann wie zufällig weiter nach unten. Als Bettina Mike's Leistenbeuge berührte, um dann wie zufällig über seinen Penis und die Hoden zu huschen, begann Mike's Johannes mächtig zu zucken.

Binnen weniger Sekunden reckte und streckte sich der einstige Krisenstab, um sich zu Dimensionen emporzuschwingen, die Bettina nur aus grauer Vorzeit noch in Erinnerung waren.

Bettina, ebenfalls mächtig angeheizt, begann sich nun völlig auf „Klein-Mike" zu konzentrieren und fühlte, wie das Blut zwischen ihren sanft knetenden Fingern in Mike's Schwellkörper gepumpt wurde und der Penis eine Härte annahm, welche sie nach all den früheren frustranen Erlebnissen für nicht mehr möglich gehalten hätte.

Bettina merkte nun plötzlich selbst, wie die Lust zunehmend von ihr Besitz ergriff, so daß sie sich kaum mehr im Zaume halten konnte. Nur noch ein Gedanke kreiste in ihrem Kopf. Sie wollte diesen stahlharten Ständer, der ihr so viele schmerzlichen Niederlagen bereitet und sie so gedemütigt hatte, nun ganz für sich. Sie wollte es ihm zeigen, daß es sie auch noch gibt, diesmal sollte er ihr nicht mehr entkommen! Ohne Mike überhaupt eine Chance zu geben, ergriff sie die Initiative und bereitete beiden einen Orgasmus der Superlative.

Mike fand gar keine Zeit, auch nur einen Gedanken an seine Erektion zu verschwenden, ob er denn durchhielte oder wieder zusammenfiele. Wie in Trance ließ er Bettina gewähren und überglücklich nahmen sie sich danach in die Arme.

Wow, was war das für ein Erlebnis! Wie weggeblasen waren die unerfüllten Sehnsüchte der letzten Jahre, die Zweifel, ob sie bei Mike bleiben oder einen anderen Partner suchen sollte. Vergessen das ständige Versagen dieses sogenannten Freudenspenders, das sie jedesmal aufs Neue als tiefe Demütigung und Angriff auf ihre sexuelle Ausstrahlung empfand und sie zu stundenlangen Weinkrämpfen veranlaßte! Sie beide hätten in den kühnsten Träumen nicht gedacht, daß das soeben Erlebte überhaupt noch einmal passieren könnte. Und Bettina war es in diesem Augenblick völlig egal, daß hier Chemie mit im Spiel war, denn sie war sich verdammt sicher, ohne sie wäre das ganze sowieso nicht erfolgreich gewesen. Mike hatte ja die Abende vorher diesbezüglich den Beweis angetreten. Viagra® – ein tolles Zeug, dachten wohl beide und schliefen hochzufrieden und erschöpft zugleich ein.

Anhand dieses lebensnahen – übrigens nicht erfundenen Beispiels – sollte den meisten von ihnen klar geworden sein, wie Viagra® wirkt.

Da der Autor aber davon ausgeht, daß der ein oder andere Leser/in doch gerne etwas mehr über diese durch aller Munde gehende Wunderpille wissen möchte, wenden wir uns also wieder den mehr wissenschaftlichen Fakten zu.

Aus den vorhergehenden Kapiteln wissen wir, daß es komplizierter Abläufe bedarf, um den kleinen Freudenspender in einen unbiegsamen Luststab zu verwandeln. Zu allererst bedarf es einer wie auch immer gearteten Stimulation unserer Sexzentren im Gehirn. Diese feuern dann ihre Reizimpulse zu den Erektionszentren im Rückenmark, wo sie weiter verarbeitet und mit anderen Nervenreizen abgeglichen werden, welche ständig vom Zielorgan Penis quasi als Rückmeldung dort im Rückenmark eintreffen. Die so neu überarbeiteten Reizsignale werden vom Rückenmark zum Penis über die bereits beschriebenen Nervenbahnen des Parasympathikus weitergeleitet. Dort an den Nerventerminals angekommen führen sie zu einer Freisetzung von Neurotransmittern, im Falle des **Parasympathikus** insbesondere zu **Stickstoffmonoxyd**, kurz **NO** genannt. Dieses wiederum aktiviert ein in der Muskelzellwand sitzendes Enzym, die sogenannte **Guanylatzyklase**, welche ihrerseits bewirkt, daß im Zellinneren ein Stoff, nämlich das 3′5′-cyclo-Guanosin-monophosphat, kurz cGMP, aus einem anderen Stoff, dem Guanosintriphosphat gebildet wird.

Dieses **cGMP** ist nun eine der Schlüsselsubstanzen, ohne die am Penis gar nichts geht. Kraft seiner biologischen Fähigkeiten bewirkt cGMP, daß Kalzium, ein Mineralstoff, der sich überall im Körper befindet, aus dem Zellinneren nach außen in die Gewebeflüssigkeit übertritt. Und schon stellt sich die Erektion ein. Warum? Weil das Kalzium in der Zelle zu einem Zusammenziehen der Muskelzelle führt, also alle muskulösen Organe „schrumpfen" läßt. Dies ist ja auch der Grund, warum unser kleiner Freund meist so ein schrumpeliges Aussehen tagsüber hat. Wenn nun das Kalzium aus der Zelle durch cGMP vertrieben wird, dann kann sich die Muskelzelle einmal so richtig strecken, sie entspannt sich. Dadurch vergrößern sich die Schwellkörperhohlräume und füllen sich mit Blut, zumal sich durch die Kalziumflucht auch die Gefäßwände entspannen und ausweiten, somit mehr Blut in den Penis fließen kann.

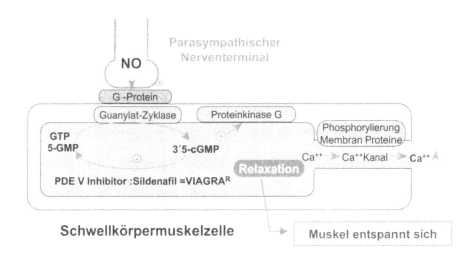

Wow, ist das kompliziert, werden die bis hierher vorgedrungenen Leser stöhnen, aber was hat Viagra® damit zu tun? Hierzu muß man wissen, daß normalerweise sämtliche Substanzen, die irgendwo im Körper durch Enzyme aufgebaut werden, auf der anderen Seite durch andere Enzyme auch wieder abgebaut werden und somit ihre biologischen Funktionen verlieren. Dieser ständige, von verschiedenen Enzymen gesteuerte Auf- und Abbau von hochwirksamen Substanzen, die unsere Körperorgane am Leben und Funktionieren erhalten, unterliegt einem natürlichen Kreislauf, der ständig den unterschiedlichen Bedürfnissen angepaßt ist. Bei $3'5'$-cGMP, welches ja uns die Erektion beschert, verhält es sich nicht anders. Es wird auf der einen Seite durch das Enzym Guanylatzyklase gebildet, auf der anderen Seite durch das Enzym Phosphodiesterase Nr. 5 zu GMP, einem anderen Molekül, abgebaut und dieses GMP hat die Fähigkeit verloren, das Kalzium aus der Muskelzelle zu vertreiben, wie es bei seinem Vorgänger dem 3'5'cGMP der Fall ist. Folge ist, daß die Erektion wieder verloren geht, wenn nicht ...

Ja, wenn nicht entweder durch ständige sexuelle Stimulierung der Nachschub an 3'5'-cGMP gegenüber dem Abbau überwiegt oder ...

Ein Wirkstoff die **Phosphodiesterase Nr. 5** daran hindert das 3'5'-cGMP, welches unserem „kleinen Prinzen" ja soviel Gutes tut, wieder zu demontieren.

Und – richtig erraten Viagra® oder im medizinischen Fachjargon auch Sildenafil genannt, ist genau solch eine Substanz. Ein sogenannter Phosphodiesterasehemmer, welcher die Phosphodiesterase daran hindert, das segensreiche 3'5'cGMP zu attackieren. Logische Folge ist, daß sich dieses 3'5'cGMP im Schwellkörper anreichert und somit die Erektion schneller eintreten und länger anhalten läßt und – natürlich mit am Wichtigsten, der Kleine auch härter wird.

Dank Viagra® vorbei also die Zeiten der Halbmastflaggung? Prinzipiell ja, aber leider nicht bei jedem.

Wie wir ja aus dem Beispiel von Mike und Bettina gelernt haben, kann Viagra® nur dann wirken, wenn vorher eine sexuelle Stimulation erfolgt, wenn also durch die Nervenimpulse NO im Penis freigesetzt und daraufhin 3'5'cGMP gebildet wird. Bleibt die Produktion von 3'5'cGMP aus, kann Viagra® nicht helfen. Denn was nützt es, mit Hilfe von Viagra® die Phosphodiesterase zu hemmen, welche ja normalerweise 3'5'cGMP zerstört, wenn gar kein 3'5'cGMP vorhanden ist. Wo nichts ist, kann auch Viagra® nichts ausrichten.

So kann es z. B. möglich sein, daß durch Operationen im Becken oder durch schwere Unfälle mit Verletzungen von Wirbelsäule (Querschnittslähmung), Becken oder der darin befindlichen Organe sämtliche zum Penis ziehenden Nerven zerstört wurden, wodurch die Männer dann impotent werden. Werden diese Männer dann sexuell stimuliert, können keine Reizimpulse zum Penis mehr weitergeleitet werden, da ja die hierfür erforderlichen Nerven zerstört sind. Folglich kann auch kein cGMP gebildet werden, Viagra® wäre also in diesen Fällen wirkungslos!

Sind hingegen einige Nervenfasern unverletzt geblieben, also eine sogenannte Restinnervation im Penis noch vorhanden, so kann Viagra® in solchen Fällen sehr wohl zum erhofften Ziel führen. In diesen Fällen, wo also nur ein Teil der Nerven zerstört ist, wird noch ein Teil an 3'5'cGMP bei Stimulation gebildet, aber auf einem niedrigeren Produktionsniveau als dies sonst der Fall ist. Da dieses in zu geringen Mengen produzierte 3'5'cGMP aber durch die Phosphodiesterase sogleich auch wieder abgebaut wird, bleibt netto zu wenig 3'5'cGMP übrig. Die Männer werden dann impotent, bekommen allenfalls noch eine halbe Erektion, wenn überhaupt. Nehmen diese Männer dann Viagra® ein, so bewirkt dieses, daß das wenige 3'5'cGMP nicht mehr abgebaut werden kann und daß ab einem gewissen Zeitpunkt im Schwellkörper dann doch so viel 3'5'cGMP-Menge vorhanden ist, daß eine brauchbare Gliedsteife eintritt.

Ähnlich verhält es sich auch teilweise bei Diabetikern, wo oftmals die für die Erektion notwendigen Nerven ebenfalls schwer gestört sind bzw. direkt im Schwellkörper schwere Funktionsstörungen vorhanden sein können. Unabhängig von der zugrundeliegenden Erkrankung und der zur Impotenz führenden Ursache, kann Viagra® immer nur dann ausreichend wirken, wenn die Schwellkörper noch in der Lage sind, entsprechende Mengen an 3'5'cGMP zu produzieren. Ist dies aus unterschiedlichen Gründen nicht mehr der Fall – ist auch eine ganze Packung Viagra® nicht mehr in der Lage, dem Mickerling auf die Beine zu helfen.

Apropos Dosis. Aus dem Beispiel von Mike und Bettina haben wir gesehen, daß das Sprichwort „Viel hilft viel" bei Viagra® nur bis zu einer Höchstdosis von 100 mg Geltung hat. Eine Dosissteigerung darüber hinaus bringt nicht mehr an Effektivität dafür aber mehr an Problemen. Allgemein ist die Einstiegsdosis 50 mg und in Abhängigkeit von deren Wirkung kann die 25 mg – oder 100 mg Pille ausprobiert werden. Der Wirkeintritt von Viagra® ist abhängig von der Nahrungsaufnahme, da ja auch Viagra® über den Magen-Darm-Trakt resorbiert und in den Blutkreislauf aufgenommen wird. Bei normaler Nahrungsaufnahme sind nach 30–60 Minuten im Blut ausreichende Konzentrationen von Viagra® vorhanden, so daß es auch am Penis, seinem eigentlichen Bestimmungsort, den erhofften Effekt erzielen kann. Dies ist während der nächsten 5–6 Stunden nach Einnahme zu erwarten, d. h., daß während dieser Zeitspanne auch die erwünschte erektionsfördernde Wirkung anhält.

Bei der hohen 100 mg Dosierung scheinen individuell unterschiedlich über einen noch längeren Zeitraum ausreichende Viagrakonzentrationen im Blutkreislauf vorhanden zu sein, da viele Männer auch noch 8–12 Stunden nach Einnahme des Medikamentes über sehr gute Erektionen berichten. Dies wird dann von dem ein oder anderen Paar auch gerne noch zu einem zweiten (oder dritten?) Durchgang am Morgen genutzt, wenn es denn die Zeit und die Kondition zuläßt.

Nach einem opulenten Mahl (z. B. 4–6 Gänge Menü) und/oder reichlich Alkoholgenuß kann der Wirkeintritt von Viagra® deutlich verzögert sein, so daß einzelne Männer und natürlich auch deren Partnerinnen erst nach 4 –6 Stunden oder noch später in den erhofften Genuß der Wirkung kommen. Dies sollte im Einzelfall berücksichtigt werden, da sonst die erhoffte Nachtruhe empfindlich verkürzt werden müßte, wenn Mann und Frau sich erst um 3 Uhr in der Früh des erhoffte Effektes erfreuen können. Also Timing ist bei Viagra® in jedem Falle angesagt, was manches Paar bei dieser Therapie zugegebenermaßen etwas stört.

Wie wir gehört haben, ist Viagra® ein sogenannter Phosphodiesterase-hemmer, der also Enzyme daran hindert, cGMP abzubauen. Von diesen Phosphodiesterasen gibt es im Körper neun verschiedene Großfamilien, welche in alle Körperregionen verstreut sind. Daraus können Sie auch als Laie schlußfolgern, daß dieses cGMP nicht nur im Schwellkörper gebildet wird, sondern auch anderswo. Logische Konsequenz ist, daß Viagra® natürlich auch an anderen Stellen des Körpers seine chemische Wirkung entfalten kann, wo das gar nicht so sehr erwünscht ist. Wir wollten ja ursprünglich nur eine Erektion damit erzeugen!

Ganz so einfach ist es in der Medizin aber leider nicht. Zwar hemmt Viagra® vorzugsweise die sogenannte Phosphodiesterase 5, welche vor allem im Penis und in der Klitoris bzw. Scheidenwand der Frau vorhanden ist, beeinflußt aber auch noch andere Phosphodiesterasefamilien.

Hier ist insbesondere die **Phosphodiesterase Nr. 6** zu nennen, welche in der Netzhaut des Auges eine wichtige Rolle im Farbensehen und in der Lichtwahrnehmung spielt. Zusätzlich ist die Phosphodiesterase 5 nicht nur im Penis sondern auch noch in vielen anderen Körpergeweben vorhanden, so z. B. im Magen-Darmtrakt, den Gefäßen oder im Gehirn, wenngleich auch nicht in so hohen Konzentrationen wie dies im Penis der Fall ist.

Aus all dem Gesagten ergibt sich, daß es insbesondere bei den höheren Viagradosierungen (v.a. 100 mg) zu unerwünschten Nebenwirkungen kommen kann und dies in bis zu 30%.

Wirksamkeit von Viagra®

Viagra® ist weltweit in über 21 großen klinischen Studien an über 4500 Patienten hinsichtlich Wirksamkeit und Sicherheit überprüft worden. Zusammenfassend sind die Ergebnisse aller Studien wie folgt:

Bei Männern mit überwiegend psychischen Potenzstörungen, wo also relevante organische Ursachen ausgeschlossen waren, zeigte Viagra eine globale Wirksamkeit von 81%.

Bei Männern mit schweren organischen Störungen betrug die globale Wirksamkeit hingegen nur 59%. In dieser Gruppe der organisch impotenten Patienten befanden sich auch Diabetiker, Querschnittsgelähmte, Patienten mit Prostata- oder Mastdarmoperationen, also Patienten mit schwerer organischer Grunderkrankung.

Als häufigste **Nebenwirkungen von Viagra** wurden in den Studien berichtet:

- Kopfschmerzen bis zu 30%
- Gesichtsröte bis zu 20%
- Magen-Darmprobleme (Sodbrennen, Durchfälle) bis zu 16%

Wirksamkeit von Viagra®

Gesamtzahl untersuchter Patienten:	4500
Effektivität bei psychogenen Erektionsstörungen:	81%
Effektivität bei organischen Erektionsstörungen:	59%
• Querschnittslähmung:	bis 83%
• Diabetes mellitus:	bis 57%
• Radikale Prostatektomie:	bis 43%
• Hypertonie:	bis 68%
• Transurethrale Prostataresektion:	bis 61%
• Depression:	bis 76%

- Verstopfte Nase bis zu 11%
- Sehstörungen (Blauschleier, erhöhte Lichtempfindlichkeit) bis zu 9%.

Hierbei muß nochmals betont werden, daß die Wahrscheinlichkeit von Nebenwirkungen mit der Dosisstärke deutlich zunimmt und somit bei der 100 mg Dosierung am Größten ist.

Viagra® bei anderen Erkrankungen und Medikamenten

Ein besonderes Kapitel ist die Einnahme von Viagra® bei gleichzeitiger anderweitiger Medikation. Viele von Ihnen sind darauf angewiesen, tagtäglich eine Reihe von Medikamenten einzunehmen, um andere Krankheiten in Schach zu halten. Ich denke da insbesondere an die vielen Patienten mit Bluthochdruck, Herzkranzgefäßerkrankungen, Zuckerkrankheit oder Rheuma, um nur einige zu nennen. Viele von Ihnen leiden infolge der Grundkrankheit oder deren medikamentöser Behandlung an entsprechenden Potenzstörungen. Und viele von Ihnen würden gerne Viagra® ausprobieren, stellen sich aber die bange Frage, verträgt sich diese Wunderpille mit all meinen anderen Medikamenten?

Dies stellt im Einzelfall eine schwierig zu beantwortende Frage dar.

Freilich wurde die Wirksamkeit und Verträglichkeit von Viagra® bei gleichzeitiger Einnahme der gängigsten Medikamente untersucht. Dies betraf aber immer nur einzelne Wirkstoffgruppen, so z. B. gewisse Medikamente gegen Bluthochdruck oder Zuckerkrankheit bzw. Medikamente zur Blutverdünnung. Die Ergebnisse hierzu lassen sich ohne Anspruch auf Vollständigkeit wie folgt zusammenfassen:

Bluthochdruck: Die Kombination von Viagra® mit Einzelsubstanzen in der Bluthochdrucktherapie wie Calciumantagonisten, ACE-Hemmer, Alpha-

oder Beta-Blocker, Angiotensin II Antagonisten und Diuretika zeigte kein erhöhtes Nebenwirkungsrisiko.

Zuckerkrankheit: Die Kombination von Viagra® mit den gängigen Antidiabetika bzw. Insulin zeigte kein erhöhtes Nebenwirkungsrisiko.

Blutverdünnung: Die Kombination von Viagra® mit blutverdünnenden Medikamenten wie Marcumar oder Acetylsalicylsäure (ASS) zeigte im Labortest keine Zunahme der Blutungsbereitschaft. Ungeklärt ist hierbei allerdings die Frage, ob Patienten, welche unter der genannten blutverdünnenden Medikation Viagra eingenommen haben, bei notfallmäßigen Operationen ein erhöhtes Blutungsrisiko aufweisen.

Herzmedikamente: Dies ist ein besonders heißes Eisen, weshalb diesem Thema ein gesondertes Kapitel gewidmet ist.

Magen-Darm-Medikamente, Antirheumatika und viele andere Medikamente zeigten meist keine Interaktionen mit Viagra® oder umgekehrt.

Aber – es ist nicht geklärt, ob im Einzelfall nicht doch Probleme im Zusammenhang mit der Viagraeinnahme auftreten können, insbesondere dann, wenn z. B. verschiedene Hochdruckmittel parallel eingenommen werden müssen, oder wenn mehrere Medikamente, welche überwiegend in der Leber verstoffwechselt werden, zusammen mit Viagra® eingenommen werden. Viagra® wird ebenfalls bevorzugt in der Leber durch eine bestimmte Enzymkette, genannt Cytochrom P 450, verstoffwechselt, über welche auch viele andere Medikamente abgebaut werden. Hier sind im Einzelfall Wechselwirkungen möglich. Im Klartext heißt dies, daß bei verschiedenen, um dasselbe Enzym konkurrierenden Medikamenten das eine Medikament verzögert abgebaut wird. Dies hat dann zur Folge, daß Wirkung und Nebenwirkungen des verzögert abgebauten Medikamentes verstärkt sein können.

Bei Viagra® verhielt es sich bislang immer so, daß im Konkurrenzfall, wenn also ein anderes Medikament mit Viagra® um dasselbe Abbauenzym der Cytochrom P 450 - Familie quasi buhlte, Viagra® stets das Nachsehen hatte, also dem anderen Medikament den Vortritt lassen mußte. Das hatte zur Folge, daß Viagra® sowohl höhere Konzentrationen im Blutkreislauf aufwies, als auch länger dort verweilte. Bekannt sind solche Interaktionen bei gleichzeitiger Einnahme von Erythromycin, Cimetidin, Ketoconazol, Itrakonazol und Mibefradil, um nur einige zu nennen.

Im Falle der Einnahme von Medikamenten, welche diese Substanzen enthalten, sollte also die Viagradosis reduziert werden. Selbiges gilt für Patienten, welche eine **schwere Leber- oder Nierenfunktionsstörung** haben, was ja anhand der entsprechenden Blutwerte leicht festzustellen ist. Auch in diesen Fällen sollte die Dosis evtl. herabgesetzt werden, da die

Ausscheidung von Viagra® über den Urin bzw. die Galle und dann über den Stuhl verzögert ist.

Zusammenfassend läßt sich also sagen, daß Viagra® zweifelsohne ein sehr hochwirksames Medikament in der Behandlung von Potenzstörungen ist, daß es aber auch mit Nebenwirkungen behaftet sein kann, insbesondere in der 100 mg Dosierung.

Auf keinen Fall eingenommen werden darf Viagra® bei folgenden Konstellationen:
- Herzinfarkt oder Schlaganfall in den letzten 6 Monaten
- Medikamente, die Nitrate oder Molsidomin enthalten
- Schwere Herzinsuffizienz
- Schwere Leberinsuffizienz
- Schwere Augenhintergrunderkrankungen, insbesondere Retinitis pigmentosa
- Nitrithaltige Sexualstimulantien (sogenannte „Poppers")

„Poppers-Collection"

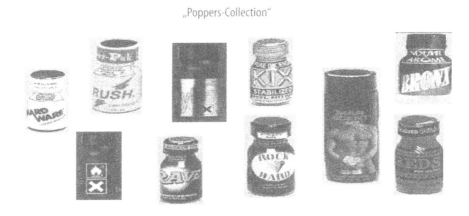

Im Einzelfall muß Ihr behandelnder Urologe in Zusammenarbeit mit den anderen Fachkollegen wie Internisten, Kardiologen, Augenärzten klären, ob Sie Viagra bedenkenlos einnehmen können oder lieber die Finger davon lassen sollten. Es gibt ja auch noch andere Möglichkeiten, Ihnen zu helfen.

11 Viagra® bei Herzerkrankungen

Samstag, der 23.05.1998, wir schreiben den 57. Tag im Jahre 1 der Zulassung von Viagra® und die Deutschen Bundesbürger erfreuen sich eines verlängerten Wochenendes, der 21.05. war ja Christi Himmelfahrt. Der ein oder andere unter ihnen war denn auch schon stolzer Besitzer dieses mehr als kostbaren Döschens mit den blauen Diamanten und hatte selbstverständlich es auch zum Kurzurlaub eingepackt. Heute abend sollte dann seit langem mal wieder auch so richtig die Post abgehen: Grillparty war angesagt, eine warme Frühlingsnacht prophezeit, da durfte Viagra® natürlich nicht fehlen.

Und dann das „Du, Egon, haste schon in Bild gelesen?" schallt es von der Frühstücksterrasse. „Ne" sagt Egon, „was denn?". „Na der erste Tote!".

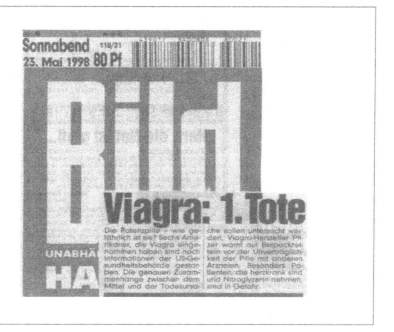

„Wie, erste Tote?" „Na mit Viagra®, hat sich einer scheinbar kaputt-geb…" ergänzt Else, dabei ihren Kaffee schlürfend. „Scheint doch nicht ganz so ungefährlich zu sein, wenn jetzt schon einer daran gestorben ist" philosophiert Else weiter und beißt genüßlich in die Apfeltorte. Bis… ja bis Egon auf die Terrasse stürzt und ihr die Zeitung aus der Hand reißt, mit der Bemerkung „Zeig mal her, das mit dem Viagra®".

Tatsächlich, da steht, daß Patienten, die herzkrank sind und Nitrogly-cerin einnehmen, durch Viagra® in Gefahr geraten können. „So ein Mist!" zischt es, Gott sei Dank unhörbar für Else, Egon durch die Zähne, denn er hatte vor 3 Jahren doch einen schweren Herzinfarkt, der ihm 6 Wochen Krankenhausaufenthalt mit anschließender Rehabilitation einge-bracht hatte. Zugegeben, dank der tollen Medikamente, die ihm sein In-ternist ständig verschrieb, fühlte sich Egon wieder fit, spielte Tennis und konnte mühelos wieder 2 Stockwerke gehen, ohne daß er nach Luft jap-ste. Aber so ab und zu bei besonderen Streßsituationen machte sich im linken Brustkorb schon noch sein Herz etwas bemerkbar. Für schwere At-tacken hatte er ja sein Nofall-Pumpspray vom Internisten! Wo war das ei-gentlich, er hatte es seit über 6 Monaten nicht mehr benötigt, wußte auch gar nicht, was da drin war. Else kümmerte sich ja um all die Medika-mente. „Du, Else, hast du eigentlich mein Notfallspray dabei", fragt Egon besorgt, woraufhin Else arglos erwidert „Klar, das ist in meinem Reise-necessaire". Egon marschiert daraufhin ins Badezimmer und kramt aus dem Reisenecessaire das kleine Sprayfläschchen heraus, auf dem in dik-ken Buchstaben steht: NITRO-PUMPSPRAY.

Auf Grund des Zeitungsartikels wurde Egon sofort klar, daß Viagra® für ihn eventuell doch gefährlich sein könnte. Seit seinem Herzinfarkter-eignis hatte er sich doch mit erheblichen Potenzproblemen herumgeschla-gen, so daß Sex kaum öfter auf der Tagesordnung stand als Ostern, Pfingsten oder Weihnachten. Er bekam einfach keinen mehr hoch, so sehr sich Else, die durchaus noch attraktiv war, um ihn bemühte und bei-de vermißten dies schon sehr, wo sie doch früher soviel Spaß damit hat-ten. Als er dann von Viagra® das erste Mal gelesen hatte, ging er auch so-fort zu seinem Hausarzt, der ihm, ohne groß nachzufragen, auf ein Pri-vatrezept Viagra® 1 OP verschrieb. Als ihn der Apotheker dann beim Ein-lösen des Rezeptes darüber aufklärte, daß es nicht 1 OP Viagra® gäbe, sondern 3 verschiedene Dosierungen und er nun gleich 30 Tabletten kau-fen müßte, war Egon schon etwas verunsichert. Es war auch für ihn jetzt offensichtlich, daß sein Hausarzt sich damit nicht auskannte. Auf der an-deren Seite wollte er das Zeug unbedingt haben, da er mit Else das ver-längerte Wochenende an der Ostsee verbringen und dann unbedingt im Besitz der blauen Pillen sein wollte. Nach längerer Diskussion mit seinem Apotheker, der ja die Pillen auch erst bestellen mußte, einigte man sich auf die mittlere Dosis, also 50 mg. Ja, jetzt hatte er diese blaue Wunder-pille und gleich in 30facher Ausführung und nun diese blöde Meldung.

Hätte die nicht am Montag erscheinen können! Ausgerechnet heute am Samstag, wo er sich soviel vorgenommen hatte.

Nachdem Egon noch etwas länger mit seinem Schicksal gehadert hatte, siegte aber letztendlich doch die Vernunft und er beschloß, das Döschen zunächst beiseite zu legen und sich schlauer zu machen. Auf der einen Seite zwar schade für ihn und Else, er wollte doch, daß es endlich mal wieder so klappen sollte wie vor dem Herzinfarkt. Andererseits vielleicht ein Wink des Schicksals, denn wer weiß, was passiert wäre, wenn Egon doch die Pille genommen hätte und dann vor lauter Aufregung vielleicht auch wieder sein Nitrospray benötigt hätte?

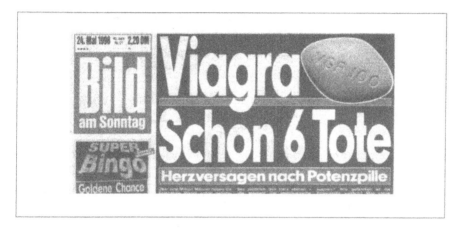

Einen Tag später meldet selbige Zeitung bereits „6 Herztote nach Viagra®" und ein weiterer Monat später sollen in den USA schon über 100 schwere Zwischenfälle, darunter über 30 Herztote bekannt geworden sein, und alle hatten Viagra® eingenommen...

Nachdem die bekannten „Good news" über Viagra® bis in den letzten Winkel des Bayerischen Waldes von sämtlichen Gazetten und Fernsehsendern hinausposaunt worden waren, sich also jeder Mann und Frau bis ins Detail über den Viagrakick informierten konnte, war damit keiner mehr hinter dem Ofen bzw. Tresen hervorzulocken.

So kam, was kommen mußte: „Bad news..." waren die Folge, damit konnte man die Leser wieder locken, nach dem Motto, um so spektakulärer desto besser. Und was gäbe es Sensationelleres als der Viagrabedingte Herztod beim Geschlechtsverkehr, und das möglichst im Dutzend.

So wurde die Aufmerksamkeit der Weltbevölkerung auf ein neues, in Kennerkreisen schon lange bekanntes Phänomen gelenkt, den Herztod beim Koitus oder in der Medizinersprache „Mors in coitu", dem ja auch schon ein Spitzenrepräsentant eines Königshauses in einem Edeletablissement zum Opfer gefallen sein soll, so jedenfalls eine „Legende" aus dem Hamburger Rotlichtmilieu.

Herzinfarktrisiko beim Geschlechtsverkehr

- 3% aller Herzinfarkte ereignen sich beim oder bis zu 2 Stunden nach dem Geschlechtsverkehr.
- In 0,9% aller Herzinfarkte war der Geschlechtsverkehr auslösendes Moment.
- Bei Patienten mit bekannter Herzerkrankung besteht ein relatives Risiko von 2,9%, daß der nächste Herzinfarkt während oder bis zu 2 Stunden nach dem Koitus auftritt.
- Bei Patienten ohne bekannte Herzerkrankung besteht ein relatives Risiko von 2,5%, daß ein Herzinfarktereignis beim oder unmittelbar nach dem Koitus auftritt.

Quelle: Muller JAMA 1996

Hier tut wissenschaftliche Aufklärungsarbeit not, denn wir alle wollen ja dank Viagra® auch im Alter noch ein bißchen besser und länger und öfter... aber bitteschön nicht auf Kosten unseres „zweitwichtigsten Organs". Die Pumpe geopfert auf dem Altar der Viagramanie. Nein danke, dann lieber ohne...

Herzinfarkt und Koitus

Hierzu gibt es tatsächlich sehr wenige Erkenntnisse aus der Literatur. Verwunderlich ist das nicht, denn welcher Patient und dessen Partnerin erzählen dem Zuhause eintreffenden Notarzt schon gerne, daß der Herzanfall justament zu dem Zeitpunkt auftrat, als man eine Etage tiefer zu Gange war und welche Notfallaufnahme im Krankenhaus führt Buch darüber, bei welcher Gelegenheit es den kaltschweißigen Patienten bzw. Patientin, die um ihr Leben ringen, erwischt hatte.

Wenigstens eine, wissenschaftlich sehr gut fundierte Statistik existiert zu diesem Thema aus den letzten Jahren. Bezeichnenderweise stammt diese Statistik ebenfalls aus dem Lande der unbegrenzten Möglichkeiten, von wo aus die Viagra®-Euphorie ihren weltweiten Siegeszug antrat. Unter der Federführung der Harvard Medical School in Boston, Massachusetts wurden in 45 US-Hospitälern alle zwischen August 1989 und März 1993 dort eingelieferten Herzinfarktpatienten/innen zum genauen Zeitpunkt des Herzinfarktereignisses befragt und welcher Beschäftigung sie in den Stunden vorher nachgegangen waren. Eingebunden in die Studie waren 22 große städtische und 23 kleinere ländliche Kliniken, so daß eine entsprechende Parität zwischen mehr städtischer und mehr ländlicher Bevölkerung gewahrt war.

Zusätzlich wurden die eingelieferten Herzinfarktpatienten, nachdem sie dank der ihnen dort zuteil gewordenen medizinischen Hilfe wieder über dem Berg waren, nach ihrem Sexualleben und nach etwaigen vorausgegangenen Krankheitssymptomen gefragt, die auf eine entsprechende

Herzkranzgefäßerkrankung hingedeutet hätten. Was waren nun die Ergebnisse dieser 1996 in JAMA (Journal of American Medical Association) veröffentlichten Studie?

Von den 1774 (20–92 Jahre) mit frischem Herzinfarkt eingelieferten Patienten/innen waren 70% männlich und 30% weiblich. 1633 der 1774 Patienten beantworteten die Fragen zu ihrem Sexualleben. Immerhin waren 53% (858 von 1633) im Jahr zuvor noch sexuell regelmäßig aktiv. Eine bekannte Erkrankung der Herzkranzgefäße lag bei 39% (643 von 1633) vor und 42% (243 von 643) dieser herzkranken Patienten/innen waren noch regelmäßig sexuell aktiv. Die interessanteste Erkenntnis dieser Studie war die Tatsache, daß bei 3% (27) der 858 Patienten, welche noch regelmäßig Sex hatten, der Herzinfarkt in unmittelbarem Zusammenhang mit dem Geschlechtsverkehr stand.

Wenn man nun diese sehr sorgfältig recherchierte Studie auf die Allgemeinbevölkerung hochrechnet so kommt man auf folgende Risikoverteilung:

> Patienten/innen mit bekannter Erkrankung der Herzkranzgefäße, also klinischer Angina pectoris, haben ein relatives Risiko von 2,9%, daß der Herzinfarkt durch die körperliche Anstrengung beim Geschlechtsverkehr ausgelöst wird.

> Bei Patienten/innen ohne bekannte Herzkranzgefäßerkrankung liegt dieses relative Risiko mit 2,5% etwas niedriger.

Eine äußerst interessante Studie zur direkten Belastung des Herzens während des Geschlechtsverkehrs wurde 1995 in der Amerikanischen Wissenschaftlichen Zeitschrift „American Journal of Cardiology" von Drory et al veröffentlicht. In dieser Studie hatte man Männern, die an einer Durchblutungsstörung der Herzkranzgefäße litten, ein sogenanntes Holter-Langzeit-EKG angelegt, mit dessen Hilfe auch die Herzstromkurve während des Geschlechtsverkehrs aufgezeichnet wurde. Hierbei zeigte sich, daß 31% der Männer mit Koronarer Herzkrankheit in dem aufgezeichneten Elektrokardiogramm Hinweise auf eine deutliche Durchblutungsstörung der Herzkranzgefäße während des Koitus aufwiesen, wobei 7% der gesamten untersuchten Patientengruppe auch klinische Symptome im Sinne einer Angina pectoris hatten. Alle diese 31% Männer mit koronarer Herzkrankheit und bewiesenen Durchblutungsstörungen der Herzkranzgefäße beim Koitus wiesen diese auch beim sogenannten Belastungs-EKG auf, wo durch „Fahrradtreten" in der Praxis die Belastbarkeit des Herzens überprüft wird. In sehr aktuellen Briefen an den Herausgeber des wissenschaftlich hoch angesehenen New England Journal of Medicine wurden

am 3. September 1998 mehrere Fallbeispiele mit schweren Herzrhythmus-
störungen nach Einnahme von Viagra® und anschließendem Koitus beschrieben, die bei Männern mit vorgeschädigtem Herzen (früherer Herzinfarkt) aufgetreten waren. Bei Männern mit entsprechender Vorgeschichte einer Herzerkrankung muß deshalb in jedem Einzelfall noch
sorgfältiger von ärztlicher Seite überprüft werden, ob die Einnahme von
Viagra® den Patienten nicht potentiell gefährden kann.

In diesem Zusammenhang soll auch auf die bereits im Kapitel 2 er-
wähnte Massachusetts Male Aging Study zurückgegriffen werden. Nach
dieser Studie leiden 28% aller Männer, die herzkrank sind und deshalb
Herzmedikamente einnehmen müssen, an einer kompletten Impotenz. Bei
jedem vierten herzkranken Patienten herrscht also Funkstille unter der
Bettdecke.

Unlängst wurde auf dem Amerikanischen Urologenkongreß im Juni
1998 in San Diego eine weitere interessante Studie zu diesem Thema vorgestellt, welche die Problematik Impotenz und Herzkrankheit von einer
ganz anderen Seite beleuchtet hatte.

In dieser Studie wurde bei Männern, die über schwere Erektionsstörungen klagten, im Rahmen der weiteren Abklärung bei ihrem Urologen
eine Durchblutungsmessung am Penis vorgenommen, wie dies an sich
standardmäßig immer durchgeführt werden sollte. Bei den Männern, bei
denen eine schwere Durchblutungsstörung der Penisgefäße nachgewiesen
worden war, erfolgte eine ausführliche Diagnostik des Herzzustandes mit
dafür geeigneten Untersuchungsmethoden wie Belastungs-EKG, Streß-
echokardiogramm und Persantin-Thallium-Streßtest.

Und was förderten die Forscher hierbei zutage? 16% dieser Männer,
welche auf Grund der starken Gefäßverkalkungen im Penis impotent geworden waren, hatten auch entsprechend schwere Gefäßveränderungen
am Herzen, ohne daß sie davon wußten, da sie klinisch bislang beschwerdefrei waren. Diese Männer waren also potentiell herzinfarktgefährdet,
ohne daß sie von dieser tagtäglich drohenden Gefahr gewußt hätten.
Wird nun solchen Männern durch medizinische Hilfe wie zum Beispiel
durch Viagra® der Geschlechtsverkehr seit vielen Jahren erstmals wieder
ermöglicht, so laufen sie natürlich Gefahr, daß durch die ungewohnte
körperliche Anstrengung beim Geschlechtsverkehr bei dem ein oder anderen ein Herzinfarktereignis ausgelöst werden kann. Das Risiko in dieser Gruppe ist deshalb größer, da ja noch keine entsprechende medizinische bzw. medikamentöse Behandlung durchgeführt worden ist, weil eben
diese Männer bislang beschwerdefrei waren.

Lassen Sie uns zu diesem Thema ein in naher Zukunft eventuell alltäg-
liches Fallbeispiel konstruieren: ein 65jähriger Mann ist seit 5 Jahren
komplett impotent, leidet an Bluthochdruck und erhöhtem Cholesterin.
Seitens des Herzens hatte er nie Beschwerden. Er und seine Ehefrau lesen
von Viagra® und beschließen gemeinsam, daß sie diese Wunderpille ein-

mal ausprobieren wollen. Daraufhin konsultiert dieser seinen Hausarzt. Das überfüllte Wartezimmer und die Hektik in der Praxis lassen gerade ein 2-Minutengespräch im Sprechzimmer zu und danach hält unser besagter Patient das Viagra®-Rezept in der Hand, geht zum Apotheker um die Ecke und löst das Rezept ein. Am Abend nimmt der Patient seine erste Viagra® ein und 1 1/2 Stunden später bemerken der Patient und seine Partnerin, daß sich der kleine Prinz beim Schmusen und Kuscheln nach Jahren der Sendepause erstmals wieder gut aufgelegt zeigt und beiden signalisiert, daß er heute mehr als gut drauf ist. Und dann, als beide ihre wieder neu gewonnene Intimität in vollen Zügen genießen, unterbricht dieser unerträgliche Schmerz, der wie ein Blitz durch den Brustkorb fährt, jäh die traute Zweisamkeit. Ihr Mann liegt, wie in kaltem Schweiß gebadet, neben ihr. Die Ehefrau greift panikartig nach dem Telefonhörer und ruft den Notarzt. Dieser trifft nach wenigen Minuten ein, tippt auf schweren Angina pectoris Anfall bzw. Herzinfarkt und verabreicht ein nitrathaltiges Präparat, nicht wissend, daß der Mann 2 Stunden vorher Viagra® eingenommen hatte.

Der weitere Verlauf ist schicksalshaft: dramatischer Blutdruckabfall bis zur Bewußtlosigkeit und plötzlicher Herztod. Trotz erfolgreicher Wiederbelebung im Ehebett verstirbt der Patient Stunden später auf der Intensivstation und tagsdarauf steht in der örtlichen Lokalpresse: Nun auch in unserer Stadt: der erste Viagra®-Tote.

Aber trägt Viagra® wirklich an diesem Herztod hauptverantwortlich die Schuld? Die Frage muß mit nein beantwortet werden, es handelte sich um eine Verkettung unglücklicher Umstände, wie man es in solchen Fällen gerne zu sagen pflegt. Und um solche handelt es sich nach dem momentanen Kenntnisstand auch bei all den Herztodesfällen, welche jetzt weltweit in Zusammenhang mit der Einnahme von Viagra® gebracht werden.

Unser oben konstruiertes Fallbeispiel hat sich so oder ähnlich ja mittlerweile bei Dutzenden von Männern abgespielt und es steht zu befürchten, daß mit der weltweiten Verbreitung von Viagra® Hunderten oder Tausenden von Männern das gleiche Schicksal droht, wenn nicht Vorsichtsmaßnahmen getroffen werden.

Was hätte man in unserem Fallbeispiel ändern, ja besser machen können?

Die Ausstellung eines Viagra®-Rezeptes quasi im Vorbeigehen in einer überfüllten Sprechstunde sieht der Autor dieses Buches, der ja selbst in eigener Praxis tätig ist, als unverantwortlich, ja eigentlich schon als Kunstfehler an. Jeder „Viagra®-Kandidat" gehört ordentlich untersucht und auf Risikofaktoren hin „abgeklopft". Hätte man in unserem Fallbeispiel eine entsprechende Durchblutungsmessung am Penis durchgeführt - übrigens eine völlig schmerzlose und ungefährliche Untersuchung - hätte man wahrscheinlich auch eine schwere Durchblutungsstörung der Penisgefäße festgestellt. Man hätte dann schon einmal gewußt, warum es denn im Bett nicht mehr funktioniert und viele Männer und Frauen wollen dies ja erst einmal wissen, bevor irgendeine Therapie durchgeführt wird. So verfahren wir ja mit allen anderen Krankheiten auch: **erst die Diagnose und die Ursachenforschung, dann die Therapie!**

Warum also soll das bei der Impotenz des Mannes plötzlich anders sein? Nur weil Viagra® auf dem Markt ist und plötzlich Millionen von Männern danach „lechzen" und auch dann schon mal leichtfertig dem Tode ins Auge sehen, nur um wieder b... zu können?

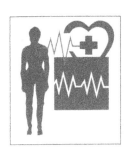

Hätte man unseren Patienten aus dem Fallbeispiel dann bei nachgewiesener Arteriosklerose am Penis einer adäquaten Herzdiagnostik beim Kardiologen zugeführt, dann wäre sein bislang unbekanntes Herzproblem erkannt worden und man hätte entsprechend danach handeln können. Man hätte nämlich dann erst das Herz und später die Impotenz behandelt, so daß beide noch etwas davon gehabt hätten. Im umgekehrten Falle kann es dann halt das letzte Mal gewesen sein, wie im Fallbeispiel demonstriert. Und wenn Sie dann trotz aller Vorsichtsmaßnahmen beim Sex eine Herzattacke erleiden, dann informieren Sie Ihren Notarzt davon, daß Sie vorher Viagra® eingenommen haben, dies kann dann lebensrettend sein.

Werden also unter Viagra® Legionen von Männern durch den plötzlichen Herztod dahingerafft? Was hat sich in den USA die letzten 2 Monate abgespielt?

Fakt ist, daß bei 1 Million Rezepturen, die in 6 Wochen getätigt wurden 16 Todesfälle gemeldet wurden. Auf Grund der Statistik des National

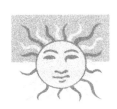

Center for Health Statistics, USA, werden in der Altersgruppe 45–75 Jahre 335 Todesfälle pro Woche registriert, was annähernd 1600 Todesfällen/Monat entspricht. Von den 1 Million Viagra®-Empfängern waren 80% (!) über 50 Jahre alt, befanden sich also in der Risikogruppe der Herzinfarkt gefährdeten Patienten. Merken Sie nun lieber Leser/in, wie sich die in den Presseorganen so dramatisch auf den Titelseiten ausnehmenden Viagra®-Todesfälle relativieren, wenn man einfach die natürlichen Todesstatistiken heranzieht, wie sie **vor** der Viagra®-Ära erhoben worden sind.

Lesen Sie einmal für einen Monat die Todesstatistiken der Lokalzeitungen in einer Millionenstadt wie etwa München, dann werden Sie verstehen, was ich meine!

Ich möchte hier nicht mißverstanden werden. Es liegt mir fern, das Viagra®-Risiko im Zusammenhang mit Herzerkrankungen zu bagatellisieren. Aber wenn man so vorgeht, wie anhand des Fallbeispiels empfohlen und vom Autor seit über einem Jahrzehnt, also lange vor Viagra®, verfahren wird, dann wird das Risiko minimiert und Sie und Ihre Partnerin können sich des gewünschten Viagra®-Effektes erfreuen ohne bitteren Nachgeschmack.

Für all diejenigen, welche auf entsprechende Herzmedikamente ständig angewiesen sind, wurde die beiliegende Medikamentenliste für den Deutschen Markt zur unbedingten Beachtung erstellt. Sind Sie auf eines der dort aufgeführten Medikamente ständig angewiesen, dann lassen Sie die Finger von Viagra®. Es könnte nämlich dann Ihre erste und letzte blaue Wunderpille gewesen sein!

Medikamente, bei welchen es zu einer unspezifischen Hemmung von Phosphodiesterasen kommt und dadurch eventuelle Nebenwirkungen auf das Herz-Kreislaufsystem bei gleichzeitiger Viagra®-Einnahme denkbar wäre.
• Theophyllin-haltige Medikamente
• Dipyridamol-haltige Medikamente (z. B. Persantin®)
• Trapidil (Rocornal®)

Bei diesen Medikamenten muß im Einzelfall überprüft und mit dem Patienten besprochen werden, ob eine Viagra®-Medikation vertretbar ist. Dies trifft auch für die Patienten zu, wo eine Vielzahl an Medikamenten (z. B. gleichzeitig mehrere Präparate zur Behandlung eines Bluthochdruckes) eingenommen werden muß.

Medikamente, bei welchen Viagra® keinesfalls gegeben werden darf, da evtl. tödliche Zwischenfälle (Herztod) auftreten können

I Nitrathaltige Medikamente

Angiocardyl	Iso-puren	Nitro-cum Eu Rho
Aquo-Trinitrosan	Isosorbidmononitrat	Nitroderm TTS
	Isostenase	Nitrokapseln-Ratiopharm
Coleb	Jenacard	Nitrokor
Conpin		Nitrolingual
Corangin	Maycor	Nitro-Mack
Coro-Nitro	Minitran S	Nitronal
Corovliss	Moni-BASF	Nitro-Obsidan
	Moni-Sanorania	Nitro-Pflaster ratiopharm TL
Deponit	Monit-Puren	Nitro-Solvay
Dignonitra	Mono-5 Wolff	Nitrosorban
Dilcoran	Monobeta	
Duramonitrat	Monoclair	Olicard
Duranitrat	Monolong	Orasorbil
	Mono-Mack	
Elantan	Mono-Maycor	Perlinganit
	Mononitrat-Verla	Pentalong
Gepan-Nitroglycerin	Monopur	
	Monostenase	Sigacora
IS 5 mono ratiopharm		Stenoptin
ISDN-namige Medikamente		
ISMN-namige Medikamente	Neo nitro OPT	TD-Spray Iso Mack
ISMO	Nirasan N	Trinitrosan
Ismonoreal	Nitradisc	Turimonit
Isodinit	Nitrangin forte	
Isoket	Nitrangin ISIS	Visano Cor N
Iso-Mack	Nitrangin compositum	
Isomonit	Nitro-Crataegutt	

II Weitere Herz- und Koronartherapeutika

Corotrop (Milrinon)	Molsidomin
Corvaton (Molsidomin)	Molsihexal
Duracoran (Molsidomin)	Wincoram (Amrinon)
Molsicor (Molsidomin)	

III Sexualstimulantien (Poppers, Amyl-/ Butyl-/ Pentylnitrite)
(in der Homosexuellen-Szene weit verbreitet)
Auszug der Graumarkt-Namen:

Bronx	One up (gul oder hvid)
Hard Ware	Ram
Kix	Rave
Leather	Reds
Liquid Gold	Rock Hard
Locker Room	Rush
Man Scent	QuickSilver

12 Schädigt Viagra das Auge?

Wir schreiben Sonntag, bzw. Montag, den 13./14. Juli 1998. Auf den Titelseiten vieler Zeitungen prangen in fetten Lettern neue Horrormeldungen zu Viagra®:

„Macht die Potenzpille blind?"

„Mann wurde durch Viagra® fast blind!"

„Ulmer Augenarzt: Viagra® löst vermutlich Grünen Star aus!"

So oder ähnlich lauteten die Titelzeilen in vielen Pressemitteilungen.

Schon lange gärte sowohl in Expertenkreisen als auch unter Journalisten die Frage, ob Viagra® eventuell nicht doch bei chronischer Anwendung zu bleibenden Schäden am Auge führen könnte. Schwarzseher der Szene malten schon ein Horrorszenario an die Wand, daß wir es in einigen Jahren mit Tausenden von Viagra®-Blinden zu tun haben könnten, Blindenhund und gelbe Armbinde also bald ständiger Weggefährte von so manchem Viagra®-Dauerkonsumenten werden könnten?

Nun also kochte das Thema erneut hoch. Was war geschehen? Ein 64 Jahre alter Mann erlitt 1 1/2 Stunden nach Einnahme einer Viagra®-Tablette in Ulm einen akuten Glaukomanfall, also einen akuten grünen Star. Da die meisten Leser unter Ihnen damit sicherlich nur wenig anfangen können, hierzu einige kurze Erläuterungen.

Unter einem akuten Glaukom versteht man eine plötzliche Erhöhung des Augeninnendruckes, die unbehandelt zur Erblindung des betroffenen Auges führen kann. Dieses akute Glaukom imponiert durch starke Schmerzen im Augapfel, welche auch nach unten ausstrahlen können, sowie eine vermehrte Gefäßzeichnung (Rötung) der Augenbindehaut und bisweilen eine Vorwölbung des Augapfels. Ursächlich verantwortlich für das Auftreten eines Glaukoms sind anatomische Veränderungen im Sinne einer Abflachung der Augenvorderkammer, so daß das Kammerwasser nicht mehr in der gewohnten Weise abfließen kann und somit der Kammerwasserdruck im Auge erhöht wird.

Von dem akuten Glaukom unterscheidet man das chronische Glaukom, im Volksmund auch als grüner Star bekannt, an welchem Millionen älte-

Augenarzt: Viagra löst vermutlich Grünen Star aus

dpa Ulm
Das Potenzmittel Viagra kann nach Ansicht eines Experten die schwere Augenkrankheit Grüner Star (Glaukom) auslösen.

„Uns ist ein Fall bekannt geworden, bei dem ein 64 Jahre alter Mann unmittelbar nach Via-

aber sicher, daß es weltweit bereits viele Erkrankungen gibt". sagte Roth. Die amerikanische Gesundheitsbehörde sei sofort über die jetzt aufgetretene akute Grüner-Star-Erkrankung unterrichtet worden und prüfe den Zusammenhang.

Absolut sicher" sei bereits

Welt am Sonntag Nr. 28, 12. 07. 1998

rer Menschen erkrankt sind. Das chronische Glaukom ist meist durch die lokale Anwendung von Augentropfen in der Mehrzahl der Fälle gut behandelbar, nur selten ist eine operativer Eingriff erforderlich.

Nun stellt sich natürlich zwangsläufig die Frage, ob Viagra® in dem besagten Falle bei dem 64jährigen Manne das akute Glaukom ausgelöst hatte und wenn ja, auf welchen biologischen Mechanismus dies dann zurückzuführen wäre, oder ob das Zusammentreffen von Viagra®-Einnahme und akutem Glaukom zufällig war. Zur Klärung dieser Frage können wiederum am besten die bislang verfügbaren Statistiken beitragen: Es ist bewiesen, daß mit zunehmendem Alter die Häufigkeit des akuten Glaukomanfalls stark zunimmt. So erleiden unter den 40–50jährigen 4 von 100 000 pro Jahr ein akutes Glaukom und bei den 80jährigen 20 von 100 000.

In den USA sind mittlerweile über 2 Millionen Männer mit Viagra® behandelt worden und bis zum heutigen Tage wurde der amerikanischen Gesundheitsbehörde FDA kein einziger akuter Glaukomanfall im Zusammenhang mit Viagra® berichtet. Eine finnische Studie, welche in den Jahren 1973–1982 sämtliche akuten Glaukomanfälle in Finnland analysiert hatte, kommt zu einer Gesamthäufigkeit von 3,8 Fällen pro 100 000 Einwohner pro Jahr. Frauen waren dabei mit 5,3/100 000 häufiger betroffen als Männer mit 2/100 000.

Abgesehen von diesen Statistiken gibt es auf der Grundlage des biologischen Wirkmechanismusses von Viagra® keine plausible Erklärung dafür, auf welchem biologischen Wege ein solches akutes Glaukom durch

Viagra® ausgelöst werden sollte. Diese in der Presse aufgebauschte Meldung, daß Viagra® durch Auslösung eines Glaukoms blind machen könnte entbehrt somit jeglicher wissenschaftlichen Basis. Der berichtete Fall gehört damit in die Schublade Zufallsereignisse, was im Klartext heißt, daß jener akute Glaukomanfall auch ohne Viagra® aufgetreten wäre. In seinem Zitat ging der Ulmer Augenarzt in der Welt am Sonntag vom 12.07.98 aber noch ein ganzes Stück weiter:

„Absolut sicher sei bereits jetzt der Zusammenhang zwischen der Einnahme von Viagra® und anderen Schäden am Auge." Das Medikament könne die Durchblutung der Netzhaut stören und das Farbensehen beeinträchtigen.

Also ist doch was dran, werden nun viele denken und ins Grübeln kommen, ob sie denn überhaupt eine solch gefährliche Medizin schlucken sollen, nur damit der kleine Freund besser aufgelegt ist. Auch in diesem Falle haben sich als Argumentationsgrundlage die bislang gewonnenen wissenschaftlichen Erkenntnisse bewährt und nicht Spekulationen von Pseudoexperten.

Wie schon im Kapitel 10 dargelegt, hemmt Viagra® neben der im Penis vorkommenden Phosphodiesterase 5 auch die in der Netzhaut des Auges lokalisierte Phosphodiesterase 6. Allerdings ist die Hemmung der Phosphodiesterase 5, welche ja erwünscht ist, 10fach stärker als die Hemmung der Phosphodiesterase 6, die wiederum unerwünscht ist. Daraus geht schon hervor, daß es relativ hoher Dosierungen von Viagra® bedarf, damit auch eine hemmende Wirkung auf die Phosphodiesterase 6 im Auge zustande kommt. Dies zeigte sich auch anhand der vielen Viagra®-Studien. Vorübergehende Auswirkungen auf das Sehen und insbesondere auf das Farbensehen, wurden vor allem in der hohen 100 mg Dosierung in ca. 9–10% beobachtet.

Wie ist dies zu erklären, auf welchen Mechanismen beruhen diese Störungen insbesondere des Blaufarbensehens bzw. der Lichtempfindlichkeit? Um dies besser verständlich zu machen, bedarf es eines kleinen Ausfluges in die Funktion unseres Auges.

In der Netzhaut des Augenhintergrundes befinden sich Millionen von Sinneszellen, welche die dort einfallenden Licht- und Farbensignale verarbeiten und zum Gehirn weiterleiten. Prinzipiell unterscheidet man hier die Stäbchen, welche die Helligkeitswahrnehmung vermitteln, von den Zapfen, die für die Farbenwahrnehmung verantwortlich sind. Trifft nun ein Lichtsignal bzw. Farbensignal auf die Netzhaut auf, so wird durch den Reiz die Konzentration und Aktivität der Phosphodiesterase 6 erhöht, wodurch es zu einem Abbau des cGMP kommt. Die dadurch hervorgerufene Abnahme von cGMP in der Zelle führt über Veränderungen des sogenannten Membranpotentials zu einer Konzentrationsveränderung der Überträgersubstanz (Name: Glutamat) in den Licht- und Farbsinneszellen. Dadurch wird ein elektrisches Signal ausgelöst, das von den Nerven an das Gehirn weitergeleitet wird. Dieses elektrische Signal wird im Sehzentrum des Gehirns weiterverarbeitet, so daß uns ein Seheindruck vermittelt wird. Auf solche Veränderungen im cGMP- und Glutamatstoffwechel reagieren die das Blausehen vermittelnden Zapfen besonders empfindlich, die wiederum in ständigem Austausch mit den rot- und grünempfindlichen Zapfen stehen.

Aus all dem beschriebenen Sachverhalt erklärt es sich, daß bei hohen Viagra®-Dosierungen insbesondere das Blausehen als auch die Lichtempfindlichkeit vorübergehend verstärkt werden können, worüber ja ca. 10% der Männer bei der 100 mg Dosierung Viagra® berichten. Diese Veränderungen sind dabei nur vorübergehender Natur und dauern somit nur wenige Stunden an, solange im Blut ausreichend Viagra®-Konzentrationen vorhanden sind.

Man kann heutzutage mit Hilfe einer technisch aufwendigen Untersuchungsmethode, dem Elektroretinogramm, diese durch das Licht ausgelösten elektrischen Signale am Auge messen, was auch im Rahmen der klinischen Studien bei Patienten nach Viagra®-Einnahme durchgeführt worden ist. Hierbei zeigte sich, daß eine Konzentration von 1 µmol Viagra® an der Netzhaut zu vorübergehenden Veränderungen des Elektoretinogramms führt, was sich in den bereits beschriebenen Veränderungen des Farbensehens und der Lichtempfindlichkeit ausdrückt. Dabei entspricht 1 µmol Konzentration Viagra® an der Netzhaut der 40fachen maximalen Dosierung, d. h., daß ein Mann 4000 mg Viagra® also 40×100 mg Tabletten einnehmen müßte, um solche Konzentrationen an der Netzhaut zu erreichen, die wiederum zu Veränderungen des Elektoretinogramms führen. Im Tierversuch wurden Hunde bzw. Ratten 12 bzw. 24 Monate mit 40–60fach höheren Dosierungen behandelt, als es der empfohlenen Maximaldosis von 100 mg Viagra® pro Tag beim Mann entspricht, und es wurden nach dieser langen Anwendungszeit keine mikroskopisch sichtbaren Schäden der Netzhaut beobachtet. Allerdings zeigte sich in kleineren Versuchsreihen am Menschen, daß eine Dosissteigerung auf 200 mg Viagra®, also das zweifache der empfohlenen Maximaldosierung, bei 45% der behandelten Männer zu solchen vorübergehenden, reversiblen Störungen des Farbensehens und der Lichtempfindlichkeit führen kann.

Bei einer kleinen Versuchsserie von 8 gesunden Probanden (keine Patienten) führte die Einnahme von Viagra® nicht zu einer Erhöhung des Augeninnendruckes. Diese 8 Probanden sind von der Zahl her allerdings viel zu gering und statistisch irrelevant, als daß man daran die definitive Aussage festmachen könnte, daß Viagra® keinesfalls bei dem ein oder anderen Risikopatienten zu einer Erhöhung des Augeninnendruckes führen könnte.

Fassen wir also abschließend die momentan vorhandenen Erkenntnisse zu Viagra® und der Gefahr, bei chronischer Einnahme Augenschädigungen hervorrufen zu können, zusammen, so bleibt festzuhalten:

Bislang existieren keine Untersuchungsergebnisse, die beweisen könnten, daß Viagra® zu einer Erhöhung des Augeninnendruckes, also zu einem Glaukom führen kann.

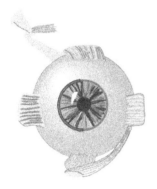

Einschränkend muß hierbei aber angemerkt werden, daß zu dieser Thematik keine ausreichenden Untersuchungsergebnisse an repräsentativen Fallzahlen durchgeführt wurden. Das muß insbesondere bei den Risikogruppen wie Patienten mit chronischem Glaukom oder Diabetikern mit bekannter Netzhautschädigung baldigst nachgeholt werden, was der Pfizerkonzern auf telefonische Anfrage meinerseits in naher Zukunft beabsichtigt.

Ebenso gibt es bislang keinerlei Beweise, daß eine chronische Viagra®-Einnahme zu irreversiblen Netzhautschädigungen und somit bleibender Beeinträchtigung der Sehfähigkeit führen könnte.

Sämtliche Studien an Tier und Mensch, welche bis zu 2 Jahre dauerten, konnten in keinem Fall eine irreversible Sehschädigung nachweisen. Trotzdem muß man auch hier einschränkend darauf hinweisen, daß die bislang vorliegenden Beobachtungszeiträume von 2 Jahren einfach zu kurz sind. Es ist bekannt, daß chronische Schädigungsmechanismen der Netzhaut, wie z. B. bei der Krankheit Retinitis pigmentosa, viele Jahre bedürfen, bis es zu einer bleibenden Beeinträchtigung der Sehfunktion kommt. Man kann somit nicht im Einzelfall vorhersagen, was passiert, wenn ein Mann glaubt, in der Woche 5–7 Tabletten Viagra® à 100 mg einnehmen zu müssen und dies über 5–10 Jahre. Denkbar wäre schon, daß im Einzelfall bei entsprechender genetischer Disposition ein solcher Viagra®-Dauerkonsument zum Sehkrüppel werden könnte. Aber wer ist denn schon so unvernünftig? Allenfalls der eine oder andere Pornodarsteller, aber doch nicht Otto Normalverbraucher, wenn er sich nach Luthers Regel „in der Woche zwier" richtet.

Allgemein Vorsicht sollte man walten lassen bei all den Patienten, welche an einer chronischen Augenerkrankung wie grüner Star, diabetische Netzhauterkrankung, Glaskörpereinblutungen oder einer Maculadegeneration leiden. In diesen Fällen verfahre ich in der Weise, daß diese Patienten zum Augenarzt geschickt werden und dort der Augeninnendruck vor und nach Einnahme von 100 mg Viagra® gemessen wird, um sicherzustellen, daß es unter der Viagra®-Einnahme nicht doch zu einer Augenin-

nendruckerhöhung kommt. Bei all den genannten Erkrankungen emp-
fehle ich den betroffenen Männern auch, Viagra® nicht häufiger als 1–
2 × /Woche einzunehmen. Mit diesen Vorsichtsmaßnahmen sollte man
nach menschlichem Ermessen auf der sicheren Seite sein.

13 Paare berichten über Viagra®

Seit der Verfügbarkeit von Viagra® auch auf dem deutschen Markt über Import aus den USA wurden vom Autor dieses Buches über 540 Paare im Zeitraum 17.04.–18.09.98 mit Viagra® nach ausführlicher vorheriger Untersuchung und Besprechung sowie schriftlicher Aufklärung behandelt. Von über 280 Paaren liegen die Rückmeldungen in Form eines Fragebogens zu ihrer Meinung über Viagra® vor. Außerdem wurde mit allen Männern und teilweise auch mit deren Sexualpartnerinnen, so sie in der Sprechstunde mit anwesend waren, ein persönliches Gespräch geführt. Aus der Vielzahl dieser täglich wachsenden Liste von Kasuistiken zu Viagra® sollen die folgenden stellvertretend für alle anderen ausführlicher geschildert werden.

Der Psycho

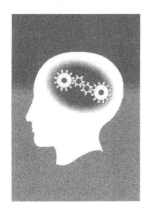

Sven, ein 35jähriger, schlanker, durchtrainierter und überaus gut aussehender junger Mann, mit reichlich Chancen beim anderen Geschlecht, hat trotz seines noch relativ jungen Alters eine bewegte Lebensgeschichte hinter sich. Sein erstes richtiges Intimerlebnis erinnert er im Alter von ca. 15 Jahren mit einer Party-Zufallsbekanntschaft, welcher er danach nie mehr begegnet ist.

Befragt, wie er denn diesen ersten Koitus selbst erlebt habe, meinte er, daß es wohl schon irgendwie geklappt habe, er aber keinen wirklich Steifen hatte und die damals sexuell wesentlich erfahrenere Frau ihn mit der Bemerkung zurückließ, ob dies denn schon alles gewesen sei. Kurz darauf gerät Sven in eine fragwürdige Clique, in der regelmäßiger LSD- und Kokaingenuß an der Tagesordnung war. Der von diesen Freunden ausgehende negative Einfluß veranlaßt

Sven, das Gymnasium abzubrechen und sich im Alter von 17 Jahren vom Elternhaus abzusetzen. Erwähnenswert scheint noch, daß Sven zu dieser Zeit Opfer eines schweren Autounfalls wurde, bei welchem er ein Polytrauma mit Milzriß, Schädelbruch und Kieferzertrümmerung erlitten hatte. Dank der ärztlichen Kunst und vielen Operationen hat Sven dieses schwere Unfallereignis ohne bleibende Folgen überlebt und auch sein attraktives Aussehen hatte darunter nicht gelitten. In den nächsten 10 Jahren reiste er dann durch die Welt und hielt sich als Surflehrer oder Animateur in Ferienzentren über Wasser. Während dieser Zeit bis zu seinem 27. Lebensjahr nahm er mehr oder weniger regelmäßig LSD oder Kokain zu sich, wurde aber nie heroinabhängig. Sowohl sein attraktives Äußeres als auch die beschriebenen Jobs brachten es mit sich, daß Sven täglich von gutaussehenden Frauen umgeben war, die ihn umschwärmten und buchstäblich zu Füßen lagen – denn charmant und unkompliziert war Sven obendrein.

Aber genau dieses Umschwärmtsein von Frauen war der Knackpunkt in seinem Leben. Nach seinem damaligen ersten Erlebnis, das eine nicht unbedingt positive Erinnerung zurückgelassen hatte, ging er an das Thema Sex mit Hemmungen heran. Der über ein Jahrzehnt relativ konsequent beibehaltene Rauschgiftkonsum verhalf ihm dann zu dem ein oder anderen oberflächlichen Sex-Abenteuer. Aber jedesmal hatte Sven erhebliche Steherschwierigkeiten, welche durch den Rauschmittelkonsum nicht unbedingt positiv beeinflußt wurden.

Seit nunmehr 7 Jahren ist Sven clean, wie er selbst sagt, und hat wieder irgendwie zu sich zurückgefunden. Einen festen Beruf hat er zwar nicht erlernt, aber dank seines sportlich durchtrainierten Körpers, seiner Sprachbegabung und nicht zuletzt seiner Fähigkeit, Menschen zu begeistern, verdient Sven weiterhin gutes Geld als Surflehrer und Kellner in einem Hotel auf einer in Jet-Set Kreisen sehr beliebten Ferieninsel. Das Thema Sexualität hatte er irgendwie abgehakt, trotz der ständigen eindeutigen Angebote. Zweimal im Jahr gönnte er sich eine Luxusprostituierte, wie er es auszudrücken pflegte, die ihm dann zu etwas sexueller Befriedigung verhilft. Aber bei ihr hat er trotz aller weiblichen Raffinessen erhebliche Erektionsprobleme und leidet dann auch an einem stark verfrühten Samenerguß. Ab und zu würde er lustlos onanieren, bekäme hierbei einen halben Ständer und verschaffe sich durch die eintretende Ejakulation zumindest vorübergehend etwas Erleichterung.

Jetzt, vor 2 Monaten hatte Sven von Viagra gelesen, was schließlich den Anstoß zu seinem Arztbesuch gab. Vor 2 Jahren hatte er in seinem Hotel, wo er jedes Jahr für 4 Monate während der Sommerzeit als Kellner jobbt, eine 30jährige Kollegin kennen- und schätzengelernt. Im Zusammenhang mit dieser Frau benützt Sven zwar nicht das Wort Liebe, aber aus seinen Schilderungen wird klar, daß er mittlerweile tiefe Zuneigung zu ihr empfindet, die nicht unerwidert geblieben ist. Und obgleich sich diese Kollegin ständig um ihn bemüht und ihn merken läßt, daß sie mit ihm zusammen sein möchte, ließ Sven dies bis zum heutigen Tag nicht zu, da er panische Angst davor hat, bei dieser Frau, die ihm doch sehr viel bedeutet, zu versagen und sie dadurch zu enttäuschen.

Nun war Sven bei mir in der Sprechstunde und all die durchgeführten Untersuchungen hatten ergeben, daß Sven organisch gesehen völlig intakt war, die ganze Sexualproblematik also rein psychisch bedingt war, was man aus der Vorgeschichte schon hatte erahnen können.

Nach ausführlichem Beratungsgespräch und Erörterung der Untersuchungsergebnisse wurde dann Sven eine Packung Viagra 50 mg rezeptiert und ihm versichert, daß er sich sicher sein könne, daß die Wunderpille auch bei ihm wirken würde.

8 Wochen später kam Sven zurück und betrat freudestrahlend mit seiner neuen Partnerin die Praxis. Beide waren unendlich glücklich, daß sie nun zueinander gefunden hatten und erzählten mir stolz, daß sie nächstes Jahr heiraten und dann zusammen die Leitung eines kleinen Hotels auf besagter Insel übernehmen wollen. Als ich sie nun beide später nach der Viagra-Wirkung befragte, gaben Sie mir augenzwinkernd zu verstehen, daß es fantastisch gewesen sei, daß aber das noch gut halbvolle Döschen mit den blauen Diamanten seit Wochen unbenutzt im Badezimmerschrank stehe, da es mittlerweile auch ohne Chemie zu beider vollsten Zufriedenheit im Bett klappen würde – etwas anderes hatte ich auch in diesem Fall nicht erwartet.

Das Rauchopfer

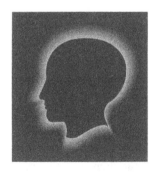

Harry ist seit 33 Jahren in glücklicher Ehe verheiratet. Seine 58 Jahre alte Frau ist 4 Jahre jünger als er und beide arbeiten in einem großen Betrieb als kaufmännische Angestellte.

Es gibt keine wirtschaftlichen oder sonstigen Probleme in der Beziehung, die beiden Kinder sind erwachsen und ebenfalls glücklich verheiratet und gut versorgt.

Es wäre jetzt alles bestens, wenn da nicht vor drei Jahren plötzlich die Probleme mit seinem bis dahin immer gut funktionierenden „Johannes" gekommen wären. Anfangs handelte es sich nur um gelegentliche Aussetzer, die dann gekonnt von seiner Frau überspielt worden sind. Doch seit zwei Jahren nahmen die Erektionsprobleme dann rapide zu und seit einem Jahr war das Einführen des Gliedes in die Scheide gar nicht mehr möglich. Seitdem hatten die sexuellen Aktivitäten in der Ehe erheblich nachgelassen und beschränkten sich auf gelegentliches Petting, was letzten Endes für beide nicht die sexuelle Erfüllung brachte, wie sie es von früher her kannten.

Eine längere Aussprache mit seiner Frau über diese sexuelle Problematik, wo ihm seine Ulla schon ziemlich offen andeutete, daß sie sehr glücklich wäre, wenn es wieder einmal klappen würde, gab letzten Endes den Anstoß, mich erneut aufzusuchen, obgleich der Krebsvorsorgetermin bei ihm erst drei Monate zurückgelegen hatte.

Bei den neuerlichen Untersuchungen stellte ich dann fest, daß er an einer schweren Durchblutungsstörung der Penisgefäße litt und das die Ursache seiner kompletten Impotenz war. Er bekam damals auch eine Injektion in die Peniswurzel mit der gefäßerweiternden Substanz Prostaglandin E_1 (Caverject®), woraufhin sich eine zweistündige Erektion einstellte. Da meine Praxis nicht weit von seiner Wohnung entfernt war, kam Harry noch mit einer geballten Ladung Manneskraft nach Hause und es fügte sich hierbei vortrefflich, daß Ulla gerade an diesem Tage frei hatte und deshalb zugegen war. Kaum daß die Wohnungstür hinter ihm ins Schloß gefallen war belagerte ihn schon seine Ulla. „Na, was sagt denn der Professor? Kann er uns helfen?"

Harry, der zu diesem Zeitpunkt gar nicht mehr wußte, wie er den noch immer steifen Penis in seiner Hose verbergen sollte, meinte daraufhin „ich weiß nicht so recht", ergriff ihre Hand und legte sie vorsichtig auf seinen Hosenschlitz. „Was meinst du, kann er uns helfen?" spöttelte Harry, nachdem er Ulla's Sprachlosigkeit mitbekommen hatte. Ulla wollte gar nicht mehr wissen, mit welchem Trick der Urologe Harrys Krisenstab zum Leben erweckt hatte, sondern packte Harry bei der Hand und führte ihn ins Schlafzimmer. Das weitere wird der Phantasie der Leser überlassen.

Beide waren jedenfalls sehr beeindruckt von des Doktors Wunderspritze und als Harry zu seinem nächsten Arztbesuch aufbrach meinte Ulla nur spitz, richte ihm einen Gruß von mir aus, er könne dir ab jetzt jede Woche so eine Spritze geben. Ich diskutierte dann mit Harry die Blutergebnisse, der Cholesterinwert war wesentlich zu hoch und auch die Leberwerte signalisierten, daß sich die Leber mit den 4–5 Pils pro Tag überfordert zeigte. Auschlaggebend aber für die Durchblutungsstörungen des Penis schien Harry's Zigarettenkonsum zu sein. Schließlich gestand er mir ein, seit mehr als 30 Jahren 30–40 Zigaretten am Tag zu rauchen und mehrere Versuche, das Rauchen aufzugeben, waren einfach gescheitert. Harry gelobte Besserung und bat mich, ob er nicht wieder solch eine Spritze haben könne, woraufhin ich entgegnete, daß es wesentlich einfacher für ihn sei, das Spritzen selbst zu erlernen. Etwas ungläubig und zögerlich, aber dennoch höchst motiviert, stimmte Harry dem zu und ließ sich von mir in die „hohe Kunst" des Selbstinjizierens in sein bestes Stück einweisen.

Nach Überwinden der üblichen Anfangsschwierigkeiten wie gelegentliche blaue Flecken, beherrschte Harry die Injektionstechnik sehr gut und verspürte so gut wie keine Schmerzen, die Nadel war ja mit einer Größe von 30 gauge superdünn.

Einzig die Tatsache, daß das intime Zusammensein etwas geplant werden mußte und daß die durch die Spritze erreichte Erektion auch nach dem Samenerguß noch über 1 Stunde andauerte, was wegen des damit verbundenen Spannungsgefühls im Penis manchmal als lästig empfunden wurde, stand auf der Negativseite dieser sonst von beiden als perfekt empfundenen Therapie ihres Problems.

Nun hatten beide über die tollen Erfolge von Viagra® in der Presse gelesen und fragten sich, ob dies nicht auch etwas für sie wäre. Beim nächsten Arztbesuch fragte deshalb Harry, ob er nicht auch einmal Viagra® ausprobieren könne, wurde aber dann darüber belehrt, daß das Medikament nur über Privatrezept erhältlich, also aus eigener Tasche zu bezahlen war. Vorsorglich ließ sich Harry ein solches Rezept ausstellen und löste es dann trotz des hohen Preises bei seinem Apotheker ein, nachdem er die ganze Sache nochmals mit Ulla diskutiert hatte.

Nach über 20 Viagra®-Anwendungen sind Ulla und Harry zu absoluten Viagra®-Fans geworden und wollten diese neue Wunderpille nicht mehr in ihrem Leben missen. Befragt nach dem Unterschied zur Spritze äußerten beide mir gegenüber, daß die mit Hilfe von Viagra® erreichte Erektion wesentlich natürlicher ist als die mit der Spritze erreichte Maximalerektion und daß vor allem nach dem Geschlechtsverkehr der Penis nicht noch über lange Zeit in einem dauerversteiften Zustand verharre, was u.a. von Harry teilweise als unangenehm berichtet wurde. Sie fanden die Spritze zwar auch gut, aber Viagra® war halt einfacher und natürlicher, weshalb sie schließlich bei der Pille blieben, obgleich sie für die Kosten selbst aufkommen mußten, was ja zum momentanen Zeitpunkt bei der Spritze noch nicht der Fall war.

Der streßgeplagte Unternehmer

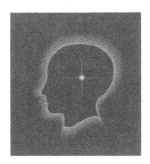

Paul, ein 48jähriger Gärtnereibesitzer und Marianne, 42 Jahre alt und ebenfalls in der Gärtnerei mitarbeitend, waren seit 20 Jahren verheiratet. Wie in vielen langjährigen Beziehungen war die Ehe von Höhen und Tiefen geprägt, beide fühlten sich aber einander immer noch sehr zugeneigt. Zusätzlich bestand natürlich auch eine enge wirtschaftliche Bande, da beide den Gärtnereibetrieb gemeinsam aufgebaut hatten. Das

Sexuelle spielte zwischen beiden nie die entscheidende Rolle, obwohl sie es schon genossen, wenn sie denn einmal dazu Zeit hatten. Aber häufiger als 1–2mal im Monat stand Sex nicht auf der Speisekarte. Sicherlich war daran auch die enorme berufliche Belastung beider und die Tatsache, daß nebenbei auch noch drei Kinder großzuziehen waren, mit Schuld.

Seit über drei Jahren hatte sich dann eher schleichend eine Erektionsschwäche bei Paul eingestellt, welche angesichts der insgesamt seltenen intimen Begegnungen zunächst von beiden übergangen wurde. Irgendwie klappte es ja dann doch bei den seltenen Malen, wenn es auch zunehmend in eine Verkrampfung ausartete. Aber dann war der Zeitpunkt gekommen, wo gar nichts mehr ging. Er wurde nicht einmal mehr halbsteif. Und nach einigen solcher totaler Flops ließen sie es dann ganz sein.

Nun, nachdem sich über fast 1 1/2 Jahre nichts mehr auf sexuellem Gebiet abgespielt hatte, belastete beide diese völlige sexuelle Funkstille doch und schließlich sprachen sie eines Abends anläßlich einer sehr erotischen Spielfilmszene endlich gemeinsam dieses Thema an.

Etwas widerwillig, aber sich der Notwendigkeit doch bewußt, suchte mich Paul dann auf und erzählte zögernd seine Geschichte. Er litt an erheblichem Übergewicht, Bluthochdruck und erhöhten Blutfetten – also die typische Risikotrias eines impotenten Mannes. Auf die Schwellkörperspritze mit Prostaglandin E_1 kam eine brauchbare einstündige Erektion zustande, aber selbst Spritzen zu Hause, das war nicht Pauls Sache. So bot ich dem Patienten die neue Methode mit der intraurethralen Prostaglandinanwendung, die sogenannte MUSE®-Therapie an. Hierbei wird mit einem kleinen handlichen Applikator das medikamenthaltende Stäbchen direkt in die Harnröhrenöffnung auf der Eichel eingeführt ohne daß eine Nadel verwendet werden müßte. Auch mit dieser neuen, ebenfalls aus den USA kommenden Methode war bei Paul eine brauchbare Erektion zu erzielen. Paul entschloß sich dann spontan für diese neue MUSE®-Methode und wendet sie seit einem Jahr ein- bis zweimal im Monat an, womit für beide wieder ein zufriedenstellender Geschlechtsverkehr möglich war.

Natürlich sprach Paul bei seinem vorletzten Besuch das Thema Viagra® an, nachdem er sich vorher mit seiner Frau abgesprochen hatte. Da er sichergehen wollte ließ er sich aber weiterhin das MUSE verschreiben, zusätzlich noch Viagra® 100 mg, also die Höchstdosis.

Als nun Paul vor drei Tagen in meine Praxis zurückkam berichtete er mir, daß er Viagra® insgesamt achtmal ausprobiert hatte, daß damit aber kein einziges Mal eine für den Koitus ausreichende Erektion zu erzielen war, er sich dafür aber jedesmal erhebliche Kopfschmerzen eingehandelt hatte. Beide ließen dann enttäuscht von Viagra® ab und kommen weiterhin bestens mit MUSE® zurecht.

Der Ignorant

Ralf, Oberst a. D. bei der Bundeswehr und Inge, eine Grundschullehrerin, sind seit nunmehr 30 Jahren verheiratet. Die zwei erwachsenen Kinder hatten ihren Weg gemacht und Inge mußte noch ein Jahr bis zur lang ersehnten Pensionierung warten. Finanziell hatten sie fürs Alter ausgesorgt und freuten sich auf eine lebhafte Reisetätigkeit, da für beide noch so viele Länder auf der Wunschliste standen. Sie galten in ihrem Freundeskreis als Musterbeispiel einer Ehe, und diese Fassade bewahrten die beiden äußerst penibel.

Hinter der Fassade sah es allerdings ganz anders aus. Durch eine jahrelange komplette Impotenz von Ralf hatte sich in Sachen Sex schon lange

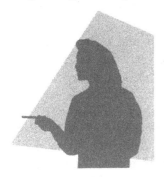

nichts mehr abgespielt, worüber Inge, von jeher der sexuell wesentlich aktivere Teil in der Beziehung, zunehmend verstimmt reagierte. Ralf selbst litt zwar auch unter seinem Unvermögen, aber bei weitem nicht so stark wie dies bei seiner Frau der Fall war. Trotz wiederholten Aufforderungen Inges, doch endlich einmal einen Arzt wegen seines Problems aufzusuchen, widersetzte sich Ralf hartnäckig bis ihm Inge eines Abends auftischte, daß sie sich von ihm zu trennen gedenkt und auch schon jemand anderen im Visier hätte, der ihr seit Jahren versteckt den Hof machte.

Nun endlich schrillten bei Ralf die Alarmglocken und innerhalb einer Woche saß er bei mir im Wartezimmer. Die komplette Durchuntersuchung des Patienten ergab ein sogenanntes venöses Leck, auch cavernöse Insuffizienz genannt, d. h., daß der Schwellkörper nicht mehr in der Lage war, das Blut zu speichern, weshalb eine ausreichende Erektion nicht mehr zustande kam. Weder auf hochdosierte Injektionen von Prostaglandin E_1, noch auf eine Mischlösung von Prostaglandin E_1 und Papaverin/Phentolamin oder auf MUSE® war bei Ralf auch nur eine halbwegs brauchbare Reaktion zu erzielen. Aus diesem Grunde blieben als Therapiealternativen nur noch die sogenannte Vakuumtherapie oder die Implantation einer Penisprothese übrig (siehe Kapitel 16). Nach einem gemeinsamen Beratungsgespräch mit dem Ehepaar beschlossen beide, zunächst die konservative Vakuumtherapie auszuprobieren. Leider erwies sich diese als unbefriedigend, da sich trotz der Anwendung zweier Gummiringe keine stabile Erektion aufrechterhalten ließ. So blieb also damals vor neun Monaten nur noch die Penisprothese übrig, welche von Ralfs Ehefrau befürwortet, von ihm hingegen kategorisch abgelehnt wurde, denn operieren lassen wollte er sich nicht. Nur damit er wieder Sex haben könnte, sich unter's Messer zu legen, das ging ihm denn doch zu weit.

Dies vor neun Monaten. Inzwischen hatte sich die Situation zuhause weiter zugespitzt und Inge ihre Drohung zumindest teilweise wahrgemacht, d. h. sie war mit dem avisierten Verehrer ein Verhältnis eingegangen, was für Inge aber wohl insgesamt enttäuschend verlaufen sein mußte. Sie hatte diesbezüglich mit Ralf nie näher darüber gesprochen, beendete aber diese Beziehung nach wenigen Wochen. Nun saßen sie beide wieder auf meiner Sprechzimmercouch und fragten nach Viagra®. Zum damaligen Zeitpunkt, vor drei Monaten, war für mich die Frage absurd, denn wie sollte Viagra® bei Ralf wirken, wo doch alle anderen bis dato als wirksam eingestuften Methoden versagt hatten. Mit meiner Skepsis bezüglich des erhofften Erfolges nicht hinter dem Berg haltend, verschrieb ich also Ralf die 100 mg Viagrapillen und gab ihm gleichzeitig mit auf den Weg, er solle sich das mit dem Penisimplantat auch seiner Frau zuliebe doch nochmals überlegen.

Sechs Wochen später rief mich der Patient an und teilte euphorisch mit, daß diese blaue Pille ein Wundermittel sei und daß er seit vielen Jahren zum ersten Mal damit wieder eine fast vollständige Erektion erreicht hatte, die einen erfolgreichen Koitus zuließ. Mittlerweile hatte er fünfmal die Pille eingenommen und jedesmal war der Geschlechtsverkehr für beide sehr zufriedenstellend möglich gewesen. Viagra® habe seine Ehe gerettet und beide seien mir sehr dankbar dafür. Ich nahm diese Dankesworte gerne entgegen, war aber zugleich in meiner Weltanschauung in Sachen Impotenz bis auf die Grundmauern erschüttert, denn nie hätten wir Experten auf diesem Gebiet gewagt zu glauben, daß Viagra® auch bei sogenannten Prothesenkandidaten wirksam sein könnte. Ralf jedenfalls lieferte hierfür den besten Beweis.

Vom Prostatakrebs geheilt, dafür aber impotent!

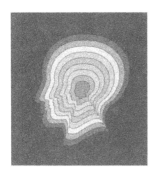

Bei Franz, 59 Jahre alt, war vor 1 1/2 Jahren im Rahmen einer routinemäßigen Vorsorgeuntersuchung, welche er das erste Mal hatte durchführen lassen, ein relativ weit fortgeschrittener Prostatakrebs festgestellt worden, der sich aber nach entsprechender medikamentöser Vorbehandlung anschließend doch noch erfolgreich operativ entfernen ließ. Unausweichliche Folge der Operation war eine komplette Impotenz, die sich auch nach einem Jahr keine Spur gebessert hatte. Da Franz in zweiter Ehe mit einer 15 Jahre jüngeren Frau verheiratet war, lag ihm die Wiederherstellung seiner sexuellen Funktionstüchtigkeit doch sehr am

Herzen. Er wollte nun, wo die vorübergehende Urininkontinenz völlig behoben war, sich auch diesem Thema widmen.

Da kamen ihm die vielen Pressemitteilungen über die blaue Magic Pill Viagra® gerade recht. So suchte mich der Patient vor drei Monaten auf und bekam dann nach entsprechender Untersuchung und Diagnostik Viagra® in der 100 mg Dosierung verschrieben, wobei ich ihn bat, es erst einmal mit einer halben, dann bei Mißerfolg mit einer ganzen Pille zu versuchen. Nach insgesamt acht völlig fehlgeschlagenen Versuchen – es hatte sich gar nichts gerührt – kehrte Franz dieses Mal in Begleitung seiner Frau in die Praxis zurück und fragte nach Alternativen zu Viagra®, da diese Therapie ja bei ihm nicht den gewünschten Erfolg gebracht hatte. Ich hatte damals beiden dann auch den Grund für das Scheitern von Viagra® erklärt, der darin lag, daß bei der operativen Entfernung der Prostata wohl auf beiden Seiten zwangsläufig sämtliche zum Penis ziehenden Nerven mitentfernt werden mußten, da sonst große Gefahr bestanden hätte, Krebszellen zurückzulassen. Und Heilung vom Prostatakrebs hatte allemal Vorfahrt vor dem Erhalt der Potenz.

Da Franz beim ersten Besuch auf die Schwellkörperspritze sehr gut reagiert und diese auch ohne Probleme vertragen hatte, wurde der gemeinsame Beschluß gefaßt, daß er in die Selbstinjektionstechnik mit Prostaglandin E_1 (Caverject®) eingewiesen wurde.

Bei der letzten Kontrolle vor 2 Tagen berichtete Franz stolz, daß er zum perfekten „Spritzer" geworden sei und die anfänglichen Vorbehalte gegen das „Selberspritzen" völlig aufgegeben habe. Es koste ihn keinerlei Überwindung mehr und dank der hauchdünnen Nadel empfände er die Injektion auch nicht als unangenehm. Beide waren mit dieser Möglichkeit hochzufrieden und betrachteten die Schwellkörperinjektion mit Caverject®, dem Präparat, was sich Franz in sein bestes Stück spritzte, als optimale Dauerlösung ihres Problems, ohne Viagra® nachzutrauern.

Der Diabetiker

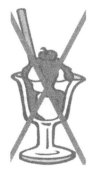

Seit 25 Jahren litt Anton, 53 Jahre alt, an einem Diabetes mellitus, der inzwischen insulinpflichtig geworden ist. Im Laufe dieser langen Krankheitsdauer konnte es nicht ausbleiben, daß neben anderen Folgeerscheinungen der Zuckerkrankheit auch die Potenz zunehmend nachließ bis es dann seit etwa zwei Jahren gar nicht mehr klappte.

Da für beide der Sex auch in den 50ern schon noch eine Bedeutung hatte ließ sich Anton von mir in die Schwellkörperinjektionstherapie mit Caverject® einweisen, benötigte aber damals vor einem Jahr schon eine sehr hohe Dosis, um unter den sterilen Praxisbedingungen allenfalls eine halbe Erektion zustande zu bringen. Die entsprechende sexuelle Stimulation durch seine Ehefrau hatte aber bis vor 3 Monaten immer noch ausgereicht, um einen Geschlechtsverkehr zu ermöglichen.

In den letzten 3 Monaten reichte aber auch die 40 µg Dosis Caverject® nicht mehr aus, um die nötige Gliedsteife hervorzurufen. Bevor sich Anton dann evtl. für andere Therapiemethoden entscheiden sollte, wollte er zumindest noch Viagra® ausprobiert haben, obgleich er sich auf Grund des Versagens der Spritze auch eher skeptisch zeigte, was den erhofften Erfolg von Viagra® betraf.

In der Tat verhielt es sich dann auch so, daß selbst mit 100 mg Viagra® keine bessere Gliedsteife auszulösen war als mit 40 µg Caverject®. Nun wurde nach einem nochmaligen Beratungsgespräch gemeinsam der Beschluß gefaßt, daß er es mit Viagra® und der Spritze versuchen sollte.

Und siehe da, der Erfolg war verblüffend. Zugegeben, es gestaltet sich etwas aufwendig, erst 100 mg Viagra®, dann 1 Stunde später die Injektion in den Penis, aber für beide Ehepartner stellte dies zum momentanen Zeitpunkt eine durchaus akzeptable und befriedigende Lösung dar, zumal Anton diese Therapie auch bislang gut vertragen hatte. Wie lange diese Kombinationstherapie von Erfolg gekrönt sein wird, muß der weitere Verlauf zeigen.

Wie schon eingangs in diesem Kapitel erwähnt, wurden in der Praxis des Autors über 540 Männer mit Viagra® behandelt. In der Zwischenzeit konnten 280 zurückgebrachte Antwortbögen von den Patienten und deren Partnerinnen ausgewertet werden. Die zum Auftreten der Erektionsstörung führenden Ursachen sind in der nachfolgenden Tabelle aufgeführt und zeigen, daß bei 40% rein psychische und bei 60% organische Faktoren verantwortlich waren, es sich also um eine sehr gemischte Patientenklientel handelte. 61% der Männer waren komplett impotent, 83% (233 von 280) der Patienten konnten mit Hilfe von Viagra® wieder den Geschlechtsverkehr ausüben. Von diesen 83% Patienten brachen 10% die Viagra®-Therapie aus unterschiedlichen Gründen wieder ab (siehe Tabelle). Von 98 Patienten, welche ursprünglich die Schwellkörperinjektionstherapie mit Prostaglandin E_1 schon seit Jahren durchführten, bevorzugten 60% für die Zukunft die alleinige Viagra®-Therapie (siehe Tabelle). Nebenwirkungen wurden bei 41% (116 von 280) Patienten beobachtet und sind in der Tabelle zusammengestellt. Bei keinem Patienten wurden bislang schwere Nebenwirkungen auf das Herzkreislaufsystem unter Viagra® festgestellt. Ein Patient erlitt einen Herzinfarkt bei einem Spaziergang, wobei der Patient die Tage zuvor keine Viagra®-Tablette eingenommen hatte.

Zu dieser bislang in Deutschland größten Untersuchungsserie zu Viagra® möchte der Autor ausdrücklich betonen, daß knapp 18% der Patienten Viagra® verweigert wurde, da sie eine der aufgeführten absoluten oder relativen medizinischen Kontraindikationen aufwiesen oder die Partnerschafts- bzw. Persönlichkeitsstruktur des Patienten aus der Sicht des Autors eine Viagra®-Einnahme kontraindiziert erscheinen ließ.

Diese Studie belegt aber auch, daß Viagra® zweifelsohne ein sehr wirkungsvolles Medikament darstellt und auch sehr sicher ist, wenn die aufgezeigten Kontraindikationen beachtet werden und der Arzt seiner entsprechenden Sorgfaltspflicht gegenüber dem Patienten und seiner Partnerin nachkommt.

Prospektive Studie zur Effektivität von Sildenafil
(Viagra®) bei erektiler Dysfunktion

	N = 280
Positiver Viagra®-Test zu Hause:	83% (233)
Positiver PGE$_1$ (20 µg) Test in der Praxis:	69% (193)

Prospektive Studie zur Effektivität von Sildenafil
(Viagra®) bei erektiler Dysfunktion

Ursachenspektrum der ED*		N = 280
Rein psychogen	40%	(112)
Arteriell	23%	(64)
Cavernöse Insuffizienz	17,5%	(49)
Arteriell-cavernös	13%	(36)
Neurogen	9,3%	(26)
Testosteronmangel	13%	(36)

---

* Mehrere Faktoren bei demselben Patienten möglich

Prospektive Studie zur Effektivität von Sildenafil
(Viagra®) bei Erektiler Dysfunktion

$$N = 280$$

Nebenwirkungen	41%	(116)*
Kopfschmerzen	14%	(40)
Gesichtsröte/Hitze	11%	(32)
Sehstörungen	8%	(23)
Magen-Darm	6%	(16)
Nasenkongestionen	6%	(16)
Herz-Kreislauf	3%	(8)
„Katergefühl"	3%	(8)
Zittern	2%	(5)

Sodbrennen 9
Durchfall 4
Magendruck 3

* Mehrere Faktoren bei demselben Patienten möglich

Prospektive Studie zur Effektivität von Sildenafil
(Viagra®) bei erektiler Dysfunktion

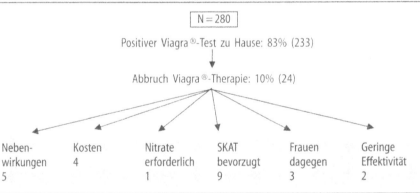

$$N = 280$$

Positiver Viagra®-Test zu Hause: 83% (233)

Abbruch Viagra®-Therapie: 10% (24)

| Neben-
wirkungen
5 | Kosten
4 | Nitrate
erforderlich
1 | SKAT
bevorzugt
9 | Frauen
dagegen
3 | Geringe
Effektivität
2 |

Schwellkörperinjektionstherapie mit PGE$_1$ und Sildenafil
(Viagra®) im Vergleich

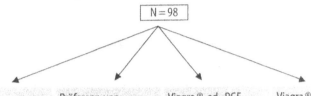

Patienten mit PGE$_1$-Langzeittherapie Caverject®/Viridal®

↓

Viagra®-Kurzzeittherapie zu Hause (3 × 2 Tbl.)

N = 98

Präferenz von Viagra®	Präferenz von PGE$_1$-Inj. Therapie	Viagra® od. PGE$_1$ im Wechsel	Viagra® u. PGE$_1$ in Kombination
60%	28%	7%	5%
(59)	(27)	(7)	(5)

Prospektive Studie zur Effektivität von Sildenafil
(Viagra®) bei erektiler Dysfunktion

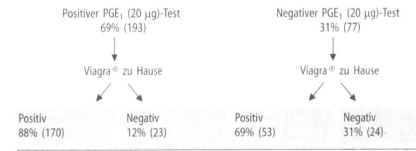

Auswertbare Patienten: N = 280

Positiver PGE$_1$ (20 μg)-Test 69% (193)		Negativer PGE$_1$ (20 μg)-Test 31% (77)	
Viagra® zu Hause		Viagra® zu Hause	
Positiv 88% (170)	Negativ 12% (23)	Positiv 69% (53)	Negativ 31% (24)

14 Viagra® – Wunderpille, Lifestyledroge, gesellschaftliche Gefahr?

Es ist Freitag, der 10.07.1998, 22.15 Uhr, als diese Zeilen geschrieben werden. Über den NTV-Ticker rattern die neuen Umsatzzahlen von Pfizer, was der Aktie einen neuen Höchststand von 118 US-Dollar beschert. Was war geschehen?

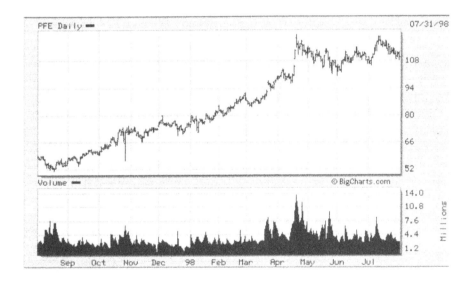

Kursverlauf der Pfizer-Aktie an Wall-Street 9/97–7/98

Seit der Markteinführung von Viagra® prangte der Name dieser Pille auf drei Millionen Rezepten und dies in einem Zeitraum von knapp drei Monaten. Allein Viagra® war es zu verdanken, daß der Gewinn des Pharmakonzerns Pfizer im 2. Quartal 1998 um 40% gestiegen war. Und jetzt steht die Europäische Zulassung ante portas. Laut Analysenaussagen stellt Viagra® eine Lizenz zum Gelddrucken dar.

Viagra® eine Wunderpille?

Die genannten nüchternen Verkaufs- und Börsenzahlen belegen ja eindrucksvoll, daß an dieser Pille wesentlich mehr dran sein muß als an all den bisherigen Potenzmittelchen- oder Mitteln. Aber gleich eine Wunderpille?

Nun beschäftige ich mich als Androloge seit mittlerweile 18 Jahren mit neuen Therapiemöglichkeiten der männlichen Impotenz und habe alle auf dem Deutschen Markt derzeit verfügbaren Medikamente in prospektiven Studien an großen Patientenserien überprüft, was auch für viele zur Zulassung anstehende Medikamente wie z. B. MUSE® oder Vasomax® zutrifft. Seit drei Monaten wird im Rahmen eines prospektiven Vergleichs die Wirksamkeit von Viagra® in meiner Praxis überprüft und mit den bislang zur Verfügung stehenden Methoden verglichen. Mit dem heutigen Tage sind über 540 Patienten mit Viagra® behandelt worden, wobei es sich teilweise um Männer gehandelt hat, welche entweder mit der Injektionstherapie (Caverject®) oder aber mit der intraurethralen Prostaglandin E_1-Anwendung mit MUSE® erfolgreich in den letzten Jahren behandelt worden waren. Ein kleinerer Teil betraf Patienten, bei welchen die genannten konventionellen, invasiveren Therapiealternativen nicht zum Erfolg geführt hatten und die jetzt, durch die Viagra®-Euphorie motiviert, nochmals einen zweiten Anlauf wagten. Über 280 Patienten haben ihre Viagrabögen zurückgebracht und die Ergebnisse waren auch für mich als Kenner der Materie verblüffend.

Mit einer ca. 80%igen Erfolgsrate kam Viagra® sehr nahe an die mit der Injektionstherapie erreichbaren Zahlen.

Hervorgehoben werden muß hierbei, daß es sich um eine sehr heterogene Patientenklientel gehandelt hat, das heißt, daß auch oftmals sehr schwere organische Störungen vorhanden waren, wie z. B. insulinpflichtige Diabetiker, Patienten mit schweren Gefäßverschlüssen oder solche mit schweren bauch-, oder beckenchirurgischen Eingriffen (Prostata, Mastdarm, Blase). Und wie schon anhand der Fallbeispiele eindrucksvoll demonstriert worden ist, kann Viagra® auch in hoffnungslosen Einzelfällen zum Erfolg führen, wo Spritze oder MUSE® versagt haben. Diese vom Autor persönlich gemachten Beobachtungen wurden auch von den führenden Experten jenseits des großen Teiches auf dem Amerikanischen Urologenkongreß Anfang Juni 1998 in San Diego durch eigene Erfahrungen bestätigt.

Zurückzuführen ist diese auch für Experten verblüffend hohe Erfolgsrate von Viagra® insbesondere auf dessen pharmakologischen Ansatzpunkt. Im Gegensatz zu Prostaglandin E_1, welches sowohl in der Potenzspritze Caverject®, als auch in MUSE® der alleinige Wirkstoff ist und das zu einer Konzentrationszunahme von 3'5'-cAMP führt, bewirkt Viagra® durch seine Hemmung der Phosphodiesterase eine 3'5'-cGMP-Erhöhung. Zusätzlich führt Viagra® durch die 3'5'-cGMP-Erhöhung sekundär zu einer Hemmung der Phosphodiesterase 3, wodurch es im Schwellkörper auch zu einer Erhöhung von 3'5'-cAMP kommt (siehe Abb. S. 27). Auf Grund dieses pharmakologischen Dualprinzipes – Erhöhung von 3'5'-cGMP und 3'5'-cAMP – läßt sich die überragende Wirksamkeit von Viagra® erklären.

Viagra® ist keine Wunderpille, sie hilft ja nicht bei jedem sondern bei ungefähr 70% aller impotenter Männer. Viagra® repräsentiert aber ein sehr gut wirksames Medikament mit tolerablem Nebenwirkungsprofil. Auf dem Gebiet der medikamentösen Impotenztherapie stellt Viagra® sicherlich einen pharmakologischen Handstreich dar, dessen Herausforderer es in der Zukunft schwer haben werden.

Viagra® – eine Lifstyledroge

Der Pfizerkonzern, auch in den Presseturbulenzen um Viagra® immer um Bedachtsamkeit bemüht, wurde nie müde zu beteuern, daß es sich bei dieser Pille um ein Medikament zur Behandlung einer Erkrankung, nämlich der Impotenz des Mannes handeln würde und wies eine Wirksamkeit bei „normal potenten" Männern weit von sich. Mit einem Eingeständnis, daß Viagra® auch bei potenten Männern im Sinne einer Potenzsteigerung wirken könne, hätte man Viagra® bedrohlich in die Nähe einer Lifestyledroge gerückt. Hier spielten sicherlich „ökonomische Gründe" die entscheidende Rolle. Denn hätten die Verantwortlichen des Konzerns eingestanden, daß Viagra® auch bei „Otto Normalverbraucher" die sexuelle Performance entscheidend steigert, so wäre Viagra® von vorneherein in Deutschland unter die Rubrik: **Mittel, die ausschließlich der Anreizung und Steigerung der sexuellen Potenz dienen sollen**, gefallen.

Und diese Mittel durften gemäß Nr. 17.1 der Deutschen Arzneimittel-Richtlinien nicht zu Lasten der Krankenkassen verordnet werden. Im Klartext heißt dies, daß Mann und Frau für solche früher auch allgemein Aphrodisiaka genannten Substanzen selber bezahlen müssen. Und dies wollte man bei Pfizer zumindest zu Beginn der Diskussion um die Finanzierbarkeit dieser Pille tunlichst vermeiden.

Doch wurde Pfizer damit der Realität gerecht? Eher nein!

Der Eigenversuch

Zum besseren Verständnis sei dem Leser hier erläutert, daß ich selbst schon allein aus Neugierde heraus, wie denn ein neues Potenzmittel bei einem normal funktionierenden Mann wirkt, alle bislang auf den Markt gekommenen Medikamente zur Behandlung der Impotenz selbst an mir erprobt habe.

Dies betraf sämtliche zur Schwellkörperinjektionstherapie verfügbaren vasoaktiven Substanzen, wie auch MUSE® oder die Vakuumtherapie. Aus eigener Ansicht kann ich dies eigentlich nur jedem Kollegen raten, der sich in seiner Praxis mit Sexualstörungen beschäftigt. Man kann dann wesentlich besser die von den Patienten in der Praxis geschilderten Erfahrungen nachempfinden, kennt aus eigener Erfahrung die Schwächen und Stärken der seinen Patienten angebotenen Möglichkeiten und kann somit mitreden, was Beurteilungen und Entscheidungen oftmals erleichtert.

Kommen wir zurück auf Viagra®. Die 25er Dosis zeigte keine entscheidende Verbesserung des eigenen Stehvermögens. Weder von mir selbst noch von meiner Lebensgefährtin wurden größere Unterschiede gegenüber sonst bemerkt. Bei der 50er Dosis hingegen waren die Unterschiede gegenüber der normalen Performance doch deutlich ausmachbar. Es bedurfte fast keiner Stimulation, um eine maximale Gliedsteife zu erreichen, und knapp eine Stunde später meldete sich der „Kleine" nochmals zu Wort, was sonst eher die Ausnahme darstellt. Die 100er Dosierung Viagra® war dann schon unter der Rubrik „außergewöhnliche sexuelle Performance" einzustufen. Nicht nur, daß die Erektion während der nächsten 5 Stunden durch entsprechende Stimulation beliebig oft induzierbar war, was uns beide schon verblüffte. Entscheidend war auch die Beobachtung, daß 10 Stunden nach der Einnahme der 100 mg Viagra®-Pille beim morgendlichen Erwachen eine maximale Erektion vorhanden war, die entgegen der sonstigen Gewohnheiten auch noch beim Duschen und Frühstück bestand und erst nach ca. 1 Stunde nachließ. Es soll hier aber nicht verheimlicht werden, daß diese deutliche Leistungssteigerung des Kleinen zu dem Preis von doch sehr unangenehm empfundenen Nebenwirkungen erkauft worden ist. Am nächsten Morgen fühlte ich mich wie nach einer durchzechten Nacht, was dank meiner Arbeitsbelastung nur zwei- bis dreimal im Jahr vorkommt. Ich fühlte mich irgendwie daneben, als wenn eine Grippe im Anzug wäre. Wesentlich unangenehmer aber war ein Völlegefühl des Magens, welches das Mageninnere bis zum Rachenraum emporsteigen ließ, mit äußerst unangenehmen, Sodbrennen verbunden war und die Nachtruhe empfindlich störte. Also wurden am Morgen die Aspirin® gegen den Dröhnschädel und eine Antra® gegen das Sodbrennen eingenommen.

Fazit des Eigenversuchs ist also, daß Viagra® sehr wohl auch bei normaler Potenz, was immer man darunter verstehen mag, zu einer merklichen Steigerung der sexuellen Leistungskraft führt, daß die 100 mg Dosis zumindest was den eigenen Körper angeht nicht unbedingt der Renner ist, da sie zu viele unangenehme Nebenwirkungen mit sich brachte.

In der Zwischenzeit liegen mir persönliche Berichte von zahlreichen befreundeten Kollegen und Sexualexperten vor, welche ebenfalls Viagra an sich selbst ausprobiert hatten, was ja nahelag. Die meisten, ebenso neugierig wie ich, wollten doch auch wissen, ob diese Pille wirklich so gut ist, wie in den Medien dauernd berichtet und von unseren vielen Patienten auch bestätigt worden ist. Und fast ausnahmslos erzählten mir die auf sexuellem Gebiet als normal funktionierend einzustufenden Kollegen, daß sich ab der 50 mg Dosierung doch eine deutliche Leistungssteigerung des kleinen Prinzen abzeichnete und bei der 100 mg Dosierung auch die meisten das Phänomen einer länger andauernden morgendlichen Erektion beobachteten.

Alle drei Monate trifft sich seit vier Jahren eine Clique internationaler Forscher auf diesem Gebiet für drei Tage irgendwo in Europa oder den USA, um Erfahrungen mit neuen Methoden, Medikamenten oder sonstigen Geschehnissen rund um das Krankheitsgebiet Impotenz auszutauschen. Mittlerweile ist aus diesem ursprünglich rein wissenschaftlichen Zirkel ein enger Freundeskreis geworden und auch die Partnerinnen der entsprechenden Experten kennen sich teilweise sehr gut. Bei unserem letzten Treffen unterhielten wir uns wie üblich in Englisch nach getaner Arbeit am Abend bei einem guten Tropfen Rotwein über unsere höchstpersönlichen Erlebnisse mit Viagra®.

Philippe (Name geändert), der einen weltweiten Ruf als führender Impotenzforscher genießt, antwortete mir auf die Frage, was seine Erfahrungen mit Viagra® wären. „Well, no question about, Anna noticed the difference of Pete's performance quite well" was frei ins Deutsche übersetzt heißt, daß seine Frau Anna sehr wohl einen Unterschied im Stehvermögen seines „Johannes" bemerkt hatte.

Also, lieber Leser, liebe Leserin, die Beteuerungen des Pharmakonzerns Pfizer, daß Viagra® nur bei kranken impotenten, nicht aber bei gesunden potenten Männern Wirkung zeigt, mag ehrenhaft sein, geht aber an den Tatsachen vorbei.

Viagra® ist deshalb nicht nur Medikament, sondern erfüllt alle Voraussetzungen, eine Lifestyledroge ersten Ranges in unserer Gesellschaft zu werden, und wer will bzw. kann das verhindern? Wir Ärzte? Der Gesetzgeber? Der Pharmakonzern Pfizer, so er denn überhaupt ein Interesse daran hat?

Können, sollen oder dürfen wir Ärzte, die quasi über die Viagra®-Hoheit in Gestalt einer Rezeptur verfügen, dies verhindern? Ein sehr, sehr schwieriges Kapitel. Gerade wir „Weißkittel", die in den letzten Jahren wiederholt in die Schußlinie gesellschaftlicher Kritik geraten sind, sind aufgerufen, umsichtig mit der Rezeptur dieser Pille, welche soviel Nutzen und Gefahr zugleich in sich vereint, umzugehen. Dies setzt eine wesentlich intensivere Auseinandersetzung mit dem Patienten und seiner Partnerin voraus, als dies bei anderen Problemen der Fall ist. Wem sollen wir also Viagra® verordnen und wem nicht, wer ist wirklich impotent und wer tut nur so, weil er sich noch etwas mehr sexuellen Kick durch Viagra® erhofft? Schwierig, dies in dem Zeitdruck der täglichen Praxis treffsicher auseinanderzuhalten und keinem Unrecht zu tun!

Dies bedarf einer immensen Erfahrung, über welche nur die wenigsten Ärzte verfügen, denn vor Viagra® haben sich nur ganz wenige Experten diesem Gebiet der Sexualstörungen gewidmet und nun sollen plötzlich die meisten Ärzte quasi über Nacht zu Sexualexperten konvertiert werden, um die Spreu vom Weizen zu trennen? Ein unmögliches Unterfangen, da es eine entsprechende Ausbildung, genügend Zeit in der Sprechstunde und nicht zuletzt eine entsprechende Motivation des einzelnen Arztes voraussetzt.

In der eigenen Praxis hat sich hierbei immer die Frage nach der Partnerin bewährt, wie sie die ganze Problematik in der Beziehung einschätzt, ob sie mit dem Sex zu Hause zufrieden ist oder ob es für sie schon ein gut Stück besser sein könnte. Im Zweifelsfall bestehe ich immer auf das Mitbringen der Partnerin, bevor meine Unterschrift unter ein Viagra®-Rezept erfolgt. Dieses Vorgehen hat sich sehr bewährt und läßt in vielen Fällen die Spreu vom Weizen trennen, wobei kein Kollege zu 100% vor Fehleinschätzungen gefeit ist. Sicherlich ist Viagra® in erster Linie als hochpotentes Medikament einzustufen, das Kranken helfen soll, aber Lifestyledroge, was immer die Gesellschaft darunter verstehen mag, ist es allemal zugleich!

Was ist Verwerfliches daran, wenn ein auf sexuellem Gebiet harmonisches und im landläufigen Sinne normal funktionierendes Paar bei besonderen Anlässen mal eine Viagra®-Pille einnimmt, da es gerade zu diesem Anlaß besonders der sexuellen Lust frönen will? Was spricht medizinisch und moralisch in diesem Falle dagegen, wenn beide sonst gesund sind und durch Viagra® kein gesundheitliches Risiko eingegangen wird? Meiner Meinung nach nichts, wenn dies der erklärte Wunsch beider ist. Aber in dieser Indikation verlassen wir die Zweckbestimmung des Medikamentes Viagra® und wenden uns seiner zweiten Seite, nämlich der der Lifestyledroge zu. Man könnte sicher lange darüber philosophieren, ob Lifestylemedizin als solche zu verdammen oder gar unethisch ist. Hierzu werden sich die Teilnehmer zahlreicher Talkshows in Zukunft noch die Köpfe heiß reden, aber verhindern werden wir es alle nicht können, da die Nachfrage das Angebot auch auf diesem Gebiet steuert. Nur zu Lasten der Krankenkassen kann Lifestylemedizin auf keinen Fall gehen, darüber sind sich alle Beteiligten einig.

Viagra® – eine gesellschaftliche Gefahr

Hat Viagra das Potential, eine Gefahr für unsere Gesellschaft zu werden? Diese Frage bewegt momentan viele Gemüter und rief auch die Vertreter der Kirche auf den Plan. Diese freilich fürchten mehr, daß durch Viagra® ihre ohnehin schon fast verlorenen Schafe noch sexgläubiger bzw. sexsüchtiger werden. Aber dies stellt per se noch keine ernsthafte Bedrohung der Gesellschaft dar.

Wo liegen die wirklichen Gefahren von Viagra®?

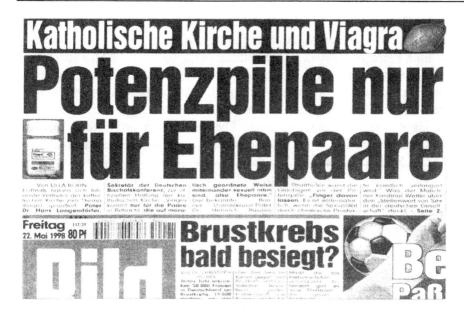

Ein wesentliches, nicht zu unterschätzendes Gefahrenmoment stellt hierbei das kommerzielle Interesse all derer dar, welche glauben, mit Hilfe von Viagra® die schnelle Mark verdienen zu können. Da bieten freizügig in einschlägigen Magazinen Swinger- und Pärchenclubs Viagra-Parties an, um ihrer Klientel noch mehr sexuellen Kick zukommen zu lassen. Selbstredend, daß die Viagrazugabe die Eintrittspreise in schwindelnde Höhen treibt. Liebesdienerinnen in Edelpuffs ködern potentielle neue Kunden mit der zusätzlichen Option auf Viagra®, falls der kleine Luststab vor dem massierten Sexangebot kapituliert und dem Herrn seine Dienste verweigert.

Ein geschäftstüchtiger Hotelier aus dem Sauerland bietet in einer bekannten Deutschen Illustrierten eine Rekreations- und Fitneßwoche mit Viagra® als zusätzliches Betthupferl auf dem Nachttisch an. Versteht sich von selbst, daß die übliche Wochenpauschale für solch einen Aufenthalt dank Viagra mehr als das Doppelte des üblichen beträgt.

Japanische Reiseunternehmer werben öffentlich mit Südsee-Viagra®-Touren für ihre arg gebeutelten Landsmänner, denen ja bislang im eigenen Land jeglicher Zugang zu der blauen Wunderpille verwehrt ist.

In Homosexuellenkreisen wird über den absoluten sexuellen Megakick mit Hilfe von „Poppers" (Sammelbegriff in der Schwulenszene für nitrithaltige Sexualstimulantien) und Viagra® philosophiert. Die meisten wissen hierbei noch nicht, daß die Kombination von Viagra® und Poppers für herzschwache Männer das endgültige Aus bedeuten und den Megakicksüchtigen unversehens in die ewigen Jagdgründe katapultieren kann.

Via Internet bieten weltweit dubiose Firmen Viagra® per Nachnahme ohne ärztliche Konsultation an und, und, und...

Eine führende deutsche Tageszeitung berichtet über die Strafanzeige einer Ehefrau, welche im Viagra-Sexrausch von ihrem ohnehin nicht gerade zimperlichen Ehemann mehrmals auf das brutalste vergewaltigt worden ist und in Amerika will eine Ehefrau den Viagra-Hersteller Pfizer verklagen, weil ihr sonst so treuer Ehemann durch den blauen Diamanten zum Sexsüchtigen wurde und um die Ecke aus des Nachbarin Napf seinen Nachtisch holte.

Schon wird auch darüber philosophiert, **ob durch Viagra die Häufigkeit sexueller Straftaten zunehmen könne und welches Gefahrenpotential in diesem Zusammenhang der neuen Wunderpille überhaupt zukäme.**

Ein schwieriges Thema, zu welchem es zum momentanen Zeitpunkt, also im Monat 6 des Jahres 1 nach Viagra® nur Spekulationen geben kann.

Hierzu zwei Beispiele aus meiner Praxis

Ein 65jähriger, gut gekleideter Mann kommt unlängst in meine Praxis und berichtet mir, daß er seit Jahren sexuell nicht mehr funktioniere. Deshalb würde er seit drei Jahren die Potenzspritze anwenden, welche ganz gut wirken würde. Jetzt habe er von Viagra® gelesen und wolle natürlich auch mal diese Potenzpille ausprobieren. Er sei seit 30 Jahren verheiratet und seine Frau würde es auch sehr begrüßen, wenn er die Pille bekäme, da sie auf Sex großen Wert lege.

Der Mann schilderte seine Geschichte sehr glaubwürdig und scheute dabei keinen Blickkontakt mit mir. Als ich ihn dann untersuchte und die obligatorische Schwellkörperinjektion mit Prostaglandin E_1 durchführte, um einige Minuten später die Penisdurchblutung zu messen, stellte ich einige weitere auf den ersten Blick belanglose Fragen, wie ich sie bei fast jedem zu diesem Zeitpunkt der Untersuchung stelle. Was er denn den ganzen Tag so mache, jetzt wo er pensioniert sei? Welche Hobbies er habe? Was er mit seiner Frau so unternehme? Eine der Standardfragen zielt dabei immer auf das Urlaubsverhalten ab. Also fragte ich ihn noch völlig arglos, ob sie denn dieses Jahr schon in Urlaub gefahren seien bzw. wohin es denn ginge. Daraufhin erzählte der Patient, daß es in zwei Wochen wieder nach Thailand gehe, wo er mindestens 2–3 mal im Jahr hinfliege und das seit zehn Jahren. Es sei ein tolles Land und alles so billig und frei dort.

Spätestens ab diesem Zeitpunkt schrillten bei mir die Alarmglocken. Befragt danach, ob denn seine Frau Thailand auch so toll finden würde, antwortete der Patient, daß diese mit dem Land nichts anzufangen wisse und lieber zu Hause bliebe. Ich vertiefte dann das Gespräch nicht weiter, sondern machte einen neuen Termin mit ihm aus, wenn ich alle Ergebnisse der Blutuntersuchung vorliegen hätte. Sofort nachdem die Praxistüre hinter ihm ins Schloß gefallen war, nahm ich den Telefonhörer zur Hand und rief bei ihm zu Hause an, in der Hoffnung, seine Frau an den Hörer zu bekommen. Der Zufall fügte es, daß sie den Hörer abnahm und war etwas verdutzt, als ich mich als Prof. Porst meldete, der gerade ihren Mann behandelt hätte. Unter dem Vorwand, daß dieser die Namen seiner Bluthochdruckmedikamente nicht wußte, begann ich das Gespräch und daß dies wichtig für mich sei, da ihr Mann Viagra® haben wollte, da es ja zu Hause im Bett nicht mehr klappen würde.

„Dieses perverse Schwein (!!!), seit 10 Jahren haben wir sexuell nichts mehr am Hut. Der steigt dauernd jungen Mädchen nach und befriedigt seine Sexgelüste an blutjungem Gemüse in Thailand", sprudelte es aus der völlig aufgebrachten Ehefrau hervor. Ich bat diese dann, von unserem Gespräch nichts zu erzählen und ihm gegenüber auch nichts anmerken zu lassen, ich wollte mir den Kandidaten beim nächsten Termin in der Sprechstunde vorknöpfen.

Eine Woche später kam dann der ahnungslose Patient und fragte sogleich ob denn nun was dagegen spräche, daß er Viagra® einnehmen würde. Ich begegnete ihm daraufhin, daß er gar keine Medikamente nötig habe, da alle Tests völlig normale Ergebnisse erbracht hätten und er auf sexuellem Gebiet altersentsprechend normal funktioniere. Anschließend ging ich in medias res und sagte ihm die Wahrheit auf den Kopf zu. Daß er nach Thailand ginge, sich dort minderjährige Mädchen gefügig mache, was übrigens strafbar sei, und er mit Viagra® noch mehr Mädchen belästigen wollte. Zu meiner Verblüffung erhob sich der Mann äußerst ruhig und gelassen und verließ das Sprechzimmer mit der Bemerkung, daß ich für ihn wohl doch nicht der richtige Ansprechpartner sei. Wie wahr!

Übrigens hatte er sich die Penisspritze mit dem Wirkstoff Papaverin/ Phentolamin jedesmal direkt in Pattaya bei einem dortigen Arzt besorgt.

Ein weiterer Fall aus der letzten Zeit gab mir ebenfalls schwer zu denken.

Ein 28jähriger Mann, ebenfalls durch den Viagra®-Boom aus der Reserve gelockt, erzählt mir, daß er Zeitlebens sich mit Potenzproblemen herumgeschlagen habe und er jetzt in Viagra® seine große Erlösung sehe. Auftreten und Wortwahl des Patienten waren von Anfang an auffällig und machten mich mit dem ersten Wortwechsel sehr hellhörig. Auf die Standardfrage nach dem ersten Intimerlebnis begegnete der Patient mir, daß das nicht so besonders gewesen sei und außerdem die Eltern was gegen die Beziehung gehabt hätten. Nach zeitaufwendiger Exploration des Patienten kam dann heraus, daß er damals eine 15jährige Nachbarstochter fast vergewaltigt hätte, dies dann aber letzten Endes nicht zur Vollendung geführt hatte, weil er keinen hochbekam. Da er selbst noch minderjährig war, wurde von einer Strafverfolgung damals abgesehen. Er selbst zeigte in seinen sexuellen Wünschen eindeutig aggressive Tendenzen und fühlte sich zu solchen Frauen hingezogen, welche seiner Auffassung nach ihm deutlich unterlegen waren, also sehr junge Mädchen oder willensschwache Frauen. Es habe in seinem Leben bislang nur wenige kurzfristige Beziehungen gegeben, die über ein paar Küsse nie hinausgegangen wären. Auf Grund dieses ersten negativen Intimerlebnisses im Alter von 17 Jahren, welches in ihm einen Schock ob des eigenen sexuellen Versagens ausgelöst hatte, habe er es nicht mehr gewagt, sich mit einer Frau sexuell einzulassen. In Viagra® sehe er jetzt endlich die Erlösung von seinem Problem und er hoffe, daß er mit Hilfe der Pille dann auch den Frauen zeigen könne, was in ihm stecke, so der Patient wörtlich.

Es bedurfte eines langen Aufklärungsgespräches, um den Patienten davon zu überzeugen, daß nicht ich als Urologe und schon gar nicht Viagra® probate Wege seien, ihm aus seinem Dilemma zu helfen. Anstatt des erhofften Viagra®-Rezeptes erhielt der Patient eine Überweisung zum Sexual- bzw. Psychotherapeuten.

Stellt sich in diesem Falle die Frage, was passiert wäre, wenn dieser Mann in den Besitz von Viagra® gekommen wäre. Hätte sein eindeutig vorhandener latenter Hang zu aggressiven sexuellen Handlungen in Kombination mit Viagra® ausgereicht, um sexuell straffällig zu werden oder hätte die auf der anderen Seite zweifelsohne ebenfalls vorhandene Hemmschwelle ausgereicht und ihm dann mit Hilfe von Viagra® ermöglicht, eine weitgehend normale sexuelle Beziehung einzugehen?

Wer kann diese Frage letztendlich ad hoc beantworten?

Diese beiden Beispiele, welche nicht erfunden sind, sondern sich in den letzten Monaten so in meiner Praxis abgespielt haben, zeigen uns, auf welch schmalem Pfad wir uns im Einzelfall mit Viagra® bewegen. Es liegt mir fern, Kritikern bzw. Kritikerinnen das Wort zu reden, welche Viagra® als teuflische Sexpille aburteilen, die zahme Männer zu Sexmonstern werden läßt. Ich bin sicherlich nicht der Auffassung, daß Viagra® normale Männer zu Sexualstraftätern werden läßt bzw. Sexualstraftaten hervorruft.

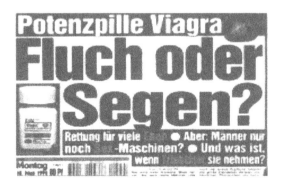

BILD, 18. 5. 1998

Männer, die solche Taten begehen, sind als solche abartig veranlagt, wobei noch ungeklärt ist, ob dies rein entwicklungs- also erziehungsbedingt ist oder ob nicht doch auch genetische Faktoren hierbei eine Rolle spielen.

Aber eingedenk des zweiten geschilderten Fallbeispiels muß die Frage gestellt werden, ob im Einzelfall Viagra® nicht doch die Hemmschwelle zu sexuellen perversen Handlungen bzw. Sexualstraftaten erniedrigt. Dies könnte eventuell für solche Männer zutreffen, die auf Grund des eigenen sexuellen Unvermögens in der Vergangenheit davor bislang zurückgeschreckt sind.

Und wie verhält es sich mit den Männern, welche den Geschlechtsverkehr ausschließlich zur eigenen sexuellen Befriedigung betrachten, welche betrunken oder nüchtern über ihre Frauen herfallen und in der Ehe eine Institution der Erfüllung der eigenen Lustbedürfnisse sehen? Auch diese Männer, welche das Recht auf sexuelle Lustbefriedigung ausschließlich auf sich verbrieft sehen, für die Worte wie Zärtlichkeit und Zweisamkeit von jeher unbekannt waren, werden mit zunehmendem Alter von Potenzstörungen heimgesucht. Dies stellt dann für die über Jahrzehnte geplagten Ehefrauen endlich den Zeitpunkt dar, wo sie wenigstens von einer Knute im wahrsten Sinne des Wortes erlöst sind. Aber gerade diese Männer werden die ersten sein, die ihren Arzt um ein Viagra®-Rezept aufsuchen, sobald der eigene Sexmotor auch nur etwas zu stottern beginnt. Auch in diesen Fällen stellt Viagra® nur eine vermeintliche Hilfe dar, für die geprügelten Frauen hingegen wird sie dann zur unerträglichen Belastung!

Die provozierende Frage auf der Titelseite der Bildzeitung vom 18.05. 1998 „Potenzpille Viagra®, Fluch oder Segen" hat deshalb weiterhin nichts an Aktualität verloren.

Mittlerweile hat Viagra® auch in Europa die letzte Hürde genommen. Die Europäische Kommission hatte am Dienstag, den 15. September 1998 der Zulassung der Potenz-Wunderpille in den 15 Mitgliedstaaten der Europäischen Union zugestimmt, so daß Viagra® zum Oktober in allen Deutschen Apotheken auf Rezept erhältlich sein wird. Die Apothekenabgabepreise werden sich dabei zwischen DM 18 (25 mg – Pille) und DM 26 (100 mg – Pille) bewegen, als Packungsgrößen werden 4 und 12 Tabletten auf den Markt kommen.

Es liegt an uns, der Gesellschaft, den Ärzten, den Medien und vielleicht auch der Legislative, ob Viagra® zum Segen oder zum Fluch am Ende dieses Jahrhunderts geworden ist.

15 Sexualstörungen bei Frauen – demnächst ein Fall für Viagra®?

Vor nicht allzu langer Zeit wurde von einem renommierten Sexualtherapeuten anläßlich eines interdisziplinären Kongresses, der sich mit dem „Impotenten Paar" beschäftigte, während einer Diskussionsrunde das Statement abgegeben, daß wir so gut wie nichts über die Sexualstörungen der Frau wissen und daß wir hier ganz am Anfang stehen. Dies sei vergleichbar mit der Situation des Mannes vor ca. 15 Jahren. Für wahr, wie zutreffend diese Aussage doch ist. Über den Phallus wissen wir mittlerweile sehr viel, wenngleich bei weitem noch nicht alles. Aber über die Klitoris der Frau oder die physiologischen Vorgänge in der Scheidenwand während des Geschlechtsverkehrs, welche Erkenntnisse haben wir hierüber? Nun besteht ja zwischen beiden Geschlechtern der entscheidende Unterschied, daß „Er" immer will, aber nicht immer kann, „Sie" hingegen immer kann, aber nicht immer will. So jedenfalls eine alte Volksweisheit.

Ein Körnchen Wahrheit steckt schon darin. Das Versagen eines Mannes ist für „jede Frau" offensichtlich, das Versagen der Frau aber gibt es in diesem Sinne nicht. De facto kann jede Scheide das erigierte Glied aufnehmen, von schweren anatomischen Veränderungen einmal abgesehen. Hingegen kann aber nicht jedes Glied in die Scheide penetrieren, hierzu bedarf es einer gewissen Erektionsstärke, wie wir alle wissen.

Dies wäre aber eine auf die reine Mechanik reduzierte Anschauungsweise der Sexualität beider Geschlechter und würde der Differenziertheit der menschlichen Sexualität im Gegensatz zur Tierwelt keinesfalls gerecht werden.

Unter dem Oberbegriff „Sexualstörungen der Frau" vereinigen sich so unterschiedliche Begriffe wie Störungen der Erregbarkeit, Störungen der Libido, also Lustlosigkeit, Orgasmusstörungen, Dyspareunie (Schmerzen beim Geschlechtsverkehr), Lubrifikationsstörungen (ausbleibende Scheidenfeuchtigkeit), oder Vaginismus (krankhafte Verkrampfung der Scheidenmuskulatur).

Was ist der augenblickliche wissenschaftliche Kenntnisstand auf diesem Gebiet?

Wesentlich stärker ausgeprägt als bei uns Männern, unterstehen die Frauen dem Diktat ihrer Hormone, welche während der ca. 30jährigen

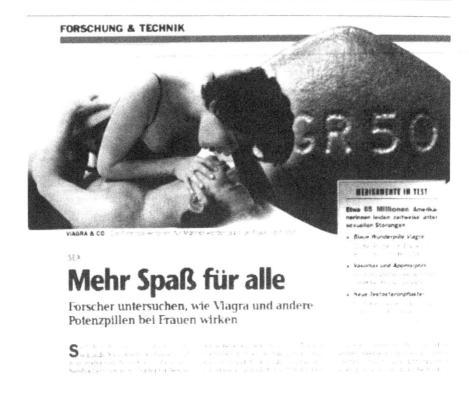

FORSCHUNG & TECHNIK

Mehr Spaß für alle

Forscher untersuchen, wie Viagra und andere
Potenzpillen bei Frauen wirken

FOCUS 28/1998

Fortpflanzungsperiode einem festen monatlichen Zyklus folgen. Dies allein stellt schon einen wesentlichen Unterschied zu uns Männern dar, da bei uns solche monatlichen Hormonschwankungen nicht vorhanden sind. In der ersten Zyklushälfte, also von Tag 1–14 dominieren hierbei die Östrogene bis zum Eisprung, danach die Gestagene, um die Gebärmutterschleimhaut für die Einnistung eines befruchteten Eis vorzubereiten. Diese Hormonschwankungen haben aber auch individuell unterschiedlich ausgeprägte Auswirkungen auf die allgemeine Stimmungslage und natürlich auch auf die sexuelle Bereitschaft.

Faßt man die Ergebnisse unterschiedlicher Studien zum Libidoverhalten von Frauen während eines durchschnittlich 28tägigen Zyklus zusammen, so fand sich bei den meisten Studien ein postmenstrueller Libidogipfel, d. h., daß unmittelbar nach Beendigung der Menstruation das größte sexuelle Interesse bestand. Lange wurde die Auffassung vertreten, daß um die Zeit des Eisprungs herum die Phase der größten sexuellen Bereitschaft ist, was in vielen Studien nicht bestätigt werden konnte.

Zusätzlich spielen auch, insbesondere was die Libido anbelangt, männliche Sexualhormone bei der Frau eine entscheidende Rolle. Hierzu muß der Leser/in wissen, daß sowohl die weiblichen Geschlechtshormone, die

Östrogene als auch die männlichen Geschlechtshormone, die Androgene, die gleichen Ausgangsbausteine für ihre Synthese benutzen. Während dann beim Mann die Synthese auf der Stufe der Androgene und hierbei insbesondere des Testosterons stehenbleibt, geht sie bei der Frau noch einen Schritt weiter, indem aus den Androgenen durch das Enzym Aromatase Östrogene entstehen. Allerdings werden bei der Frau nicht alle ursprünglich gebildeten Androgene zu Östrogenen umgewandelt, sondern ein Teil wird durch entsprechende andere Enzyme zu Testosteron und 5-α-Dihydrotestosteron, also zu unseren ureigenen männlichen Geschlechtshormonen, welche unsere männliche Sexualität so beeinflussen.

Was haben nun die Androgene bei der Frau zu suchen? Vergleichbar dem starken Geschlecht steigern Androgene bei der Frau den allgemeinen Antrieb, die Aggressivität, das Wohlbefinden und nicht zuletzt die sexuelle Lust. Niedrig dosierte Testosterongaben stellen übrigens auch ein bewährtes Konzept in der Therapie von schweren Libidostörungen bei Frauen dar. Nach der Menopause nehmen die Östrogene und Gestagene stark ab, da die Eierstöcke deren Produktion einstellen. Durch den Hormonabfall wird, ähnlich wie beim Mann beschrieben, die Hirnanhangsdrüse über die Hormonfühler überstimuliert, wodurch es zu einer erhöhten Ausschüttung von Gonadotropinen in die Blutbahn kommt. Dadurch werden nach den Wechseljahren vermehrt Androgene in den Eierstöcken gebildet, wozu diese noch in der Lage sind, im Gegensatz zur Östrogenproduktion. Erst im Alter con ca. 65–68 Jahren stellen die Eierstöcke auch die Androgenproduktion ein. Während dieser Altersperiode können bei einem Teil der Frauen nochmals Hitzewallungen auftreten.

Allgemein hat sich heute als medizinischer Standard durchgesetzt, daß bei Frauen im Klimakterium, welche unter den hormonellen Ausfallserscheinungen und hierbei insbesondere unter dem Östrogenentzug leiden, meist eine hormonelle Substitutionstherapie durchgeführt wird. Dies bewirkt auf sexuellem Gebiet bei einem Teil der betroffenen Frauen eine deutliche Verbesserung der Situation, indem die Scheidenbefeuchtung wieder ansteigt und entsprechende Kohabitationsbeschwerden damit gelindert bzw. behoben werden. Alternativ kann dies auch durch eine direkte lokale Anwendung von östrogenhaltigen Salben oder sogenannten Scheidenringen (Estring®) bewerkstelligt werden. Bei gleichzeitig vorhandenen Libidostörungen können im Einzelfall auch niedrig dosierte Testosterongaben zu einer entscheidenden Verbesserung beitragen.

Häufig aber sind es in den jüngeren Jahren, also vor der Menopause, nicht hormonelle Probleme, welche die permanente Lustlosigkeit und sexuelle Unerregbarkeit erklären können, sondern schlicht und ergreifend auch Streßphänomene, die insbesondere auf die häufige Doppel- und Dreifachbelastung (Beruf, Haushalt, Kinder) zurückzuführen sind. Auch für das „schwache Geschlecht" hat Gültigkeit, was ich den Herren der Schöpfung tagtäglich in meiner Praxis predige: Sex bzw. Bereitschaft zum

Sex, erfordet die Bereitstellung von Energie. Wenn Mann bzw. Frau früh um 6 Uhr aufgestanden ist, Frühstück bereitet und die Kinder fertigge-macht hat, nach 8 Stunden Arbeit dann den Haushalt noch schnell erle-digt und abends um 8 Uhr die Kinder zu Bett gebracht hat, verspüren nur noch wenige Vertreterinnen der weiblichen Zunft dann auch noch Lust, den oftmals stärker ausgeprägten sexuellen Bedürfnissen ihres ver-meintlichen „Göttergatten" nachzukommen. Und wenn, haben sie dann selbst oft wenig davon, sondern tun es um des lieben Friedens willen.

Aber auch nach Reduzierung der Belastungs- und Streßfaktoren klagen viele Frauen weiterhin über Lustlosigkeit, mangelnde sexuelle Erregbar-keit und/oder Orgasmusstörungen, deren Ursachen nicht immer auf psy-chischer oder hormoneller Ebene gesucht werden können.

Bezeichnenderweise waren es Urologen, welche sich in den letzten Jah-ren um die „weibliche Impotenz" gekümmert haben und bislang völlig unbekannte wissenschaftliche Erkenntnisse zutage gefördert haben. Hier-bei haben sich insbesondere urologische Universitätskliniken in den USA in Städten wie Boston, Baltimore und San Francisco also auch in Nijme-gen, Niederlande verdient gemacht.

Zusammenfassend konnte bei den verschiedenen Forschungsprojekten nachgewiesen werden, daß zwischen weiblicher Klitoris und männlichem Penis weitgehende Übereinstimmung besteht, was die physikalischen und biochemischen Vorgänge bei der sexuellen Erregung betrifft. Sowohl in der Klitoris und Scheidenwandmuskulatur, als auch im männlichen Schwellkörper kommt es bei sexueller Erregung zu einer erheblichen Durchblutungssteigerung. Diese wird wiederum bei beiden Geschlechtern durch Übermittlung von Reizimpulsen aus dem Gehirn über das para-sympathische Nervensystem verursacht, an deren Ende die Freisetzung von NO (Stickstoffmonoxyd) steht, welches zur Bildung von cGMP führt.

Morphologische und biochemische Studien haben gezeigt, daß auch in der weiblichen Klitoris sowohl die Überträgerstoffe cAMP als auch cGMP gebildet werden und diese sogenannten second messenger durch Phos-phodiesterasen wieder abgebaut werden, genauso wie es im Penis der Fall ist. Außerdem konnte bei diesen Studien auch nachgewiesen werden, daß weibliches Klitorisgewebe durch dieselben Substanzen stimuliert werden kann wie das Schwellkörpergewebe, so z. B. durch Prostaglandin E_1 und Phosphodiesterasehemmer wie zum Beispiel Viagra®.

Auf hormoneller Ebene stellten die Wissenschaftler in Baltimore fest, daß Östrogenentzug bei der Frau zu den gleichen Phänomenen in der Scheide führt wie sie vom Testosteronentzug beim Manne bekannt sind. Bei beiden Geschlechtern führt der jeweilige Hormonentzug zu einer deutlichen Konzentrationsabnahme der NO-freisetzenden parasympathi-schen Nervenfasern, so daß bei sexueller Stimulation weniger cGMP ge-bildet wird. In der Folge dieses Untergangs von NO-produzierenden Ner-venfasern kommt es zum programmierten Absterben der Muskel- und

Endothelzellen in der Scheidenwand, was auch mit dem Fachterminus Apoptose belegt ist. Beim Mann führt der Testosteronentzug ebenfalls zum Absterben der Schwellkörpermuskelzellen, so daß später bei sexueller Stimulation nicht mehr genügend für eine ausreichende Erektion zur Verfügung stehen.

Zusätzlich kommt es, hormonentzugsbedingt, zu weiteren Umbauprozessen im Gewebe im Sinne einer Kollagen-Bindegewebsvermehrung, wodurch das Gewebe unelastisch und spröde wird. Die Scheide trocknet aus und auch bei sexueller Erregung ist die Scheidenwand auf Grund des massiven Zellabbaus nicht mehr in der Lage, genügend Sekrete abzusondern. Diese Frauen leiden dann unter dem bekannten Phänomen der ausbleibenden Scheidenbefeuchtung, auch Lubrifikationsstörung genannt und da zu wenig Gleitschicht für den eindringenden Penis gebildet wird empfinden die betroffenen Patientinnen den Koitus als unangenehm oder gar schmerzhaft, wofür auch der medizinische Ausdruck Dyspareunie benutzt wird.

Forscher der urologischen Universitätsklinik Boston/USA konnten im Tierexperiment an Kaninchen nachweisen, daß ähnlich wie am Penis, arteriosklerotische Veränderungen der Klitoris- und Scheidenwandgefäße zu bindegewebigen Umbauprozessen führen. Die durch die Gefäßwandverkalkungen bedingten Durchblutungsstörungen bewirkten bei weiblichen Kaninchen, daß nach entsprechender sexueller Stimulation die Durchblutungssteigerung in Scheide und Klitoris deutlich herabgesetzt war, worauf sich die mangelhafte Klitorisschwellung und Scheidendurchblutung gründete.

Wie ähneln wir Geschlechter uns doch auf sexuellem Gebiet! Wird der Mann durch fortschreitende Gefäßverkalkung impotent, bleibt bei der Frau die Scheidenbefeuchtung und Erregbarkeit, bzw. der Orgasmus aus!

Da mittlerweile bewiesen ist, daß die Frauen den gleichen biochemischen Vorgängen bei der sexuellen Stimulation unterliegen wie dies bei uns Männern ja schon seit Jahren bekannt war, lag bzw. liegt es nahe, daß auch bei Frauen dieselben Substanzen positive Wirkungen zeigen können, welche unseren kleinen Freund wieder zum Leben erwecken.

Also Viagra® auch bei Frauen?

Zweifelsohne ist die wissenschaftliche Basis dafür gelegt, weshalb derzeit große internationale Studien mit Viagra® sowohl bei jungen Frauen, als auch bei Frauen jenseits des Klimakteriums durchgeführt werden in der Indikationsstellung weibliche Sexualstörungen und hier insbesondere Erregbarkeits-, Orgasmus- und Lubrifikationsstörungen.

Zum Zeitpunkt der Drucklegung dieses Buches sind die Studien noch in vollem Gange und deshalb diesbezüglich noch keine Daten verfügbar. Das Fallbeispiel einer jungen Frau, welche außerhalb einer Studie wegen schwerer sexueller Probleme Viagra® von mir rezeptiert bekam, kann den Lesern zumindest einen Eindruck davon geben, was Viagra® bei einer Frau bewirken kann.

Claudia, eine durchaus lebenslustige aktive Frau in den Mittdreißigern, klagte in meiner Sprechstunde darüber, daß sie sexuell kaum mehr Lust verspüre und äußerst schwer erregbar wäre. Früher habe sie mit ihrem Mann 2–3 mal in der Woche Sex gehabt und sei dabei praktisch immer zum Orgasmus gekommen. Ihr habe Sex richtig Spaß gemacht und sie war auf diesem Gebiet kein Kind von Traurigkeit, was ihr Mann sehr zu schätzen wußte. In den letzten drei Jahren hätten die sexuellen Aktivitäten praktisch auf Null abgenommen, weil sie äußerst schwierig erregbar sei und dem Koitus als solchen kein Lustempfinden mehr abgewinnen könne, ja ihn schon als unangenehm, beinahe schmerzhaft empfinde. Bei ihrem gleichaltrigen Mann habe die Libido zwar auch etwas nachgelassen, aber die momentane Funkstille im Bett beginne ihn schon zu nerven, weshalb er sie bedrängte, einen Gynäkologen aufzusuchen. Claudia ging dann der Aufforderung nach, da ihr selbst bewußt war, daß der jetzige Zustand auf Dauer für ihre Beziehung untragbar war. Die beim Gynäkologen erhobenen Befunde waren sämtlich normal, inklusive der Hormonanalysen. Eine niedrig-dosierte Testosterontherapie brachte auch keinen Erfolg.

Da sie in den Medien wiederholt auf das Thema „Viagra bei Frauen" aufmerksam geworden war und von Bekannten wußte, daß ich viele Männer mit Viagra® erfolgreich behandelte, wandte sie sich schließlich an mich. Nach einem sehr ausführlichen Beratungsgespräch, in welchem insbesondere die Risiken sowie die Tatsache erörtert worden ist, daß bei Frauen noch keine ausreichenden Erfahrungen zu Viagra® vorliegen, entschloß ich mich dann auf ihr Drängen hin die 50 mg Viagra®-Packung zu rezeptieren.

Mittlerweile ist die Patientin zweimal zu Kontrollterminen zurückgekommen und hatte ein zweites Viagra®-Rezept eingelöst. Befragt nach der genauen Wirkung von Viagra® in ihrem speziellen Falle erzählte sie mir, daß es nach der Viagra®-Einnahme zu einer wohligen Wärme im gesamten kleinen Becken käme und daß sie merke, daß auch die Scheidendurchblutung zunehme. Sie werde wieder feucht, wenn sie von ihrem Mann stimuliert werde und habe seitdem auch wieder deutlich mehr Lust auf Sex.

In der Zwischenzeit habe sie auch wieder den ein- oder anderen Orgasmus bekommen, wenn auch nicht bei jedem intimen Zusammensein. Insgesamt sei sie und ihr Mann mit der Viagra®-Therapie sehr zufrieden, wobei das dabei unübersehbare Glänzen in ihren Augen und Schmunzeln auf den Lippen in mir den Verdacht aufkommen ließ, daß sie nicht ausschließlich alleinige Viagra®-Konsumentin war. Die Frage, ob denn ihr Mann ab und an was aus dem Viagra®-Döschen naschte, verkniff ich mir dann aber doch. Allein der Erfolg, daß beide wieder sexuell zueinander gefunden hatten, zählte.

Ergänzend sei noch in diesem, den Frauen gewidmeten Kapitel darauf hingewiesen, daß derzeit noch weitere Substanzen wie Phentolamin (Vabonat®) oder Apomorphin (Provim®) im Rahmen von prospektiven Studien in den USA bei Sexualstörungen der Frauen bezüglich ihrer Wirksamkeit und Verträglichkeit überprüft werden (siehe auch Kapitel 16).

16 Behandlungsalternativen zur „Magic Pill"

$\mathbf{D}$er bis hierher vorgedrungene Leser wird sich zwangsläufig die Frage stellen was tun, wenn Viagra® nicht wirkt oder ich es nicht vertrage bzw. gar nicht einnnehmen darf, da ich z. B. auf nitrathaltige Herzmedikamente angewiesen bin? Gehöre ich dann endgültig zum alten Eisen, kann „klein Johannes" nur noch zum Pinkeln herausgenommen werden und muß ich Umschau nach einem Lover für meine Partnerin halten?

Gemach – Depression oder Panik sind hier fehl am Platze. Auch lange vor der Viagra®-Euphorie verfügten wir über sehr effiziente Therapiemethoden, die auch heute ihre Berechtigung haben und mit deren Hilfe in den letzten 10–15 Jahren Millionen von Paaren weltweit wieder glücklich und zufrieden wurden. Es ist zwar wahr, daß durch Viagra® eine neue Epoche in der Therapie der männlichen und demnächst vielleicht auch der „weiblichen Impotenz" eingeläutet wurde, dies hat aber die bislang gängigen Behandlungsmethoden keinesfalls überflüssig gemacht, nur ihr Stellenwert hat sich verschoben. Durch Viagra® sind sie aus dem ersten in das zweite Glied zurückgetreten. Mit nahezu allen im folgenden Kapitel katalogartig aufgeführten konservativen und operativen Therapiealternativen zu Viagra® habe ich als Autor dieses Buches an Tausenden von Patienten überwiegend gute Erfahrungen gesammelt und deren klinische Entwicklung oft federführend mit beeinflußt.

Orale Therapie – Pillen gegen Impotenz

In diesem Kapitel werden bereits auf dem Markt befindliche Substanzen oder solche, die sich in einem Zulassungsverfahren befinden, vorgestellt.

Yohimbin
(Handelsname: Yocon-Glenwood®, Yohimbin Spiegel®)

Yohimbin ist eine natürlich vorkommende Substanz, welche aus der Rinde des in Afrika angesiedelten Yohimbebaumes gewonnen wird. Es wurde bereits 1896 von einem Herrn Siegel entdeckt und stellte bis zur Markteinführung von Viagra das weltweit am häufigsten rezeptierte Medikament in der Behandlung von Potenz- und Libidostörungen dar. Yohimbin ist ein sogenannter a_2-Rezeptorenblocker und hemmt sowohl im Gehirn als auch im Penis die negativen Einflüsse des Sympathikusnervs auf die Erektion. Es blockiert also an gewissen Nerventerminals von sympathischen Nervenfasern die dort befindlichen Empfängerstellen (Rezeptoren), so daß das von den sympathischen Nerventerminals freigesetzte Noradrenalin bzw. das im Blutkreislauf zirkulierende Adrenalin keine Kopplungsstellen mehr findet. Aus diesem pharmakologischen Ansatzpunkt ergibt sich, daß Yohimbin insbesondere bei den Männern sinnvoll ist, welche u.a. unter sogenannten funktionellen, also psychischen Erektionsstörungen leiden, wo Versagensängste etc. eine Aktivierung des sympathischen Nervensystems auslösen, was ja bekanntlich die Erektion verhindert bzw. eine einmal eingetretene Erektion wieder erschlaffen läßt.

Yohimbin wird in einer täglichen Dosierung von 3×5 bis 3×10 mg (3×1–3×2 Tbl.) verabreicht und sollte für mindestens 4–6 Wochen gegeben werden. Alternativ zur täglichen Einnahme wird von manchen Ärzten auch die sogenannte on-demand Einnahme empfohlen, d. h. daß der Patient 1–1 1/2 Stunden vor dem gewünschten Koitus ein bis maximal 3 Tbl. einnimmt.

Mit Yohimbin wurden zahlreiche teils placebo-kontrollierte klinische Studien durchgeführt, deren Gesamtergebnisse unschlüssig sind was die Erfolgsraten anbelangt. Bei organisch bedingter Impotenz ist Yohimbin nicht wirksam. Entscheidender Vorteil des Medikamentes ist der relativ niedrige Preis (100 Tabletten kosten 46,– DM). Bekannte Nebenwirkungen sind eine Erhöhung der Pulsfrequenz (Herzklopfen, Herzstolpern, Herzrasen), Magenunverträglichkeit, Kopfschmerzen, Zittrigkeit, allgemeine Nervosität, sowie Beeinflussung des Blutdruckes (Cave: Patienten mit Bluthochdruck). Auch in der Viagra®-Ära ist bei Patienten mit rein psychischen, funktionellen Erektionsstörungen ein primärer Behandlungsversuch mit Yohimbin durchaus gerechtfertigt, insbesondere wenn man auch das Preisniveau bedenkt. Yohimbin ist in Deutschland als Yocon-Glenwood® oder Yohimbin Spiegel® auf dem Markt.

Trazodon
(Handelsname: Thombran®)

Trazodon ist ein sogenannter Serotonin-Hemmstoff, blockiert aber auch noch die a_1-Rezeptoren der sympathischen Nervenendigungen und hemmt somit die negativen Einflüsse des Sympathikus auf die Erektion. Der pharmakologische Hauptangriffspunkt der Substanz liegt aber im Gehirn, wo sie den Serotoninstoffwechsel beeinflußt. Trazodon wurde nicht als Impotenzpille sondern als Medikament gegen Depressionen entwickelt und in dieser Indikationsstellung auch erfolgreich bei vielen Patienten/innen eingesetzt.

Im Rahmen der Behandlung depressiver Erkrankungen fiel auf, daß es unter der Trazodontherapie immer wieder als unerwünschte Begleiterscheinung zu Dauererektionen, sogenannten Priapismen des Penis bei Männern und sehr selten der Klitoris bei Frauen kam, die ein medikamentöses oder operatives Eingreifen erforderlich machten. Aus diesen Erfahrungen heraus wußte man, daß Trazodon positiv auf den Erektionsmechanismus wirken kann.

Man hatte deshalb Trazodon dann auch bei Männern mit Erektionsstörungen in verschiedenen Studien eingesetzt, deren Ergebnisse in sich wieder unschlüssig waren, d. h. teilweise erfolgreich, teilweise nicht erfolgreich.

In Einzelfällen hat sich diese Substanz auch in eigenen Händen bei Männern mit dominierenden Versagensängsten und daraus resultierenden psychischen Erektionsstörungen bewährt und zwar in einer abendlichen Dosierung von 50 mg bis langsam auf 100–150 mg steigernd. Allerdings zeigt die Substanz ein relativ hohes Nebenwirkungsprofil mit Kopfschmerzen, Schläfrigkeit, Schwindel und Übelkeit, so daß die Abbruchrate relativ hoch ist. In Deutschland ist Trazodon als Thombran® auf dem Markt. Im Zeitalter von Viagra® kommt dem Trazodon in der Behandlung der männlichen Impotenz meiner Auffassung nach keine Bedeutung mehr zu.

Phentolamin
(Handelsname: Vasomax®)

Phentolamin gehört zu der Kategorie der a_2-Rezeptorenblocker, es hemmt also das sympathische Nervensystem und dessen negative Einflüsse auf die Erektion.

Phentolamin wurde mit dem Markennamen Vasomax® weltweit in drei großen placebo-kontrollierten klinischen Studien (USA, Mexiko, Deutschland) bezüglich seiner Wirkung bei psychischen und organischen Erektionsstörungen überprüft. Die dabei verabreichten Dosierungen lagen zwischen 20 und 80 mg. Die Ergebnisse aller drei Studien sind in einer Tabelle zusammengefaßt. Daraus läßt sich ersehen, daß gegenüber Placebo, also einem Scheinpräparat teilweise eine nur geringfügige bis mäßige Steigerung der Erfolgsraten durch Vasomax® zu erzielen war. Lediglich in der noch laufenden USA-Studie zeichnet sich eine Verdoppelung der Wirksamkeit unter Vasomax® gegenüber Placebo ab. Interessant in der

Erfolgsraten der placebo-kontrollierten Studien mit Vasomax

	Placebo	20 mg	40 mg	60 mg	80 mg
Deutsche Studie	21%	19%	29%	27%	–
Mexikanische Studie	40%	50%	–	60%	–
US-Studie	22%	–	44%	–	48%

deutschen Studie, in welcher aus meiner Praxis ebenfalls 45 Patienten eingeschlossen waren, war die Tatsache, daß bei über 50jährigen Männern Vasomax® eine signifikant bessere Wirkung gegenüber Placebo zeigte als in den jungen Altersgruppen.

Vom klinischen Verständnis her ist dies insofern sehr einleuchtend, da bekannt ist, daß das Aktivitätsniveau des Sympathikus mit dem Alter zunimmt und deshalb eine Substanz wie Phentolamin, die dies verhindert, deshalb besser wirken kann als bei jungen Patienten. Die Verträglichkeit von Vasomax® war in den Studien überaus gut, nur in seltenen Fällen (2–10%) traten Gesichtsröte, verstopfte Nase, erhöhter Pulsschlag oder Schwindel auf.

Verglichen mit Viagra® zeigt Vasomax® eine deutlich niedrigere Erfolgsrate bei allerdings auch geringerem Nebenwirkungsspektrum.

Die Substanz ist in den USA zur Zulassung eingereicht, mit der Markteinführung ist evtl. noch dieses Jahr zu rechnen.

Vasomax® wird von Zonagen/Schering-Plough vertrieben. Seine spätere Marktposition gegenüber Viagra® wird sicherlich mit entscheidend von der Preisgestaltung abhängig sein. Vergleichbar mit Viagra® wird Vasomax® ‚on demand' ca. 1 Stunde vor dem gewünschten Koitus eingenommen. Derzeit wird Vasomax® in den USA auch bei Frauen mit Sexualstörungen überprüft und zeigte ersten vorläufigen Mitteilungen zufolge bei einem Teil der Probandinnen durchaus eine Besserung der geklagten Beschwerden.

Apomorphin SL
(Handelsname: Provim®)

Apomorphin ist eine zentrale, also im Gehirn wirkende Substanz und unterscheidet sich durch diesen zentralen Angriffsort entscheidend von Viagra® oder Vasomax®, welche überwiegend direkt im Schwellkörper ihre Wirkung entfalten. Apomorphin besetzt im Gehirn sogenannte Dopamin-Rezeptoren. Dopamin selbst ist ein im Gehirn natürlicherweise vorkommender Überträgerstoff (Neurotansmitter), der bei sexueller Erregung freigesetzt wird und die Sex-Zentren im Gehirn aktiviert, wodurch die

Erektion über Aktivierung des parasympathischen Nervensystems eingeleitet wird (siehe Abb. S. 26).

Apomorphin wurde in 2 großen klinischen Multicenter-Studien in Kanada und USA bezüglich seiner Wirksamkeit gegenüber Placebo, also einem Scheinpräparat überprüft. Hierbei zeigte es insbesondere in den höheren Dosierungen von 4 und 6 mg Erfolgsraten zwischen 52 und 60%, verglichen zu 35% nach Placebo. Allerdings wurde Apomorphin bislang nur bei psychisch bedingter Potenzstörung überprüft, ein Wirksamkeitsnachweis bei organisch bedingter Impotenz steht noch aus. Hauptproblem der Substanz ist die relativ hohe Rate an Übelkeit, welche bei der 4 mg Dosis 20% und bei der 6 mg Dosis 39% betrug.

Mit der Markteinführung ist Ende 1999 zu rechnen. Ob Apomorphin auch unter Berücksichtigung der hohen Übelkeitsrate später vom „Viagra®-Kuchen" eine Scheibe erobern kann muß abgewartet werden. Auch hier könnte die Preisgestaltung einen entscheidenden Einfluß ausüben, zumindest bei Patienten mit überwiegend psychischen Erektionsstörungen. Außerdem wäre denkbar, daß Apomorphin auch bei Störungen der sexuellen Erregbarkeit und der Libido sowohl bei Männern als auch bei Frauen wirksam sein könnte, da die Substanz ja direkt in den Sexzentren des Gehirns seinen Angriffspunkt hat. Apomorphin wird derzeit in den USA auch bei Sexualstörungen von Frauen überprüft.

Die Penisspritze – Schwellkörper-Selbstinjektion

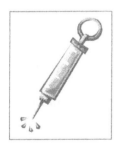

Die sogenannte Schwellkörper-Selbstinjektion oder auch *Schwellkörper-Autoinjektionstherapie* (kurz SKAT) genannt, stellt seit über 13 Jahren ein äußerst bewährtes Therapiekonzept bei Erektionsstörungen des Mannes dar. Hierbei werden mit einer ultradünnen, kaum sichtbaren Nadel Medikamente in die Schwellkörper injiziert, welche dann eine Steigerung der Blutzufuhr und nachfolgend eine Erektion auslösen. Dem betroffenen Mann wird in ein oder zwei „Einweisungskursen" in der Praxis des Urologen die genaue Injektionstechnik beigebracht und diese mit ihm eingeübt, so daß er dann zu Hause selbst ohne ärztliche Hilfe das Medikament ca. 10–15 Minuten vor dem Geschlechtsverkehr in den Schwellkörper injizieren kann. Nach ca. 10–15 Minuten kommt es dann zu einer ausreichenden Gliedsteife, die das Eindringen in die Scheide ermöglicht.

Der große Unterschied zu Viagra® besteht darin, daß es nach der Injektion automatisch, also ohne jegliche sexuelle Stimulation zur Erektion kommt, während bei Viagra® die Erektion erst durch eine zusätzliche Sti-

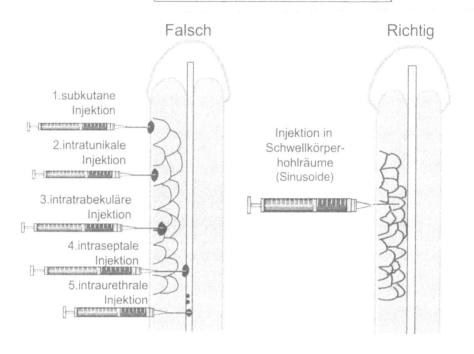

mulation herbeigeführt wird. Außerdem hält bei der Injektion die Erektion oft auch noch einige Zeit nach dem Orgasmus an, was bei Viagra® nicht der Fall ist.

Verglichen zu Viagra®, ist die durch die Injektion erreichte Erektion meist härter und dauert länger an, was aber viele Paare nicht unbedingt als Vorteil ansehen, zumal das Fortbestehen der Gliedsteife nach erfolgtem Orgasmus bisweilen von einem als unangenehm empfundenen Spannungsgefühl begleitet ist.

Nachfolgend sollen kurz die derzeit in der Schwellkörper-Selbstinjektionsstherapie eingesetzten Substanzen besprochen werden.

Papaverin

Papaverin ist ein unspezifischer Phosphodiesterasehemmer und stellte die erste Substanz überhaupt dar, welche in den Penis gespritzt wurde. Verglichen mit anderen Substanzen zeigte es eine relativ geringe Wirksamkeit (ca. 40%), außerdem eine hohe Nebenwirkungsrate, wie behandlungsbedürftige Dauererektionen (Priapismus) in 5–10% und Zellschädigungen des Schwellkörpergewebes in bis zu 30%, so daß es oft zu starken Vernarbungen, gefolgt von Penisverkürzungen und Penisverbiegungen kam. Zusätzlich kann die Substanz auch zu Leberschädigungen führen. Auf Grund all der aufgezeigten Nachteile wird Papaverin alleine fast nicht mehr angewandt, es sei denn in Entwicklungsländern, wo der billige Bezugspreis noch eine entscheidende Rolle spielt.

Papaverin/Phentolamin
(Handelsname: Androskat®)

Durch den Zusatz von Phentolamin zu Papaverin konnte die Wirksamkeit erheblich gesteigert werden und liegt bei ca. 60–70%, wenn die Höchstdosis von 4 ml der Androskat®-Lösung (= 2 Ampullen), entsprechend 60 mg Papaverin und 2,0 mg Phentolamin angewandt wird. Aber auch diese Mischlösung hat eine hohe Nebenwirkungsrate mit 5–10% Priapismen und 10–50% Penisvernarbungen, so daß sie keine breite Anwendung findet. Das Papaverin/Phentolamin-Gemisch ist als Androskat® in 2 ml Ampullen in mehreren Europäischen Ländern, so auch in Deutschland, zugelassen. Die gebräuchlichen Dosierungen liegen bei 1–2 ml, entsprechend 1/2–1 Ampulle.

Prostaglandin E_1, Synonym: Alprostadil
(Handelsnamen: Caverject®, Viridal®)

Prostaglandin E_1 stellt eine in vielen unserer Organe natürlich vorkommende Substanz dar, welche pharmazeutisch hergestellt wird. Sie wurde ursprünglich für die Behandlung von arteriellen Durchblutungsstörungen der Beine zugelassen und später für die Behandlung der männlichen Impotenz. Prostaglandin E_1 führt zu einer Konzentrationszunahme von cAMP im Schwellkörper und hemmt gleichzeitig den Sympathikus. Beide Effekte bewirken eine Durchblutungszunahme im Penis, wodurch eine Erektion ausgelöst wird.

Prostaglandin E_1 stellt derzeit weltweit unangefochten die führende Substanz in der Schwellkörperinjektionstherapie dar. In 70–80% aller impotenter Männer führt die Substanz zu einer steifen Erektion. Sie wurde an Tausenden von Männern bezüglich Wirksamkeit und Nebenwirkungen in bis zu 4 Jahre langen klinischen Studien überprüft und zeigte dabei hervorragende Resultate.

Zuhause angewandt ermöglichten 90–96% aller Injektionen einen Geschlechtsverkehr, über 80–90% der Männer und deren Partnerinnen, welche bei dieser Therapie blieben, waren damit sehr zufrieden. Nebenwirkungen sind selten und betreffen ausschließlich den Penis mit 1% Priapismus, ca. 10% blaue Flecken sowie Schmerzen im Penis und 5–8% Penisvernarbungen. Die verwendeten Dosierungen liegen zwischen 5–40 µg. Prostaglandin E_1 ist in Deutschland in zwei verschiedenen Präparaten nämlich als Caverject® und Viridal® in 10 und 20 µg Ampullen auf dem Markt. Der Preis pro Anwendung ist dosisabhängig und schwankt zwischen 28 DM für 10 µg Caverject® bis 76 DM für 40 µg wobei Viridal® teurer ist. Die hohe 40 µg Dosierung muß aus einer Mischung von 2 Ampullen hergestellt werden und wird nur selten bei schweren organischen Störungen benötigt. Das von Pharmacia & Upjohn hergestellte Caverject® kann, so von dem Patienten gewünscht, mit einem sogenannten Injektor (Peninject) verabreicht werden.

Trimix (Prostaglandin E_1/Papaverin/Phentolamin)

Die aus der Kombination von Prostaglandin E_1/Papaverin/Phentolamin individuell hergestellte sogenannte Trimixlösung erfreute sich insbesondere in den USA einer großen Beliebtheit bis die Prostaglandin-E_1-Monotherapie bzw. Viagra® auf den Markt kam. Es gibt hierfür kein Handelspräparat. Die Trimix-Kombination kann in Deutschland aus Caverject® und Androskat® hergestellt werden. Ich verwende sie persönlich bei den Patienten, welche auf Viagra® nicht reagieren, oder dieses nicht vertragen und auf die Prostaglandinpräparate wie Caverject® keine ausreichende Erektion zeigen. In ausgewählten Einzelfällen kann diese Trimixlösung dann doch noch zum gewünschten Erfolg führen und dem Patienten aufwendigere Therapien ersparen.

Moxisylyte
(Handelsname: Erecnos®)

Moxisylyte ist ähnlich wie Phentolamin ein α_1-Rezeptorenblocker und hemmt den erektionsschädlichen Einfluß des Sympathikus. Es wurde in Frankreich zur Behandlung der Impotenz entwickelt und ist dort sowie in den Beneluxländern als Erecnos® offiziell zugelassen. Im Vergleich zu Viagra® oder Prostaglandin E_1 fällt es durch seine geringe Wirksamkeit von nur ca. 30–40% deutlich ab. Dafür zeichnet es sich durch ein geringes Nebenwirkungsprofil mit jeweils nur ca. 1% Penisvernarbungen bzw. Priapismen aus. Ob Moxisylyte unter Berücksichtigung seiner relativ geringen Erfolgsrate im Zeitalter von Viagra® noch bestehen kann, erscheint sehr fraglich.

Vasoaktives intestinales Polypeptid (VIP)/Phentolamin
(Handelsname: Invicorp®)

Vasoaktives intestinales Polypeptid (VIP) stellt einen natürlichen, an den parasympathischen Nervenendigungen des Penis vorkommenden Neurotransmitter dar, der bei sexueller Stimulation dort freigesetzt wird. Ähnlich wie Prostaglandin E_1 führt es zu einer Zunahme der cAMP-Konzentration in der Schwellkörpermuskelzelle und führt somit zu einer Durchblutungssteigerung.

Von der Firma Senetek wurde nun eine Kombinationslösung bestehend aus VIP und Phentolamin pharmazeutisch entwickelt und in großen klinischen Studien an Hunderten impotenter Männer bezüglich Effektivität und Nebenwirkungen überprüft.

Es zeigte hierbei eine globale Wirksamkeit von 70–80%, die also ähnlich der von Prostaglandin E_1 ist, bei gleichzeitig geringem Priapismus- und Vernarbungsrisiko ($< 2\%$). Knapp 40% der Männer bekommen nach Invicorp® eine vorübergehende Gesichtsröte. Hauptvorteil von Invicorp® gegenüber den anderen für die Injektionstherapie entwickelten Medikamenten ist die gebrauchsfertige Lösung, welche in einem handlichen, zur einmaligen Verwendung hergestellten Injektionspen geliefert wird. Es entfällt somit die Notwendigkeit des Mischens und der Vorbereitung der Spritze, was viele Männer als entscheidenden Vorteil ansehen.

Invicorp® ist in mehreren europäischen Ländern zur Zulassung eingereicht und seit Juli 1998 in Dänemark zugelassen Es wird die medikamentöse Behandlung der Impotenz sicherlich bereichern.

Transurethrale Therapie mit MUSE®

Von der Firma VIVUS in Menlopark, Kalifornien, wurde eine gänzlich neue Anwendungsmethode für den Wirkstoff Prostaglandin E_1 zur Behandlung der männlichen Impotenz entwickelt. In der Spitze eines kleinen, handlichen Einmal-Applikators befindet sich der Wirkstoff in Form eines kleinen ca. 5 mm langen Stäbchens zusammengepreßt, das die Dikke einer Bleistiftmine hat. Dieser dünne, stäbchenförmige Applikator wird direkt nach dem Urinieren in die Harnröhrenöffnung auf der Eichel eingeführt und dann durch Herunterdrücken eines kleinen Knopfes, ähnlich der Bedienung eines Kugelschreibers, das Prostaglandin E_1 in die Harnröhre freigesetzt. Die Substanz wird dann durch Massieren des Penis zwischen den Händen aufgelöst. Ähnlich wie nach der Spritze kommt es nach 10–15 Minuten zu einer Erektion.

MUSE® (Abkürzung für: Medicated Urethral System for Erection) wurde in vielen internationalen Studien an Tausenden von impotenten Män-

Medikamentöse Alternativen zu Viagra®

Medikament	Wirkungsweise	Anmerkung
I Tabletten		
Vasomax® (Phentolamin)	hemmt Sympathikus	noch nicht verfügbar Zulassung 1999 erwartet
Provim® (Apomorphin)	stimuliert Erektionszentren im Gehirn	noch nicht verfügbar Zulassung Ende 1999 erwartet
Yohimbin®	hemmt Sympathikus	verfügbar, schwach wirksam
Thombran®	beeinflußt Seratoninstoffwechsel im Gehirn	verfügbar, nur bei psychischen Störungen evtl. wirksam
II Harnröhre		
MUSE® (Prostaglandin E$_1$)	führt zu cAMP-Erhöhung u. Durchblutungssteigerung im Penis	relativ schwach wirksam (30%) in USA zugelassen
III Penisspritze		
Caverject® (Prostaglandin E$_1$)	siehe unter II	stark wirksam (70–80%) in Deutschland zugelassen
Androskat® (Papaverin/Phentolamin)	Phosphodiesterasehemmer Sympathikushemmung	mäßig wirksam (ca. 60%) in Deutschland zugelassen
Invicorp® (VIP-Phentolamin)	cAMP-Erhöhung und Hemmung des Sympathikus	in Dänemark zugelassen Zulassung 1999 erwartet
Erecnos®	hemmt Sympathikus	schwach wirksam (30–40%) in Frankreich zugelassen
Trimix (Androskat® + Caverject®)	siehe Caverject®	sehr stark wirksam (80–90%) muß aus 2 Präparaten gemischt werden

nern überprüft und ist seit Dezember 1996 in den USA und seit kurzem in England zugelassen. In Deutschland wird mit der Zulassung Ende 1998 gerechnet. Auf Grund seiner nadelfreien und handlichen Anwendungsweise bevorzugen viele Männer MUSE® gegenüber der Spritze. Es hat sich aber in den Studien gezeigt, daß MUSE wesentlich weniger wirksam ist als die Prostaglandinspritze und bei häuslicher Anwendung nur 50–70% aller MUSE®-Anwendungen erfolgreich waren, verglichen mit 90–96% nach der Spritze. Diese hohe Rate an Fehlschlägen führte auch zu einer hohen Abbruchrate in den Studien. So blieben in der europäischen MUSE®-Studie nach 15 Monaten nur noch 25% aller Patienten „bei der Stange", d. h., sie führten die Therapie fort, 75% gaben sie wieder auf, meist weil die Wirksamkeit zu gering und zu unzuverlässig war. Die Abbruchraten bei der Selbstinjektionstherapie lagen nach 18-24 Monaten hingegen bei nur ca. 55%. An Nebenwirkungen traten bei der MUSE®-Therapie Schmerzen im Penis und Harnröhre in 30–40%, Blutungen aus

der Harnröhre in 5%, Penisvernarbungen in 4% sowie Blutdr⸍
3–5% auf. Letztere Komplikation trat insbesondere bei der h⸍
Dosierung auf und führte in Einzelfällen sogar zu kurzen B⸍
ten (Synkopen).

Unter Berücksichtigung dieser relativ hohen Nebenwirkungsrate ⸗
der auf Dauer niedrigen Zufriedenheits- und Akzeptanzquote (nur 25%
setzten die Therapie nach 15 Monaten fort) wird MUSE es schwer haben,
sich einen rentablen Anteil aus dem Impotenzkuchen herauszuschneiden,
da Viagra® und die Prostaglandin E_1-Spritze wesentlich stärker wirksam
und somit zuverlässiger sind.

Vakuumtherapie

Die Vakuumtherapie stellt ein alt bewährtes Behandlungskonzept der
erektilen Impotenz dar. Ihre Anfänge gehen bis ins Jahr 1917 zurück, als
in den USA das erste US-Patent für einen Vakuumapparat angemeldet
wurde. 1960 wurde von G. D. Osbon der Prototyp des sogenannten Osbon
ErecAid-Systems® entwickelt, welches heute mit einem Marktanteil von
70–80% weltweit führend ist.

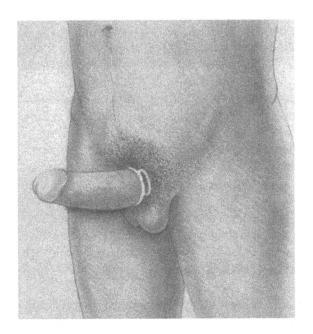

Prinzip der Vakuumtherapie. Die mit Hilfe des Vakuumapparates erzeugte Erektion wird durch einen an der Peniswurzel angelegten Gummiring gehalten, der vehindert, daß das Blut wieder
aus den Schwellkörpern abfließt.

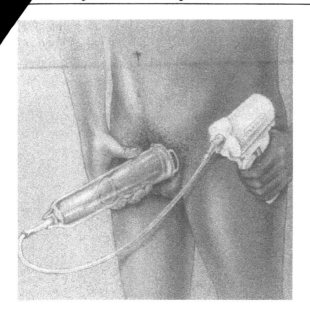

Prinzip der Vakuumtherapie mit dem Osbon ErecAid System®

Bei der Vakuumtherapie wird ein Plastikzylinder über den Penis ge-
stülpt und fest an den Körper gepreßt, so daß der Penis luftdicht abge-
schlossen ist. Der Plastikzylinder ist entweder über einen Plastikschlauch
mit einer Handpumpe verbunden oder es ist eine batteriebetriebene
Pumpe in das Ende des Zylinders eingebaut. Durch Betätigung der Pumpe wird um den Penis herum ein Vakuum erzeugt, so daß sich die
Schwellkörperhohlräume passiv ausdehnen und mit Blut füllen. Der Penis
wird also durch das Vakuum passiv versteift. Bevor man nun das Vakuum über ein Ventil abläßt und den Plastikzylinder abnimmt, wird ein zuvor um den Zylinder applizierter Gummiring auf die Peniswurzel abgestreift, damit das Blut aus dem Penis nicht abfließen kann und die Erektion nicht wieder zusammenfällt. Manchmal ist die Anlage von 2 Gummi-
ringen erforderlich, um eine zufriedenstellende Erektion aufrechterhalten
zu können.

Da der Penis passiv mit gestautem Blut und deshalb mit weniger Sauerstoff angereichert ist wie dies bei einer normalen Erektion der Fall ist,
wird er bei der Erektion etwas bläulich livide verfärbt und fühlt sich
auch etwas kälter an. Manche Frauen empfinden dies eher etwas lust-
bzw. gefühlsmindernd.

Die Vakuumtherapie ist eine äußerst komplikationsarme Therapie, die
praktisch bei allen Impotenzformen angewendet werden kann, mit Ausnahme von stärkeren Penisverbiegungen. Auch bei Behandlung mit blutverdünnenden Medikamenten wie Aspirin oder Marcumar oder bei nitrat-
haltigen Substanzen kann die Vakuumtherapie problemlos durchgeführt

werden, was übrigens auch für die Schwellkörperinjektionstherapie zutrifft.

Mittlerweile gibt es mehr als 10 verschiedene Vakuumsysteme auf dem Markt, die sich durch Preis (ca. 500,– bis 850,– DM) und Effektivität voneinander unterscheiden. Auf Grund seiner Perfektion und hohen Sicherheit ist das Osbon ErecAid-System® weiterhin Marktführer. Neben den von Medizinfirmen vertriebenen Markenprodukten werden wesentlich einfachere und damit auch weniger effiziente Vakuumapparate vom Sexversandhandel angeboten.

Nachteile der Vakuumtherapie sind insbesondere die aufwendige Vorbereitungsprozedur – der Mann muß ja vor dem Koitus mit Hilfe des Apparates sich selbst eine Erektion erzeugen und kommt dann mit dem so künstlich versteiften Penis zur Partnerin ins Bett – sowie Schmerzempfindungen durch die Anlage des Gummiringes. Außerdem wird durch diesen bei vielen Männern der Samenerguß blockiert, so daß das Sperma oft erst nach Abnehmen des Gummiringes nach dem Geschlechtsverkehr herausfließen kann.

Durch Viagra®, Penisspritze und MUSE® ist die Vakuumtherapie in das dritte Glied der Behandlungsmöglichkeiten zurückgetreten und kommt vor allem bei Therapieversagern mit den anderen Methoden in Betracht, insbesondere bei älteren Ehepaaren. Insgesamt ist die Akzeptanz zumindest in Europa nur mäßig und die Abbruchquote hoch.

Ergänzend sei noch hinzugefügt, daß augenblicklich die Krankenkassen die Kosten für die Vakuumtherapie meistens übernehmen.

Penisimplantate

Bereits 1936 wurde durch Einpflanzen von Rippenknorpelstücken versucht, dem Penis eine Stütze zu verleihen. Zu Beginn der 70er Jahre wurden dann verschiedene Penisprothesen oder besser Implantate entwickelt, welche dem Penis bei irreversibler Impotenz eine ausreichende Versteifung ermöglichen, um in die Scheide eindringen zu können. Auch auf dem Gebiet der Penisimplantate tummeln sich eine Reihe von Firmen, welche sehr unterschiedliche Modelle anbieten. Grob gesprochen unterscheidet man hierbei halbstarre, biegsame Prothesen von 2–3teiligen aufblasbaren, sogenannten hydraulischen Prothesen.

Vorteile der biegsamen stabförmigen Prothesen sind die leichte Implantierbarkeit und die relativ niedrigen Preise (Spanne 2500–5000,– DM). Nachteile die Bruchgefahr und unter anderem die Tatsache, daß der Penis in einen dauerversteiften Zustand versetzt wird, und dies der Umgebung oftmals nicht verborgen werden kann, so daß gewisse Freizeitaktivitäten wie Baden, Sauna, Tanzen etc. für den Prothesenträger zu sehr peinlichen Situationen führen können.

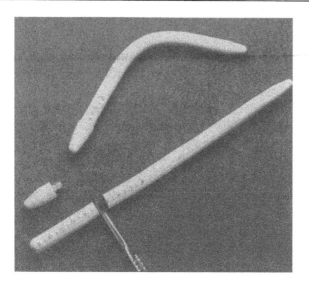

Beispiel einer einteiligen, biegsamen Penisprothese. Hier: ACU-Form der Firma Mentor. Nach Abmessen der Schwellkörperlänge während der Operation kann die Prothese am Ende auf die jeweilige individuelle Länge gekürzt (getrimmt) werden.

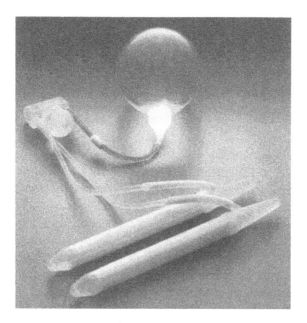

Beispiel einer dreiteiligen hydraulischen Penisprothese. Hier: AMS 700 Ultrex-Prothese.

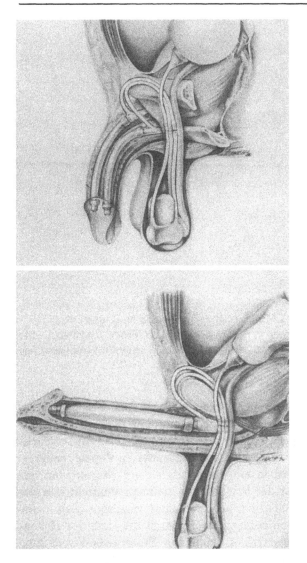

Funktionsprinzip einer dreiteiligen hydraulischen Penisprothese (hier: AMS 700 CX-Prothese).
Über die im Hodensack liegende Pumpe wird der jeweilige Füllungszustand der Prothese und
somit das Ausmaß der Erektion kontrolliert. Im erschlafften Zustand (*obere Bildhälfte*) ist das im
Unterbauch liegende Flüssigkeitsreservoir vollständig mit Kochsalzlösung gefüllt und der Penis
hängt schlaff nach unten. Im versteiften Zustand (*untere Bildhälfte*) sind die in den Schwellkörpern liegenden Zylinder vollständig mit Flüssigkeit gefüllt und das Reservoir im Unterbauch teilweise entleert.

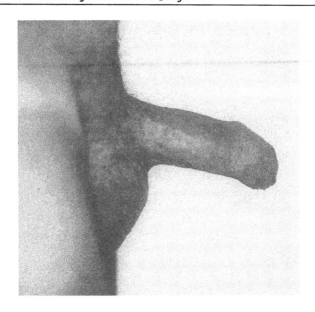

Patient mit implantierter AMS 700 CX-Prothese (dreiteilige hydraulische Prothese). Nach Betätigung der im Hodensack liegenden und von außen nicht sichtbaren Pumpe kommt es zu einer vollständigen Erektion, die nicht von einer natürlichen Erektion unterschieden werden kann. Von außen ist nicht sichtbar, daß der Mann eine Penisprothese trägt.

Aus diesem Grunde werden in der Mehrzahl der Fälle aufblasbare Penisprothesen implantiert. Hierbei handelt es sich um zwei weiche Zylinder, die in die Schwellkörper eingelegt werden und die über ein Schlauchsystem einerseits mit einer im Hodensack implantierten Pumpe, andererseits mit einem im Unterbauch eingepflanzten Flüssigkeitsreservoir verbunden sind. Von außen ist das System nicht sichtbar. Wünscht nun der mit einem solchen hydraulischen Penisimplantat versorgte Mann eine Versteifung des Gliedes dann betätigt er die durch die Haut des Hodensackes tastbare Pumpe, wodurch es zu einer Flüssigkeitsumverteilung vom Reservoir in die Zylinder kommt und der Penis steif wird. Umgekehrt erschlafft der Penis, wenn ein in der Pumpe lokalisiertes Ventil durch die Haut mit den Fingern zusammengepreßt wird.

Vorteile der hydraulischen Implantate sind deren hervorragenden kosmetischen und funktionellen Resultate, welche dem natürlichen Erektionsmechanismus sehr nahekommen. Nachteile sind die technisch wesentlich aufwendigere Operation, welche entsprechende Erfahrungen des Operateurs voraussetzt, da sonst die Komplikationsrate zu hoch ist, sowie die höhere technische Defektanfälligkeit, welche auf 5 Jahre ca. 5–10% beträgt.

Ein weiterer Nachteil stellt der hohe Preis (ca. 10500.– DM) dieser hydraulischen Implantate dar, wobei derzeit erhebliche Schwierigkeiten bestehen, eine Kostenübernahme hierfür von den Krankenkassen zu erhalten.

Die Penisimplantate stehen am Schluß der therapeutischen Möglichkeiten und haben ihre Indikation bei schweren organischen Störungen und unter anderem bei gleichzeitiger Penisverbiegung wie zum Beispiel bei Induratio penis plastica. Trotz Viagra® und trotz Penisspritze wird die Prothesenchirurgie weiterhin ihren Stellenwert behalten, obgleich sie in ihrer Häufigkeit wohl zurückgehen wird. Derzeit sind knapp 80% aller weltweit implantierten Penisprothesen hydraulische Modelle. Die eigenen Erfahrungen mit über 600 persönlich durchgeführten Penisimplantat-Operationen zeigen, daß bei den hydraulischen Modellen sowohl die Patienten als auch deren Frauen in knapp 90% mit dem kosmetischen und funktionellen Resultat zufrieden sind.

Gefäßoperationen am Penis

Bei schweren arteriellen Durchblutungsstörungen am Penis werden noch vereinzelt aufwendige mikrochirurgische Bypassoperationen insbesondere bei jüngeren Patienten durchgeführt. Auf Grund des hohen operativen Aufwandes, der hohen Komplikationsrate (> 30%) und der bescheidenen Langzeiterfolge, welche in der Literatur zwischen 30% und 80% schwanken, besitzen diese aufwendigen Gefäßoperationen in der Viagra®-Epoche keinen Stellenwert mehr.

Wesentlich einfacher als die aufwendigen Bypassoperationen sind die sogenannten Venensperroperationen. Hierbei werden bei zu schnellem Blutabfluß, dem sogenannten venösen Leck, an der Peniswurzel die blutabführenden Venen unterbunden, so daß das Blut im Sinne eines Staudammprinzips länger im Penis zurückgehalten wird und somit die Erektion länger anhält. Allerdings sind die Langzeiterfolge dieser relativ kleinen Operation wegen Ausbildung von Umgehungskreisläufen sehr bescheiden, so daß nur 20–30% der so operierten Patienten von diesem Eingriff profitieren. In ausgewählten Einzelfällen haben solche Venensperroperationen noch ihre Berechtigung.

Zukunftsperspektiven

Motiviert durch das prophezeite riesige Markpotential auf dem Impotenzsektor und dem derzeit herrschenden Viagra®-Boom, entwickeln viele pharmazeutische Firmen neue Produkte bzw. haben diese schon im Stadium der klinischen Studien.

Auf dem Pillensektor sind dies **insbesondere weitere Phosphodiesterasehemmer** also Nachfolgeprodukte von Viagra®, welche evtl. noch effektiver und selektiver und somit evtl. auch nebenwirkungsärmer sein werden. **Viagra®** selbst soll in einer **schneller wirksamen Zubereitung** in naher Zukunft auf den Markt kommen, welche im wahrsten Sinne des Wortes auf der Zunge zergeht, so daß die Wirkung innerhalb von 10–15 Minuten eintritt, ähnlich wie bei der Potenzspritze .

Weiterhin in der Entwicklung sind **nitrosylierte α-Blocker**, wobei Yohimbin oder Moxisylyte chemisch verändert werden und dann auch NO freisetzen können und damit stärker wirksam sind.

Zur subkutanen Anwendung, ähnlich der Insulinspritze wird **Melanotan II** entwickelt, ein zentral, also im Gehirn wirksamer Stoff.

Zur **lokalen Anwendung auf die Eichel** werden verschiedene Salben oder gelhaltige Präparate entwickelt, die entweder **Nitroglycerin** oder **Prostaglandin E$_1$** enthalten. Letzteres wird zusammen mit **Septa** einer Substanz, welche die Prostaglandin E$_1$ Resorption erleichtert, als **Topilan®** auf den Markt kommen.

Für die **Injektionstherapie** wird eine völlig neue Substanz aus der Gruppe der **Kalium-Kanalöffner** in klinischen Studien überprüft.

Im Tierversuch ist es mittlerweile gelungen, gentechnologisch defekte Enzyme und Membraneiweiße, welche für die Erektion zwingend notwendig sind, zu ersetzen, so daß auch bei Menschen in 5–10 Jahren die Gentechnologie in der Impotenzbehandlung Einzug halten könnte.

Und, und, und...

Sie sehen, man kümmert sich um Sie, liebe Leser, und Sie liebe Leserinnen dürfen sicher sein, daß unter all den genannten Substanzen auch das ein oder andere Produkt entwickelt werden wird, welches auch bei weiblichen Sexualstörungen Hilfe verspricht. Siehe Viagra®.

Unter Berücksichtigung aller derzeit zur Verfügung stehenden Medikamente und der eigenen umfangreichen Erfahrungen damit, wird sich die medikamentöse Therapie der Impotenz in den nächsten 2–3 Jahren wie folgt gestalten:

Ca. 60–70% der betroffenen Männer sind auf Dauer erfolgreich mit Viagra® behandelbar. In dieser Zahl verbergen sich auch 30–40% Männer, welche prinzipiell auch mit Phentolamin (Vasomax®) oder Apomorphin SL (Provim®) in Zukunft behandelbar wären. Hier wird die Zukunft entscheiden müssen, für welche Zielgruppen Vasomax® oder Provim® besser geeignet und besser verträglich als Viagra® sein wird, wobei die Marktanteile der genannten Substanzen wahrscheinlich vom Preis-Leistungsverhältnis entscheidend beeinflußt werden.

Ca. 30% der von Erektionsstörungen geplagten Männer werden weiterhin die seit Jahren bewährte Injektionstherapie mit Prostaglandin E$_1$ (Caverject®, Viridal®) durchführen, sei es aus Gründen von Kontraindikationen zu Viagra® oder auf Grund einer besseren Wirksamkeit und Zuverlässigkeit der Injektionstherapie. Welche Marktanteile das bald auch in Deutschland verfügbare VIP/Phentolamin (Invicorp®) haben wird, ist

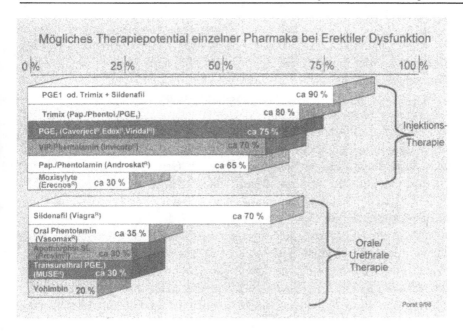

Mögliches Therapiepotential einzelner Pharmaka bei Erektiler Dysfunktion

PGE1 od. Trimix + Sildenafil	ca 90 %
Trimix (Pap./Phentol./PGE₁)	ca 80 %
PGE₁ (Caverject®,Edex®,Viridal®)	ca 75 %
VIP/Phentolamin (Invicorp®)	ca 70 %
Pap./Phentolamin (Androskat®)	ca 65 %
Moxisylyte (Erecnos®)	ca 30 %

Injektions-Therapie

Sildenafil (Viagra®)	ca 70 %
Oral Phentolamin (Vasomax®)	ca 35 %
Apomorphin SL (Ixense®)	ca 30 %
Transurethral PGE₁ (MUSE®)	ca 30 %
Yohimbin	20 %

Orale/Urethrale Therapie

Porst 9/98

noch nicht zu beurteilen, da bezüglich dieses Medikamentes momentan unterschiedliche Angaben zur Wirksamkeit und Langzeitakzeptanz bestehen.

Schwer behandelbare Fälle, welche weder auf Viagra® allein, noch auf die Injektionsspritze mit Prostaglandin E_1 ansprechen, werden teilweise noch auf eine Kombination aus Viagra® plus Injektionsspritze (Caverject®,Viridal®) oder auf die sogenannte Trimixlösung, bestehend aus Prostaglandin E_1 (Caverject®) und Papaverin/Phentolamin (Androskat®) behandelbar sein. Im Klartext heißt das, daß in Zukunft 85–90% aller Männer mit Erektionsstörungen medikamentös behandelbar sein werden. Bei Notwendigkeit von Kombinationstherapien (z. B. Tablette und Spritze) wird dies allerdings für viele Patienten eine Frage des Preises sein, welcher dann pro Anwendung zwischen 50 und 70 DM betragen würde.

Unter Berücksichtigung der wesentlich höheren Wirksamkeit und Akzeptanz von Viagra® sowie des deutlich geringeren Nebenwirkungspotentials gegenüber der intraurethralen Prostaglandin E_1-Anwendung mit MUSE® wird dieses Medikament in Zukunft keine Chance haben, zumal die Preisgestaltung auch höher als bei Viagra® liegen dürfte. Ähnliches gilt für die Injektionstherapie mit Moxisylyte. Neuesten Mitteilungen zufolge soll Moxisylyte (Erecnos®) in der EU nicht mehr weiter vertrieben werden, da die Nachfrage zu gering ist.

Zweifelhaft bleibt, ob yohimbinhaltige Medikamente in der Gegenwart der neuen, wesentlich stärker wirksamen Medikamente in Tablettenform noch eine Zukunft besitzen.

Die restlichen 10% der Patienten, welche einer medikamentösen Therapie nicht zugänglich sind, können dann immer noch mittels der Vakuumtherapie oder Penisprothetik, so gewünscht, erfolgreich behandelt werden, so daß letztendlich jedem Paar geholfen werden kann.

In ca. drei Jahren wird **die 2. Generation der Phosphodiesterase 5-Hemmer** auf den Markt kommen. Derzeit werden diese Substanzen im Rahmen von klinischen Studien weltweit überprüft, wobei der Autor dieses Buches an einer Studie federführend mitwirkt. Im Gegensatz zu Viagra® zeigt zumindest ein Vertreter dieser 2. Generation eine Wirkdauer bis über 24 Stunden, so daß „Mann" nach entsprechender sexueller Stimulation während dieses Zeitraumes immer kann, der Sex also nicht geplant werden muß, wie dies noch bei Viagra® der Fall ist. Dies wird von vielen Paaren als wesentlicher Vorteil angesehen. Zusätzlich zeigen diese neuen Phosphodiesterase 5-Hemmer teilweise eine größere Selektivität, so daß eine Hemmung der in den Augen vorkommenden Phosphodiesterase 6 oder der im Herz-Kreislaufsystem vorzugsweise vorkommenden Phosphodiesterase 3 weniger wahrscheinlich ist und somit die von Viagra® her bekannten Nebenwirkungen bei entsprechender Dosierung seltener und abgeschwächter vorkommen dürften. Für Viagra® wird diese neue Generation, welche ab dem Jahre 2001 zur Verfügung stehen dürfte, dann zweifelsohne eine große Konkurrenz darstellen.

Es bleibt also weiterhin spannend in der medikamentösen Therapie der erektilen Dysfunktion.

17 Viagra – eine Pille mit gesundheitspolitischem Sprengstoff

Wir schreiben Freitag den 26.06.1998, ein entscheidender Tag für die Zukunft von Viagra®, sowohl was die Patienten als auch den Pharmakonzern Pfizer angeht. Am späten Vormittag dieses Tages tagte nämlich der Bundesausschuß der Ärzte und Krankenkassen, welcher über die kassenpolitische Zukunft der blauen Wunderpille eine Empfehlung ausarbeiten sollte, die dann wiederum dem Bundesgesundheitsministerium vorgelegt werden sollte. Dessen oberster Dienstherr, alias Minister Seehofer, hätte dann nochmals eine maximal zweimonatige Frist, um der Ausarbeitung des Bundesausschusses zuzustimmen oder darin Abänderungen vorzunehmen. An diesem besagten Freitag hing ich in meinem Lancia auf der berühmt-berüchtigten Autobahn A1 gen Rheinland, um auf einem Symposium einen Vortrag über die Neuentwicklungen in Sachen Impotenz zu halten. Als ich damals vor einigen Monaten meine Teilnahme zugesagt hatte, realisierte ich nicht, daß dieser Termin sich ausgerechnet mit dem Ferienbeginn in Nordrhein-Westfalen kreuzte und so „erfreute" ich mich über lange Strecken Tempo 40–50 km/h. Wie gut, daß es Autoradio gibt, so kann man sich dann auch noch auf der Autobahn über den Äther des Volkes Stimme zu Viagra® einverleiben:

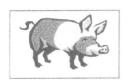

Männer sind alles Schweine
Sie wollen alle nur das Eine...
...Ein Mann fühlt sich nur dann als Mann,
wenn er's ihr besorgen kann....

tönte der Song der Pop-Gruppe „Die Ärzte" aus dem Lautsprecher und ich wollte gerade die Sendersuchlauftaste drücken, wenn da nicht „Guten Morgen liebe Hörerinnen und Hörer, nun ist es also soweit, der Bundesausschuß der Ärzte und Krankenkassen berät heute darüber, ob Viagra® zu Lasten der Krankenkassen verordnet werden soll oder..." die Stimme eines Moderators meine Aufmerksamkeit geweckt hätte.

Anläßlich der Bundesausschußsitzung zu Viagra® hatte der Sender das Thema aufgegriffen und einerseits einen Experten in das Studio eingeladen, andererseits Radiohörer direkt telefonisch zugeschaltet und um deren Meinung gebeten, wie dies in solchen Sendungen so üblich ist.

Zwei Hörermeinungen hierzu möchte ich sinngemäß wiedergeben.

Eine 60jährige Hörerin: Durch die Hormonbehandlung (Östrogene) sind wir Frauen auch nach den Wechseljahren sexuell noch wesentlich aktiver als zu früheren Zeiten. Das sieht sie an sich selbst und wird ihr auch von vielen gleichaltrigen Freundinnen bestätigt. Leider ist es aber oft so, daß unsere Ehemänner nicht mehr mithalten können, weil sie Bluthochdruck oder Prostataprobleme haben, und dadurch Potenzprobleme bekämen, was sie, die Frauen, sehr bedauern würden. Für sie jedenfalls sei Viagra® ein Segen und ihre Freundinnen sehen es genauso. Es sei doch nicht einzusehen, daß bei den Frauen die Krankenkassen die Östrogenbehandlung bezahlen, bei den Männern die Kostenübernahme für Viagra® aber verweigern wollen, das empfinde sie als ungerecht.

Ein 72jähriger Hörer: Wegen Prostataproblemen habe ich mich einer Operation unterziehen müssen. Die Operation verlief zwar gut, aber ich bin seitdem komplett impotent. Diese Impotenz sei wie ein Schlag ins Kontor gewesen. Er ist sonst fit, arbeitet noch viel und fühle sich bislang nicht zum alten Eisen gehörig. Er könne so manchem 50jährigen noch etwas vormachen.

Jetzt durch die Impotenz sei ihm viel an Lebensmut und Aktivität genommen worden, er fühle sich jetzt wirklich abgeschrieben und erstmals aufs Altenteil abgeschoben. Er sei kein Sexprotz, aber Sex habe eben im Alter für ihn genauso zur Lebensqualität gezählt wie normales Sehen und Hören. Viagra® sei für ihn und seine Frau wie eine Befreiung aus einem Käfig gewesen. Seit es wieder funktioniert im Bett sind sie beide wieder viel gelöster im Umgang miteinander. Sie beide würden sehr umsichtig mit Viagra® umgehen und es nicht über Gebühr strapazieren. Sie könnten aber nicht verstehen, warum die Krankenkassen hierfür die Kosten nicht übernehmen wollten, wo die Impotenz bei ihm doch eindeutig als Folge der Prostataoperation aufgetreten sei.

Drei Stunden später, ich stehe am Kölner Ring wieder im Stau, kommt in der Nachrichtensendung, daß der Bundesausschuß eine Kostenübernahme von Viagra® zu Lasten der Krankenkassen grundsätzlich abgelehnt habe, es solle auch keine einzige Ausnahme geben, also auch nicht bei Zuckerkrankheit oder nach Prostataoperationen.

Tags darauf spötteln viele Tageszeitungen, daß Minister Seehofer nun doch am Leben bleiben könne, nachdem er einige Tage zuvor in einem Interview bei einigen mit der Ankündigung Hoffnungen geweckt hatte, daß er sich erschießen werde, wenn Viagra® zu Lasten der gesetzlichen Krankenversicherung rezeptiert werden sollte.

Vorausgegangen war der Vorentscheidung durch den Bundesausschuß teilweise ein Horrorszenario, was die durch Viagra® vermutete Kostenexplosion im deutschen Gesundheitswesen betraf. Ausgehend von einer ominösen Zahl von 7,5 Millionen impotenten Viagra®-Dauerkonsumenten – keinem der Experten auf diesem Sektor ist klar, woher diese ominöse Zahl stammt – kam man zu folgenden Hochrechnungen, welche Beträge in Abhängigkeit von der Koitusfrequenz zusätzlich auf die Krankenkassen durch Viagra® zukommen würden.

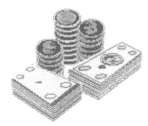

Koitusfrequenz 1 × /Woche ⇒ 7,5 Milliarden DM

Koitusfrequenz 2 × /Woche ⇒ 15 Milliarden DM

Koitusfrequenz 3 × /Woche ⇒ 22,5 Milliarden DM

Koitusfrequenz täglich ⇒ 52,2 Milliarden DM

Weitere Hochrechnungen mit Koitusfrequenzen von mehrmals täglich wurden nicht angestellt. Warum eigentlich nicht?

Bezeichnenderweise wurden oben genannte Zahlen von Vertretern der Krankenkassen unters Volk und Seehofer vor die Türe gestreut, um den Verantwortlichen zu suggerieren, daß wir Deutschen ein Volk der Sexomanen sind und diese ohnehin vorhandene Grundeinstellung des deutschen Mannes durch Viagra® noch verstärkt würde. Das Horrorszenario wurde ja von den Verantwortlichen dahingehend weitergesponnen, daß bei 15 Milliarden Mehrausgaben für Viagra® die Beitragssätze zur Gesetzlichen Krankenversicherung um mindestens 1% angehoben werden müßten, was die Wirtschaft etc. zusätzlich erheblich belasten würde und das zarte Pflänzchen ‚Konjunkturaufschwung' auf dem Viagra®-Altar geopfert werden müßte.

Bedenkt man dann, daß neueren wissenschaftlichen Studien zufolge auch ca. 50% der Partnerinnen von impotenten Männern ebenfalls von Sexualstörungen unterschiedlicher Couleur geplagt sind und diese ja dann auch Viagra® haben wollen erhöhen sich die Kosten auf ca. 40 Milliarden DM und, und, und...

Dieses völlig irrationale Zahlengeplänkel hat der Bundesausschuß der Krankenkassen und Ärzte am 26.06.98 dann wohl dazu veranlaßt, eine Empfehlung gen Bonn auszusprechen, Viagra® komplett aus der Kostenerstattung der gesetzlichen Krankenkassen herauszunehmen. Nun lag es also am Gesundheitsminister eine ‚Lex Viagra®' herauszugeben.

Schon erheben sich aber warnende Stimmen von Medizinrechtlern in der Presse, die erhebliche verfassungsrechtliche Bedenken gegen einen kompletten Ausschluß von Viagra® aus der Leistungserstattung der Krankenkassen anmelden. Diese verfassungsrechtlichen Bedenken werden durch die Rechtssprechung von Sozialgerichten aus der jüngsten Vergangenheit gestützt, wonach die erektile Impotenz (synonym: erektile Dysfunktion) eine behandlungsbedürftige Krankheit im Sinne des Sozialen

Gesetzbuches V darstellt, und die betroffenen Männer Anspruch auf Leistungen haben, die zur Behandlung ihrer Krankheit notwendig sind. Auf Grund dieser Sozialgerichtsentscheidungen wurden die Krankenkassen damals 1995 dazu vergattert, die Kosten für die Schwellkörperinjektionstherapie zu übernehmen (Landessozialgericht Nordrhein Az:L2Kn 36/95 LSGNRW). Im übrigen ist bei der Penisspritze der Preis pro Anwendung ca. 30% höher als der für eine Viagra®-Tablette in Deutschland. Nach Meinung führender Medizinrechtler kann der Preis eines Medikamentes, in diesem Falle also von Viagra®, nicht auschlaggebend für die Kostenerstattung sein, zumal es sich um eine weniger invasive Therapie handelt.

Der neue Gesundheitsminister wird sich also etwas einfallen lassen müssen, ansonsten ist eine kostspielige Prozeßflut vorprogrammiert.

Ein gangbares Denkmodell wäre eine Beschränkung der Kostenerstattungspflicht auf rein organische Impotenzformen, welche durch eine vorausgehende Diagnostik (Penisdurchblutungsmessung) bewiesen werden müßten und/oder eine Beschränkung auf gewisse Grunderkrankungen, wie z. B. Diabetes mellitus, Prostataoperationen, Multiple Sklerose etc.. Dann würden die von den Krankenkassenvertretern genannten, völlig utopischen Zahlen stark nach unten relativiert werden und allenfalls die Ein-Milliardengrenze berühren, was unser Gesundheitswesen durchaus verkraften würde. Es werden wesentlich höhere Beträge für unsinnige Leistungen der Krankenkassen ausgegeben als es die Behandlung der männlichen Impotenz darstellt. Nicht vergessen sollten hierbei all diejenigen, welche mit solchen unseriösen Zahlenbeispielen die Allgemeinheit verunsichern, daß mit Viagra® immer zwei Menschen behandelt werden, was ja de facto die Kosten halbieren würde.

Übrigens wird in den USA von Medicaid, der staatlichen Krankenversicherung für die Armen und Behinderten, die Potenzpille Viagra® in die Krankenverordnung mit aufgenommen, also vergütet.

Dieses Beispiel sollte einen Denkanstoß für die Verantwortlichen in Deutschland geben. Mit Zulassung von Viagra® zum 1.10.98 wäre eine rechtlich einwandfreie Lösung für Deutschland im Sinne einer Lex Viagra® wünschenswert gewesen, womit sowohl Patienten und Ärzte als auch die Krankenkassen hätten einigermaßen leben können.

Mittlerweile sind die Würfel zumindest in Deutschland endgültig gefallen. In der Sitzung vom 03.08.1998 hat der Bundesausschuß der Krankenkassen und Ärzte endgültig entschieden, daß sämtliche Medikamente zur Behandlung von Erektionsstörungen aus der Leistungspflicht der gesetzlichen Krankenkassen ausgeschlossen werden sollen. Ausnahmeregelungen sind hierbei generell ausgeschlossen, d. h., daß z. B. auch schwerkranke Diabetiker sämtliche Kosten hierfür aus eigener Tasche aufbringen müssen.

Der noch zuständige Bundesgesundheitsminister hatte dann wenige Tage darauf signalisiert, daß er den Beschluß des Bundesausschusses nicht beanstanden würde und er diesen noch vor der Bundestagswahl am

27.09.98 unterzeichnen würde, so daß dies ab 01.10.98 nach Veröffentlichung im Bundesanzeiger nun auch Gesetz geworden ist.

Mit diesem Gesetz sind nicht nur Viagra® sondern sämtliche anderen, jetzt bereits vorhandenen oder in Zukunft zugelassenen Medikamente von der Leistungspflicht der Krankenkassen generell ausgeschlossen, was der breiten Öffentlichkeit bislang nicht klar war. Dies betrifft sowohl die bereits verfügbaren Präparate Caverject®, Viridal® und Androskat® als auch in Zukunft Invicorp® oder das in die Harnröhre instillierbare MUSE® wie auch später die in Tablettenform verfügbaren Vasomax® und Provim®.

Nach Meinung führender Medizinrechtler in Deutschland ist dieser so beschlossene generelle Ausschluß der genannten Medikamente juristisch anfechtbar, so daß klagenden Patienten – und von denen wird es alleine aus meiner eigenen Praxis Dutzende geben – große Chancen eingeräumt werden, vor den Sozialgerichten Recht und von den Krankenkassen dann doch ihr Geld zurück zu bekommen. Die Krankenkassenvertreter setzen hier aber eindeutig auf Zeit, wohlwissend, daß solche bis zum Bundessozialgericht ausgetragenen Rechtsstreite auf Grund der chronischen Überlastung der Deutschen Gerichtsbarkeit wahrscheinlich mindestens zwischen 3–6 Jahren dauern werden. Bis dahin gibt es für kein einziges Paar die Erektion auf Kassenrezept, so schwerwiegend die zur Potenzstörung des einzelnen führende Grunderkrankung auch sein mag. Zur Verschärfung der ganzen Situation trägt zusätzlich noch bei, daß die einzelnen gesetzlichen Krankenkassen derzeit fest entschlossen zu sein scheinen, jeden einzelnen Patienten sein Recht erstreiten zu lassen, d. h., daß ein einmal von einem Patienten vor dem Sozialgericht gewonnener Prozeß nur für diesen einen Patienten Gültigkeit hat und sich somit nicht auf andere Patienten auswirkt.

Zweifelsohne trägt diese Entscheidung enormen sozialpolitischen Sprengstoff, der zumindest bei dem Krankheitsbild erektile Dysfunktion die Türe zur Zwei-Klassen-Medizin weit aufgestoßen hat. Zufriedenstellende Sexualität auch im Alter wird es also in Zukunft nur noch für finanziell besser gestellte Bevölkerungsschichten geben. Für die finanziell Minderbemittelten, denen ja oftmals auf Grund einer Vielzahl von chronischen Erkrankungen (Hochdruck, Diabetes etc.) schon jetzt enorme Zuzahlungen bei der Rezepteinlösung abverlangt werden, bleibt dann nur noch die Erinnerung an die schönen Zeiten wo „Er" noch ohne pharmakologische Hilfe funktionierte.

Auch nach Auffassung des Autors sind die vom Bundesausschuß und dem Gesundheitsminister getroffenen Entscheidungen sozial ungerecht, da sie wiederum die Armen treffen, und sie tragen obendrein in keinsterweise den tatsächlichen Gegebenheiten Rechnung, da es sich allenfalls um 1–1,5 Mio und nicht um 7–8 Mio Männer gehandelt hätte.

18 Lifestyle-Medizin und Sexualität an der Schwelle der Jahrtausendwende

Daß wir immer älter werden, haben wir sicherlich nicht der Verbesserung unserer Umweltbedingungen zu verdanken, ganz im Gegenteil, sondern den enormen Fortschritten der Medizin. Im Zeitraum 1986–1995 stieg die durchschnittliche Lebenserwartung weltweit um 4,6 Jahre. Hierbei haben sich aber die medizinischen Neuerungen als zweischneidiges Schwert erwiesen. Auf der einen Seite überleben heute 70–80jährige schwerste Erkrankungen und Operationen, welche noch vor 2 Jahrzehnten Garanten einer natürlichen Bevölkerungsdezimierung gewesen wären, ähnlich der natürlichen Auslese in der Tierwelt, wo ja auch nur die Gesunden und Starken überleben. Auf der anderen Seite werden wir mit all den körperlichen und geistigen Unzulänglichkeiten, welche das Altern zwangsläufig mit sich bringt, von der Medizin noch weitgehend alleingelassen. Wir werden zwar alle ein gut Stück älter, aber zugleich auch ein gut Stück gebrechlicher, was nun überhaupt nicht mit der hohen Anspruchshaltung der Gesellschaft an uns als ihre Mitglieder beziehungsweise den persönlichen hochgesteckten Zielen an die eigene Leistungskraft in Einklang zu bringen ist.

Wo wir auch hinsehen, wir werden in vielen Lebensbereichen mit demselben Phänomen konfrontiert: die Erwartungen der Gesellschaft und somit unsere eigenen eilen dem tatsächlichen Leistungsvermögen oftmals weit voraus. Nicht Stillstand, sondern Fortschritt ist gefragt. Wir alle zei-

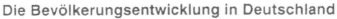

Die Bevölkerungsentwicklung in Deutschland

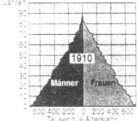
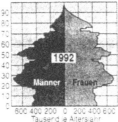
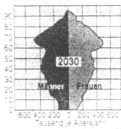

Hamburger Abendblatt, Nr. 234, 7. 8. 1995

gen uns unaufhörlich bemüht in dem Streben von Erfolg zu Erfolg zu eilen, neue Höchstleistungsmarken hinter uns zu lassen, ständig getrieben
von Zwängen und der Furcht auf die Verliererstraße abgeschoben zu werden, wenn wir die hochgesteckten Ziele nicht erreichen.

Und dort, wo abzusehen ist, daß wir dies aus eigenen Kräften kaum
mehr schaffen und die Konkurrenz im Nacken sitzt, die ja mit denselben
Problemen zu kämpfen hat, werden die „Künste der Medizin", so sie denn
wirklich welche sind, ausgelotet und skrupellos in Anspruch genommen.
Ein klassisches Beispiel dafür ist der ganze Sportbereich, wo mittels sehr
fragwürdiger Dopingpraktiken die restlichen wenigen Prozent an Kraft-
und Leistungsreserven aus den durchgestählten Körpern der Athleten herausgepreßt werden sollen, die uns ja der eigene Körper normalerweise
vorenthält und nur bei absolut lebensbedrohlichen Notfallsituationen
dann freigibt. Stellvertretend für viele Sportarten stand der Radsport bei
der Tour de France am Pranger, bei der sich durch einen dummen Zufall
herausgestellt hat, daß ein ganzes, sehr erfolgreiches Team durchgedopt
war. Und schon hört man allerorts in den Medien lauthals die Forderung
der Kläger und Kritiker nach hohen Strafen, es müsse ein Exempel statu-
iert werden, der Sport und somit wir, müßten wieder rein gewaschen
werden.

DIESER SCHÖNHEIT

Die Formeln der ewigen Jugend

FÜR IMMER JUNG *Gen-Forscher und Hormon-Experten
arbeiten an der Zauberformel. Aber es geht auch ohne
Wunderdroge. Zehn „ewig junge" Prominente verraten ihre
ganz privaten Geheimnisse gegen das Altern*

Bunte Nr. 23/98

Wir, die wir von der ewigen Jugend träumen, das Jugendlichkeitsidol
geradezu vergöttern, was durch die Schönheitsideale in der ständig auf
uns einprasselnden Werbung noch verstärkt wird, schwingen uns plötzlich auf zum Scharfrichter über Gut und Böse? Wir, die wir möglichst
nur mit knackigen, makellosen und durchtrainierten Körpern mit den be-

rühmten Gardemaßen unsere Augen zu verwöhnen suchen, messen wir nicht mit zweierlei Maß wenn es um den eigenen Körper geht?

Akzeptieren wir die mit dem Alter zwangsläufig sich einstellenden Unzulänglichkeiten und stehen rückhaltlos dazu auch in der Öffentlichkeit? Unsere Vorbilder, ja Idole lehren uns eines Besseren. Da wird geliftet, gestrafft und gesaugt, was das Zeug hält. Aus Hängebrüsten werden knackige Apfelbusen, aus wabernden Fettschürzen straffe Bauchdecken und auch die Männlichkeit läßt sich den eigenen Pinsel schon mal tiefer legen und ummanteln wie wir aus den vorangehenden Kapiteln gelernt haben. Verjüngungskuren in dafür einschlägig bekannten Instituten haben seit über einem Jahrzehnt Hochkonjunktur und buhlen in mehrseitigen Anzeigen großer Journale um die Gunst potentieller Kandidaten. Und davon gibt es wahrlich genug, wir alle werden ja nicht jünger. Aslan- und Ayurvedatherapien versprechen Unmögliches möglich zu machen. Zu unmöglichen oder, besser gesagt, unglaublichen Preisen versteht sich. Als Aushängeschild besagter Institute und Therapien fungieren bekannte Stars aus der Film- und Fernsehbranche, denen nachzueifern es für jedermann lohnend erscheint. Denn so jung und so vital möchte man auch wieder sein, zumal besagtes Vorbild 10 Jahre älter ist als man selbst.

Wir sehen auch gerne darüber hinweg, wenn für Zellregenerationskuren von höchst fragwürdigem medizinischen Nutzen Tausende von jungen Tieren auf dem Altar des Jugendlichkeitswahns geopfert werden, solange der so behandelte Klient unbeirrt und fest an deren Nutzen und Langzeitwirkung glaubt. **Lifestyle-Medizin** ist das Schlagwort zum Ausklang dieses Jahrtausends.

Kümmerte sich, von wenigen Ausnahmen abgesehen, in der Generation unserer Altvordern kaum einer um Tränensäcke, Doppelkinn und Schwabbelbauch, weil in der Nachkriegszeit ganz andere Probleme Vorrang hatten, so sieht dies die jetzige **Babyboomergeneration** wesentlich differenzierter. Zumindest die wirtschaftlich Wohlsituierten, und derer gibt es ja in den Industriegesellschaften genug, haben ihren eigenen Körper neu entdeckt. Von sogenannten Schönheitsidealen geleitet, oder an der Nase herumgeführt, je nachdem von welchem Standpunkt man es betrachten mag, eifern wir diesen Vorzeigeidealen nach, um wenigstens teil- oder, besser ausgedrückt, Organweise es ihnen gleichzutun. So ließen sich in den USA 1997 120 000 Frauen ihre Brüste vergrößern oder ummodellieren, um es mit den Rundungen von Busenwunder Pamela Anderson aus der Fernsehserie Baywatch wenigstens andeutungsweise aufnehmen zu können. Dies entsprach auf diesem Gebiet der Schönheitschirurgie einer Steigerung von 40% gegenüber dem Vorjahr und kam somit den haussierenden Börsen von Wall Street und Europa gefährlich nahe. Immerhin ließ sich die amerikanische Frau durchschnittlich DM 15 000 solch eine Operation kosten, was die stolze Gesamtsumme von 1,8 Milliarden DM ausmacht.

Aus diesen stolzen Zahlen wird auch für Ignoranten ersichtlich, daß die Lifestyle-Medizin, und ihr sind ja all die Schönheitsreparaturen an unserer alternden und welkenden Karosserie zuzuordnen, ein Wirtschaftszweig von beachtlicher Größenordnung geworden ist. Und auch hier hinken wir Europäer den Amerikanern wie immer hinterher. Während 1994 in den USA 14,2% der gesamten Wirschaftsleistung für die Gesundheit ausgegeben wurde, nahm sich der Anteil in den europäischen Ländern sehr bescheiden aus: Frankreich 9,7%, Österreich, man höre und staune ebenfalls 9,7%, Schweiz 9,6%, Niederlande 8,8%, Deutschland und Italien 8,6%, Spanien 7,3%, Großbritannien 6,9%, Griechenland 3,6% und Türkei 2,6%. Die Japaner gaben mit 7,3% praktisch nur die Hälfte für die „Pflege von Körper und Seele" aus, gemessen am Bruttosozialprodukt, wenn man es mit den USA vergleicht. Bedenkt man, daß die Amerikaner auf Grund ihres zu europäischen Verhältnissen gänzlich unterschiedlichen Krankenversicherungssystems von Haus aus den Löwenanteil an sämtlichen Gesundheitsleistungen aus eigener Tasche finanzieren müssen, während die Ausgaben im bundesdeutschen Gesundheitswesen zu knapp 50% (in 1992 207 Milliarden von 429 Milliarden DM Gesamtausgaben) von den gesetzlichen Krankenversicherungen getragen werden, so fallen die Unterschiede noch krasser aus. Dies zeigt, daß von jeher der amerikanische Bürger/in viel eher bereit war, Geld aus der eigenen Tasche zum Erhalt oder der Verbesserung seiner gesundheitlichen Gesamtkonstellation hinzulegen.

Doch Facelifting, Busenstraffung, Fettabsaugung oder Haartransplantationen sind die eine Seite der Medaille der Lifestyle-Medizin. Denn nicht jedermanns Sache ist es, sich mit dem Skalpell der Schönheitschirurgen am eigenen Body herumschnippeln zu lassen. Die Notwendigkeit von Narkose, Krankenhausaufenthalt und Arbeitszeitausfall, sowie Schmerzen und mögliche Komplikationen solcher schönheitschirurgischer Eingriffe machen die geheimen oder offenen Wunschvorstellungen und Sehnsüchte von uns allen verständlich, quasi von innen heraus zu verjüngen ohne die blutige Prozedur mit des Schönheitschirurgen Skalpell.

Hier ist die Stunde der Pharmaindustrie gekommen. Längst hat man in den Chemieküchen der großen Pharmakonzerne erkannt, daß Investitionen im Bereich der Lifestyle-Pharmaka mindestens ebensolche Profite versprechen, wie dies in den Sektoren der Herz-Kreislauf-, Krebs- oder Aidsforschung der Fall ist. Denn während es sich bei den genannten Gebieten um eine umschriebene „Konsumentenklientel" handelt, die sich zwar auch im lukrativen Millionenbereich potentieller Kandidaten bewegt, eröffnet die Lifestyle-Medizin völlig neue Dimensionen. Denn wer von uns würde sich einer Pille verweigern, die uns abnehmen läßt, ohne auf die lukullischen Gaumenfreuden verzichten zu müssen, welche uns kahlköpfigen Männern wieder sprießende Haare beschert, oder Männlein und Weiblein zugleich wieder eine glatte Gesichts- und Körperhaut mit dem Teint einer Zwanzigjährigen? Wer von uns würde nicht täglich Dutzende solcher Pillen einnehmen, wenn sie uns vor all diesen unweigerlichen Altersprozessen bewahren würden, die uns mit jedem neuen Lebensjahr noch intensiver und brutaler die eigene Vergänglichkeit vor Augen führen und unsere Brut tagtäglich zu der oftmals zutreffenden Analyse ermuntern, daß die bzw. der Alte es einfach nicht mehr rafft bzw. checkt. Die Formeln der ewigen Jugend – noch sind Genforscher und Hormonexperten nicht bis in den Gral vorgestoßen, wo jene Zauberformeln auf einem goldenen Tablett auf ihre Entdeckung warten. Noch tüfteln in den chemischen Labors der Pharmakonzerne die Experten fieberhaft an den Einzelbausteinen jener Substanzen, die uns der Realität von der immerwährenden Jugend und damit der Unsterblichkeit näherbringen sollen. Und noch ist es ihnen trotz Milliardenforschungsgelder, die Jahr für Jahr investiert werden, nicht gelungen, Körper und Geist auf der Stufe des 20–30jährigen einzufrieren und zu konservieren. Welch ein Glück für unsere Nachkommen, denn wie sollte unser Planet Erde dies verkraften, wo er jetzt schon unter der ständig größer werdenden Last der Überbevölkerung auseinanderzubrechen droht.

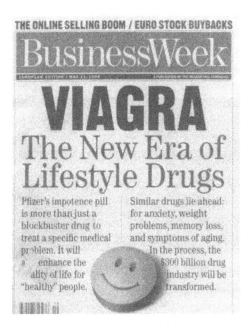

Doch Teilerfolge auf dem Gebiet der Lifestyle-Medikamente sind unübersehbar. Eine neue Generation von **Schlankheitspillen** ist auf dem Vormarsch, nachdem die erste Generation, eine Kombination aus Fenfluramin und Phentermin (Fen-Phen) nach jahrelanger, weitverbreiteter Anwendung insbesondere in Abspeckkliniken der USA vom Markt genommen wurde. Grund hierfür waren das plötzliche Auftreten schwerster Herzklappenschädigungen bei jungen Frauen nach längerer Anwendung dieser Schlankheitspillen, mit der Konsequenz einer offenen Herzoperation. Die neue Schlankheitspille Namens Meridia® welche jetzt in den USA von der FDA zugelassen worden ist, verspricht einen entscheidenden Durchbruch auf diesem Gebiet. Hohe Wirksamkeit, gleichzusetzen mit starker Gewichtsreduktion und dies bei geringem Nebenwirkungspotential. Ein neuer Milliardenmarkt zeichnet sich hier ab angesichts der Tatsache, daß allein in den USA 60 Millionen Übergewichtige mit überschüssigen Fettpolstern durch die Gegend marschieren. In Europa hat in den letzten Julitagen 1998 eine andere **neue Schlankheitspille** des Pharmakonzerns Hoffmann LaRoche die EU-weite Zulassung erhalten und soll ab Herbst auch in Deutschland verfügbar sein. **Xenical®** wird diese neue Pille genannt, deren Wirkstoff Orlistat ein völlig neues Schlankheitsmittel beeinhaltet. Es greift quasi am Darm an und verhindert, daß über ein Drittel des mit der Nahrung aufgenommenen Fettes resorbiert wird. Das so aufgenommene Fett verläßt dann wieder auf direktem Wege durch die entgegengesetzte Öffnung unseren Körper ohne ihm ein paar neue Speckröllchen zuzufügen. In Testversuchen nahmen die Personen, welche Xenical® eingenommen hatten, 10% ihres Körpergewichtes ab im Vergleich zur Kontrollgruppe. Ideal werden viele Übergewichtige denken, doch auch hier scheint ein Schuß Skepsis angebracht: Die Zulassungsbehörde der USA, die FDA, hat Orlistat noch nicht zugelassen, da diese neue Schlankheitspille in Verdacht steht, das Brustkrebsrisiko zu erhöhen.

Mittlerweile ist die Schlankheitspille Xenical® im September 1998 offiziell in Deutschland zugelassen worden und hat, ähnlich wie bei Viagra®, bei den Krankenkassen zu lebhaften Diskussionen geführt, ob es sie bei medizinisch begründeten Fällen auf Kassenrezept geben soll. Die monatlichen Behandlungskosten werden hierbei ca. DM 200 betragen.

Weitere Schlankheitspillen sind in der Pipeline: **Sibutamin,** ein weiterer Schlankheitsstoff beeinflußt unser Sättigungsgefühl im Gehirn, so daß wir gar keine Lust mehr auf die viele Völlerei verspüren. Der Appetithemmer Sibutamin war ursprünglich als Medikament gegen Depressionen entwickelt worden, zeigte in dieser Indikationsstellung aber nicht die gewünschte Wirkung. Die betroffenen Patienten/innen bliesen weiterhin Trübsal, nahmen dafür aber deutlich an Gewicht ab. So wurde diese Substanz, ähnlich wie es ja bei der Entwicklung von Viagra® war, einer anderen Zweckbestimmung zugeführt, nämlich der Behandlung der Adipositas (Fettleibigkeit). Sibutamin soll noch Ende 1998 in Deutschland als Reductil® auf den Markt kommen und verspricht der BASF-Tochter Knoll ebenfalls entsprechende Umsätze. Ob das unsere Gastronomie und Lebensmittelbranche erfreut? Die Pharmakonzerne als zukünftiger Jobkiller in diesem Wirtschaftszweig?

Und endlich scheint auch eine **neue Pille gegen den Haarausfall des Mannes** zumindest teilweise sehr erfolgreich zu sein. **Propecia®** ist der Handelsname des Präparates, welches in den USA schon auf dem Markt verfügbar ist. Interessant hierbei ist die Tatsache, daß in Propecia® derselbe Wirkstoff, nämlich Finasteride enthalten ist, welches ebenfalls in dem schon seit Jahren weltweit verfügbaren Medikament Proscar® verwendet wurde, das zur Behandlung der gutartigen Prostatawucherung sehr erfolgreich eingesetzt wird. Der sowohl in Propecia®, als auch in Proscar® enthaltene Wirkstoff Finasteride stellt einen sogenannten 5α-Reduktasehemmer dar, der die Umwandlung von Testosteron in 5α-Dihydrotestosteron verhindert. Und eben dieses Dihydrotestosteron gibt einerseits Anlaß zu einer Wucherung der Prostata, andererseits beschleunigt es den Stoffwechsel in den Haarbälgen und läßt diese vorzeitig dann absterben, so daß die Haare ausfallen. Kostet die Proscar®-Tablette mit 5 mg Finasteridegehalt in den USA 2 USD, so beläuft sich der Preis für Propecia® mit nur 1 mg Finasteridegehalt auf 1,50 USD, was, umgerechnet auf Proscar®, de facto einer fast vierfachen Preiserhöhung entspricht. Gehört Proscar® in die Schublade Medikamente zur Behandlung von Erkrankungen, so muß Propecia® der Kategorie Lifestyle-Droge zugeordnet werden und diese haben eben ihren Preis, auch wenn es sich um ein- und denselben Wirkstoff handelt!

Verweilen wir noch einen Augenblick bei unserer natürlichen Kopfbedeckung. Wurde in früheren Jahren eine graue Kopfbehaarung in Zusammenhang mit der Weisheit des Alters gebracht, deren Träger durchaus stolz darauf waren, so scheint sie heute für viele eher ein Schönheitsmakel darzustellen – graue Haare sind schlichtweg out. Denn anders läßt es sich nicht erklären, daß der bekannte Kosmetik-Konzern Schwarzkopf und Henkel eine neue Haarcreme mit dem Namen **Poly-Re-Nature** erfunden hat, das die grauen Strähnen umfärben soll. Doch irgend etwas scheint an der chemischen Zusammensetzung dieser Umfärbungscreme noch nicht stimmig zu sein: graue Haare werden nach dem Waschen goldgelb, bei manchen sogar blau oder scheckig. Ist ja ideal, werden manche Spötter denken, so ähneln die graumellierten Greise ihren Enkeln im Teenager-Alter, die oftmals blaue, grüne oder rote Haare der Naturfarbe vorziehen. Wenigstens von diesem Standpunkt aus betrachtet müßten sich die Opas nach Poly-Re-Nature um 50–60 Jahre jünger fühlen. Immerhin wurde diese Creme schon über 500 000 mal in Deutschland verkauft – es kommt wieder Farbe in den tristen Seniorenalltag.

Ein weiteres Medikament, das ähnlich wie Viagra® die Voraussetzungen eines Medikamentes und einer Lifestyle-Droge zugleich in sich vereint, ist **Retin-A®,** eine **Vitamin A-säurehaltige Creme**, welche als Medikament zur Aknebehandlung der Pubertierenden und als Lifestyle-Droge zur Faltenglättung bei den älteren Semestern Anwendung findet. Eine Anwendung beläuft sich dabei auf ca. 1,50 USD. Das in der Vor-Viagra®-Ära meist verkaufte Medikament in den USA war **Prozac®** (Wirkstoff Fluoxetin), in Deutschland als **Fluctin®** auf dem Markt. Prozac® stellt einen sogenannten Serotonin-Re-Uptake-Inhibitor dar und greift im Gehirn an. Prozac®, welches als Antidepressivum zur Stimmungsaufhellung bei Depressionen oder depressiven Verstimmungen Marktführer ist, war bis zur Markteinführung von Viagra® der größte sogenannte Lifestyle-Blockbuster in den USA mit jährlichen Milliardenumsätzen.

Doch weitere vielversprechende Pillen, welche den Ansprüchen eines hochwirksamen Medikamentes und einer Lifestyle-Droge zugleich gerecht werden, sind in den Pipelines der großen Pharmakonzerne. **Pillen gegen**

Depressionen oder Gedächtnisschwund mit gleichzeitigem therapeutischen Potential bei Parkinson- und Alzheimerpatienten. Neue **Pillen gegen Inkontinenz,** die ja im hohen Alter zunimmt, **Pillen gegen Angstzustände,** neue Cholesterinsenker und **Pillen gegen Knochenschwund** (Osteoporose) wie **Evista®,** welches gleichzeitig auch brustkrebspräventiv bei Frauen wirken soll, und, und, und ...

Und schon haben die Hirnforscher herausgefunden, daß alles, was wir wahrnehmen, an sich veraltet ist. Denn immerhin drei Sekunden braucht das Gehirn, um alle Informationen zu verarbeiten. Wir hinken also immer drei Sekunden unserer Wahrnehmung, also der wirklichen Zeit hinterher. Da dies allen so geht, merken wir es nicht und keiner ist benachteiligt. Und schon wird darüber in einer großen Boulevardzeitung philosophiert, ob wir nicht durch neue Pillen die Reaktionszeit im Gehirn verkürzen könnten. Merken Sie lieber Leser, wohin der Zug geht?

Ein anderes, zugleich aber ähnliches Thema in der Lifestyle-Medizin stellt die hormonelle Substitutionstherapie beim alternden Menschen dar. Im Gegensatz zur Frau, bei der die hormonelle Substitutionstherapie mit Östrogenen seit Jahren medizinischer Standard ist, wird der alternde Mann mit seinem schleichenden Hormondefizit in den letzten Jahren erst entdeckt. Endlich werden wir Männer den Frauen gleichgestellt, indem von verschiedenen Pharmakonzernen **Hormonpflaster** entwickelt worden sind, aus welchen wir alle 24 Stunden begierig das uns fehlende Testosteron durch die Haut aufsaugen können, damit es mit der Leistungs- und Manneskraft wieder bergauf geht.

Neben Testosteron und Östrogenen beschäftigt uns seit Jahren ein weiteres Hormon namens **DHEA (Dehydroepiandrosteron)** DHEA wird seit Jahren in Supermärkten der USA freiverkäuflich, also ohne ärztliche Rezeptur, angeboten. Bewiesen ist bislang, daß mit zunehmendem Alter die DHEA-Blutspiegel deutlicher abfallen als die Testosteronspiegel. Die genauen biologischen Funktionen des DHEA sind noch nicht erforscht. Da dieses Hormon bei bestimmten chronischen Erkrankungen wie Diabetes mellitus und Rheuma sowie bei manchen Krebserkrankungen deutlich erniedrigt ist, vermutet man positive Einflüsse von DHEA auf die Immunabwehr. Zusätzlich wird dem DHEA auch eine Schutzfunktion für die Nerven nachgesagt, indem es den Abbau der Myelinscheiden, also der Ummantelung der Nerven, hemmen und somit positiv auf die Nervenfunktion wirken sollte. Die Spekulationen sind deshalb dahingehend, daß durch eine regelmäßige DHEA-Einnahme das allgemeine körperliche und geistige Aktivitätsniveau angehoben wird und die Gedächtnisleistungen reaktiviert werden. Darüber hinaus soll DHEA auch auf den Fettstoffwechsel wirken, indem es den Fettaufbau hemmt, das Schlankwerden bzw. – bleiben unter diesem Hormon also leichter fällt. Selbstredend werden dem DHEA auf Grund all der erwähnten Eigenschaften auch positive Einflüsse auf die Potenz und sexuelle Performance nachgesagt. Obgleich zu all den zitierten Eigenschaften von DHEA die entsprechenden Beweise in placebo-kontrollierten Studien meist nicht erbracht worden sind, erfreut sich die DHEA-Einnahme in den USA einer großen Akzeptanz und erzielt entsprechende Umsätze.

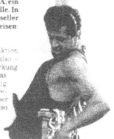

32   Freitag, 20. Dezember 1996

Neue Pille für die Potenz

In den USA boomt eine neue „Wunderdroge": DHEA

Wenn Männer in die Jahre kommen, träumen sie von weniger Bauch und mehr Muskeln, von Tatkraft und sexueller Energie. Einige schinden sich in Fitnesscentern, andere lassen sich von zwielichtigen Ärzten eine Extraportion Sexhormon (Testosteron) spritzen, um länger ihren Mann zu stehen. Eine neue Wunderdroge konnte das überflüssig machen: DHEA, ein Hormon, kaum teurer als eine Vitaminpille. In den USA liegen gleich drei Buch-Bestseller unterm Tannenbaum, die DHEA anpreisen: Das Massenschlucken hat begonnen.

Gerade ist der Rausch um Melatonin verflogen, da drängt nun also die nächste Wunderdroge auf den US-Markt. DeHydroEpiAndrosteron, kurz DHEA. Auch sie soll das Immunsystem beflügeln und vor Krebs schützen. Außerdem soll sie die Knochen stärken, Muskeln wachsen lassen und sogar die Laune aufhellen. „Es ist vielversprechend", sagt Amal

Das verdankt das Mittel vor allem einer Eigenschaft. Sie fördert die Libido. Denn das Problem, daß „im Alter steif wird, was beweglich sein soll und beweglich, was steif", verunsichert das starke Geschlecht schon lange. Bereits in den 20er Jahren ließen sich die Herren der Pariser Gesellschaft Hodengewebe vom Affen einpflanzen, um

Nun regt DHEA die Produktion von Sexhormonen an, hat also - wenngleich milder - die Wirkung von Testosteron. Während das aber verschreibungspflichtig ist, gent DHEA in den USA rezeptfrei wie Vitaminpillen über den Ladentisch - und genauso günstig wie diese.

Doch Mediziner warnen vor Nebenwirkungen: Testosteron kann die Prostata an-

Hamburger Morgenpost 20. 12. 1996

Eine in Kanada durchgeführte placebo-kontrollierte Studie mit DHEA ergab immerhin signifikante Verbesserungen in der allgemeinen Befindlichkeit und Vitalität, so daß DHEA auch weiterhin eine Lifestyle-Droge von nicht zu unterschätzendem Marktpotential bleiben dürfte. DHEA wird allgemein in Tablettenform angeboten und die empfohlene Tagesdosis ist 2×25 mg (2×1 Tbl.). Eine Packung mit 30 DHEA-Tabletten à 25 mg ist in den US-Drugstores schon für 3–3,5 USD zu haben. Umgerechnet kostet also eine Tagesdosis nur 40–45 Pfennige, wo bekommen Sie sonst so preisgünstig eine Lifestyle-Droge? Über schwerwiegende Nebenwirkungen im Zusammenhang mit einer chronischen DHEA-Einnahme ist bislang nichts bekannt, bei Überdosierungen sind Leberschäden möglich.

Weitere Lifestyle-Hormone, die auch beim alternden Mann zunehmende Bedeutung bezüglich einer allgemeinen Vitalitäts- und Aktivitätssteigerung gewinnen, sind die Östrogene. In Gynäkologenkreisen verordnen sich die Ärzte selbst niedrige Dosierungen von Östrogenen, um den in den Strudeln der Midlife-Crisis schwankenden Dampfer wieder auf Kurs zu bringen, nach dem Motto „volle Fahrt voraus". Wissenschaftlich bewiesen ist, daß auch beim Mann im Alter die Östrogenspiegel teilweise abfallen, weshalb derzeit in wissenschaftlichen Studien überprüft wird, ob ein von außen per Tablette täglich zugeführter „Schuß" an Östrogenen nicht auch den ältlichen und schwächlichen Vertretern des starken Geschlechtes guttun könnte. Um zu verhindern, daß uns ohnehin schon schwabbelig gewordenen Mitvierzigern und Mitfünfzigern durch die zugeführten Östrogene einerseits nicht auch noch die Brüste wachsen und andererseits der kleine Prinz noch mehr schrumpft, hat die Pharmaindustrie, clever wie sie ist, neue, sogenannte **Scavöstrogene** erfunden, welche nicht mehr die stark verweiblichenden Eigenschaften der herkömmlichen Östrogene besitzen. Dies wird alle chronischen Biertrinker unter den Lesern erfreuen, da ja im Gerstensaft neben den Östrogenen noch die Hopfenhormone Daidzein und Genistein vorhanden sind, welche Bauch und Brüste entsprechend schwellen lassen. Derzeit werden die erwähnten Scavöstrogene, die unsere männlichen Brüste und andere Anhängsel unberührt lassen, in größeren klinischen Studien überprüft, ob durch ihre Einnahme die Leistungsfunktionen des Gehirns und vielleicht auch anderswo, positiv beeinflußt werden und ob sich gefäßverkalkende Prozesse, also die Arteriosklerose, beim Mann dadurch zurückdrängen lassen.

Bei den **konventionellen Östrogenen** (17-β-Östradiol), womit die Frauen im Klimakterium bzw. der Menopause substituiert werden, sind hemmende Einflüsse auf die Progredienz einer Alzheimer Erkrankung oder einer senilen Demenz bewiesen, was auf die antioxidativen Östrogeneffekte zurückgeführt wird. Man darf deshalb mit Spannung die Ergebnisse der angesprochenen Studien erwarten.

Doch Testosteron, DHEA und Scavöstrogene reichen sie aus, um uns „alte Dackel" in Power-Machos mit der Kraft eines 20jährigen umzuformen oder hat da die Pharmaindustrie nicht noch etwas in der Pipeline?

Sonntag, 15. Oktober 1995

Melatonin – ein Wundermittel oder ein gefährliches Mode-Medikament?

Von JANE E. BRODY
New York

Dem Hormon Melatonin werden zahlreiche überaus erfreuliche positive Wirkungen zugeschrieben: Es hält angeblich den Fortschritt des Alterungsprozesses auf, intensiviert die Sexualität, unterstützt das Immunsystem dabei, unter anderem Krebs, die Alzheimer Krankheit, Autismus und Aids abzuwenden.

Melatonin wird in vielen Pu-

die Beanspruchung des Organismus durch den Jetlag erleichtert und Schwangerschaften verhindert.

Melatonin wird nachts von der Epiphyse produziert, einer kleinen Drüse, die sich an der Basis des Gehirns befindet. Lange Zeit dachte man, diese Drüse sei bei Menschen nur rudimentär vorhanden. Jetzt hat man erkannt, daß die lichtempfindliche Drüse und ihr Hormon Einfluß auf die innere Uhr des menschlichen Körpers ausüben, wodurch zahl-

sind jedoch der Ansicht, der unkontrollierte Gebrauch dieses in seiner Wirkungsweise noch kaum verstandenen Hormons könne in noch nicht absehbarer Weise schlimme Folgen haben. Nichts sei über die langfri-

Die Frage ist: Wie wendet man es an?

stige Sicherheit von Melatonin bekannt, nichts über die Auswir-

Welt am Sonntag, 15. 10. 1995

Wie wäre es denn mit **Melatonin**, das seit Jahren in aller Munde ist und in Amerika freiverkäuflich in den Drugstores angeboten wird und sich ebenfalls reißender Abnahme erfreut, ähnlich wie es bei DHEA der Fall ist. Melatonin ist ein in der Epiphyse (auch Pinealdrüse genannt), des Gehirns gebildetes Hormon, das hauptverantwortlich für die Steuerung der Tag-Nacht-Rhythmik zeichnet. Melatonin hat insbesondere bei den Geschäftsleuten in der Überwindung oder Prävention des Jet-lag bei Flugreisen über mehrere Zeitzonen eine Bedeutung erlangt. Wissenschaftlich erwiesen ist auch bei Melatonin, daß dessen Sekretion und deren sogenannte zirkadiane Rhythmik mit dem Alter deutlich abnehmen und diese erniedrigten Melatoninspiegel mit Befindlichkeitsstörungen, Störungen der Gedächtnisleistungen und Schlafstörungen korrelieren. Anhand von klinischen Studien ist eine positive Wirkung von Melatonin auf Schlafstörungen dokumentiert, wobei es insbesondere bei Einschlafstörungen und weniger bei Durchschlafstörungen zu wirken scheint, sowie auf das Jet-lag Phänomen bei Fernreisen. Insbesondere in den Massenmedien wurden dem Melatonin außerdem wiederholt folgende Wirkungen nachgesagt: Verzögerung der generellen Alterungsprozesse durch Verlangsamung der biochemischen Reaktionen, Prävention von Krebserkrankungen und natürlich für uns Männer „am wichtigsten" eine entscheidende Verbesserung der sexuellen Performance. Nebenbei soll es auch für gute Laune bei seinen Konsumenten sorgen. Na bitte, Herz was begehrst du mehr? Und alle die zuvor genannten Wunderwirkungen von Melatonin sind ebenfalls spottbillig zu haben. Die Tagesbehandlungskosten liegen in Abhängigkeit vom Importeur meist ebenfalls unter einer DM. Fairerweise sollte dem Leser aber nicht vorenthalten werden, daß eine Übersichtsarbeit zum Thema Melatonin im Deutschen Ärzteblatt vom 13.07.98 anhand einer ausführlichen Literaturrecherche zu der Schlußfolgerung kam, daß für die obig angesprochenen Melatonin-Indikationen Verzögerung der Altersprozesse oder Verbesserung der sexuellen Vitalität keinerlei wissenschaftliche Untersuchungsergebnisse vorliegen. Dies wird aber weiterhin Millionen von Männern und evtl. auch Frauen nicht davon abhalten, täglich brav ihre Melatonindosis einzunehmen. Übrigens macht eine Überdosierung von Melatonin nicht nur müde, sondern scheint auch die Hirnanhangsdrüse zu unterdrücken, so daß die Befehle zur Testosteronproduktion in den Hoden ausbleiben können, und dies wollen wir doch nun wirklich nicht. Denn was ein Testosteronmangel alles anrichten kann haben wir mittlerweile ja kennengelernt.

Und wie steht es eigentlich mit den **Vitaminen**? Sind da nicht noch welche, die uns auf dem Wege zur ewigen Jugend behilflich sein können? Erraten, **Vitamin E** ist seit mehreren Jahren zum neuen Zaubervitamin auserkoren, welches das Altern verlangsamen soll. Tierexperimentelle Studien an der Universität von Arizona und dem Medizinischen Zentrum von Tucson, welche vor drei Jahren an Mäusen durchgeführt wurden, ka-

Neue Studie über Schutzwirkungen gegen Freie Radikale

Vitamin E verlangsamt das Altern

er Hamburg

Vitamin E ist offenbar in der Lage, den Alterungsprozeß zu verlangsamen. Der Wirkstoff kann das Gewebe gegen den Angriff von Sauerstoff-Verbindungen schützen, die Alterserscheinungen wie verengte Arterien, Falten, Hautflecken und auch Krebs verursachen. Neue Studien zeigten, daß Vitamin E seine Schutzfunktion vor allem auch im Bereich des Gehirns und des Immunsystems entfaltet.

Diese Untersuchungen wurden an der Universität von Arizona und dem Medizinischen Zentrum von Tucson durchgeführt. Die Wissenschaftler reicherten die Nahrung von Mäusen mit Vitamin E an.

Es stellte sich heraus, daß bei Tieren im mittleren oder höheren Alter der Verfall wichtiger Proteine im Gehirn und in den weißen Blutkörperchen verzögert wurde oder gar ganz ausblieb.

Diese Eiweißstoffe, die als Band 3-Proteine bezeichnet werden, kommen in den Zellen aller Säugetiere vor. Deshalb gehen die Forscher davon aus, daß die Wirkungen, die Vitamin E bei Tieren ausübt, sich auch beim Menschen einstellen.

Band 3-Proteine sind für die Funktion nahezu aller Körperzellen lebenswichtig. Sie erleichtern den Transport von Chloriden in die Zellen hinein und aus ihnen heraus, sie sind in die Zellatmung und die Wahrung der chemischen Balance in den Zellen eingebunden, und sie formen die wichtigste strukturelle Verbindung zwischen dem Inneren und dem Äußeren einer Zelle.

Wenn jedoch Band 3-Proteine wiederholt von besonders aggressiven Sauerstoffverbindungen, den sogenannten freien Radikalen, attackiert werden, zerfallen sie - das Leben der Zelle ist vorüber. Die beschädigten Eiweißstoffe setzen einen Botenstoff frei, um dem Körper zu signalisieren, daß die Zelle verbraucht ist und beseitigt werden sollte.

Die Forscher in Arizona konzentrierten ihre Untersuchungen auf das Gehirn und das Immunsystem, weil diese beiden Systeme mit allen anderen Bereichen des Körpers in Kontakt sind und alle Zellen, Organe, und Organsysteme beeinflussen.

Zugleich werden Gehirn und Immunsystem eher und stärker als andere Organe von Alterung in Mitleidenschaft gezogen. Genau jene Zellen, die

für die kompliziertesten Funktionen zuständig sind, nämlich Denken und Erinnern und die Identifizierung und Vernichtung von Krankheitserregern, aber sind die ersten, die absterben.

Zwischen dem Innern und dem Äußeren einer Zelle befindet sich eine Fettschicht, die viele Male von Strängen des Band 3-Proteins durchzogen ist. Vitamin E ist fettlöslich und daher in der Lage, jene Regionen zu erreichen, in denen sich diese Eiweißstoffe befinden, sie vor den Angriffen von Sauerstoffverbindungen zu bewahren. Vitamin C, das auch gegen freie Radikale wirkt, kann dies jedoch nicht leisten, weil es wasserlöslich und nicht fettlöslich ist.

Die Wissenschaftler kamen zu dem Ergebnis, daß zwischen 100 und 400 internationale Einheiten täglich notwendig sind, um die Band 3-Proteine hinreichend zu schützen. Soviel Vitamin E kann mit einer normalen Ernährung nicht aufgenommen werden, vor allem dann nicht, wenn der Fettanteil gering gehalten werden soll. Deshalb empfehlen die Forscher eine regelmäßige Ergänzung der Nahrung mit Vitamin E-Kapseln.

Welt am Sonntag Nr. 23, 9. 6. 1996

men zu folgenden Erkenntnissen: Wurde die Nahrung mit Vitamin E angereichert, so wurde bei Tieren mittleren oder höheren Alters der Verfall wichtiger Proteine im Gehirn und in den weißen Blutkörperchen verzögert bzw. komplett gestoppt. Diese auch als Band 3-Proteine bezeichneten Eiweißstoffe kommen in den Zellen aller Säugetiere vor, so auch beim Menschen, und sind für die Funktionen fast aller Körperzellen lebensnotwendig. Werden solche Band 3-Proteine von aggressiven Sauerstoffmolekülen, sogenannten Radikalen, welche überall im Körper durch natürliche biochemische Vorgänge entstehen, angegriffen, so kommt es zum Untergang der attackierten Zelle. Und Vitamin E ist ein sogenannter Radikalfänger, d. h. es fängt die aggressiven Sauerstoffmoleküle ab, bevor sie Schaden an den Körperzellen anrichten können. Übrigens spielen in der Krebsentstehung und der Immunabwehr solche Radikale ebenfalls eine Rolle, so daß dem Vitamin E in dieser Hinsicht ebenfalls eine Schutzfunktion zukommt. Neuere Studien in den USA zeigten, daß eine regelmäßige Vitamin E-Zufuhr das Prostatakrebsrisiko zu vermindern vermag. In der zitierten tierexperimentellen Studie aus Arizona stellte sich heraus, daß tägliche Vitamin E-Gaben in einer Dosierung von 200–400 Internationalen Einheiten (IE) ausreichen, um besagte Band 3-Proteine wirkungsvoll zu schützen. Darüber hinaus werden seit Alters her dem **Vitamin E auch potenz- und fruchtbarkeitsfördernde Wirkungen** nachgesagt. Aus all dem Besagten geht hervor, daß eine tägliche Vitamin E-Zufuhr in einer Dosierung bis 500 IE vom medizinischen Standpunkt aus gesehen eine durchaus sinnvolle Nahrungsergänzung darstellt, da wir normalerweise mit der Nahrung nicht so viel Vitamin E zu uns nehmen. Also in diesem Falle muß man von einer durchaus sinnvollen Lifestyle-Medizin sprechen. Und was kostet nun dieser Spaß? Kann sich „Otto Normalverbraucher" dies denn noch leisten? Aber sicherlich! 100 solcher Vitamin E-Kapseln sind in Discountläden schon für DM 12,– erhältlich, also auch hier Tageskosten von nur wenigen Pfennigen.

Möchte man nun all die zitierten Lifestyle-Medikamente einnehmen, so schlagen die Tagesbehandlungskosten mit nicht einmal 2 DM zu Buche, da verqualmen und versaufen wir durchschnittlich wesentlich höhere Beträge. Heißt im Klartext, daß diese Lifestyle-Medizin auch für den schmalen Geldbeutel geeignet ist, ohne daß größere Haushaltslücken aufgerissen werden.

Aber für den **Jet-Set**, also die wirklich Reichen unserer Gesellschaft ist doch diese Billig-Lifestyle-Medizin nun wirklich eine Zumutung! Behandlungskosten von 1–2 US-Dollar, das traut sich ja nun wirklich kein Angehöriger der Schicki-Micki-Szene öffentlich auszuplaudern.

Nein, für die sogenannten „Großkopferten" unter uns müssen schon andere Kaliber aufgefahren werden, schließlich gibt es ja noch keine vergoldeten Vitamin E oder Melatoninkapseln, obgleich dem Gold bei gewissen Krankheiten auch eine heilende Wirkung nachgesagt wird. Für die Angehörigen der oberen Zehntausend gibt es in den USA zahlreiche Recreation- und Lifestyle-Centers, in welchen durch ein auf das individuelle hormonelle Milieu abgestimmtes Therapiekonzept den abgewrackten und verblaßten Schönen der Gesellschaft wieder zu neuem Glanz bzw. neuen Kräften und – besonders wichtig – neuen Säften verholfen werden soll. Selbstredend, daß in solch einer auf die individuellen Bedürfnisse abgestimmten Hormonbehandlung die Substitution mit **Wachstumshormon (englisch: Human Growth Hormon)** oder auch Somatotropin genannt, nicht fehlen darf, denn das schlägt richtig zu Buche. In den USA kostet eine 5 mg Ampulle des **Protropin** genannten, rekombinierten Wachstumshormons immerhin 210 US-Dollar. Das Wachstumshormon und sein naher Verwandter der **Insulinlike Growth Factor 1** sind insbesondere für das Zellwachstum in den Geweben verantwortlich und fördern somit auch das Knochenwachstum. Zusätzlich konnte im Rattentiermodell nachgewiesen werden, daß es durch die Injektionen von Wachstumshormon zu einer Zunahme der Nervenfasern kommt, welche im Penis die Stickstoffmonoxydfreisetzung (NO) bewirken. Die logische Schlußfolgerung aus diesen Erkenntnissen wäre ja, daß die Wachstumshormon-Behandlung die Reizübermittlung in den Penis beschleunigt – es setzen ja unter Somatotropinbehandlung mehr Nervenfasern NO frei – und deshalb die Erektion schneller und mächtiger bei entsprechender sexueller Stimulation zustande kommt. Studien hierzu beim Menschen gibt es noch keine. Gerne in Kauf genommener Nebeneffekt der Wachstumshormonbehandlung ist ein beschleunigter Fettabbau, unerwünscht hingegen die ungünstige Beeinflussung des Blutzuckers, bei disponierten Patienten kann deshalb ein Diabetes ausgelöst werden. Nichtsdestotrotz erfreut sich die Wachstumshormonbehandlung in Filmschauspieler- und anderen erlauchten Kreisen einer stetig zunehmenden Beliebtheit. Ein zuviel an diesem kostspieligen Somatotropin führt zur Akromegalie, d. h., daß die Knochen zu wachsen beginnen und deshalb Finger, Zehen und Nase größer werden, der kleine Prinz hingegen kaum, er besteht ja auch nicht aus Knochen. Damit sich das Ganze auch für Anbieter und Kunden als rentabel erweist, wird über mehrere Monate hinweg die zwei- bis dreimalige Injektion pro Woche von Somatotropin empfohlen. Immerhin zahlen laut Bericht der Zeitschrift Bunte 23/1998 Männer wie der Hollywood-Star Nick Nolte über DM 40 000,– für eine Jahresration von Wachstumshormon, ein Etat, von dem eine fünfköpfige Familie ein ganzes Jahr normalerweise über die Runden kommt. Die Frage sei erlaubt, ob sich diese hohen Investitionen auf die neuen Filmvorhaben von Nick Nolte positiv auswirken.

Und schon wurde auch in einem der schönsten Winkel des Bayerischen Freistaates eine „Verjüngungs- oder Jungmach-Klinik" nach amerikanischem Vorbild in einem „Märchenschloß" errichtet, wo die einwöchige Verjüngungskur zum Pauschalpreis von DM 2 800 angeboten wird. Leider gibt es noch keine offizielle Statistik, wie lange diese Verjüngungskur denn nachwirkt. Wäre ja schon mal interessant zu wissen, wie oft dann sogenannte Auffrischungen erforderlich werden!

Doch lassen Sie uns nicht ungerecht werden. Ist dieser Verjüngungsspleen, auf welchen die neue Lifestyle-Medizin fußt, wirklich eine Zeiterscheinung unserer Gesellschaft? . . .

Mitnichten!

Nur eine Epoche sei hier aus der Flut von passenden Beispielen der letzten 3000 Jahre herausgegriffen. Eines der Lieblingsthemen der bildenden Kunst in der Renaissance war die Darstellung junger nackter Körper in ihrer höchsten Vollendung. Und damals vor 500 Jahren schwelgten Künstler und Volk zugleich in ihren Visionen von der ewigen Jugend, so wie wir es heute in nicht minderer Intensität nachempfinden. Nur mit dem Unterschied, daß die Fortschritte der Medizin unsere Phantasien realitätsbezogener werden lassen. So hat der Jungbrunnen, ein weltbekanntes Gemälde von Lucas Cranach dem Älteren (1472–1553), wo man als Greis ins Wasser watet, um dieses hüpfend als Jüngling wieder zu verlassen,

nichts von seiner Aktualität und Attraktivität verloren. Und schon zeichnet sich eine neue **Anti-Aging-Power-Droge** ab: **Telomerase,** ein neu entdecktes und synthetisch herstellbares Enzym, welches Zellen wesentlich
länger leben läßt. Ein neuer Meilenstein auf dem Wege zur Unsterblichkeit?

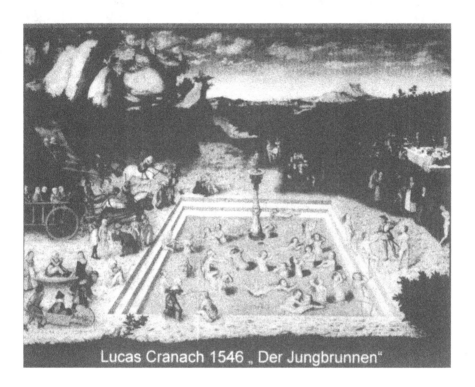

Lucas Cranach 1546 „ Der Jungbrunnen"

Hans Sachs „*Das Gedicht vom Jungbrunnen-Traum*"

Auß allen landen nah unf ferren,
Auff senfften, schlitten, wegs und kerren,
Gerunzelt, zanlucket und kal,
– doch nach einer Stunde –
Sprangen sie auß dem prunnen rund, schön
wolgefarb, frisch, jungk und gesund,
Gantz leichtsinnig und wol-geperig,
Als ob sie weren zwantzigierig

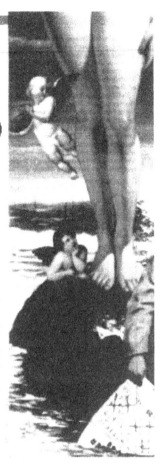

Und die Sexualität?

Hat mit Viagra® der Lifestyle-Trend in der Sexualität ein neues Kapitel aufgeschlagen oder stellt Viagra® die Einstiegsdroge in die Lifestyle-Medizin der Sexualität dar? Ersteres ist zutreffend, denn Mittelchen, Tips und Tricks zur Verbesserung des sexuellen Lustempfindens beider Geschlechter und Stehvermögens der Männlichkeit sind so alt wie die Menschheit selbst.

Aber „Is Sex a Necessity?", ist Sex wirklich notwendig, fragte das Newsweek Magazin in seiner Ausgabe vom 11. Mai 1998 und zielte dabei wohl eher auf die Kostendiskussion um Viagra® als auf die biologische Notwendigkeit des Sex als solchen ab. Und trotzdem muß diese Notwendigkeit im Zusammenhang mit all den Diskussionen um das Altern hinterfragt werden. Angeblich sehen Frauen, welche Mitte Fünfzig noch sexuell aktiv sind, um 10 bis 15 Jahre jünger aus, so wollen es wenigstens japanische Studien wissen. Auf der anderen Seite ist ein offenes Geheimnis, daß ein hektischer aufreibender Lebensstil über Jahrzehnte die Alterungsprozesse beschleunigt. So werden Riesenschildkröten bis zu 180 Jahre alt, ein Alter von dem die Menschheit bislang nur träumen kann. Und wie erreichen sie so ein betagtes Alter? Angeblich unter anderem damit, daß Sex auf Sparflamme kocht. Passend dazu wäre das Beispiel der Französin Jeanne Calmet anzuführen, die 122jährig als älteste Erdenbürgerin letztes Jahr verstarb. Und auch sie führte ein beschauliches Leben mit viel Häkeln und wenig Männern.

Ja, nun sind wir so schlau wie zuvor. Die einen sehen durch Sex 15 Jahre jünger aus und fühlen sich auch so, die anderen werden zum Methusalem durch sexuelle Askese. Sie können also wählen, liebe Leser!

Doch bestehen keine Zweifel daran, daß Sex und alles, was damit zu tun hat, zeitlebens beide Geschlechter in ihrer Lebens- und Handlungsweise beeinflußt, um nicht zu sagen dominiert hat. Denn wie sonst wäre zu erklären, daß seit Jahrtausenden die Menschheit auf der permanenten Suche nach probaten und weniger probaten Mitteln zur Steigerung des Lustempfindens und speziell beim männlichen Geschlecht zur Steigerung des Stehvermögens ist.

So nahmen im Rokoko Hemmungslosigkeit und Ausschweifungen bei allen europäischen Völkern quer durch alle Gesellschaftsschichten zu. Unter den Ritterrüstungen ragte ein Gliedschirm auf, dessen Ausmaße so beschaffen war, daß ein erigierter Phallus darin Platz finden konnte. Diese Gliedschirme signalisierten somit die „ständige Bereitschaft" des Rüstungsträgers und erweckten den Anschein, als ob mit eingelegter Lanze auf die Weiblichkeit gezielt würde. Was damals den Rittern recht war, war den Landsknechten billig. Ihre Hosen waren zwischen den Hosenbeinen mit einem nicht zu übersehenden, teilweise versteiften und kräftig ausgepolsterten Hosenlatz versehen, um keine Zweifel bei der Weiblichkeit aufkommen zu lassen, was sich dahinter im „Ernstfall" verbirgt.

Und ähnlich wie jetzt bei Viagra® rief die damalige unkeusche Hosenmode den Klerus auf den Plan, der von der Kanzel gegen diese unkeuschen „Hosenteufel" wetterte. Wie ähneln sich doch die Zeiten. Und zu jener Zeit machte ein in allen Sprachen übersetztes Sprichwort in Europa die Runde:

„Ist die Rut' gut, tuts jeder Fut gut".

Und damit die Rut' auch gut funktionierte, waren von alters her der Phantasie keine Grenzen gesetzt, was die Auswahl der dafür vermeintlich tauglichen Mittel betraf. Nahezu jeder von uns wurde durch Kinofilme, Zeitschriften oder Bücher indirekter Zeuge der ausschweifenden Lebensweise der alten Römer. Und auch damals vor 2000 Jahren schienen Erektionsprobleme so manchen Mann zu beschleichen, denn warum sonst wäre man so erfinderisch in der „Stählung" der Manneskraft gewesen? Aphrodisiaka, also lust- und erektionssteigernde Medikamente hatten Hochkonjunktur im alten Rom. Pfeffer, zermahlene Nesselsamen, eingeweicht in Öl und auf einen Lederphallus aufgetragen, welcher dann langsam in den Anus eingeführt wurde, sollten zur Luststeigerung beitragen. Mit Wasserkresse und Nesseln wurde die Lendenregion der Männer von den sexlüsternen Gespielinnen bearbeitet, um sich den kleinen Prinzen gefügig zu machen. Tiberius, ebenfalls von Impotenz geschlagen, verspeiste die Zungen von Vögeln, welche er sich aus dem damaligen Germanien bringen ließ, in dem Glauben, dadurch zu seiner Manneskraft zurückzufinden. Und Ovid hatte bereits zur damaligen Zeit in seinen Versen die zweischneidige Wirkung des Weingenusses auf unsere sexuelle Bereitschaft analysiert: „Der Wein öffnet unsere Seele für die Liebe, wenn er in Maßen genossen unsere Sinne nicht betrübt. Exzessive Zechereien hingegen machen unsere Sinne schwer. Der Wind kann beides, das Feuer anfachen oder ersticken. Eine leichte Brise facht die Feuerflamme an, während starker Wind sie unwiederbringlich ausbläst".

Sowohl die alten Griechen, als auch die alten Römer vermuteten im Verspeisen des Fleisches brünftiger Tiere stark aphrodisierende und potenzsteigernde Wirkungen und bevorzugten dabei insbesondere Widder und Hirsche. Die Hoden von Lämmern, Bullen oder Widdern als auch deren Knochenmark oder Gehirn wurden ebenso leidenschaftlich verspeist, da die Männer danach glaubten, neue Lebenskräfte in sich aufsteigen zu fühlen.

Pflanzen wie Alraune, Ingwer oder Ginseng, Gemüse wie Fenchel oder Spargel, Wassertiere wie Aal oder Schellfisch wurden im alten Rom wegen ihrer „aphrodisierenden Wirkung" verehrt und durften auf keiner Speisekarte fehlen.

Casanova, der Supermacho der Historie, schwor auf Austern und verspeiste laut zeitgenössischen Überlieferungen mehr als 50 (in Worten: fünfzig!) jeden Morgen, um für den Tag gerüstet zu sein. Eine Tradition übrigens, welche in den französischen Herrscherhäusern ihre Fortsetzung fand: vor entsprechenden Aktivitäten zur Nacht ließen die auserwählten Damen des Hofes ihren Buhlern extra fette Austern aufs Schlafgemach bringen – man aß ja damals vorzugsweise zu Bette.

Was also die Viagra® 50 oder 100 in der heutigen Zeit, waren damals 12–24 Austern, einzunehmen in gebührendem Abstand vor Vollbringung des Werkes. Wie gleichen sich doch die Zeiten!

Damals in Frankreich nach der großen Revolution, also im 16. Jahrhundert, waren es insbesondere Spanische Fliegen, die getrockneten Körper des Käfers Lutta vesicatoria, dessen Sekreten (Cantaridin genannt) stärkste erektionssteigernde Eigenschaften nachgesagt wurden, ein weitverbreitetes Aphrodisiakum. Aus den Aufzeichnungen Ambroise Parés

(1510–1590), dem damals berühmtesten Chirurgen der Renaissance, geht hervor, daß es nach dem reichlichen Genuß solcher spanischer Fliegen bei einem Soldaten zum Auftreten eines Priapismus mit nachfolgender Penisgangrän (Abfaulen des Penis) kam, woraufhin der arme Mann grauenvoll an den Vergiftungserscheinungen verstarb. Die Moral von der Geschicht' war, daß jener Kriegschirurg folgende Worte an alle Ladies schriftlich niederlegte: „Mein Rat letztendlich ist, daß Frauen keinesfalls diese gefährlichen, mit spanischer Fliege versehenen Marmeladen benutzen sollten und noch bedeutender, sie keinesfalls ihren Bettgenossen darreichen sollten, welche in ihrem Genuß eine Stärkung sehen, in Wirklichkeit aber dem sicheren Tode ins Auge blicken." Trotz der bekannten katastrophalen Auswirkungen der Säure der spanischen Fliege – sie erwies sich auch insbesondere als stark nierenschädigend – hatte sich dieses zweifelsohne stark wirksame Aphrodisiakum bis in das 20. Jahrhundert gehalten und noch vor 10 Jahren begegnete ich während meiner Sprechstundentätigkeit Patienten, die über dunkle Kanäle spanische Fliegenextrakte als Aphrodisiakum einnahmen.

Man könnte noch vielerlei ähnliche Entwicklungen aus der Vergangenheit aufzählen, die uns allesamt dasselbe Bild vermitteln: **Lifestyle-Medizin und Doping der Manneskraft symbolisieren keine neuen Trends zum Ausklang dieses Jahrtausends, sie gab es schon immer, nur die hierzu verwendeten Mittel unterlagen einem Wandel der Zeit.**

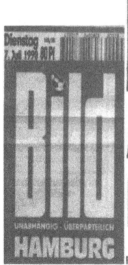

Was früher die spanische Fliege ist heute Viagra®. Zugegeben der Vergleich mag hinken, aber beiden gemeinsam ist, daß damals wie heute die nach noch mehr sexueller Power strebenden Männer auch schwerste Nebenwirkungen gerne in Kauf nehmen, wenn „Er" nur wieder härter ist und sie wieder öfters können. Was diesen Punkt angeht, so scheint es, hat die Entwicklung der Menschheit keine entscheidenden Fortschritte gemacht. Auf dem pharmakologischen Sektor hingegen sehr wohl.

Viagra® markiert lediglich eine Etappe auf dem Wege zu sexuellen Höchstgenüssen, denn schon sind von anderen Pharmakonzernen Nachfolgeprodukte in der Pipeline bzw. schon im Stadium der klinischen Prüfung und versprechen noch härter, noch länger, noch öfter bzw. allzeit bereit.

Schon jetzt scheint Viagra® alleine nicht mehr auszureichen. Von explosiven Cocktails in Australien ist da in Deutschlands größter Boulevardzeitung zu lesen, er nimmt Viagra®, sie **Oxytocin, ein bekanntes Liebeshormon**, um gemeinsam dem ultimativen sexuellen Megakick entgegenzufiebern. Körpereigene **Amphetamine wie das Phenylethylamin (PEA)**, welche im Gehirn bei entsprechender Erregung ausgeschüttet werden, besitzen in höheren Dosierungen das Potential, uns in sexrauschartige Zustände zu versetzen.

Und schon denken die halbgaren Kids in den Diskotheken nicht nur darüber nach, wie es wohl sein würde, wenn Viagra® und Ecstasy oder Crack oder beides aufeinanderprallen – nein, sie zelebrieren schon den sexuellen Supergau!

Die Folge davon ist, daß sich in den Discobezirken der englischen Großstädte die Intensivstationen derzeit mit jugendlichen Kreislaufzusammenbrüchen füllen!

Quo vademus, oder frei übersetzt, wo werden wir noch enden, liebe Leser?

CPSIA information can be obtained
at www.ICGtesting.com
Printed in the USA
LVHW040851150123
737201LV00004B/255

transcriptomics. Multiple approaches have been used to identify these subpopulations: from embryonic lineage tracing, adult neurochemical marker expression, localization through transcription factors and neurotransmitter profile, and through these technologies and approaches we are beginning to form a picture of the coding strategies of dorsal sensory circuits, with some discrepancies. A major stumbling block in the categorization of dorsal populations has been a lack of means by which to compare different classes across studies. The use of different genetic tools allows access to diverse populations of interneurons, which can alter observed behavioral phenotypes. This, combined with the varied approaches of laboratories, from targeting lineage populations to neurochemically derived subgroups, has emphasized a need for a broad overview of neuronal coding within the dorsal horn.

The first indication of functional subclasses of individual dorsal spinal interneurons came from the targeting of GABAergic inhibitory interneurons expressing the transcription factor Bhlhb5. Selective knock out of Bhlhb5 in inhibitory interneurons, found predominantly in laminae I−II, led to elevated scratching in response to various pruritic agents, linking these neurons to itch.[50,68] Since this initial finding, a second group has targeted interneurons expressing the neurotransmitter glycine in subpopulations of interneurons within deep dorsal laminae III−V.[49] Glycinergic interneurons in the deep dorsal horn were found to be involved in the control of allodynia, mechanical, and thermal hyperalgesia and itch. These findings suggested that neuronal function could be differentiated not only by neurotransmitter phenotype, but by laminar position, and provided a framework upon which to dissect out individual roles of subpopulations (Fig. 1.2).

Using immunohistochemistry, a number of neurochemical markers were identified to label nonoverlapping populations of inhibitory GABAergic interneurons in the spinal dorsal horn.[69,70] These populations were subsequently found to upregulate the activity marker *cFos* differentially to pinch, heat, capsaicin (inflammatory pain), and formalin (chemical pain), suggesting discrete functional circuits.[71] This has led to perhaps the most fruitful of the molecular and genetic dissection techniques within the dorsal circuits to date, the use of neurochemical profile as a means of subparsing larger interneuronal modules, although it is by no means a definitive guide to function. Many important findings have been made in the understanding of projection neurons, and how these contribute to transmission of sensory information to higher centers, notably in the dissection of *Tac1* neuronal circuits, which synthesize NK1R and have been shown to be involved in coping behavior associated with pain.[72] Here we will instead highlight categorizations within dorsal interneuronal populations, which can thus far be attributed to a functional behavior.

Superficial dorsal neurons

Mechanical and thermal noxious input, in addition to chemical pruritoceptive afferent input, terminates largely within superficial laminae I and II of the

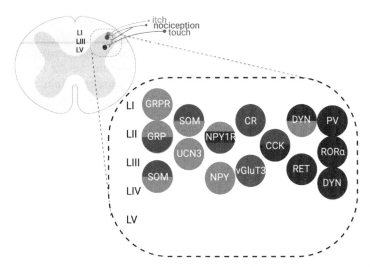

FIGURE 1.2 Schematic of spinal dorsal subpopulation identified to date with associated functional behaviors and laminar positions. See main text for details. Top left is a schematic of a spinal section with primary afferent modality indicated as well as termination patterns of afferents. Dotted lines denote magnified area in bottom right, highlighting dorsal horn laminae I−IV and spinal interneuronal populations within, as well as their laminar locations and primary associated behavioral phenotypes. Color indicates primary phenotype: orange: itch; red: nociception: blue: touch; pink: pathological pain/touch. Split circles indicate two roles, with primary role indicated on the upper half of the circle. Laminar position is specified by the position of the circle. *LI*: lamina I; *LII*: lamina II; *LIII*: lamina III; *LIV*: lamina IV. *CCK*: cholecystokinin positive interneuron; *CR*: calretinin positive interneuron; *DYN*: dynorphin positive interneuron; *GRP*: gastrin releasing peptide positive interneuron; *GRPR*: gastrin releasing peptide receptor positive interneuron; *NPY*: neuropeptide Y positive interneuron; *NPY1R*: neuropeptide Y1 receptor positive interneuron; *PV*: parvalbumin positive interneuron; *RET*: Ret positive interneuron; *RORα*: RORα positive interneuron; *SOM*: somatostatin positive interneuron; *UCN3*: urocortin 3 positive interneuron; *vGluT3*: vesicular glutamate 3 positive interneuron. *Image created with BioRender.com.*

dorsal horn.[73,74] As a result, a large number of identified interneurons within these superficial laminae have been found to receive monosynaptic afferent input from nociceptors or pruritoceptors, and be involved in nociceptive and/or itch pathways.

Laminae I−II

Somatostatin positive (SOM) neurons are located in the superficial dorsal horn laminae I−II, and in deeper laminae III−IV, thus receiving convergent low threshold and high threshold fiber input. They have been proposed to be involved in static and dynamic low threshold sensitivity, mechanical pain[75,76] in addition to itch transduction.[76−78]

These interneurons overlap in part with the expression of the calcium binding protein calretinin (CR), located in laminae I−II, which is expressed in neurons receiving significant local excitatory synaptic drive.[75,79−81] They are morphologically, neurochemically, and electrophysiologically diverse with 85% of recorded neurons displaying properties characteristic of excitatory interneurons, the remaining subset displaying predominantly inhibitory properties.[82] Dorsal CR interneurons have been implicated in the amplification of static noxious input and heat,[75,79−81] with some reports of CR interneurons being involved in allodynic pain.[75]

Gastrin-releasing peptide (GRP) interneurons are situated in lamina II and classically thought of as pruritoceptors,[83−85] although there is some evidence of a role in nociceptive circuits.[86] These neurons have been shown to overlap with NPRA, the receptor for the pruritogen Nppb.[84] Ablation of GRP + INs, or NPRA-expressing neurons, significantly reduces pruritogen-induced scratching behavior.[84,86] They are predominantly glutamatergic and receive monosynaptic inputs upon stimulation of itch-selective primary afferents. Neurons expressing the GRP receptor, GRPR interneurons, are found in the superficial dorsal horn and are seemingly itch specific, as deletion of the receptor affected response to pruritogen-induced scratching, without affecting nocifensive or locomotor behavior.[84,87,88]

Laminae II−III

Within the superficial dorsal horn laminae II−III are also located urocortin 3 (Ucn3) interneurons,[89] and neuropeptide Y 1 receptor (NPY1R) expressing interneurons,[90] a somewhat overlapping excitatory population, thought to be selectively involved in mechanical itch. The broader expressed NPY1R population, found throughout lamina I−III, are also implicated in touch[90] and have been suggested to have a role in neuropathic pain.[91]

A final excitatory interneuronal subtype identified in the superficial dorsal horn to date are a subpopulation of INs between lamina II and III labeled by the transcription factor RAR-related orphan receptor alpha (RORα). Unlike other interneuronal populations within this region, RORα INs are thought to be involved in the selective integration of touch and low threshold input into motor centers, and not in nociceptive or itch processing.[92] This restricted and specialized subpopulation of interneurons is highly colocalized with cholecystokinin (CCK). CCK interneurons are heterogeneous in morphological and electrophysiological profile and have been linked to both touch mechanosensation and allodynia.[93,94]

The gate theory of pain, proposed by Melzack and Wall, suggests that low threshold primary afferent input to the superficial dorsal horn is gated by inhibitory interneurons in the dorsal horn to prevent aberrant activation of projection neurons.[95] Several recently identified and genetically accessed inhibitory populations have been proposed as the inhibitory gate to low threshold input in the dorsal horn. Within the superficial dorsal horn, two inhibitory populations with proposed functions are the parvalbumin (PV) expressing interneurons and dynorphin (Dyn) interneurons. PV INs predominate in laminae II_i and III and have been shown to be involved in a precisely tuned microcircuitry for low threshold input.[93,96,97] They are proposed to be involved in static and dynamic touch as well as neuropathic or inflammatory pain states.[96,97]

Dyn-expressing interneurons are situated both in laminae I−II as well as in laminae III−IV.[75,78] They are of a mixed phenotype, comprising both excitatory and inhibitory populations, and receive monosynaptic inputs from low threshold afferents. This positions them to play an important role in dynamic pain without a thermal or static component, through recruitment of SOM interneurons[75] although they have also been proposed to be involved in itch modulation.[78]

Deep dorsal neurons

Neurons in the deeper dorsal horn can receive direct monosynaptic input from low threshold afferents, as well as a subset receiving nociceptive information via excitatory interneurons found in lamina II,[32,33,98] although some direct monosynaptic input from nociceptors has been shown.[99,100] Interneuronal populations described in these layers have been largely involved in touch, allodynia, proprioception, and sensorimotor integration.

Laminae III−IV

Interneurons expressing the gene *Ret* in early development (early RET + neurons) are located in the deep dorsal horn[101] and are of an inhibitory phenotype, overlapping somewhat with PV in lamina III. They receive monosynaptic low threshold and high threshold nociceptive afferent input, as well as convergent input from neighboring inhibitory early Ret + neurons. These are thought to control the flow of afferent information through both presynaptic and postsynaptic mechanisms. Their complex architectural structure within spinal dorsal circuits places them in a position to be involved in static and dynamic allodynia as well as hyperalgesia, in part through silencing of SOM INs.

Although much of the itch literature to date has been focused upon chemically induced scratching, a recent study shows that a subpopulation of inhibitory interneurons in deep dorsal laminae III−IV-expressing neuropeptide Y (NPY) are critical in the inhibitory gating of mechanical itch, but not chemical itch, touch, or pain.[102] These deep dorsal neurons transiently express NPY, and are marked by expression of NPY:Cre. These neurons were found to be selectively innervated by low threshold myelinated input from the hairy skin and ablation of NPY:Cre neurons led to a hyperactivity of dorsal neurons to repeated brushing of the hairy skin.

Finally, vesicular glutamate transporter 3 (vGluT3) transiently expressing INs is also located in lamina III. These INs receive mono- and polysynaptic low threshold afferent input but are not involved in the coding of innocuous touch.[79,103] Instead vGluT3 INs in the dorsal horn are thought to be part of the circuit for dynamic allodynia as well as inflammatory and neuropathic pain states.

Laminae V–VI

This region of the spinal cord, situated between dorsal sensory-related interneurons and ventral motor-related interneurons, also seems to have a joint function with roles in sensori-motor transformations, integration of multiple sensory modalities, and integration with circuits in the brain. Many neurons that reside here receive sensory input and are directly premotor, several of which have recently been characterized by expression of specific marker genes.[104–109] In addition, there are multiple populations of excitatory molecularly defined ascending spinal projection interneurons in this region.[63,110] Among inhibitory neurons, there are multiple subtypes that express the GABAergic decarboxylase GAD2 and are localized in lamina I as well as lamina V–VI. These neurons are suggested to be involved in gating proprioceptive information during reaching[111] and, when coexpressed with RAR-related orphan receptor β (RORβ), during stepping.[112] This role of gating is carried through to Satb2 inhibitory interneurons, which are associated with gating both noxious and proprioceptive reflexes and can be subdifferentiated according to expression of *Ctip*.[113]

Perspective

It is important to note that there is no true consensus on the subdivisions of dorsal populations. Genetic tools have offered a huge advantage into the understanding of sensory coding, but a neurochemical population can be differentially represented by two Cre-recombinases, leading to two different pain phenotypes, as seen in examples for Calretinin[75,79] or NPY1R[90,91] and may not be expressed in the same population of neurons in the adult as seen in the early postnatal period.[79,101,102] Many of these discrepancies may also be a function of the behavioral context of the manipulations being tested, as in the case of pathological pain states or allodynia versus acute somatosensation of touch or nociception. Few populations have uniform acceptance as a role in one modality based on multiple characterizations, although the GRPR INs are generally accepted to be selectively involved in itch, with little involvement in pain,[84,87,88] and suggested to form an itch selective circuit within the spinal dorsal horn. This information is subsequently thought to be projected to the brainstem via projection neurons in lamina I allowing for the discrimination of itch sensations.[83,114]

The ventral horn neurons of the spinal cord

Compared with the dorsal horn, the ventral horn of the spinal cord has less structural–anatomical organization, there are many fewer cell type-specific molecular markers expressed in the adult, and transcriptional profiling has failed to reveal a robust set of distinct cell types.[14,61,65,66] While circuit connectivity and electrophysiology have been used to define a few adult neuronal populations, by far the dominant perspective for organizing ventral neurons is embryonic lineage.[115–119]

During development, Sonic HedgeHog (Shh) signaling originates in the ventral floor plate establishing a gradient over the ventral ventricular zone of neural progenitors. Subsequent primary transcription factor interactions refine and sharpen this patterning into five progenitor domains—p0, p1, p2, pMN, and p3—each of which expresses characteristic secondary transcription factors.[58] These secondary transcription factors expressed during neuronal differentiation have served as marker genes and genetic access points to label and control each broad class of neurons. Importantly, each class has been divided into more refined lineage populations based on combinations of birth date, neurotransmitter status, expression of additional markers genes, and final cell location. The resulting "cardinal classes" of ventral spinal cord neurons and their major subtypes are described below.

V0 lineage

The V0 family of neurons derive from developing brain homeobox protein 1 (Dbx1)-expressing progenitors and are quite heterogeneous, including four subtypes that vary by neurotransmitter status, projection targets, and location.[59,120] $V0_D$ neurons are inhibitory, commissural, located more dorsally within the ventral horn, and contribute to alternation of left and right limbs during locomotion at slow speeds.[121] $V0_V$ neurons are excitatory, commissural, located more ventrally, and contribute to left-right alternation at high speeds.[121] $V0_C$ neurons express paired-like homeodomain transcription factor 2, a.k.a. pituitary homeobox 2 (Pitx2), are cholinergic, and are located close to the central canal. They project bilaterally and give rise to the medial partition cells that form c-boutons on motor neurons and regulate motor neuron excitability.[108,122,123] There is also a very small population of Pitx2-expressing excitatory $V0_G$ neurons.[123]

V1 lineage

The V1 family of neurons derive from engrailed 1 (En1)-expressing progenitors and are all inhibitory, ipsilaterally projecting neurons. As a broad family, they contribute to alternation of flexor and extensor muscle groups during locomotion[124,125] but it is not yet clear how best to subdivide this family. Recent work that combines perinatal marker gene expression and cell body location has subdivided V1 neurons into four major "clades": Pou6f2-expressing neurons in the dorsal part of the ventral horn, Sp8-expressing neurons in the medial dorsal part of the ventral horn, MafA-expressing neurons in the ventral part of the ventral horn, as well as more broadly distributed Foxp2 neurons.[126,127] It is also known that the V1 lineage gives rise to Renshaw cells and part of the Ia inhibitory interneuron population, cell types that have been identified in the postnatal and adult spinal cord through connectivity, electrophysiology, and expression of calcium binding proteins. Renshaw cells in particular seem to represent an excellent example of a coherent cell type in the ventral horn of the adult spinal cord. They are all derived from the early differentiation of the V1 lineage, are located at the ventral margin of the spinal cord, receive synaptic inputs from motor neurons, provide synaptic outputs to motor neurons as recurrent inhibition, display burst firing properties, and express several marker genes including Calb1, Chrna2, MafB, Onecut1, Onecut2, and Foxd3.[128−132] However, Renshaw cells do not coincide with any of the four major antibody-defined V1 clades.[127] In the future, it will be important to continue analyzing the V1 lineage to define the best framework for understanding its subtype diversity.

V2 lineage

The V2 family of neurons derive from Lhx3-expressing progenitors and are quite heterogeneous, giving rise to excitatory and inhibitory subtypes. V2a excitatory neurons express the transcription factor Chx10, one of the few transcription factors to be expressed from embryonic stages through adulthood. Chx10 expression has facilitated the functional analysis of these cells which have been shown to be critical for skilled forelimb reaching and for proper left-right alternation during locomotion.[133,134] V2a cells have recently been shown to encompass two subtypes with different patterns of Chx10 expression levels, rostro-caudal location, connectivity, and influence on motor outputs, revealing further diversity within this subset.[61] Within cervical levels, V2a neurons overlap partially with C3−C4 propriospinal neurons that relay descending motor commands to lower cervical levels and provide efferent motor copy signals back to the brain[134]. In addition, V2 neuron subtypes can be further subdivided by the same marker genes that can subdivide the V1 family of neurons, including MafA, Onecut1, and Onecut2.[126,127] V2b inhibitory neurons express Gata2, Gata3, and Scl/Tal1 during development. Similarly to V1, these cells contribute to flexor−extensor alternation during locomotion. V2c inhibitory cells are identified by expression of Sox1, but their functional role has not been elucidated.[135] V2d excitatory neurons are likely related to V2a cells; however, these neurons do not express Chx10 and instead are marked by Shox2 expression.[136] V2d neurons are rhythmically active during locomotion and have been hypothesized to be part of the rhythmogenic core of the central pattern generator.[136,137] A late-born population of V2 neurons also contributes to the Cerebrospinal Fluid contacting Neurons (CSF-cNs) described below.[138,139]

Motor neuron lineage

Motor neurons derive from the Olig-2 expressing pMN domain and include diverse subtypes. Most broadly, this domain gives rise to autonomic preganglionic neurons at thoracic and sacral levels and to motor neurons at all levels of the spinal cord. Motor neurons can be further classified by which type of muscle fiber they innervate and by the body location of the muscles they innervate. With regards to the fiber-type innervation, skeletal muscle contraction is mediated by alpha motor neurons that innervate extrafusal muscle fibers and can be classified by muscle fiber firing properties, Esrrg-expressing gamma motor neurons adjust intrafusal muscle fibers that are involved in proprioception, and a small population of beta motor neurons innervate both extrafusal and intrafusal muscle fibers.[140−144] These motor neuron types are arrayed in columns along the rostro-caudal axis of the spinal cord, in a medial column that targets axial and hypaxial musculature and a lateral column that targets limb muscles.[13,145] Within these columns, an elegant and complex genetic code specifies motor neuron connectivity to target specific muscles and to receive inputs from cognate sensory fibers (reviewed in Refs.[146−148]).

V3 lineage

The V3 family of neurons derive from Sim1-expressing progenitors and are excitatory, predominantly commissural neurons that contribute to the robustness of the locomotor rhythm.[149] Subtypes of the V3 domain have been described in different locations and have distinct morphological and electrophysiological properties, including a group in the dorsal horn, a medial ventral group, and a lateral ventral group.[150,151] The lateral ventral group also forms bidirectional synaptic connections with ipsilateral motor neurons, providing a source of motor neuron recurrent excitation.[152]

Dorsally derived ventral neurons

In addition to these ventral-lineage defined populations, there are ventrally located neurons that are derived from dorsal progenitors, including dI1, dI2, dI3, and dI6 populations. dI1−dI3 neurons are excitatory neurons that are born in the most dorsal part of the spinal cord near the roof plate but that migrate to the deep dorsal and ventral horn regions of the spinal cord.[57,153,154] A subset of dI1 and dI2 neurons relay proprioceptive cues to the brain through the ventral spinocerebellar tract.[155,156] dI3 neurons, marked by the transcription factor

Isl1, are involved in touch sensation and are required for normal forelimb grasping.[157] dI6 neurons are an inhibitory population derived from Lbx1-expressing dorsal progenitors that can be marked by Dmrt3 and/or Wt1 and that contribute to gait patterns and left-right alternation during locomotion.[154,158,159]

Perspective

It is important to note that it has been very challenging to link ventral neuron progenitors with postnatal and adult cell types. Three such cell types deserve particular mention: Ia inhibitory interneurons, CSF-cNs, and Hb9 neurons. Ia inhibitory neurons receive direct input from Ia sensory fibers and contribute to reciprocal control of agonist and antagonist motor groups.[19] They are derived from both V1 and V2b progenitor domains and, conversely, only a minority of V1 and V2b domains give rise to Ia inhibitory neurons.[125] CSF-cNs surround the central canal of the spinal cord, possess a long apical process that extends into the cerebrospinal fluid, express Pkd2l1, and contribute to CSF flow, CSF sensing, and spine posture and curvature in mice and zebrafish.[138,139,160–164] Developmentally, they are very late born neurons that derive from at least three separate progenitor domains: p2, pOL domain (that succeeds the pMN domain temporally), and a domain between p3 and the floorplate.[138,139,165] The p2 and pOL-derived CSF-cNs can be distinguished from the p3-derived CSF-cNs based on their location around the central canal and their firing properties, but overall, this remains a complicated relationship between lineage and mature neuron fate. In the case of Hb9 interneurons, an embryonic origin has not been defined, but these excitatory neurons located in thoracic and lumbar levels of the spinal cord are proposed to help set the rhythmic pace of locomotion.[166] Thus, the functional relevance of embryonic classes for delineating adult cell types is still unclear. This limitation may highlight the need for further studies to clarify these relationships. Alternatively, it may reflect a fundamental organizing principle in the ventral horn—that cells may not be present as discrete "types" that each have specific markers, firing properties, and function. Rather, the ventral horn may represent more complex patterns with cellular features such as birthdate, location, electrophysiology, and connectivity each overlaid over the classic lineage classes to create a highly varied tapestry.

Future directions for understanding spinal cord neuron types

This chapter has summarized knowledge gained over a century of detailed research on the spinal cord. To conclude this chapter, we would like to discuss three of the many exciting avenues toward the future of spinal cord biology.

Broader views on anatomy

Related to the work described above that principally highlighted dorsal-ventral spinal anatomy, we expect to see more studies that explore the "second and third dimensions" of anatomical organization of the spinal cord—the medial-lateral and rostral-caudal axes. The medial-lateral axis of spinal anatomy has a strong association with limb topography (reviewed in Ref.[167]). Therefore, diversity revealed at this level may shed light on how different body areas are controlled. Much work has focused on the cervical and lumbar limb levels of the spinal cord, but recent studies also point to diversity within cell types and their proportional distribution along the length of the spinal cord.[61,126,168] Moreover, research into how spinal cord interneurons regulate the autonomic system at thoracic and sacral levels is a promising area of investigation.

Context-dependent function of spinal cord cell types

The task of the nervous system is to extract information from the environment and use it to modulate ongoing behavior according to the need of the environment. The circuits that are recruited and the overall output achieved are dependent upon the context of activation. While reflexive behaviors are largely sensory driven, goal-directed movements are controlled by centrally driven motor programs and descending supraspinal pathways.[169] During ongoing locomotion, both cutaneous and proprioceptive sensory information is filtered in the context of the ongoing locomotor program in order to maintain regular stepping movements and prevent abnormal reflexive behaviors.[169] Early studies by Sherrington were among the first to show the importance of supraspinal descending control onto spinal networks, where transection of the spinal cord of adult cats resulted in a significant increase in flexion reflex withdrawal.[170] This finding held true in nonmotor circuits as well. For example, thoracic cold block interrupts descending influence onto spinal dorsal horn neurons which leads to increased excitability and larger receptive fields of spinal dorsal horn neurons, most notably of those located in the deeper dorsal horn.[171] The integration of descending information, with primary afferent input and local activity, allows for adaptable spinal networks, where sensory perception and discrimination can be influenced by the environment and by behavioral context. As described in the examples above, many of the circuits that have thus far been identified appear to have multiple roles in somatosensation and/or movement, and this could in fact be a function of our characterization of populations to date. Broad populations of neurons, grouped by their expression of a transcription factor, such as RORα, or neurotransmitter transporter such as vGluT3, could encapsulate multiple subpopulations of interneurons, each involved in overlapping, but distinct functions. The loci of functional circuits are beginning to be unraveled in part due to the advancement of technologies in genetics and RNA sequencing tools, which allow the identification of functional classes of neurons matched to their activity during a task, such as locomotion, or during a pain state.[65]

Dynamic perspectives on cell types and cell states

Cell "types" can also vary across longer time scales, in development and aging, in learning and plasticity, and in disease and injury states. We anticipate greater understanding of how this occurs, which changes are desirable or adaptive and which changes we can target for improved human health. It has been shown that the expression of certain neurochemical markers and neurotransmitters varies as a function of postnatal development, which can provide a clue as to how these circuits may behave in the case of pathology. We know, for example, that the early life development of motor circuitry and associated behavior is dependent upon the postnatal maturation of both cortical inputs into the spinal cord as well as primary afferent input from muscles and low threshold afferents.[172−175] Disruption of these same inputs in the adult, such as in the case of spinal cord injury or chronic pain, leads to motor discoordination and anatomical pruning of synapses similar to that seen in the naïve neonatal spinal cord.[176,177] In addition, in the mature nervous system, cells can change core features such as neurotransmitter status, synaptic targets, and marker expression.[178,179]

Ultimately, it is difficult to define a neuron by any one measure or technique; it is the combination of several overlapping criteria which offer the clearest understanding of neural coding and integration within spinal circuits. As the field begins to integrate these multiple perspectives on spinal cord interneurons, we anticipate an exciting new phase of research in which we can define the cell types of the spinal cord and begin to understand how they act together to accomplish the wide range of complex functions that mediate behavior.

Abbreviations

1a-IN: 1a interneuron
Bhlhb5: basic helix-loop-helix family member 5
Calb1: calbindin 1
CCK: cholecystokinin
cFos: Fos proto-oncogene, AP-1 transcription factor subunit
Chrna2: cholinergic receptor nicotinic alpha 2 subunit
Chx10: cation/H+ exchanger 10 (a.k.a. Vsx2: visual system homeobox 2)
CR: calretinin
CSF-cNs: Cerebrospinal Fluid contacting Neurons
Ctip: a.k.a. bcl11b: B-cell leukemia/lymphoma 11b
Dbx1: Developing Brain Homeobox protein 1
dI#: dorsal interneuron #
Dmrt3: doublesex mab-3-related transcription factor 3
Dyn: dynorphin

En1: Engrailed 1
Esrrg: estrogen-related receptor gamma
EXIN: excitatory interneuron
Foxd3: forkhead box d3
Foxp2: forkhead box protein p2
GABA: gamma aminobutyric acid
GAD2: glutamate decarboxylase 2
GATA: DNA sequence "GATA"
Gata#: GATA binding protein 2
GRP: Gastrin releasing peptide
GRPR: gastrin releasing peptide receptor
Hb9: a.k.a. Mnx1: motor neuron and pancreas homeobox 1
IN: interneuron
Isl1: Islet 1
Lbx1: ladybird homeobox 1
Lhx3: LIM homeobox protein 3
Maf(A): musculoaponeurotic fibrosarcoma oncogene family protein A
NK1R: neurokinin 1 receptor
Nppb: natriuretic peptide b
NPRA: natriuretic peptide receptor 1
NPY: neuropeptide Y
NPY1R: neuropeptide Y one receptor
Olig-2: oligodendrocyte transcription factor 2
P#: progenitor domain #
Pitx2: Paired-like homeodomain transcription factor 2, a.k.a. Pituitary Homeobox 2
Pkd2l1: polycystin 2-like 1, transient receptor potential cation channel
pMN: progenitor motor neuron
pOL: protein phosphatase 2C family protein
Pou6f2: POU class 6 homeobox 2
Prdm12: PR domain zinc finger protein 12
PV: parvalbumin
RAR: retinoic acid receptor
RET: Receptor tyrosine kinase; Ret proto-oncogene
RNA: ribonucleic acid
RORα: RAR-related orphan receptor alpha
Satb2: special AT-rich sequence binding protein 2
Scl/Tal1: stem cell leukemia protein/T-cell acute lymphocytic leukemia 1
Shh: Sonic HedgeHog
Shox2: short stature homeobox 2
Sim1: single-minded family bHLH (basic helix-loop-helix) transcription factor 1
SOM: somatostatin
Sp8: transacting transcription factor-8
UCN3: urocortin 3
V#: ventral class #
vGluT#: vesicular glutamate transporter #
Wt1: Wilms' tumor 1

Acknowledgments

This work was supported in part by the Intramural Research Program of the NIH, NINDS.

References

1. Albright TD, Jessell TM, Kandell ER, Posner MI. Progress in the neural sciences in the the century after Cajal (and the mysteries that remain). *Ann N Y Acad Sci.* 2001;929:11−40. https://doi.org/10.1111/j.1749-6632.2001.tb05704.x.

2. Ecker JR, Geschwind DH, Kriegstein AR, et al. The BRAIN initiative cell census consortium: lessons learned toward generating a comprehensive brain cell atlas. *Neuron.* 2017;96:542−557. https://doi.org/10.1016/j.neuron.2017.10.007.

3. Koroshetz W, Gordon J, Adams A, et al. The state of the NIH BRAIN initiative. *J Neurosci.* 2018;38:6427−6438. https://doi.org/10.1523/JNEUROSCI.3174-17.2018.

4. Sivilotti L, Woolf CJ. The contribution of GABAA and glycine receptors to central sensitization: disinhibition and touch-evoked allodynia in the spinal cord. *J Neurophysiol.* 1994;72:169−179. https://doi.org/10.1152/jn.1994.72.1.169.

5. Sorkin LS, Puig S. Neuronal model of tactile allodynia produced by spinal strychnine: effects of excitatory amino acid receptor antagonists and a mu-opiate receptor agonist. *Pain.* 1996;68:283−292. https://doi.org/10.1016/s0304-3959(96)03130-2.

6. Yaksh TL. Behavioral and autonomic correlates of the tactile evoked allodynia produced by spinal glycine inhibition: effects of modulatory receptor systems and excitatory amino acid antagonists. *Pain.* 1989;37:111−123. https://doi.org/10.1016/0304-3959(89)90160-7.

7. Sherman SE, Loomis CW. Strychnine-sensitive modulation is selective for non-noxious somatosensory input in the spinal cord of the rat. *Pain.* 1996;66:321−330. https://doi.org/10.1016/0304-3959(96)03063-1.

8. Franks NP. Molecular targets underlying general anaesthesia. *Br J Pharmacol.* 2006;147:S72−S81. https://doi.org/10.1038/sj.bjp.0706441.

9. Ahuja CS, Wilson JR, Nori S, et al. Traumatic spinal cord injury. *Nat Rev Dis Prim.* 2017;3:17018−17021. https://doi.org/10.1038/nrdp.2017.18.

10. Cajal SRY. *Texture of the Nervous System of Man and the Vertebrates.* Vienna: Springer Science & Business Media; 2012.

11. Sherrington CS. *The Integrative Action of the Nervous System.* New Haven: Yale University Press; 1911. https://doi.org/10.1037/13798-000.

12. Brock LG, Coombs JS, Eccles JC. The recording of potentials from motoneurones with an intracellular electrode. *J Physiol.* 1952;117:431−460. https://doi.org/10.1113/jphysiol.1952.sp004759.

13. Romanes GJ. The motor cell columns of the lumbo-sacral spinal cord of the cat. *J Comp Neurol.* 1951;94:313−363. https://doi.org/10.1002/cne.900940209.

14. Rexed B. The cytoarchitectonic organization of the spinal cord in the cat. *J Comp Neurol.* 1952;96:414−495.

15. Scheibel ME, Scheibel AB. Terminal axonal patterns in cat spinal cord. II. The dorsal horn. *Brain Res.* 1968;9:32−58. https://doi.org/10.1016/0006-8993(68)90256-4.

16. Eccles RM, Lundberg A. Supraspinal control of interneurones mediating spinal reflexes. *J Physiol.* 1959;147:565−584. https://doi.org/10.1113/jphysiol.1959.sp006262.

17. Eccles JC, Eccles RM, Lundberg A. Types of neurone in and around the intermediate nucleus of the lumbosacral cord. *J Physiol.* 1960;154:89−114. https://doi.org/10.1113/jphysiol.1960.sp006566.

18. Hultborn H, Jankowska E, Lindström S. Recurrent inhibition of interneurones monosynaptically activated from group Ia afferents. *J Physiol.* 1971;215:613−636. https://doi.org/10.1113/jphysiol.1971.sp009488.

19. Jankowska E, Lindström S. Morphology of interneurones mediating Ia reciprocal inhibition of motoneurones in the spinal cord of the cat. *J Physiol.* 1972;226:805—823. https://doi.org/10.1113/jphysiol.1972.sp010011.

20. Jankowska E, Roberts WJ. Synaptic actions of single interneurones mediating reciprocal Ia inhibition of motoneurones. *J Physiol.* 1972;222:623—642. https://doi.org/10.1113/jphysiol.1972.sp009818.

21. Jankowska E. Interneuronal relay in spinal pathways from proprioceptors. *Prog Neurobiol.* 1992;38:335—378. https://doi.org/10.1016/0301-0082(92)90024-9.

22. Grudt TJ, Perl ER. Correlations between neuronal morphology and electrophysiological features in the rodent superficial dorsal horn. *J Physiol.* 2002;540:189—207. https://doi.org/10.1113/jphysiol.2001.012890.

23. Mainen ZF, Sejnowski TJ. Influence of dendritic structure on firing pattern in model neocortical neurons. *Nature.* 1996;382:363—366. https://doi.org/10.1038/382363a0.

24. Zhang ET, Han ZS, Craig AD. Morphological classes of spinothalamic lamina I neurons in the cat. *J Comp Neurol.* 1996;367:537—549. https://doi.org/10.1002/(SICI)1096-9861(19960415)367:4<537::AID-CNE5>3.0.CO;2-5.

25. Lima D, Coimbra A. The spinothalamic system of the rat: structural types of retrogradely labelled neurons in the marginal zone (lamina I). *Neuroscience.* 1988;27:215—230. https://doi.org/10.1016/0306-4522(88)90232-1.

26. Hantman AW, van den Pol AN, Perl ER. Morphological and physiological features of a set of spinal substantia gelatinosa neurons defined by green fluorescent protein expression. *J Neurosci.* 2004;24:836—842. https://doi.org/10.1523/JNEUROSCI.4221-03.2004.

27. Heinke B, Ruscheweyh R, Forsthuber L, Wunderbaldinger G, Sandkühler J. Physiological, neurochemical and morphological properties of a subgroup of GABAergic spinal lamina II neurones identified by expression of green fluorescent protein in mice. *J Physiol.* 2004;560:249—266. https://doi.org/10.1113/jphysiol.2004.070540.

28. Light AR, Trevino DL, Perl ER. Morphological features of functionally defined neurons in the marginal zone and substantia gelatinosa of the spinal dorsal horn. *J Comp Neurol.* 1979;186:151—171. https://doi.org/10.1002/cne.901860204.

29. Light AR, Perl ER. Reexamination of the dorsal root projection to the spinal dorsal horn including observations on the differential termination of coarse and fine fibers. *J Comp Neurol.* 1979;186:117—131. https://doi.org/10.1002/cne.901860202.

30. Light AR, Perl ER. Spinal termination of functionally identified primary afferent neurons with slowly conducting myelinated fibers. *J Comp Neurol.* 1979;186:133—150. https://doi.org/10.1002/cne.901860203.

31. Eccles JC, Fatt P, Koketsu K. Cholinergic and inhibitory synapses in a pathway from motor-axon collaterals to motoneurones. *J Physiol.* 1954;126:524—562. https://doi.org/10.1113/jphysiol.1954.sp005226.

32. Coggeshall RE, Carlton SM. Receptor localization in the mammalian dorsal horn and primary afferent neurons. *Brain Res Brain Res Rev.* 1997;24:28—66. https://doi.org/10.1016/s0165-0173(97)00010-6.

33. Dubner R, Bennett GJ. Spinal and trigeminal mechanisms of nociception. *Annu Rev Neurosci.* 1983;6:381—418. https://doi.org/10.1146/annurev.ne.06.030183.002121.

34. Ruda MA, Iadarola MJ, Cohen LV, Young WS. In situ hybridization histochemistry and immunocytochemistry reveal an increase in spinal dynorphin biosynthesis in a rat model of peripheral inflammation and hyperalgesia. *Proc Natl Acad Sci USA.* 1988;85:622—626.

35. Price DD, Hayes RL, Ruda M, Dubner R. Neural representation of cutaneous aftersensations by spinothalamic tract neurons. *Fed Proc.* 1978;37(9):2237—2239. PMID: 95975.

36. Willis Jr WD, Coggeshall RE. *Sensory Mechanisms of the Spinal Cord.* Springer; 2012.
37. Eccles JC, Sherrington CS. Studies on the flexor reflex.–II. The reflex response evoked by two centripetal volleys. *Proc Biol Sci.* 1931;107:535−556.
38. Eccles JC, Sherrington C. Studies on the flexor reflex. VI.–Inhibition. *Proc Biol Sci.* 1931;109:91−113.
39. Prescott SA, De Koninck Y. Four cell types with distinctive membrane properties and morphologies in lamina I of the spinal dorsal horn of the adult rat. *J Physiol.* 2002;539:817−836. https://doi.org/10.1113/jphysiol.2001.013437.
40. Yoshimura M, Jessell TM. Membrane properties of rat substantia gelatinosa neurons in vitro. *J Neurophysiol.* 1989;62:109−118. https://doi.org/10.1152/jn.1989.62.1.109.
41. Melnick IV, Santos SFA, Safronov BV. Mechanism of spike frequency adaptation in substantia gelatinosa neurones of rat. *J Physiol.* 2004;559:383−395. https://doi.org/10.1113/jphysiol.2004.066415.
42. Lopez-Garcia JA, King AE. Membrane properties of physiologically classified rat dorsal horn neurons in vitro: correlation with cutaneous sensory afferent input. *Eur J Neurosci.* 1994;6:998−1007. https://doi.org/10.1111/j.1460-9568.1994.tb00594.x.
43. Thomson AM, West DC, Headley PM. Membrane characteristics and synaptic responsiveness of superficial dorsal horn neurons in a slice preparation of adult rat spinal cord. *Eur J Neurosci.* 1989;1:479−488. https://doi.org/10.1111/j.1460-9568.1989.tb00354.x.
44. Punnakkal P, von Schoultz C, Haenraets K, Wildner H, Zeilhofer HU. Morphological, biophysical and synaptic properties of glutamatergic neurons of the mouse spinal dorsal horn. *J Physiol.* 2014;592:759−776. https://doi.org/10.1113/jphysiol.2013.264937.
45. Yasaka T, Tiong SYX, Hughes DI, Riddell JS, Todd AJ. Populations of inhibitory and excitatory interneurons in lamina II of the adult rat spinal dorsal horn revealed by a combined electrophysiological and anatomical approach. *Pain.* 2010;151:475−488. https://doi.org/10.1016/j.pain.2010.08.008.
46. Hu H-J, Gereau RW. Metabotropic glutamate receptor 5 regulates excitability and Kv4.2-containing K⁺ channels primarily in excitatory neurons of the spinal dorsal horn. *J Neurophysiol.* 2011;105:3010−3021. https://doi.org/10.1152/jn.01050.2010.
47. Drew GM, Siddall PJ, Duggan AW. Mechanical allodynia following contusion injury of the rat spinal cord is associated with loss of GABAergic inhibition in the dorsal horn. *Pain.* 2004;109:379−388. https://doi.org/10.1016/j.pain.2004.02.007.
48. Kawamata M, Koshizaki M, Shimada SG, et al. Changes in response properties and receptive fields of spinal dorsal horn neurons in rats after surgical incision in hairy skin. *Anesthesiology.* 2005;102:141−151. https://doi.org/10.1097/00000542-200501000-00023.
49. Foster E, Wildner H, Tudeau L, et al. Targeted ablation, silencing, and activation establish glycinergic dorsal horn neurons as key components of a spinal gate for pain and itch. *Neuron.* 2015;85:1289−1304. https://doi.org/10.1016/j.neuron.2015.02.028.
50. Ross SE, Mardinly AR, McCord AE, et al. Loss of inhibitory interneurons in the dorsal spinal cord and elevated itch in Bhlhb5 mutant mice. *Neuron.* 2010;65:886−898. https://doi.org/10.1016/j.neuron.2010.02.025.
51. Todd AJ, Lochhead V. GABA-like immunoreactivity in type I glomeruli of rat substantia gelatinosa. *Brain Res.* 1990;514:171−174. https://doi.org/10.1016/0006-8993(90)90454-j.
52. Todd AJ, Spike RC. The localization of classical transmitters and neuropeptides within neurons in laminae I-III of the mammalian spinal dorsal horn. *Prog Neurobiol.* 1993;41:609−645.
53. Polgár E, Fowler JH, McGill MM, Todd AJ. The types of neuron which contain protein kinase C gamma in rat spinal cord. *Brain Res.* 1999;833:71−80.

54. Todd AJ, McKenzie J. GABA-immunoreactive neurons in the dorsal horn of the rat spinal cord. *Neuroscience*. 1989;31:799−806. https://doi.org/10.1016/0306-4522(89)90442 9.

55. Ericson J, Briscoe J, Rashbass P, van Heyningen V, Jessell TM. Graded sonic hedgehog signaling and the specification of cell fate in the ventral neural tube. *Cold Spring Harbor Symp Quant Biol*. 1997;62:451−466.

56. Tsuchida T, Ensini M, Morton SB, et al. Topographic organization of embryonic motor neurons defined by expression of LIM homeobox genes. *Cell*. 1994;79:957−970. https://doi.org/10.1016/0092-8674(94)90027-2.

57. Liem KF, Tremml G, Jessell TM. A role for the roof plate and its resident TGFbeta-related proteins in neuronal patterning in the dorsal spinal cord. *Cell*. 1997;91:127−138. https://doi.org/10.1016/s0092-8674(01)80015-5.

58. Briscoe J, Pierani A, Jessell TM, Ericson J. A homeodomain protein code specifies progenitor cell identity and neuronal fate in the ventral neural tube. *Cell*. 2000;101:435−445. https://doi.org/10.1016/s0092-8674(00)80853-3.

59. Pierani A, Moran-Rivard L, Sunshine MJ, Littman DR, Goulding M, Jessell TM. Control of interneuron fate in the developing spinal cord by the progenitor homeodomain protein Dbx1. *Neuron*. 2001;29:367−384. https://doi.org/10.1016/s0896-6273(01)00212-4.

60. Dobrott CI, Sathyamurthy A, Levine AJ. Decoding cell type diversity within the spinal cord. *Current*. 2019;8:1−6.

61. Hayashi M, Hinckley CA, Driscoll SP, et al. Graded Arrays of Spinal and Supraspinal V2a Interneuron Subtypes Underlie Forelimb and Hindlimb Motor Control. *Neuron*. 2018;97(4):869.e5. https://doi.org/10.1016/j.neuron.2018.01.023, 884.e5.

62. Baek M, Menon V, Jessell TM, Hantman AW, Dasen JS. Molecular logic of spinocerebellar tract neuron diversity and connectivity. *Cell Rep*. 2019;27:2620−2635. https://doi.org/10.1016/j.celrep.2019.04.113. e4.

63. Häring M, Zeisel A, Hochgerner H, et al. Neuronal atlas of the dorsal horn defines its architecture and links sensory input to transcriptional cell types. *Nat Neurosci*. 2018;21:869−880. https://doi.org/10.1038/s41593-018-0141-1.

64. Regev A, Teichmann SA, Lander ES, et al. *Sci Forum: The Human Cell Atlas, Elife*. 2017;6:e27041. https://doi.org/10.7554/eLife.27041.

65. Sathyamurthy A, Johnson KR, Matson KJE, et al. Massively parallel single nucleus transcriptional profiling defines spinal cord neurons and their activity during behavior. *Cell Rep*. 2018;22:2216−2225. https://doi.org/10.1016/j.celrep.2018.02.003.

66. Rosenberg AB, Roco CM, Muscat RA, et al. Single-cell profiling of the developing mouse brain and spinal cord with split-pool barcoding. *Science*. 2018;360:176−182. https://doi.org/10.1126/science.aam8999.

67. Zeisel A, Hochgerner H, Lönnerberg P, et al. Molecular architecture of the mouse nervous system. *Cell*. 2018;174:999−1014. https://doi.org/10.1016/j.cell.2018.06.021. e22.

68. Chiang MC, Hachisuka J, Todd AJ, Ross SE. Insight into B5-I spinal interneurons and their role in the inhibition of itch and pain. *Pain*. 2016;157:544−545. https://doi.org/10.1097/j.pain.0000000000000474.

69. Laing I, Todd AJ, Heizmann CW, Schmidt HH. Subpopulations of GABAergic neurons in laminae I-III of rat spinal dorsal horn defined by coexistence with classical transmitters, peptides, nitric oxide synthase or parvalbumin. *Neuroscience*. 1994;61:123−132. https://doi.org/10.1016/0306-4522(94)90065-5.

70. Tiong SYX, Polgár E, van Kralingen JC, Watanabe M, Todd AJ. Galanin-immunoreactivity identifies a distinct population of inhibitory interneurons in laminae I-III of the rat spinal cord. *Mol Pain*. 2011;7:36. https://doi.org/10.1186/1744-8069-7-36.

71. Polgár E, Durrieux C, Hughes DI, Todd AJ. A quantitative study of inhibitory interneurons in laminae I-III of the mouse spinal dorsal horn. *PLoS One*. 2013;8:e78309. https://doi.org/10.1371/journal.pone.0078309.

72. Huang T, Lin S-H, Malewicz NM, et al. Identifying the pathways required for coping behaviours associated with sustained pain. *Nature*. 2019;565:86−90. https://doi.org/10.1038/s41586-018-0793-8.

73. Todd AJ. Neuronal circuitry for pain processing in the dorsal horn. *Nat Rev Neurosci*. 2010;11:823−836. https://doi.org/10.1038/nrn2947.

74. Koch SC, Acton D, Goulding M. Spinal circuits for touch, pain, and itch. *Annu Rev Physiol*. 2017;80. https://doi.org/10.1146/annurev-physiol-022516-034303. annurev−physiol−022516−034303.

75. Duan B, Cheng L, Bourane S, et al. Identification of spinal circuits transmitting and gating mechanical pain. *Cell*. 2014;159:1417−1432. https://doi.org/10.1016/j.cell.2014.11.003.

76. Christensen AJ, Iyer SM, François A, et al. In vivo interrogation of spinal mechanosensory circuits. *Cell Rep*. 2016;17:1699−1710. https://doi.org/10.1016/j.celrep.2016.10.010.

77. Fatima M, Ren X, Pan H, et al. Spinal somatostatin-positive interneurons transmit chemical itch. *Pain*. 2019;160:1166−1174. https://doi.org/10.1097/j.pain.0000000000001499.

78. Huang J, Polgár E, Solinski HJ, et al. Circuit dissection of the role of somatostatin in itch and pain. *Nat Neurosci*. 2018;21:707−716. https://doi.org/10.1038/s41593-018-0119-z.

79. Peirs C, Williams S-PG, Zhao X, et al. Dorsal horn circuits for persistent mechanical pain. *Neuron*. 2015;87:797−812. https://doi.org/10.1016/j.neuron.2015.07.029.

80. Petitjean H, B Bourojeni F, Tsao D, et al. Recruitment of spinoparabrachial neurons by dorsal horn calretinin neurons. *Cell Rep*. 2019;28:1429−1438. https://doi.org/10.1016/j.celrep.2019.07.048. e4.

81. Smith KM, Browne TJ, Davis OC, et al. Calretinin positive neurons form an excitatory amplifier network in the spinal cord dorsal horn. *Elife*. 2019;8:1750. https://doi.org/10.7554/eLife.49190.

82. Smith KM, Boyle KA, Madden JF, et al. Functional heterogeneity of calretinin-expressing neurons in the mouse superficial dorsal horn: implications for spinal pain processing. *J Physiol*. 2015;593:4319−4339. https://doi.org/10.1113/JP270855.

83. Pagani M, Albisetti GW, Sivakumar N, et al. How gastrin-releasing peptide opens the spinal gate for itch. *Neuron*. 2019;103:102−117. https://doi.org/10.1016/j.neuron.2019.04.022. e5.

84. Mishra SK, Hoon MA. The cells and circuitry for itch responses in mice. *Science*. 2013;340:968−971. https://doi.org/10.1126/science.1233765.

85. Albisetti GW, Pagani M, Platonova E, et al. Dorsal horn gastrin-releasing peptide expressing neurons transmit spinal itch but not pain signals. *J Neurosci*. 2019;39:2238−2250. https://doi.org/10.1523/JNEUROSCI.2559-18.2019.

86. Sun S, Xu Q, Guo C, Guan Y, Liu Q, Dong X. Leaky gate model: intensity-dependent coding of pain and itch in the spinal cord. *Neuron*. 2017;93:840−853. https://doi.org/10.1016/j.neuron.2017.01.012. e5.

87. Sun Y-G, Chen Z-F. A gastrin-releasing peptide receptor mediates the itch sensation in the spinal cord. *Nature*. 2007;448:700−703. https://doi.org/10.1038/nature06029.

88. Sun Y-G, Zhao Z-Q, Meng X-L, Yin J, Liu X-Y, Chen Z-F. Cellular basis of itch sensation. *Science*. 2009;325:1531−1534. https://doi.org/10.1126/science.1174868.

89. Pan H, Fatima M, Li A, et al. Identification of a spinal circuit for mechanical and persistent spontaneous itch. *Neuron*. 2019;103:1135−1149. https://doi.org/10.1016/j.neuron.2019.06.016. e6.

90. Acton D, Ren X, Di Costanzo S, et al. Spinal neuropeptide Y1 receptor-expressing neurons form an essential excitatory pathway for mechanical itch. *Cell Rep.* 2019;28:625−639. https://doi.org/10.1016/j.celrep.2019.06.033. e6.

91. Nelson TS, Fu W, Donahue RR, et al. Facilitation of neuropathic pain by the NPY Y1 receptor-expressing subpopulation of excitatory interneurons in the dorsal horn. *Sci Rep.* 2019;9(1):7248. https://doi.org/10.1038/s41598-019-43493-z.

92. Bourane S, Grossmann KS, Britz O, et al. Identification of a spinal circuit for light touch and fine motor control. *Cell.* 2015;160:503−515. https://doi.org/10.1016/j.cell.2015.01.011.

93. Abraira VE, Kuehn ED, Chirila AM, et al. The cellular and synaptic architecture of the mechanosensory dorsal horn. *Cell.* 2017;168:295−310. https://doi.org/10.1016/j.cell.2016.12.010. e19.

94. Liu Y, Latremoliere A, Li X, et al. Touch and tactile neuropathic pain sensitivity are set by corticospinal projections. *Nature.* 2018;561:547−550. https://doi.org/10.1038/s41586-018-0515-2.

95. Melzack R, Science PW. *Pain Mechanisms: A New Theory, Pdfs.Semanticscholar.Org.* 1965 (n.d.).

96. Petitjean H, Pawlowski SA, Fraine SL, et al. Dorsal horn parvalbumin neurons are gatekeepers of touch-evoked pain after nerve injury. *Cell Rep.* 2015;13:1246−1257. https://doi.org/10.1016/j.celrep.2015.09.080.

97. Boyle KA, Gradwell MA, Yasaka T, et al. Defining a spinal microcircuit that gates myelinated afferent input: implications for tactile allodynia. *Cell Rep.* 2019;28:526−540. https://doi.org/10.1016/j.celrep.2019.06.040. e6.

98. Light AR, Kavookjian AM. Morphology and ultrastructure of physiologically identified substantia gelatinosa (lamina II) neurons with axons that terminate in deeper dorsal horn laminae (III-V). *J Comp Neurol.* 1988;267:172−189. https://doi.org/10.1002/cne.902670203.

99. De Koninck Y, Ribeiro-da-Silva A, Henry JL, Cuello AC. Spinal neurons exhibiting a specific nociceptive response receive abundant substance P-containing synaptic contacts. *Proc Natl Acad Sci USA.* 1992;89:5073−5077. https://doi.org/10.1073/pnas.89.11.5073.

100. Fernandes EC, Santos IC, Kokai E, Luz LL, Szucs P, Safronov BV. Low- and high-threshold primary afferent inputs to spinal lamina III antenna-type neurons. *Pain.* 2018;159:2214−2222. https://doi.org/10.1097/j.pain.0000000000001320.

101. Cui L, Miao X, Liang L, et al. Identification of early RET+ deep dorsal spinal cord interneurons in gating pain. *Neuron.* 2016;91:1137−1153. https://doi.org/10.1016/j.neuron.2016.07.038.

102. Bourane S, Duan B, Koch SC, et al. Gate control of mechanical itch by a subpopulation of spinal cord interneurons. *Science.* 2015;350:550−554. https://doi.org/10.1126/science.aac8653.

103. Cheng L, Duan B, Huang T, et al. Identification of spinal circuits involved in touch-evoked dynamic mechanical pain. *Nat Neurosci.* 2017;20:804−814. https://doi.org/10.1038/nn.4549.

104. Hongo T, Kitazawa S, Ohki Y, Sasaki M, Xi MC. A physiological and morphological study of premotor interneurones in the cutaneous reflex pathways in cats. *Brain Res.* 1989;505:163−166. https://doi.org/10.1016/0006-8993(89)90131-5.

105. Hongo T, Kitazawa S, Ohki Y, Xi MC. Functional identification of last-order interneurones of skin reflex pathways in the cat forelimb segments. *Brain Res.* 1989;505:167−170. https://doi.org/10.1016/0006-8993(89)90132-7.

106. Schouenborg J, Weng HR, Kalliomäki J, Holmberg H. A survey of spinal dorsal horn neurones encoding the spatial organization of withdrawal reflexes in the rat. *Exp Brain Res.* 1995;106:19−27. https://doi.org/10.1007/bf00241353.

107. Wéber I, Puskár Z, Kozák N, Antal M. Projections of primary afferent fibers to last-order premotor interneurons in the lumbar spinal cord of rats. *Brain Res Bull.* 2007;71:337−343. https://doi.org/10.1016/j.brainresbull.2006.10.003.

108. Stepien AE, Tripodi M, Arber S. Monosynaptic rabies virus reveals premotor network organization and synaptic specificity of cholinergic partition cells. *Neuron.* 2010;68:456−472. https://doi.org/10.1016/j.neuron.2010.10.019.

109. Levine AJ, Hinckley CA, Hilde KL, et al. Identification of a cellular node for motor control pathways. *Nat Neurosci.* 2014;17:586−593. https://doi.org/10.1038/nn.3675.

110. Hantman AW, Jessell TM. Clarke's column neurons as the focus of a corticospinal corollary circuit. *Nat Neurosci.* 2010;13:1233−1239. https://doi.org/10.1038/nn.2637.

111. Fink AJP, Croce KR, Huang ZJ, Abbott LF, Jessell TM, Azim E. Presynaptic inhibition of spinal sensory feedback ensures smooth movement. *Nature.* 2014;509:43−48. https://doi.org/10.1038/nature13276.

112. Koch SC, Del Barrio MG, Dalet A, et al. RORβ spinal interneurons gate sensory transmission during locomotion to secure a fluid walking gait. *Neuron.* 2017. https://doi.org/10.1016/j.neuron.2017.11.011.

113. Hilde KL, Levine AJ, Hinckley CA, et al. Satb2 is required for the development of a spinal exteroceptive microcircuit that modulates limb position. *Neuron.* 2016;91:763−776. https://doi.org/10.1016/j.neuron.2016.07.014.

114. Mu D, Deng J, Liu K-F, et al. A central neural circuit for itch sensation. *Science.* 2017;357:695−699. https://doi.org/10.1126/science.aaf4918.

115. Osseward PJ, Pfaff SL. Cell type and circuit modules in the spinal cord. *Curr Opin Neurobiol.* 2019;56:175−184. https://doi.org/10.1016/j.conb.2019.03.003.

116. Gosgnach S, Bikoff JB, Dougherty KJ, El Manira A, Lanuza GM, Zhang Y. Delineating the diversity of spinal interneurons in locomotor circuits. *J Neurosci.* 2017;37:10835−10841. https://doi.org/10.1523/JNEUROSCI.1829-17.2017.

117. Deska-Gauthier D, Zhang Y. The functional diversity of spinal interneurons and locomotor control. *Current.* 2019;8:99−108. https://doi.org/10.1016/j.cophys.2019.01.005.

118. Lai HC, Seal RP, Johnson JE. Making sense out of spinal cord somatosensory development. *Development.* 2016;143:3434−3448. https://doi.org/10.1242/dev.139592.

119. Kiehn O. Decoding the organization of spinal circuits that control locomotion. *Nat Rev Neurosci.* 2016;17:224−238. https://doi.org/10.1038/nrn.2016.9.

120. Lanuza GM, Gosgnach S, Pierani A, Jessell TM, Goulding M. Genetic identification of spinal interneurons that coordinate left-right locomotor activity necessary for walking movements. *Neuron.* 2004;42:375−386.

121. Talpalar AE, Bouvier J, Borgius L, Fortin G, Pierani A, Kiehn O. Dual-mode operation of neuronal networks involved in left-right alternation. *Nature.* 2013;500:85−88. https://doi.org/10.1038/nature12286.

122. Miles GB, Hartley R, Todd AJ, Brownstone RM. Spinal cholinergic interneurons regulate the excitability of motoneurons during locomotion. *Proc Natl Acad Sci USA.* 2007;104:2448−2453. https://doi.org/10.1073/pnas.0611134104.

123. Zagoraiou L, Akay T, Martin JF, Brownstone RM, Jessell TM, Miles GB. A cluster of cholinergic premotor interneurons modulates mouse locomotor activity. *Neuron.* 2009;64:645−662. https://doi.org/10.1016/j.neuron.2009.10.017.

124. Britz O, Zhang J, Grossmann KS, et al. A genetically defined asymmetry underlies the inhibitory control of flexor-extensor locomotor movements. *Elife*. 2015;4:147. https://doi.org/10.7554/eLife.04718.

125. Zhang J, Lanuza GM, Britz O, et al. V1 and v2b interneurons secure the alternating flexor-extensor motor activity mice require for limbed locomotion. *Neuron*. 2014;82:138−150. https://doi.org/10.1016/j.neuron.2014.02.013.

126. Francius C, Harris A, Rucchin V, et al. Identification of multiple subsets of ventral interneurons and differential distribution along the rostrocaudal axis of the developing spinal cord. *PLoS One*. 2013;8:e70325. https://doi.org/10.1371/journal.pone.0070325.

127. Bikoff JB, Gabitto MI, Rivard AF, et al. Spinal inhibitory interneuron diversity delineates variant motor microcircuits. *Cell*. 2016;165:207−219. https://doi.org/10.1016/j.cell.2016.01.027.

128. Alvarez FJ, Jonas PC, Sapir T, et al. Postnatal phenotype and localization of spinal cord V1 derived interneurons. *J Comp Neurol*. 2005;493:177−192. https://doi.org/10.1002/cne.20711.

129. Perry S, Gezelius H, Larhammar M, et al. Firing properties of Renshaw cells defined by Chrna2 are modulated by hyperpolarizing and small conductance ion currents Ih and ISK. *Eur J Neurosci*. 2015;41:889−900. https://doi.org/10.1111/ejn.12852.

130. Stam FJ, Hendricks TJ, Zhang J, et al. Renshaw cell interneuron specialization is controlled by a temporally restricted transcription factor program. *Development*. 2012;139:179−190. https://doi.org/10.1242/dev.071134.

131. Alvarez FJ, Benito-Gonzalez A, Siembab VC. Principles of interneuron development learned from Renshaw cells and the motoneuron recurrent inhibitory circuit. *Ann N Y Acad Sci*. 2013;1279:22−31. https://doi.org/10.1111/nyas.12084.

132. Benito-Gonzalez A, Alvarez FJ. Renshaw cells and Ia inhibitory interneurons are generated at different times from p1 progenitors and differentiate shortly after exiting the cell cycle. *J Neurosci*. 2012;32:1156−1170. https://doi.org/10.1523/JNEUROSCI.3630-12.2012.

133. Crone SA, Quinlan KA, Zagoraiou L, et al. Genetic ablation of V2a ipsilateral interneurons disrupts left-right locomotor coordination in mammalian spinal cord. *Neuron*. 2008;60:70−83. https://doi.org/10.1016/j.neuron.2008.08.009.

134. Azim E, Jiang J, Alstermark B, Jessell TM. Skilled reaching relies on a V2a propriospinal internal copy circuit. *Nature*. 2014;508:357−363. https://doi.org/10.1038/nature13021.

135. Panayi H, Panayiotou E, Orford M, et al. Sox1 is required for the specification of a novel p2-derived interneuron subtype in the mouse ventral spinal cord. *J Neurosci*. 2010;30:12274−12280. https://doi.org/10.1523/JNEUROSCI.2402-10.2010.

136. Dougherty KJ, Zagoraiou L, Satoh D, et al. Locomotor rhythm generation linked to the output of spinal shox2 excitatory interneurons. *Neuron*. 2013;80:920−933. https://doi.org/10.1016/j.neuron.2013.08.015.

137. Rybak IA, Dougherty KJ, Shevtsova NA. Organization of the mammalian locomotor CPG: review of computational model and circuit architectures based on genetically identified spinal interneurons(1,2,3). *eNeuro*. 2015;2. https://doi.org/10.1523/ENEURO.0069-15.2015. ENEURO.0069−15.2015.

138. Djenoune L, Desban L, Gomez J, Sternberg JR, Prendergast A, Langui D, Quan FB, Marnas H, Auer TO, Rio JP, Del Bene F, Bardet PL, Wyart C. The dual developmental origin of spinal cerebrospinal fluid-contacting neurons gives rise to distinct functional subtypes. *Sci Rep*. 2017;7(1):719. https://doi.org/10.1038/s41598-017-00350-1.

139. Petracca YL, Sartoretti MM, Di Bella DJ, et al. The late and dual origin of cerebrospinal fluid-contacting neurons in the mouse spinal cord. *Development*. 2016;143:880−891. https://doi.org/10.1242/dev.129254.

140. Eccles JC, Eccles RM, Iggo A, Lundberg A. Electrophysiological studies on gamma motoneurones. *Acta Physiol Scand.* 1960;50:32−40. https://doi.org/10.1111/j.1748-1716.1960.tb02070.x.

141. Bessou P, Emonet-Dénand F, Laporte Y. Motor fibres innervating extrafusal and intrafusal muscle fibres in the cat. *J Physiol.* 1965;180:649−672. https://doi.org/10.1113/jphysiol.1965.sp007722.

142. Burke RE, Levine DN, Tsairis P, Zajac FE. Physiological types and histochemical profiles in motor units of the cat gastrocnemius. *J Physiol.* 1973;234:723−748. https://doi.org/10.1113/jphysiol.1973.sp010369.

143. Burke RE, Strick PL, Kanda K, Kim CC, Walmsley B. Anatomy of medial gastrocnemius and soleus motor nuclei in cat spinal cord. *J Neurophysiol.* 1977;40:667−680. https://doi.org/10.1152/jn.1977.40.3.667.

144. Friese A, Kaltschmidt JA, Ladle DR, Sigrist M, Jessell TM, Arber S. Gamma and alpha motor neurons distinguished by expression of transcription factor Err3. *Proc Natl Acad Sci USA.* 2009;106:13588−13593. https://doi.org/10.1073/pnas.0906809106.

145. Landmesser L. The distribution of motoneurones supplying chick hind limb muscles. *J Physiol.* 1978;284:371−389. https://doi.org/10.1113/jphysiol.1978.sp012545.

146. Stifani N. Motor neurons and the generation of spinal motor neuron diversity. *Front Cell Neurosci.* 2014;8:293. https://doi.org/10.3389/fncel.2014.00293.

147. Catela C, Shin MM, Dasen JS. Assembly and function of spinal circuits for motor control. *Annu Rev Cell Dev Biol.* 2015;31:669−698. https://doi.org/10.1146/annurev-cellbio-100814-125155.

148. Jessell TM, Sürmeli G, Kelly JS. Motor neurons and the sense of place. *Neuron.* 2011;72:419−424. https://doi.org/10.1016/j.neuron.2011.10.021.

149. Zhang Y, Narayan S, Geiman E, et al. V3 spinal neurons establish a robust and balanced locomotor rhythm during walking. *Neuron.* 2008;60:84−96. https://doi.org/10.1016/j.neuron.2008.09.027.

150. Borowska J, Jones CT, Zhang H, Blacklaws J, Goulding M, Zhang Y. Functional sub-populations of V3 interneurons in the mature mouse spinal cord. *J Neurosci.* 2013;33:18553−18565. https://doi.org/10.1523/JNEUROSCI.2005-13.2013.

151. Borowska J, Jones CT, Deska-Gauthier D, Zhang Y. V3 interneuron subpopulations in the mouse spinal cord undergo distinctive postnatal maturation processes. *Neuroscience.* 2015;295:221−228. https://doi.org/10.1016/j.neuroscience.2015.03.024.

152. Chopek JW, Nascimento F, Beato M, Brownstone RM, Zhang Y. Sub-populations of spinal V3 interneurons form focal modules of layered pre-motor microcircuits. *Cell Rep.* 2018;25:146−156. https://doi.org/10.1016/j.celrep.2018.08.095. c3.

153. Gowan K, Helms AW, Hunsaker TL, et al. Crossinhibitory activities of Ngn1 and Math1 allow specification of distinct dorsal interneurons. *Neuron.* 2001;31:219−232. https://doi.org/10.1016/s0896-6273(01)00367-1.

154. Gross MK, Dottori M, Goulding M. Lbx1 specifies somatosensory association interneurons in the dorsal spinal cord. *Neuron.* 2002;34:535−549. https://doi.org/10.1016/s0896-6273(02)00690-6.

155. Yuengert R, Hori K, Kibodeaux EE, et al. Origin of a non-clarke's column division of the dorsal spinocerebellar tract and the role of caudal proprioceptive neurons in motor function. *Cell Rep.* 2015;13:1258−1271. https://doi.org/10.1016/j.celrep.2015.09.064.

156. Sakai N, Insolera R, Sillitoe RV, Shi S-H, Kaprielian Z. Axon sorting within the spinal cord marginal zone via Robo-mediated inhibition of N-cadherin controls spinocerebellar tract

formation. *J Neurosci*. 2012;32:15377−15387. https://doi.org/10.1523/JNEUROSCI.2225-12.2012.

157. Bui TV, Akay T, Loubani O, Hnasko TS, Jessell TM, Brownstone RM. Circuits for grasping: spinal dI3 interneurons mediate cutaneous control of motor behavior. *Neuron*. 2013;78:191−204. https://doi.org/10.1016/j.neuron.2013.02.007.

158. Andersson LS, Larhammar M, Memic F, et al. Mutations in DMRT3 affect locomotion in horses and spinal circuit function in mice. *Nature*. 2012;488:642−646. https://doi.org/10.1038/nature11399.

159. Haque F, Rancic V, Zhang W, Clugston R, Ballanyi K, Gosgnach S. WT1-Expressing interneurons regulate left-right alternation during mammalian locomotor activity. *J Neurosci*. 2018;38:5666−5676. https://doi.org/10.1523/JNEUROSCI.0328-18.2018.

160. Vigh B, Vigh-Teichmann I. Structure of the medullo-spinal liquor-contacting neuronal system. *Acta Biol Acad Sci Hungar*. 1971;22:227−243.

161. Vigh B, Vigh-Teichmann I, Aros B. Special dendritic and axonal endings formed by the cerebrospinal fluid contacting neurons of the spinal cord. *Cell Tissue Res*. 1977;183:541−552. https://doi.org/10.1007/bf00225666.

162. Djenoune L, Khabou H, Joubert F, et al. Investigation of spinal cerebrospinal fluid-contacting neurons expressing PKD2L1: evidence for a conserved system from fish to primates. *Front Neuroanat*. 2014;8:26. https://doi.org/10.3389/fnana.2014.00026.

163. Sternberg JR, Prendergast AE, Brosse L, et al. Pkd2l1 is required for mechanoception in cerebrospinal fluid-contacting neurons and maintenance of spine curvature. *Nat Commun*. 2018;9:3804−3810. https://doi.org/10.1038/s41467-018-06225-x.

164. Hubbard JM, Böhm UL, Prendergast A, et al. Intraspinal sensory neurons provide powerful inhibition to motor circuits ensuring postural control during locomotion. *Curr Biol*. 2016;26:2841−2853. https://doi.org/10.1016/j.cub.2016.08.026.

165. Di Bella DJ, Carcagno AL, Bartolomeu ML, et al. Ascl1 balances neuronal versus ependymal fate in the spinal cord central canal. *Cell Rep*. 2019;28:2264−2274. https://doi.org/10.1016/j.celrep.2019.07.087. e3.

166. Hinckley CA, Hartley R, Wu L, Todd A, Ziskind-Conhaim L. Locomotor-like rhythms in a genetically distinct cluster of interneurons in the mammalian spinal cord. *J Neurophysiol*. 2005;93:1439−1449. https://doi.org/10.1152/jn.00647.2004.

167. Levine AJ, Lewallen KA, Pfaff SL. Spatial organization of cortical and spinal neurons controlling motor behavior. *Curr Opin Neurobiol*. 2012;22:812−821. https://doi.org/10.1016/j.conb.2012.07.002.

168. Sweeney LB, Bikoff JB, Gabitto MI, et al. Origin and segmental diversity of spinal inhibitory interneurons. *Neuron*. 2018;97:341−355. https://doi.org/10.1016/j.neuron.2017.12.029. e3.

169. Rossignol S, Dubuc R, Gossard J-P. Dynamic sensorimotor interactions in locomotion. *Physiol Rev*. 2006;86:89−154. https://doi.org/10.1152/physrev.00028.2005.

170. Sherrington CS. Flexion-reflex of the limb, crossed extension-reflex, and reflex stepping and standing. *J Physiol*. 1910;40:28−121. https://doi.org/10.1113/jphysiol.1910.sp001362.

171. Wall PD. The laminar organization of dorsal horn and effects of descending impulses. *J Physiol*. 1967;188:403−423. https://doi.org/10.1113/jphysiol.1967.sp008146.

172. Inácio AR, Nasretdinov A, Lebedeva J, Khazipov R. Sensory feedback synchronizes motor and sensory neuronal networks in the neonatal rat spinal cord. *Nat Commun*. 2016;7:13060. https://doi.org/10.1038/ncomms13060.

173. Mende M, Fletcher EV, Belluardo JL, et al. Sensory-derived glutamate regulates presynaptic inhibitory terminals in mouse spinal cord. *Neuron*. 2016;90:1189−1202. https://doi.org/10.1016/j.neuron.2016.05.008.

174. Waldenström A, Thelin J, Thimansson E, Levinsson A, Schouenborg J. Developmental learning in a pain-related system: evidence for a cross-modality mechanism. *J Neurosci.* 2003;23:7719−7725. https://doi.org/10.1523/JNEUROSCI.23-20-07719.2003.

175. Chakrabarty S, Shulman B, Martin JH. Activity-dependent codevelopment of the cortico-spinal system and target interneurons in the cervical spinal cord. *J Neurosci.* 2009;29:8816−8827. https://doi.org/10.1523/JNEUROSCI.0735-09.2009.

176. Plant GW, Weinrich JA, Kaltschmidt JA. Sensory and descending motor circuitry during development and injury. *Curr Opin Neurobiol.* 2018;53:156−161. https://doi.org/10.1016/j.conb.2018.08.008.

177. Russ JB, Verina T, Comer JD, Comi AM, Kaltschmidt JA. Corticospinal tract insult alters GABAergic circuitry in the mammalian spinal cord. *Front Neural Circ.* 2013;7:150. https://doi.org/10.3389/fncir.2013.00150.

178. Meng D, Li H-Q, Deisseroth K, Leutgeb S, Spitzer NC. Neuronal activity regulates neurotransmitter switching in the adult brain following light-induced stress. *Proc Natl Acad Sci USA.* 2018;115:5064−5071. https://doi.org/10.1073/pnas.1801598115.

179. Courtine G, Song B, Roy RR, et al. Recovery of supraspinal control of stepping via indirect propriospinal relay connections after spinal cord injury. *Nat Med.* 2008;14:69−74. https://doi.org/10.1038/nm1682.

Chapter 2

Identified interneurons contributing to locomotion in mammals

Erik Z. Li, Leonardo D. Garcia-Ramirez, Ngoc T.B. Ha and Kimberly J. Dougherty
Marion Murray Spinal Cord Research Center, Department of Neurobiology and Anatomy, Drexel University College of Medicine, Philadelphia, PA, United States

Introduction

Locomotion is the ability to move from place to place. Locomotor behavior can take a variety of forms in different animals, including swimming, slithering, crawling, flying, hopping, and walking or running. If we consider legged mammals walking on solid ground, the strategies used depend on several factors, such as the number of limbs involved (i.e., bipedal, quadrupedal), speed of travel (i.e., slow, fast), context (i.e., exploration, escape), and environment (i.e., terrain). Regardless of these factors, there are two phases for each limb—stance and swing. During stance phase, the foot is on the ground and during swing the foot is traveling to the location of the next footfall. These motions are directed by motor neurons and muscles that can be broadly classified as either flexors or extensors. During stance, extensors are generally active and flexors are generally silent in order to provide body weight support and propel the torso forward. At the initiation of swing, this pattern switches to a predominantly flexor activation to lift the trailing foot from the ground and pull the limb forward. Therefore, within a limb, there is an alternation between flexor and extensor muscle activation. The relative proportions of stance and swing or flexor and extensor activation change with speed. As speed increases, the swing phase remains relatively conserved in terms of time, but the stance phase is shortened.[1] In bipedal walking, there is also strict alternation between the two limbs on the left and right sides. When one limb is in swing, the other is in stance. As pace quickens and stance becomes shorter, both feet may be off the ground at the same time; however, the phasing of the two limbs is still in alternation. Quadrupedal animals have a larger range of gaits and these gaits are related to speed. For example, as locomotor speed increases, rodents

Spinal Interneurons. https://doi.org/10.1016/B978-0-12-819260-3.00009-3

transition from a walking gait to trot and finally to bound and gallop. During walk, one leg moves at a time in a stereotyped order. At moderate speeds, they switch to trot where diagonal limbs move at the same time. During bound, the animal leaps from both hindlimbs and onto the forelimbs in a pattern with left-right synchrony but forelimb—hindlimb alternation. Gallop is similar to bound but the footfalls of the left and right sides are slightly offset.[2,3] Additional gait variations occur in transitions.[4] These gaits involve the recruitment of motor neurons in different timings and patterns, which are determined by the activation of neural circuits in the central nervous system (CNS).

Neural control of locomotion is distributed across CNS regions. Broadly, neurons contributing to gait initiation, selection, and termination are located in the brain and brainstem, but neurons involved in motor burst generation and interlimb coordination are located in the spinal cord (Fig. 2.1). Experiments in the 1960s demonstrated that stimulation of the mesencephalic locomotor region (MLR) initiates locomotion.[10] Higher intensity stimulation in this region leads to faster locomotion and a switching of gaits.[10] The MLR receives input from the basal ganglia, in addition to other brain regions including the lateral hypothalamus (reviewed in Refs. 11—14). The basal ganglia release inhibition

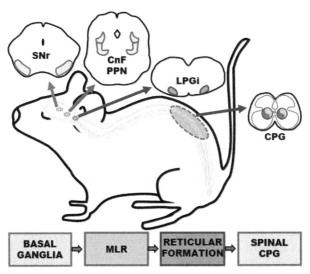

FIGURE 2.1   **CNS regions involved in selection, initiation, activation, and generation of locomotion.** Cartoon of a mouse highlighting areas of the CNS involved in locomotion. Selection of locomotion occurs in the basal ganglia. The basal ganglia, particularly the substantia nigra pars reticulata (SNr), project to the mesencephalic locomotor region (MLR).[5,6] Activation of the direct pathway leads to activation of the MLR where locomotion is initiated. The MLR includes the cuneiform nucleus (CnF) and pedunculopontine nucleus (PPN).[5–7] The MLR sends projections to the reticular formation in the brainstem.[8] Glutamatergic neurons in the lateral paragigantocellular nucleus (LPGi) activate the spinal locomotor CPG.[9] The CPG generates the rhythm and pattern, recruiting motor neurons which activate muscles.

of glutamatergic neurons in the MLR via the direct pathway and inhibit glutamatergic MLR neurons via the indirect pathway to regulate goal-directed locomotion.[5,7] Downstream, the MLR does not project directly to the spinal cord but rather through reticulospinal neurons.[6,8] Various brainstem reticular nuclei with descending projections to the spinal cord have been shown to both activate and halt locomotion.[9,15,16]

Although descending projections from the brain and brainstem are critical for normal control of locomotion, locomotion consists of relatively automated repetitive movements and the neural circuits which generate this movement are located in the spinal cord. This was first shown in Thomas Graham Brown's landmark experiments demonstrating the generation of alternating flexor and extensor muscle contractions in a spinal transect preparation where descending commands were eliminated.[17] Furthermore, Graham Brown also transected the dorsal roots to demonstrate that this alternation was not simply spinal reflex activity due to sensory feedback. Thus, sensory feedback is dispensable for the generation of locomotion, although numerous studies have demonstrated important roles for sensory afferent feedback via cutaneous, proprioceptive, and nociceptive pathways in the modulation of locomotor behavior.[18−21]

Spinal circuits orchestrating locomotion have several features that are conserved across species. Rhythm generating neurons, for example, are ipsilaterally projecting, excitatory interneurons which receive input from hindbrain structures and synapse onto commissural interneurons and other interneurons, as has been demonstrated in lamprey, tadpole, zebrafish, and rodent.[22−25] The same transcription factor can identify neurons with similar locomotor function in both zebrafish and mouse, further supporting conservation.[22,23,26,27] However, there are major differences in motor outputs. The undulating movements characteristic of swim in zebrafish, tadpole, or lamprey do not require limbs, although circuits underlying left-right alternation may be similar to some of those in mammals and may be common with those involved in trunk control.[24,28] Coordination within a limb and between the limbs in mammals adds a level of complexity not required in nonlimbed organisms. Further, within a single organism, locomotor output changes depending on developmental stage, condition or state, and environment. Since it would be impractical to address all of these intricacies in a single chapter, we will focus on spinal interneurons involved in hindlimb locomotion in mammals.

Organization of spinal locomotor interneurons

Neural circuits which generate rhythmic outputs are termed central pattern generators (CPGs). The locomotor CPG for hindlimb locomotion is located in the thoracolumbar spinal cord and converts a tonic descending command signal into phasic motor bursts with appropriate rhythm and pattern. Rhythm refers to the repetitive, periodic nature and timing of locomotor phases. Pattern is used variously in the literature to refer to either interlimb coordination or temporal dynamics of muscle activation within each gait cycle, either of which may change in a speed-dependent manner.[3,29,30] As pattern exists only within the cyclic framework of rhythm, a fundamental question for locomotion is to understand the mechanism that enables the generation of neuronal bursting behavior and thus rhythm.

Neuronal bursting is involved in many behaviors and as such, the conditions that give rise to bursting behavior have been studied in many systems.[31–36] Neuronal bursts are characterized by bouts of action potential firing interspersed with quiescent periods. Computational modeling and mathematical analysis of bursting systems have posited that bursting behavior can arise from the interaction of processes occurring on two time scales (fast-slow dynamics).[37] Spiking behavior during the burst is generated by fast intracellular dynamics, while modulation of the spike frequency, and thus bursting, is generated by comparatively slow phenomena.[37] As yet, the exact slow dynamics responsible for burst maintenance and termination in the locomotor CPG have not been determined and a general understanding of possible slow mechanics is useful.

Slow dynamics may be intrinsic to individual neurons or emerge from network interactions.[31,38,39] When these processes are intracellular, individual neurons are capable of intrinsic bursting when isolated from other neurons and may therefore serve as pacemakers. Such mechanisms may include voltage-gated ionic channels which only slowly respond to voltage changes and calcium-sensitive channels that are modulated by calcium accumulation during prolonged spiking in a burst.[12,31] When these slow processes are distributed across multiple populations, they may be transmitted via synapses to produce a similar overall network effect. Alternatively, slow dynamics may be intrinsic to the synaptic properties themselves, for example, via short-term adaptation of synaptic transmission.[39]

Following his landmark experiments, Thomas Graham Brown hypothesized that rhythm was generated via network mechanisms between two populations of neurons which he termed "half-centers," one flexor and one extensor, which mutually inhibited one another.[17,40] This half-center hypothesis for the locomotor CPG could thus explain why flexor and extensor muscles did not cocontract during locomotion. Brown further suggested that a fatigue mechanism could prevent either population from dominating the other perpetually,[17,40] thus providing an explanation for the alternating action and rhythm. This hypothesis continues to have relevance in contemporary models of locomotor rhythm generation and mutual inhibition as a mechanism for reciprocal alternation continues to be explored.

Circuits with half-center architectures can operate via release or escape mechanisms. In Graham Brown's initial hypothesis, neither half-center is able to burst when isolated and each has only quiescent and tonically spiking states depending on neural excitability and external drive.[17,41] Graham Brown suggested that bursting arises from a slow fatigue mechanism that reduces the ability of the active population to inhibit the quiescent population.[17,40] As the quiescent population become less inhibited, it can escape from inhibition and begin firing, thus shutting off the previously active population.[41] Another possible mechanism for bursting in circuits with half-center architectures is release, in which the active neuronal population eventually becomes unable to sustain tonic firing and thus stops inhibiting the previously quiescent population.[42]

Another possibility for circuits with half-center architecture is that one or both of the half-centers are intrinsic bursters. During locomotion, flexor or extensor muscle bursts occasionally fail to be generated.[19,43] When extensor bursts are deleted, the flexor rhythm continues unabated, whereas flexor burst deletions are accompanied by sustained extensor activity.[43,44] Together, these experimental findings have suggested that the flexor half-center is intrinsically rhythmic, and that the extensor half-center is entrained by the flexor half-center, a hypothesis known as the flexor burst generator model.[43,45]

Beyond rhythm, the coordinated act of locomotion requires multijoint muscle coordination with patterns that are significantly more complex than flexor−extensor and left-right alternation.[20] These complex patterns are centrally generated as the motor pattern is largely unchanged in a decerebrate cat model without sensory feedback.[46,47] Many circuit architectures have been proposed to account for the generation of pattern.[48−50] Here, we focus on a class of circuit architectures known as two-layer models which have been useful in explaining multiple facets of locomotor behavior.[43,49] In these models, the generation of rhythm and pattern is separated into two layers (Fig. 2.2). The rhythm-generating layer is responsible for generating the basic timing of locomotion and setting flexor−extensor and left-right phasing (left-right alternation not depicted). The pattern-forming layer is directed by the rhythm-generating layer and recruits specific populations of motor neurons in a phase-appropriate manner to generate complex, coordinated motor patterns. Groups of motor neurons that are recruited together by this layer are similar to motor modules which have been proposed as a mechanism to simplify motor control through appropriate muscle coactivation.[51] Depending on the pattern of innervation from the pattern-forming layer to the motor neurons, complex and biphasic motor patterns are possible. Furthermore, two-layer architectures have also been proposed to explain how locomotor circuits can compensate following certain perturbations to prevent overall changes in cycle timing.[49] Such perturbations, known as nonresetting perturbations, could be explained if the perturbation affects only the pattern-forming layer to produce a transient effect in the downstream motor pattern. In this case, the motor pattern is then reentrained by the rhythm-generating layer which acts as a type of background metronome or clock.[43,49]

In summary, evidence supports a two-layer architecture for the locomotor CPG in which rhythm is generated by a rhythmic flexor half-center that is

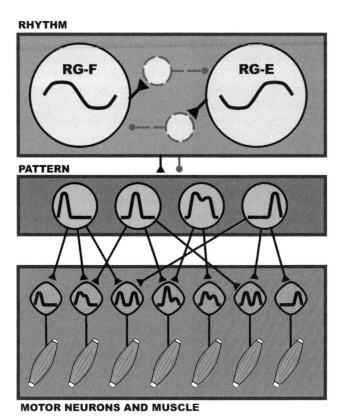

FIGURE 2.2   Spinal interneurons generate the basic rhythm and pattern of locomotion. The central pattern generator (CPG) circuit for locomotion has been hypothesized to have a two-layer structure.[29] The top layer (RHYTHM) generates the rhythm and basic timing for the circuit. In this layer, two populations of rhythm-generating neurons (yellow), one for flexors and one for extensors, alternate activity by means of mutual interposed inhibitory neurons (outlined in pink). Sinusoidal traces inside rhythm-generating neurons represent activity over the cycle, with flexors being active during the first half of the cycle and extensors active during the second half. This rhythm-generating layer synapses upon and sets the pace for a pattern-forming layer (PATTERN), which is composed of premotor neurons (green) that may show complex activation patterns over the locomotor cycle. These neurons may recruit one or more motor neuron pools (purple) in a modular fashion. Because motor neurons may be recruited by more than one pattern-forming population, their activation patterns over the locomotor cycle may be even more complex. Effects of descending and afferent modulation of locomotor behavior may be dependent on whether the modulation occurs at the rhythm-generating, pattern-forming, and/or motor neuron levels.

mutually inhibited by an extensor half-center operating in a tonically spiking regime. However, the fundamental mechanisms enabling flexor half-center bursting remain to be determined and it is unclear to what extent the flexor half-center acts as a pacemaker for the network during all modes of operation and gait. In order to answer these questions, it is necessary to directly probe identified circuit elements and to experimentally define the intracellular properties and synaptic connections between populations.

Spinal interneurons with locomotor functions

The cat has been a primary model system used to study locomotor interneuronal networks for well over 100 years. In cat, interneurons are recorded blindly based on location and identified by lamina, descending and/or afferent pathways to them (type and mono-, di-, oligo-synaptic), and/or their projections to motor neurons.[52–56] They are classified as locomotor-related based on their rhythmic output in response to application of monoaminergic precursors or to stimulation of the MLR or medullary reticular formation.[52,57,58] Experiments of this nature provided much of the seminal information regarding locomotor networks and continue to enhance our knowledge of locomotor-related interneurons. A key advantage of these preparations is that they are ones in which recordings from neurons are made in a state that is near to that of a locomoting animal, sensory input can be left intact or disrupted, and the motor output is more readily accessible (by electromyogram or electroneurogram). Further, they allow for versatile experiments in decerebrate, spinalized, drug-evoked, stimulation-evoked, or sensory-evoked locomotion. However, one of the primary disadvantages is the inability to reliably target an interneuronal population a priori.

The introduction of the in vitro rodent neonatal spinal cord preparation allowed for complementary studies of the locomotor CPG.[59,60] In this preparation, the intact spinal cord, with ventral roots attached, is isolated from a neonatal rat or mouse. Activation of the spinal networks through the bath application of NMDA, serotonin, and/or dopamine or electrical stimulation of the brainstem, descending fibers, dorsal roots, or ventral roots evokes a fictive locomotion, characterized by a coordinated and robust rhythm that can be recorded at the ventral roots at different segmental levels of the cord.[61–67] Typically, such experiments involve recording from the lumbar (L) 2 ventral root, which represents flexor-dominant activity of the hindlimb, and L5 ventral roots, which represents extensor-dominant activity of the hindlimb.[68] Rhythmic activity alternates between flexor- and extensor-related roots on the same side of the spinal cord and between left and right ventral roots at the same segmental level. Cell location and morphology/projection has been used in this preparation to determine the commissural interneuron circuitry.[69–72] Additionally, lesioning experiments have provided the identification of the regions in which locomotor-related neurons are located.[73,74] More recently, the use of genetic tools in the isolated mouse spinal cord preparation has allowed specific interneurons both to be recorded while assessing motor output by ventral root recording and to be genetically manipulated in order to infer the functional roles of specific molecularly identifiable neuronal populations during locomotion.

Transcription factor code to identify interneuron populations

Through the use of molecular and genetic tools in the mouse, various spinal interneuron populations participating in locomotor CPGs have been identified, many of which develop from the ventral half of the developing neural tube.[26,75–77] These ventral populations are derived from four distinct progenitor domains, p0, p1, p2, and p3, and can be identified by a code of transcription factors expressed during development.[78–80] These broad interneuron populations, often referred to as cardinal classes, have been well described in terms of their neurotransmitter phenotypes, projection patterns, and contributions to locomotor function as detailed below (Fig. 2.3).

V0 interneurons

V0 interneurons originate from the p0 progenitor domain, which is broadly defined by the expression of the transcription factor Dbx1.[81] V0 neurons are either excitatory or inhibitory, mainly located in lamina VIII, and send projections to the opposite side of the spinal cord.[82] At least a subset of V0 interneurons make a direct synaptic contact with contralateral motor neurons.[82] V0 neurons can be further divided into the dorsal ($V0_D$) and ventral ($V0_V$) neuronal subclasses based on the postmitotic expression of the transcription factor Evx1. $V0_D$ interneurons lack Evx1 and are predominantly contralaterally projecting, inhibitory commissural interneurons.[81,82] $V0_V$ interneurons express Evx1 and are excitatory glutamatergic commissural interneurons.[81–83] Disruption of the Dbx1 gene results in a drifting between left-right alternation and synchrony during drug-evoked locomotion in in vitro preparations; however, disruption of the Dbx1 gene not only eliminates the Dbx1 population but also results in an increase in the number of V1 interneurons and interneurons derived from dorsal progenitor domains.[82] Genetic ablation of the neuronal population expressing Dbx1 results in a stronger phenotype with synchronous activity in left and right ventral roots.[84] Similarly, adult V0-ablated mice show a hopping phenotype characterized by synchronous movements of left and right hindlimbs at locomotor speeds where only alternation is seen in wildtype controls.[84] Manipulation studies of the more specific subpopulations of V0 neurons demonstrate that these subpopulations secure left-right alternation at different speeds.[84] During drug-evoked locomotion in the isolated neonatal spinal cord prep, only left-right alternation is observed. However, ablation of the $V0_D$ subclass results in a loss of coordination between left and right sides at low locomotor frequencies, a drifting of alternation and synchrony between left and right flexors and extensors at moderate locomotor frequencies, and clear alternation at high frequencies.[84] This suggests that $V0_D$ interneurons secure left-right alternation at low locomotor frequencies. Similar experiments performed in mice in which the

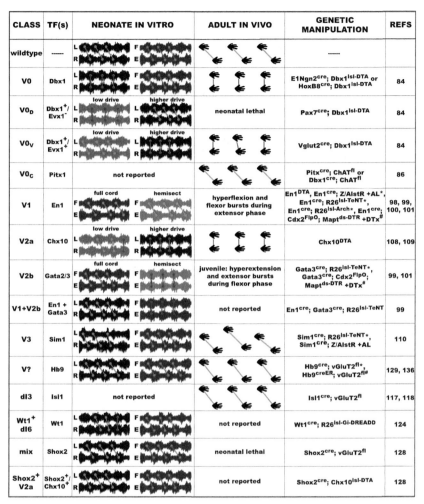

FIGURE 2.3 **Locomotor consequence of genetic silencing or ablation of known interneuron populations.** For each interneuronal class, the identifying transcription factors (TFs) and illustrations resembling published data are shown. For neonate in vitro experiments, ventral root output during fictive locomotion resulting from genetic silencing or ablation is represented in cartoons. Left-right activity is shown in black and flexor–extensor activity in blue. In cases where the result is dependent on drug concentration or drive, gray represents low drive or low drug concentration and black represents higher drive or drug concentration. Hemisected cords are shown in lighter blue. Alternation is shown with green lines and synchrony with red. For adult in vivo experiments, cartoons of footprints representing hindlimb placement are shown. Genetic manipulations include the various transgenic mouse lines resulting in outcomes similar to the cartoons. #, adult in vivo experiment only; *neonate in vitro experiment only; *AL*, allatostatin; *AlstR*, allatostatin receptor; *DTA*, diphtheria toxin; *DTR*, diphtheria receptor; *DTx*, diphtheria toxin; *fl*, floxed; *Lsl*, loxP-stop-loxP; *TeNT*, tetanus toxin. Experiments where the gene for the transcription factor was disrupted are not included. The reference column (REF) includes the publications on which the illustrations are based. Further details can be found in the text.

excitatory $V0_V$ neurons were ablated showed that there was clear alternation between left and right sides at the lower locomotor frequencies, a mix of alternation and synchrony at intermediate frequencies, and left-right synchrony at higher frequencies, suggesting that these neurons secure alternation between left and right hindlimbs at higher locomotor frequencies.[84] Further support of these suggestions comes from studies in adult mice. Although $V0_D$ mutants do not survive beyond early neonatal stages due to respiratory disruptions, $V0_V$ mutants are viable. At low speeds of locomotion, adult $V0_V$-ablated mice displayed a normal walking gait with alternating hindlimbs.[84] In contrast, at intermediate speeds where a trotting gait is normally observed, they displayed a gait with synchronous hindlimb activity.[2,84,85] Taken together, the V0 population is essential for alternating gaits and subpopulations secure alternation in a frequency-dependent manner, the inhibitory $V0_D$ population at lower frequencies and the excitatory $V0_V$ population, presumably via an inhibitory interneuron on the contralateral side, at higher locomotor frequencies.[2,82,84]

A small subset of medial $V0_V$ interneurons expresses the transcription factor Pitx2 and is either cholinergic ($V0_C$) or glutamatergic ($V0_G$). Although Pitx2 interneurons are either ipsilaterally or contralaterally projecting, most ($\sim 70\%$) Pitx2 neurons project to motor neurons on the same side of the cord.[86] The $V0_C$ interneurons are the sole source of cholinergic C-boutons on motor neurons and also project to Ia inhibitory interneurons.[86,87] The $V0_C$ neurons are more prominent in the upper lumbar levels and $V0_G$ neurons are more prevalent in the lower lumbar levels.[86] Genetic synaptic silencing of $V0_C$ interneurons does not result in locomotor deficits, but there are differences in muscle activations seen during swimming, suggesting that these neurons modulate motor output.[86]

V1 interneurons

V1 interneurons are derived from the p1 progenitor domain and postmitotically express the transcription factor Engrailed 1 (En1).[81,88,89] V1 neurons are located in laminae VII and IX.[89] All En1 interneurons are inhibitory and ipsilaterally projecting.[88–90] This group includes Renshaw cells, reciprocal Ia inhibitory interneurons, and other yet to be identified interneurons.[88,89,91] Renshaw cells also express the calcium binding protein calbindin and can be further defined by Chrna2 expression.[89,92] Renshaw cells receive both cholinergic and glutamatergic input from motor neurons[93–95] and modulate the activity of motor neurons via recurrent inhibition.[96] V1 Ia interneurons are parvalbumin positive and receive input from calbindin positive Renshaw cells.[89] Together, Renshaw cells and Ia inhibitory interneurons make up a small proportion of the entire V1 population[89] which has been shown to be highly diverse molecularly.[97] Drug-evoked fictive locomotion in spinal cords isolated from neonatal mice where V1 neurons are genetically silenced or ablated shows a dramatic reduction in locomotor frequency.[98–101] Although Renshaw cells are rhythmically active with phasing corresponding to locomotor bursting, genetic silencing of Renshaw cells does not affect locomotion in vitro or in vivo.[92] Together, this implicates the V1 population and specifically the unidentified V1 interneurons, in the regulation of locomotor speed.[98,99,100] Additionally, V1 interneurons work in conjunction with V2b interneurons to secure flexor–extensor alternation.[98,99,101,102]

V2 interneurons

V2 interneurons are derived from the p2 progenitor domain, which is defined by the expression of the transcription factor Lhx3.[78–80] V2 neurons are ipsilaterally projecting neurons mainly located in lamina VII.[103,104] This population can be further subdivided into the V2a class of interneurons expressing the transcription factor Chx10 and the V2b class of interneurons expressing the transcription factor Gata3.[105]

V2a interneurons

V2a interneurons are excitatory.[104] Many are rhythmically active during drug-evoked locomotion and are split nearly equally as to whether they are in-phase or out-of-phase with the local root.[106,107] Genetic ablation of V2a neurons results in an increase in the variability of burst amplitude and cycle period, and a drifting between left-right alternation which converts to left-right synchrony at higher frequencies in the fictive preparation.[108,109] As adults, V2a-ablated mice show minimal locomotor deficits at low speeds; however, they display a bounding phenotype at speeds of locomotion where trot is typically observed in wildtype mice.[109] Together, these results suggest that V2a interneurons serve more than a single network function, with roles in left-right alternation and rhythmic drive to motor neurons. This is further supported by data collected during spontaneous nonresetting deletions. During these deletions, V2a interneurons exhibit two types of behavior with type I V2a interneurons continuing to fire rhythmic bursts of action potentials and type II V2a interneurons failing silent.[43] Consequently, type I V2a interneurons are proposed to be ones that provide input to the V0$_V$ class of interneurons, making up the pathway that secures left-right alternation at high speeds of locomotion.[43] Type II V2a interneurons are proposed to synapse directly onto motor neurons, acting as the last-order interneurons.[43]

V2b interneurons

V2b interneurons are inhibitory interneurons.[104] As these neurons are ipsilateral and inhibitory, they were hypothesized to mediate flexor–extensor alternation. However, during drug-evoked locomotion in isolated spinal cords from mice in which V2b interneurons are genetically silenced, there is little deficit in flexor—extensor alternation.[99] Similarly, left-right coordination and frequency are also comparable to wildtype mice.[99] In double mutant mice where both V1 and V2b neurons are genetically silenced, flexor- and extensor-related roots no longer alternate but instead burst synchronously.[99] This suggests that either there are redundancies in the V1 and V2b populations or that they are involved in different subtasks of flexor—extensor alternation. An additional experiment in the same study provides evidence for the latter. When the spinal cord of the V2b-silenced mutant is hemisected, flexor and extensor roots burst synchronously.[99] This suggests that V1 and V2b neurons are likely to be embedded in the spinal circuit in different positions.[102] The conclusions derived from in vitro studies are further supported by experiments in adult mutant mice. When spinal V1 interneurons are ablated, the mice lose the ability to extend their hindlimbs and when spinal V2b interneurons are ablated, the resulting effect is prominent hindlimb extension and impairment in flexion.[101] Together, this suggests that V1 and V2b interneurons are both involved in flexor—extensor coordination with at least one of the roles of V1 interneurons involving the preferential inhibition of motor neurons that innervate flexor muscles and one role of the V2b interneurons is to inhibit motor neurons that innervate the extensor muscles.[101]

V3 interneurons

V3 interneurons are derived from the p3 progenitor domain and are defined by the expression of the transcription factor Sim1.[78] The V3 interneurons are excitatory and are thought to be primarily commissural interneurons, with many directly synapsing on contralateral motor neurons.[110] Genetically blocking synaptic transmission in V3 interneurons results in difficulties in evoking locomotion with drugs in vitro, and when it is evoked, there is an increased variability in ventral root bursting and asymmetrical bursting between the left and right sides, suggesting a role for these interneurons in promoting stable locomotor rhythm[110] and possibly in rhythm generation. V3 interneurons can be subdivided based on location, and subpopulations have distinct properties,[111,112] suggesting that these neurons likely play several different roles in spinal circuits. Further adding to the complexity of this population, a recent study demonstrated at least two subsets of ipsilaterally projecting V3 interneurons which can be subdivided based on location and connectivity with other V3 interneurons and/or motor neurons.[113] It is unclear if these neurons have an additional commissural projection or if these are distinct subpopulations. Adult in vivo studies yield similar results to neonatal in vitro studies. Hyperpolarizing V3 interneurons in vivo leads to a "meandering trajectory" with a sharp increase in the variability of foot placement and in the duration of stance phase.[110] These experiments were performed during walk/trot frequencies so whether V3 interneurons may contribute to left-right synchronization during bounding behavior as suggested by others[114] remains to be determined. This idea is supported by work demonstrating that V3 interneurons provide mutual excitation to left and right extensor-related rhythm generating neurons.[115] Given the distinct subgroupings described and the various locomotor consequences resulting from manipulation, the V3 population likely plays several roles in functional spinal circuits.

Dorsally derived interneuron populations

In addition to the known interneuron populations involved in the locomotor CPG that originate from the ventral progenitors, dI3 and dI6 interneurons are derived from progenitor populations dorsal to the p0 domain; however, some of these neurons migrate and settle more ventrally postnatally and have been explored for potential locomotor function.

dI3 interneurons

dI3 interneurons are identified by the transcription factor Isl1.[116] They are excitatory neurons which settle in laminae V, VI, and VII postnatally.[117] dI3 interneurons receive low threshold cutaneous inputs and project directly to motor neurons[117] but they are not necessary for normal locomotion in the adult.[118] Adult mice in which dI3 neuron synaptic transmission has been genetically silenced place their hindlimbs with wider spacings, are more likely to have 3—4 paws on the ground during walking, and display a longer stance phase on the treadmill.[118] dI3 interneurons are active primarily during extension and are rhythmically inhibited during the flexor phase.[118] It has, therefore, been suggested that these neurons compare sensory and locomotor input in order to determine sensory prediction errors and modify locomotor circuit activity.[118]

dI6 interneurons

dI6 interneurons are located in laminae VII and VIII of the spinal cord postnatally.[119–121] These interneurons are broadly labeled by the expression of the transcription factor Lbx1, a shared postmitotic transcription factor for several dorsal-originated classes of interneurons, and can be further subdivided into three subsets based on the expression of the transcription factors Dmrt3 and/or Wt1.[121,122] The majority of dI6 interneurons are inhibitory and have commissural projections; however, they have been shown to project to both ipsilateral and contralateral motor neurons.[120,121,123,124] Genetic removal of either Dmrt3 or Wt1 genes results in highly disorganized locomotion that is uncoordinated and with irregular locomotor pattern.[121,125] Acute inhibition of Wt1 interneurons in the fictive locomotor preparation leads to a disruption in left-right alternation characterized by a drifting in phasing between the sides.[124] At single neuron level, dI6 interneurons are rhythmically active during locomotion, with activity that is either in- or out-of-phase with the local root, and individual dI6 interneurons can be classified as either tightly or loosely coupled to the activity of the ventral root.[119,124] Loosely coupled dI6 interneurons oscillate intrinsically and tightly coupled interneurons do not, the latter of which are suggested to receive strong rhythmic drive which they convey to motor neurons.[119] Taken together, the dI6 interneurons participate in locomotion, particularly in left-right alternation circuits. However, their precise roles are likely partly obscured by the diversity in the population.

Other populations

In addition to the cardinal classes of interneurons listed above, Hb9 interneurons and Shox2 interneurons are two populations which are identified by transcription factor expression and have been shown to be involved in locomotion.[126–129]

Hb9 interneurons

The transcription factor Hb9 is expressed in motor neurons and is involved in their differentiation.[130,131] Hb9 is also expressed in a small population of ventromedial interneurons which are excitatory, ipsilaterally projecting, and located in the lower thoracic and lumbar segments of the spinal cord.[126,127] These neurons express many of the properties consistent with those expected of rhythm generating neurons.[32] In particular, their location, intrinsic properties, connectivity, and rhythmicity during locomotion make them strong candidates[126,127,132–134]; however, this role has been questioned.[135] Until recently, it was not possible to silence only the small population of Hb9 neurons because genetic techniques targeting these interneurons also silence other excitatory neurons that transiently express Hb9 early in development.[129] Synaptically silencing the population of excitatory neurons that expressed Hb9 at some point in development results in decreased frequency of fictive locomotion without altering left-right or flexor–extensor alternation in neonatal spinal cords.[129] In adult mice where the same synaptic silencing manipulation was restricted to the small population of ventromedial Hb9 interneurons, there were no obvious deficits in treadmill walking at various speeds.[136] This suggests that the Hb9 interneurons are not involved in locomotor rhythm generation or that there are redundancies or developmental compensations that make up for their loss.

Shox2 interneurons

Shox2 interneurons do not come from a single progenitor domain but instead express markers of other dorsal and ventral interneurons, including Chx10 and/or Lhx3, Isl1, or Lbx1.[128] Genetic silencing of all Shox2 interneurons leads to a reduction in the frequency of the rhythm, without disturbing the left-right or flexor–extensor patterning, suggesting a role in rhythm generation.[128] Genetic ablation of the subset of Shox2 interneurons which coexpress Chx10 (Shox2 V2a interneurons) affects ∼75% of the Shox2 population and results in very minor changes during fictive locomotion.[128] Specifically, bursting becomes more variable, but locomotor frequency and burst phasing remain intact. This suggests that the Shox2 non-V2a neurons contribute to rhythm generation and the Shox2 V2a interneurons may be premotor interneurons.

Limitations of transcription factor code

The transcription factor code is a powerful tool to manipulate and reliably target populations of interneurons which are intermingled with other cell types. This has advanced our understanding of the contribution of different classes of interneurons to mammalian locomotor circuits. As described above, the handful of cardinal classes is unlikely to account for the diversity necessary for discrete functional populations, and this has been supported by more recent studies. Each ventral cardinal class of interneurons studied to date is comprised of multiple subpopulations. One striking example is the V1 class that is made up of more than 50 molecularly defined subpopulations.[97] Downregulation of transcription factors in subgroups of some populations may also be suggestive of separate functions. For example, in adult mice, V2a interneurons can be subdivided by the maintained or lost expression of Chx10 and the relative proportions of these two subgroupings of neurons are different at cervical and lumbar levels.[137] Additionally, all cardinal populations can be subdivided when other transcription factors are considered and resulting subsets may be related to projection[138] and/or differentially expressed throughout the rostrocaudal spinal cord.[139] Together, this raises the possibility that functional effects of the elimination of discrete populations are masked when genetic ablation/silencing of the entire population is performed. Furthermore, many of the manipulation experiments described above are genetic changes performed during development; therefore, compensatory effects may complicate the results. The availability of acute actuators, including optogenetics and chemogenetics, has been used in some cases and similar experiments will be necessary to confirm chronic manipulation results. Additionally, not all populations have been tested for function in the adult, mainly due to animal viability following chronic disruption. The use of intersectional strategies[101,140] is becoming more common and will allow for the manipulation of smaller populations and in reversible ways to be able to more accurately assess the roles of discrete interneuron populations in the locomoting adult animal.

Interneurons in a locomotor framework

Genetic ablation and inactivation experiments targeting defined interneuron populations have provided important insights into the functional roles of specified circuit elements. Ultimately, these roles should be related to synaptic connectivity of each population and to the overall connectivity structure of the locomotor CPG. Ideally, these monosynaptic connections between interneuron populations would be directly tested using anatomical and electrophysiolog-ical methods. However, although such experiments are possible and are of interest, they are challenging and direct connections between most populations remain untested.

In lieu of direct experimental evidence, a computational modeling approach can suggest possible network architectures that are consistent with observed features of locomotion both in the intact circuit and following ma-nipulations. Several models of hypothesized CPG network structure with genetically identified interneurons have been explored and recent experiments in which specific populations are acutely manipulated (i.e., using optogenetics) have suggested further refinements. The most recent models incorporating genetically identified populations seek only to account for the rhythm-generating layer of the CPG and can operate over a range of frequencies to produce gaits with alternating flexor–extensor and left-right patterning and reproduce changes in these alternation patterns following ablations of genet-ically defined populations and acute manipulations.[85,102,115,141] To better un-derstand the operation of the model, it is useful to separate the pathways contributing to different features of locomotion. A summary of the key fea-tures and reasoning follows (Fig. 2.4).

There are flexor and extensor burst generators on each side of the cord

The circuitry for burst generation with hindlimb flexor–extensor alternation is localized to each lateral half and consists of a flexor rhythm generator popu-lation and an extensor rhythm generator population.[142] The full genetic identity of the rhythm-generating populations remains unknown, but these populations are thought to include non-V2a Shox2 interneurons, Hb9 in-terneurons, and other currently unidentified neurons.[128,129,143] The flexor rhythm-generating population (RG-F) and extensor rhythm-generating popu-lation (RG-E) mutually inhibit one another through disynaptic pathways, representing a half-center organization. Evidence suggests that each half-center may have an asymmetric organization in which only the flexor popu-lation operates in an intrinsically bursting regime.[43] Therefore, a mechanism for speed control in the model is the excitation level of the RG-F population.[43,85,102]

V1 and V2b interneurons provide mutual inhibition of the half centers

Both V1 and V2b neurons are known to be ipsilaterally projecting inhibitory populations and could mediate the mutual inhibition between flexors and ex-tensors. In the hemicord, ablation of the ipsilaterally projecting inhibitory V2b population is sufficient to abolish flexor–extensor alternation.[99] This finding is

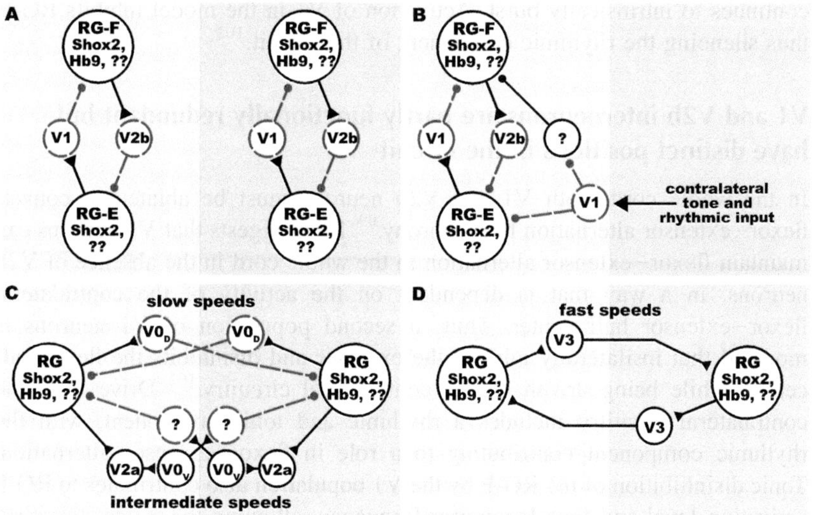

FIGURE 2.4 Neuronal circuits capable of generating rhythm and coordinating flexor–extensor and left-right patterning are depicted in simplified form. Genetically identified populations are placed to best reproduce data from experimental manipulation of these interneuron populations (for more details, see text). (A) Each lateral hemicord (blue and yellow) contains the basic circuitry for intralimb control. Flexor rhythm-generating (RG-F) and extensor rhythm-generating (RG-E) populations are thought to include non-V2a Shox2 interneurons, Hb9 interneurons, and other yet to be identified interneurons, and be arranged in a half-center like architecture. Mutual inhibition is mediated by V1 neurons from RG-E to RG-F and by V2b neurons from RG-F to RG-E.[99,102] (B) A second population of V1 interneurons contributes to flexor–extensor alternation in the whole cord. This population receives contralateral tonic and rhythmic drive, inhibits RG-E, and disinhibits RG-F.[102] (C) Left-right alternation in the cord depends on ipsilaterally projecting type I V2a neurons and commissurally projecting V0 populations, including the inhibitory V0$_D$ and excitatory V0$_V$ populations.[43,84] Two distinct pathways, one incorporating V0$_D$ neurons and the other incorporating V0$_V$, V2a, and an unidentified inhibitory interneuron population, are arranged to provide mutual inhibition between left and right RG-F populations. Differences in cellular properties result in speed-dependent contributions of the V0$_D$ and V0$_V$ pathways toward securing left-right alternation.[141] (D) V3 neurons may contribute to left-right synchrony and bound/hop-like gaits. V3 neurons are arranged to provide mutual excitation between left and right rhythm generating populations.[85,115]

reproduced in the model by designating the population that is postsynaptic to the RG-F and inhibits the RG-E as V2b.[102] Because only RG-F is in an intrinsically bursting mode, ablation of this inhibitory population alone is sufficient to prevent flexor–extensor alternation in the hemisect.[102] Furthermore, optogenetic activation of V1 neurons reduced both flexor and extensor output, while optogenetic activation of V2b neurons reduced extensor output without affecting flexor rhythm.[101] These results suggest that the population postsynaptic to RG-E and inhibiting RG-F cannot be V2b and should be V1. Therefore, activation of V2b in the model directly inhibits the RG-E, but RG-F continues to intrinsically burst. Activation of V1 in the model inhibits RG-F, thus silencing the rhythmic component of the circuit.[102]

V1 and V2b interneurons are partly functionally redundant but have distinct positions in the circuit

In the whole cord, both V1 and V2b neurons must be ablated to convert flexor–extensor alternation to synchrony.[99] This suggests that V1 neurons can maintain flexor–extensor alternation in the whole cord in the absence of V2b neurons, in a way that is dependent on the activity of the contralateral flexor–extensor half center. Thus, a second population of V1 neurons is modeled that ipsilaterally inhibits the extensor and disinhibits the flexor half center, while being driven by the contralateral circuitry.[102] Drive from the contralateral circuitry includes a rhythmic and tonic component, with the rhythmic component contributing to a role in flexor–extensor alternation. Tonic disinhibition of the RG-F by the V1 population also contributes to RG-F activation level and thus locomotor frequency, allowing the model to reproduce the reduction in locomotor frequency following V1 ablation.[98,102]

Two commissural pathways involving V0 interneurons secure left-right alternation

Left-right alternation is known to be perturbed in a speed-dependent manner by deletion of both the inhibitory $V0_D$ and excitatory $V0_V$ commissural populations.[84] A simple method to produce left-right alternation would be to provide mutual inhibition between the bilateral flexor or extensor centers. The $V0_D$ interneurons can be directly interposed between the left and right centers to provide this.[141] In contrast, $V0_V$ interneurons are hypothesized to synapse on an unidentified inhibitory population, thus incorporating the excitatory commissural population in an inhibitory pathway.[141] The model reproduces the slow-speed contribution of $V0_D$ and the intermediate-speed contribution of $V0_V$ by altering intrinsic properties of these populations such that their integrated output is speed- and excitation dependent.[141] As type I V2a interneurons also contribute to left-right alternation at intermediate speeds in a manner similar to $V0_V$ neurons, they are modeled as part of the same pathway.[109,141]

V3 interneurons may synchronize left and right sides

A straightforward function for V3 interneurons is still poorly understood; however, these neurons have an excitatory commissural phenotype and a role in stabilizing locomotion.[110] Given that V0 ablation does not simply uncouple left and right alternation, but rather induces left-right synchrony, it is therefore convenient to suppose that V3 interneurons may play a role in left-right mutual excitation. Although in principle such a pathway could exist between the bilateral flexors or the bilateral extensors, more recent evidence suggests that V3 interneurons likely synapse on extensor CPG elements.[115]

Reproduction of multiple experimental perturbations using computational methods demonstrates that the proposed circuit architectures are plausible. However, a model necessarily simplifies a biological circuit in order to explore specific features of interest and suggest network architectures that can be directly tested. Models are also limited by the specificity of the experimental data available. As previously noted, genetic manipulation experiments affect all neurons with a given genetic code, which may compose multiple functional populations with distinct connectivity and activity and which may be active not only in rhythm generation but also pattern formation or other non-locomotor roles.[43,119,128] Some attempt has been made to account for this in the models, e.g., by inclusion of two separate V1 populations, and there are likely to be more such distinctions within populations. More fundamentally, neuronal networks are known to be degenerate in the sense that many combinations of network arrangements and neuron intrinsic properties are capable of producing behavior that is largely identical even in very small circuits.[144] Despite this, recent experiments directly looking at connections between candidate rhythm-generating neurons have shown modular organization which broadly agree with model predictions.[145]

Thus far, the discussion of CPG modeling efforts has focused on intrinsic operation of the network in the absence of sensory feedback. However, it is well known that sensory feedback can modulate locomotor circuits to provide context-appropriate changes to frequency, timing, and pattern. Adjustments to the model can be made to account for these effects, but direct evidence for synaptic input to specific classes of spinal interneurons remains limited. Recently, it has been shown that almost all putative rhythm-generating neurons labeled by Shox2 are responsive to sensory afferent stimulation,[146] providing one mechanism for powerful modulation of locomotion. Although significant experimental evidence exists to explain how sensory feedback can modulate gross features of ongoing locomotion, it remains challenging to explain the direct neuronal mechanisms which mediate these effects. Such information is likely to be critically important for understanding activation and plasticity of these networks following injury. Sensory feedback has shown to be essential for development of locomotor networks and to recovery following injury,[147−149] and therapies such as epidural stimulation are thought to be mediated via activation of sensory pathways synapsing on CPG circuits.[150]

Plasticity of interneurons following spinal cord injury

Although an attempt to describe the architecture of CPG circuits inherently assumes that the network structure is largely fixed, there is significant evidence demonstrating that plasticity can and does occur at the level of both neuronal properties and synaptic connections. Therefore, our understanding of CPG circuits and ability to recruit and manipulate them is critically dependent on understanding the ways these circuits may be altered following insults to the nervous system. Perhaps more importantly, many therapeutic efforts to utilize CPG circuits postinjury depend on the circuitry being physically distant from the site of insult and therefore relatively intact. Plasticity may occur due to injury-related alterations in innervation, supply of trophic factors and inflammation, but also due to therapeutic manipulation.[151−153] Therefore, plasticity represents both a challenge and an opportunity in the effort to exploit the intrinsic ability of the spinal cord to generate locomotion for therapeutic benefit.

Immediately after spinal cord injury (SCI), the reduction of the supraspinal control produces a decrease in the activity of the spinal interneurons below the injury.[154] In incomplete injuries, corticospinal and reticulospinal fibers remaining below the injury send collaterals to CPG interneurons and/or pro-priospinal interneurons that serve as a bridge between supraspinal neurons and lumbar CPG interneurons.[155−160] However, even with new pathways generated, locomotor recovery is still limited.[161] Plasticity at the level of the motor neuron has been described and includes increases in resting membrane potential,[162] reduction in the response to inhibitory inputs due to disrupted chloride homeostasis,[163] generation of persistent Na^+ and Ca^{2+} inward currents that provoke plateau potentials and sustained firing,[164−167] presence of long-lasting polysynaptic inputs from low threshold afferent fibers,[168] supersensitivity to serotonin and expression of constitutively active receptors,[169−171] and increased density and shape of dendritic spines.[172] On the sensory side, primary afferent fibers sprout[173,174] and presynaptic inhibition is reduced.[175]

Interneuronal changes following SCI are heterogenous[154,176−178] and it is therefore important to characterize plasticity at the level of functional subpopulations and to understand the effect of these changes on the circuit function as a whole. As our current understanding of interneuron function in the locomotor circuit is based on a genetic identification scheme, it is useful to also consider plasticity at this level.

V2a interneurons

Contrary to dramatic changes in motor neurons, V2a interneuron excitability and action potential properties do not change after complete SCI.[179] However, similar to motor neurons, there is an enhancement in the excitatory effects of serotonin on these interneurons after SCI.[179] Although the loss of descending fibers containing the serotonin transporter (SERT) may lead to apparent serotonin supersensitivity, blocking SERT in uninjured cords does not reproduce supersensitivity on V2a interneurons, suggesting that changes in serotonin receptor expression are mainly responsible.[179] In fact, 5-HT_{2C} receptor expression increases on V2a interneurons after chronic injury.[179] Notably, the absence of plasticity in the intrinsic excitability properties of V2a interneurons may indicate that they maintain function following SCI and are therefore a potential target for therapies.

V3 interneurons

Specific injury-induced changes to V3 interneurons participating in CPG function have not been fully studied. However, V3 interneurons in the sacral cord are also related to rhythmically activated tail movements.[180,181] After SCI, activation of sacral V3 interneurons produces spasms in the tails of mice.[182] Furthermore, sensory afferent-evoked spastic behavior is prevented when V3 interneurons are optogenetically silenced.[182] These findings suggest V3 interneurons as a potential target to control spasticity after SCI. Additionally, activation of V3 interneurons could represent a possible method to recruit the locomotor circuitry after SCI to improve motor recovery.

dI3 interneurons

The dorsally derived dI3 neuron population is unlikely to be involved in locomotion[118]; however, they represent a relay between cutaneous afferents and motor neurons and have been shown to play a role in locomotor recovery after SCI.[117,118] Although dI3 interneurons are dispensable for the generation of locomotion, experimental data suggest that these neurons have access to the locomotor network since the threshold for the locomotion induced by sural nerve stimulation increased in animals without dI3 neurons.[118] Moreover, genetically silencing dI3 neurons after SCI inhibits locomotor recovery, suggesting that cutaneous inputs to the CPG via the dI3 neurons are especially important after SCI when descending control is disrupted.[118]

Shox2 interneurons

Similarly to V2a interneurons,[179] the intrinsic properties of the neurons expressing the transcription factor Shox2 are unaltered after complete transection of the spinal cord at thoracic level.[183] Additionally, spontaneous rhythmic oscillations are observed in Shox2 neurons from both uninjured and SCI mice.[183] However, sensory afferent input to and serotonergic modulation of Shox2 neurons change after SCI. In uninjured conditions, sensory input pathways and serotonergic modulation exert both excitatory and inhibitory actions which shift to be strongly excitatory in chronic SCI.[183] Sensory pathway plasticity is likely mediated by changes at the level of the interneurons interposed between afferents and Shox2 interneurons. Plasticity in the serotonergic modulation of Shox2 interneurons is due to the activation of $5-HT_{2B/2C}$ receptors after SCI, the activation of which had no effect at the level of Shox2 neurons from uninjured mice.[183] Together, these findings suggest that Shox2 oscillatory capabilities are independent from supraspinal control; however, their activation and modulation are subject to SCI-induced plasticity.

Inhibitory interneurons modulating locomotion

SCI-induced plasticity of interneurons affecting the locomotor behavior can also be inferred from spinal reflexes. For example, the limited locomotor behavior after SCI is disorganized in flexor—extensor and left-right coordination and patients with SCI display reduced reciprocal inhibitory reflexes.[184–186] Together, this suggests that SCI alters the components of the CPG circuitry responsible for reciprocal inhibition and left-right alternation. The groups of interneurons involved in these inhibitory responses are broad and could include dI6, V0, V1, and V2b interneurons.[75] Another inhibitory population with important contributions to locomotor function is the interneurons which mediate presynaptic inhibition onto primary afferent fibers to provide appropriate scaling and gating of sensory information.[21,187] After SCI, there is a reduction in presynaptic inhibition that is actively modulated by descending fibers under normal conditions.[188] Changes in dorsally derived dI4 inhibitory interneurons which mediate presynaptic inhibition, including parvalbumin and RORβ interneurons, may contribute to this reduction.[75,189,190]

Taken together, manipulation of specific interneuron populations in an injury context is beginning to add another dimension to spinal interneuronal function and capabilities. As SCI-induced plasticity appears to include population-specific effects, determining cell-type-specific changes that occur following the loss of descending input or disrupted sensory input could provide insights into the dynamic functions of interneuronal populations. Furthermore, targeting of specific neuronal populations in order to restore locomotor function following injury or disease will only benefit from knowledge of the functional properties of the neuron, how those properties change in the disease/injury state, and how they are affected by therapeutic manipulations. More broadly, gait is an adaptable phenomenon and the circuits which control locomotion may change over all stages of development and experience in accordance with homeostatic mechanisms to cope with dynamic conditions. Understanding the mechanisms which contribute to circuit maintenance and interindividual differences in properties of neuronal populations may be broadly applicable to other systems.

Future perspectives

The use of genetic techniques to target interneuron populations based on the expression of transcription factors during development together with computational modeling has allowed for great progress in our understanding of spinal locomotor circuits. The strategy of perturbing populations, assessing the locomotor consequence, and determining whether a framework or network architecture is capable of simulating physiological results is likely to continue to be valuable as broad populations become refined to more discrete functional units. Additionally, intersectional strategies together with the ability to visually target neurons for recordings in adult preparations will allow for principles found at early developmental stages to be tested, confirmed, or modified. This, together with the incorporation of afferent feedback to the system, will not only enhance our understanding of the locomotor circuit but it will provide both specific interneuronal populations and entry points to target in order to improve or restore locomotor function following SCI.

Abbreviations

5HT: 5-hydroxytryptophan
Chrna2: cholinergic receptor nicotinic alpha 2 subunit
Chx10: Ceh10 homeodomain-containing homolog (a.k.a. Vsx2: visual system homeobox 2)
CNS: central nervous system
CPG: central pattern generator
Dbx1: developing brain homeobox protein 1
dI #: dorsal interneuron #, a cardinal class
Dmrt3: doublesex mab-3-related transcription factor 3
En1: Engrailed 1 En1
Evx1: even-skipped homeobox 1
GATA: DNA sequence "GATA"
Gata#: GATA binding protein 2
Hb9 (a.k.a. Mnx1): motor neuron and pancreas homeobox 1
Isl1: Islet 1
L #: lumbar spinal level #
Lbx1: ladybird homeobox 1
Lhx3: LIM homeobox protein 3
MLR: mesencephalic locomotor region
NMDA: N-methyl-D-aspartate
p#: progenitor domain #
RG-E: extensor rhythm-generating population
RG-F: flexor rhythm-generating population
RORβ: RAR-related orphan receptor beta
SCI: spinal cord injury
SERT: serotonin transporter
Shox2: short stature homeobox 2
Sim1: single-minded family bHLH (basic helix-loop-helix) transcription factor 1
V#: ventral interneuron #, a cardinal class
Wt1: Wilms' tumor 1

Acknowledgments

The authors are grateful to Jessica Ausborn and Nicholas Stachowski for insightful discussions and comments on the chapter.

References

1. Grillner S, Halbertsma J, Nilsson J, Thorestensson A. The adaptation to speed in human locomotion. *Brain Res.* 1979;165:177−182.

2. Bellardita C, Kiehn O. Phenotypic characterization of speed-associated gait changes in mice reveals modular organization of locomotor networks. *Curr Biol.* 2015;25:1426−1436.

3. Frigon A. The neural control of interlimb coordination during mammalian locomotion. *J Neurophysiol.* 2017;117:2224−2241.

4. Lemieux M, Josset N, Roussel M, Couraud S, Bretzner F. Speed-dependent modulation of the locomotor behavior in adult mice reveals attractor and transitional gaits. *Front Neurosci.* 2016;10:42.

5. Roseberry TK, Lee AM, Lalive AL, Wilbrecht L, Bonci A, Kreitzer AC. Cell-type-specific control of brainstem locomotor circuits by basal ganglia. *Cell.* 2016;164:526−537.

6. Caggiano V, Leiras R, Goni-Erro H, et al. Midbrain circuits that set locomotor speed and gait selection. *Nature.* 2018;553:455−460.

7. Garcia-Rill E. The basal ganglia and the locomotor regions. *Brain Res.* 1986;396:47−63.

8. Noga BR, Kriellaars DJ, Brownstone RM, Jordan LM. Mechanism for activation of locomotor centers in the spinal cord by stimulation of the mesencephalic locomotor region. *J Neurophysiol.* 2003;90:1464−1478.

9. Capelli P, Pivetta C, Soledad Esposito M, Arber S. Locomotor speed control circuits in the caudal brainstem. *Nature.* 2017;551:373−377.

10. Shik ML, Severin FV, Orlovski GN. Control of walking and running by means of electric stimulation of the midbrain. *Biofizika.* 1966;11:659−666.

11. Jordan LM. Initiation of locomotion in mammals. *Ann N Y Acad Sci.* 1998;860:83−93.

12. Grillner S. The motor infrastructure: from ion channels to neuronal networks. *Nat Rev Neurosci.* 2003;4:573−586.

13. Kiehn O, Dougherty K. Locomotion: circuits and physiology. In: *Neuroscience in the 21st Century.* 2013:1209−1236.

14. Takakusaki K, Saitoh K, Harada H, Kashiwayanagi M. Role of basal ganglia-brainstem pathways in the control of motor behaviors. *Neurosci Res.* 2004;50:137−151.

15. Bouvier J, Caggiano V, Leiras R, et al. Descending command neurons in the brainstem that halt locomotion. *Cell.* 2015;163:1191−1203.

16. Ferreira-Pinto MJ, Ruder L, Capelli P, Arber S. Connecting circuits for supraspinal control of locomotion. *Neuron.* 2018;100:361−374.

17. Graham Brown T. The intrinsic factors in the act of progression in the mammal. *Proc Royal Soc Biol Sci.* 1911;84:308−319.

18. Frigon A. Central pattern generators of the mammalian spinal cord. *Neuroscientist.* 2012;18:56−69.

19. Duysens J. Reflex control of locomotion as revealed by stimulation of cutaneous afferents in spontaneously walking premammillary cats. *J Neurophysiol.* 1977;40:737−751.

20. Pearson KG, Rossignol S. Fictive motor patterns in chronic spinal cats. *J Neurophysiol.* 1991;66:1874−1887.

21. Rossignol S, Dubuc R, Gossard JP. Dynamic sensorimotor interactions in locomotion. *Physiol Rev.* 2006;86:89−154.

22. Kiehn O. Decoding the organization of spinal circuits that control locomotion. *Nat Rev Neurosci.* 2016;17:224−238.

23. McLean DL, Dougherty KJ. Peeling back the layers of locomotor control in the spinal cord. *Curr Opin Neurobiol.* 2015;33:63−70.

24. Grillner S, El Manira A. Current principles of motor control, with special reference to vertebrate locomotion. *Physiol Rev.* 2020;100:271—320.

25. Arber S. Motor circuits in action: specification, connectivity, and function. *Neuron.* 2012;74:975—989.

26. Goulding M. Circuits controlling vertebrate locomotion: moving in a new direction. *Nat Rev Neurosci.* 2009;10:507—518.

27. Gosgnach S, Bikoff JB, Dougherty KJ, El Manira A, Lanuza GM, Zhang Y. Delineating the diversity of spinal interneurons in locomotor circuits. *J Neurosci.* 2017;37:10835—10841.

28. Goetz C, Pivetta C, Arber S. Distinct limb and trunk premotor circuits establish laterality in the spinal cord. *Neuron.* 2015;85:131—144.

29. McCrea DA, Rybak IA. Organization of mammalian locomotor rhythm and pattern generation. *Brain Res Rev.* 2008;57:134—146.

30. Miller S, van der Burg J, van der Meche FGA. Locomotion in the cat: basic programmes of movement. *Brain Res.* 1975;91:239—253.

31. Harris-Warrick RM. General principles of rhythmogenesis in central pattern generator networks. *Prog Brain Res.* 2010;187:213—222.

32. Brownstone RM, Wilson JM. Strategies for delineating spinal locomotor rhythm-generating networks and the possible role of Hb9 interneurones in rhythmogenesis. *Brain Res Rev.* 2008;57:64—76.

33. Grillner S. Biological pattern generation: the cellular and computational logic of networks in motion. *Neuron.* 2006;52:751—766.

34. Del Negro CA, Funk GD, Feldman JL. Breathing matters. *Nat Rev Neurosci.* 2018;19:351—367.

35. Marder E, Bucher D. Central pattern generators and the control of rhythmic movements. *Curr Biol.* 2001;11:R986—R996.

36. Calabrese RL. Cellular, synaptic, network, and modulatory mechanisms involved in rhythm generation. *Curr Opin Neurobiol.* 1998;8:710—717.

37. Izhikevich EM. *Dynamical Systems in Neuroscience: The Geometry of Excitability and Bursting.* MIT Press; 2010.

38. Teka W, Tabak J, Bertram R. The relationship between two fast/slow analysis techniques for bursting oscillations. *Chaos.* 2012;22:043117.

39. Skinner FK, Kopell N, Marder E. Mechanisms for oscillation and frequency control in reciprocally inhibitory model neural networks. *J Comput Neurosci.* 1994;1:69—87.

40. Graham Brown T. On the nature of the fundamental activity of the nervous centres; together with an analysis of the conditioning of rhythmic activity in progression and a theory of the evolution of function in the nervous system. *J Physiol.* 1914;48:18—46.

41. Ausborn J, Snyder AC, Shevtsova NA, Rybak IA, Rubin JE. State-dependent rhythmogenesis and frequency control in a half-center locomotor CPG. *J Neurophysiol.* 2018;119:96—117.

42. Wang X-J, Rinzel J. Alternating and synchronous rhythms in reciprocally inhibitory model neurons. *Neural Comput.* 1992;4:84—97.

43. Zhong G, Shevtsova NA, Rybak IA, Harris-Warrick RM. Neuronal activity in the isolated mouse spinal cord during spontaneous deletions in fictive locomotion: insights into locomotor central pattern generator organization. *J Physiol.* 2012;590:4735—4759.

44. Lafreniere-Roula M, McCrea DA. Deletions of rhythmic motoneuron activity during fictive locomotion and scratch provide clues to the organization of the mammalian central pattern generator. *J Neurophysiol.* 2005;94:1120—1132.

45. Pearson KG, Duysens J. Function of segmental reflexes in the control of stepping in cockroaches and cats. In: R M, H. S, G. PSG, S. DG,S, eds. *Neural Control of Locomotion*. Boston, MA: Springer; 1976:519−537. Advances in Behavioral Biology.

46. Grillner S, Zangger P. How detailed is the central pattern generation for locomotion? *Brain Res*. 1975;88:367−371.

47. Grillner S, Zangger P. The effect of dorsal root transection on the efferent motor pattern in the cat's hindlimb during locomotion. *Acta Physiol Scand*. 1984;120:393−405.

48. Grillner S. Control of locomotion in bipeds, tetrapods, and fish. In: *Handbook of Physiology, the Nervous System, Motor Control*. 1981.

49. McCrea DA, Rybak IA. Modeling the mammalian locomotor CPG: insights from mistakes and perturbations. *Prog Brain Res*. 2007;165:235−253.

50. Tresch MC, Saltiel P, Bizzi E. The construction of movement by the spinal cord. *Nat Neurosci*. 1999;2:162−167.

51. Giszter SF. Motor primitives−new data and future questions. *Curr Opin Neurobiol*. 2015;33:156−165.

52. Jankowska E. Spinal interneuronal systems: identification, multifunctional character and reconfigurations in mammals. *J Physiol*. 2001;533:31−40.

53. Jankowska E. Spinal interneuronal networks in the cat: elementary components. *Brain Res Rev*. 2008;57:46−55.

54. Hultborn H. Spinal reflexes, mechanisms and concepts: from Eccles to Lundberg and beyond. *Prog Neurobiol*. 2006;78:215−232.

55. Hultborn H, Nielsen JB. Spinal control of locomotion–from cat to man. *Acta Physiol*. 2007;189:111−121.

56. Baldissera F, Hultborn H, Illert M. Integration in spinal neuronal systems. In: Brooks VB, ed. *The Nervous System*. Bethesda, MD: American Physiological Society; 1981:509−596.

57. Ichikawa Y, Terakado Y, Yamaguchi T. Last-order interneurones controlling activity of elbow extensor motoneurones during forelimb fictive locomotion in the cat. *Neurosci Lett*. 1991;121:37−39.

58. Matsuyama K, Mori S. Lumbar interneurons involved in the generation of fictive locomotion in cats. *Ann N Y Acad Sci*. 1998;860:441−443.

59. Kudo N, Yamada T. N-Methyl-d,l-aspartate-induced locomotor activity in a spinal cord-indlimb muscles preparation of the newborn rat studied in vitro. *Neurosci Lett*. 1987;75:43−48.

60. Smith JC, Feldman JL. In vitro brainstem-spinal cord preparations for study of motor systems for mammalian respiration and locomotion. *J Neurosci Methods*. 1987;21:321−333.

61. Marchetti C, Beato M, Nistri A. Alternating rhythmic activity induced by dorsal root stimulation in the neonatal rat spinal cord in vitro. *J Physiol*. 2001;530:105−112.

62. Lev-Tov A, Delvolve I, Kremer E. Sacrocaudal afferents induce rhythmic efferent bursting in isolated spinal cords of neonatal rats. *J Neurophysiol*. 2000;83:888−894.

63. Delvolve I, Gabbay H, Lev-Tov A. The motor output and behavior produced by rhythmogenic sacrocaudal networks in spinal cords of neonatal rats. *J Neurophysiol*. 2001;85:2100−2110.

64. Antonino-Green DM, Cheng J, Magnuson DS. Neurons labeled from locomotor-related ventrolateral funiculus stimulus sites in the neonatal rat spinal cord. *J Comp Neurol*. 2002;442:226−238.

65. Pujala A, Blivis D, O'Donovan MJ. Interactions between dorsal and ventral root stimulation on the generation of locomotor-like activity in the neonatal mouse spinal cord. *eNeuro*. 2016;3.

66. Whelan P, Bonnot A, O'Donovan MJ. Properties of rhythmic activity generated by the isolated spinal cord of the neonatal mouse. *J Neurophysiol*. 2000;84:2821−2833.

67. Zaporozhets E, Cowley KC, Schmidt BJ. A reliable technique for the induction of locomotor-like activity in the in vitro neonatal rat spinal cord using brainstem electrical stimulation. *J Neurosci Methods*. 2004;139:33−41.

68. Kiehn O, Kjaerulff O. Spatiotemporal characteristics of 5-HT and dopamine-induced rhythmic hindlimb activity in the in vitro neonatal rat. *J Neurophysiol*. 1996;75:1472−1482.

69. Butt SJB, Kiehn O. Functional identification of interneurons responsible for left-right coordination of hindlimbs in mammals. *Neuron*. 2003;38:953−963.

70. Quinlan KA, Kiehn O. Segmental, synaptic actions of commissural interneurons in the mouse spinal cord. *J Neurosci*. 2007;27, 6521-2530.

71. Zhong G, Diaz-Rios M, Harris-Warrick RM. Intrinsic and functional differences among commissural interneurons during fictive locomotion and serotonergic modulation in the neonatal mouse. *J Neurosci*. 2006;26:6509−6517.

72. Zhong G, Diaz-Rios M, Harris-Warrick RM. Serotonin modulates the properties of ascending commissural interneurons in the neonatal mouse spinal cord. *J Neurophysiol*. 2006;95:1545−1555.

73. Kremer E, Lev-Tov A. Localization of the spinal network associated with generation of hindlimb locomotion in the neonatal rat and organization of its transverse coupling system. *J Neurophysiol*. 1997;77:1155−1170.

74. Kjaerulff O, Kiehn O. Distribution of networks generating and coordinating locomotor activity in the neonatal rat spinal cord in vitro: a lesion study. *J Neurosci*. 1996;16:5777−5794.

75. Goulding M, Bourane S, Garcia-Campmany L, Dalet A, Koch S. Inhibition downunder: an update from the spinal cord. *Curr Opin Neurobiol*. 2014;26:161−166.

76. Kiehn O. Locomotor circuits in the mammalian spinal cord. *Annu Rev Neurosci*. 2006;29:279−306.

77. Grillner S, Manira AE. Current principles of motor control, with special reference to vertebrate locomotion. *Physiol Rev*. 2020;100:271−320.

78. Briscoe J, Pierani A, Jessell TM, Ericson J. A homeodomain protein code specifies progenitor cell identity and neuronal fate in the ventral neural tube. *Cell*. 2000;101:435−445.

79. Ericson J, Rashbass P, Schedl A, et al. Pax6 controls progenitor cell identity and neuronal fate in response to graded Shh signaling. *Cell*. 1997;90:169−180.

80. Jessell TM. Neuronal specification in the spinal cord: inductive signals and transcriptional codes. *Nat Rev Genetics*. 2000;1:20−29.

81. Pierani A, Moran-Rivard L, Sunshine MJ, Littman DR, Goulding M, Jessell TM. Control of interneuron fate in the developing spinal cord by the progenitor homeodomain protein Dbx1. *Neuron*. 2001;29:367−384.

82. Lanuza GM, Gosgnach S, Pierani A, Jessell TM, Goulding M. Genetic identification of spinal interneurons that coordinate left-right locomotor activity necessary for walking movements. *Neuron*. 2004;42:375−386.

83. Moran-Rivard L, Kagawa T, Saueressig H, Gross MK, Burrill J, Goulding M. Evx1 is a postmitotic determinant of V0 interneuron identity in the spinal cord. *Neuron*. 2001;29:385−399.

84. Talpalar AE, Bouvier J, Borgius L, Fortin G, Pierani A, Kiehn O. Dual-mode operation of neuronal networks involved in left-right alternation. *Nature*. 2013;500:85−88.

85. Rybak IA, Dougherty KJ, Shevtsova NA. *Organization of the Mammalian Locomotor CPG: Review of Computational Model and Circuit Architectures Based on Genetically Identified Spinal Interneurons(1,2,3). eNeuro 2.* 2015.

86. Zagoraiou L, Akay T, Martin JF, Brownstone RM, Jessell TM, Miles GB. A cluster of cholinergic premotor interneurons modulates mouse locomotor activity. *Neuron*. 2009;64:645−662.

87. Miles GB, Hartley R, Todd AJ, Brownstone RM. Spinal cholinergic interneurons regulate the excitability of motoneurons during locomotion. *Proc Natl Acad Sci*. 2007;104:2448−2453.

88. Sapir T, Geiman EJ, Wang Z, et al. Pax6 and engrailed 1 regulate two distinct aspects of renshaw cell development. *J Neurosci*. 2004;24:1255−1264.

89. Alvarez FJ, Jonas PC, Sapir T, et al. Postnatal phenotype and localization of spinal cord V1 derived interneurons. *J Comp Neurol*. 2005;493:177−192.

90. Saueressig H, Burrill J, Goulding M. Engrailed-1 and netrin-1 regulate axon pathfinding by association interneurons that project to motor neurons. *Development*. 1999;126:4201−4212.

91. Benito-Gonzalez A, Alvarez FJ. Renshaw cells and Ia inhibitory interneurons are generated at different times from p1 progenitors and differentiate shortly after exiting the cell cycle. *J Neurosci*. 2012;32:1156−1170.

92. Enjin A, Perry S, Hilscher MM, et al. Developmental disruption of recurrent inhibitory feedback results in compensatory adaptation in the renshaw cell-motor neuron circuit. *J Neurosci*. 2017;37:5634−5647.

93. Mentis GZ, Alvarez FJ, Bonnot A, et al. Noncholinergic excitatory actions of motoneurons in the neonatal mammalian spinal cord. *Proc Natl Acad Sci U S A*. 2005;102:7344−7349.

94. Nishimaru H, Restrepo CE, Ryge J, Yanagawa Y, Kiehn O. Mammalian motor neurons corelease glutamate and acetylcholine at central synapses. *Proc Natl Acad Sci U S A*. 2005;102:5245−5249.

95. Richards DS, Griffith RW, Romer SH, Alvarez FJ. Motor axon synapses on renshaw cells contain higher levels of aspartate than glutamate. *PLoS One*. 2014;9:e97240.

96. Renshaw B. Central effects of centripetal impulses in axons of spinal ventral roots. *J Neurophysiol*. 1946;9:191−204.

97. Bikoff JB, Gabitto MI, Rivard AF, et al. Spinal inhibitory interneuron diversity delineates variant motor microcircuits. *Cell*. 2016;165:207−219.

98. Gosgnach S, Lanuza GM, Butt SJ, et al. V1 spinal neurons regulate the speed of vertebrate locomotor outputs. *Nature*. 2006;440:215−219.

99. Zhang J, Lanuza GM, Britz O, et al. V1 and v2b interneurons secure the alternating flexor-extensor motor activity mice require for limbed locomotion. *Neuron*. 2014;82:138−150.

100. Falgairolle M, O'Donovan MJ. V1 interneurons regulate the pattern and frequency of locomotor-like activity in the neonatal mouse spinal cord. *PLoS Biol*. 2019;17:e3000447.

101. Britz O, Zhang J, Grossmann KS, et al. A genetically defined asymmetry underlies the inhibitory control of flexor-extensor locomotor movements. *Elife*. 2015;4.

102. Shevtsova NA, Rybak IA. Organization of flexor-extensor interactions in the mammalian spinal cord: insights from computational modelling. *J Physiol*. 2016;594:6117−6131.

103. Al-Mosawie A, Wilson JM, Brownstone RM. Heterogeneity of V2-derived interneurons in the adult mouse spinal cord. *Eur J Neurosci*. 2007;26:3003−3015.

104. Lundfald L, Restrepo CE, Butt SJ, et al. Phenotype of V2-derived interneurons and their relationship to the axon guidance molecule EphA4 in the developing mouse spinal cord. *Eur J Neurosci.* 2007;26:2989−3002.

105. Li S, Misra K, Matise MP, Xiang M. Foxn4 acts synergistically with Mash1 to specify subtype identity of V2 interneurons in the spinal cord. *Proc Natl Acad Sci U S A.* 2005;102:10688−10693.

106. Dougherty KJ, Kiehn O. Firing and cellular properties of V2a interneurons in the rodent spinal cord. *J Neurosci.* 2010;30:24−37.

107. Zhong G, Droho S, Crone SA, et al. Electrophysiological characterization of V2a interneurons and their locomotor-related activity in the neonatal mouse spinal cord. *J Neurosci.* 2010;30:170−182.

108. Crone SA, Quinlan KA, Zagoraiou L, et al. Genetic ablation of V2a ipsilateral interneurons disrupts left-right locomotor coordination in mammalian spinal cord. *Neuron.* 2008;60:70−83.

109. Crone SA, Zhong G, Harris-Warrick R, Sharma K. In mice lacking V2a interneurons, gait depends on speed of locomotion. *J Neurosci.* 2009;29:7098−7109.

110. Zhang Y, Narayan S, Geiman E, et al. V3 spinal neurons establish a robust and balanced locomotor rhythm during walking. *Neuron.* 2008;60:84−96.

111. Borowska J, Jones CT, Deska-Gauthier D, Zhang Y. V3 interneuron subpopulations in the mouse spinal cord undergo distinctive postnatal maturation processes. *Neuroscience.* 2015;295:221−228.

112. Borowska J, Jones CT, Zhang H, Blacklaws J, Goulding M, Zhang Y. Functional subpopulations of V3 interneurons in the mature mouse spinal cord. *J Neurosci.* 2013;33:18553−18565.

113. Chopek JW, Nascimento F, Beato M, Brownstone RM, Zhang Y. Sub-populations of spinal V3 interneurons form focal modules of layered pre-motor microcircuits. *Cell Rep.* 2018;25:146−156. e143.

114. Danner SM, Wilshin SD, Shevtsova NA, Rybak IA. Central control of interlimb coordination and speed-dependent gait expression in quadrupeds. *J Physiol.* 2016;594:6947−6967.

115. Danner SM, Zhang H, Shevtsova NA, et al. Spinal V3 interneurons and left−right coordination in mammalian locomotion. *Front Cell Neurosci.* 2019;13.

116. Helms AW, Johnson JE. Specification of dorsal spinal cord interneurons. *Curr Opin Neurobiol.* 2003;13:42−49.

117. Bui TV, Akay T, Loubani O, Hnasko TS, Jessell TM, Brownstone RM. Circuits for grasping. spinal dI3 interneurons mediate cutaneous control of motor behavior. *Neuron.* 2013;78:191−204.

118. Bui TV, Stifani N, Akay T, Brownstone RM. Spinal microcircuits comprising dI3 interneurons are necessary for motor functional recovery following spinal cord transection. *Elife.* 2016;5.

119. Dyck J, Lanuza GM, Gosgnach S. Functional characterization of dI6 interneurons in the neonatal mouse spinal cord. *J Neurophysiol.* 2012;107:3256−3266.

120. Griener A, Zhang W, Kao H, Haque F, Gosgnach S. Anatomical and electrophysiological characterization of a population of dI6 interneurons in the neonatal mouse spinal cord. *Neuroscience.* 2017;362:47−59.

121. Andersson LS, Larhammar M, Memic F, et al. Mutations in DMRT3 affect locomotion in horses and spinal circuit function in mice. *Nature.* 2012;488:642−646.

122. Muller T, Brohmann H, Pierani A, et al. The homeodomain factor Lbx1 distinguishes two major programs of neuronal differentiation in the dorsal spinal cord. *Neuron.* 2002;34:551–562.

123. Perry S, Larhammar M, Vieillard J, et al. Characterization of Dmrt3-derived neurons suggest a role within locomotor circuits. *J Neurosci.* 2019;39:1771–1782.

124. Haque F, Rancic V, Zhang W, Clugston R, Ballanyi K, Gosgnach S. WT1-Expressing interneurons regulate left-right alternation during mammalian locomotor activity. *J Neurosci.* 2018;38:5666–5676.

125. Schnerwitzki D, Perry S, Ivanova A, et al. Neuron-specific inactivation of Wt1 alters locomotion in mice and changes interneuron composition in the spinal cord. *Life Sci Alliance.* 2018;1:e201800106.

126. Hinckley CA, Hartley R, Wu L, Todd A, Ziskind-Conhaim L. Locomotor-like rhythms in a genetically distinct cluster of interneurons in the mammalian spinal cord. *J Neurophysiol.* 2005;93:1439–1449.

127. Wilson JM, Hartley R, Maxwell DJ, et al. Conditional rhythmicity of ventral spinal interneurons defined by expression of the Hb9 homeodomain protein. *J Neurosci.* 2005;25:5710–5719.

128. Dougherty KJ, Zagoraiou L, Satoh D, et al. Locomotor rhythm generation linked to the output of spinal shox2 excitatory interneurons. *Neuron.* 2013;80:920–933.

129. Caldeira V, Dougherty KJ, Borgius L, Kiehn O. Spinal Hb9::Cre-derived excitatory interneurons contribute to rhythm generation in the mouse. *Sci Rep.* 2017;7:41369.

130. Arber S, Han B, Mendelsohn M, Smith M, Jessell TM, Sockanathan S. Requirement for the homeobox GeneHb9in the consolidation of motor neuron identity. *Neuron.* 1999;23:659–674.

131. Thaler J, Harrison K, Sharma K, Lettieri K, Kehrl J, Pfaff SL. Active suppression of interneuron programs within developing motor neurons revealed by analysis of homeodomain factor HB9. *Neuron.* 1999;23:675–687.

132. Wilson JM, Cowan AI, Brownstone RM. Heterogeneous electrotonic coupling and synchronization of rhythmic bursting activity in mouse Hb9 interneurons. *J Neurophysiol.* 2007;98:2370–2381.

133. Hinckley CA, Ziskind-Conhaim L. Electrical coupling between locomotor-related excitatory interneurons in the mammalian spinal cord. *J Neurosci.* 2006;26:8477–8483.

134. Tazerart S, Vinay L, Brocard F. The persistent sodium current generates pacemaker activities in the central pattern generator for locomotion and regulates the locomotor rhythm. *J Neurosci.* 2008;28:8577–8589.

135. Kwan AC, Dietz SB, Webb WW, Harris-Warrick RM. Activity of Hb9 interneurons during fictive locomotion in mouse spinal cord. *J Neurosci.* 2009;29:11601–11613.

136. Koronfel LM, Kanning KC, Alcos A, Henderson CE, Brownstone RM. Elimination of glutamatergic transmission from Hb9 interneurons does not impact treadmill locomotion. *Sci Rep.* 2021;11:16008.

137. Hayashi M, Hinckley CA, Driscoll SP, et al. Graded arrays of spinal and supraspinal V2a interneuron subtypes underlie forelimb and hindlimb motor control. *Neuron.* 2018;97:869–884. e865.

138. Osseward 2nd PJ, Amin ND, Moore JD, et al. Conserved genetic signatures parcellate cardinal spinal neuron classes into local and projection subsets. *Science.* 2021;372:385–393.

139. Francius C, Harris A, Rucchin V, et al. Identification of multiple subsets of ventral interneurons and differential distribution along the rostrocaudal axis of the developing spinal cord. *PLoS One.* 2013;8:e70325.

140. Dymecki SM, Ray RS, Kim JC. Mapping cell fate and function using recombinase-based intersectional strategies. In: *Guide to Techniques in Mouse Development, Part B: Mouse Molecular Genetics.* 2nd ed. 2010:183−213.

141. Shevtsova NA, Talpalar AE, Markin SN, Harris-Warrick RM, Kiehn O, Rybak IA. Organization of left-right coordination of neuronal activity in the mammalian spinal cord: insights from computational modelling. *J Physiol.* 2015;593:2403−2426.

142. Rybak IA, Stecina K, Shevtsova NA, McCrea DA. Modelling spinal circuitry involved in locomotor pattern generation: insights from the effects of afferent stimulation. *J Physiol.* 2006;577:641−658.

143. Dougherty KJ, Ha NT. The rhythm section: an update on spinal interneurons setting the beat for mammalian locomotion. *Current Opinion in Physiology.* 2019;8:84−93.

144. Prinz AA, Bucher D, Marder E. Similar network activity from disparate circuit parameters. *Nat Neurosci.* 2004;7:1345−1352.

145. Ha NT, Dougherty KJ. Spinal Shox2 interneuron interconnectivity related to function and development. *Elife.* 2018;7.

146. Li EZ, Garcia-Ramirez DL, Dougherty KJ. Flexor and extensor ankle afferents broadly innervate locomotor spinal Shox2 neurons and induce similar effects in neonatal mice. *Front Cell Neurosci.* 2019;13.

147. Takeoka A, Arber S. Functional local proprioceptive feedback circuits initiate and maintain locomotor recovery after spinal cord injury. *Cell Rep.* 2019;27:71−85. e73.

148. Takeoka A, Vollenweider I, Courtine G, Arber S. Muscle spindle feedback directs locomotor recovery and circuit reorganization after spinal cord injury. *Cell.* 2014;159:1626−1639.

149. Akay T, Tourtellotte WG, Arber S, Jessell TM. Degradation of mouse locomotor pattern in the absence of proprioceptive sensory feedback. *Proc Natl Acad Sci U S A.* 2014;111:16877−16882.

150. Capogrosso M, Wenger N, Raspopovic S, et al. A computational model for epidural electrical stimulation of spinal sensorimotor circuits. *J Neurosci.* 2013;33:19326−19340.

151. Rossignol S, Frigon A, Barriere G, et al. Chapter 16–spinal plasticity in the recovery of locomotion. *Prog Brain Res.* 2011;188:229−241.

152. Bertrand SS, Cazalets JR. Activity-dependent synaptic plasticity and metaplasticity in spinal motor networks. *Curr Pharmaceut Des.* 2013;19:4498−4508.

153. Smith AC, Knikou M. A review on locomotor training after spinal cord injury: reorganization of spinal neuronal circuits and recovery of motor function. *Neural Plast.* 2016:1216258, 2016.

154. Dietz V. Behavior of spinal neurons deprived of supraspinal input. *Nat Rev Neurol.* 2010;6:167−174.

155. Ballermann M, Fouad K. Spontaneous locomotor recovery in spinal cord injured rats is accompanied by anatomical plasticity of reticulospinal fibers. *Eur J Neurosci.* 2006;23:1988−1996.

156. Bareyre FM, Kerschensteiner M, Raineteau O, Mettenleiter TC, Weinmann O, Schwab ME. The injured spinal cord spontaneously forms a new intraspinal circuit in adult rats. *Nat Neurosci.* 2004;7:269−277.

157. Weidner N, Ner A, Salimi N, Tuszynski MH. Spontaneous corticospinal axonal plasticity and functional recovery after adult central nervous system injury. *Proc Natl Acad Sci U S A*. 2001;98:3513−3518.

158. O'Shea TM, Burda JE, Sofroniew MV. Cell biology of spinal cord injury and repair. *J Clin Invest*. 2017;127:3259−3270.

159. Zaporozhets E, Cowley KC, Schmidt BJ. Neurochemical excitation of propriospinal neurons facilitates locomotor command signal transmission in the lesioned spinal cord. *J Neurophysiol*. 2011;105:2818−2829.

160. Filli L, Schwab ME. Structural and functional reorganization of propriospinal connections promotes functional recovery after spinal cord injury. *Neural Regen Res*. 2015;10:509−513.

161. Chen B, Li Y, Yu B, et al. Reactivation of dormant relay pathways in injured spinal cord by KCC2 manipulations. *Cell*. 2018;174:521−535. e513.

162. Beaumont E, Kaloustian S, Rousseau G, Cormery B. Training improves the electrophysiological properties of lumbar neurons and locomotion after thoracic spinal cord injury in rats. *Neurosci Res*. 2008;62:147−154.

163. Boulenguez P, Liabeuf S, Bos R, et al. Down-regulation of the potassium-chloride cotransporter KCC2 contributes to spasticity after spinal cord injury. *Nat Med*. 2010;16:302−307.

164. Bennett DJ, Li Y, Harvey PJ, Gorassini M. Evidence for plateau potentials in tail motoneurons of awake chronic spinal rats with spasticity. *J Neurophysiol*. 2001;86:1972−1982.

165. Bennett DJ, Li Y, Siu M. Plateau potentials in sacrocaudal motoneurons of chronic spinal rats, recorded in vitro. *J Neurophysiol*. 2001;86:1955−1971.

166. Harvey PJ, Li Y, Li X, Bennett DJ. Persistent sodium currents and repetitive firing in motoneurons of the sacrocaudal spinal cord of adult rats. *J Neurophysiol*. 2006;96:1141−1157.

167. Heckmann CJ, Gorassini MA, Bennett DJ. Persistent inward currents in motoneuron dendrites: implications for motor output. *Muscle Nerve*. 2005;31:135−156.

168. Bennett DJ, Sanelli L, Cooke CL, Harvey PJ, Gorassini MA. Spastic long-lasting reflexes in the awake rat after sacral spinal cord injury. *J Neurophysiol*. 2004;91:2247−2258.

169. D'Amico JM, Murray KC, Li Y, et al. Constitutively active 5-HT2/alpha1 receptors facilitate muscle spasms after human spinal cord injury. *J Neurophysiol*. 2013;109:1473−1484.

170. Fouad K, Rank MM, Vavrek R, Murray KC, Sanelli L, Bennett DJ. Locomotion after spinal cord injury depends on constitutive activity in serotonin receptors. *J Neurophysiol*. 2010;104:2975−2984.

171. Murray KC, Stephens MJ, Ballou EW, Heckman CJ, Bennett DJ. Motoneuron excitability and muscle spasms are regulated by 5-HT2B and 5-HT2C receptor activity. *J Neurophysiol*. 2011;105:731−748.

172. Bandaru SP, Liu S, Waxman SG, Tan AM. Dendritic spine dysgenesis contributes to hyperreflexia after spinal cord injury. *J Neurophysiol*. 2015;113:1598−1615.

173. Detloff MR, Smith EJ, Quiros Molina D, Ganzer PD, Houle JD. Acute exercise prevents the development of neuropathic pain and the sprouting of non-peptidergic (GDNF- and artemin-responsive) c-fibers after spinal cord injury. *Exp Neurol*. 2014;255:38−48.

174. Krenz NR, Weaver LC. Sprouting of primary afferent fibers after spinal cord transection in the rat. *Neuroscience*. 1998;85:443−458.

175. Calancie B, Broton JG, Klose KJ, Traad M, Difini J, Ayyar DR. Evidence that alterations in presynaptic inhibition contribute to segmental hypo- and hyperexcitability after spinal cord injury in man. *Electroencephalogr Clin Neurophysiol*. 1993;89:177−186.

176. de Leon RD, Tamaki H, Hodgson JA, Roy RR, Edgerton VR. Hindlimb locomotor and postural training modulates glycinergic inhibition in the spinal cord of the adult spinal cat. *J Neurophysiol.* 1999;82:359−369.

177. Tillakaratne NJ, Mouria M, Ziv NB, Roy RR, Edgerton VR, Tobin AJ. Increased expression of glutamate decarboxylase (GAD(67)) in feline lumbar spinal cord after complete thoracic spinal cord transection. *J Neurosci Res.* 2000;60:219−230.

178. Courtine G, Gerasimenko Y, van den Brand R, et al. Transformation of nonfunctional spinal circuits into functional states after the loss of brain input. *Nat Neurosci.* 2009;12:1333−1342.

179. Husch A, Van Patten GN, Hong DN, Scaperotti MM, Cramer N, Harris-Warrick RM. Spinal cord injury induces serotonin supersensitivity without increasing intrinsic excitability of mouse V2a interneurons. *J Neurosci.* 2012;32:13145−13154.

180. Bennett DJ, Gorassini M, Fouad K, Sanelli L, Han Y, Cheng J. Spasticity in rats with sacral spinal cord injury. *J Neurotrauma.* 1999;16:69−84.

181. Cherniak M, Etlin A, Strauss I, Anglister L, Lev-Tov A. The sacral networks and neural pathways used to elicit lumbar motor rhythm in the rodent spinal cord. *Front Neural Circ.* 2014;8:143.

182. Lin S, Li Y, Lucas-Osma AM, et al. Locomotor-related V3 interneurons initiate and co-ordinate muscles spasms after spinal cord injury. *J Neurophysiol.* 2019;121:1352−1367.

183. Garcia-Ramirez DL, Ha NTB, Bibu S, Stachowski NJ, Dougherty KJ. Spinal cord injury alters spinal Shox2 interneurons by enhancing excitatory synaptic input and serotonergic modulation while maintaining intrinsic properties in mouse. *J Neurosci.* 2021;41(27):5833−5848.

184. Boorman GI, Lee RG, Becker WJ, Windhorst UR. Impaired "natural reciprocal inhibition" in patients with spasticity due to incomplete spinal cord injury. *Electroencephalogr Clin Neurophysiol.* 1996;101:84−92.

185. Mazzocchio R, Rossi A. Involvement of spinal recurrent inhibition in spasticity. Further insight into the regulation of Renshaw cell activity. *Brain.* 1997;120(Pt 6):991−1003.

186. Crone C, Johnsen LL, Biering-Sorensen F, Nielsen JB. Appearance of reciprocal facilitation of ankle extensors from ankle flexors in patients with stroke or spinal cord injury. *Brain.* 2003;126:495−507.

187. Dubuc R, Cabelguen JM, Rossignol S. Rhythmic fluctuations of dorsal root potentials and antidromic discharges of primary afferents during fictive locomotion in the cat. *J Neurophysiol.* 1988;60:2014−2036.

188. Faist M, Mazevet D, Dietz V, Pierrot-Deseilligny E. A quantitative assessment of presynaptic inhibition of Ia afferents in spastics. Differences in hemiplegics and paraplegics. *Brain.* 1994;117(Pt 6):1449−1455.

189. Koch SC, Del Barrio MG, Dalet A, et al. RORbeta spinal interneurons gate sensory transmission during locomotion to secure a fluid walking gait. *Neuron.* 2017;96:1419−1431. e1415.

190. Boyle KA, Gradwell MA, Yasaka T, et al. Defining a spinal microcircuit that gates myelinated afferent input: implications for tactile allodynia. *Cell Rep.* 2019;28:526−540. e526.

Chapter 3

Decoding touch: peripheral and spinal processing

Mark A. Gradwell[1,2], Manon Bohic[1,2] and Victoria E. Abraira[1,2]
[1]*Department of Cell Biology and Neuroscience, Rutgers, The State University of New Jersey, Piscataway, NJ, United States;* [2]*W.M. Keck Center for Collaborative Neuroscience, Rutgers, The State University of New Jersey, Piscataway, NJ, United States*

Introduction

The somatosensory system decodes a wide range of tactile stimuli and thus endows us with a remarkable capacity for object recognition, texture discrimination, sensory-motor feedback, and social exchange. How this information is processed, allowing for appropriate sensory experience remains a key question in sensory neuroscience today. The transmission of sensory signals from peripheral detection to central perception involves numerous integrated components. A simplistic view includes the detection of stimuli by peripheral sensory receptors located throughout the body, transmission to the spinal cord via primary afferent fibers, followed by transmission to higher brain centers for perception via projection neurons. Each of these stages in the sensory pathway is remarkably complex, requiring an array of distinct neuronal populations as well as sophisticated processing to ensure stable and contextually relevant perception. Fortunately, with ongoing technical and experimental advances, we are slowly gaining insight into how our sensory pathways seamlessly allow for this perception. In relation to our sense of touch, the first step leading to perception is the activation of cutaneous sensory neurons called low-threshold mechanoreceptors (LTMRs), whose cell bodies reside within the dorsal root ganglia (DRG) and cranial sensory ganglia. DRG neurons are pseudounipolar, with one axonal branch that extends to the periphery and associates with peripheral targets and another branch that penetrates the spinal cord and forms synapses upon second-order neurons in the spinal cord gray matter and, in some cases, the dorsal column nuclei (DCN) of the brainstem. For the sake of simplicity, this pathway for touch perception has been described anatomically and physiologically as "labeled lines" that faithfully convey cutaneous sensory information from the periphery to the somatosensory cortex. However, both anatomical and physiological

Spinal Interneurons. https://doi.org/10.1016/B978-0-12-819260-3.00008-1
69

measurements indicate that sensory integration begins at subcortical levels, providing a compelling argument against a labeled-line theory of somato sensation. Today, with the use of molecular genetics, and equipped with strategies for acute ablation and/or silencing of neuronal subtypes, we can test the idea that the exquisite organizational properties of cutaneous LTMR endings and central nervous system (CNS) circuits are the substrate of tactile perception.

Here, we discuss the anatomical and physiological characteristics of LTMRs and their associated spinal cord circuits responsible for translating mechanical stimuli acting upon the skin into the neural codes that underlie touch perception and influence motor function. We begin by highlighting key features that endow each LTMR subtype with its unique ability to extract salient characteristics of mechanical stimuli and then describe the neuronal components of the spinal cord that receive LTMR input and how these components are assembled into circuits that process innocuous touch information. We bring up pain fibers only when it informs about features of stimuli that are decoded by peripheral sensory neurons. For a more in-depth view on pain processing by peripheral/central neurons, please see the following reviews.[1−4]

Part I: detecting touch

The processing of touch information begins with peripheral sensory neurons that detect stimuli of various nature, innervating our skin as well as our inner organs such as viscera and muscles. Once activated, these neurons are responsible for transmitting these peripheral signals onto second-order neurons within the CNS. This first processing step is responsible for encoding information such as location, intensity, and modality of peripheral stimuli. Below we discuss the signaling of sensory information by the remarkable myriad of LTMR subtypes. We discuss not only the ability of these afferents to detect specific sensory modalities, but also the extraordinary integration that must occur to ensure the transmission of peripheral sensory information onto the appropriate central circuits.

What do cutaneous sensory neurons look like?

Somatosensory neurons or primary sensory neurons are pseudounipolar neurons: a single process emerging from their cell body bifurcates into a peripheral and a central branch. The peripheral branch innervates specific peripheral organs such as skin, muscles, and viscera, where it can detect a wide range of stimuli. The area of the skin innervated by a cutaneous sensory neuron is called its receptive field, the size of which varies depending on the type of neuron considered. The detection of a stimulus generates an action potential that travels toward the cell body of the primary sensory neuron, located in the DRG. The action potential then travels along the central branch of the axon toward the spinal cord where the release of glutamate transmits the signal to second-order neurons located in the spinal cord or brainstem.

The incredible heterogeneity of somatosensory neurons

Somatosensory neurons are highly heterogeneous and can be classified a number of ways: based on their molecular profile, anatomy, physiology, the modalities they detect, the end organ they innervate, and a range of other parameters (Table 3.1). The vast heterogeneity of somatosensory neurons underlies our ability to detect an array of stimuli. For example, sensory neurons can transduce innocuous sensations such as light touch, vibration, stretch, or indentation, as well as painful stimuli such as hot, cold, pinch, or prick. It is also important to take into account that one stimulus rarely activates only one subtype of peripheral somatosensory neuron. Rather, the interplay between various subsets of sensory neuron is what gives rise to specific sensations.

The molecular profiles of skin somatosensory neurons have long been the subject of intense study as it provides the genetic tools necessary to specifically visualize, quantify, and functionally probe these neurons. Though we will not focus on the molecular identity of somatosensory neurons, the results of microarray,[5] deep RNA sequencing,[6] and single cell RNA sequencing[7,8] experiments are available online to the somatosensory community. Among the most exciting findings in recent years, as it relates to the molecular identity of touch neurons, the Patapoutian lab discovered a major player in mechanosensation: piezo2, a mechanically activated ion channel expressed by the majority of skin mechanoreceptors as well as proprioceptors.[9−11] This mechanically activated cation channel was shown to be critical to the mechanosensitivity of most LTMR subtypes, highlighting not only the importance of the channel, but also the specialization of sensory neurons responsible for the detection of touch.

Aside from their molecular identify, somatosensory neurons can also be characterized based on basic anatomical features such as axon diameter, cell body size, as well as their central and peripheral targets.[12] Below, we describe somatosensory neurons, with a focus on tactile sensations, based on their anatomical and physiological features before expanding on how the simultaneous activation of such different subclasses of neurons is integrated to produce meaningful sensory information.

A quick sense of touch: Aβ fibers

50 years ago, Aβ fibers were already the focus of intense studies by physiologists in a wide range of animal models: cat, rabbit,[13] monkey,[14] and rat.[15] Aβ fibers have the largest axon diameter and cell body. They are also heavily myelinated, which allows the fastest conduction velocity among peripheral sensory neurons, between 16 and 100 m/s. As Aβ fibers transduce low

TABLE 3.1 A comparison of cutaneous mechanoreceptor subtypes.

Physiological subtype	Associated fiber (conduction velocity)[a]	Skin type	End organ/ending type	Location	Optimal Stimulus[d]	Response properties
SAI-LTMR	Aβ (16–96 m/s)	Glabrous	Merkel cell	Basal layer of epidermis	Indentation	
		Hairy	Merkel cell (touch dome)	Around guard hair follicles		
SAII-LTMR	Aβ (20–100 m/s)	Glabrous	Ruffini[b]	Dermis[c]	Stretch	
		Hairy	Unclear	Unclear		
RAI-LTMR	Aβ (26–91m/s)	Glabrous	Meissner corpuscle	Dermal papillae	Skin movement	
		Hairy	Longitudinal lanceolate ending	Guard/Awl-auchene hair follicles	Hair follicle deflection	
RAII-LTMR	Aβ (30–90 m/s)	Glabrous	Pacinian corpuscle	Deep dermis	Vibration	
Aδ-LTMR	Aδ (5–30 m/s)	Hairy	Longitudinal lanceolate ending	Awl-auchene/Zigzag hair follicles	Hair follicle deflection	
C-LTMR	C (0.2–2 m/s)	Hairy	Longitudinal lanceolate ending	Awl-auchene/Zigzag hair follicles	Hair follicle deflection	
HTMR	Aβ/Aδ/C (0.5–100 m/s)	Glabrous hairy	Free nerve ending	Epidermis/dermis	Noxious mechanical	

Skin is innervated by complex combinations of low- and high-threshold mechanoreceptors, each with unique physiological profiles and response properties elicited by distinct tactile stimuli.

[a] Conduction velocities can vary drastically across species; please see the following references for more detailed interspecies comparisons: Leem et al.[15] (rat); Brown and Iggo[38] and Burgess et al.[13] (cat and rabbit); Perl[14] (monkey).

[b] Though SAII-LTMR responses have been observed in both glabrous skin of humans and hairy skin of mice, they have only been postulated to arise from Ruffini endings, though direct evidence to support this idea is lacking.[195]

[c] Although SAII like responses are present in the mouse, Ruffini endings or Ruffini-like structures have not been identified in rodents.

[d] The stimulus described is the optimal stimulus known to elicit the response properties depicted in the last column of this table. However, it is probable, and often times documented, that multiple physiological subtypes can be recruited with any one particular tactile stimulus. For example, indentation of hair skin is likely to not only activate SAI-LTMRs associated with guard hairs but also longitudinal lanceolate endings of the Aβ-, Aδ-, and C-LTMR type (see Fig. 3.2).

intensity mechanical stimulation, innocuous light touch, they are termed Aβ low-threshold mechanoreceptors (Aβ-LTMRs). They can be subdivided based on the type of end organ they associate with and their electrophysiological properties, such as adaptation to stimuli.[16] In hairy skin, Aβ-LTMRs associate with hair follicles to sense movement and pressure, whereas in the glabrous skin they associate with nonneuronal end organs, such as Merkel cells and Meissner corpuscles that are necessary to detect different aspects of light touch.[17,18] These particular nonneuronal organs are also present in the hairy skin but in a more concentrated fashion around the shaft of the hair follicle. The adaptation rate of an Aβ fiber correlates with the type of stimulus they detect. For example, slow adaptation is associated with an increased sensitivity to a static stimulus, whereas rapidly adapting Aβ-LTMRs are more suited to the detection of moving stimuli.

Shape and texture: Aβ SAI-LTMRs

Slowly adapting type I Aβ fibers innervate end organs called Merkel cells, which are present in both glabrous and hairy skin around the base of hair follicles (Fig. 3.1). Their slow adaptation to sustained mechanical stimulation but high conduction velocity allows us to feel skin indentation with a high spatial resolution. The Merkel cells they associate with are themselves mechanosensitive and suggested to confer slow adaptive responses to skin indentation via adrenergic synapse-like connections with sensory neurons.[19]

Stretch sensors: Aβ SAII-LTMRs

Although a number of recordings in human skin show their role in sensing stretch, these slowly adapting neurons remain unidentified in monkey and only recent studies showed neurons with similar physiological properties in mouse.[20−22] Regardless, in humans, Aβ SAII-LTMRs are less sensitive to indentation than SAI-LTMRs, but more sensitive to stretching of the skin and changes in hand shape.[21,23] Such information regarding skin stretch potentially informs us about limb position, similar to information about muscle/tendon stretch transmitted by proprioceptors. In fact, it has been suggested that Aβ SAII-LTMRs associate with Ruffini corpuscles located deep in the dermis, an organ similar to the Golgi-tendon organ which detects muscle stretch (Fig. 3.1).

Vibration sensors: Aβ RA-LTMRs

While slowly adapting neurons spike throughout the duration of stimulation, rapidly adapting neurons spike only at the beginning and at the end of the stimulation. Type I and type II rapidly adapting (RA) Aβ LTMRs innervate both hairy and glabrous skin (Fig. 3.1, 24−26). Both respond to vibration, but their association with distinct end organs in the glabrous skin probably underlies the

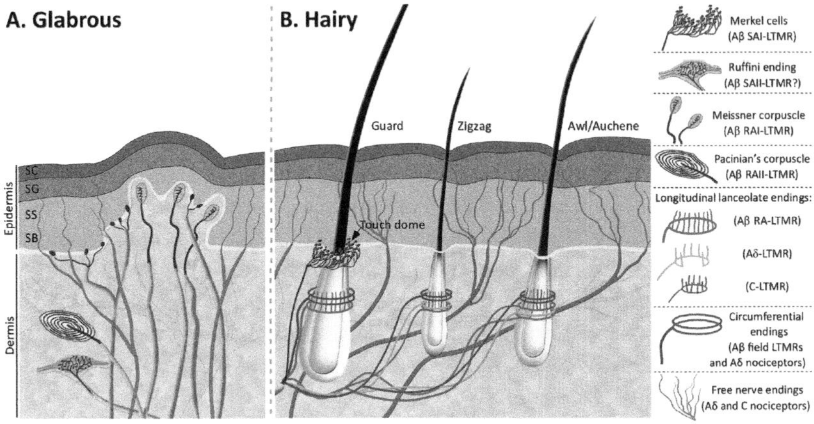

FIGURE 3.1   The organization of cutaneous mechanoreceptors in skin. Innocuous touch information is processed by both glabrous (hairless, A) and hairy skin (B). (A) In glabrous skin, innocuous touch is mediated by four types of mechanoreceptors. The Merkel cell−neurite complex is in the basal layer of the epidermis and it consists of clusters of Merkel cells making synapse-like associations with enlarged nerve terminals branching from a single Aβ fiber. This complex and its associated SAI-LTMR responses help us in reconstructing acute spatial images of tactile stimuli. Meissner corpuscles are localized in the dermal papillae and consist of horizontal lamellar cells embedded in connective tissue. Their characteristic RAI-LTMR responses detect movement across the skin. Ruffini endings are localized deep in the dermis and are morphologically similar to the Golgi tendon organ, a large and thin spindle-shaped cylinder composed of layers of perineural tissue. Historically, Ruffini endings have been associated with SAII-LTMR responses, which respond best to skin stretch, though such correlations remain highly controversial. Lastly, Pacinian corpuscles are located in the dermis of glabrous skin where its characteristic onion-shaped lamellar cells encapsulate a single Aβ ending. Their well-recognized RAII-LTMR responses detect high frequency vibration. (B) In hairy skin, tactile stimuli are transduced through three types of hair follicles, defined in the mouse as guard, awl/auchene, and zigzag. The longest hair type, guard hairs, are associated with touch domes at the apex and Aβ-LTMR longitudinal lanceolate endings at the base. Awl/auchene hairs are triply innervated by C-LTMRs, Aδ-LTMRs, and Aβ-LTMRs longitudinal lanceolate endings. Zigzag hair follicles are the shortest and are innervated by both C- and Aδ-LTMRs longitudinal lanceolate endings. In addition, all three hair follicle types are innervated by circumferential lanceolate endings whose physiological properties remain unknown. Noxious touch is detected by free nerve endings found in the epidermis of both glabrous and hairy skin and are characterized by both Aδ- and C-HTMR responses. Abbreviations: *HTMR*, high-threshold mechanoreceptor; *LTMR*, low-threshold mechanoreceptor; *RA*, rapidly adapting; *SA*, slowly adapting; *SB*, stratum basalis; *SC*, stratum corneum; *SG*, stratum granulosum; *SS*, stratum spinosum. *From Abraira and Ginty.*[193]

difference in the sensations they transduce. We can feel low-frequency vibration, like a flutter, thanks to RAI-LTMRs associated with Meissner corpuscles.[27] Higher-frequency vibrations however, like that of a cell phone, would be better detected by RAII-LTMRs associated with Pacinian corpuscles (Fig. 3.1, 28,29). In hairy skin, Aβ RA-LTMRs form longitudinal lanceolate endings around guard and awl/auchene hair follicles.[30] These lanceolate endings resemble a palisade formed by the axonal terminal of LTMRs around the base of the hair follicle (Fig. 3.1), presumably to best sense hair deflection.

Skin stroking: Aβ Field-LTMRs

Unlike other Aβ LTMRs, Aβ Field-LTMRs form circumferential endings around the base of each subtype of hair follicle (Fig. 3.1). Aβ Field-LTMRs innervate hairy skin by sending an incredible number of weakly mechano-sensitive endings over an expansive field of skin, up to 180 hair follicles per neuron compared to an average of 50 for other LTMRs.[31] This feature added to the long distance between terminal endings, as well as the location of their spike initiation segment (discussed below), suggests a summation of receptor potentials and makes them best tuned to sense stroking across the skin. However, Aβ Field-LTMRs are insensitive to hair deflection and interestingly respond to skin indentation only in the noxious range.[31] Lanceolate endings are known to be in close apposition with hair follicles, whereas Aβ Field-LTMR circumferential endings are located further away, separated from the hair follicle by layers of collagen.[31,32] Such variations in terminal ending anatomy are likely to contribute to processing ability of individual afferents and the array of tactile stimuli encoded by LTMRs.

Ultrafast pain: Aβ-HTMRs

Studies as far back as 1966 report pain responses occur too quickly to be solely mediated by unmyelinated fibers.[33] A recent study conducted in human revealed a new and intriguing subset of large myelinated fibers insensitive to light mechanical stimulation but responsible for ultrafast mechanical pain.[34] In this study, microneurography recordings, which allow the study of single nerve fibers in awake human subjects,[35,36] show that electric stimulation of single neurons with conduction velocities similar to Aβ-LTMRs can elicit pain in human. It will be interesting to further examine the anatomical and physiological differences of Aβ-HTMRs (high threshold mechanoreceptors), sensitive to noxious skin indentation, and Aβ-LTMRs, sensitive to innocuous indentation.

Fast pain and light touch: Aδ fibers

Aδ neurons have an axon diameter and cell body of intermediate size compared to Aβ and C fibers. Their conduction velocity is slower than Aβ-LTMRs, between 5 and 30 m/s, because their axon is only lightly myelinated. Aδ neurons consist of a wide variety of innocuous and noxious sensing neurons that innervate glabrous and hairy skin. While Aδ pain neurons mostly innervate the skin with free nerve endings and transduce the initial onset of pain before C type pain neurons,[2] Aδ-LTMRs form horse-shoe shaped lanceolate terminals around hair follicles and convey discriminative aspects of touch such as direction sensitivity.[37]

Touch directionality: Aδ-LTMRs

Aδ-LTMRs were first discovered in the cat where they innervate the D hairs, named after the down hair of the cat's fur coat, and are sometimes referred to as D-hair afferents.[38] These are the most sensitive mechanoreceptors in the hairy skin of many species, but their existence in human is still debated with only one study reporting fibers with conduction velocities close to what would be expected of Aδ fibers.[39] These neurons rapidly adapt their firing pattern in response to skin stroking and discharge at the beginning and end of a mechanical stimulation as light as 0.07 mN. In the periphery, their terminals form longitudinal lanceolate endings around the base of both zigzag and awl/auchene hair follicles, hair types that represent 76% and 23% of total hairs in the mouse, respectively[40] (Fig. 3.1). Recent findings extended their territory of innervation by showing that hind paw ventral skin of the palm, usually considered as glabrous skin, presented hair follicles innervated by "glabrous D-hair afferents." Innervation of these follicles presented as an asymmetrical horseshoe shape, with terminals concentrated on one side of the hair follicle, lending them the same directional sensitivity to hair deflection as "hairy D-hair afferents."[37−41]

Fast localization of pain: Aδ-nociceptors

Nociceptors innervate both hairy and glabrous skin, a feature crucial for individuals to be able to sense potentially damaging stimuli anywhere on the skin and react accordingly. Aδ nociceptors that can transduce noxious mechanical and thermal stimuli are termed A-mechano-heat receptors (A-MH), whereas neurons specifically sensitive to high intensity mechanical stimulation are high threshold mechanoreceptors (HTMRs).[42,43] Sensitivity to noxious cold has also been observed.[44] Until recently, it was thought that nociceptors mainly innervate the skin as free nerve endings. However, Ghitani et al.[43] showed that some Aδ nociceptors express the nociceptor marker calcitonin gene-related peptide (CGRP) and form circumferential endings around hair follicles similar to Aβ field-LTMRs (Fig. 3.1).[43] Their unique receptive fields allow them to be sensitive to the pulling of a single hair follicle and their rapid velocity of conduction of action potentials probably underlies our ability to localize rapidly and precisely intense mechanical pain.

The tiny ones that can hurt or comfort: C-fibers

C-fibers have the smallest axon diameter and cell body among sensory neurons, their fibers are unmyelinated, and as such exhibit the lowest conduction velocity of around 1 m/s. Like Aδ neurons, they are highly heterogeneous in terms of the modalities they transduce ranging from innocuous light touch to burning pain. Some C-fibers intriguingly relay the social value of gentle touch in human.[45] These C-low threshold mechanoreceptors (C-LTMRs) were first discovered almost a century ago in the cat[46] and their role in the modulation of neuropathic and inflammatory pain is now established.[47−49] Surprisingly, few molecular markers have been discovered[47,50,51] which, along with the nature of the modality they transduce, makes their study in mouse challenging. Nociceptive C fibers terminate as free nerve endings in the epidermal layer of the skin (Fig. 3.1).[52] These C nociceptors can be subdivided into two categories based on their molecular profile and peripheral pattern of innervation. Peptidergic nociceptors express and release peptides such as substance P or CGRP when activated by noxious stimuli.[53−55] Nonpeptidergic C nociceptors terminate slightly more superficially in the epidermis and are characterized by the expression of receptors of the Mas-related G-protein coupled receptor family (Mrgprs)[56] which allow for their sensitivity to specific pruritogens. A study by Cavanaugh and colleagues in 2009 helped define the major functional differences between peptidergic and nonpeptidergic nociceptors by specifically ablating each population in adult mice.[57] The results showed that peptidergic $Trpv1^+$ neurons transmit noxious heat pain, nonpeptidergic $MrgprD^+$ neurons transduce noxious mechanical, but not noxious heat or cold stimuli.

The caress neurons: C-LTMRs

C low-threshold mechanoreceptors or C-LTMRs are a unique class of C fibers. Their peripheral projections innervate specifically hairy skin and more precisely form longitudinal lanceolate endings around Zigzag and Awl/auchene hair, representing 99% of mouse hair (Fig. 3.1). They have a small-diameter cell body and their fibers are unmyelinated. Their conduction velocity is in the same range as C nociceptors, but they transduce pleasant light touch involved in social bonding such as caress. A recent study showed they are also important for sensitivity to cooling of the skin.[49] While Aδ-LTMRs innervate the same hair follicles and are known to be sensitive to cooling of the skin and light touch in the mouse, there is no evidence to date of their existence in human, highlighting the importance of C-LTMR function. C-LTMRs are different from other LTMRs in many ways. While other LTMRs firing rate increases with the speed and intensity of the stimulus, C-LTMRs peak firing rate correlates with peak pleasantness for a warm touch at a slow speed in human psychophysical studies,[58] characterizing gentle touch such as caress. Their activation by either slower or faster touch is less efficient and feels less pleasant. Moreover, while myelinated LTMRs are known to convey fine tactile discrimination like form, texture, and location of the stimulus, people lacking myelinated LTMRs can barely sense the localization and direction of touch based on stimulation of C-LTMRs alone.[59,60] Finally, C-LTMRs can play a direct role in pain relief through their unique expression of the analgesic chemokine-like protein Tafa4.[47]

Burning pain: peptidergic C-nociceptors

Most C fiber nociceptors are polymodal according to electrophysiological studies: they can transduce itch, chemical, mechanical, and thermal noxious stimuli.[61] Despite these properties, peptidergic nociceptors are best known for their role in sensing noxious heat through activation of the ion channel TrpV1 they express.[2,62] Interestingly, some nociceptors become sensitive to new noxious modalities following sensitization by inflammatory compounds.[63] Peptidergic C nociceptors themselves are an important component of the inflammatory response following nerve lesion or skin injury due to their release of neuropeptides such as substance P and CGRP, combined with the release of cytokines and chemokines by keratinocytes and immune cells. In this context, peripheral sensitization of nociceptors, termed neurogenic inflammation, leads to nociceptors becoming even more sensitive to mechanical, chemical, and thermal stimuli.[64,65]

Mechanical pain and itch: nonpeptidergic C-nociceptors

While peptidergic neurons innervate the basis of the epidermal layer of the skin, free nerve endings belonging to nonpeptidergic neurons innervate the skin at a slightly more superficial level.[52] Nonpeptidergic C nociceptors are highly heterogeneous in terms of molecular and functional identity. They are characterized by their expression of the Ret neurotrophin receptor and various members of the Mas-related genes (Mrgs) family which makes them sensitive to noxious mechanical stimulation and/or itch-inducing chemicals.[56,66−69] This includes MrgprD-expressing mechano-nociceptors that bind isolectin IB4 and express the protein GINIP[70] important for peripheral baclofen-induced analgesia.

Touch encoding by skin sensory neurons: an integrative view

The recently revealed intricate pattern of hairy skin innervation urges us to consider a much more integrative view of touch perception. This integrative view comprises several layers of anatomical and physiological forms that when merged serve to extract and interpret salient and distinctive features of our tactile landscape.

Layer 1: unique electrophysiological properties

A soft stroking touch can activate C-LTMRs, Aδ-LTMRs, and Aβ SAI-LTMRs that share similar mechanical thresholds (0.07 mN). However, each LTMR subset transmits tactile information to the dorsal horn of the spinal cord at different speeds ($\sim$ 0.6, 5.4, and 15 m/s, respectively) and adapt to mechanical stimulation very differently, with slowly adapting Aβ-LTMRs likely to keep firing much longer than the other two subsets. The implication here is that a very light touch will activate all three subtypes of LTMRs at the same time, but information from Aβ-LTMRs will reach the dorsal horn faster, while C-LTMR activation will reach the dorsal horn last. This could suggest that the discriminative/tactile acuity aspect of touch is transduced and probably perceived in the brain before an additional affective quality is added.

Layer 2: unique end organ associations

We now know that different LTMRs can innervate the same end organ, but the mechanical linkage between the axon terminal and the end organ varies. What does this mean in terms of sensory function? Let us take the example of zigzag hair follicles, which represent 75% of mouse hair and start developing last around E18. These hair follicles receive innervation in the form of closely apposed longitudinal lanceolate endings from C-LTMRs, thought to convey the affective value of light touch, as well as from Aδ-LTMRs, which will assign a sense of direction to the touch. Layers of collagen then surround the lanceolate endings before Aβ Field-LTMRs form circumferential endings around the same hair. As Aβ Field-LTMRs are weakly sensitive to mechanical stimulation, they will convey light stroking only if a number of terminal endings belonging to the same neuron are simultaneously stimulated. When activated, their stimulation will be detected before the directionality or the affective aspect of touch is perceived.

Layer 3: unique spatial distribution patterns

The peripheral endings of mechanosensory neurons of the same class rarely overlap, a phenomenon known as "tiling."[71] In line with this, the majority of LTMR classes (C-, Aδ-, Aβ SAI-, and Aβ Field-LTMRs) exhibit nonoverlapping association and display single-neuron innervation of their peripheral target.[72] This arrangement is thought to allow for efficient coverage of the sensory surface, while avoiding redundancy. Aβ RA-LTMRs are the exception, often displaying dual hair follicle and triple guard hair innervation. This irregularity may reflect an increased sensitivity of guard hairs that are capable of detecting the slightest deflection during movement, for example. Interestingly, while Aβ Field-LTMRs display single neuron innervation, the receptive fields of individual Aβ Field-LTMRs overlap extensively. Therefore, while C-, Aδ-, Aβ SAI-LTMRs, and to a lesser extent Aβ RA-LTMRs provide nonoverlapping innervation of hair follicles and skin territories, Aβ Field-LTMRs provide tiled innervation of hair follicles but overlapping innervation of hairy skin regions. This unique patterning most likely contributes to the somatotopy, as well as spatial discrimination ability of each LTMR subtype.

Layer 4: unique peripheral processing

Somatosensory neurons are different from CNS neurons in many ways. One of them is how they generate action potentials following their activation. While the spike initiation site of neurons of the CNS is located at axon initial segments, touch generates receptor potentials at the peripheral terminal of LTMRs. The sum of these receptor potentials at the spike initiation site will then trigger an action potential.[19] Spike initiation site can vary between different subsets of large myelinated LTMRs innervating hairy skin.[31] For example, Aβ RA-LTMRs spike initiation sites are immediately adjacent to the lanceolate endings allowing for single-hair deflection sensitivity. On the other hand, Aβ field-LTMRs exhibit spike initiation sites much further from single circumferential endings. This organization suggests the convergence/summation of inputs from a field of weakly mechanosensitive endings is required for Aβ field-LTMR activation.[31] This peripheral processing will shape the response properties, and spatial resolution of different LTMR subtypes.

Putting it all together

When considered together the final output of touch is the product of how each of these layers combine to translate a complex peripheral stimulus into unique ensembles of LTMR activity. For example, a poke would most optimally activate SAI-LTMRs associated with guard hair touch domes, but also activate a range of other LTMRs that together represent a unique ensemble of activity that signals "poke" (Fig. 3.2A). A firm stroke would result in a different ensemble of LTMR activity involving SA-, RA-, Aδ-, and C-LTMRs (Fig. 3.2B), while a gentle breeze is likely to activate all hair follicle LTMRs forming longitudinal lanceolate endings (Fig. 3.2C). Each of the layers discussed here combine to produce unique combinations of LTMR activity that must appropriately inform us of our external environment. Understanding these characteristics for each LTMR subtype will greatly contribute to our understanding of how we detect and encode touch.

Our skin, our largest sensory organ, is well adapted for size, shape, weight, movement, and texture discrimination; and with an estimated 17,000 mechanoreceptors, the human hand, for example, rivals the eye in terms of sensitivity.[73] In fact, many of the same principles that underlie visual processing in the retina may also be at play in the processing of touch information. Indeed, just as photoreceptors of the retina are uniquely tuned to particular wavelengths of light, considering all the layers of complex computations described above, LTMR endings in the skin are optimally and distinctly tuned to particular qualities of complex tactile stimuli. Furthermore, just as excitation of a single cone type is not sufficient for the perception of color, we propose that excitation of a single LTMR does not give rise to the perception of a complex tactile stimulus. As in the retina where the relative activities of rods

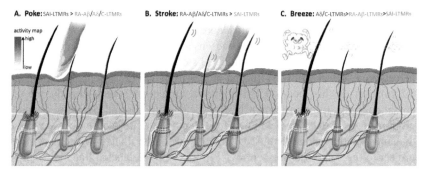

A. Poke: SAI-LTMRs > RA-Aβ/Aδ/C-LTMRs   **B. Stroke:** RA-Aβ/Aδ/C-LTMRs > SAI-LTMRs   **C. Breeze:** Aδ/C-LTMRs>RA-Aβ-LTMRs>SAI-LTMRs

FIGURE 3.2   Postulated LTMR activity codes. Heatmap guide to the relative sensitivities and tuning properties of hairy skin LTMRs in response to common tactile stimuli. (A) Indentation on skin, like a poke, would most optimally activate SAI-LTMRs associated with guard hair touch domes. Though dominant for this particular stimulus, SAI-LTMRs would not be the only LTMR represented in the ensemble of impulses traveling to the CNS. (B) A firm stroke, like rubbing a cat's back, would result in a distinct ensemble of the activities of SA- and RA-LTMRs as well as the ultrasensitive Aδ- and C-LTMRs, which respond well to hair follicle deflection. (C) A gentle breeze is likely to activate all LTMRs forming longitudinal lanceolate endings, the Aβ RA-, Aδ- and C-LTMRs, whereas SAI-LTMRs endings would be relatively silent in this ensemble response. A slow caress of the skin, as with a mother's nurturing touch, is likely to activate hair follicle associated LTMR subtypes and especially C-LTMRs, which are particularly well tuned to gentle stroking of the skin thus providing a unique "LTMR caress ensemble." Circumferential endings are depicted in white in this model as it is still unknown if or how they respond to skin stimulation. Abbreviations: *LTMR*, low-threshold mechanoreceptor; *RA*, rapidly adapting; *SA*, slowly adapting. *From Abraira and Ginty.*[193]

and cones underlie our ability to perceive a rainbow of color, the relative activities of individual somatosensory neurons innervating the same skin area underlie our ability to perceive a range of complex tactile stimuli. Ultimately, the first step in sensory perception involves the detection and transmission of peripheral signals by sensory neurons to the spinal cord and brain. Here, an ensemble of sensory information must be appropriately encoded by local interneurons and projection neurons. Recognizing and characterizing the organizational logic of LTMR inputs, as well as the cellular components of touch signaling within the spinal cord, is essential to our understanding of touch, and the topic of our next section.

Part II: processing touch information in the spinal cord

The dorsal horn of the spinal cord is critical to the encoding of incoming touch information from skin. Where LTMR inputs terminate and which circuits they activate will influence both the sensory and motor outputs of the spinal cord. Here, we will discuss the organization of LTMR inputs within the dorsal horn, the postsynaptic targets of distinct LTMR populations, and expand upon the local neuronal circuits involved in processing touch information.

How and where in the CNS are tactile stimuli represented, and what are the respective contributions of the spinal cord dorsal horn, brainstem, and cortex in integrating and processing the myriad ensembles of LTMR subtype activities that code for complex touch stimuli? Historically, much emphasis has been placed on a "direct pathway" for the propagation and processing of light touch information. In this model, LTMRs project an axonal branch directly, via the dorsal columns, to brainstem DCN, the nucleus gracilis and cuneatus. Second-order neurons in these nuclei in turn feed light touch information forward to the thalamus via the medial lemniscus. Finally, third-order thalamocortical neurons project to the somatosensory cortex.[74] In this simple "labeled line" view, most if not all LTMR integration and processing begins in somatosensory cortex. However, we favor an integrated model in which LTMR processing begins at the earliest stages of LTMR pathways. Indeed, in the visual system, we now appreciate the retina itself as a key locus of visual information processing, and that retinal ganglion cells convey processed visual information to several brain regions. We propose that the spinal cord is analogous to the retina and plays a key role in the processing of touch information delivered in the form of LTMR activity ensembles. Indeed, the anatomical arrangements and locations of LTMR subtype endings strongly favor the view that the spinal cord is the key initial locus of representation, integration, and processing of LTMR signals for output to the brain. One key observation in support of this model is that only a subset of LTMRs actually extend axonal branches via the dorsal columns directly to the DCN while, in contrast, all LTMRs exhibit branches that terminate in the spinal cord dorsal horn (Fig. 3.3).[75,76] Here, we focus on LTMR inputs to the dorsal horn, how these inputs may be integrated, and how processed information is conveyed to the brain.

The spinal cord dorsal horn (or the trigeminal nuclei of the brainstem for trigeminal sensory neurons) receives an axonal projection and termination from every LTMR that innervates the skin (Fig. 3.4). Thus, all distinct LTMR fiber types, with their unique tuning properties and excitation thresholds, conduction velocities, spike patterns, and adaptation kinetics converge onto the dorsal horn. Remarkably, this convergence of LTMR inputs onto dorsal horn neurons occurs in a somatotopic, columnar manner, and these somatotopically arranged columns are likely to be key loci of LTMR integration and processing.[40] Processing of touch information by the spinal cord is thus a function of the unique branching patterns of LTMR subtypes, their distinctive termination zones within particular lamina of the dorsal horn, their synapses onto dorsal horn microcircuit components, and the cell types and connections of dorsal horn interneurons and the projection neurons that send light touch information to higher brain centers. We are just now beginning to appreciate the diversity of interneuron cell types and their relationships to projection neurons whose cell bodies reside deep within the dorsal horn. In this section, we summarize what is known about LTMR post-synaptic targets in the dorsal horn and how these components may be assembled into circuits that process LTMR information and convey it to the brain.

A. Direct and post-synaptic dorsal column pathways

B. Spinocervical tract pathway

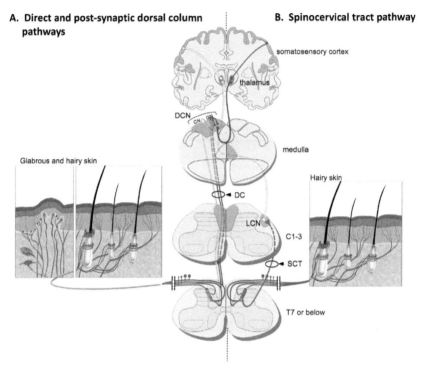

FIGURE 3.3 **Touch circuits in the CNS.** Morphological differences between the direct dorsal column (DC) pathway and the indirect postsynaptic dorsal column (PSDC) and spinocervical tract (SCT) pathways provide evidence that these main ascending systems subserve different roles in propagating tactile information from the periphery to the brain. (A) PSDC neurons receive information from both glabrous and hairy skin LTMRs. Their projections ascend through the dorsal columns (DC) to synapse onto targets in the dorsal column nuclei (DCN). PSDC neurons from the lower thoracic and lumbar/sacral spinal cord synapse onto neurons in the cuneate nucleus (CN), while those from cervical and upper thoracic regions synapse onto neurons of the gracile nucleus (GN). From the DCN, second-order neurons decussate and ascend through the medial lemniscus pathway to synapse onto the ventral posterior nuclear (VPN) complex of the thalamus. (B) SCT neurons receive information almost exclusively from hairy skin. Their projections ascend through the dorsolateral white matter for synapse onto the lateral cervical nucleus (LCN) located at cervical level 1−3. From there, LCN second-order neurons decussate through the dorsal commissure and join the DC/PSDC pathway in the medial lemniscus. From the VPN, third-order neurons carrying innocuous information from both the direct and indirect pathways synapse onto the somatosensory cortex. New molecular genetic tools for understanding the cellular and synaptic organization and functional requirements of the direct DC pathway and the indirect PSDC and SCT pathways will dissect relative contributions of these ascending pathways to the perception of touch. *From Abraira and Ginty.*[193]

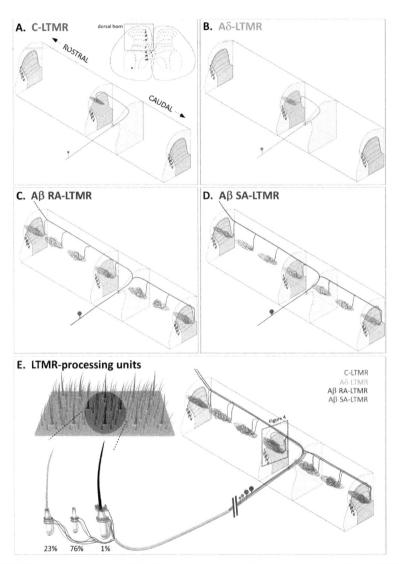

FIGURE 3.4   The anatomy of LTMR processing units of the spinal cord dorsal horn. LTMR subtypes develop unique branching and collateral morphologies critical for processing of innocuous touch information by the spinal cord. (A and B) C- and Aδ-LTMRs do not bifurcate upon exiting the dorsal root, instead they turn rostrally before diving into their respective lamina. Inset in panel (A) shows the laminar organization of the spinal cord which is divided into 10 laminae (I–X) based on variations in cell density. The dorsal horn is boxed in red. C-LTMRs arborize directly into lamina IIiv, while Aδ-LTMRs send C-shaped collaterals that arborize into flame-shaped endings overlapping with C-LTMRs in lamina IIiv but also extending into lamina III. (C and D) RA- and SA-LTMRs bifurcate upon exiting the dorsal root, with a rostral branch extending through the dorsal columns to synapse onto dorsal column nuclei in the medulla and a caudal branch that ends in a collateral several segments away. Along the way, both LTMR types sprout several collaterals

that, like Aδ-LTMRs, take a C-shape trajectory before arborizing in lamina III−V. (E) Mouse hairy skin is organized in clusters containing one centrally located guard hair, about 20 surrounding awl/ auchene hair and about 80 interspersed zigzag hairs. Each mouse hair follicle within these clusters receives a unique and invariant combination of physiologically and morphologically distinct sensory neurons subtypes. Therefore, from a particular patch of skin, clusters of hair follicles and associated LTMR subtypes propagate sensory information that converges onto columnar LTMR-processing units in the dorsal horn. *From Abraira and Ginty.*[193]

Touching the spinal cord: LTMR inputs to the dorsal horn

Somatotopy is an important guiding principle for sensory fiber organization along the rostro-caudal and medio-lateral axis of the spinal cord. Caudal inputs are integrated by caudal regions of the spinal cord, while inputs from distal to proximal skin are integrated from the medial to lateral axis of the spinal cord. General principles of input organization also relate to whether fiber types branch before entering the dorsal horn and where fiber collaterals terminate along the dorso-ventral plane of the spinal cord (i.e., which lamina). Along the rostro-caudal axis, sensory fibers demonstrate branching morphologies that often differ according to their fiber caliber (Fig. 3.4). For example, Aδ- and C-LTMRs do not bifurcate upon entering the spinal cord, but instead travel one or two segments rostrally before entering and arborizing within the dorsal horn.[40] On the other hand, Aβ RA- and SA-LTMRs bifurcate upon exiting the dorsal root, extending branches in opposite directions along the rostro-caudal axis and then sprouting collaterals that dive deep into the dorsal horn.[76] Collateral distribution is largely similar across all Aβ-LTMR types, with each following the same principle of decreased intercollateral spacing for more medially projecting inputs to reflect increased acuity of the distal extremities like hands and feet.[77]

Within the dorsal−ventral plane, the spinal cord dorsal horn can be divided into cytoarchitecturally distinct lamina originally described by Swedish neuroscientist Bror Rexed in 1952 (Fig. 3.4A, inset). Rexed lamina I and II comprise the outermost lamina of the dorsal horn. Lamina II, also known as the substantia gelatinosa, can be easily identified in spinal cord slices as it receives mostly thinly myelinated fibers, resulting in its distinctive translucent appearance. These most superficial layers of the dorsal horn have characteristically been involved in the processing of nociceptive (pain) signals. Lamina III through VI make up the rest of the dorsal horn and are distinguished by having cell bodies larger than those in the more superficial lamina. It is within these deeper laminae that myelinated, nonnociceptive afferents terminate. It is also within these deeper laminae and intermediate zone that proprioceptive afferents signaling information about muscle/tendon length and tension terminate. This modular architecture establishes the *segregation* of nociceptive and touch/proprioceptive input. When this segregation fails, aberrant sensory experiences such as allodynia can emerge.[78] Although this establishes a broad organizational rule, it is important to recognize that not all afferents adhere to this organization nor are LI−II and LIII−VI truly specific to nociceptive and nonnociceptive signals. In an attempt to better characterize different populations of afferent fibers, many studies are utilizing neurochemical and molecular markers.[12,30,31,40,79]

Similar to the general organization of all primary afferents, LTMR central arborizations terminate within lamina domains that are loosely related to their functional class, with C fibers generally innervating the outermost lamina and myelinated Aβ fibers innervating deep dorsal horn lamina, in patterns that can be quite overlapping (Fig. 3.5). The Ginty group recently performed a more detailed examination of LTMR subtype inputs to the dorsal horn.[12] This analysis showed LTMR inputs are organized in a highly overlapping fashion spanning roughly 250 μm below lamina IIi, a region termed the LTMR-recipient zone. Further, the total number of C-, Aδ-, and Aβ-LTMR synapses within the LTMR-recipient zone was comparable. Individual input morphologies and their relative anatomical organization in the spinal cord highlight the intricate receptive field transformations that must occur in the dorsal horn during tactile information processing, where information from a two-dimensional structure, the skin, is funneled into three-dimensional inputs organized in a columnar fashion within the dorsal horn. Each LTMR subtype displays unique central branching patterns and collateral distributions, yet within sensory columns mapping to particular regions of skin, LTMR inputs converge onto iterative units representing the first step in sensory processing.

The middlemen: neurons of the dorsal horn

Apart from the "direct pathway," the great majority of sensory afferents terminate within the dorsal horn of the spinal cord. As all primary afferents use glutamate as their primary neurotransmitter, all LTMR subtypes have an

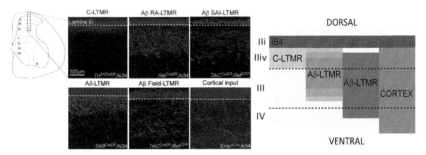

FIGURE 3.5 **LTMR convergence upon the spinal cord dorsal horn.** LTMR subpopulations and cortical inputs terminate in an overlapping pattern within the spinal cord dorsal horn. Sagittal sections show inputs from genetically defined classes of LTMRs as well as cortical input. From left to right: (Top) C-LTMRs, Aβ RA-LTMRs, and Aβ SA-LTMRs, (Bottom) Aδ-LTMRs, Aβ Field-LTMRs, and cortical input. IB4 binding in blue labels lamina IIi. Schematic to the right summarizes the input modalities. The LTMR subtypes display a high degree of overlap within the LTMR-recipient zone. The lack of specialized input regions strongly suggests convergence of touch signals within the spinal cord dorsal horn. *Adapted from Abraira et al.*[12]

excitatory action on their postsynaptic targets.[80,81] A fundamental aspect of our current understanding of spinal sensory processing is an acknowledgment that the dorsal horn is not merely a relay station where primary afferent fibers synapse with neurons that passively relay these signals to the brain. Rather, the neurons that do relay signals to the brain, termed projection neurons, are in the minority. A much larger population of local interneurons form rich sensory processing circuits that must appropriately integrate sensory information. Only then are projection neurons responsible for conveying the appropriately "encoded" sensory information up the neuro-axis to the brain. The below sections will briefly introduce each neuron class: excitatory and inhibitory interneurons and projection neurons.

Interneurons: more than a relay station

The vast majority of neurons in the dorsal horn have axons and dendrites that remain within the spinal cord and are therefore defined as interneurons. The importance of these interneurons to sensory signaling is underscored by their prevalence in the dorsal horn population. They make up virtually all of the neurons within LII, 90%—95% of those within LI, and likely the great majority of those within LIII.[82,83] The most well characterized populations of dorsal horn interneurons are described in studies that have focused on the most superficial lamina, lamina I—II, and are thus important for pain, thermal, and itch perception. Relatively little is known about deep dorsal horn interneurons likely to modulate outputs that convey innocuous touch information. Nevertheless, seminal immunohistochemical and physiological studies of superficial lamina have provided some basic principles of dorsal horn interneuron classification that will undoubtedly shape future classifications of novel interneurons populations discovered in the deep dorsal horn. In terms of function, interneurons can exert either excitatory or inhibitory control over their postsynaptic target depending upon the neurotransmitter(s) they release. Thus, excitatory and inhibitory interneurons subsets are routinely distinguished. To further understand the circuitry underlying dorsal horn sensory processing, it is essential to identify and characterize subpopulations within this region.

At the most basic level, there are two functional populations of interneuron: excitatory and inhibitory. Excitatory interneurons are glutamatergic and their postsynaptic actions are mediated via fast ionotropic α-amino-3-hydroxy-5-methyl-4-isoazolo propanoic acid (AMPA) and N-methyl-D-aspartic acid (NMDA) receptors or slow metabotropic receptors. Electrophysiological studies suggest that the overwhelming majority (85%) of synaptic connections within the superficial dorsal horn are glutamatergic.[84] This suggestion is supported by anatomical evidence demonstrating approximately 68% of superficial dorsal horn neurons are excitatory,[85] whereas only 31% are inhibitory.[86] Similarly, the LTMR-recipient zone is comprised of

~70% excitatory and ~30% inhibitory interneurons, as shown by vGluT2 and vGAT/GAD65/GlyT2 expression, respectively.[12] Given these proportions, it is surprising that our understanding of excitatory interneurons and their actions within the dorsal horn remain relatively limited when compared to their inhibitory counterparts. Inhibitory interneurons are defined by release of the neurotransmitter(s) GABA and/or glycine. Within LI−III, virtually all inhibitory interneurons express GABA, while a portion, particularly within the deeper layers, are immunoreactive for glycine.[86,87] For further detail on the location and roles of these transmitters within the superficial dorsal horn, see Refs. 88,89.

Several attempts to further classify interneurons have been made using morphological analysis,[90,91] electrophysiological properties, or a combination of both.[90,91] These methods have their limitations, however. The relationship between neuron morphology and neurotransmitter phenotype (i.e., is the neuron excitatory or inhibitory) is not always straightforward[92−95] and many neurons exhibit morphologies that do not fit the criteria of any morphological class.[90,92,93,96] Meanwhile, work correlating morphology, physiology, and neurochemistry of interneuron subpopulations has had varied success.[89,90,97−99] For example, tonic firing and initial bursting neurons may have islet and central morphologies, while delayed firing neurons are mostly vertical or radial cells.[90] Furthermore, caution should be taken when characterizing neuronal populations based on firing discharge patterns, as this is not a fixed property.[100] Characterization of subthreshold currents may provide another, potentially more robust approach to classifying interneuron subpopulations. For example, the I_A current mediated by voltage-gated potassium channels is strongly associated with the delayed firing pattern and is largely restricted to excitatory interneurons.[93] Consistent with this, the Kv4.2 and Kv4.3 subunits are expressed by calretinin[+] interneurons, a primarily glutamatergic population.[101,102]

More recently, transgenic mice have been engineered to label discrete neuronal populations. This has allowed functional studies using targeted patch-clamp recordings as well as parallel study of neuron physiology, morphology, localization, and neurochemistry (Fig. 3.6).[93,94,103,104] Under this approach, fluorophores are selectively expressed under the control of specific promoters in a neuronal subpopulation. This has greatly improved our ability to neurochemically characterize distinct dorsal horn neuron populations. The first study to take such an approach used a mouse prion promoter to induce green fluorescent protein (GFP) expression. GFP-labeled neurons within LII of the spinal dorsal horn were almost exclusively GABAergic, exhibited tonic firing action potential discharge, were classified as central neurons, and were activated by nociceptive stimuli.[94] Therefore, for the first time, within the dorsal horn neurochemistry, discharge profile, morphology, and synaptic input were associated with an interneuron subpopulation. Recent work has utilized specific markers such as expression of neuropeptides or calcium binding proteins

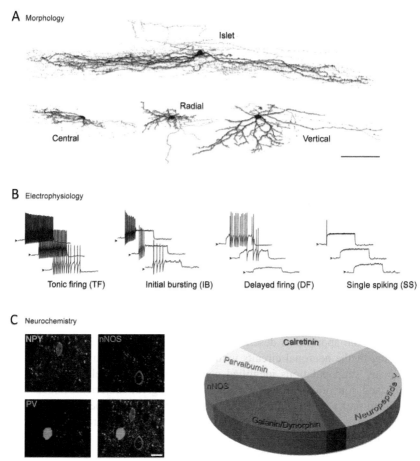

A Morphology

Islet

Radial

Central   Vertical

B Electrophysiology

Tonic firing (TF)   Initial bursting (IB)   Delayed firing (DF)   Single spiking (SS)

C Neurochemistry

NPY   nNOS

PV

Calretinin

Parvalbumin

nNOS

Neuropeptide Y

Galanin/Dynorphin

FIGURE 3.6 Classification of dorsal horn interneurons. The most common approaches to classification of dorsal horn interneurons use morphology, electrophysiology (action potential discharge patterns), and neurochemical content. (A) Confocal images of four LII neurons labeled with Neurobiotin following whole-cell patch clamp recordings. Each recovery represents one of the four morphological classes identified by Grudt and Perl[90] and now routinely used in the literature: islet, central, radial, and vertical cells. Islet cells (top) have elongated dendritic arbors traveling (>400 μm) in the rostrocaudal plane. Central cells have similarly oriented, but less extensive (<400 μm) dendritic arbors (compared to Islet cells). Radial cells (bottom middle) have relatively short dendrites that radiate in both the rostrocaudal and dorsoventral planes. Vertical cells have ventrally projecting dendrites and dorsally projecting axon. Scale bar = 100 μm. (B) Representative AP discharge patterns in response to depolarizing current injection steps, highlighting the four commonly described discharge types: tonic firing, initial bursting, delayed firing, and single spiking. Tonic firing neurons discharge action potentials continuously throughout current injection; initial bursting neurons discharge action potentials in a high frequency burst at the beginning of their depolarization, but do not sustain AP output; delayed firing neurons discharge action potentials with a marked delay before the onset of the first spike; and single spiking neurons only fire one action potential even when strongly depolarized. *Arrows* indicate −60 mV. (C) Left images show confocal optical slice through part of LII in a section immunolabelled for NPY (top left, green), nNOS (top right, red), and PV (bottom left, blue). These markers label distinct populations of interneuron, as highlighted in the overlaid image (bottom right). Scale bar − 10 μm. Right pie chart shows the proportions of inhibitory interneurons within LI−II labeled by neurochemical markers. Overlap between the galanin/dynorphin and neuropeptide Y populations is shown in brown and overlap between the galanin/dynorphin and nNOS populations in purple. Small overlap between the NPY population with nNOS and parvalbumin is not shown. These neurochemical populations account for all inhibitory populations within LI−II. Note a population of calretinin positive inhibitory interneurons that show limited overlap with the above markers has also been described. *Adapted from Todd[194] and Boyle et al.[113]*

to identify subpopulations of excitatory and inhibitory interneuron. Briefly, excitatory interneurons can be broadly captured by the expression of the vesicular glutamate transporter vGluT2.[105] Smaller populations of excitatory interneuron have been labeled using the neuropeptides neurotensin,[106] somatostatin,[81] neurokinin B,[107] and substance P,[108] calcium binding proteins calretinin and calbindin,[109,110] as well as PKCγ,[111] and the mu opioid receptor.[112] Likewise, the expression of neuropeptide Y (NPY), galanin, nNOS, and parvalbumin (PV) labels four largely nonoverlapping GABAergic populations which account for 75% of all inhibitory interneurons within LI−II.[113] These markers also hold functional significance. For example, substance P, PKCγ, and the mu opioid receptor are implicated in pain transmission,[114−116] while somatostatin potentiates itch signaling.[117]

While the approaches described above have greatly enhanced our understanding of the neuronal circuits within the dorsal horn, two caveats remain: (1) many subpopulations identified capture anatomically, electrophysiologically, and functionally diverse groups (2) the great majority of focus has remained on LI-II. To address these issues, Abraira et al.[12] performed genetic screens for genes expressed specifically within the LTMR-recipient zone to generate 10 fluorescent reporter BAC transgenic or knock-in mouse lines to label morphologically homogenous subsets of interneurons. By crossing these 10 lines with mice in which excitatory and inhibitory neurons were labeled with vGluT2 and vGAT Cre-dependent reporters, respectively, they were able to identify six excitatory and three inhibitory cell lines, as well as one line capturing both inhibitory and excitatory neurons. Each of these lines captured largely nonoverlapping populations accounting for roughly three quarter of all neurons within the LMTR-recipient zone. Importantly, each identified line exhibited distinguishable morphological features and characteristic action potential discharge patterns. This work will be discussed in more detail below. Haring et al.[118] utilized a different approach. This study RNA-sequenced 1639 neurons throughout the dorsal horn, 94 of which were removed due to their lack of unique markers, to identify 15 excitatory and 15 inhibitory neuronal subpopulations. This RNA sequencing data provides a new perspective by classifying interneurons based upon their transcriptomic signature. Importantly, previously used markers were often expressed by multiple genetically distinct cell types, further highlighting the need for an intersectional approach, that is, using multiple genetic markers to capture more discrete populations. Whether these cell types do indeed form functionally discrete populations remains unclear and will require future studies to combine such genetic interrogation with cell-specific manipulation.

Projection neurons: sending a message to the brain

In a simplified view, sensory information within the dorsal flows in two directions: from LII to LI via interneurons with dorsally directed axons, and from LIII to LVI via interneurons with ventrally oriented axons. The logic of this scheme is driven by the location of output neurons in the dorsal horn, projection neurons. Projection neurons have axons that terminate outside of the spinal cord and are responsible for the transmission of sensory information from the dorsal horn to higher brain centers, yet they make up only $\sim 1\%$ of all neurons within the dorsal horn. In line with their role in signal transmission, projection neurons are glutamatergic,[119,120] and therefore have an excitatory effect on their postsynaptic target.

There are several classes of projection neuron based on their supraspinal targets. Those that are the most relevant to the transmission of nociceptive stimuli, though not the focus of this chapter, belong to the anterolateral tract. These projection neurons are concentrated within LI, but are also located within the deeper layers, LIII−VI. The majority of their axons cross the spinal cord midline before traveling rostrally through the spinal cord white matter and terminate within a range of structures including the nucleus of the solitary tract, periaqueductal gray, caudal ventrolateral medulla, and the lateral parabrachial area with many sending projections to several of these regions and some projecting bilaterally.[121−126] To date, these neurons have been the overwhelming focus of recent research into projection neurons function, due to their importance in nociceptive signaling.

In contrast to the largely nociceptive-specific properties of LI, notwithstanding some itch and cool responses, projection neurons within the deeper lamina respond to both nociceptive and innocuous stimuli. The majority of output from the deeper lamina travels through the postsynaptic dorsal column (PSDC) neurons, and spinocervical tract (SCT) neurons located within LIII−V (Fig. 3.3). These neurons are responsible for the transmission of innocuous touch information and receive the majority of their input from Aβ-LTMRs.[127] Although the dorsal columns were originally thought to be composed exclusively of ascending branches of Aβ-LTMRs, it has been long known that many fibers in the dorsal columns arise from neurons in the gray matter of the dorsal horn and send their axons as far as the hindbrain.[76] Within the DCN, PSDC projections are somatotopically organized, with the nucleus cuneatus receiving PSDC inputs from the cervical and upper thoracic spinal cord and the nucleus gracilis innervated by PSDCs residing in the lower thoracic and lumbosacral spinal cord. PSDC neurons are mostly located within LIV-V, with a particular concentration in the medial regions of LV. Roughly, 1/3 also reside near the ventral border of LIII and send their axons through the dorsal columns before terminating within the DCN.[128–131] Rostro-caudally, the majority of PSDC neurons arise from the cervical (~40%) and lumbar (~30%) enlargements,[130,132] regions receiving touch information from the particularly sensitive limbs areas.

Morin (1955)[133] was the first to recognize the existence of this second major ascending pathway carrying light touch information to the brain, the SCT. Their axons ascend through the dorsolateral white matter and synapse upon the lateral cervical nucleus, located in C1–C2 levels of the spinal cord, before being transmitted to the ventral posterior lateral nucleus of the thalamus, and then into the somatosensory cortex.[134] Most SCT neuron somas are located within LIV with dorsally directed dendrites into the LII–III border and are more evenly distributed along the rostrocaudal extent than the PSDC neurons. Both populations, PSDC and SCT neurons, have local axon collaterals, and these may have important roles in local spinal circuits and reflex pathways. The presence of an SCT pathway in humans is controversial. It has been found in some human spinal cords but is argued to be vestigial.[135,136] In addition, the LCN is larger in carnivores like the cat, raccoon, and dog than in nonhuman primates.[137–139] Future work characterizing projection neurons, in particular those within the deeper lamina, will greatly enhance our understanding of touch circuits within the spinal cord. Approaches such as RNA-sequencing combined with retrograde tracing, as used by Haring et al.,[118] are likely to aid in the quest to identify distinct projection neuron populations.

The spinal circuits of touch

Original work examining primary afferent inputs onto dorsal horn interneurons largely relied upon patch-clamp recordings from spinal cord slices. These studies used electrical activation of primary afferent fibers combined with morphological reconstructions. The more recent molecular identification of LTMR subtypes coupled with new technologies, such as viral transsynaptic tracing and channelrhodopsin-assisted circuit mapping, has facilitated the discovery of neurons receiving touch input. With these new approaches, we are beginning to further understand the modality-specific architecture of the dorsal horn and the role interneurons play in maintaining functionally relevant outputs and a cohesive sensory experience. The sections below provide an overview of some of the key findings in relation to our sense of touch and how these signals are transmitted and modulated within the dorsal horn.

Interneurons involved in touch perception

As discussed above, a great deal of effort has gone into identifying and characterizing functionally discrete interneuron subpopulations within the dorsal horn. This work has overwhelmingly focused on the superficial dorsal horn and circuits involved in nociceptive, thermal, and itch processing. Even when neurons do receive input from LTMRs, they are usually studied in the context of pain, as LTMR input can access nociceptive circuits in chronic pain states.

Abraira et al.[12] specifically examined the region of the spinal cord receiving input from LTMRs, the LTMR-recipient zone. The organization of LTMR inputs to this region was examined using inducible Cre lines and intersections genetic tools. This analysis showed that LTMR inputs to the dorsal horn are largely overlapping, and the number of synaptic inputs from C-, Aδ-, and Aβ-LTMRs are comparable. How these inputs are integrated within the spinal cord will therefore predominantly depend upon their postsynaptic targets, the majority of which are local interneurons. The study then used Gene Expression Nervous System Atlas and Allen Brain Atlas to identify 10 genes capturing 11 largely nonoverlapping subpopulations (7 excitatory and 4 inhibitory) that displayed distinct morphological and electrophysiological properties. This subpopulation diversity poses the question whether individual LTMR-recipient zone interneurons receive specific LTMR input. This is not the case. Instead, LTMR-recipient zone interneurons receive direct input from multiple LTMRs (Fig. 3.7A). Therefore, LTMR-recipient zone interneurons sample unique combinations of tactile input. Similarly, each LTMR subtype contacts an array of interneurons, to varying degrees (Fig. 3.7B). This arrangement strongly argues against "labeled lines" for the transmission of differing touch modalities. Instead, LTMR-recipient zone interneurons must have the capacity to integrate inputs from multiple LTMR subtypes. The frequency and strength of inputs, as well as the distinct intrinsic properties of each LTMR-recipient zone interneuron, undoubtedly plays an important role in deciphering and appropriately encoding the myriad of ensembles of LTMR input. To further complicate this processing, individual LTMR subtypes represent only a minor fraction of excitatory inputs (0%−30%) onto LTMR-recipient zone interneurons. The relative total excitatory inputs onto each interneurons class range from 30% to 55% sensory neurons, 13%−18% cortical projection neurons, and 30%−33% from local interneurons.[12]

Others have identified both inhibitory and excitatory interneurons subpopulations within the dorsal horn using similar and alternative markers. These studies, not focusing on LTMR inputs, have similarly shown convergence of input from different types of primary afferent fiber. For example, interneurons expressing NPY receive input from Aβ-, Aδ-, and C-fiber afferents,[140,141] and have been shown to be activated by mechanical, thermal, and chemical noxious stimuli.[142] Conversely, those expressing PV receive comparable direct input from Aδ and Aβ-LTMRs[12,143] but are not responsive to noxious stimuli.[142] These examples highlight a greater level of complexity, where some interneurons not only receive a mix of LTMR input but a mix of nociceptive (high-threshold C-fiber) and tactile (low-threshold Aβ) input,

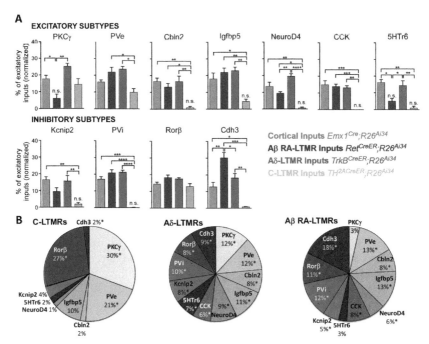

FIGURE 3.7   The Synaptic Architecture of the LTMR-recipient zone. LTMR-recipient zone interneurons receive an assortment of LTMR input, while LTMRs contact an array of LTMR-recipient zone interneurons. (A) Quantification of excitatory inputs from cortex, Aβ RA-LTMRs, Aδ-LTMRs, and C-LTMRs onto 11 interneuron populations within the LTMR-recipient zone. $*P < .05$, $**P < .01$, $***P < .0005$, $****P < .0001$. Each interneuron population identified receives a unique convergence of LTMR and cortical input. For example, PKCγ neurons receive significant cortical, Aδ-LTMR, and C-LTMR input, while Kcnip2 neurons receive cortical, Aβ RA-LTMR, and Aδ-LTMR inputs. (B) Quantification of LTMR outputs onto the same 11 interneurons populations. $*P < .05$. LTMR subpopulations target an array of LTMR-recipient zone interneuron populations. This organization argues against a "labeled line" theory. For example, PVe, Cbln2, Igfbp5, NeuroD4, CCK, Kcnip2, PVi, Rorβ, and Cdh3 interneurons are significant output targets of both the Aδ- and Aβ-LTMR populations. Therefore, LTMR subtypes are largely nonspecific in relation to their postsynaptic targets. Taken together, interneurons within the LTMR-recipient zone must have the capacity to integrate and encode the myriad of ensembles of LTMR input. *From Abraira et al.*[12]

while others appear to be part of modality specific circuits. Such an organization infers network connectivity that would enable an astonishing degree of integration, plasticity, and context-specific output.

Projection neurons involved in touch perception

We have learned a great deal about the modality of inputs onto the antero-lateral tract projection neurons as a result of the identification of markers exclusively expressed in this projection neuron population and because of the enormous efforts devoted to understanding pain pathways. The lack of markers for pre- and postsynaptic partners in LTMR-associated dorsal horn circuits has hampered progress in understanding of LTMR inputs onto long-range projection neurons.

As introduced above, a major output of the deep dorsal horn is carried by PSDC neurons.[12,131] Mechanical stimulation of either glabrous or hairy skin can activate most or all PSDCs with a minority responding best to strong mechanical stimuli. While about 20% of PSDCs respond exclusively to light mechanical stimulation, the remainder receive convergent inputs from mechanoreceptors and nociceptors. Many Aβ axons are thought to form monosynaptic contacts with PSDCs, possibly including SAI-LTMRs, RA-LTMRs associated with hair follicles, and Pacinian corpuscles.[144,145] Not all inputs onto PSDCs are associated with mediating tactile information; however, they may also receive inputs from group Ia muscle afferents as well as visceral afferents, highlighting a role of PSDCs in integrating somatosensory information.[146,147] PSDCs also receive inputs from nonprimary sensory neurons sources, which include GABA and glycinergic interneurons as well as inputs from corticospinal tract and SCT.[148−150] In line with this, the majority of PSDC inputs arise from local spinal interneurons (60%), considerably fewer sensory neurons (34%), and very few cortical projection neurons (6%).[12] Further, the LTMR inputs PSDCs do receive are restricted. PSDCs receive no direct input from C-LTMRs, and fewer synaptic inputs from Aδ-LTMRs than any LTMR-recipient zone interneuron. Therefore, PSDCs receive direct excitatory input from Aβ-LTMRs and indirect LTMR input through LTMR-recipient zone interneurons, which themselves receive an ensemble of LTMR inputs.

While PSDC neurons respond to a wide variety of sensory stimuli, SCT projection neurons are mainly concerned with hair follicle movement and therefore represent a main dorsal horn output for hairy skin innervating LTMRs. SCT neurons respond maximally to hair follicle deflection, and their response properties are similar to primary hair follicle afferents, suggesting direct excitatory inputs from hairy skin LTMRs.[151] Unlike PSDCs, SCT neurons do not receive SA-LTMR input from hairy skin, any LTMR input from glabrous skin, or Pacinian corpuscle (RAII-LTMR) inputs.[152,153] Based on their response properties to electrical and natural stimulations, SCT neurons can be categorized into three main groups: low-threshold, wide-dynamic range, and high-threshold SCT neurons, presumably reflecting the types of LTMR inputs they receive. Low-threshold SCTs make up 30% of the total population and are excited solely by hair movement. Wide-dynamic range SCT neurons respond to both hair movement as well as pressure or pinch stimuli and receive inputs from axons with varied conduction velocities. This subgroup represents about 70% of the total SCT population and it is thought to receive monosynaptic input from both hairy skin Aβ- as well as Aδ-LTMRs. The remaining group, representing less than 5% of the total population, is not excited by hair follicle movement but by noxious stimuli and is therefore categorized as high-threshold SCT neurons. These may receive input from nonmyelinated sensory neurons, although it is possible that these inputs are indirect as SCT dendrites seldom penetrate lamina II.[154,155]

SCTs' and PSDCs' synaptic organization suggests LTMR-recipient zone interneurons play a critical role in transmitting touch information onto projection neurons, which, together with the direct dorsal column pathway, underlie tactile discrimination and perception. Further, these projection neurons must then appropriately decode excitatory input related to pain, proprioception, and touch. How this feat is achieved to allow for contextually relevant perception is not known but would require astonishing computational abilities by both local interneurons and projection neurons.

LTMR circuits, what do they do?

The output circuits of the LTMR-recipient zone will ultimately determine their function. For example, if an excitatory interneuron receives low-threshold tactile input and targets LI nociceptive projection neurons, this would enable touch to evoke pain, a very different outcome to if the same interneuron targets PSDCs transmitting tactile information. With the emergence of new technologies such as optogenetics and chemogenetics, allowing for the activation and inhibition of neuronal populations, we have been able to gain greater insight to the circuits and functions of the LTMR-recipient zone. Below, we briefly discuss key findings relating to interneurons receiving touch inputs and how their manipulation alters behavior.

Abraira et al.[12] examined the outputs of the 11 LTMR-recipient zone interneuron populations previously discussed. They found that synapses emanating from individual interneurons were largely restricted to the LTMR-recipient zone itself, and particularly within the lamina in which their cell bodies reside. Therefore, the great majority of interneurons receiving LTMR input synapse locally within the LTMR-recipient zone itself. This does not, however, mean these neurons only play a role in modulating LTMR circuits. For example, neurons within the more superficial lamina receiving nociceptive input can exhibit ventrally oriented dendrites. This morphology would allow these "nociceptive" interneurons to be inhibited/excited by "touch" circuits within the LTMR-recipient zone. To assess the functional role of the LTMR-recipient zone, the same study manipulated the activity of two large populations defined by their expression of CCK and RORβ. CCK and RORβ expression captured largely excitatory (92%) and mostly inhibitory (62%) populations representing 27% and 18% of LTMR-recipient zone interneurons, respectively. Selectively inhibiting neurotransmission in these populations resulted in texture discrimination and hairy skin sensitivity defects. Interestingly, these manipulations did not influence gross locomotive behavior, or responses to temperature, suggesting these neurons have a specific role in processing touch information. This specificity to touch has rarely been observed, as most neurons receive convergent input. More so, in the majority of cases, LTMR-recipient zone interneurons are usually studied in the context of pain and the importance of touch for discriminatory tasks or social interaction, for example, is seldom assessed. Manipulations of these populations often result in mechanical allodynia, touch-evoked pain, highlighting the plasticity of these circuits. For example, ablation of RET$^+$ inhibitory interneurons reduced postsynaptic inhibitory control over excitatory interneurons "linking" touch and nociceptive circuits, resulting in static and dynamic allodynia.[156] Similarly, we and others have shown inhibitory interneurons expressing PV, that exclusively receive tactile input, play a critical role in "gating" mechanical touch information from activating nociceptive circuits via both pre- and postsynaptic inhibition.[12,143,157−159] These studies highlight the proposed role of touch-evoked inhibition in preventing excitation of nociceptive circuits.[160] Alternatively, activating excitatory interneurons within LIII that transiently express vGluT3 results in mechanical hypersensitivity.[161] These studies reflect the fields overwhelming focus on pain, nociceptive circuits, and understanding how touch may activate these circuits in chronic pain states. Future work examining manipulation of interneurons within the dorsal horn including behavioral assays examining discrimination, social interaction, and touch sensitivity would be of interest.

The molecular identity of projection neurons transmitting touch information remains to be determined. This has made their identification, characterization, and particularly their manipulation more challenging. A recent study described one marker, the transcription factor Zic2.[162] A subpopulation of neurons expressing Zic2 ($\sim$30%) were shown to project to the DCN, predominantly innervating the cuneate nucleus. Within the DCN Zic2$^+$ axons made up only a small portion of spinal projection neurons, indicating Zic2$^+$ neurons make up only a fraction of all PSDCs. Selective activation of the PSDCs leads to a mechanical hypersensitivity to von Frey, but not dynamic or static brush. As expected, the activation of Zic2 PSDCs displayed no change in mechanical or thermal pain sensitivity. Though it's not surprising these neurons play a role in transmitting touch information to the DCN, the finding they are not involved in dynamic or static brush suggests projection neurons specificity, and potential subpopulations responsible for transmitting varying touch information. Identifying the molecular signatures of projection neurons will undoubtedly guide this future research.

Touch influences the way we move and recover from spinal cord injury

We know from experience that the way we move is shaped by our external environment. Whether walking on ice or solid pavement or avoiding an obstacle in our path, our movements are corrected based upon the type of sensory information we received. Under normal circumstances, any movement is accompanied by an array of sensory input including visual, vestibular, proprioceptive, and cutaneous that help us to predict, guide, and correct motor output. Within the spinal cord, we have made considerable progress in understanding how proprioceptive information influences motor output[163,164]; however, we know relatively little about how information from LTMRs influences motor output. While cutaneous input is not required for the generation of movement, or even to locomote, removing this input results in subtle changes to the kinematics of leg movements.[165−167] The main deficits are observed during more complex tasks, such as walking on the rungs of a ladder. This demonstrates the importance of cutaneous sensory information for the dynamic adaptation of motor output in response to environmental demands. Not only is cutaneous input important to normal movement, but also to the adaptation required following spinal cord injury.[166] Sensory inputs transmitting this tactile information project to many spinal circuits, some of which also engage with motor circuits. Identifying the neuronal populations involved in these sensorimotor circuits is critical to our understanding of how touch may influence the way we move and recover following spinal cord injury. To this end, we must first identify molecular markers that can be used to target specific neuronal populations and examine their inputs, outputs, and function. Here, we will briefly discuss the role of touch in motor function before focusing on identified interneurons involved in sensorimotor circuits. Finally, we briefly discuss the importance of touch signaling to functional motor recovery following spinal cord injury.

Cutaneous input modulates motor output

Many studies have examined the role of cutaneous afferents by their removal or electrical stimulation. Stimulation of cutaneous afferents has been shown to both evoke and inhibit locomotion.[168−170] However, the main role of cutaneous inputs in motor control appears to be in adaptive movements. This role requires remarkable coordination between multiple muscle groups as well as varied responses depending on muscle positioning. Stimulation of LTMRs has been shown to evoke short-latency spinal reflexes in the hand and foot.[171−174] Importantly, these reflexes are dependent upon the phase of the step cycle during locomotion. For example, LTMR stimulation of the dorsum of the foot during the swing phase evokes knee flexion, whereas the same stimulation during the stance phase promotes extension.[175−177] Reflex reversal has been used to describe responses such as this, when identical stimuli cause opposite effects depending on the context of the stimulation. These findings suggest sensory circuits are also modulated by locomotion to allow for a context-specific response. Such adaptability in reflexes is essential to carry out appropriate avoidance responses, such as the stumbling reflex.[178] In this instance when an object collides with the front of the leg during the swing phase, cutaneous afferents are activated evoking a flexion, moving the foot higher to clear the obstacle.[179] Clearly, touch plays an important role in our day-to-day movements, seamlessly adjusting motor output based on external environmental cues. Without touch, falling would become the most likely result of any external challenge.

Interneurons involved in touch-motor circuits

Similar to the work assessing touch circuits for perception, identifying molecularly defined populations of neurons involved in sensorimotor circuits is of great interest. Doing so allows for the characterization of distinct circuits and assessment of function via cell specific manipulations.

The interneurons involved in touch-mediated regulation of motor output are most likely to be located within the deep dorsal horn and intermediate zone of the spinal cord, the region in which LTMRs terminate. This is the same region where proprioceptive afferents terminate, and therefore, convergence of touch and proprioceptive input is probable. This convergence has been demonstrated for a number of identified populations, such as excitatory dI3 interneurons within LV−VII expressing Islet1[180,181] and inhibitory interneurons within LV−VI that express RORβ.[182] Similar to spinal circuits for touch perception previously discussed, the majority of sensory input onto interneurons involved in sensorimotor control is indirect. For example, although the majority of dI3 neurons exhibit sensory-evoked excitatory inputs (92%), only a portion of these inputs are derived from primary afferent fibers (30%). Allowing incoming sensory information to be enhanced or reduced through innumerable local circuits before being transmitted to motor circuits is likely to contribute to the context-specific nature of sensorimotor reflexes discussed above. To achieve sensorimotor control, these local interneurons must integrate with spinal motor circuits. This can be achieved by forming direct synaptic contacts with motor neurons and premotor neurons such V0 cholinergic neurons and V2a INs.[181,183−185] This connectivity ideally places these neurons to relay touch information from cutaneous LTMRs to the spinal motor system, both motor neurons and other premotor populations. In line with this role, manipulating the activity of interneurons receiving LTMR input with outputs onto spinal motor circuits influences the ability of mice to perform skilled motor tasks such as ladder or raised beam walking.[181,185] These animals displayed no obvious changes to locomotion, highlighting the ability of tactile inputs to instruct corrective motor adjustments.

An alternative method of modulating motor output is via presynaptic inhibition. Rather than modulate sensory information within spinal circuits, this form of inhibition directly reduces incoming sensory inputs before they reach spinal circuits via the formation of axo-axonic synapses onto primary afferent terminals. The origin of inhibitory interneurons mediating presynaptic inhibition originates from the dI4 IN class marked by the expression of Ptf1a.[186]

Genetic ablation of GAD2 neurons in the cervical region, the source of pre-synaptic inhibition, disrupts smooth reaching movements.[187] Unlike the subtle adjustments observed in other populations, genetic manipulation of a large inhibitory population expressing RORβ has been shown to evoke dramatic changes to the kinematics of walking.[182] These neurons receive LTMR input and inhibit proprioceptive flexor afferents. Interfering with the RORβ⁺INs resulted in a loss of flexor afferent gating specific to the swing phase of locomotion. This increased peripheral drive to locomotor circuits results in a "duck gait" phenotype characterized by hyperflexion of the hindlimb. Importantly, this phenotype was not observed at rest, indicating these neurons only gate flexor motor activity during locomotion and highlights the modular specific nature of sensorimotor circuits. Taken together, this work demonstrates the importance of LTMR inputs in providing motor circuits with context-specific sensory information. What is still not well understood is how manipulating tactile circuits influences motor function. To date, studies of sensorimotor function have focused on interneurons receiving sensory input and feeding onto motor circuits. However, it is almost certainly true that interneurons receiving touch information that do not feed into motor circuits also play a role in sensorimotor control. For example, PV neurons gate touch signals via presynaptic inhibition of Aβ- and Aδ-LTMRs. Clearly, cutaneous LTMR inputs influence motor output; therefore, it is logical to assume gating of this input would equally, if not more substantially, modulate motor function.

Touch and motor recovery

Appropriate motor function relies upon the coordination between spinal motor circuits, descending control, and sensory input. Following spinal cord injury, each of these systems and their circuits are severely disrupted. In theory, since injury isolates the spinal cord from descending input, the spinal cord circuits that can autonomously encode motor behaviors are an appropriate target for motor recovery. Utilizing spared sensory input onto premotor neurons within the deep dorsal horn and intermediate zone represents a promising target for improving functional recovery from spinal cord injury. It is well established that treadmill training can lead to improved locomotor function[188] and cutaneous input plays an important role in the mechanisms underlying this plasticity. For example, swim training with cutaneous feedback, even in the absence of limb loading, is more effective in recovering hindlimb function than swim training without cutaneous feedback.[189,190] This is particularly significant as even though limb loading has previously been suggested to be important for functional recovery,[191] the number of step cycles that can be completed following injury is usually limited. It has also been shown that spinal cats with minimal cutaneous inputs could learn to adapt their loco-motion, while this ability is lost following complete loss of cutaneous input.[166] Clearly, cutaneous sensory input is important to normal motor function, as well as motor recovery following spinal cord injury. Finally, silencing the previously discussed dI3 abolishes functional recovery following spinal transection.[192]

The importance of cutaneous input to motor circuit plasticity is clear. Identifying the interneurons and circuits involved in this plasticity has the potential to aid in the development of appropriate therapies for motor recovery following spinal cord injury.

Future challenges and direction in unraveling spinal LTMR circuits

The remarkable organization of peripheral LTMR endings in both glabrous and hairy skin reveals fundamental principles underlying the neuronal coding of tactile stimuli by sensory neurons. Individual mechanical properties or qualities of a complex tactile stimulus engage distinct combinations of end organs found in skin and differentially activate the unique combinations of LTMRs with which these end organs associate. Therefore, a principal feature of innocuous touch coding is that a large cadre of morphologically and physiologically distinct LTMRs endows the somatosensory system with a near infinite array of potential ensembles of LTMR activities that collectively extract and encode all qualities of a tactile stimulus allowing for appropriate sensory perception and motor adjustment. How each LTMR subtype, with its unique tuning property, adaptation rate, and conduction velocity, contributes to the formulation of a percept or motor adjustment is a challenging question for the future. Recent advances in the molecular identification of LTMR subtypes coupled with technologies for selectively activating and/or silencing neuronal populations in the awake behaving animal will undoubtedly shed light on these intriguing questions.

The central terminations of Aβ-, Aδ-, and C-LTMRs that innervate the same region of skin exhibit exquisite organization, aligning within somato-topically arranged LTMR columns that span several laminae in the spinal cord dorsal horn. These LTMR columns signify key integration sites of the en-sembles of LTMR inputs that code for distinct tactile stimuli. LTMR inputs that converge upon the dorsal horn are likely to be heavily processed by local interneurons and descending projections that ultimately influence firing patterns of dorsal horn projection neurons and ventral horn motor neurons. Understanding how touch circuits of the dorsal horn are organized and ultimately how LTMR inputs, local interneurons, and descending modulatory inputs shape the outputs of PSDCs, SCTs, and motor neurons is not only key to understanding mechanosensory processing but also to uncovering principles of dorsal horn function that might also be at play during pain and motor circuit modulation, as well as motor recovery. A major obstacle to progress in dorsal horn and sensorimotor circuit dissection remains the difficulty in recognizing distinct populations of interneurons and projection neurons. The development of recent tools allowing for potential genetic access to the distinct populations of dorsal horn interneurons and projection neurons for morphological, physiological, and behavioral analyses will greatly facilitate our appreciation of the logic, organization, and contributions of touch-related spinal cord circuits. An understanding of spinal touch circuits involved in normal sensory perception and sensory modulation of motor output is likely to precede improved, more targeted therapeutic approaches to chronic pain and motor recovery following spinal cord injury.

Abbreviations

A-MH: A-mechano-heat receptors
AMPA: α-amino-3-hydroxy-5-methyl-4-isoazolo propanoic acid
Aβ RA-LTMRs: Rapidly adapting Aβ fibers low-threshold mechanoreceptors
Aβ SAI-LTMR: Slowly adapting type I Aβ fibers low-threshold mechanoreceptors
Aβ SAII-LTMR: Slowly adapting type II Aβ fibers low-threshold mechanoreceptors
Aβ-HTMRs: Aβ high threshold mechanoreceptors
Aβ-LTMRs: Aβ low-threshold mechanoreceptors
BAC: Bacterial artificial chromosome
C (number): cervical spinal level #
C-LTMRs: C-low threshold mechanoreceptors
Cbln2: Cerebellin 2 precursor protein
CCK: Cholecystokinin
Cdh3: Cadherin 3
CGRP: Calcitonin gene-related peptide
CN: Cuneate nucleus
CNS: Central nervous system
DCN: Dorsal column nuclei
DRG: Dorsal root ganglia
GABA: Gamma aminobutyric acid
GAD2: Glutamate decarboxylase 2
GAD65: Glutamic acid decarboxylase 65kD isoform
GFP: Green fluorescent protein
GINIP: Gai interacting protein
GlyT2: Glycine transporter 2
GN: Gracile nucleus
I_A: Transient potassium current
IB4: Isolectin B4
Igfbp5: Insulin like growth factor binding protein 5
Kcnip2: Potassium voltage-gated channel interacting protein 2
Kv (number): Potassium channel subunit
L (Roman Numeral): Lamina(e)
LCN: Lateral cervical nucleus
LTMR: Low-threshold mechanoreceptors
Mrgprs: Mas-related G-protein coupled receptor family
Mrgs: Mas-related genes
NeuroD4: Neurogenic differentiation 4
NMDA: N-methyl-D-aspartic acid

nNOS: Neuronal nitric oxide synthase
NPY: Neuropeptide Y
piezo2: piezo-type mechanosensitive ion channel component 2
PKCγ: Protein kinase C gamma
PSDC: Postsynaptic dorsal column
Ptf1a: Pancreas-specific transcription factor 1a
PV: Parvalbumin
PVe: Parvalbumin excitatory
PVi: Parvalbumin inhibitory
RET: Receptor tyrosine kinase; Ret proto-oncogene
RNA: Ribonucleic acid
RORβ: RAR-related orphan receptor beta
SB: Stratum basalis
SC: Stratum corneum
SCT: Spinocervical tract
SG: Stratum granulosum
SS: Stratum spinosum
Trpv1: Transient receptor potential cation channel subfamily V member 1
V #: Ventral interneuron #, a cardinal class
vGAT: Vesicular GABA transporter
vGluT#: vesicular glutamate transporter #
VPN: Ventral posterior nuclear
Zic2: Zinc finger protein of the cerebellum 2

Acknowledgments

We thank all Abraira lab members, in particular Nofar Engelhard and Aman Upadhyay, for revising the chapter and providing helpful comments on sections in which they hold great expertise.

References

1. Peirs C, Seal RP. Neural circuits for pain: recent advances and current views. *Science*. 2016;354(6312):578−584. https://doi.org/10.1126/science.aaf8933 [Published Online First: Epub Date].
2. Dubin AE, Patapoutian A. Nociceptors: the sensors of the pain pathway. *J Clin Invest*. 2010,120(11).3760−3772. https://doi.org/10.1172/JCI42843 [Published Online First: Epub Date].
3. Basbaum AI, Bautista DM, Scherrer G, Julius D. Cellular and molecular mechanisms of pain. *Cell*. 2009;139(2):267−284. https://doi.org/10.1016/j.cell.2009.09.028 [Published Online First: Epub Date].
4. Woolf CJ, Ma Q. Nociceptors noxious stimulus detectors. *Neuron*. 2007,55(3).353−364. https://doi.org/10.1016/j.neuron.2007.07.016 [Published Online First: Epub Date].
5. Legha W, Gaillard S, Gascon E, et al. stac1 and stac2 genes define discrete and distinct subsets of dorsal root ganglia neurons. *Gene Expr Patterns*. 2010;10(7−8):368−375. https://doi.org/10.1016/j.gep.2010.08.003 [Published Online First: Epub Date].
6. Reynders A, Mantilleri A, Malapert P, et al. Transcriptional profiling of cutaneous MRGPRD free nerve endings and C-LTMRs. *Cell Rep*. 2015;10(6):1007−1019. https://doi.org/10.1016/j.celrep.2015.01.022 [Published Online First: Epub Date].

7. Usoskin D, Furlan A, Islam S, et al. Unbiased classification of sensory neuron types by large-scale single-cell RNA sequencing. *Nat Neurosci.* 2015;18(1):145−153. https://doi.org/10.1038/nn.3881 [Published Online First: Epub Date].

8. Zeisel A, Hochgerner H, Lonnerberg P, et al. Molecular architecture of the mouse nervous system. *Cell.* 2018;174(4):999−1014e22. https://doi.org/10.1016/j.cell.2018.06.021 [Published Online First: Epub Date].

9. Coste B, Mathur J, Schmidt M, et al. Piezo1 and Piezo2 are essential components of distinct mechanically activated cation channels. *Science.* 2010;330(6000):55−60. https://doi.org/10.1126/science.1193270 [Published Online First: Epub Date].

10. Ranade SS, Woo SH, Dubin AE, et al. Piezo2 is the major transducer of mechanical forces for touch sensation in mice. *Nature.* 2014;516(7529):121−125. https://doi.org/10.1038/nature13980 [Published Online First: Epub Date].

11. Woo SH, Lukacs V, de Nooij JC, et al. Piezo2 is the principal mechanotransduction channel for proprioception. *Nat Neurosci.* 2015;18(12):1756−1762. https://doi.org/10.1038/nn.4162 [Published Online First: Epub Date].

12. Abraira VE, Kuehn ED, Chirila AM, et al. The cellular and synaptic architecture of the mechanosensory dorsal horn. *Cell.* 2017;168(1−2):295−310e19. https://doi.org/10.1016/j.cell.2016.12.010 [Published Online First: Epub Date].

13. Burgess PR, Petit D, Warren RM. Receptor types in cat hairy skin supplied by myelinated fibers. *J Neurophysiol.* 1968;31(6):833−848. https://doi.org/10.1152/jn.1968.31.6.833 [Published Online First: Epub Date].

14. Perl ER. Myelinated afferent fibres innervating the primate skin and their response to noxious stimuli. *J Physiol.* 1968;197(3):593−615. https://doi.org/10.1113/jphysiol.1968.sp008576 [Published Online First: Epub Date].

15. Leem JW, Willis WD, Chung JM. Cutaneous sensory receptors in the rat foot. *J Neurophysiol.* 1993;69(5):1684−1699. https://doi.org/10.1152/jn.1993.69.5.1684 [Published Online First: Epub Date].

16. Zimmerman A, Bai L, Ginty DD. The gentle touch receptors of mammalian skin. *Science.* 2014;346(6212):950−954. https://doi.org/10.1126/science.1254229 [Published Online First: Epub Date].

17. Iggo A, Muir AR. The structure and function of a slowly adapting touch corpuscle in hairy skin. *J Physiol.* 1969;200(3):763−796. https://doi.org/10.1113/jphysiol.1969.sp008721 [Published Online First: Epub Date].

18. Cauna N, Ross LL. The fine structure of Meissner's touch corpuscles of human fingers. *J Biophys Biochem Cytol.* 1960;8:467−482. https://doi.org/10.1083/jcb.8.2.467 [Published Online First: Epub Date].

19. Hoffman BU, Baba Y, Griffith TN, et al. Merkel cells activate sensory neural pathways through adrenergic synapses. *Neuron.* 2018;100(6):1401−1413e6. https://doi.org/10.1016/j.neuron.2018.10.034 [Published Online First: Epub Date].

20. Johansson RS, Vallbo AB. Spatial properties of the population of mechanoreceptive units in the glabrous skin of the human hand. *Brain Res.* 1980;184(2):353−366. https://doi.org/10.1016/0006-8993(80)90804-5 [Published Online First: Epub Date].

21. Edin BB. Quantitative analysis of static strain sensitivity in human mechanoreceptors from hairy skin. *J Neurophysiol.* 1992;67(5):1105−1113. https://doi.org/10.1152/jn.1992.67.5.1105 [Published Online First: Epub Date].

22. Wellnitz SA, Lesniak DR, Gerling GJ, Lumpkin EA. The regularity of sustained firing reveals two populations of slowly adapting touch receptors in mouse hairy skin.

J Neurophysiol. 2010;103(6):3378—3388. https://doi.org/10.1152/jn.00810.2009 [Published Online First: Epub Date].

23. Johnson KO, Yoshioka T, Vega-Bermudez F. Tactile functions of mechanoreceptive afferents innervating the hand. *J Clin Neurophysiol.* 2000;17(6):539—558. https://doi.org/10.1097/00004691-200011000-00002 [Published Online First: Epub Date].

24. Torebjork HE, Ochoa JL. Specific sensations evoked by activity in single identified sensory units in man. *Acta Physiol Scand.* 1980;110(4):445—447. https://doi.org/10.1111/j.1748-1716.1980.tb06695.x [Published Online First: Epub Date].

25. Knibestol M. Stimulus-response functions of rapidly adapting mechanoreceptors in human glabrous skin area. *J Physiol.* 1973;232(3):427—452. https://doi.org/10.1113/jphysiol.1973.sp010279 [Published Online First: Epub Date].

26. Woodbury CJ, Ritter AM, Koerber HR. Central anatomy of individual rapidly adapting low-threshold mechanoreceptors innervating the "hairy" skin of newborn mice: early maturation of hair follicle afferents. *J Comp Neurol.* 2001;436(3):304—323.

27. Talbot WH, Darian-Smith I, Kornhuber HH, Mountcastle VB. The sense of flutter-vibration: comparison of the human capacity with response patterns of mechanoreceptive afferents from the monkey hand. *J Neurophysiol.* 1968;31(2):301—334. https://doi.org/10.1152/jn.1968.31.2.301 [Published Online First: Epub Date].

28. Vallbo AB, Johansson RS. Properties of cutaneous mechanoreceptors in the human hand related to touch sensation. *Hum Neurobiol.* 1984;3(1):3—14.

29. Miller G. *What's up with that? Phantom Cellphone Vibrations*; September 23, 2014. https://www.wired.com/2014/09/whats-phantom-cellphone-vibrations/.

30. Luo W, Enomoto H, Rice FL, Milbrandt J, Ginty DD. Molecular identification of rapidly adapting mechanoreceptors and their developmental dependence on ret signaling. *Neuron.* 2009;64(6):841—856. https://doi.org/10.1016/j.neuron.2009.11.003 [Published Online First: Epub Date].

31. Bai L, Lehnert BP, Liu J, et al. Genetic identification of an expansive mechanoreceptor sensitive to skin stroking. *Cell.* 2015;163(7):1783—1795. https://doi.org/10.1016/j.cell.2015.11.060 [Published Online First: Epub Date].

32. Millard CL, Woolf CJ. Sensory innervation of the hairs of the rat hindlimb: a light microscopic analysis. *J Comp Neurol.* 1988;277(2):183—194. https://doi.org/10.1002/cne.902770203 [Published Online First: Epub Date].

33. Burgess PR, Perl ER. Myelinated afferent fibres responding specifically to noxious stimulation of the skin. *J Physiol.* 1967;190(3):541—562. https://doi.org/10.1113/jphysiol.1967.sp008227 [Published Online First: Epub Date].

34. Nagi SS, Marshall AG, Makdani A, et al. An ultrafast system for signaling mechanical pain in human skin. *Sci Adv.* 2019;5(7):eaaw1297. https://doi.org/10.1126/sciadv.aaw1297 [Published Online First: Epub Date].

35. Vallbo AB, Hagbarth KE. Mechnoreceptor activity recorded from human peripheral nerves. *Electroencephalogr Clin Neurophysiol.* 1968;25(4):407.

36. Vallbo AB, Hagbarth KE. Activity from skin mechanoreceptors recorded percutaneously in awake human subjects. *Exp Neurol.* 1968;21(3):270—289. https://doi.org/10.1016/0014-4886(68)90041-1 [Published Online First: Epub Date].

37. Rutlin M, Ho CY, Abraira VE, et al. The cellular and molecular basis of direction selectivity of Adelta-LTMRs. *Cell.* 2014;159(7):1640—1651. https://doi.org/10.1016/j.cell.2014.11.038 [Published Online First: Epub Date].

38. Brown AG, Iggo A. A quantitative study of cutaneous receptors and afferent fibres in the cat and rabbit. *J Physiol.* 1967;193(3):707–733. https://doi.org/10.1113/jphysiol.1967.sp008390 [Published Online First: Epub Date].

39. Adriaensen H, Gybels J, Handwerker HO, Van Hees J. Response properties of thin myelinated (A-delta) fibers in human skin nerves. *J Neurophysiol.* 1983;49(1):111–122. https://doi.org/10.1152/jn.1983.49.1.111 [Published Online First: Epub Date].

40. Li L, Rutlin M, Abraira VE, et al. The functional organization of cutaneous low-threshold mechanosensory neurons. *Cell.* 2011;147(7):1615–1627. https://doi.org/10.1016/j.cell.2011.11.027 [Published Online First: Epub Date].

41. Walcher J, Ojeda-Alonso J, Haseleu J, et al. Specialized mechanoreceptor systems in rodent glabrous skin. *J Physiol.* 2018;596(20):4995–5016. https://doi.org/10.1113/JP276608 [Published Online First: Epub Date].

42. Roberts WJ, Elardo SM. Sympathetic activation of A-delta nociceptors. *Somatosens Res.* 1985;3(1):33–44. https://doi.org/10.3109/07367228509144575 [Published Online First: Epub Date].

43. Ghitani N, Barik A, Szczot M, et al. Specialized mechanosensory nociceptors mediating rapid responses to hair pull. *Neuron.* 2017;95(4):944–954e4. https://doi.org/10.1016/j.neuron.2017.07.024 [Published Online First: Epub Date].

44. Simone DA, Kajander KC. Responses of cutaneous A-fiber nociceptors to noxious cold. *J Neurophysiol.* 1997;77(4):2049–2060. https://doi.org/10.1152/jn.1997.77.4.2049 [Published Online First: Epub Date].

45. Loken LS, Wessberg J, Morrison I, McGlone F, Olausson H. Coding of pleasant touch by unmyelinated afferents in humans. *Nat Neurosci.* 2009;12(5):547–548. https://doi.org/10.1038/nn.2312 [Published Online First: Epub Date].

46. Zotterman Y. Touch, pain and tickling: an electro-physiological investigation on cutaneous sensory nerves. *J Physiol.* 1939;95(1):1–28. https://doi.org/10.1113/jphysiol.1939.sp003707 [Published Online First: Epub Date].

47. Delfini MC, Mantilleri A, Gaillard S, et al. TAFA4, a chemokine-like protein, modulates injury-induced mechanical and chemical pain hypersensitivity in mice. *Cell Rep.* 2013;5(2):378–388. https://doi.org/10.1016/j.celrep.2013.09.013 [Published Online First: Epub Date].

48. Francois A, Schuetter N, Laffray S, et al. The low-threshold calcium channel Cav3.2 determines low-threshold mechanoreceptor function. *Cell Rep.* 2015;10(3):370–382. https://doi.org/10.1016/j.celrep.2014.12.042 [Published Online First: Epub Date].

49. Bohic M, Marics I, Santos C, et al. Loss of bhlha9 impairs thermotaxis and formalin-evoked pain in a sexually dimorphic manner. *Cell Rep.* 2020;30(3):602–610e6. https://doi.org/10.1016/j.celrep.2019.12.041 [Published Online First: Epub Date].

50. Brumovsky P, Villar MJ, Hokfelt T. Tyrosine hydroxylase is expressed in a subpopulation of small dorsal root ganglion neurons in the adult mouse. *Exp Neurol.* 2006;200(1):153–165. https://doi.org/10.1016/j.expneurol.2006.01.023 [Published Online First: Epub Date].

51. Seal RP, Wang X, Guan Y, et al. Injury-induced mechanical hypersensitivity requires C-low threshold mechanoreceptors. *Nature.* 2009;462(7273):651–655. https://doi.org/10.1038/nature08505 [Published Online First: Epub Date].

52. Zylka MJ, Rice FL, Anderson DJ. Topographically distinct epidermal nociceptive circuits revealed by axonal tracers targeted to Mrgprd. *Neuron.* 2005;45(1):17–25. https://doi.org/10.1016/j.neuron.2004.12.015 [Published Online First: Epub Date].

53. Jessell TM. Substance P in nociceptive sensory neurons. *Ciba Found Symp.* 1982;(91):225−248. https://doi.org/10.1002/9780470720738.ch13 [Published Online First: Epub Date].

54. Chen Y, Willcockson HH, Valtschanoff JG. Increased expression of CGRP in sensory afferents of arthritic mice–effect of genetic deletion of the vanilloid receptor TRPV1. *Neuropeptides.* 2008;42(5−6):551−556. https://doi.org/10.1016/j.npep.2008.08.001 [Published Online First: Epub Date].

55. Sahbaie P, Shi X, Guo TZ, et al. Role of substance P signaling in enhanced nociceptive sensitization and local cytokine production after incision. *Pain.* 2009;145(3):341−349. https://doi.org/10.1016/j.pain.2009.06.037 [Published Online First: Epub Date].

56. Zylka MJ, Dong X, Southwell AL, Anderson DJ. Atypical expansion in mice of the sensory neuron-specific Mrg G protein-coupled receptor family. *Proc Natl Acad Sci U S A.* 2003;100(17):10043−10048. https://doi.org/10.1073/pnas.1732949100 [Published Online First: Epub Date].

57. Cavanaugh DJ, Lee H, Lo L, et al. Distinct subsets of unmyelinated primary sensory fibers mediate behavioral responses to noxious thermal and mechanical stimuli. *Proc Natl Acad Sci U S A.* 2009;106(22):9075−9080. https://doi.org/10.1073/pnas.0901507106 [Published Online First: Epub Date].

58. Ackerley R, Backlund Wasling H, Liljencrantz J, Olausson H, Johnson RD, Wessberg J. Human C-tactile afferents are tuned to the temperature of a skin-stroking caress. *J Neurosci.* 2014;34(8):2879−2883. https://doi.org/10.1523/JNEUROSCI.2847-13.2014 [Published Online First: Epub Date].

59. Bjornsdotter M, Loken L, Olausson H, Vallbo A, Wessberg J. Somatotopic organization of gentle touch processing in the posterior insular cortex. *J Neurosci.* 2009;29(29):9314−9320. https://doi.org/10.1523/JNEUROSCI.0400-09.2009 [Published Online First: Epub Date].

60. Olausson H, Lamarre Y, Backlund H, et al. Unmyelinated tactile afferents signal touch and project to insular cortex. *Nat Neurosci.* 2002;5(9):900−904. https://doi.org/10.1038/nn896 [Published Online First: Epub Date].

61. McCoy ES, Taylor-Blake B, Street SE, Pribisko AL, Zheng J, Zylka MJ. Peptidergic CGRPalpha primary sensory neurons encode heat and itch and tonically suppress sensitivity to cold. *Neuron.* 2013;78(1):138−151. https://doi.org/10.1016/j.neuron.2013.01.030 [Published Online First: Epub Date].

62. Mishra SK, Tisel SM, Orestes P, Bhangoo SK, Hoon MA. TRPV1-lineage neurons are required for thermal sensation. *EMBO J.* 2011;30(3):582−593. https://doi.org/10.1038/emboj.2010.325 [Published Online First: Epub Date].

63. Schmidt R, Schmelz M, Forster C, Ringkamp M, Torebjork E, Handwerker H. Novel classes of responsive and unresponsive C nociceptors in human skin. *J Neurosci.* 1995;15(1 Pt 1):333−341.

64. Gutierrez S, Alvarado-Vazquez PA, Eisenach JC, Romero-Sandoval EA, Boada MD. Tachykinins modulate nociceptive responsiveness and sensitization: in vivo electrical characterization of primary sensory neurons in tachykinin knockout (Tac1 KO) mice. *Mol Pain.* 2019;15. https://doi.org/10.1177/1744806919845750, 1744806919845750, [Published Online First: Epub Date].

65. Barabas ME, Stucky CL. TRPV1, but not TRPA1, in primary sensory neurons contributes to cutaneous incision-mediated hypersensitivity. *Mol Pain.* 2013;9:9. https://doi.org/10.1186/1744-8069-9-9 [Published Online First: Epub Date].

66. Dong X, Han S, Zylka MJ, Simon MI, Anderson DJ. A diverse family of GPCRs expressed in specific subsets of nociceptive sensory neurons. *Cell*. 2001;106(5):619−632. https://doi.org/10.1016/s0092-8674(01)00483-4 [Published Online First: Epub Date].

67. Green D, Dong X. The cell biology of acute itch. *J Cell Biol*. 2016;213(2):155−161. https://doi.org/10.1083/jcb.201603042 [Published Online First: Epub Date].

68. Guan Y, Liu Q, Tang Z, Raja SN, Anderson DJ, Dong X. Mas-related G-protein-coupled receptors inhibit pathological pain in mice. *Proc Natl Acad Sci U S A*. 2010;107(36):15933−15938. https://doi.org/10.1073/pnas.1011221107 [Published Online First: Epub Date].

69. Liu Q, Tang Z, Surdenikova L, et al. Sensory neuron-specific GPCR Mrgprs are itch receptors mediating chloroquine-induced pruritus. *Cell*. 2009;139(7):1353−1365. https://doi.org/10.1016/j.cell.2009.11.034 [Published Online First: Epub Date].

70. Gaillard S, Lo Re L, Mantilleri A, et al. GINIP, a Galphai-interacting protein, functions as a key modulator of peripheral GABAB receptor-mediated analgesia. *Neuron*. 2014;84(1):123−136. https://doi.org/10.1016/j.neuron.2014.08.056 [Published Online First: Epub Date].

71. Grueber WB, Sagasti A. Self-avoidance and tiling: mechanisms of dendrite and axon spacing. *Cold Spring Harbor Perspect Biol*. 2010;2(9):a001750. https://doi.org/10.1101/cshperspect.a001750 [Published Online First: Epub Date].

72. Kuehn ED, Meltzer S, Abraira VE, Ho CY, Ginty DD. Tiling and somatotopic alignment of mammalian low-threshold mechanoreceptors. *Proc Natl Acad Sci U S A*. 2019;116(19):9168−9177. https://doi.org/10.1073/pnas.1901378116 [Published Online First: Epub Date].

73. Johansson RS, Vallbo AB. Tactile sensibility in the human hand: relative and absolute densities of four types of mechanoreceptive units in glabrous skin. *J Physiol*. 1979;286:283−300. https://doi.org/10.1113/jphysiol.1979.sp012619 [Published Online First: Epub Date].

74. Mountcastle VB. Modality and topographic properties of single neurons of cat's somatic sensory cortex. *J Neurophysiol*. 1957;20(4):408−434.

75. Petit D, Burgess PR. Dorsal column projection of receptors in cat hairy skin supplied by myelinated fibers. *J Neurophysiol*. 1968;31(6):849−855.

76. Brown AG. *Organization in the Spinal Cord: The Anatomy and Physiology of Identified Neurones*. Berlin Heidelberg New York: Springer-Verlag; 1981.

77. Brown AG, Fyffe RE, Noble R. Projections from Pacinian corpuscles and rapidly adapting mechanoreceptors of glabrous skin to the cat's spinal cord. *J Physiol*. 1980;307:385−400.

78. Takazawa T, MacDermott AB. Synaptic pathways and inhibitory gates in the spinal cord dorsal horn. *Ann N Y Acad Sci*. 2010;1198:153−158. https://doi.org/10.1111/j.1749-6632.2010.05501.x [Published Online First: Epub Date].

79. Rutlin M, Ho CY, Abraira VE, et al. The cellular and molecular basis of direction selectivity of adelta-LTMRs. *Cell*. 2015;160(5):1027. https://doi.org/10.1016/j.cell.2015.02.013 [Published Online First: Epub Date].

80. Brumovsky P, Watanabe M, Hokfelt T. Expression of the vesicular glutamate transporters-1 and -2 in adult mouse dorsal root ganglia and spinal cord and their regulation by nerve injury. *Neuroscience*. 2007;147(2):469−490. https://doi.org/10.1016/j.neuroscience.2007.02.068 [Published Online First: Epub Date].

81. Todd AJ, Hughes DI, Polgar E, et al. The expression of vesicular glutamate transporters VGLUT1 and VGLUT2 in neurochemically defined axonal populations in the rat spinal cord with emphasis on the dorsal horn. *Eur J Neurosci*. 2003;17(1):13−27.

82. Polgar E, Gray S, Riddell JS, Todd AJ. Lack of evidence for significant neuronal loss in laminae I-III of the spinal dorsal horn of the rat in the chronic constriction injury model. *Pain*. 2004;111(1−2):144−150. https://doi.org/10.1016/j.pain.2004.06.011 [Published Online First: Epub Date].

83. Graham BA, Brichta AM, Callister RJ. Moving from an averaged to specific view of spinal cord pain processing circuits. *J Neurophysiol*. 2007;98(3):1057−1063. https://doi.org/10.1152/jn.00581.2007 [Published Online First: Epub Date].

84. Santos SF, Rebelo S, Derkach VA, Safronov BV. Excitatory interneurons dominate sensory processing in the spinal substantia gelatinosa of rat. *J Physiol*. 2007;581(Pt 1):241−254. https://doi.org/10.1113/jphysiol.2006.126912 [Published Online First: Epub Date].

85. Landry M, Bouali-Benazzouz R, El Mestikawy S, Ravassard P, Nagy F. Expression of vesicular glutamate transporters in rat lumbar spinal cord, with a note on dorsal root ganglia. *J Comp Neurol*. 2004;468(3):380−394. https://doi.org/10.1002/cne.10988 [Published Online First: Epub Date].

86. Todd AJ, Sullivan AC. Light microscope study of the coexistence of GABA-like and glycine-like immunoreactivities in the spinal cord of the rat. *J Comp Neurol*. 1990;296(3):496−505. https://doi.org/10.1002/cne.902960312 [Published Online First: Epub Date].

87. Polgar E, Hughes DI, Riddell JS, Maxwell DJ, Puskar Z, Todd AJ. Selective loss of spinal GABAergic or glycinergic neurons is not necessary for development of thermal hyperalgesia in the chronic constriction injury model of neuropathic pain. *Pain*. 2003;104(1−2):229−239.

88. Todd AJ, Spike RC. The localization of classical transmitters and neuropeptides within neurons in laminae I-III of the mammalian spinal dorsal horn. *Prog Neurobiol*. 1993;41(5):609−645.

89. Zeilhofer HU, Wildner H, Yevenes GE. Fast synaptic inhibition in spinal sensory processing and pain control. *Physiol Rev*. 2012;92(1):193−235. https://doi.org/10.1152/physrev.00043.2010 [Published Online First: Epub Date].

90. Grudt TJ, Perl ER. Correlations between neuronal morphology and electrophysiological features in the rodent superficial dorsal horn. *J Physiol*. 2002;540(Pt 1):189−207.

91. Yasaka T, Tiong SYX, Hughes DI, Riddell JS, Todd AJ. Populations of inhibitory and excitatory interneurons in lamina II of the adult rat spinal dorsal horn revealed by a combined electrophysiological and anatomical approach. *Pain*. 2010;151:475−488.

92. Maxwell DJ, Belle MD, Cheunsuang O, Stewart A, Morris R. Morphology of inhibitory and excitatory interneurons in superficial laminae of the rat dorsal horn. *J Physiol*. 2007;584(Pt 2):521−533. https://doi.org/10.1113/jphysiol.2007.140996 [Published Online First. Epub Date].

93. Yasaka T, Tiong SY, Hughes DI, Riddell JS, Todd AJ. Populations of inhibitory and excitatory interneurons in lamina II of the adult rat spinal dorsal horn revealed by a combined electrophysiological and anatomical approach. *Pain*. 2010;151(2):475−488. https://doi.org/10.1016/j.pain.2010.08.008 [Published Online First: Epub Date].

94. Hantman AW, van den Pol AN, Perl ER. Morphological and physiological features of a set of spinal substantia gelatinosa neurons defined by green fluorescent protein expression. *J Neurosci: The Off J Soc Neurosci*. 2004;24(4):836−842. https://doi.org/10.1523/JNEUROSCI.4221-03.2004 [Published Online First: Epub Date].

95. Todd AJ, McKenzie J. GABA-immunoreactive neurons in the dorsal horn of the rat spinal cord. *Neuroscience*. 1989;31(3):799−806.

96. Yasaka T, Kato G, Furue H, et al. Cell-type-specific excitatory and inhibitory circuits involving primary afferents in the substantia gelatinosa of the rat spinal dorsal horn in vitro. *J Physiol.* 2007;581(Pt 2):603−618. https://doi.org/10.1113/jphysiol.2006.123919 [Published Online First: Epub Date].

97. Braz J, Solorzano C, Wang X, Basbaum AI. Transmitting pain and itch messages: a contemporary view of the spinal cord circuits that generate gate control. *Neuron.* 2014;82(3):522−536. https://doi.org/10.1016/j.neuron.2014.01.018 [Published Online First: Epub Date].

98. Todd AJ. Neuronal circuitry for pain processing in the dorsal horn. *Nat Rev Neurosci.* 2010;11(12):823−836. doi: nrn2947 [pii], 10.1038/nrn2947, [Published Online First: Epub Date].

99. Zhang X, Nicholas AP, Hokfelt T. Ultrastructural studies on peptides in the dorsal horn of the spinal cord–I. Co-existence of galanin with other peptides in primary afferents in normal rats. *Neuroscience.* 1993;57(2):365−384.

100. Prescott SA, De Koninck Y. Four cell types with distinctive membrane properties and morphologies in lamina I of the spinal dorsal horn of the adult rat. *J Physiol.* 2002;539(Pt 3):817−836.

101. Huang HY, Cheng JK, Shih YH, Chen PH, Wang CL, Tsaur ML. Expression of A-type K channel alpha subunits Kv 4.2 and Kv 4.3 in rat spinal lamina II excitatory interneurons and colocalization with pain-modulating molecules. *Eur J Neurosci.* 2005;22(5):1149−1157. https://doi.org/10.1111/j.1460-9568.2005.04283.x [Published Online First: Epub Date].

102. Smith KM, Boyle KA, Madden JF, et al. Functional heterogeneity of calretinin-expressing neurons in the mouse superficial dorsal horn: implications for spinal pain processing. *J Physiol.* 2015;593(19):4319−4339. https://doi.org/10.1113/JP270855 [Published Online First: Epub Date].

103. Heinke B, Ruscheweyh R, Forsthuber L, Wunderbaldinger G, Sandkuhler J. Physiological, neurochemical and morphological properties of a subgroup of GABAergic spinal lamina II neurones identified by expression of green fluorescent protein in mice. *J Physiol.* 2004;560(Pt 1):249−266. https://doi.org/10.1113/jphysiol.2004.070540 [Published Online First: Epub Date].

104. Mesnage B, Gaillard S, Godin AG, et al. Morphological and functional characterization of cholinergic interneurons in the dorsal horn of the mouse spinal cord. *J Comp Neurol.* 2011;519(16):3139−3158. https://doi.org/10.1002/cne.22668 [Published Online First: Epub Date].

105. Oliveira AL, Hydling F, Olsson E, et al. Cellular localization of three vesicular glutamate transporter mRNAs and proteins in rat spinal cord and dorsal root ganglia. *Synapse.* 2003;50(2):117−129. https://doi.org/10.1002/syn.10249 [Published Online First: Epub Date].

106. Todd AJ, Russell G, Spike RC. Immunocytochemical evidence that GABA and neurotensin exist in different neurons in laminae II and III of rat spinal dorsal horn. *Neuroscience.* 1992;47(3):685−691.

107. Polgar E, Furuta T, Kaneko T, Todd A. Characterization of neurons that express pre-protachykinin B in the dorsal horn of the rat spinal cord. *Neuroscience.* 2006;139(2):687−697. https://doi.org/10.1016/j.neuroscience.2005.12.021 [Published Online First: Epub Date].

108. Dickie AC, Bell AM, Iwagaki N, et al. Morphological and functional properties distinguish the substance P and gastrin-releasing peptide subsets of excitatory interneuron in the spinal

cord dorsal horn. *Pain*. 2018. https://doi.org/10.1097/j.pain.0000000000001406 [Published Online First: Epub Date].

109. Albuquerque C, Lee CJ, Jackson AC, MacDermott AB. Subpopulations of GABAergic and non-GABAergic rat dorsal horn neurons express Ca^{2+}-permeable AMPA receptors. *Eur J Neurosci*. 1999;11(8):2758−2766.

110. Antal M, Polgar E, Chalmers J, et al. Different populations of parvalbumin- and calbindin-D28k-immunoreactive neurons contain GABA and accumulate 3H-D-aspartate in the dorsal horn of the rat spinal cord. *J Comp Neurol*. 1991;314(1):114−124. https://doi.org/10.1002/cne.903140111 [Published Online First: Epub Date].

111. Polgar E, Fowler JH, McGill MM, Todd AJ. The types of neuron which contain protein kinase C gamma in rat spinal cord. *Brain Res*. 1999;833(1):71−80.

112. Kemp T, Spike RC, Watt C, Todd AJ. The mu-opioid receptor (MOR1) is mainly restricted to neurons that do not contain GABA or glycine in the superficial dorsal horn of the rat spinal cord. *Neuroscience*. 1996;75(4):1231−1238.

113. Boyle KA, Gutierrez-Mecinas M, Polgar E, et al. A quantitative study of neurochemically defined populations of inhibitory interneurons in the superficial dorsal horn of the mouse spinal cord. *Neuroscience*. 2017;363:120−133. https://doi.org/10.1016/j.neuroscience.2017.08.044 [Published Online First: Epub Date].

114. Zieglgansberger W. Substance P and pain chronicity. *Cell Tissue Res*. 2019;375(1):227−241. https://doi.org/10.1007/s00441-018-2922-y [Published Online First: Epub Date].

115. Malmberg AB, Chen C, Tonegawa S, Basbaum AI. Preserved acute pain and reduced neuropathic pain in mice lacking PKCgamma. *Science*. 1997;278(5336):279−283. https://doi.org/10.1126/science.278.5336.279 [Published Online First: Epub Date].

116. Kline RH, Wiley RG. Spinal mu-opioid receptor-expressing dorsal horn neurons: role in nociception and morphine antinociception. *J Neurosci*. 2008;28(4):904−913. https://doi.org/10.1523/JNEUROSCI.4452-07.2008 [Published Online First: Epub Date].

117. Huang J, Polgar E, Solinski HJ, et al. Circuit dissection of the role of somatostatin in itch and pain. *Nat Neurosci*. 2018;21(5):707−716. https://doi.org/10.1038/s41593-018-0119-z [Published Online First: Epub Date].

118. Haring M, Zeisel A, Hochgerner H, et al. Neuronal atlas of the dorsal horn defines its architecture and links sensory input to transcriptional cell types. *Nat Neurosci*. 2018;21(6):869−880. https://doi.org/10.1038/s41593-018-0141-1 [Published Online First: Epub Date].

119. Cameron D, Polgar E, Gutierrez-Mecinas M, Gomez-Lima M, Watanabe M, Todd AJ. The organisation of spinoparabrachial neurons in the mouse. *Pain*. 2015;156(10):2061−2071. https://doi.org/10.1097/j.pain.0000000000000270 [Published Online First: Epub Date].

120. Littlewood NK, Todd AJ, Spike RC, Watt C, Shehab SA. The types of neuron in spinal dorsal horn which possess neurokinin-1 receptors. *Neuroscience*. 1995;66(3):597−608.

121. McMahon SB, Wall PD. Electrophysiological mapping of brainstem projections of spinal cord lamina I cells in the rat. *Brain Res*. 1985;333(1):19−26.

122. Polgar E, Wright LL, Todd AJ. A quantitative study of brainstem projections from lamina I neurons in the cervical and lumbar enlargement of the rat. *Brain Res*. 2010;1308:58−67. https://doi.org/10.1016/j.brainres.2009.10.041 [Published Online First: Epub Date].

123. Al-Khater KM, Todd AJ. Collateral projections of neurons in laminae I, III, and IV of rat spinal cord to thalamus, periaqueductal gray matter, and lateral parabrachial area. *J Comp Neurol*. 2009;515(6):629−646. https://doi.org/10.1002/cne.22081 [Published Online First: Epub Date].

124. Gauriau C, Bernard JF. A comparative reappraisal of projections from the superficial laminae of the dorsal horn in the rat: the forebrain. *J Comp Neurol.* 2004;468(1):24−56. https://doi.org/10.1002/cne.10873 [Published Online First: Epub Date].

125. Burstein R, Cliffer KD, Giesler Jr GJ. Cells of origin of the spinohypothalamic tract in the rat. *J Comp Neurol.* 1990;291(3):329−344. https://doi.org/10.1002/cne.902910302 [Published Online First: Epub Date].

126. Spike RC, Puskar Z, Andrew D, Todd AJ. A quantitative and morphological study of projection neurons in lamina I of the rat lumbar spinal cord. *Eur J Neurosci.* 2003;18(9):2433−2448.

127. Naim M, Spike RC, Watt C, Shehab SA, Todd AJ. Cells in laminae III and IV of the rat spinal cord that possess the neurokinin-1 receptor and have dorsally directed dendrites receive a major synaptic input from tachykinin-containing primary afferents. *J Neurosci.* 1997;17(14):5536−5548.

128. de Pommery J, Roudier F, Menetrey D. Postsynaptic fibers reaching the dorsal column nuclei in the rat. *Neurosci Lett.* 1984;50(1−3):319−323.

129. Giesler Jr GJ, Cliffer KD. Postsynaptic dorsal column pathway of the rat. II. Evidence against an important role in nociception. *Brain Res.* 1985;326(2):347−356.

130. Giesler Jr GJ, Nahin RL, Madsen AM. Postsynaptic dorsal column pathway of the rat. I. Anatomical studies. *J Neurophysiol.* 1984;51(2):260−275. https://doi.org/10.1152/jn.1984.51.2.260 [Published Online First: Epub Date].

131. Rustioni A, Kaufman AB. Identification of cells or origin of non-primary afferents to the dorsal column nuclei of the cat. *Exp Brain Res.* 1977;27(1):1−14. https://doi.org/10.1007/bf00234821 [Published Online First: Epub Date].

132. Enevoldson TP, Gordon G. Postsynaptic dorsal column neurons in the cat - a study with retrograde transport of horseradish-peroxidase. *Exp Brain Res.* 1989;75(3):611−620.

133. Morin F. A new spinal pathway for cutaneous impulses. *Am J Physiol.* 1955;183:245−252.

134. Brown AG. *Organization in the Spinal Cord: The Anatomy and Physiology of Identified Neurones.* Springer-Verlag Berlin Heidelberg; 1981.

135. Ha HaM F. Comparative anatomical observations of the cervial nucleus, N. cervicalis lateralis, of some primates. *Anat Rec.* 1964;148:374−375.

136. Nathan PW, Smith MC, Cook AW. Sensory effects in man of lesions of the posterior columns and of some other afferent pathways. *Brain: A J Neurol.* 1986;109(Pt 5):1003−1041.

137. Mizuno N, Nakano K, Imaizumi M, Okamoto M. The lateral cervical nucleus of the Japanese monkey (*Macaca fuscata*). *J Comp Neurol.* 1967;129(4):375−384. https://doi.org/10.1002/cne.901290407 [Published Online First: Epub Date].

138. Ha H, Kitai ST, Morin F. The lateral cervical nucleus of the raccoon. *Exp Neurol.* 1965;11:441−450.

139. Kitai ST, Ha H, Morin F. Lateral cervical nucleus of the dog: anatomical and microelectrode studies. *Am J Physiol.* 1965;209:307−311.

140. Bourane S, Duan B, Koch SC, et al. Gate control of mechanical itch by a subpopulation of spinal cord interneurons. *Science.* 2015;350(6260):550−554. https://doi.org/10.1126/science.aac8653 [Published Online First: Epub Date].

141. Iwagaki N, Ganley RP, Dickie AC, et al. A combined electrophysiological and morphological study of neuropeptide Y-expressing inhibitory interneurons in the spinal dorsal horn of the mouse. *Pain.* 2016;157(3):598−612. https://doi.org/10.1097/j.pain.0000000000000407 [Published Online First: Epub Date].

142. Polgar E, Sardella TC, Tiong SY, Locke S, Watanabe M, Todd AJ. Functional differences between neurochemically defined populations of inhibitory interneurons in the rat spinal

dorsal horn. *Pain*. 2013;154(12):2606−2615. https://doi.org/10.1016/j.pain.2013.05.001 [Published Online First: Epub Date].

143. Boyle KA, Gradwell MA, Yasaka T, et al. Defining a spinal microcircuit that gates myelinated afferent input: implications for tactile allodynia. *Cell Rep*. 2019;28(2):526−540e6. https://doi.org/10.1016/j.celrep.2019.06.040 [Published Online First: Epub Date].

144. Maxwell DJ, Koerber HR, Bannatyne BA. Light and electron-microscopy of contacts between primary afferent-fibers and neurons with axons ascending the dorsal columns of the feline spinal-cord. *Neuroscience*. 1985;16(2):375−394. https://doi.org/10.1016/0306-4522(85)90010-7 [Published Online First: Epub Date].

145. Paixao S, Balijepalli A, Serradj N, et al. EphrinB3/EphA4-mediated guidance of ascending and descending spinal tracts. *Neuron*. 2013;80(6):1407−1420. https://doi.org/10.1016/j.neuron.2013.10.006 [Published Online First: Epub Date].

146. AlChaer ED, Lawand NB, Westlund KN, Willis WD. Pelvic visceral input into the nucleus gracilis is largely mediated by the postsynaptic dorsal column pathway. *J Neurophysiol*. 1996;76(4):2675−2690.

147. Jankowska E, Rastad J, Zarzecki P. Segmental and supraspinal input to cells of origin of non-primary fibers in the feline dorsal columns. *J Physiol-London*. 1979;290(May):185−200.

148. Bannatyne BA, Maxwell DJ, Brown AG. Fine structure of synapses associated with characterized postsynaptic dorsal column neurons in the cat. *Neuroscience*. 1987;23(2):597−612.

149. Maxwell DJ. Synaptic contacts between glutamic acid decarboxylase-immunoreactive boutons and postsynaptic dorsal column neurones in the spinal cord of the cat. *Q J Exp Physiol*. 1988;73(3):451−454.

150. Maxwell DJ, Ottersen OP, Storm-Mathisen J. Synaptic organization of excitatory and inhibitory boutons associated with spinal neurons which project through the dorsal columns of the cat. *Brain Res*. 1995;676(1):103−112.

151. Brown AG, Koerber HR, Noble R. Excitatory actions of single impulses in single hair follicle afferent fibres on spinocervical tract neurones in the cat. *J Physiol*. 1987;382:291−312.

152. Brown AG. The spinocervical tract. *Prog Neurobiol*. 1981;17(1−2):59−96.

153. Hongo TaK H. Some aspects of synaptic organizations in the spinocervical tract cell in the cat. In: *The Somatosensory System*. Stuttgart: Georg Thieme Verlag; 1975:218−226.

154. Brown AG, Franz DN. Responses of spinocervical tract neurones to natural stimulation of identified cutaneous receptors. *Exp Brain Res*. 1969;7(3):231−8.

155. Cervero F, Iggo A, Molony V. Responses of spinocervical tract neurons to noxious-stimulation of skin. *J Physiol-London*. 1977;267(2):537−558.

156. Cui L, Miao X, Liang L, et al. Identification of early RET+ deep dorsal spinal cord interneurons in gating pain. *Neuron*. 2016;91(6):1413. https://doi.org/10.1016/j.neuron.2016.09.010 [Published Online First: Epub Date].

157. Hughes DI, Sikander S, Kinnon CM, et al. Morphological, neurochemical and electrophysiological features of parvalbumin-expressing cells: a likely source of axo-axonic inputs in the mouse spinal dorsal horn. *J Physiol*. 2012;590(16):3927−3951. https://doi.org/10.1113/jphysiol.2012.235655 [Published Online First: Epub Date].

158. Antal M, Freund TF, Polgar E. Calcium-binding proteins, parvalbumin- and calbindin-D 28k-immunoreactive neurons in the rat spinal cord and dorsal root ganglia: a light and

electron microscopic study. *J Comp Neurol.* 1990;295(3):467−484. https://doi.org/10.1002/cne.902950310 [Published Online First: Epub Date]

159. Petitjean H, Pawlowski SA, Fraine SL, et al. Dorsal horn parvalbumin neurons are gate-keepers of touch-evoked pain after nerve injury. *Cell Rep.* 2015;13(6):1246−1257. https://doi.org/10.1016/j.celrep.2015.09.080 [Published Online First: Epub Date].

160. Gradwell MA, Callister RJ, Graham BA. Reviewing the case for compromised spinal inhibition in neuropathic pain. *J Neural Transm.* 2019. https://doi.org/10.1007/s00702-019-02090-0 [Published Online First: Epub Date].

161. Peirs C, Williams SP, Zhao X, et al. Dorsal horn circuits for persistent mechanical pain. *Neuron.* 2015;87(4):797−812. https://doi.org/10.1016/j.neuron.2015.07.029 [Published Online First: Epub Date].

162. Paixao S, Loschek L, Gaitanos L, Alcala Morales P, Goulding M, Klein R. Identification of spinal neurons contributing to the dorsal column projection mediating fine touch and corrective motor movements. *Neuron.* 2019;104(4):749−764 e6. https://doi.org/10.1016/j.neuron.2019.08.029 [Published Online First: Epub Date].

163. McCrea DA. Spinal circuitry of sensorimotor control of locomotion. *J Physiol.* 2001;533(Pt 1):41−50. https://doi.org/10.1111/j.1469-7793.2001.0041b.x [Published Online First: Epub Date].

164. Akay T, Tourtellotte WG, Arber S, Jessell TM. Degradation of mouse locomotor pattern in the absence of proprioceptive sensory feedback. *Proc Natl Acad Sci U S A.* 2014;111(47):16877−16882. https://doi.org/10.1073/pnas.1419045111 [Published Online First: Epub Date].

165. Brown TG. On the nature of the fundamental activity of the nervous centres; together with an analysis of the conditioning of rhythmic activity in progression, and a theory of the evolution of function in the nervous system. *J Physiol.* 1914;48(1):18−46. https://doi.org/10.1113/jphysiol.1914.sp001646 [Published Online First: Epub Date].

166. Bouyer LJ, Rossignol S. Contribution of cutaneous inputs from the hindpaw to the control of locomotion. I. Intact cats. *J Neurophysiol.* 2003;90(6):3625−3639. https://doi.org/10.1152/jn.00496.2003 [Published Online First: Epub Date].

167. Varejao AS, Filipe VM. Contribution of cutaneous inputs from the hindpaw to the control of locomotion in rats. *Behav Brain Res.* 2007;176(2):193−201. https://doi.org/10.1016/j.bbr.2006.09.018 [Published Online First: Epub Date].

168. Afelt Z. Reflex activity in chronic spinal cats. *Acta Neurobiol Exp.* 1970;30(2):129−144.

169. Pearson KG, Rossignol S. Fictive motor patterns in chronic spinal cats. *J Neurophysiol.* 1991;66(6):1874−1887. https://doi.org/10.1152/jn.1991.66.6.1874 [Published Online First: Epub Date].

170. Viala G, Orsal D, Buser P. Cutaneous fiber groups involved in the inhibition of fictive locomotion in the rabbit. *Exp Brain Res.* 1978;33(2):257−267. https://doi.org/10.1007/bf00238064 [Published Online First: Epub Date].

171. Fallon JB, Bent LR, McNulty PA, Macefield VG. Evidence for strong synaptic coupling between single tactile afferents from the sole of the foot and motoneurons supplying leg muscles. *J Neurophysiol.* 2005;94(6):3795−3804. https://doi.org/10.1152/jn.00359.2005 [Published Online First: Epub Date].

172. Macefield VG, Johansson RS. Loads applied tangential to a fingertip during an object restraint task can trigger short-latency as well as long-latency EMG responses in hand muscles. *Exp Brain Res.* 2003;152(2):143−149. https://doi.org/10.1007/s00221-003-1421-9 [Published Online First: Epub Date].

173. Engberg I. Reflexes to foot muscles in the cat. *Acta Physiol Scand Suppl.* 1964;(Suppl. 235):1−64.

174. Hagbarth KE. Excitatory and inhibitory skin areas for flexor and extensor motoneurons. *Acta Physiol Scand Suppl.* 1952;26(94):1−58.

175. Forssberg H. Stumbling corrective reaction: a phase-dependent compensatory reaction during locomotion. *J Neurophysiol.* 1979;42(4):936−953. https://doi.org/10.1152/jn.1979.42.4.936 [Published Online First: Epub Date].

176. Duysens J. Reflex control of locomotion as revealed by stimulation of cutaneous afferents in spontaneously walking premammillary cats. *J Neurophysiol.* 1977;40(4):737−751. https://doi.org/10.1152/jn.1977.40.4.737 [Published Online First: Epub Date].

177. Sherrington CS. Flexion-reflex of the limb, crossed extension-reflex, and reflex stepping and standing. *J Physiol.* 1910;40(1−2):28−121. https://doi.org/10.1113/jphysiol.1910.sp001362 [Published Online First: Epub Date].

178. Mayer WP, Akay T. Stumbling corrective reaction elicited by mechanical and electrical stimulation of the saphenous nerve in walking mice. *J Exp Biol.* 2018;221(Pt 13). https://doi.org/10.1242/jeb.178095 [Published Online First: Epub Date].

179. Wand P, Prochazka A, Sontag KH. Neuromuscular responses to gait perturbations in freely moving cats. *Exp Brain Res.* 1980;38(1):109−114. https://doi.org/10.1007/bf00237937 [Published Online First: Epub Date].

180. Alvarez FJ, Villalba RM, Zerda R, Schneider SP. Vesicular glutamate transporters in the spinal cord, with special reference to sensory primary afferent synapses. *J Comp Neurol.* 2004;472(3):257−280. https://doi.org/10.1002/cne.20012 [Published Online First: Epub Date].

181. Bui TV, Akay T, Loubani O, Hnasko TS, Jessell TM, Brownstone RM. Circuits for grasping: spinal dI3 interneurons mediate cutaneous control of motor behavior. *Neuron.* 2013;78(1):191−204. https://doi.org/10.1016/j.neuron.2013.02.007 [Published Online First: Epub Date].

182. Koch SC, Del Barrio MG, Dalet A, et al. RORbeta spinal interneurons gate sensory transmission during locomotion to secure a fluid walking gait. *Neuron.* 2017;96(6):1419−1431 e5. https://doi.org/10.1016/j.neuron.2017.11.011 [Published Online First: Epub Date].

183. Stepien AE, Tripodi M, Arber S. Monosynaptic rabies virus reveals premotor network organization and synaptic specificity of cholinergic partition cells. *Neuron.* 2010;68(3):456−472. https://doi.org/10.1016/j.neuron.2010.10.019 [Published Online First: Epub Date].

184. Goetz C, Pivetta C, Arber S. Distinct limb and trunk premotor circuits establish laterality in the spinal cord. *Neuron.* 2015;85(1):131−144. https://doi.org/10.1016/j.neuron.2014.11.024 [Published Online First: Epub Date].

185. Bourane S, Grossmann KS, Britz O, et al. Identification of a spinal circuit for light touch and fine motor control. *Cell.* 2015;160(3):503−515. https://doi.org/10.1016/j.cell.2015.01.011 [Published Online First: Epub Date].

186. Betley JN, Wright CV, Kawaguchi Y, et al. Stringent specificity in the construction of a GABAergic presynaptic inhibitory circuit. *Cell.* 2009;139(1):161−174. https://doi.org/10.1016/j.cell.2009.08.027 [Published Online First: Epub Date].

187. Fink AJ, Croce KR, Huang ZJ, Abbott LF, Jessell TM, Azim E. Presynaptic inhibition of spinal sensory feedback ensures smooth movement. *Nature.* 2014;509(7498):43−48. https://doi.org/10.1038/nature13276 [Published Online First: Epub Date].

188. Harkema SJ, Schmidt-Read M, Lorenz DJ, Edgerton VR, Behrman AL. Balance and ambulation improvements in individuals with chronic incomplete spinal cord injury using locomotor training-based rehabilitation. *Arch Phys Med Rehabil.* 2012;93(9):1508−1517. https://doi.org/10.1016/j.apmr.2011.01.024 [Published Online First: Epub Date].

189. Smith RR, Shum-Siu A, Baltzley R, et al. Effects of swimming on functional recovery after incomplete spinal cord injury in rats. *J Neurotrauma.* 2006;23(6):908−919. https://doi.org/10.1089/neu.2006.23.908 [Published Online First: Epub Date].

190. Muir GD, Steeves JD. Phasic cutaneous input facilitates locomotor recovery after incomplete spinal injury in the chick. *J Neurophysiol.* 1995;74(1):358−368. https://doi.org/10.1152/jn.1995.74.1.358 [Published Online First: Epub Date].

191. Slawinska U, Majczynski H, Dai Y, Jordan LM. The upright posture improves plantar stepping and alters responses to serotonergic drugs in spinal rats. *J Physiol.* 2012;590(7):1721−1736. https://doi.org/10.1113/jphysiol.2011.224931 [Published Online First: Epub Date].

192. Bui TV, Stifani N, Akay T, Brownstone RM. Spinal microcircuits comprising dI3 interneurons are necessary for motor functional recovery following spinal cord transection. *Elife.* 2016;5. https://doi.org/10.7554/eLife.21715 [Published Online First: Epub Date].

193. Abraira VE, Ginty DD. The sensory neurons of touch. *Neuron.* 2013;79(4):618−639. https://doi.org/10.1016/j.neuron.2013.07.051 [Published Online First: Epub Date].

194. Todd AJ. Neuronal circuitry for pain processing in the dorsal horn. *Nat Rev Neurosci.* 2010;11(12):823−836. https://doi.org/10.1038/nrn2947 [Published Online First: Epub Date].

195. Chambers MR, Andres KH, von Duering M, Iggo A. The structure and function of the slowly adapting type II mechanoreceptor in hairy skin. *Q J Exp Physiol Cogn Med Sci.* 1972;57(4):417−445.

Chapter 4

Spinal interneurons and pain: identity and functional organization of dorsal horn neurons in acute and persistent pain

Myung-chul Noh, Suh Jin Lee, Cynthia M. Arokiaraj and Rebecca P. Seal
Department of Neurobiology, Pittsburgh Center for Pain Research, Center for the Neural Basis of Cognition, University of Pittsburgh School of Medicine, Pittsburgh, PA, United States

Introduction

The International Association for the Study of Pain defines pain as an "unpleasant sensory and emotional experience associated with, or resembling that associated with, actual or potential tissue damage." [1] Acute pain comes on quickly, typically has a known cause, and usually resolves once the underlying cause is treated. These sensations are crucial to protect the body from potential harm. Acute pain manifests in a variety of qualia and temporal features depending on the modality and locality of the stimulus. [2] First pain is the most immediate and is described as stabbing, pricking, and lancinating, while second pain, which is slower, is more pervasive and often described as burning, throbbing, cramping, and aching. Such a wide range of ways that one can describe pain hints at the complex neural mechanisms that underlie pain signaling.

Chronic forms of pain are caused by inflammatory diseases or damage to nervous tissue. Unlike acute pain, which is necessary and short-lived, chronic forms of pain are maladaptive and are among the most prevalent and difficult to treat clinical conditions. [3-5] Those affected by chronic pain often experience a multitude of debilitating symptoms such as mechanical or thermal allodynia (pain evoked from normally innocuous stimuli), mechanical or thermal hyperalgesia (exaggerated pain sensation from noxious stimuli), and spontaneous pain. [3] That said, mechanical allodynia is one of the most common and

Spinal Interneurons. https://doi.org/10.1016/B978-0-12-819260-3.00006-8

debilitating symptoms.[6] Following an injury, mechanical allodynia may be evoked by gentle movement across the skin (dynamic mechanical allodynia) or light pressure to the skin (static mechanical allodynia). Despite high demand for effective therapies to treat this condition, conventional pain medications such as nonsteroidal antiinflammatory drugs (NSAIDs) and opioids lack significant clinical efficacy or cause serious side effects.[3,7,8] As evident by diverse paths that lead to chronic pain diseases and distinct behavioral outcomes in numerous animal models, chronic pain is truly a multifaceted disease.[3,9] Consequently, the development of a "Silver Bullet" to treat chronic pain has been elusive.[8,10] One particular area of interest is the spinal dorsal horn (SDH), where somatosensory information is integrated and relayed between the periphery and brain. Different forms of plasticity in the SDH have been shown to underlie key aspects of mechanical allodynia onset and maintenance following injury. This, together with evidence showing the potential to separate the mechanisms and circuitry that support it from those that subserve acute pain, makes the SDH an attractive site for therapeutic intervention.

Molecular organization of the dorsal horn

Our understanding of the functional and anatomical organization of the SDH is still limited but is clearly shaped by the cytoarchitectonic boundaries called laminae first delineated by Rexed in cat, in the 1950s as well as by what is known about the lamina specific innervation patterns of molecularly and functionally defined subsets of primary sensory neurons.[11] Neurons within each lamina have been shown to share some morphological and physiological properties, but their classification into defined cell types has been challenging. Recent advances in transcriptomics have produced classification schemes for a myriad of cell populations that is based on the similarity of their gene expression profiles. This effort has provided an important new foundation, but also further highlights the highly heterogeneous nature of dorsal horn neurons.[12–14] Current research efforts are largely focused on identifying the laminar organization of cell types that have been defined primarily by molecular profiles and to understand how this organization relates to their role in pain transmission and to their position within the larger pain network. Work with respect to both acute and chronic pain has shown that different SDH neuronal populations participate depending on the nature of the noxious stimulus or injury. Thus, the development of novel therapeutic interventions requires that we have a clear understanding of the roles of the different neuronal cell types so that each particular underlying pathological pain condition is effectively targeted.

Lamina I

The most superficial layer of the dorsal horn, also called the marginal layer, contains excitatory and inhibitory interneurons and also projection neurons.

The projection neurons which send axons via the anterolateral tract to supraspinal targets, in rodents principally to the parabrachial nucleus, make up approximately 5% of the total neurons within lamina I.[15−17] Interneurons within this lamina process and modulate peripheral information carried by C- or Aδ fiber nociceptors. These high-threshold afferent fibers transmit mainly noxious mechanical, thermal and/or pruritic information.[18] They thus play an important role in establishing spinal sensitivity before the modulated nociceptive information is transmitted to the projection neurons and subsequently to the brain.[19]

Studies using Golgi staining to classify the lamina I neurons based on their morphological characteristics did not distinguish between projection neurons and interneurons.[20,21] However, it has been observed that the soma of neurokinin 1 receptor (NK1R) expressing projection neurons are larger than the surrounding interneurons in lamina I, thus making it easier to identify them.[17,22] Lamina I neurons show pyramidal, multipolar, or fusiform morphologies. The morphological features of the neuron types correlated well with their physiological properties.[23] The different physiologically defined cell types include 1. tonic cells which fire in a slow and sustained manner during the course of the stimulation and were found to be principally fusiform in morphology; 2. phasic cells which adapt quickly to a stimulus were frequently found to have a pyramidal cell morphology; 3. delayed onset cells which show a delay to spike; and 4. single spike cells which fire only a single action potential. Both delayed onset and single spike cells were multipolar in morphology. However, classifying the dorsal horn neurons purely based on dendritic morphology and electrophysiological features is hampered by species differences and evidence that neurons that share electrophysiological features have different morphologies.[24−26]

Essentially all excitatory neurons in the dorsal horn release glutamate as their main neurotransmitter and express the vesicular glutamate transporter 2 (VGLUT2).[27] Excitatory interneurons account for ∼75% of the neurons in laminae I−II and 60% of those in lamina III.[28] Transcription factor T-cell leukemia homeobox protein 3 (TLX3) and LIM homeobox transcription factor 1 beta (LMX1B) which continue to express even in adult animals are commonly used markers for excitatory dorsal horn neurons.[29] Inhibitory interneurons release γ-aminobutyric acid (GABA) and/or glycine as neurotransmitters and regulate the excitability of terminals of primary sensory nerve fibers and dorsal horn neurons via pre- and postsynaptic mechanisms.[30] The paired box 2 (PAX2) and gastrulation brain homeobox 1 (GBX1) genes are broadly expressed in the embryonic spinal cord, whereas the expression becomes more restricted to dorsal horn in the adult.[29] The laminar distribution of inhibitory interneurons in the adult spinal cord has been revealed by staining for GABA/glycine, probing for GABA synthesizing enzyme glutamate decarboxylase (GAD) or the glycine transporter GlyT2, or by utilizing transgenic reporter mice.[31−34]

Interrogating the functional role of projection neurons has been challenging because specific molecular signatures that could be used to selectively manipulate them have been hard to identify. Two largely nonoverlapping excitatory populations, expressing G-protein-coupled receptors (GPCRs) tachykinin receptor 1 (*Tacr1*) or G-protein-coupled receptor 83 (*Gpr83*) in lamina I and outer lamina II, were found to project to the lateral parabrachial (LPb) nucleus.[35] *Tacr1* is also expressed by neurons that reside in other regions of the dorsal horn.[36] Another population of spinoparabrachial (SPB) neurons expressing the neuropeptide tachykinin precursor 1 (*Tac1*) overlaps to a smaller extent with a population of neurons that express both *Tacr1* and *Gpr83*.[37,38] Sequencing experiments by Häring et al., in which projection neurons from the parabrachial nucleus were retrogradely labeled and sequenced, revealed another marker for the *Tacr1* SPB projection neurons— Ly6/PLAUR Domain Containing 1 (*Lypd1*) expressing neurons which are found in lamina I as well as in deeper laminae III−V.[12] These data also suggest that the LYPD1 neurons are mostly distinct from the TAC1 population.

A group of excitatory interneurons situated in lamina I and extending into the dorsal layer of lamina II are those that express the neuropeptide FF (*Npff*) gene.[39] The NPFF neurons minimally overlap with the TAC1 neurons, but overlap to a larger extent ($\sim$38%) with another neuropeptide expressing population, gastrin-releasing peptide (*Grp*) neurons. From mouse dorsal horn transcriptomics, we see that the *Npff/Grp* and *Nmur2* expressing populations make up the excitatory reelin (*Reln*) family, which is expressed mainly within laminae I−II and diffusely within the deeper dorsal horn.[12] Naturally occurring mutant *reeler* mice which have a loss of function mutation in the reelin gene exhibited lower mechanical sensitivity and heat hyperalgesia (increased pain sensitivity).[40]

Among the GABAergic inhibitory interneurons, the dynorphin (DYN) neurons account for $\sim$32% of the inhibitory neurons in lamina I of the rat dorsal horn, where they also colocalize extensively with neurons expressing the neuropeptide, galanin.[41] The DYN neurons along with neuropeptide Y (NPY) and neuronal nitric oxide synthase (nNOS) expressing neurons make up the majority of inhibitory neurons in this lamina. There are also excitatory DYN neurons that, interestingly, are restricted to the medial region of the mouse dorsal horn and thus are likely associated with primary afferent input from the glabrous skin.[42]

Lamina II

In most mammalian species, lamina II, also known as the substantia gelatinosa, is discussed as having a dorsal outer region (II$_o$) and a ventral inner region (II$_i$),[11,43] which in mouse roughly corresponds to the innervation pattern of peptidergic and nonpeptidergic primary afferent fibers.[44] In sagittal sections of the rodent dorsal horn, the four main cell types present in lamina II, as classified by morphological features, are as follows: i. islet cells; ii. vertical cells; iii. radial cells; and iv. central cells.[24,45] The rest of cells ($\sim$20%) do not fall into any of the four classes and are referred to as "unclassified." Islet cells are often inhibitory interneurons, while radial, central, and vertical morphologies are commonly found among subsets of excitatory interneurons.[46–48]

Nearly 30% of the neurons in laminae I–II are calretinin-immunoreactive (CR) with $\sim$15% of them being inhibitory (i.e., Pax2$^+$). CR neurons can also be found dispersed in the deeper dorsal laminae.[49] The lamina II excitatory CR neurons play an important role in the transmission of mechanical allodynia (touch-evoked pain) induced by peripheral injuries that are inflammatory in nature.[50] These CR neurons overlap with other excitatory interneuron populations found in this region, namely the *Grp*, *Tac1* and *Tac2* expressing neurons.[49,50] The GRP, TAC1, and TAC2 neuronal populations are largely nonoverlapping. The TAC2 neurons are located mainly in lamina II$_i$, extending a little into lamina III of the mouse dorsal horn. Interestingly, $\sim$12% of TAC1 neurons are inhibitory and almost all of these are immunoreactive for calretinin.[49]

Another widely studied interneuron population expresses the gamma isoform of protein kinase C (PKCγ). These neurons are situated at the laminae II/III border, ventral to the CR neurons.[51] PKCγ neurons are also scattered in lamina I and in the deeper laminae. To a large extent, the PKCγ neurons express either cholecystokinin (*Cck*) or neurotensin (*Nts*).[52] The NTS neurons are located mainly in the dorsal part of lamina III. Another population of neurons at the laminae II/III border expresses thyrotropin-releasing hormone (*Trh*). These neurons are sparse and nearly all ($\sim$91%) also express PKCγ.[52] Fewer TRH neurons overlap with NTS ($\sim$18%) than with CCK ($\sim$85%). Single cell RNA-sequencing (scRNA-seq) of the mouse dorsal horn classified TRH neurons as a subset of the CCK neurons, further validating characterization studies through in situ hybridization.[12]

Laminae III–IV

The low threshold mechanoreceptor (LTMR) recipient zone in the mouse dorsal horn has been defined as the region (laminae II$_i$–IV) innervated by LTMRs of the Aβ, Aδ, and C-type which transmit light touch information (also see Chapter 3 for more detail).[53,54]

CCK neurons are found principally in this LTMR zone.[50,52,53] They make up $\sim$25% of the excitatory neurons in lamina III and are composed of neurons expressing *Maf*, copine4 (*Cpne4*), and/or *Trh* as mentioned above. Transient expression of the vesicular glutamate transporter 3 (VGLUT3) during postnatal development significantly overlaps with *Maf*$^+$ CCK neurons in laminae III–IV.[50] Another population of neurons that express the RORα nuclear orphan receptor show restricted expression within laminae II$_i$ and III.[55] Nearly

60% of the RORα neurons overlap with CCK. These neurons are important for sensorimotor function rather than pain sensation.[56]

Approximately 40% of the interneurons in lamina III express GABA. The NPY$^+$ neurons account for ~25% of the inhibitory neurons in lamina III. Another population of inhibitory interneurons in this region express parvalbumin (PV) and are distinct from the NPY$^+$ and nNOS$^+$ neurons. The inhibitory PV neurons found in laminae II$_i$–IV gate mechanical but not thermal primary afferent input to the dorsal horn.[57] It is important to note that nNOS and PV are also expressed in some excitatory interneurons.[41,58,59]

Inhibitory interneurons expressing RORβ nuclear orphan receptor are also found between laminae II$_i$–IV.[53,60] These RORβ$^+$ interneurons show minimal overlap (<20%) with PV, DYN, and NPY interneurons. Functionally, the deeper SDH subset of RORβ$^+$ interneurons is involved in a sensory feedback circuit through which they gate flexor motor activity.[60]

Postsynaptic dorsal column (PSDC) neurons which are second-order relay neurons are also located in laminae III–IV, as well as medially in laminae V–VII and near the central canal in lamina X.[61–63] In clinical studies and studies in monkey and rat, PSDC neurons have been shown to transmit noxious mechanical and visceral information through the dorsal column [64–66] (Fig. 4.1).

Acute pain signaling

Noxious signaling that is sensed as painful at the supraspinal level begins when exteroceptive noxious stimuli activate nociceptive primary sensory

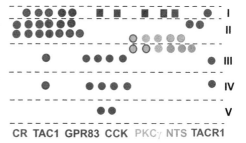

FIGURE 4.1 Schematic representation of dorsal horn excitatory neuron populations important for pain transmission. Neurons that express calretinin (CR), tachykinin 1 (TAC1), tachykinin receptor 1 (TACR1), G-protein-coupled receptor 83 (GPR83), cholecystokinin (CCK), protein kinase c gamma (PKCγ), and neurotensin (NTS) are found within the dorsal horn of spinal cord. CR interneurons are found primarily in lamina II. GRP83, TAC1 and TACR1 are expressed by both projection neurons in lamina I as well as interneurons in laminae I-II. The latter two markers show significant overlap. PKCγ neurons situated in outer lamina II and lamina III mostly coexpress CCK or NTS. Circles depict interneurons and squares depict projection neurons. Circles with two colors represent overlap between the two respective populations.

neurons.[67] The pain signaling system is unique to other sensory systems because nociceptors can often detect a wide range of stimulus modalities (mechanical, thermal, chemical). This polymodality is possible because Aδ and C fiber nociceptors are made up of various sensory neuron subclasses, expressing different combinations of channels and G-protein-coupled receptors tuned to different physical stimuli.[30] Such organization also enables nociceptors to be selective to certain stimuli that are markedly different in nature by activating a single receptor. In mice, various primary sensory neuron channels and receptors have been identified including MAS-related G-protein-coupled receptors (MRGPRs),[44,68,69] transient receptor potential (TRP) channels,[70−73] and voltage-gated Na$^+$ channels.[74]

Recent advances in single-cell transcriptomics enabled further comprehensive molecular classification of primary sensory neurons in mice.[14,75−77] These molecular classifications together align surprisingly well with previously characterized primary nociceptive cell types based on conduction properties, neurochemical features, and function, thus providing an unprecedented opportunity to identify neuronal subtypes and networks underlying specific pain sensations. The in-depth characterization of molecular profiles of primary sensory neurons also suggests that pain sensation can arise from both selective activation of sensory neuron subclasses tuned to specific physical stimuli and by the integrated activity of different primary sensory neuron ensembles.[78] Substantially less is known about the makeup of human primary sensory neurons, yet RNA sequencing, electrophysiological, and neurochemical analyses on human primary sensory neurons suggest that there are some significant differences between mouse and human.[79−81] For example, while Nav1.8, Nav1.9, and TRPV1 are present in only small neurons in mice, they are present in both small and large neurons in humans. Another interesting difference reported is the distinction between peptidergic and nonpeptidergic nociceptors. In mouse, peptidergic and nonpeptidergic subsets of nociceptors are distinct populations that innervate different areas of the dorsal horn (with peptidergic populations terminating more superficially).[44] However, human peptidergic and nonpeptidergic markers were reported to greatly overlap in the dorsal root ganglia and to terminate in similar locations of the dorsal horn.[82] The knowledge gap between human and mouse primary sensory neurons will be filled in more as additional studies in nonhuman primates emerge. The first reported single-cell RNA sequencing study on Rhesus macaque dorsal root ganglion neurons revealed a general cross-species conservation between nonhuman primate and mouse, with differences noted in the expression levels of some individual genes.[83] Extensive comparisons of the organization of primary sensory neurons between mouse, nonhuman primates, and humans are imperative for the development of strategies to address pain in patients.

Spinal projection neurons in acute pain

The pain experience is formed when nociceptive signals processed within the SDH activate regions of the brain important for affect and for sensory discrimination. A subpopulation of projection neurons, mostly located in lamina I as well as in the deeper dorsal horn and lamina X, are thought to convey pain and heat-related sensory information.[15,84] Axons from these neurons travel rostroventrally in the contralateral white matter of the spinal cord as they ascend to the brain, forming what is referred to as the anterolateral tract. Supraspinal regions innervated by these neurons include the nucleus of solitary tract, medial brainstem reticular formation, caudal ventrolateral medulla, LPb nucleus, periaqueductal gray, and thalamus.[85–88] Although most of the neurons project in a decussated manner and terminate exclusively in the contralateral side of the brain, some project bilaterally ($\sim$25% in rats) or even ipsilaterally,[26] raising an interesting question about the lateralization of somatosensory processing in the brain. Less is known about the spinal projection neurons that are scattered throughout the deeper dorsal horn, ventral horn, and lateral spinal nucleus including their molecular identities.[61,89,90] Studies have shown that the lateral spinal nucleus and deeper laminae projection neurons send axons to brain regions such as the dorsal column nuclei, hypothalamus, and telencephalic targets—including globus pallidus, nucleus accumbens, bed nucleus of the stria terminalis, and orbital cortex.[61,85,89,90] Whether these projection neurons are involved in acute pain processing requires further investigation. The large number and diversity of spinal projection neuron brain targets suggest diverse roles with contributions to discriminative, motivational-affective, and autonomic homeostatic components of pain perception.[91] In addition to supraspinal targets, some projection neuron collaterals target other regions of the spinal cord. In rats, lamina I projection neurons send extensive ipsilateral axon collaterals in dorsal, ventral, and lateral directions within the spinal cord.[92] En-passant synaptic and terminal boutons were observed on these collaterals, suggesting projection neurons contribute to local intra- and intersegmental spinal cord circuits.[93]

Lamina I projection neurons

Lamina I projection neurons located in lumbar segments project via the anterolateral tract to supraspinal targets, including the LPb (95%), periaqueductal gray (33%), nucleus of solitary tract (25%), and thalamus ($\sim$5%),[94] regions known to be implicated in pain signaling. Intriguingly, in rodents, retrograde tracing experiments reported that nearly all of the projection neurons that travel to the dorsal medulla and thalamus also travel to the LPb; how the brain integrates information across different brain regions through these large collaterals is still not well understood. The spinothalamic projection neurons are more common in cervical segments in rat ($\sim$25%),[95] and in lumbar and cervical segments of cats[96] as well as nonhuman primates (7%−31%).[97] In rats and mice, approximately 70%−80% of the projection neurons in lamina I express NK1R, the main receptor for substance P encoded by the gene *Tacr1*.[17,35,36] NK1R projection neurons are generally larger (>200 μm^2) than the surrounding interneurons[22,98] and receive strong synaptic input from nociceptive peptidergic primary afferent fibers[26] as well as excitatory interneurons in laminae I and III/IV.[99]

Roughly 3% of anterolateral tract lamina I projection neurons are giant multipolar neurons that lack NK1R and instead express the glycine-associated protein gephyrin, an inhibitory marker.[100] These cells also express GluR3 and GluR4 AMPA receptor subunits, respond to noxious thermal stimuli, and project to the LPb and posterior triangular nucleus of the thalamus. Interestingly, they receive few monosynaptic inputs from Aδ and peptidergic primary afferent fibers, suggesting that their major input arrives via polysynaptic pathways that involve local excitatory interneurons.

More recent studies have taken advantage of newer tools and techniques, which allow genetic access to specific cell types, to characterize the anatomical and functional organization of two subpopulations of lamina I projection neurons. Choi et al. reported that *Tacr1* and *Gpr83* expressing cells make up two distinct subpopulations that send parallel ascending axons to two adjacent areas of the LPb.[35] The neurons account for ∼88% of all SPB neurons in laminae I and II_o.[35]

Strong optogenetic activation of the LPb terminals of these two cell types both induce a significant increase in locomotion in a time-locked manner and an increase in pupil diameter, similar to escape like behavior in response to noxious stimuli. Interestingly, while stimulation of *Tacr1*[+] terminals caused retreating behavior as well as jumping, stimulation of *Gpr83*[+] terminals induced a forward locomotion, suggesting that the two SPB populations may contribute to escape locomotor behavior differentially. Furthermore, both SPB neurons responded to noxious cold (0°C) and heat (54°C) stimuli but also exhibited distinct tuning properties; TACR1 SPB neurons were more responsive to capsaicin and innocuous thermal stimuli, whereas GPR83 SPB neurons were more sensitive to cutaneous mechanical stimuli. Interestingly, GPR83 SPB neurons were also implicated in affective touch; low-intensity stimulations of these neurons were appetitive, while high-intensity stimulations of the neurons were aversive. Noting that GPR83 neurons receive input from both low and high threshold mechanoreceptors, valence associated with mechanosensation and nociception could depend on the intensity of the tactile input onto these projection neurons. Several inhibitory and excitatory interneurons have been identified that send monosynaptic input to TACR1 projection neurons, including excitatory calretinin cells, inhibitory NPY Promoter[+] cells, vertical cells, and islet cells.[101−104] Interneuron inputs to GPR83 projection neurons have not been investigated. Barik et al. reported that a subset of *Tacr1* expressing projection neurons that target the dorsal region of the superior LPb nucleus are responsive to sustained but not acute noxious stimuli.[37] Silencing this population in mice causes them to ignore long-lasting noxious stimuli and also to show less coping behavior (e.g., licking, shaking). It was also determined through in situ hybridization that cells with high levels of *Tacr1* transcripts in the superficial dorsal horn almost all coexpressed *Tac1*. This finding corroborates that of Huang et al. in which TAC1 projection neurons that ascend to parabrachial nucleus and medial thalamus are required for coping behaviors associated with sustained pain.[105]

Laminae III–V projection neuron

Laminae III–IV include large neurons that are multipolar and have long dorsally directed dendrites that arborize to lamina I. Virtually all of the neurons having this unique morphology are reported to be projection neurons and to travel through the anterolateral tract to brain areas including the thalamus, parabrachial nucleus, lateral reticular nucleus, and medulla.[36,106] Interestingly, while a majority of them express NK1R in rats,[36] this receptor is rarely detected in similar projection neurons in mice.[17,107] The neurons receive input from peptidergic nociceptors as well as low threshold Aβ afferents and thus have properties of wide dynamic range neurons.[108–111] They also receive input from local DYN excitatory and NPY inhibitory neurons.[112,113] Nevertheless, the functional role of these neurons has not yet been determined.

PSDC projection neurons reside in laminae III/IV (and deeper lamina X).[63] These neurons receive input from local interneurons (60%), primary sensory neurons (34%, majority being Aβ LTMR), and corticospinal projection neurons (6%), and they project to the dorsal column nuclei.[53] The neurons are known to play a role in relaying innocuous discriminative tactile information to the brain as well as in sensory-guided corrective motor movements.[53,61,114] However, PSDC neurons also have been implicated in transmitting nociceptive information, particularly visceral pain.[115] Indeed, noxious visceral stimulation activated a subset of these neurons and severing the PSDC axons dramatically alleviated pelvic cancer pain.[116] While the molecular identity of PSDCs is not clear, Paixao et al. discovered that some of these cells transiently express the transcription factor Zic2.[61] Finding more specific markers for this population would help further investigations into how these cells impact pain.

Spinal interneurons

Spinal interneurons directly relay information only locally within the cord. Diverse populations of spinal interneurons receive pain-related sensory information from primary sensory afferents, integrate the information within and across spinal cord segments, and send the processed signal to projection neurons.

Laminae I–II interneurons

Interneurons make up a majority of the neurons in lamina I and virtually all of the neurons in lamina II.[117] Paired recordings within laminae I and II demonstrate nociceptive-related synaptic connections between interneurons in lamina II and projection neurons in lamina I.[118] Though investigations of the neural populations in these laminae have focused largely on mechanical allodynia, these neurons are also likely to have a role in acute pain. Investigation of the mechanical allodynia circuitry examined the connectivity of transient central cells in lamina II. These neurons have long dendrites that span throughout the sagittal plane and send glutamatergic monosynaptic connections to vertical cells.[119] The vertical cells, located in the outer part of lamina II, receive all types of input- C and Aδ nociceptors as well as Aβ. Their dendrites extend ventrally into lamina II and their axons make glutamatergic monosynaptic connections with lamina I projection neurons. With respect to mechanical allodynia, the A-LTMR input to deeper dorsal horn can still be transmitted to vertical cells (via long dendrites) and central cells (indirectly through PKCγ interneurons); thus, inhibitory interneurons have a critical role in preventing low threshold tactile input from activating this feed forward excitatory pain circuit.[120] Islet cells which are inhibitory and resemble central cells but with longer elongated dendrites that span the rostro–caudal axis (>400 μm in rats) in the sagittal plane are thought to provide the necessary inhibition.[121]

A number of studies have examined the role of interneuron subpopulations in acute pain in rodents. Duan et al. demonstrated that conditional transgenic ablation of spinal $Tac2^+$ lineage neurons does not affect acute mechanical pain sensitivity.[122] Similarly, transient chemogenetic inhibition of PKCγ dorsal horn cells does not induce acute thermal or mechanical pain phenotypes.[50] Ablation of spinal $Tac1$ expressing neurons showed that these neurons are important for persistent coping behavior evoked by sustained noxious stimuli but are dispensable for defensive reflexes in response to acute noxious mechanical and thermal stimuli.[105] It is important, however, to note that $Tac1$ expressing neurons encompass both projection neurons and interneurons; whether TAC1 interneurons specifically are involved in the above behavior phenotype is still unknown. Chemogenetic and optogenetic stimulation of this population induces clear nocifensive behaviors (licking, biting, or paw guarding), conditioned placed aversion, and increased sensitivity to mechanical von Frey stimuli,[101,123,124] while ablation of the neurons decreases acute sensitivity to light static mechanical and chemical stimuli without the development of an innocuous touch phenotype.[122,124] On the other hand, chemogenetic inhibition of calretinin neurons in II_i produced no detectable change in mechanical or thermal threshold.[50] These findings suggest that some but not all CR neurons have a role in acute nociceptive processing. Interestingly, chemogenetic activation of CR neurons did not elicit changes in noxious heat or cold sensitivity, implying that their processing of sensory input is modality specific.[124] Channelrhodopsin-2-assisted circuit mapping experiments showed that calretinin neurons in lamina II have high interconnectivity, which could form an excitatory network that enhances and sustains activity within the dorsal horn and also recruits other types of excitatory and inhibitory interneurons.[101] Moreover, CR neurons directly and indirectly (through somatostatin interneurons) connect to NK1R$^+$ lamina I projection neurons that send axons to the parabrachial nucleus, an area known to be essential in affective components of pain experience.[125] These findings signify that CR neurons serve as amplifiers of the excitability of the dorsal horn and directly modulate the activity of major ascending pain pathways, making CR neurons a key component of the acute pain circuitry. Diphtheria toxin (DTX)-induced ablation of neurons expressing calbindin in mice decreases their sensitivity to graded von Frey stimuli, while chemogenetic activation of the population increases the sensitivity to von Frey stimuli.[56] These findings suggest that calbindin excitatory interneurons in the dorsal horn also play a crucial role in setting the threshold of static tactile sensitivity and contribute to paw withdrawal behavior in the presence of noxious mechanical stimuli. Since behavioral changes elicited by calbindin neuron activation could be due to spinal reflexes rather than the activation of the ascending pain pathway, conditioned place preference or aversion behavioral assays and the identification pre- and postsynaptic targets of calbindin must be elucidated to better understand its function in the dorsal horn circuit.

Laminae III—V interneurons

There are reports that suggest a specific population of laminae III—IV dorsal horn interneurons could be important for withdrawal reflexes associated with mechanical nociceptive stimuli. Utilizing intersectional mouse genetic tools, Gatto et al. recently reported that selective ablation of SDH CCK interneurons significantly decreases paw withdrawal to noxious (pinprick) and nonnoxious (brush) mechanical stimuli.[56] Furthermore, chemogenetic activation of the dorsal horn CCK interneurons increases and qualitatively changes the response to pinprick stimuli, observed as lifting both hindlimbs upon unilateral paw stimulation. Interestingly, Peirs et al. did not report an impairment of static paw withdrawal reflex to noxious stimuli after chemogenetic inhibition of CCK interneurons.[50] Such discrepancies are likely due to the CCK populations targeted. Gatto et al. ablated all CCK-lineage neurons which include neurons in laminae I—II, while Peirs et al. transiently silenced neurons that largely reside in lamina III—IV. The acute phenotypes specific to the former study likely involve neurons in the superficial lamina, while the shared neurons in the deeper lamina are likely responsible for the mechanical allodynia and sensorimotor phenotypes such as foot slip.

Finally with respect to the transient VGLUT3 (tVGLUT3) interneurons, intersectional ablation of the neurons (i.e., the VGLUT3-dorsal horn lineage) causes an increase in punctate mechanical threshold[126]; in contrast, chemogenetic silencing of the tVGLUT3 interneurons largely in lamina III−IV had no effect on static and dynamic mechanical threshold.[50] This difference also may be in part due to manipulating differential subpopulations of tVGLUT3 interneurons. The intersectional genetic ablation approach included much greater CR interneuron population compared to the viral targeting approach utilized by our laboratory.[50,126]

Spinal mechanisms of chronic pain

A seminal publication by Melzack and Wall in 1965 proposed the Gate Control Theory which aimed to delineate a mechanism for the integration of nociceptive and innocuous input from primary afferents in the SDH.[127] They hypothesized that a network of lamina II inhibitory interneurons, activated by both innocuous sensory input and conversely by nociceptive sensory input, act as a gate which modulates and integrates both types of input. In naïve conditions, inhibitory interneurons in lamina II tightly gate innocuous inputs from reaching the pain projection neurons; however, neuropathic or inflammatory injuries can open this "gate" through mechanisms of peripheral and central sensitization, resulting in pathological processing that allows innocuous inputs to activate nociceptive circuits and thus touch to become painful.[5,128]

Central sensitization is a phenomenon of injury-induced maladaptive changes within the central nervous system that cause aberrant and amplified processing of nociceptive and tactile sensory information.[128,129] Central sensitization can be broadly summarized in two defining features: amplified excitatory glutamatergic transmission by both excitatory interneurons and primary afferents and also the attenuation of GABAergic/glycinergic inhibition in the SDH.[5,129] This imbalance of excitatory and inhibitory drive in the SDH has been proposed to underlie the onset and the maintenance of chronic pain.

Evidence that hyperexcitability of excitatory neurons contributes to mechanical allodynia comes from numerous studies. For example, injury-induced increased peripheral sensitivity and drive can lead to N-methyl-D-aspartate receptor and α-amino-3-hydroxy-5-methyl-4-isoxazolepropionic acid (AMPA) receptor-mediated plasticity in the SDH neurons.[5,129] This activity-dependent plasticity leads to amplified excitatory postsynaptic currents (EPSCs), which in turn promotes enduring hyperexcitability in the SDH. This amplified activity in excitatory interneurons is proposed to contribute significantly to the onset and the maintenance of mechanical allodynia. These data are further supported by studies showing that ablation of excitatory interneurons in the SDH profoundly reduces mechanical allodynia following both inflammatory and neuropathic injuries.[122,130]

Studies also provide evidence that various mechanisms of disinhibition drive mechanical allodynia. Intrathecal administration of strychnine and/or bicuculline has been shown to cause robust mechanical allodynia in rats.[131,132] A more recent study showed that ablation of glycinergic inhibitory interneurons expressing glycine transporter 2 (GlyT2) causes mechanical, heat, and cold hypersensitivity.[133] Conversely, the activation of GlyT2[+] interneurons alleviates mechanical allodynia following peripheral nerve injury.[133] Moreover, increasing overall GABAergic transmission in the SDH by intraspinal transplant of GABAergic interneuron precursors also alleviated chemotherapy-induced mechanical and thermal hypersensitivity in mice.[134]

The drive from inhibitory interneurons normally dampens the excitability of primary afferents terminating in the SDH as well as the postsynaptic EPSCs in target excitatory interneurons.[120] Thus, a preferential decrease in the excitability of the inhibitory interneurons contributes to an increase in the activation of excitatory interneurons through multiple mechanisms.[135,136]

Furthermore, neuropathic as well as inflammatory injuries have been shown to cause downregulation of potassium chloride exporter (KCC2), which pumps negatively charged chloride ion out of neurons; this reduction in chloride gradient can in turn impair GABA/glycinergic-mediated hyperpolarization.[137,138] The downregulation of KCC2 expression has been linked to the release of brain-derived neurotrophic factor (BDNF) by microglia (or primary afferents) in the SDH as a consequence of peripheral nerve injury.[139–142] Fascinatingly, the impaired chloride gradient following injury disproportionately affects laminae I–II excitatory interneurons.[143] In addition, activity-dependent plasticity mediated by KCC2 in the superficial SDH has been shown to have a greater effect on mechanical sensitivity over thermal sensitivity, which may underlie the high prevalence of mechanical allodynia in humans following a nerve injury.[144]

Superficial SDH interneuron subpopulations and chronic pain

The SDH is comprised of a complex network of molecularly heterogenous interneuron populations.[12,13,42,53,145] While the field has advanced greatly, the cellular and molecular mechanisms and neural circuits involved remain poorly understood. To develop better therapeutic interventions, it is imperative to have a more thorough understanding of the functional role of the heterogenous network of SDH neuron subpopulations. Recent breakthroughs in viral tracing, genetic, chemogenetic, and optogenetic technologies are allowing pain researchers an unprecedented ability to gain experimental access to individual SDH interneuron subpopulations. Herein, we describe the SDH interneuron populations that play a key role in mechanical allodynia caused by neuropathic and/or inflammatory injuries.

Lamina II interneurons and chronic pain

Lamina II interneurons have a major role in nociceptive information processing and have been the most extensively studied (see Merighi 2018 for an extensive review of the *substantia gelatinosa*).[146] Earlier studies have shown that not only do lamina II interneurons form intralaminar networks, as shown by paired electrophysiological recordings,[119,147,148] but laser-scanning photostimulation experiments have also shown that they are able to receive ventro-dorsal interlaminar input from deeper laminae.[149,150] Of particular interest are the vertical cells located in lamina II_o (see Fig. 4.2).[45] Unlike other morphologically characterized interneurons in lamina II, such as central, radial, and islet cells, which almost exclusively receive intralaminar signals, vertical cells can receive both intra- and interlaminar excitatory and inhibitory signals from deeper laminae as well as C, Aδ, and Aβ primary afferents.[149,151,152] Since the primary synaptic targets of vertical cells are the lamina I NK1R expressing projection neurons, these interneurons are proposed to play an important role in integrating innocuous and nociceptive sensory information.[153] Electrophysiological and neurochemical characterizations of vertical cells have revealed they are primarily excitatory interneurons, although small subset of inhibitory vertical cells has also been reported.[45,46,119,152,154] As evident by the existence of both inhibitory and

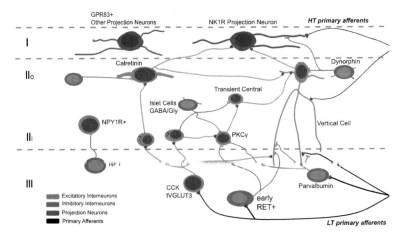

FIGURE 4.2   Cartoon of the dorsal horn network for mechanical allodynia. Excitatory neurons in lamina III (CCK and tVGLUT3) receive low threshold input (not shown) which is gated by inhibitory interneurons (PV, early RET, DYN, islet cells). Peripheral injury causes central sensitization which manifests as excitatory hyperexcitability and decreased feed forward inhibition. With neuropathic injury, a polysynaptic dorsally directed pathway from lamina III to lamina I projection neurons (NK1R) that contain CCK/tVGLUT3 cells, PKCγ cells, transient central cells, and vertical cells is revealed. With inflammatory injury, a different but potentially overlapping dorsally directed polysynaptic pathway from lamina III to lamina I NK1 projection neurons that instead involves calretinin neurons is revealed. The placement of other interneuron populations implicated in mechanical allodynia including NPY1R and NPY is not yet known.

excitatory populations, vertical cells are neurochemically diverse. For instance, a small subset of somatostatin (SOM) expressing interneurons display vertical cell morphology.[154] A recent study also revealed that a subset of DYN interneurons do as well.[122,155] Furthermore, a subset of excitatory CR interneurons in lamina II as well as a subset of excitatory interneurons expressing gastrin releasing peptide receptor (GRPR) also show vertical cell morphology.[156–158] GRPR neurons receive monosynaptic input from GRP neurons and are critical for itch transmission.[159] Whether the GRPR neurons that display vertical cell morphology are involved in chronic pain remains to be determined. What is fascinating is that GRP neurons have recently been identified as a likely candidate for the transient central population,[160] which have been proposed to transmit mechanical allodynia by receiving mono-synaptic input from PKCγ interneurons following nerve injury.[119,161,162] Since the role of GRP neurons in pain transmission is still controversial, further investigations will be required to determine the precise identity of postsynaptic targets of PKCγ interneurons and their involvement in mechanical allodynia.

Somatostatin lineage interneurons

Somatostatin (SOM) is a small polypeptide that was first discovered to reduce the release of other biologically active substances such as growth hormone in the pituitary.[163] SOM works as an inhibitory neurotransmitter through binding to somatostatin receptors, which are Gi-protein coupled.[164] In contrast to SOM lineage neurons in the brain, which are mostly inhibitory, SOM lineage in-terneurons in the superficial SDH are primarily excitatory.[117,122] SOM lineage interneurons account for roughly 60% of excitatory interneurons in lamina I–II and consist of a heterogenous population that expresses different com-binations of neuropeptides such as substance P, NTS, GRP, and/or neurokinin B (NKB) as well as other key proteins such as CR and PKCγ.[165] Conse-quently, SOM interneurons display diverse morphologies and firing patterns including vertical, central, and radial cell morphology and delayed, single firing, and phasic firing patterns.[122] SOM interneurons in lamina II_o receive C- and Aδ fiber input as well as polysynaptic Aβ input.[122] Additionally, unlike lamina II_o SOM lineage interneurons, SOM interneurons in lamina II_i–III border receive greater monosynaptic and polysynaptic Aβ input, in addition to C- and Aδ fiber input. Interestingly, Aβ fiber stimulation in parasagittal pri-mary afferent-attached preparation induced feed forward inhibition onto lamina II SOM lineage interneurons, and application of bicuculine/strychnine induced action potential firing in lamina II_o SOM interneurons. Remarkably, intersectional ablation of SOM lineage interneurons completely abolished Aβ-induced EPSCs as well as action potentials in unidentified neurons located in laminae I–II_o and the laminae II–III border following bicuculline/strychnine administration. These results indicate SOM lineage interneurons are necessary for transmitting Aβ signals from deeper laminae to laminae I–II_o.

Additionally, optogenetic stimulation of SOM lineage interneurons led to cFos expression in lamina I projection neurons.[166] This suggests innocuous input received by lamina II_i SOM lineage interneurons is tightly gated until the loss of inhibition or disinhibition by injury. Indeed, intersectional genetic ablation of SOM lineage interneurons in mice profoundly decreased mechanical sensitivity and acute pain transmission, as well as static and dynamic mechanical allodynia, following peripheral nerve damage or inflammatory injury. Finally, in vivo activation of SOM interneurons by optogenetic stimulation also led to mechanical hypersensitivity and nocifensive behavior, whereas chemogenetically silencing SOM interneurons led to increased mechanical threshold and attenuation of inflammatory injury-induced dynamic mechanical allodynia.[166] These results demonstrate the critical role of SOM lineage interneurons within the SDH for mechanical allodynia following both inflammatory and peripheral nerve injury. That said, as mentioned earlier, SOM lineage interneurons are quite heterogeneous, and distinct circuitry and subpopulations most certainly exist for different somatosensory modalities and dysfunction. For instance, later studies revealed the critical importance of SOM lineage interneurons for transmission of chemically induced itch.[155,167]

Dynorphin interneurons

Dynorphin is an endogenous opioid peptide expressed primarily in laminae $I-II_o$ interneurons.[41] Immunohistochemical analysis revealed the majority of DYN interneurons in laminae $I-II_o$ are GABAergic inhibitory interneurons coexpressing galanin; however, a smaller subset of excitatory DYN interneurons, which do not coexpress galanin, have also been identified.[41,168] Dynorphin interneurons in laminae $I-II_o$ mostly display a tonic firing pattern, but a phasic firing pattern has also been reported.[122,169] DYN interneurons also receive variety of synaptic input from the primary afferents. Primary afferent attached transverse or parasagittal spinal cord sections showed that DYN interneurons receive monosynaptic inputs from $A\beta$, $A\delta$, and C fibers, and polysynaptic inputs from $A\beta$ fibers.[122,169] It has also been suggested that SOM released from both spinal interneurons and primary afferents can inhibit DYN interneurons via activation of SOM receptor 2 (sst2AR).[155,170] In the superficial SDH, inhibitory dynorphin interneurons provide synaptic input to excitatory interneurons, such as SOM^{+}[122] and GRPR^{+} interneurons,[155] as well as lamina I projection neurons.[169,171] Furthermore, in rats, excitatory DYN interneurons only represent 4%—7% of the dynorphin population, but more than 50% of excitatory DYN neurons reside in lamina III.[113] These lamina III excitatory dynorphin interneurons have been shown to provide synaptic input to lamina III NK1R expressing projection neurons.[113] These connections of local interneurons and primary afferents with DYN interneurons indicate a role in both pain and itch transmission. Curiously, however, an earlier study utilizing intersectional genetic ablation of dynorphin interneurons caused spontaneous development of both static and dynamic mechanical allodynia without affecting itch behavior in mice.[122] In the same study, cFos analysis following ablation of this DYN interneuron population revealed spontaneous SOM interneuron activation suggesting dynorphin interneurons provide feed forward inhibition onto SOM$^+$ interneurons. Additionally, a more recent study demonstrated neonatal injury can lead to selective and chronic dysfunction of inhibitory DYN interneurons in the SDH.[172] Neonatal injury led to substantially dampened excitatory synaptic input and reduced intrinsic and extrinsic excitability of inhibitory DYN interneurons. Consequently, neonatal incision injury led to persistent reduction of inhibitory drive from DYN interneurons to lamina I projections neurons, which is suggested to contribute to hypersensitive nociceptive circuits during adulthood. In contrast, genetic knockout of inhibitory interneurons known as B5–I neurons, which include a subset of inhibitory DYN interneurons that coexpress galanin and sst2AR, led to substantially enhanced itch transmission.[170] It was later revealed sst2AR-mediated inhibition of DYN inhibitory interneurons leads to diminished inhibitory drive to GRPR$^+$ interneurons, which caused increased itch transmission in the SDH.[155] These results indicate different subpopulations of DYN interneurons may uniquely gate itch and pain. Moreover, chemogenetic activation of DYN interneurons alleviated itch-like behavior,[155] while chemogenetic silencing amplified itch-like behavior following pruritogen administration.[169] These discrepancies may be in part due to different techniques for neuronal manipulation as well as timing of the manipulation. For instance, intersectional genetic ablation strategy employed by Duan et al. targeted a population of DYN interneurons early in development.[122] In contrast, the designer receptors exclusively activated by designer drugs (DREADDs) strategy required viral vector targeting of the neurons at a different developmental stage.[155] Further investigations will be needed to identify the circuits and subpopulations that transmit itch or chronic pain in the SDH.

Protein kinase C gamma interneurons

Protein kinase C gamma (PKCγ) is a centrally restricted protein kinase involved in Ca^{2+}-dependent intracellular signal transduction.[173] The PKCγ enzyme has been the focus of many pain researchers since earlier knockout studies reported the loss of PKCγ enzyme significantly alleviated mechanical allodynia caused by peripheral nerve injury while preserving acute nociceptive behavior.[51] cFos labeling following strychnine application, which simulates the nerve-injured condition, also revealed PKCγ neurons were engaged during mechanical allodynia.[174] In the same study, the mechanical allodynia induced by strychnine could then be reversed upon application of a PKCγ inhibitor, confirming the involvement of the PKCγ enzyme. Further adding to the evidence, activation of the PKCγ enzyme alone has also been shown to cause both static and dynamic mechanical allodynia.[175] SDH interneurons expressing PKCγ are primarily excitatory and are located within the inner layer of lamina II and to a lesser extent in lamina III.[176–178] PKCγ neurons display diverse morphological and electrophysiological characteristics. For example, a recent study reported 48% of PKCγ neurons were central cells, 18% were vertical cells, 16% were radial cells, and 7% even displayed islet cell morphology.[162] Our group as well as others have reported that PKCγ neurons can display irregular, phasic, tonic, as well as delayed firing patterns in response to long depolarizing current pulses.[50,53,162] PKCγ interneurons in lamina II$_i$ can receive inputs from Aβ, Aδ, and C-LTMR primary afferents,[50,162,179,180] intra-, and interlaminar inputs from SDH interneurons (GABA/Glycinergic inhibitory and VGLUT3$^+$ excitatory interneurons),[53,123,161,162] as well as descending supraspinal serotonergic inputs.[181] The cells, therefore, serve as an important node in the SDH circuit for mechanical allodynia. For example, a feed forward inhibitory mechanism for gating mechanical allodynia has been proposed based on a series of paired electrophysiological recording experiments.[161,162] The seminal work published by Lu and colleagues in 2013 discovered that PKCγ interneurons under physiological condition receive subthreshold input from Aβ fibers but are strongly gated by feed forward inhibition from lamina III glycinergic interneurons.[161] However, upon disinhibition by application of strychnine, PKCγ interneurons were able to fire action potentials upon Aβ fiber activation. This enables PKCγ interneurons to provide strong synaptic input to transient central cells, which in turn are proposed to synapse onto vertical cells to eventually reach lamina I NK1R pain projection neurons, thus converting touch into pain. More recently, the same group also confirmed the involvement of the proposed circuit following peripheral nerve injury.[162] It was also recently demonstrated that descending supraspinal serotonergic input activates 5HT$_{2A}$ receptors expressed on PKCγ interneurons to cause a significant reduction in dendritic arborization of these interneurons.[181] This may be another mechanism of disinhibition, in which inhibitory drive onto PKCγ neurons is reduced to produce mechanical allodynia. Given the incredibly heterogenous nature of SDH interneurons and complex circuits coding for different sensory modalities, it is possible that different injuries affect SDH circuits uniquely. Our earlier publication suggested neuropathic injury may preferentially engage PKCγ interneurons based on cFos analysis following peripheral nerve injury.[123] We have recently demonstrated by targeted interventions that the SDH circuitry involved in mechanical allodynia differs as a function of the injury type.[50] First, PKCγ knockout mice showed preferential alleviation of both static and dynamic mechanical allodynia following peripheral nerve injury. In contrast, PKCγ knockout had no effect on mechanical allodynia induced by inflammatory, surgical, or chemical injury induced by mustard oil, which increases inflammatory cytokines at the site of injury.[50,182]

Secondly, intrathecal administration of the PKCγ inhibitor, γV5-3, also selectively alleviated both static and dynamic mechanical allodynia caused by peripheral nerve injury while failing to rescue mechanical allodynia triggered by inflammatory injury. Earlier studies have classified the capsaicin model as an inflammatory injury[57]; however, in our hands, intradermal injection of capsaicin did not lead to upregulation of inflammatory cytokine mRNA at the site of injection at the time of the behavioral measurement.[50] Interestingly, unlike mustard oil-induced mechanical allodynia, capsaicin-induced mechanical allodynia was significantly attenuated by administration of the PKCγ inhibitor, which suggests that mechanical allodynia induced by a capsaicin model shares similar circuits as peripheral nerve injury with respect to the PKCγ interneurons. Finally, for the first time, we have demonstrated the effect of silencing the PKCγ interneurons themselves, rather than targeting the kinase, on mechanical allodynia following different injury models. We utilized a PKCγ[CreERT2] line developed by the Ginty lab[53] and a custom viral vector expressing the inhibitory DREADD PSAM[L141F]-GlyR.[183] Of note, in our experiments, viral vectors using the human synapsin (hsyn) promoter failed to infect PKCγ neurons; however, a custom viral vector using the CAG promoter successfully transduced PKCγ interneurons in the SDH.[50] As was observed with the PKCγ inhibitor and the knockout mice, silencing PKCγ neurons also preferentially attenuates static and dynamic mechanical allodynia induced by peripheral nerve injury while having no effect on inflammatory pain models. In our hands, this attenuation lasts up to 6 weeks following peripheral nerve injury, which indicates that PKCγ neurons are required for both onset and the maintenance of mechanical allodynia following peripheral nerve injury. That said, it has been also shown that inhibition of the kinase in medullary dorsal horn PKCγ neurons before induction of inflammatory injury attenuates facial mechanical allodynia.[181] This suggests that PKCγ (and likely the neurons) is required for the onset of mechanical allodynia, but that PKCγ neurons and the kinase are dispensable for the maintenance of mechanical allodynia following inflammatory injury.

Calretinin interneurons

Calretinin is a Ca^{2+} binding protein that regulates intracellular Ca^{2+} levels and in the SDH is preferentially expressed by interneurons in lamina II_o.[49] The calretinin interneurons are typically excitatory (85%); however, a smaller subset (15%) express Pax2 and are inhibitory.[49,156] Smith et al. (2015) were the first to identify two distinct morphological and electrophysiological subsets of CR interneurons.[156] First, the "typical" or excitatory CR subpopulation primarily displayed a delayed firing pattern and had central, vertical, and radial morphologies, features commonly observed for excitatory interneurons. Second, the "atypical" or inhibitory CR subpopulation displayed a tonic firing pattern and had an islet cell morphology. Calretinin interneurons also receive inputs from primary afferents, excitatory/inhibitory interneurons, as well as descending supraspinal inputs.[157] Calretinin interneurons primarily respond to input from nociceptive primary afferents and do not respond to innocuous Aβ fiber activation.[50,156] Interestingly, excitatory CR interneurons are gated by both GABAergic/glycinergic inhibitory synaptic transmission; however, inhibitory calretinin interneurons have been shown to be primarily gated by glycinergic inhibitory input.[157] Furthermore, both noradrenergic and serotonergic input from the brain can lead to inhibitory postsynaptic currents (IPSCs) in excitatory CR neurons; however, inhibitory CR neurons do not respond to either noradrenaline or serotonin but produce IPSCs in response to enkephalin.[157] Subsequent studies utilizing optogenetic techniques, retrograde viral tracing, and cFos analysis revealed that CR interneurons provide direct excitatory synaptic input to pain projection neurons in lamina I as well as several SDH interneuron populations.[101,124] As expected, in vivo activation of CR interneurons via optogenetic stimulation or an excitatory DREADD produces mechanical allodynia and spontaneous pain behavior, while inhibition, ablation, or knockout impairs acute nociceptive responses.[56,101,122−124] Sustained optogenetic activation of CR interneurons caused an activity-dependent, long-lasting hyperexcitability, which may be one of the mechanisms underlying injury-induced mechanical allodynia.[101] Finally, CR neurons have also been proposed to receive polysynaptic excitatory signals from deep dorsal horn interneurons that convey mechanical hypersensitivity.[50,123] For example, cFos analysis revealed that significantly more CR neurons are activated in response to innocuous mechanical stimulation following inflammatory injury compared to neuropathic injury.[123] By contrast, an earlier study utilizing intersectional genetic ablation of CR interneurons demonstrated increased acute mechanical threshold, but no effect on static or dynamic allodynia induced by neuropathic injury.[122] These results suggest that CR interneurons play a minor role in acute pain transmission and a major role in mechanical allodynia caused by inflammatory injuries, but are not likely involved in the transmission of nerve injury-induced mechanical allodynia. Indeed, our most recent work confirmed this distinct dorsally directed circuitry in which CR interneurons are critical for mechanical allodynia induced by inflammatory injury.[50] In contrast to PKCγ interneurons, silencing calretinin interneurons via activation of PSAM^{L141F}-GlyR had no effect on either punctate or dynamic allodynia caused by peripheral nerve injury. However, silencing CR neurons profoundly affected both static and dynamic mechanical allodynia caused by inflammatory injury. Moreover, silencing CR interneurons also preferentially alleviated static and dynamic allodynia induced by a postsurgical pain model and static mechanical allodynia induced by mustard oil, two other models of inflammatory injury. That said, the precise dorsally directed polysynaptic circuitry and the potentially different gating mechanisms that are involved in the transmission of the different injury types have not yet been determined. For therapeutic purposes and to understand the basic neurobiology of pain, this is an important area for future investigation.

Laminae III—IV interneurons and chronic pain

In contrast to the translucent appearance of SDH lamina II, the presence of densely myelinated fibers characterizes the more ventral laminae III—IV. As a major site for the termination for innocuous Aβ fibers, lamina III—IV interneurons play an important role in the transmission of innocuous touch (see Chapter 3).[53,184] Additionally, laminae III—IV interneurons form intralaminar and bidirectional interlaminar circuitry within the SDH.[149,150] Interestingly, glycinergic inhibitory interneurons, which often corelease GABA, are concentrated within this region of the SDH.[133,185] As described earlier, these interneurons have been shown to tightly gate innocuous touch under physiological conditions, which is subsequently disrupted by neuropathic or inflammatory injuries.[109,123,126,161,186] As a result, excitatory interneurons within the deeper dorsal horn laminae III—IV region, which normally transduce innocuous stimuli, can now engage nociceptive circuitry within the superficial dorsal horn.[50,122,123,126] For these reasons, laminae III—IV interneurons provide an attractive site for therapeutic intervention.

Neuropeptide Y interneurons

NPY is a polypeptide neurotransmitter with diverse physiological functions, which is expressed throughout the central and peripheral nervous systems.[187] NPY works as an inhibitory neurotransmitter by interacting with NPY receptors, which are G_i-protein coupled.[188] Coincidentally, in the SDH, NPY expression defines a unique GABAergic inhibitory interneuron population that is primarily located throughout laminae I—III with highest abundance in lamina III.[42,187] Earlier studies have suggested that NPY peptide itself plays an important role in the transmission of mechanical allodynia in the SDH (see Nelson et al. 2021 for a comprehensive review of NPY and NPY receptors in the context of chronic pain and itch).[188] Briefly, conditional knockdown of NPY leads to augmented mechanical and thermal hypersensitivity following inflammatory or peripheral nerve injury.[189] Remarkably, conditional knockdown of NPY, as well as NPY receptor antagonists, prolonged as well as reinstated thermal and mechanical hypersensitivity long after nocifensive behavior had been resolved following neuropathic or inflammatory injury.[189] A more recent study has revealed that intrathecal administration of NPY as well as ablation of NPY1 receptor (*Npy1r*) expressing excitatory interneurons, which overlap with previously discussed excitatory interneurons such as those expressing CR, GRP, and/or SOM, alleviated static mechanical allodynia following peripheral nerve injury.[190] These results indicate that NPY provides a tonic inhibitory drive to lamina II excitatory interneurons that has been implicated in the transmission of mechanical allodynia following inflammatory or neuropathic injury. That said, much less was known about the roles of NPY expressing interneurons in chronic pain until the recent advancement in genetic technologies. NPY$^+$ inhibitory interneurons are unique morphologically. Unlike other inhibitory interneurons which display predominantly islet cell morphology, NPY inhibitory interneurons are rarely islet cells.[47] However, like other inhibitory interneuron populations in the SDH, NPY interneurons generally display a tonic firing pattern which provides a tonic inhibitory drive to its postsynaptic targets.[47] NPY interneurons receive C-, Aδ, and Aβ inputs, but rarely receive input from TRPV1 and TRPM8 expressing afferents. This observation suggests that NPY interneurons respond primarily to mechanical stimulation of the periphery.[47,102] Within lamina III, NPY interneurons provide inhibitory synaptic input to lamina III projection neurons.[47,112] Additionally, axonal arborization of NPY interneurons densely innervates lamina II and has been shown to provide inhibitory synaptic input to NPY1R expressing excitatory interneurons as well as lamina I projection neurons.[47,102,191] These results indicate that NPY interneurons likely play a role in the mechanism of feed forward inhibition that gates mechanical allodynia. Interestingly, however, ablation of NPY expressing interneurons had no effect on thermal and mechanical sensitivity following inflammatory injury, though neuropathic injuries were not tested.[192] Most studies that have manipulated NPY interneurons instead have shown a profound effect on only mechanical itch transmission.[191,192] A more recent study used a custom virus with an *Npy* promoter (AAV9.NpyP.tdTomato) which preferentially transduced a subset of inhibitory interneurons located in lamina II$_o$, termed NpyP$^+$.[102] These inhibitory interneurons represented a smaller subset of NPY interneurons in the superficial SDH. For instance, although 98% of NpyP+ interneurons expressed Pax2, only 45% of NpyP+ interneurons expressed *Npy* mRNA. Interestingly, peripheral nerve injury reduced both intrinsic and extrinsic excitability of neurons transduced by the virus, which indicates that these neurons may be involved in gating mechanical allodynia. As expected, DTX-induced ablation of interneurons transduced by intraspinal injection of AAV9.NpyP.DTR-EGFP produced profound morphine resistant static mechanical allodynia.[102] Furthermore, chemogenetic inhibition of NpyP$^+$ interneurons also led to static mechanical allodynia, whereas chemogenetic activation of NpyP$^+$ interneurons alleviated static mechanical allodynia following peripheral nerve injury. These results point to a population within the NpyP$^+$ inhibitory interneurons that may selectively gate mechanical allodynia. Future studies to more fully characterize the molecular composition of the NpyP$^+$ inhibitory population and determine its relationship to NPY interneurons and to mechanical itch and mechanical allodynia arising from inflammatory or neuropathic injury are warranted.

Parvalbumin interneurons

PV is a calcium binding protein that defines a largely distinct inhibitory interneuron population in the SDH.[42,53,58,193] This population is concentrated within laminae II$_i$–III of the SDH in rodents.[53,194,195] Although a majority (∼70%) of the PV interneurons corelease GABA and glycine, excitatory PV interneurons also have been identified.[12,57,58,194] The subset of excitatory PV interneurons shows high overlap (∼74.5%) with CCK interneurons within lamina III; however, only a small proportion of CCK neurons coexpress PV (∼27%).[53,194] Like other inhibitory interneurons in the SDH, inhibitory PV interneurons primarily display islet and central cell morphologies and a tonic firing pattern.[53,193,195] PV interneurons form a highly interconnected synaptic network within the SDH under physiological conditions. Firstly, inhibitory PV interneurons primarily receive myelinated innocuous Aδ and Aβ inputs but do not receive C-LTMR inputs from the periphery.[53,195,196] In contrast, excitatory PV interneurons receive all three general classes of low threshold primary afferent inputs.[53] Secondly, inhibitory PV interneurons provide GABAergic axo-axonic inhibitory input to myelinated primary afferents from both glabrous and hairy skin.[194–196] Thirdly, PV interneurons provide feed forward inhibitory input to PKCγ interneurons, as well as vertical cells in the SDH.[57,196] Finally, a recent optogenetic-paired recording experiment demonstrated PV interneurons also form an intra- and interlaminar network within laminae I–III.[194] Optogenetic activation of PV interneurons in PV^{Cre} Ai32 mice caused reliable monosynaptic and polysynaptic postsynaptic currents in unidentified interneurons throughout laminae I–III as well as in the PV interneurons themselves.[194,197] These results suggest PV interneurons provide far more complex inhibitory synaptic inputs to interneurons other than the PKCγ neurons and vertical cells in the SDH. Bath application of bicuculline diminished optogenetically induced postsynaptic currents in postsynaptic interneurons; however, the majority were abolished by the application of strychnine, indicating inhibitory PV interneurons primarily provide glycinergic inhibitory synaptic input to postsynaptic neurons. Thus, findings on the synaptic connectivity of PV inhibitory interneurons indicate an important role in gating innocuous and nociceptive input under physiological conditions. Not surprisingly, selective ablation of PV interneurons results in the spontaneous development of mechanical allodynia.[57] In contrast, chemogenetic activation of PV interneurons attenuates static mechanical allodynia induced by peripheral nerve injury without affecting acute mechanical and thermal sensitivity.[57] Upon peripheral nerve injury, synaptic connectivity between PV interneurons and PKCγ interneurons was shown to be significantly reduced, suggesting a potential mechanism for the loss of inhibition and subsequent engagement of nociceptive circuits in laminae I–II by innocuous peripheral inputs.[57] Moreover, nerve injury also leads to significantly diminished intrinsic and extrinsic excitability of PV interneurons. This mechanism for the decrease in inhibitory drive may also open the gate for mechanical allodynia.[196] Consistent with this idea, tetanus toxin-induced silencing of PV interneurons significantly upregulated cFos expression in laminae I–II$_o$ induced by innocuous touch.[196]

In contrast to inhibitory PV interneurons, much less is known about the circuitry and potential role of excitatory PV interneurons in chronic pain. A recent study utilizing in situ hybridization reported much higher incidence of excitatory PV interneurons than had been observed by immunostaining, by viral injection of a reporter or by crossing a reporter mouse line to PV^{Cre} mice.[194] Although all PV interneurons showed tonic firing,[53] excitatory and inhibitory PV interneurons showed distinct morphologies.[194] For example, excitatory PV interneurons display a much smaller soma volume as well as dendritic arborizations. Further confirming the excitatory nature of the PV interneurons, a subset of interneurons postsynaptic to PV interneurons failed to produce light-induced oEPSCs once an AMPA receptor antagonist was introduced to the recording chamber.[194] Somewhat surprisingly, optogenetic stimulation of PV interneurons led to increased cFos expression in laminae I–II, suggesting that under these conditions excitatory PV interneurons can engage nociceptive circuits in the superficial SDH. However, PV^{Cre} does not discriminate between inhibitory and excitatory interneurons; therefore, it is unclear whether excitatory PV interneurons play a significant role in the transmission of mechanical allodynia in the SDH. These studies demonstrate that inhibitory PV interneurons are a critical circuit component for static mechanical allodynia following peripheral nerve injury. That said, it is still unclear whether they are necessary for gating dynamic mechanical allodynia or inflammatory injury-induced mechanical allodynia. Further studies will be required to dissect the injury specific circuitry and the potential involvement of excitatory and inhibitory PV interneurons.

Transient VGLUT3 interneurons

Vesicular glutamate transporter type 3 (VGLUT3) packages glutamate into synaptic vesicles. Compared to the other two isoforms, it is expressed relatively sparsely throughout the central and peripheral nervous system.[198] In the SDH, a subset of laminae II$_i$–III interneurons transiently expresses VGLUT3 during the first 1–2 weeks of postnatal development.[126,178] The tVGLUT3 interneurons are mostly excitatory, and a subset of these interneurons also expresses PKCγ, CR, and/or SOM in laminae II–III.[122,176] The tVGLUT3 interneurons display a dorsally directed dendritic arborization consistent with previous characterizations of lamina III interneurons.[123,149,150,199] Additionally, tVGLUT3 interneurons primarily receive monosynaptic inputs from Aβ fibers, but also receive polysynaptic inputs from Aδ- and C fibers.[123,126] Precise synaptic targets of tVGLUT3 interneurons are not known; however, chemogenetic activation of tVGLUT3 interneurons along with mechanical stimulation led to cFos expression in calretinin, PKCγ, and PAX2 expressing interneurons in the superficial SDH suggesting the existence of a dorsally directed neuronal network.[123] Interestingly, VGLUT3 itself has been implicated in chronic pain.[123,179] Global knockout of VGLUT3 alleviated dynamic and static mechanical allodynia caused by both inflammatory and neuropathic injuries.[123,179] Of note, selective knockout of VGLUT3 in the primary afferents had no effect on mechanical allodynia following inflammatory or neuropathic injury.[123] In contrast, the selective knockout of VGLUT3 in the SDH led to a profound reduction in mechanical allodynia caused by both inflammatory and neuropathic injuries. Remarkably, global knockout of VGLUT3 completely abolished strychnine/bicuculline-induced polysynaptic EPSCs in lamina I NK1R$^+$ projection neurons.[123] Therefore, the expression of VGLUT3 in the SDH during development is necessary for converting touch into pain via dorsally directed polysynaptic circuit(s).

Not surprisingly, the interneurons that transiently express VGLUT3 have also been implicated in mechanical allodynia. Chemogenetic activation of VGLUT3$^+$ interneurons reduced mechanical thresholds and induced spontaneous nocifensive behaviors, including paw guarding which is typically associated with mechanical allodynia.[123] Conversely, intersectional genetic ablation of tVGLUT3 interneurons in the SDH increased baseline punctate mechanical thresholds.[126] Interestingly, the same study demonstrated intersectional ablation of tVGLUT3 interneurons selectively alleviated dynamic mechanical allodynia induced by both inflammatory and neuropathic injuries. Chemogenetic silencing of tVGLUT3 interneurons also reduced dynamic mechanical allodynia induced by inflammatory and neuropathic injuries.[50,126] Of note, both ablation and chemogenetic silencing showed a significant attenuation of static allodynia only after inflammatory and not neuropathic injury. These results indicate that the tVGLUT3 population gates dynamic mechanical allodynia induced by both inflammatory and neuropathic injuries and potentially static allodynia after inflammatory injury in adult mice. The tVGLUT3 interneurons are thus an attractive potential therapeutic target for the treatment of dynamic allodynia.

Cholecystokinin interneurons

CCK is a peptide hormone first discovered in the gut, which was shown to trigger gall bladder contraction and release of pancreatic enzymes.[200] CCK has been shown to be widely expressed within the brain and spinal cord.[52,201,202] In the central nervous system, the octapeptide form acts on CCK-B receptors, which are Gq-protein coupled and are widely expressed throughout the brain and spinal cord.[203] CCK interneurons are most densely populated within laminae II$_i$–III and are expressed to a lesser extent throughout laminae I–II.[50,52,53] Interestingly, the tVGLUT3 interneurons discussed earlier show substantial overlap ($\sim 84\%$) with the larger CCK interneuron population.[50] Like the tVGLUT3 interneurons, CCK interneurons display mostly dorsoventral dendritic arbors and are able to receive innocuous inputs from Aδ and Aβ fibers as well as descending corticospinal inputs.[50,53,204] These results indicate CCK interneurons likely play a role in the transmission of innocuous touch. In fact, ablation of the CCK interneuron population caused impaired sensitivity to light touch induced by brush and sticky tape.[56] Moreover, intersectional ablation of CCK neurons that express Lbx1 or somatostatin increased the withdrawal threshold to punctate mechanical stimulation by von Frey filaments.[56] On the other hand, chemogenetic activation of CCK interneurons decreased the withdrawal threshold as well as increased spontaneous pain behavior, again including paw guarding.[50,56] These results indicate CCK interneurons likely serve as a primary node in the circuit that mediates the transfer of touch information to nociceptive neurons when central sensitization mechanisms are induced by inflammatory or neuropathic injuries. Indeed, ablation of CCK neurons in the SDH completely abolished both dynamic and static mechanical allodynia following peripheral nerve injury.[204] Furthermore, unlike tVGLUT3 interneurons, chemogenetic silencing of CCK interneurons also caused significant attenuation of both static and dynamic allodynia following inflammatory as well as neuropathic injuries.[50] Interestingly, corticospinal projections from S1/S2 cortex were shown to amplify mechanical allodynia by providing excitatory synaptic input to CCK interneurons.[204] Genetic ablation of corticospinal projections significantly attenuated brush-evoked cFos expression in the SDH as well as pERK expression in NK1R$^+$ projection neurons following peripheral nerve injury.[204] Together, these studies indicate that a subset of CCK interneurons that transiently express VGLUT3 during development preferentially conveys dynamic mechanical allodynia, whereas CCK interneurons that do not transiently express VGLUT3 convey static mechanical allodynia induced by both inflammatory and neuropathic injuries. Of note, unlike genetic ablation of CCK interneurons, chemogenetic silencing did not affect baseline dynamic or static mechanical sensitivity, though it did affect innocuous sensitivity to sticky tape. Given the efficacy of the chemogenetic approach in reversing dynamic, static, and thermal allodynia under both inflammatory and neuropathic conditions without significant changes in acute sensory behavior, targeting CCK interneurons may be a more therapeutically advantageous approach to treating chronic pain conditions in humans.[50] Finally, the precise polysynaptic circuits that originate from CCK interneurons and are differentially affected as a function of injury type are still not clear. Further investigations to delineate these divergent circuits will provide important information about precise targets that can be used to treat chronic pain conditions depending on the type of injury.

Early receptor tyrosine kinase interneurons

The receptor tyrosine kinase (RET) can be activated by glial cell line-derived neurotrophic factor (GDNF).[205] Expression of RET defines a unique inhibitory interneuron population that is located throughout the deeper laminae III−V early in development.[206] These are referred to as early RET interneurons. Similar to VGLUT3, RET is highly expressed during the first 2 weeks of postnatal development, but by third week, its expression is greatly diminished. Additional interneurons express RET during the second postnatal week. These are located in the superficial laminae and are not considered part of the early RET$^+$ population. In the adult, the early RET$^+$ interneurons make up about third of the inhibitory interneurons within the deep dorsal horn.[206] They use GABA and glycine as transmitters, showing 50% overlap with *Glyt2,* 80% overlap with *Gad1/2*, and roughly 25%−30% overlap with PV interneurons. They do not express nNOS or DYN. The early RET$^+$ interneurons are morphologically diverse, displaying islet ($\sim$29%), radial ($\sim$22%), vertical ($\sim$16%), inverted stalked (8%), and unclassified ($\sim$25%) cell types. That said, the vast majority of early RET$^+$ interneurons show a tonic firing pattern like other inhibitory interneurons within the SDH. Early RET$^+$ interneurons receive mono- and polysynaptic Aδ and Aβ inputs as well as both peptidergic and nonpeptidergic C fiber inputs.[206] Moreover, early RET$^+$ interneurons form an inhibitory synaptic network among each other and provide feed forward glycinergic inhibitory synaptic input to PKCγ and SOM$^+$ interneurons in the superficial SDH. Finally, early RET$^+$ interneurons also provide GABAergic presynaptic inhibitory drive to both Aβ and C fibers. These results show that early RET$^+$ inhibitory interneurons modulate both innocuous and nociceptive primary afferent input presynaptically as well as postsynaptically by inhibiting PKCγ and SOM$^+$ interneurons within the superficial SDH. Indeed, optogenetic activation of early RET$^+$ interneurons prevented Aβ-evoked polysynaptic EPSCs in lamina II$_i$ interneurons following bicuculline/strychnine application. Additionally, selective ablation of early RET$^+$ interneurons in the SDH caused spontaneous development of both dynamic and static mechanical allodynia as well as thermal hypersensitivity. Furthermore, ablation of early RET$^+$ interneurons exacerbated dynamic and static mechanical allodynia induced by inflammatory and peripheral nerve injuries as well as by capsaicin. On the other hand, chemogenetic activation of early RET$^+$ interneurons not only attenuated acute mechanical and thermal sensitivity, but also alleviated static mechanical allodynia induced by inflammatory and peripheral nerve injuries as well as thermal allodynia induced by inflammatory injury. Taken together, early RET$^+$ interneurons represent an attractive therapeutic target for modulating both acute and chronic pain. Lastly, since early RET$^+$ interneurons provide inhibitory synaptic input to SOM$^+$ interneurons, they may also modulate itch behavior; thus, further investigation may reveal a role for early RET$^+$ interneurons in modulating chronic itch in the SDH.

Conclusions

The SDH consists of complex, highly heterogenous neural circuits. We have outlined unique subpopulations of excitatory and inhibitory interneurons that form converging and diverging circuits that govern different somatosensory modalities in both naïve conditions and after distinct types of injuries. The advances discussed in this chapter demonstrate that somatosensory inputs are not processed as a "labeled line," but rather, they are integrated in complex circuits within the SDH that are differentially regulated by the type and intensity of peripheral and descending synaptic input, as well as by diverse combinations of local interneuron populations. The temporal identification of neuronal ensembles for distinct somatosensory modalities and input will further help delineate the somatosensory coding mechanisms within the SDH. Recent advances in genetic and viral targeting approaches also allow pain researchers unprecedented access to unique populations of SDH interneurons. Identification of promoters and other regulatory elements that drive gene expression in distinct interneuron populations may allow for the development of much desired therapeutic interventions to treat pain via gene therapy. Finally, it is important to note that a vast majority of investigations have been performed in rodents. Many therapeutic interventions for the treatment of chronic pain often demonstrate remarkable efficacy when treating rodents; however, many of these interventions fail to translate to humans.[8,10,207] More recent efforts comparing mice and nonhuman primate peripheral sensory neurons demonstrated both distinct and shared genetic features.[83] Future studies investigating the potential differences and similarities in the SDH circuitry between mice and nonhuman primates as well as humans would greatly advance the field and enhance the translation of therapeutic interventions from rodents to humans for the treatment of chronic pain diseases.

Abbreviations

A-LTMR: alpha fiber low threshold mechanoreceptor
AMPA: α-amino-3-hydroxy-5-methyl-4-isoazolo propanoic acid
BDNF: brain-derived neurotrophic factor
C-LTMR: C-fiber low threshold mechanoreceptor
Cck: cholecystokinin
CCK-B: cholecystokinin B
cFos: Fos proto-oncogene, AP-1 transcription factor subunit
Cpne4: copine4; protein coating gene
CR: calretinin
DREADD: designer receptors exclusively activated by designer drugs
DTX: Diphtheria toxin
DYN: dynorphin
EPSCs: excitatory postsynaptic currents
GABA: γ-aminobutyric acid
GAD: glutamate decarboxylase

GBX1: gastrulation brain homeobox 1
GDNF: glial cell line-derived neurotrophic factor
GluR #: glutamate receptor
GlyR: glycine receptor
GlyT2: glycine transporter
GPCRs: G-protein-coupled receptors
GRP: gastrin-releasing peptide
GRP83: G-protein-coupled receptor 83
GRPR: gastrin releasing peptide receptor
Hsyn: human synapsin
IPSCs: inhibitory postsynaptic currents
KCC2: potassium chloride exporter
Lamina IIi: lamina II ventral inner region
Lamina IIo: lamina II dorsal outer region
Lbx1: ladybird homeobox 1
LMX1B: LIM homeobox transcription factor 1 beta
LPb: lateral parabrachial nucleus
LTMR: low threshold mechanoreceptor
LYPD1: Ly6/PLAUR Domain Containing 1
Maf: musculoaponeurotic fibrosarcoma oncogene family protein
MRGPRs: MAS-related G-protein-coupled receptors
mRNA: messenger RNA
Nav #: voltage-gate sodium channel subunit #
NK1R: neurokinin 1 receptor
NKB: neurokinin B
NMDA: N-methyl-D-aspartate
NMUR2: neuromedin U receptor 2
nNOS: neuronal nitric oxide synthase
Npff: neuropeptide FF
NPY: neuropeptide Y
Npy1r: NPY1 receptor
NpyP: neuropeptide Y promoter
NSAIDs: nonsteroidal antiinflammatory drugs
NTS: neurotensin
PAX2: paired box 2
pERK: phosphorylated extracellular signal-regulated kinase
PKCγ: protein kinase C gamma
PLAUR: plasminogen activator, urokinase receptor
PSAM: pharmacologically selective actuator modules
PSDC: postsynaptic dorsal column
PV: parvalbumin
RAR: retinoic acid receptor
Reln: reelin
RET: receptor tyrosine kinase
RNA: ribonucleic acid
RORα: RAR-related orphan receptor alpha
RORβ: RAR-related orphan receptor beta
S1/S2 cortex: somatosensory 1/2 cortex
scRNA-seq: single cell RNA-sequencing
SDH: spinal dorsal horn

SOM: somatostatin
SPB: spinoparabrachial
sst2AR: somatostatin (SOM) receptor 2
TAC #: tachykinin precursor # (e.g., 1, 2)
TACR #: tachykinin receptor # (e.g., 1, 2)
TLX3: transcription factor T-cell leukemia homeobox protein 3
TRH: thyrotropin releasing hormone
TRP: transient receptor potential
TRPM8: transient receptor potential cation channel subfamily M (melastatin) member 8
TRPV1: transient receptor potential cation channel subfamily V member 1
tVGLUT3: transient VGLUT3
VGLUT#: vesicular glutamate transporter # (e.g., 2, 3)
Zic2: zinc finger protein of the cerebellum 2

References

1. Raja SN, Carr DB, Cohen M, et al. The revised international association for the study of pain definition of pain: concepts, challenges, and compromises. *Pain.* 2020;161(9):1976−1982.

2. Dudgeon BJ, Ehde DM, Cardenas DD, et al. Describing pain with physical disability: narrative interviews and the mcgill pain questionnaire. *Arch Phys Med Rehabil.* 2005;86(1):109−115.

3. Alles SRA, Smith PA. Etiology and pharmacology of neuropathic pain. *Pharmacol Rev.* 2018;70(2):315−347.

4. Costigan M, Scholz J, Woolf CJ. Neuropathic pain: a maladaptive response of the nervous system to damage. *Annu Rev Neurosci.* 2009;32:1−32.

5. Basbaum AI, Bautista DM, Scherrer G, Julius D. Cellular and molecular mechanisms of pain. *Cell.* 2009;139(2):267−284.

6. Bouhassira D, Attal N, Alchaar H, et al. Comparison of pain syndromes associated with nervous or somatic lesions and development of a new neuropathic pain diagnostic questionnaire (Dn4). *Pain.* 2005;114(1−2):29−36.

7. Finnerup NB, Attal N, Haroutounian S, et al. Pharmacotherapy for neuropathic pain in adults: a systematic review and meta-analysis. *Lancet Neurol.* 2015;14(2):162−173.

8. Yekkirala AS, Roberson DP, Bean BP, Woolf CJ. Breaking barriers to novel analgesic drug development. *Nat Rev Drug Discov.* 2017;16(8):545−564.

9. Stemkowski PL, Smith PA. An overview of animal models of neuropathic pain. In: Toth C, Moulin DE, eds. *Neuropathic Pain, Causes, Management and Understanding.* Cambridge University Press; 2013:33−50.

10. Yezierski RP, Hansson P. Inflammatory and neuropathic pain from bench to bedside: what went wrong? *J Pain.* 2018;19(6):571−588.

11. Rexed D. The cytoarchitectonic organization of the spinal cord in the cat. *J Comp Neurol.* 1952;96(3):414−495.

12. Haring M, Zeisel A, Hochgerner H, et al. Neuronal atlas of the dorsal horn defines its architecture and links sensory input to transcriptional cell types. *Nat Neurosci.* 2018;21(6):869−880.

13. Sathyamurthy A, Johnson KR, Matson KJE, et al. Massively parallel single nucleus transcriptional profiling defines spinal cord neurons and their activity during behavior. *Cell Rep.* 2018;22(8):2216−2225.

14. Zeisel A, Hochgerner H, Lonnerberg P, et al. Molecular architecture of the mouse nervous system. *Cell.* 2018;174(4):999−1014 e22.

15. Al-Khater KM, Kerr R, Todd AJ. A quantitative study of spinothalamic neurons in Laminae I, III, and IV in lumbar and cervical segments of the rat spinal cord. *J Comp Neurol.* 2008;511(1):1−18.

16. Al-Khater KM, Todd AJ. Collateral projections of neurons in Laminae I, III, and IV of rat spinal cord to thalamus, periaqueductal gray matter, and lateral parabrachial area. *J Comp Neurol.* 2009;515(6):629−646.

17. Cameron D, Polgár E, Gutierrez-Mecinas M, et al. The organisation of spinoparabrachial neurons in the mouse. *Pain.* 2015;156(10):2061−2071.

18. Christensen BN, Perl ER. Spinal neurons specifically excited by noxious or thermal stimuli: marginal zone of the dorsal horn. *J Neurophysiol.* 1970;33(2):293−307.

19. Koch SC, Acton D, Goulding M. Spinal circuits for touch, pain, and itch. *Annu Rev Physiol.* 2018;80:189−217.

20. Lima D, Avelino A, Coimbra A. Morphological characterization of marginal (Lamina I) neurons immunoreactive for substance P, enkephalin, dynorphin and gamma-aminobutyric acid in the rat spinal cord. *J Chem Neuroanat.* 1993;6(1):43−52.

21. Lima D, Coimbra A. A golgi study of the neuronal population of the marginal zone (Lamina I) of the rat spinal cord. *J Comp Neurol.* 1986;244(1):53−71.

22. Al Ghamdi KS, Polgár E, Todd AJ. Soma size distinguishes projection neurons from neurokinin 1 receptor-expressing interneurons in lamina i of the rat lumbar spinal dorsal horn. *Neuroscience.* 2009;164(4):1794−1804.

23. Prescott SA, De Koninck Y. Four cell types with distinctive membrane properties and morphologies in lamina i of the spinal dorsal horn of the adult rat. *J Physiol.* 2002;539(Pt 3):817−836.

24. Light AR, Trevino DL, Perl ER. Morphological features of functionally defined neurons in the marginal zone and substantia gelatinosa of the spinal dorsal horn. *J Comp Neurol.* 1979;186(2):151−171.

25. Graham BA, Brichta AM, Callister RJ. Moving from an averaged to specific view of spinal cord pain processing circuits. *J Neurophysiol.* 2007;98(3):1057−1063.

26. Todd AJ, Puskar Z, Spike RC, et al. Projection neurons in lamina i of rat spinal cord with the neurokinin 1 receptor are selectively innervated by substance p-containing afferents and respond to noxious stimulation. *J Neurosci: Off J Soc Neurosci.* 2002;22(10):4103−4113.

27. Todd AJ, Hughes DI, Polgar E, et al. The expression of vesicular glutamate transporters Vglut1 and Vglut2 in neurochemically defined axonal populations in the rat spinal cord with emphasis on the dorsal horn. *Eur J Neurosci.* 2003;17(1):13−27.

28. Polgar E, Durrieux C, Hughes DI, Todd AJ. A quantitative study of inhibitory interneurons in Laminae I-III of the mouse spinal dorsal horn. *PLoS One.* 2013;8(10):e78309.

29. Del Barrio MG, Bourane S, Grossmann K, et al. A transcription factor code defines nine sensory interneuron subtypes in the mechanosensory area of the spinal cord. *PLoS One.* 2013;8(11):e77928.

30. Zeilhofer HU, Wildner H, Yevenes GE. Fast synaptic inhibition in spinal sensory processing and pain control. *Physiol Rev.* 2012;92(1):193−235.

31. Barber RP, Vaughn JE, Saito K, McLaughlin BJ, Roberts E. Gabaergic terminals are presynaptic to primary afferent terminals in the substantia gelatinosa of the rat spinal cord. *Brain Res.* 1978;141(1):35−55.

32. Ma W, Behar T, Chang L, Barker JL. Transient increase in expression of gad65 and gad67 mrnas during postnatal development of rat spinal cord. *J Comp Neurol.* 1994;346(1):151−160.

33. Mackie M, Hughes DI, Maxwell DJ, Tillakaratne NJ, Todd AJ. Distribution and colocalisation of glutamate decarboxylase isoforms in the rat spinal cord. *Neuroscience.* 2003;119(2):461−472.

34. Tamamaki N, Yanagawa Y, Tomioka R, et al. Green fluorescent protein expression and colocalization with calretinin, parvalbumin, and somatostatin in the Gad67-Gfp Knock-in mouse. *J Comp Neurol.* 2003;467(1):60−79.

35. Choi S, Hachisuka J, Brett MA, et al. Parallel ascending spinal pathways for affective touch and pain. *Nature.* 2020;587(7833):258−263.

36. Todd AJ, McGill MM, Shehab SA. Neurokinin 1 receptor expression by neurons in Laminae I, III and IV of the rat spinal dorsal horn that project to the brainstem. *Eur J Neurosci.* 2000;12(2):689−700.

37. Barik A, Sathyamurthy A, Thompson J, et al. A spinoparabrachial circuit defined by Tacr1 expression drives pain. *Elife.* 2021;10:e61135.

38. Polgar E, Bell AM, Gutierrez-Mecinas M, et al. Substance P-expressing neurons in the superficial dorsal horn of the mouse spinal cord: insights into their functions and their roles in synaptic circuits. *Neuroscience.* 2020;450:113−125.

39. Gutierrez-Mecinas M, Bell A, Polgar E, Watanabe M, Todd AJ. Expression of neuropeptide FF defines a population of excitatory interneurons in the superficial dorsal horn of the mouse spinal cord that respond to noxious and pruritic stimuli. *Neuroscience.* 2019;416:281−293.

40. Akopians AL, Babayan AH, Beffert U, et al. Contribution of the reelin signaling pathways to nociceptive processing. *Eur J Neurosci.* 2008;27(3):523−537.

41. Sardella TC, Polgar E, Garzillo F, et al. Dynorphin is expressed primarily by gabaergic neurons that contain galanin in the rat dorsal horn. *Mol Pain.* 2011;7:76.

42. Boyle KA, Gutierrez-Mecinas M, Polgar E, et al. A quantitative study of neurochemically defined populations of inhibitory interneurons in the superficial dorsal horn of the mouse spinal cord. *Neuroscience.* 2017;363:120−133.

43. Molander C, Xu Q, Grant G. The cytoarchitectonic organization of the spinal cord in the rat. i. the lower thoracic and lumbosacral cord. *J Comp Neurol.* 1984;230(1):133−141.

44. Zylka MJ, Rice FL, Anderson DJ. Topographically distinct epidermal nociceptive circuits revealed by axonal tracers targeted to Mrgprd. *Neuron.* 2005;45(1):17−25.

45. Grudt TJ, Perl ER. Correlations between neuronal morphology and electrophysiological features in the rodent superficial dorsal horn. *J Physiol.* 2002;540(Pt 1):189−207.

46. Maxwell DJ, Belle MD, Cheunsuang O, Stewart A, Morris R. Morphology of inhibitory and excitatory interneurons in superficial laminae of the rat dorsal horn. *J Physiol.* 2007;584(Pt 2):521−533.

47. Iwagaki N, Ganley RP, Dickie AC, et al. A combined electrophysiological and morphological study of neuropeptide Y-Expressing inhibitory interneurons in the spinal dorsal horn of the mouse. *Pain.* 2016;157(3):598−612.

48. Ganley RP, Iwagaki N, del Rio P, et al. Inhibitory interneurons that express GFP in the PRP-GFP mouse spinal cord are morphologically heterogeneous, innervated by several classes of primary afferent and include Lamina I projection neurons among their postsynaptic targets. *J Neurosci.* 2015;35(19):7626−7642.

49. Gutierrez-Mecinas M, Davis O, Polgar E, et al. Expression of calretinin among different neurochemical classes of interneuron in the superficial dorsal horn of the mouse spinal cord. *Neuroscience.* 2019;398:171−181.

50. Peirs C, Williams SG, Zhao X, et al. Mechanical allodynia circuitry in the dorsal horn is defined by the nature of the injury. *Neuron.* 2021;109(1):73−90 e7.

51. Malmberg AB, Chen C, Tonegawa S, Basbaum AI. Preserved acute pain and reduced neuropathic pain in mice lacking PKCgamma. *Science*. 1997;278(5336).279—283.

52. Gutierrez-Mecinas M, Bell AM, Shepherd F, et al. Expression of cholecystokinin by neurons in mouse spinal dorsal horn. *J Comp Neurol*. 2019;527(11):1857—1871.

53. Abraira VE, Kuehn ED, Chirila AM, et al. The cellular and synaptic architecture of the mechanosensory dorsal horn. *Cell*. 2017;168(1—2):295—310 e19.

54. Horch KW, Tuckett RP, Burgess PR. A key to the classification of cutaneous mechanoreceptors. *J Invest Dermatol*. 1977;69(1):75—82.

55. Bourane S, Grossmann KS, Britz O, et al. Identification of a spinal circuit for light touch and fine motor control. *Cell*. 2015;160(3):503—515.

56. Gatto G, Bourane S, Ren X, et al. A functional topographic map for spinal sensorimotor reflexes. *Neuron*. 2021;109(1):91—104 e5.

57. Petitjean H, Pawlowski SA, Fraine SL, et al. Dorsal horn parvalbumin neurons are gatekeepers of touch-evoked pain after nerve injury. *Cell Rep*. 2015;13(6):1246—1257.

58. Antal M, Polgar E, Chalmers J, et al. Different populations of parvalbumin- and calbindin-D28k-immunoreactive neurons contain gaba and accumulate 3h-D-aspartate in the dorsal horn of the rat spinal cord. *J Comp Neurol*. 1991;314(1):114—124.

59. Laing I, Todd AJ, Heizmann CW, Schmidt HH. Subpopulations of gabaergic neurons in Laminae I-III of rat spinal dorsal horn defined by coexistence with classical transmitters, peptides, nitric oxide synthase or parvalbumin. *Neuroscience*. 1994;61(1):123—132.

60. Koch SC, Del Barrio MG, Dalet A, et al. Rorbeta spinal interneurons gate sensory transmission during locomotion to secure a fluid walking gait. *Neuron*. 2017;96(6):1419—1431 e5.

61. Paixao S, Loschek L, Gaitanos L, et al. Identification of spinal neurons contributing to the dorsal column projection mediating fine touch and corrective motor movements. *Neuron*. 2019;104(4):749—764 e6.

62. Bennett GJ, Seltzer Z, Lu GW, Nishikawa N, Dubner R. The cells of origin of the dorsal column postsynaptic projection in the lumbosacral enlargements of cats and monkeys. *Somatosens Res*. 1983;1(2):131—149.

63. Giesler Jr GJ, Nahin RL, Madsen AM. Postsynaptic dorsal column pathway of the rat. i. anatomical studies. *J Neurophysiol*. 1984;51(2):260—275.

64. Day AS, Wen CY, Shieh JY, Sun WZ, Lue JH. Somatic noxious mechanical stimulation induces fos expression in the postsynaptic dorsal column neurons in Laminae III and IV of the rat spinal dorsal horn. *Neurosci Res*. 2001;40(4):343—350.

65. Al-Chaer ED, Westlund KN, Willis WD. Sensitization of postsynaptic dorsal column neuronal responses by colon inflammation. *Neuroreport*. 1997;8(15):3267—3273.

66. Al-Chaer ED, Feng Y, Willis WD. Comparative study of viscerosomatic input onto postsynaptic dorsal column and spinothalamic tract neurons in the primate. *J Neurophysiol*. 1999;82(4):1876—1882.

67. Lallemend F, Ernfors P. Molecular interactions underlying the specification of sensory neurons. *Trends Neurosci*. 2012;35(6):373—381.

68. Liu Y, Yang F-C, Okuda T, et al. Mechanisms of compartmentalized expression of mrg class g-protein-coupled sensory receptors. *J Neurosci*. 2008;28(1):125—132.

69. Dong X, Han S-k, Zylka MJ, Simon MI, Anderson DJ. A diverse family of gpcrs expressed in specific subsets of nociceptive sensory neurons. *Cell*. 2001;106(5):619—632.

70. Rosenbaum T, Simon SA. Frontiers in neuroscience Trpv1 receptors and signal transduction. In: Liedtke WB, Heller S, eds. *Trp Ion Channel Function in Sensory Transduction and Cellular Signaling Cascades*. Boca Raton (FL): Taylor & Francis Group, LLC.; 2007. CRC Press/Taylor & Francis Copyright © 2007.

71. Caterina MJ, Schumacher MA, Tominaga M, et al. The capsaicin receptor: a heat-activated ion channel in the pain pathway. *Nature*. 1997;389(6653):816−824.
72. Peier AM, Moqrich A, Hergarden AC, et al. A Trp channel that senses cold stimuli and menthol. *Cell*. 2002;108(5):705−715.
73. Wilson SR, Gerhold KA, Bifolck-Fisher A, et al. Trpa1 is required for histamine-independent, mas-related g protein−coupled receptor−mediated itch. *Nat Neurosci*. 2011;14(5):595−602.
74. Baker MD, Wood JN. Involvement of Na+ channels in pain pathways. *Trends Pharmacol Sci*. 2001;22(1):27−31.
75. Sharma N, Flaherty K, Lezgiyeva K, et al. The emergence of transcriptional identity in somatosensory neurons. *Nature*. 2020;577(7790):392−398.
76. Usoskin D, Furlan A, Islam S, et al. Unbiased classification of sensory neuron types by large-scale single-cell Rna sequencing. *Nat Neurosci*. 2015;18(1):145−153.
77. Li C-L, Li K-C, Wu D, et al. Somatosensory neuron types identified by high-coverage single-cell Rna-sequencing and functional heterogeneity. *Cell Res*. 2016;26(1):83−102.
78. Ma Q. Population coding of somatic sensations. *Neurosci Bull*. 2012;28(2):91−99.
79. Ray P, Torck A, Quigley L, et al. Comparative transcriptome profiling of the human and mouse dorsal root ganglia: an Rna-Seq-based resource for pain and sensory neuroscience research. *Pain*. 2018;159(7):1325−1345.
80. Haberberger RV, Barry C, Dominguez N, Matusica D. Human dorsal root ganglia. *Front Cell Neurosci*. 2019;13(271).
81. North RY, Li Y, Ray P, et al. Electrophysiological and transcriptomic correlates of neuropathic pain in human dorsal root ganglion neurons. *Brain*. 2019;142(5):1215−1226.
82. Shiers SI, Sankaranarayanan I, Jeevakumar V, et al. Convergence of peptidergic and non-peptidergic protein markers in the human dorsal root ganglion and spinal dorsal horn. *J Comp Neurol*. 2021;529(10):2771−2788.
83. Kupari J, Usoskin D, Parisien M, et al. Single cell transcriptomics of primate sensory neurons identifies cell types associated with chronic pain. *Nat Commun*. 2021;12(1):1510.
84. Krotov V, Tokhtamysh A, Kopach O, et al. Functional characterization of lamina X neurons in ex-vivo spinal cord preparation. *Front Cell Neurosci*. 2017;11.
85. Burstein R, Potrebic S. Retrograde labeling of neurons in the spinal cord that project directly to the amygdala or the orbital cortex in the rat. *J Comp Neurol*. 1993;335(4):469−485.
86. Bernard JF, Dallel R, Raboisson P, Villanueva L, Le Bars D. Organization of the efferent projections from the spinal cervical enlargement to the parabrachial area and periaqueductal gray: a Pha-L study in the rat. *J Comp Neurol*. 1995;353(4):480−505.
87. Feil K, Herbert H. Topographic organization of spinal and trigeminal somatosensory pathways to the rat parabrachial and Kölliker-fuse nuclei. *J Comp Neurol*. 1995;353(4):506−528.
88. Gauriau C, Bernard J-F. A comparative reappraisal of projections from the superficial laminae of the dorsal horn in the rat: the forebrain. *J Comp Neurol*. 2004;468(1):24−56.
89. Burstein R, Dado RJ, Cliffer KD, Giesler GJ. Physiological characterization of spinohypothalamic tract neurons in the lumbar enlargement of rats. *J Neurophysiol*. 1991;66(1):261−284.
90. Burstein R, Giesler GJ. Retrograde labeling of neurons in spinal cord that project directly to nucleus accumbens or the septal nuclei in the rat. *Brain Res*. 1989;497(1):149−154.

91. Todd AJ. Neuronal circuitry for pain processing in the dorsal horn. *Nat Rev Neurosci*. 2010;11(12):823−836.

92. Szucs P, Luz LL, Lima D, Safronov BV. Local axon collaterals of lamina i projection neurons in the spinal cord of young rats. *J Comp Neurol*. 2010;518(14):2645−2665.

93. Browne TJ, Hughes DI, Dayas CV, Callister RJ, Graham BA. projection neuron axon collaterals in the dorsal horn: placing a new player in spinal cord pain processing. *Front Physiol*. 2020;11.

94. Spike RC, Puskár Z, Andrew D, Todd AJ. A quantitative and morphological study of projection neurons in lamina i of the rat lumbar spinal cord. *Eur J Neurosci*. 2003;18(9):2433−2448.

95. Polgár E, Wright LL, Todd AJ. A quantitative study of brainstem projections from Lamina I neurons in the cervical and lumbar enlargement of the rat. *Brain Res*. 2010;1308:58−67.

96. Zhang E-T, Han Z-S, Craig AD. Morphological classes of spinothalamic lamina i neurons in the cat. *J Comp Neurol*. 1996;367(4):537−549.

97. Zhang ET, Craig AD. Morphology and distribution of spinothalamic lamina i neurons in the monkey. *J Neurosci: Off J Soc Neurosci*. 1997;17(9):3274−3284.

98. Almarestani L, Waters SM, Krause JE, Bennett GJ, Ribeiro-da-Silva A. Morphological characterization of spinal cord dorsal horn Lamina I neurons projecting to the parabrachial nucleus in the rat. *J Comp Neurol*. 2007;504(3):287−297.

99. Olave MJ, Maxwell DJ. Neurokinin-1 projection cells in the rat dorsal horn receive synaptic contacts from axons that possess Alpha2c-adrenergic receptors. *J Neurosci: Off J Soc Neurosci*. 2003;23(17):6837−6846.

100. Polgár E, Al-Khater KM, Shehab S, Watanabe M, Todd AJ. Large projection neurons in Lamina I of the rat spinal cord that lack the neurokinin 1 receptor are densely innervated by Vglut2-containing axons and possess glur4-containing Ampa receptors. *J Neurosci*. 2008;28(49):13150−13160.

101. Smith KM, Browne TJ, Davis OC, et al. Calretinin positive neurons form an excitatory amplifier network in the spinal cord dorsal horn. *Elife*. 2019;8.

102. Tashima R, Koga K, Yoshikawa Y, et al. A subset of spinal dorsal horn interneurons crucial for gating touch-evoked pain-like behavior. *Proc Natl Acad Sci U S A*. 2021;118(3).

103. Yasaka T, Tiong SY, Polgar E, et al. A putative relay circuit providing low-threshold mechanoreceptive input to Lamina I projection neurons via vertical cells in Lamina II of the rat dorsal horn. *Mol Pain*. 2014;10:3.

104. Braz J, Solorzano C, Wang X, Basbaum AI. Transmitting pain and itch messages: a contemporary view of the spinal cord circuits that generate gate control. *Neuron*. 2014;82(3):522−536.

105. Huang T, Lin S-H, Malewicz NM, et al. Identifying the pathways required for coping behaviours associated with sustained pain. *Nature*. 2019;565(7737):86−90.

106. Ding YQ, Takada M, Shigemoto R, Mizumo N. Spinoparabrachial tract neurons showing substance p receptor-like immunoreactivity in the lumbar spinal cord of the rat. *Brain Res*. 1995;674(2):336−340.

107. Sheahan TD, Warwick CA, Fanien LG, Ross SE. The neurokinin-1 receptor is expressed with gastrin-releasing peptide receptor in spinal interneurons and modulates itch. *J Neurosci*. 2020;40(46):8816−8830.

108. Naim M, Spike RC, Watt C, Shehab SA, Todd AJ. Cells in Laminae III and IV of the rat spinal cord that possess the neurokinin-1 receptor and have dorsally directed dendrites receive a major synaptic input from tachykinin-containing primary afferents. *J Neurosci: Off J Soc Neurosci*. 1997;17(14):5536−5548.

109. Torsney C, MacDermott AB. Disinhibition opens the gate to pathological pain signaling in superficial neurokinin 1 receptor-expressing neurons in rat spinal cord. *J Neurosci.* 2006;26(6):1833−1843.

110. Gutierrez-Mecinas M, Bell AM, Marin A, et al. Preprotachykinin a is expressed by a distinct population of excitatory neurons in the mouse superficial spinal dorsal horn including cells that respond to noxious and pruritic stimuli. *Pain.* 2017;158(3):440−456.

111. Fernandes EC, Santos IC, Kokai E, et al. Low- and high-threshold primary afferent inputs to spinal lamina iii antenna-type neurons. *Pain.* 2018;159(11):2214−2222.

112. Polgár E, Shehab SA, Watt C, Todd AJ. Gabaergic neurons that contain neuropeptide y selectively target cells with the neurokinin 1 receptor in Laminae III and IV of the rat spinal cord. *J Neurosci: Off J Soc Neurosci.* 1999;19(7):2637−2646.

113. Baseer N, Polgár E, Watanabe M, et al. Projection neurons in Lamina III of the rat spinal cord are selectively innervated by local dynorphin-containing excitatory neurons. *J Neurosci: Off J Soc Neurosci.* 2012;32(34):11854−11863.

114. Dobry PJK, Casey KL. Roughness discrimination in cats with dorsal column lesions. *Brain Res.* 1972;44(2):385−397.

115. Goodman-Keiser MD, Qin C, Thompson AM, Foreman RD. Upper thoracic postsynaptic dorsal column neurons conduct cardiac mechanoreceptive information, but not cardiac chemical nociception in rats. *Brain Res.* 2010;1366:71−84.

116. Hirshberg RM, Ai-Chaer ED, Lawand NB, Westlund KN, Willis WD. Is there a pathway in the posterior funiculus that signals visceral pain? *Pain.* 1996;67(2−3):291−305.

117. Todd AJ. Identifying functional populations among the interneurons in Laminae I-III of the spinal dorsal horn. *Mol Pain.* 2017;13, 1744806917693003.

118. Price DD, Hayashi H, Dubner R, Ruda MA. Functional relationships between neurons of marginal and substantia gelatinosa layers of primate dorsal horn. *J Neurophysiol.* 1979;42(6):1590−1608.

119. Lu Y, Perl ER. Modular organization of excitatory circuits between neurons of the spinal superficial dorsal horn (Laminae I and II). *J Neurosci.* 2005;25(15):3900−3907.

120. Hughes DI, Todd AJ. Central nervous system targets: inhibitory interneurons in the spinal cord. *Neurotherapeutics.* 2020;17(3):874−885.

121. Heinke B, Ruscheweyh R, Forsthuber L, Wunderbaldinger G, Sandkuhler J. Physiological, neurochemical and morphological properties of a subgroup of gabaergic spinal Lamina II neurones identified by expression of green fluorescent protein in mice. *J Physiol.* 2004;560(Pt 1):249−266.

122. Duan B, Cheng L, Bourane S, et al. Identification of spinal circuits transmitting and gating mechanical pain. *Cell.* 2014;159(6):1417−1432.

123. Peirs C, Williams SP, Zhao X, et al. Dorsal horn circuits for persistent mechanical pain. *Neuron.* 2015;87(4):797−812.

124. Petitjean H, Bourojeni FB, Tsao D, et al. Recruitment of spinoparabrachial neurons by dorsal horn calretinin neurons. *Cell Rep.* 2019;28(6):1429−1438 e4.

125. Chiang MC, Nguyen EK, Canto-Bustos M, et al. Divergent neural pathways emanating from the lateral parabrachial nucleus mediate distinct components of the pain response. *Neuron.* 2020;106(6):927−939. e5.

126. Cheng L, Duan B, Huang T, et al. Identification of spinal circuits involved in touch-evoked dynamic mechanical pain. *Nat Neurosci.* 2017;20(6):804−814.

127. Melzack R, Wall PD. Pain mechanisms: a new theory. *Science.* 1965;150(3699):971−979.

128. Woolf CJ. Evidence for a central component of post-injury pain hypersensitivity. *Nature.* 1983;306(5944):686−688.

129. Woolf CJ. Central sensitization: uncovering the relation between pain and plasticity. *Anesthesiology.* 2007;106(4):864–867.
130. Wang X, Zhang J, Eberhart D, et al. Excitatory superficial dorsal horn interneurons are functionally heterogeneous and required for the full behavioral expression of pain and itch. *Neuron.* 2013;78(2):312–324.
131. Yaksh TL. Behavioral and autonomic correlates of the tactile evoked allodynia produced by spinal glycine inhibition: effects of modulatory receptor systems and excitatory amino acid antagonists. *Pain.* 1989;37(1):111–123.
132. Loomis CW, Khandwala H, Osmond G, Hefferan MP. Coadministration of intrathecal strychnine and bicuculline effects synergistic allodynia in the rat: an isobolographic analysis. *J Pharmacol Exp Ther.* 2001;296(3):756–761.
133. Foster E, Wildner H, Tudeau L, et al. Targeted ablation, silencing, and activation establish glycinergic dorsal horn neurons as key components of a spinal gate for pain and itch. *Neuron.* 2015;85(6):1289–1304.
134. Braz JM, Wang X, Guan Z, Rubenstein JL, Basbaum AI. Transplant-mediated enhancement of spinal cord gabaergic inhibition reverses paclitaxel-induced mechanical and heat hypersensitivity. *Pain.* 2015;156(6):1084–1091.
135. Balasubramanyan S, Stemkowski PL, Stebbing MJ, Smith PA. Sciatic chronic constriction injury produces cell-type specific changes in the electrophysiological properties of rat substantia gelatinosa neurons. *J Neurophysiol.* 2006;96:579–590.
136. Alles SRA, Bandet MV, Eppler K, et al. Acute anti-allodynic action of gabapentin in dorsal horn and primary somatosensory cortex: correlation of behavioural and physiological data. *Neuropharmacology.* 2017;113(Pt A):576–590.
137. Coull JA, Boudreau D, Bachand K, et al. Trans-synaptic shift in anion gradient in spinal lamina i neurons as a mechanism of neuropathic pain. *Nature.* 2003;424(6951):938–942.
138. Locke S, Yousefpour N, Mannarino M, et al. Peripheral and central nervous system alterations in a rat model of inflammatory arthritis. *Pain.* 2020;161(7):1483–1496.
139. Coull JA, Beggs S, Boudreau D, et al. Bdnf from microglia causes the shift in neuronal anion gradient underlying neuropathic pain. *Nature.* 2005;438(7070):1017–1021.
140. Beggs S, Trang T, Salter MW. P2x4r+ microglia drive neuropathic pain. *Nat Neurosci.* 2012;15(8):1068–1073.
141. Tsuda M, Shigemoto-Mogami Y, Koizumi S, et al. P2x4 receptors induced in spinal microglia gate tactile allodynia after nerve injury. *Nature.* 2003;424(6950):778–783.
142. Trang T, Beggs S, Wan X, Salter MW. P2x4-Receptor-mediated synthesis and release of brain-derived neurotrophic factor in microglia is dependent on calcium and P38-mitogen-activated protein kinase activation. *J Neurosci.* 2009;29(11):3518–3528.
143. Lee KY, Ratte S, Prescott SA. Excitatory neurons are more disinhibited than inhibitory neurons by chloride dysregulation in the spinal dorsal horn. *Elife.* 2019;8.
144. Ferrini F, Perez-Sanchez J, Ferland S, et al. Differential chloride homeostasis in the spinal dorsal horn locally shapes synaptic metaplasticity and modality-specific sensitization. *Nat Commun.* 2020;11(1):3935.
145. Peirs C, Seal RP. Neural circuits for pain: recent advances and current views. *Science.* 2016;354(6312):578–584.
146. Merighi A. The histology, physiology, neurochemistry and circuitry of the substantia gelatinosa rolandi (lamina II) in mammalian spinal cord. *Prog Neurobiol.* 2018;169:91–134.
147. Lu Y, Perl ER. A specific inhibitory pathway between substantia gelatinosa neurons receiving direct c-fiber input. *J Neurosci.* 2003;23(25):8752–8758.

148. Labrakakis C, Lorenzo LE, Bories C, Ribeiro-da-Silva A, De Koninck Y. Inhibitory coupling between inhibitory interneurons in the spinal cord dorsal horn. *Mol Pain.* 2009;5:24.

149. Kato G, Kawasaki Y, Koga K, et al. Organization of intralaminar and translaminar neuronal connectivity in the superficial spinal dorsal horn. *J Neurosci.* 2009;29(16):5088−5099.

150. Kato G, Kosugi M, Mizuno M, Strassman AM. Three-dimensional organization of local excitatory and inhibitory inputs to neurons in Laminae III-IV of the spinal dorsal horn. *J Physiol.* 2013;591(22):5645−5660.

151. Chen S, Gao XF, Zhou Y, et al. A spinal neural circuitry for converting touch to itch sensation. *Nat Commun.* 2020;11(1):5074.

152. Yasaka T, Kato G, Furue H, et al. Cell-type-specific excitatory and inhibitory circuits involving primary afferents in the substantia gelatinosa of the rat spinal dorsal horn in vitro. *J Physiol.* 2007;581(Pt 2):603−618.

153. Gobel S. Golgi studies of the neurons in layer ii of the dorsal horn of the medulla (Trigeminal Nucleus Caudalis). *J Comp Neurol.* 1978;180(2):395−413.

154. Yasaka T, Tiong SYX, Hughes DI, Riddell JS, Todd AJ. Populations of inhibitory and excitatory interneurons in lamina ii of the adult rat spinal dorsal horn revealed by a combined electrophysiological and anatomical approach. *Pain.* 2010;151(2):475−488.

155. Huang J, Polgar E, Solinski HJ, et al. Circuit dissection of the role of somatostatin in itch and Pain. *Nat Neurosci.* 2018;21(5):707−716.

156. Smith KM, Boyle KA, Madden JF, et al. Functional heterogeneity of calretinin-expressing neurons in the mouse superficial dorsal horn: implications for spinal pain processing. *J Physiol.* 2015;593(19):4319−4339.

157. Smith KM, Boyle KA, Mustapa M, et al. Distinct forms of synaptic inhibition and neuromodulation regulate calretinin-positive neuron excitability in the spinal cord dorsal horn. *Neuroscience.* 2016;326:10−21.

158. Koga K, Yamagata R, Kohno K, et al. Sensitization of spinal itch transmission neurons in a mouse model of chronic itch requires an astrocytic factor. *J Allergy Clin Immunol.* 2020;145(1):183−191 e10.

159. Pagani M, Albisetti GW, Sivakumar N, et al. How gastrin-releasing peptide opens the spinal gate for itch. *Neuron.* 2019;103(1):102−117 e5.

160. Dickie AC, Bell AM, Iwagaki N, et al. Morphological and functional properties distinguish the substance p and gastrin-releasing peptide subsets of excitatory interneuron in the spinal cord dorsal horn. *Pain.* 2019;160(2):442−462.

161. Lu Y, Dong H, Gao Y, et al. A feed-forward spinal cord glycinergic neural circuit gates mechanical allodynia. *J Clin Invest.* 2013;123(9):4050−4062.

162. Wang Q, Zhang X, He X, et al. Synaptic dynamics of the feed-forward inhibitory circuitry gating mechanical allodynia in mice. *Anesthesiology.* 2020;132(5):1212−1228.

163. Brazeau P, Vale W, Burgus R, et al. Hypothalamic polypeptide that inhibits the secretion of immunoreactive pituitary growth hormone. *Science.* 1973;179(4068):77−79.

164. Liguz-Lecznar M, Urban-Ciecko J, Kossut M. Somatostatin and somatostatin containing neurons in shaping neuronal activity and plasticity. *Front Neural Circuits.* 2016;10:48.

165. Gutierrez-Mecinas M, Furuta T, Watanabe M, Todd AJ. a quantitative study of neurochemically defined excitatory interneuron populations in Laminae I-III of the mouse spinal cord. *Mol Pain.* 2016;12.

166. Christensen AJ, Iyer SM, Francois A, et al. In vivo interrogation of spinal mechanosensory circuits. *Cell Rep.* 2016;17(6):1699−1710.

167. Fatima M, Ren X, Pan H, et al. Spinal somatostatin-positive interneurons transmit chemical itch. *Pain.* 2019;160(5):1166−1174.

168. Simmons DR, Spike RC, Todd AJ. Galanin is contained in gabaergic neurons in the rat spinal dorsal horn. *Neurosci Lett.* 1995;187(2):119−122.

169. Brewer CL, Styczynski LM, Serafin EK, Baccei ML. Postnatal maturation of spinal dynorphin circuits and their role in somatosensation. *Pain.* 2020;161(8):1906−1924.

170. Kardon AP, Polgar E, Hachisuka J, et al. Dynorphin acts as a neuromodulator to inhibit itch in the dorsal horn of the spinal cord. *Neuron.* 2014;82(3):573−586.

171. Hachisuka J, Koerber HR, Ross SE. Selective-cold output through a distinct subset of Lamina I spinoparabrachial neurons. *Pain.* 2020;161(1):185−194.

172. Brewer CL, Li J, O'Conor K, Serafin EK, Baccei ML. Neonatal injury evokes persistent deficits in dynorphin inhibitory circuits within the adult mouse superficial dorsal horn. *J Neurosci.* 2020;40(20):3882−3895.

173. Saito N, Shirai Y. Protein kinase C gamma (Pkc Gamma): function of neuron specific isotype. *J Biochem.* 2002;132(5):683−687.

174. Miraucourt LS, Dallel R, Voisin DL. Glycine inhibitory dysfunction turns touch into pain through Pkcgamma interneurons. *PLoS One.* 2007;2(11):e1116.

175. Pham-Dang N, Descheemaeker A, Dallel R, Artola A. Activation of medullary dorsal horn gamma isoform of protein kinase c interneurons is essential to the development of both static and dynamic facial mechanical allodynia. *Eur J Neurosci.* 2016;43(6):802−810.

176. Polgar E, Fowler JH, McGill MM, Todd AJ. The types of neuron which contain protein kinase c gamma in rat spinal cord. *Brain Res.* 1999;833(1):71−80.

177. Mori M, Kose A, Tsujino T, Tanaka C. Immunocytochemical localization of protein kinase c subspecies in the rat spinal cord: light and electron microscopic study. *J Comp Neurol.* 1990;299(2):167−177.

178. Peirs C, Patil S, Bouali-Benazzouz R, et al. Protein kinase c gamma interneurons in the rat medullary dorsal horn: distribution and synaptic inputs to these neurons, and subcellular localization of the enzyme. *J Comp Neurol.* 2014;522(2):393−413.

179. Seal RP, Wang X, Guan Y, et al. Injury-induced mechanical hypersensitivity requires c-low threshold mechanoreceptors. *Nature.* 2009;462(7273):651−655.

180. Neumann S, Braz JM, Skinner K, Llewellyn-Smith IJ, Basbaum AI. Innocuous, not noxious, input activates pkcgamma interneurons of the spinal dorsal horn via myelinated afferent fibers. *J Neurosci.* 2008;28(32):7936−7944.

181. Alba-Delgado C, Mountadem S, Mermet-Joret N, et al. 5-Ht2a receptor-induced morphological reorganization of pkcgamma-expressing interneurons gates inflammatory mechanical allodynia in rat. *J Neurosci.* 2018;38(49):10489−10504.

182. Zhao C, Leitges M, Gereau RWt. Isozyme-specific effects of protein kinase c in pain modulation. *Anesthesiology.* 2011;115(6):1261−1270.

183. Magnus CJ, Lee PH, Atasoy D, et al. Chemical and genetic engineering of selective ion channel-ligand interactions. *Science.* 2011;333(6047):1292−1296.

184. Abraira VE, Ginty DD. The sensory neurons of touch. *Neuron.* 2013;79(4):618−639.

185. Zeilhofer HU, Studler B, Arabadzisz D, et al. Glycinergic neurons expressing enhanced green fluorescent protein in bacterial artificial chromosome transgenic mice. *J Comp Neurol.* 2005;482(2):123−141.

186. Takazawa T, Choudhury P, Tong CK, et al. Inhibition mediated by glycinergic and gabaergic receptors on excitatory neurons in mouse superficial dorsal horn is location-specific but modified by inflammation. *J Neurosci.* 2017;37(9):2336−2348.

187. Rowan S, Todd AJ, Spike RC. Evidence that neuropeptide Y is present in gabaergic neurons in the superficial dorsal horn of the rat spinal cord. *Neuroscience.* 1993;53(2):537−545.

188. Nelson TS, Taylor BK. Targeting spinal neuropeptide Y1 receptor-expressing interneurons to alleviate chronic pain and itch. *Prog Neurobiol.* 2021;196:101894.

189. Solway B, Bose SC, Corder G, Donahue RR, Taylor BK. Tonic inhibition of chronic pain by neuropeptide Y. *Proc Natl Acad Sci U S A*. 2011;108(17):7224−7229.

190. Nelson TS, Fu W, Donahue RR, et al. Facilitation of neuropathic pain by the Npy Y1 receptor-expressing subpopulation of excitatory interneurons in the dorsal horn. *Sci Rep*. 2019;9(1):7248.

191. Acton D, Ren X, Di Costanzo S, et al. Spinal Neuropeptide Y1 receptor-expressing neurons form an essential excitatory pathway for mechanical itch. *Cell Rep*. 2019;28(3):625−639 e6.

192. Bourane S, Duan B, Koch SC, et al. Gate control of mechanical itch by a subpopulation of spinal cord interneurons. *Science*. 2015;350(6260):550−554.

193. Yamamoto T, Carr PA, Baimbridge KG, Nagy JI. Parvalbumin- and calbindin D28k-immunoreactive neurons in the superficial layers of the spinal cord dorsal horn of rat. *Brain Res Bull*. 1989;23(6):493−508.

194. Gradwell M, Boyle K, Browne T, et al. Diversity of inhibitory and excitatory parvalbumin interneuron circuits in the dorsal horn. *Pain*. 2022;163:e432−e452. https://doi.org/10.1097/j.pain.0000000000002422.

195. Hughes DI, Sikander S, Kinnon CM, et al. Morphological, neurochemical and electrophysiological features of parvalbumin-expressing cells: a likely source of Axo-Axonic inputs in the mouse spinal dorsal horn. *J Physiol*. 2012;590(16):3927−3951.

196. Boyle KA, Gradwell MA, Yasaka T, et al. Defining a spinal microcircuit that gates myelinated afferent input: implications for tactile allodynia. *Cell Rep*. 2019;28(2):526−540 e6.

197. Yang K, Ma R, Wang Q, Jiang P, Li YQ. Optoactivation of parvalbumin neurons in the spinal dorsal horn evokes GABA release that is regulated by presynaptic GABAB receptors. *Neurosci Lett*. 2015;594:55−59.

198. Seal RP. Do the distinct synaptic properties of vgluts shape pain? *Neurochem Int*. 2016;98:82−88.

199. Polgar E, Thomson S, Maxwell DJ, Al-Khater K, Todd AJ. a population of large neurons in Laminae III and IV of the rat spinal cord that have long dorsal dendrites and lack the neurokinin 1 receptor. *Eur J Neurosci*. 2007;26(6):1587−1598.

200. Ivy A, Oldberg E. A hormone mechanism for gall-bladder contraction and evacuation. *Am J Physiol Leg Content*. 1928;86(3):599−613.

201. Vanderhaeghen JJ, Signeau JC, Gepts W. New peptide in the vertebrate CNS reacting with antigastrin antibodies. *Nature*. 1975;257(5527):604−605.

202. Imam SA. Quantitative distribution of gastrin-like immunoreactive peptide in brain [proceedings]. *Biochem Soc Trans*. 1980;8(1):50−51.

203. Moran TH, Robinson PH, Goldrich MS, McHugh PR. Two brain cholecystokinin receptors: implications for behavioral actions. *Brain Res*. 1986;362(1):175−179.

204. Liu Y, Latremoliere A, Li X, et al. Touch and tactile neuropathic pain sensitivity are set by corticospinal projections. *Nature*. 2018;561(7724):547−550.

205. Nosrat CA, Tomac A, Hoffer BJ, Olson L. Cellular and developmental patterns of expression of ret and glial cell line-derived neurotrophic factor receptor alpha Mrnas. *Exp Brain Res*. 1997;115(3):410−422.

206. Cui L, Miao X, Liang L, et al. Identification of early RET+ deep dorsal spinal cord interneurons in gating pain. *Neuron*. 2016;91(5):1137−1153.

207. Clark JD. Preclinical pain research: can we do better? *Anesthesiology*. 2016;125(5):846−849.

Chapter 5

Cholinergic spinal interneurons

Patricia E. Phelps and Alexa Marie Tierno

UCLA, Department of Integrative Biology and Physiology, Los Angeles, CA, United States

Introduction

The cholinergic interneurons in the spinal cord were discovered shortly after the first specific monoclonal antibodies were generated against the acetylcholine-synthesizing enzyme, choline acetyltransferase (ChAT).[1,2] We initially examined somatic motor neurons, but then discovered that there were additional ChAT-labeled neurons within the rat spinal cord. These novel cholinergic neurons were examined and named in young postnatal rats and also identified in adult and embryonic rats.[3-5] Overall, we concluded that, in addition to the somatic and sympathetic or parasympathetic preganglionic projection neurons, there were three distinct groups of cholinergic interneurons present throughout the spinal cord: the dorsal horn cells, the central canal cluster cells, and the partition cells (Fig. 5.1). These three populations of cholinergic neurons were found in other species, including mice[6-8] and monkeys.[9] In this chapter, the initial characterization of these cholinergic interneuron populations will be reviewed, followed by more recent studies that further define their identity, connections, and functions.

Cholinergic dorsal horn interneurons

Studies reported that the most common cholinergic dorsal horn neurons were in lamina III and had several rostrocaudally oriented dendrites; typically their dorsal dendrites formed an elaborate longitudinal plexus best visualized in the sagittal plane (Fig. 5.2).[3,4,7,9-11] These ChAT-labeled dorsal horn neurons in rodents were initially thought to give rise to a dense band of cholinergic terminal staining in lamina III and a light band in lamina I, many of which were definitive synaptic terminals.[3,10] Studies using lamina-specific dorsal horn markers determined that the most intensely labeled part of this cholinergic plexus was concentrated in lamina II inner ventral, marked by the PKCγ-labeled neurons, whereas lamina III contained lower levels of immunoreactivity.[7,10,11] Additional

Spinal Interneurons. https://doi.org/10.1016/B978-0-12-819260-3.00010-X

159

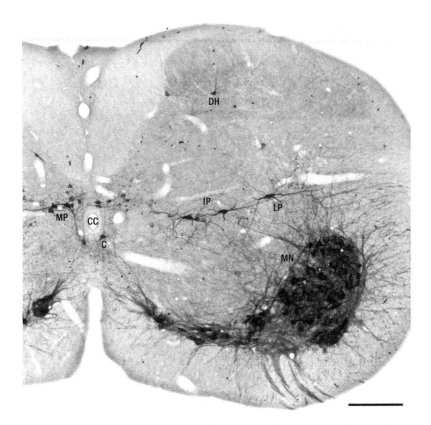

FIGURE 5.1   A coronal section of a 14-day-old cervical spinal cord specimen illustrates the three populations of cholinergic interneurons: Large partition cells (MP, IP, LP), small central canal cluster cells (C), and small dorsal horn neurons (DH). The partition cells and somatic motor neurons (MNs) are intensely ChAT-immunoreactive, whereas the dorsal horn and central canal cluster cells are moderately labeled. The dorsal band of punctate structures is barely detectible in this section. Scale bar = 200 µm.

ChAT-immunoreactive neurons were scattered in laminae IV and V, with a few small cholinergic neurons found near the lateral partition cells and larger oval-shaped cells located in the medial dorsal horn (Fig. 5.2).[3,4]

Initially cholinergic dorsal horn neurons were considered to be interneurons due to the fact that no cholinergic elements were observed in the dorsal root ganglia (DRG), dorsal roots, or their central varicosities.[3,10] Mesnage et al.[7] also did not detect immunocytochemical expression of ChAT in DRGs using a goat anti-ChAT antiserum (Chemicon Millipore, AB 144P),[12] yet they found some genetically labeled cholinergic (ChAT-eGFP) DRG neurons in their mice. These authors concluded that, at most, the DRG afferents would have only a minimal contribution to the cholinergic terminals found in laminae II inner ventral.

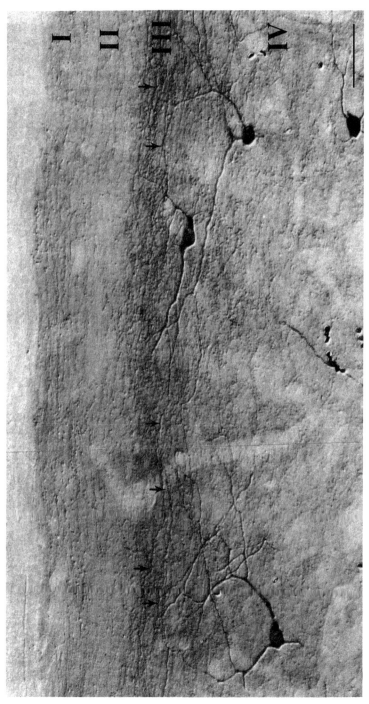

FIGURE 5.2   Adult cholinergic dorsal horn interneurons in a sagittal section are illustrated with a Nomarski photomicrograph. Cell bodies of ChAT-positive neurons are found in lamina III–V and the dendrites of lamina III neurons form a longitudinal plexus in laminae II inner ventral and III. Based on later studies, the lamina III marker should be slightly more ventral. Scale bar = 50 μm. *This figure was reproduced with permission from Barber et al.*[3]

When we studied the embryonic development of the cholinergic dorsal interneurons, we were surprised to find that they appeared to be derived from the ventral ventricular zone and were first detected as a "U-shaped" group of cells (Fig. 5.3A). In addition, these dorsal horn neurons were generated synchronously with the central canal cluster cells on embryonic days 13–14 (Fig. 5.3A).[5,13] Initially, these cholinergic interneurons surrounded the ventral

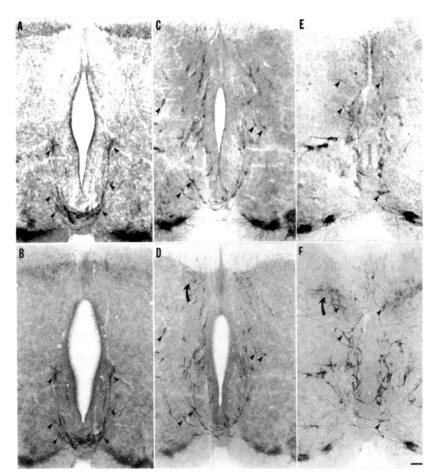

FIGURE 5.3 A "U-shaped" group of neurons are identified with ChAT immunohistochemistry (A, C, E, brown), photographed, and subsequently, the **same** sections were processed for NADPH-histochemistry (B, D, F, blue). (A, B) On embryonic day 16, the "U-shaped" cell group (*arrowheads*) is concentrated in the ventral commissure, surrounds the ventral ventricular zone, and expresses both brown ChAT- and blue NADPH-diaphorase. (C, D) By embryonic day 17, the ChAT and diaphorase-labeled cells have dispersed dorsally and laterally. A small number of diaphorase-only cells (D, *curved arrow*) were first detected in the dorsomedial spinal cord, near the roof plate. (E, F) On embryonic day 19, the cholinergic and diaphorase expressing "U-shaped" cells are found dorsally in laminae III–V and around the central canal. The diaphorase-only neurons (F, *curved arrow*) are still clustered dorsomedially and later disperse into lamina II. Scale bar = 100 μm. *This figure was reproduced with permission from Phelps et al.[15]*

half of the ventricular zone, and included a number of cells in the ventral commissure (Fig. 5.3A). Over the next several days, neurons from the "U-shaped" group migrated into the dorsal horn, and possibly guided along commissural axons (Fig. 5.3A,C, and E).[5,14,15] In addition to being cholinergic, most of the dorsally migrating neurons also expressed NADPH-diaphorase histochemistry, a marker that indicates the presence of the enzyme that generates nitric oxide, i.e., nitric oxide synthase (Fig. 5.3B,D, and F).[15,16] To confirm that the "U-shaped cells" migrated tangentially from the ventral to the dorsal horn, we transected the ventral half of embryonic slice cultures and determined that the number and distribution of cholinergic dorsal horn neurons depended upon the extent of the ventral excision.[15] These results, together with studies from the adult dorsal horn, showed that there are two distinct populations of neurons that express NADPH-diaphorase: those in lamina III that express ChAT and originate from the ventral ventricular zone, and those in lamina II that are not cholinergic and are derived from the dorsal ventricular zone (Fig. 5.3A–F).[5,15,17–19]

The cholinergic dorsal horn neurons that express NADPH-diaphorase also are thought to coexpress GABA.[20] Detailed electron microscopic studies reported that the dendrites of these cholinergic interneurons receive substantial synaptic input from both unmyelinated and myelinated primary afferents.[10,11] In addition, the axons of these cholinergic neurons formed axoaxonic contacts with the primary afferent terminals and also contacted other dorsal horn neurons.[10] The cholinergic dorsal interneurons may function as components of an inhibitory feedback pathway that could modulate both nociceptive and nonnociceptive sensory information and provide intersegmental integration within the spinal cord.[7,10,11]

Central canal cluster cells within lamina X

These small cholinergic neurons are distinguished by their close proximity to and encircling of the central canal within lamina X and were named central canal cluster cells (Fig. 5.4A).[3,4] Throughout the spinal cord, these interneurons were distributed within both the ventral and dorsal gray commissures and laterally were intermixed with the large, medially located partition cells (Fig. 5.4A and B). In autonomic areas, however, central canal cluster cells within the dorsal commissure were difficult to distinguish from somewhat larger centrally located sympathetic preganglionic neurons or central autonomics.[3,4] Central canal cluster cells have several dendrites that can extend into the contralateral intermediate gray matter (Fig. 5.4A, arrow). A unique feature of these interneurons is that their thin, varicose processes course rostrally and caudally in longitudinally oriented fascicles near the base of the ependymal cells (Fig. 5.4A, arrowheads; Fig. 5.4B, arrows).[3]

Developmentally, the central canal cluster cells are generated synchronously with the cholinergic dorsal horn neurons on embryonic days 13–14,

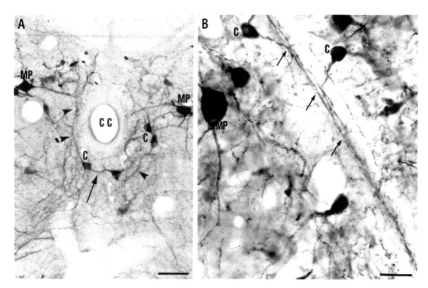

FIGURE 5.4   Two populations of cholinergic interneurons are found near the central canal (CC) in the cervical spinal cord: central canal cluster cells (C) and medial partition neurons (MP). (A) The smaller cholinergic central canal cluster cells surround the central canal in lamina X. These ChAT-positive cells and their processes (*arrowheads*) are found within the ventral gray commissure (*arrow*). The larger ChAT-labeled partition cells are more densely immunoreactive than the central canal cells in this 14-day postnatal specimen. (B) A horizontal section located just ventral to the central canal has both partition and central canal cluster cells in a 21-day old specimen. Processes from central canal cluster cells (*arrows*) branch and course longitudinally within the gray matter of the ventral commissure next to the ependyma. Scale bars = 25 µm. *This figure was modified with permission from Phelps et al.*[4]

plus they are both derived from the "U-shaped group" and coexpress NADPH-diaphorase (Fig. 5.3).[5,13,18] Recently, Gotts et al.[8] reported that about one-third of the cholinergic central canal cluster cells colocalized with GAD67-GFP in both adult and juvenile mice throughout the cervical, thoracic, and lumbar levels of the spinal cord. Most of these GABAergic central canal cells were located ventral or ventrolateral to the central canal. Together, these findings show that there are several populations of central canal cluster cells.

More recent studies reported that central canal cluster cells are involved in locomotor spinal networks. Tillakaratne et al.[21] tested treadmill stepping in intact adult rats and reported activating more Fos-expressing cholinergic central canal cluster cells following weight bearing stepping, than in nonstepping controls. A subsequent study analyzed the effects of cholinergic interneuron activation following a complete spinal cord transection and treatments with epidural stimulation and a serotonergic agonist.[22] Rats that were step-trained had fewer Fos-activated ventrally located central canal cluster cells compared to nontrained and untreated spinal rats.[22] Together, these data suggest that ventrally located central canal cluster cells are modulated by proprioceptive information and that training alters the spinal networks to become more efficient, even in the absence of descending brain and brainstem connections.

In addition, Thornton et al.[23] retrogradely labeled central canal cluster cells rostral to the spinal cord injury transection site by injecting the transsynaptic tracer, pseudorabies virus (PRV) into either a flexor or extensor hindlimb muscle. Evidence of a small number of PRV-eGFP cells that coexpressed ChAT was detected near the central canal in lamina X in an incompletely transected spinal rat.[23] These findings show that rostrally located central canal cluster cells are part of the locomotor circuits that contact lumbar hindlimb motor neuron pools.

Partition cells in the intermediate gray matter

These prominent cholinergic interneurons were best visualized in early postnatal rats, and because they appeared to divide the ventral and dorsal spinal cord, they were named "partition cells" (Figs. 5.1 and 5.5, inset).[4] The large partition cells are detected at all spinal levels, have widespread dendritic arbors, and are found within the medial, intermediate, and lateral intermediate gray matter (Figs. 5.1 and 5.5). The medial partition cells do intermingle with laterally located central canal cluster cells. Features that distinguish these two populations of cholinergic interneurons include somal size, location, and dendritic orientation.[4] Medial partition cells have large somata, a higher intensity of ChAT immunoreactivity, extensive dendritic arbors, and coexpress the Pitx2 transcription factor, whereas the central canal cluster cells are small, contain lower immunoreactivity, encircle the central canal, have relatively short dendrites, and are Pitx2-negative.[3,4,24,25] In late embryonic and early postnatal specimens axonal processes from intermediate and lateral partition cells coursed ventromedially, bifurcated, and then projected into the somatic motor neuron pools and toward the ventral marginal zone.[4,5] The partition cells were generated synchronously with, or the day after, the somatic motor neurons (E11−13).[13]

Several investigators have implicated medial cholinergic partition cells in rhythmic locomotor activity, including fictive locomotion.[26,27] In addition, studies showed that the medial partition cells directly contact somatic motor neurons via the large cholinergic terminals named "C boutons."[25,27−29] These cholinergic medial partition cells are defined as a small subset of V0 interneurons that coexpress the paired-like homeodomain transcription factor Pitx2.[24,29] By specifically eliminating ChAT from the Pitx2-labeled neurons, the C-boutons are still present on lumbar motor neurons and aligned with postsynaptic m2 muscarinic receptors and Kv2.1 channels.[29] Interestingly, left-right alternation during locomotion was preserved, but when these mice were subjected to a swimming task, the modulation of the extensor burst amplitude was significantly diminished compared to wildtype mice. These findings suggest that these Pitx2 cholinergic interneurons are involved with a

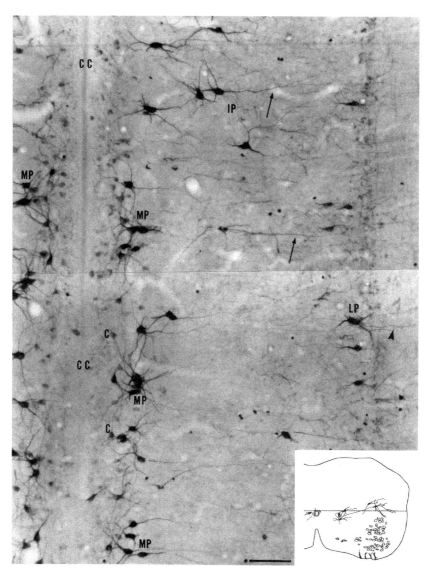

FIGURE 5.5 Horizontal section just dorsal to the central canal (see inset for orientation) illustrates intensely labeled partition cells distributed throughout the mediolateral gray matter in this 8-day postnatal spinal cord. Medial partition cells (MP) are grouped along both sides of the central canal (CC) with dendrites that project laterally, rostrocaudally, and sometimes intertwine with each other and processes of central canal cluster cells (C). Intermediate partition cells (IP) display long medially and laterally (*arrows*) projecting dendrites. Lateral partition cells (LP) are located dorsal to the lateral somatic motor neurons and their processes project laterally into the funiculus (*arrowhead*). Scale bar = 100 µm. *This figure was reproduced with permission from Phelps et al.*[4]

task-specific modulation of motor output.[29] Using monosynaptic rabies viral tracing, Stepien et al.[25] showed that the medial partition cells are comprised of two groups: those that project only ipsilaterally and those that project bilaterally and reportedly contact functionally equivalent motor neuron pools. Moreover, the partition cells are distributed several segments rostral and caudal to their motor neuron targets.[25]

A recent study confirmed Pitx2 as a marker of medial partition cells in addition to identifying a novel transcription factor, Lyzl4, using single nucleus RNA sequencing.[30] This V0c cholinergic neuron group also showed Fos RNA expression following a painful stimulus or rotarod locomotion, providing further evidence that these neurons receive afferent information and are involved with motor function.[30]

Spinal cord injury can lead to the disruption of the cholinergic innervation of the C boutons to specific motor neuron pools. For example, spinal rats showed a reduction in the number of C boutons apposed to soleus but not tibialis anterior motor neurons.[31,32] As reported with the central canal cluster cells, locomotor training can modulate the medial partition cells after injury, such that the deficit in C boutons to these specific motor neurons was partially reduced.[31]

Conclusions

Because the cholinergic spinal cord interneurons were among the first spinal interneurons identified, we now know much about their roles in the spinal cord. Two of these cholinergic interneuron populations are associated with motor function, with the medial partition cells being the best understood in terms of their direct connections to somatic motor neurons. On the other hand, the cholinergic dorsal horn neurons are associated with sensory function as they are contacted by both unmyelinated and myelinated primary afferents. Initially, there were only three distinct groups of ChAT-labeled interneurons reported at all spinal levels. Now we know that each of the originally described groups most likely is composed of multiple subtypes that provide a distinctive contribution to either sensory or motor functions within the spinal cord.

List of abbreviations

C central canal cluster cells
CC central canal
ChAT choline acetyltransferase
DH dorsal horn
DRG dorsal root ganglia
E(Day #) embryonic day #
eGFP enhanced green fluorescent protein
Fos Fos proto-oncogene, AP-1 transcription factor subunit
GABA γ-aminobutyric acid

GAD67 glutamic acid decarboxylase 67kD isoform
IP intermediate partition cells
Kv2.1 voltage-gated potassium channel 2.1
LP lateral partition cells
Lyzl4 lysozyme-like protein 4 precursor
MN motor neurons
MP medial partition cells
NADPH nicotinamide adenine dinucleotide phosphate
Pitx2 paired-like homeodomain transcription factor 2, a.k.a. Pituitary Homeobox 2
PKCγ protein kinase C gamma
PRV pseudorabies virus
RNA ribonucleic acid

References

1. Crawford GD, Correa L, Salvaterra PM. Interaction of monoclonal antibodies with mammalian choline acetyltransferase. *Proc Natl Acad Sci USA*. 1982;79:7031–7035.

2. Houser CR, Crawford GD, Barber RP, Salvaterra PM, Vaughn JE. Organization and morphological characteristics of cholinergic neurons: an immunocytochemical study with a monoclonal antibody to choline acetyltransferase. *Brain Res*. 1983;266:97–119.

3. Barber RP, Phelps PE, Houser CR, Crawford GD, Salvaterra PM, Vaughn JE. The morphology and distribution of neurons containing choline acetyltransferase in the adult rat spinal cord: an immunocytochemical study. *J Comp Neurol*. 1984;229:329–346.

4. Phelps PE, Barber RP, Houser CR, Crawford GD, Salvaterra PM, Vaughn JE. Postnatal development of neurons containing choline acetyltransferase in rat spinal cord: an immunocytochemical study. *J Comp Neurol*. 1984;229:347–361.

5. Phelps PE, Barber RP, Brennan LA, Maines VM, Salvaterra PM, Vaughn JE. Embryonic development of four different subsets of cholinergic neurons in rat cervical spinal cord. *J Comp Neurol*. 1990;291:9–26.

6. Phelps PE, Rich R, Dupuy-Davies S, Rios Y, Wong T. Evidence for a cell-specific action of Reelin in the spinal cord. *Dev Biol*. 2002;244:180–198.

7. Mesnage B, Gaillard S, Godin AG, et al. Morphological and functional characterization of cholinergic interneurons in the dorsal horn of the mouse spinal cord. *J Comp Neurol*. 2011;519:3139–3158.

8. Gotts J, Atkinson L, Yanagawa Y, Deuchars J, Deuchars SA. Co-expression of GAD67 and choline acetyltransferase in neurons in the mouse spinal cord: a focus on lamina X. *Brain Res*. 2016;1646:570–579.

9. Pawlowski SA, Gaillard S, Ghorayeb I, Ribeiro-da-Silva A, Schlichter R, Cordero-Erausquin M. A novel population of cholinergic neurons in the macaque spinal dorsal horn of potential clinical relevance for pain therapy. *J Neurosci*. 2013;33:3727–3737.

10. Ribeiro-da-Silva A, Cuello AC. Choline acetyltransferase-immunoreactive profiles are presynaptic to primary sensory fibers in the rat superficial dorsal horn. *J Comp Neurol*. 1990;295:370–384.

11. Olave MJ, Puri N, Kerr R, Maxwell DJ. Myelinated and unmyelinated primary afferent axons form contacts with cholinergic interneurons in the spinal dorsal horn. *Exp Brain Res*. 2002;145:448–456.

12. Bruce G, Wainer BH, Hersh LB. Immunoaffinity purification of human choline acetyltransferase: comparison of the brain and placental enzymes. *J Neurochem*. 1985;45:611–620.

13. Phelps PE, Barber RP, Vaughn JE. Generation patterns of four groups of cholinergic neurons in rat cervical spinal cord: a combined tritiated thymidine autoradiographic and choline acetyltransferase immunocytochemical study. *J Comp Neurol*. 1988;273:459−472.

14. Phelps PE, Vaughn JE. Commissural fibers may guide cholinergic neuronal migration in developing rat cervical spinal cord. *J Comp Neurol*. 1995;355:38−50.

15. Phelps PE, Barber RP, Vaughn JE. Nonradial migration of interneurons can be experimentally altered in spinal cord slice cultures. *Development*. 1996;122:2013−2022.

16. Hope BT, Michael GJ, Knigge KM, Vincent SR. Neuronal NADPH diaphorase is a nitric oxide synthase. *Proc Natl Acad Sci USA*. 1991;88:2811−2814.

17. Valtschanoff JG, Weinberg RJ, Rustioni A. NADPH diaphorase in the spinal cord of rats. *J Comp Neurol*. 1992;32:209−222.

18. Spike RC, Todd AJ, Johnston HM. Coexistence of NADPH diaphorase with GABA, glycine, and acetylcholine in rat spinal cord. *J Comp Neurol*. 1993;335:320−333.

19. Wetts R, Phelps PE, Vaughn JE. Transient and continuous expression of NADPH diaphorase in different neuronal populations of developing rat spinal cord. *Dev Dynam*. 1995;202:215−228.

20. Todd AJ. Immunohistochemical evidence that acetylcholine and glycine exist in different populations of GABAergic neurons in lamina III of rat spinal dorsal horn. *Neuroscience*. 1991;44:741−746.

21. Tillakaratne NJ, Duru P, Fujino H, et al. Identification of interneurons activated at different inclines during treadmill locomotion in adult rats. *J Neurosci Res*. 2014;92:1714.

22. Dura PO, Tillakaratne NJ, Kim JA, et al. Spinal neuronal activation during locomotor-like activity enabled by epidural stimulation and 5-hydroxytryptamine agonists in spinal rats. *J Neurosci Res*. 2015;93:1229−1239.

23. Thornton MA, Mehta MD, Morad TT, et al. Evidence of axon connectivity across a spinal cord transection in rats treated with epidural stimulation and motor training combined with olfactory ensheathing cell transplantation. *Exp Neurol*. 2018;309:119−133.

24. Enjin A, Rabe N, Nakanishi ST, et al. Identification of novel spinal cholinergic genetic subtypes disclose *Chodl* and *Pitx2* as markers for fast motor neurons and partition cells. *J Comp Neurol*. 2010;518:2284−2304.

25. Stepien AE, Tripodi M, Arber S. Monosynaptic rabies virus reveals premotor network organization and synaptic specificity of cholinergic partition cells. *Neuron*. 2010;68:456−472.

26. Huang A, Noga BR, Carr PA, Fedirchuk B, Jordan LM. Spinal cholinergic neurons activated during locomotion: localization and electrophysiological characterization. *J Neurophysiol*. 2000;83:3537−3547.

27. Miles GB, Hartley R, Todd AJ, Brownstone RM. Spinal cholinergic interneurons regulate the excitability of motoneurons during locomotion. *Proc Natl Acad Sci USA*. 2007;104:2448−2453.

28. Conradi S, Skoglund S. Observations on the ultrastructure and distribution of neuronal and glial elements on the motoneuron surface in the lumbosacral spinal cord of the cat during postnatal development. *Acta Physiol Scand Suppl*. 1969;333;5−52.

29. Zagoraiou L, Akay T, Martin JF, Brownstone RM, Jessell TM, Miles GB. A cluster of cholinergic premotor interneurons modulates mouse locomotor activity. *Neuron*. 2009;64:645−662.

30. Sathyamurthy A, Johnson KR, Matson KJ, et al. Massively parallel single nucleus transcriptional profiling defines spinal cord neurons and their activity during behavior. *Cell Rep*. 2018;22:2216−2225.

31. Skup M, Gajewska-Wozniak O, Grygielewicz P, Mankovskaya T, Czarkowska-Bauch J. Different effects of spinalization and locomotor training of spinal animals on cholinergic innervation of the soleus and tibialis anterior motoneurons. *Eur J Neurosci*. 2012;36:2679—2688.

32. Witts EC, Zagoraiou L, Miles GB. Anatomy and function of cholinergic C bouton inputs to motor neurons. *J Anat*. 2014;224:52—60.

Chapter 6

Spinal interneurons, motor synergies, and modularity

Simon F. Giszter[1,2], Trevor S. Smith[1,2] and Andrey P. Borisyuk[1,2]

[1]*Neurobiology and Anatomy, Marion Murray Spinal Cord Research Center, Drexel University College of Medicine, Philadelphia, PA, United States;* [2]*Joint Neuroengineering Initiative, College of Medicine and School of Biomedical Engineering, Science and Health Systems, Drexel University, Philadelphia, PA, United States*

Definitions	
Neuroethology	A program of research seeking an understanding of neural foundations of behavior and function in ethological and evolutionary terms.
Neuromechanics	A research program seeking to integrate the combined roles of both musculoskeletal properties and neural circuitry in understanding motor control and behavior.
Neuroengineering	A research program combining neuroscience and engineering approaches to understand computations within the CNS and the processes controlled by these computations, and then leverage this understanding for a multitude of industrial and medical applications.
Functional modularity	The concept that a group of neurons work together to provide a function and can be independent of neurons within other functional groups.
Rhythm generation	Functional modules in a network creating rhythmicity (of breathing, stepping, etc.) by means of cellular, population, and network topology properties.

Spinal Interneurons. https://doi.org/10.1016/B978-0-12-819260-3.00016-0

Pattern formation	Functional modules in a network creating the patterns of muscular activity needed for a behavior (e.g., locomotion, or reaching).
Motor synergy	A group of muscles recruited together and acting as a unitary element of pattern.
Spatial motor synergy	A group of muscles coordinated and driven similarly (covarying in time with some precision).
Temporal motor synergy	A group of muscles recruited in a similar time window, especially at onset and offset. May be a burst.
Time-varying synergy	A group of muscles recruited in a time-varying pattern which is consistent across trials.
Motor primitive	A compositional element of pattern (kinematic, or muscle synergy) that is intrinsically organized in the spinal circuits and can be reused across different tasks, patterns, and behaviors, and combined with other motor primitives (like a building block for motor behaviors) to support flexibility in basic motor tasks.
Basis sets of motor primitives	A collection of motor primitives sufficient to support construction of a basic repertoire of essential movement in a functionally effective way. (Note: This also constrains movement repertoire if used alone)

Introduction

This chapter examines motor synergies in relation to spinal interneuron system organization. We assess motor synergies and related interneurons from the three intersecting perspectives of Comparative Neuroethology, Neuromechanics, and Neuroengineering. Combining these different disciplines in order to integrate our ideas about spinal interneurons in the organization of motor synergies or motor primitives may be a useful way to frame our current knowledge. This intersection may be applied to both intact and diseased systems (and also to augmentation and repair). This combinatorial view may also identify major gaps, opportunities, and potential cross-discipline strategies to expand our knowledge. Fig. 6.1 shows some "in common" overlapping concerns in each area.

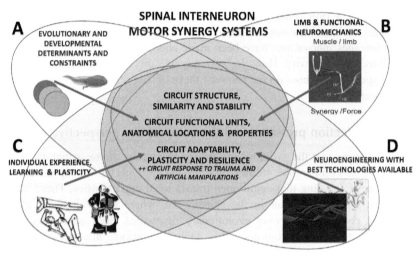

FIGURE 6.1 Crucial issues for deeper investigation in spinal interneuron and motor synergy systems. Several common issues regarding motor synergies and their interneuronal bases are crucial across the multiple disciplines of neuroethology (A. evolutionary and developmental constraints), neuromechanics (B. limb and functional neuromechanics), motor learning (C. individual experience, learning and plasticity), and (D). neuroengineering. Common to each discipline is information on the several core issues of 1. circuit structure, similarity, and stability across individuals, 2. functional modularity and anatomical organization, and 3. plasticity and resilience of circuitry. Each core issue will play crucial roles in the field, and in applications and translation. Finally, response to trauma for each attribute is important, including response to completely novel or artificial manipulations, not seen in past evolutionary history.

The comparative neuroethology and evolutionary perspective on synergy

The evolutionary history of interneuron systems—comparative evolution

The spinal interneuron systems should likely always be considered in the context of evolutionary history. However, this is in some ways an underexplored topic. Unlike human-designed and engineered computational and control systems (and the inspirations of many analyses of brain or spinal motor systems, including ideas of primitives), the bases of function and computation in spinal cord, namely interneurons, were instead shaped by evolution. Current biological motor control systems only exist because of the continuity of survival of successful antecedent systems and ancestral control strategies. It is humbling to realize how little we really understand about evolution's impacts on central nervous system (CNS) organization and function. What are the constraints resulting from this survival history requirement? Does evolution tend to favor systems with high flexibility and capacity, with progressive gain of capacity occurring over evolutionary time? While this might have been supposed by a 19th century physiologist or a neurologist such as Hughlings Jackson,[1] such an idea now seems unlikely and naive. It is now clear that in many lineages innovations have been made and lost, with both gains and regressions in complexity. How do we recognize these historical processes in extant species, and how do (or should!) these impact our understanding [e.g., see discussions[2,3]]?

Natural selection pressures and the comparative perspective

One perspective on the evolutionary history of neural systems is that, because of it, use of comparative studies of CNS will provide new insights, and a deeper understanding that could open translational opportunities. These ideas seem especially important in the spinal cord, where swimming and trunk vertebral controls have, over evolutionary timescales, been augmented and integrated with limb controls. This includes various alterations or replacements of sensing and supervisory CNS control systems,[2,3] as well as wide variations in the actual mechanics being controlled.[3−5] Limbs in tetrapod vertebrates have undergone extensive changes in uses, structures, and controls (e.g., salamanders, frogs, turtles, lizards, dinosaurs, birds, snakes, rats, cats, bats, seals, whales, gazelles, elephants, and primates). This explosion of structure and function in tetrapod limb and trunk (and the resultant control affordances) requires a coevolving interneuron system capable of sensing and utilizing these "innovations." Or perhaps the sensing and interneuronal innovations even preceded and enabled some anatomical variation. In either case, comparative study of tetrapod limbs and trunk and the full breadth of matched neural controls in spinal cord is relatively under explored.

From the neuroethological perspective, there may be multiple evolved sets of "fixed action patterns," i.e., collections of built-in movements which are nonetheless able to show some flexibility and be adaptable in some ways.[6−8] Sometimes these patterns are quite general (e.g., grooming[6,7]) and sometimes very species specific. Are the simpler developmental mechanisms and "plans" for spinal interneurons (or the functional modularities as we currently conceive them) sufficient to support the observed motor pattern diversity? This may partly hinge on both ontogenetic and adult plasticity, and how flexibility and compositionality in motor organization is actually implemented and achieved. At the same time, muscle properties, biomechanics, and anatomical structures all play a huge role in the control of movement. Accordingly, it may also be important to consider the neuroethological issues by integrating a neuromechanical perspective (see below, and[4,5]). The same interneuronal systems might potentially be able to achieve different functional controls, if attached to a biomechanical system with different proportions or structure. Core issues from this perspective are the degree of conservation of spinal interneuronal circuit mechanisms and motor synergy structures across species and the degree of conservation of circuits through the lifetime of the individual organism.

Selection and constraints that might favor conserved and highly "anticipatory" organization of many parts of spinal circuitry

There are a range of arguments in favor of at least some conserved circuits across species and also circuits prestructured across all individuals of a species in anticipation of future need. These arguments pertain strongly to motor synergies. First, any species is going to need adequate and early nervous system control over a body, and its specific physiology and biomechanics, and these control targets are largely similar across individuals. In some animals, say a wildebeest calf in the Serengeti or a hatchling turtle on a beach, the overwhelming selection pressures will favor generating effective action as soon as possible. The same "affordances" for action will exist, and the same physical needs and sets of constraints and costs will operate more or less similarly across all individuals. For example, a hatchling turtle requires the motor capacity to hatch itself from the shell, breathe, and locomote, all in advance of use of these movements, simply to survive as far as the ocean's edge. Slow delivery of effective movement is eliminated by natural selection (e.g., predation). There are also real "time-to-action" costs imposed by natural selection on most animals, both in development and during individual movement execution. Selection may favor interneuronal systems supporting rapid elaboration and execution of effective unitary actions.[9] Similarly, energetic efficiency of locomotion and other actions is a significant selection pressure. Discovering such efficiencies de novo by optimization from "tabula rasa" states has real operating costs and risks. For example, optimization mechanisms operating in real time can often get lost in local minima, while the global optima remain undiscovered. A period of suboptimal "tuning" is inevitable in online optimization and poses a significant range of risks. Ensuring that there are the tools and "guide-rails," as needed, to rapidly achieve energetic efficiency in movements, and that these are already in place in advance of use, could be a major constraint placed on spinal interneuronal systems by natural selection. Further, it may require more "neural material" to support plasticity, flexibility, and learning, while there are significant energetic costs concurrent with increased nervous system mass. A compromise between the "neural investment" costs and the advantages of flexibility may happen during natural selection. (We have all unfortunately experienced the occasional "dumbing-down" of a technology or a feature set by manufacturers, simply to save some financial or energetic costs in the marketplace.) These arguments all support the need for some prestructured pattern generation systems, for basis sets or collections of motor primitives for organizing movement, for prestructured feedback controls, and for a range of other motor control mechanisms with clear utility. Movements which can be anticipated should be readied prior to need, and likely all the motor controls needed for them should be "built" earlier in development. While not all animals face severe pressures in infancy, it is likely that rapidity of skill development, efficiency, robustness, and economy of circuitry and resources almost always have some impact on success and selection. Some of these circuit issues will be revisited below.

An added caveat may be useful regarding the sizes of data sets that may be needed to achieve anything near optimized neural systems using developmental plasticity and natural selection. Within individual finite lifespans, the amount of data needed to determine the (potentially subtle) selective advantages of different spinal interneuronal connectivity and control topologies likely is either impoverished or unavailable. The ideal spinal circuits and limb mechanics can only be determined effectively, if at all, by selection mechanisms operating across many generations of individuals, in multiple populations, and through the various experiences of many individuals subject to selection in multiple varied environments over time. There are no petabyte drives able to store all these life events and trial instances, as would currently be needed in developing some "deep learning" structures. Storage of these events and outcomes is effective only in the genetic, epigenetic, anatomical, and neural structures and their resulting "design," as found only in the extant survivors of natural selection. The species is itself the "storage." The neural structures may possibly become near-optimal on evolutionary timescales, but during the individual lifespan there is significantly less information available to accomplish this. Optimization during development or learning in the individual must work within the constraints of this limited experience/data. Further, even the evolved prespecified neural structures could sometimes simply represent approximate satisficing outcomes. Evolutionary processes may suffer random events and losses, genetic drift, and founder effects, possibly moving far from some optimality, or from any current concepts of "good engineering." Lifespan plasticity mechanisms are also subject to these issues. What plasticity occurs within an organism's lifespan could sometimes have evolved to support optimal motor control, but could sometimes have evolved as more of a heuristic, "hack" or "patch" added on as needed, but with only limited probability of optimality. Similarly, any such plasticity (optimizing or not) could also be forced to operate on either a highly optimal or a suboptimal structural background. It is more comforting to think of the spinal interneuronal circuits and their plasticity in terms of optimality and optimization, but we should probably keep in mind and occasionally countenance the alternatives as well.

A second caveat regarding natural selection is that selection operates on individual phenotypes taken in toto. In the comparative context, it follows that the selection pressures on spinal interneuron systems and motor organization in an animal without a neocortex (e.g., frog) may differ from those on an animal with a neocortex (e.g., rat). These selection pressures on spinal function in rat in turn may differ significantly from the pressures operating on spinal interneuron systems in primates and humans during behaviors which are much more visually and cortically guided. As a result, it is possible that principles of operation and natural selection pressures on spinal interneuron systems could vary qualitatively across species (e.g., humans). This kind of variation (when it is present) seems most likely when considering spinal interneuron roles and functions in complex learning, in novel behaviors, and actions. The work of Strick and colleagues[10] on corticospinal projections from cortical areas and evolutionary older versus more recent ways of utilizing the spinal systems through descending pathways bear strongly on this. It could affect where motor synergies and motor primitives might form and the structure they take in spinal instances. This is a nontrivial issue. It leads to prolonged debates in literature, in NIH or NSF review meetings, and social events at conferences, with views of clinicians and basic scientists often different enough on pattern generation and primitives to support very "robust" discussion regarding utility of animal models and cross-species inferences about controls (and see[11]). We will be arguing here on the side of conserved spinal interneuron mechanisms of similar broad function across tetrapod species including man, and thus for the potential translational relevance of highly comparative efforts to understand spinal interneuron function, modulo various qualifiers. Nonetheless a sensitivity to the various unresolved issues impacting this perspective is important. It is not a universal community view.

Similarly to the discussion above, we need to consider how motor control decisions and execution control are partitioned among different cooperating neural systems. The notion of single plans and unitary execution of movement across the nested neural systems, drawing from earlier control and robotics ideas, has largely been abandoned in favor of a scheme involving a view of cooperative activity of multiple semiautonomous systems, all collaborating in generating effective action dynamics. For example, Koch has argued that delegating control of some parts of actions to "zombie agents" (Koch terminology) may reduce cognitive load and free cortical resources for more cognitive aspects of the ongoing motor tasks.[12,13] He notes that even evasive stepping while trail running may require little conscious attention. The spinal central pattern generators for locomotion would represent part of such a "zombie agent" to the extent they free the animal from detailed conscious control of locomotor movements and the attentional and cognitive load processes associated with such control. If true, and philosophical issues and considerations aside, this might mean that although new selection pressures on spinal interneuron systems to support flexible novel task controls exist, the older selection pressures may nonetheless remain present and active during operation of spinal cord in such a delegated "zombie agent" context.

Likely, only research in comparative neuroscience can lead to a fuller understanding, and ultimately fully resolve these higher level issues and considerations regarding the various roles of spinal interneuron systems and compositional contributions in motor control.

Neuromechanics perspectives on motor synergies

Neuromechanics as a term was introduced by Enoka[14] and has been broadened to represent frameworks combining the interactions of biomechanics and neural control across species as a window into neural systems.[15,16] Approaching the spinal neuromotor controls and motor synergies in this way predates the term, but it is a useful classification of this type of work. Constructing movement and controlling execution is fundamentally constrained by the anatomy, degrees of freedom, the physical properties of the anatomy and musculature, and the environment with which it interacts.[16]

Controlling movement with complex anatomy can be made simpler or more difficult by the anatomical structures in the body mechanics, depending on task.[17,18] Multiarticular muscles can support cross-coupling of joint kinematics, energetics, and stiffnesses into more unitary assemblies. These muscles can help in energy transfers in locomotion. However, they also make full isolated motion of the spanned joints more difficult. Interneuronal circuits might be organized to match either joint, muscle, or whole limb controls or some hybrid.

Much of the contribution of neuromechanics may be to identify the ways in which such mechanisms cooperate with the peripheral and central neuroanatomy and circuit organization to allow simpler controls. Actual control and dynamics arise in a shared fashion from limb structure, muscle properties, mechanics, and neural processing, for example, in setting and controlling limb impedance.[19–23] The partitioning of controls among mechanics and neural control may vary based on timescale and sophistication of necessary response. Viewed through this lens, some more naive assumptions about control stability and feedback circuit operation through neural systems controlling the limb can be challenged.[24,25] Similarly, apparent redundancy and task needs may require further evaluation. (See Ref. 26 for examples in patellar and joint stabilization.) The important point is that while classical neurophysiology may examine the reflex arc or response, or the operation of classical pattern generation, largely in isolation from the mechanics (e.g., in a paralyzed preparation), neuromechanics instead focuses on the dynamic interaction of the coupled systems of circuits and biomechanics. Further, once understood in this way, combinations of circuits and biomechanical targets may form natural units or "building blocks" to simplify movement, such as synergies or primitives.[27] This has been a fruitful, albeit sometimes controversial, line of research.

The idea of units or building blocks of movement is in common between neuroethology and some ideas in neuromechanics, although the neuromechanical perspective may take these units as having more generalizability across motor behaviors. Such units can in principle be analyzed as kinematic elements, force pattern elements, or muscle pattern elements. The latter two (force patterns and muscle patterns) are likely to be the most tightly tied to interneuronal circuits in a potentially clean way as motor primitives and synergies.

Motor primitives and synergies in relation to spinal interneuron systems

The idea of motor primitives draws from a range of fields in which a set of building blocks can be defined. From such elements, much richer structures can be derived through judicious combinations of them. In neuroethology, these were often kinematic, and in motion analysis, a range of kinematic primitives can be discovered across very different species.[28] Since Newtonian mechanics is central to animal motions, kinematics must be driven by force/torque patterns (i.e., muscle activity) and it is likely that robust kinematic primitives might involve use of multiple force/torque elements[29,30] or muscle synergies[30–32] (see review Ref. 27). Similarly, muscle synergies have been conceptualized in different ways, as temporal patterns (time-varying synergies), or temporal synergies (synchronous bursts distributed to various muscles), or as synchronous groupings of muscles (often called a "spatial" synergy) with common drive.[33] However, both burst and spatial synergy types are combined in frog spinal movements. Different experiments and different analyses have supported kinematic or kinetic, and synchronous or temporal muscle synergies. Each type of synergy is focused on a different aspect of the spinal interneuronal apparatus and represents different ideas about the possibilities for movement construction and skill building using the interneuron systems. Each may also relate differently to ideas about pattern generation and movement compositionality. Unpacking these schemes in detail is useful. It can help us consider what kinds of interneuron connectivity and specificity they may imply, and what current published data support [e.g., see Ref. 34]. In general, in the tetrapod spinal cord, most data support a separation of pattern formation and rhythm generation. The various primitives and synergies that have been proposed and have data support are mostly conceived to operate at the level of pattern formation during classic pattern generation (see Fig. 6.2, H0), or single nonrhythmic movements, although we will also explore some alternative possibilities for completeness.

The primitives and synergies are usually thought of as elements that can be used in pattern formation within a central pattern generation (CPG) but might also be independently recruited by other means, e.g., by reflex or descending systems. They imply a structure in pattern formation beyond the Rybak[36] hierarchical layered model of pattern formation (illustrated in Fig. 6.2, H0). Although some features of rhythm generation are known,[37–39] the structure of pattern formation circuits remains problematic. An organized structure of motor primitives such as in Fig. 6.2 H2 to H4 can be contrasted to more undifferentiated and unconstrained network models of pattern formation such as that illustrated in Fig. 6.2, H1. Are synergies structural or emergent? The

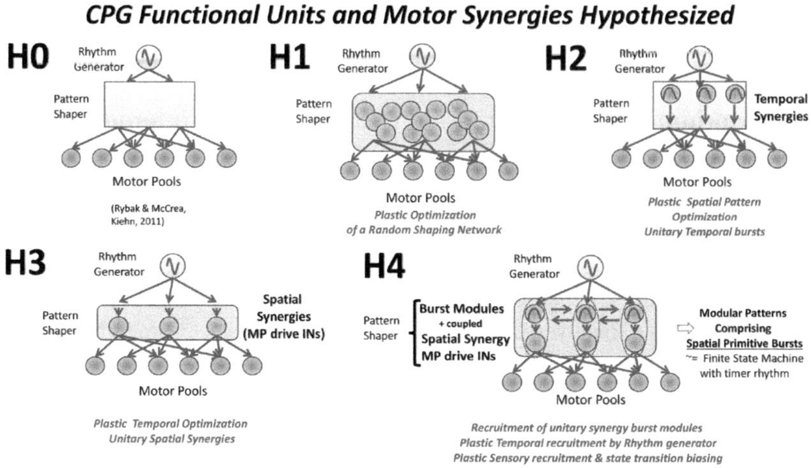

CPG Functional Units and Motor Synergies Hypothesized

FIGURE 6.2 **Current possible motor synergy units in CPG models.** H0—the basic Rybak/McCrea hypothesis of CPG organization comprising separable rhythm generator and pattern shaper layers. H1—the hypothesis that the pattern shaper is a network suitable for arbitrary plastic optimization. Synergies would emerge from optimizations in this layer, and be entirely defined by the optimization, so long as plasticity and optimization mechanisms were preserved. There are no "prescriptive" synergies found in pattern shaping in this model. H2—The hypothesis of motor synergies that comprise primarily temporal primitives defined in pattern shaping (temporally prescriptive). The pattern shaper is organized into separate burst synergy units, but the precise muscle groups recruited into bursts synergies are flexible and could come from control optimizations. H3—The hypothesis of motor synergies comprising spatial primitives. The pattern shaper has defined collections of spatial primitives (spatially prescriptive) that can receive arbitrary patterns of excitation and in this way mediate premotor drives to defined muscle groups. H4—Spatial burst synergies. This hypothesized model combines H2 and H3 scheme elements so that defined spatial synergies also have defined burst structure, and vice versa. This last possibility is favored in lower vertebrate data.[30,35] These spatial primitive/burst units are recruited by the rhythm generator for pattern synthesis, but could also potentially operate in the absence of the rhythm generator system, and locally interact with one another for flexible reflex generation, finite state machine like operation, or to organize arbitrary behaviors under descending control. This H4 scheme is elaborated further in Fig. 6.4 in the context of modulation, feedback controls, and descending voluntary behavior and learning which might allow an animal to drive transitions of a spinal network among H2, H3, and H4, using neuromodulation and descending controls.

framework of motor synergies may allow a broader compositionality spanning both discrete and rhythmic movements and an associated interneuronal circuitry reused across each, but appearing as part of pattern formation in these models.

Mechanism 1: temporal burst elements as primitives

This type of primitive or synergy has most often been identified in motor patterns by seeking a consistent temporal element across contexts using statistical decomposition methods, or sometimes directly. For example, identified as burst patterns observed or demonstrated physiologically in muscle use.[30,33,35,40,41] One CPG organization implied is shown in Fig. 6.2, H2. These temporal synergies represent a bursting, time-limited use of muscle groups. Temporal synergies predict sets of interneurons forming bursting drive elements in the pattern formation systems, bursting independent of the rhythm generator, but driven by it. See Fig. 6.3A.

They likely relate closely to the idea of unit burst elements.[47,48] The connection of these burst elements to muscles recruited is often allowed to vary, either in time or between tasks in some analyses and models. The explicit need for this variation in the associated spatial synergy coupling with the burst has typically not been tested rigorously in the analyses. The competence of models with fixed synergies to span the behaviors should always be rigorously tested in conjunction with the temporal burst analysis, if

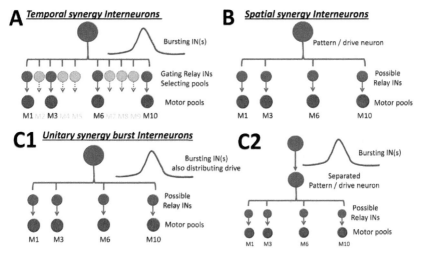

FIGURE 6.3   Simpler interneuron disynaptic projections that might support motor synergies. Following Occam, here only the simplest possible projections compatible with data are inferred. (A). Interneuron support of Fig. 6.2 H2-type temporal synergies. The assumption is that gating relay INs allow a temporal burst generator to relay to different choices of muscles in synergies, as 'sculpted' by the layer of gating neurons. (B). Interneuron support of spatial synergy Spatial patterns of projections are defined explicitly, compatible with data in frogs and primates.[42,43] The relay INs are added here too because projections could be disynaptic[42,43] and to incorporate the limited related results in mouse, which support more a restricted immediate input to motor pools, consistent with disynaptic connectivity from drive interneurons.[34] (C). Burst-synergy interneuron support. This could take two forms: C1. The bursty dynamics and distribution projections are combined in a single interneuron type. C2. Burst generation and drive distribution interneurons are associated, but in two neuron types can be separately controlled. In support of this framework, ISMS suggests that drive neurons can be recruited by ISMS without driving any bursting patterns.[27,44−46] This scheme would allow flexible use of the interneuron types by either CPG mechanisms, or descending controls separated from CPG, and in either burst or spatial synergy relay arrangements. Speculatively, given a potential need for animals to exploit CPGs, and motor synergies, but also to be able transcend CPG constraints, the added flexibility in this last option might be favored in evolution.

these are presented as strict alternatives, rather than the two faces of the same coin or element. It seems likely they may be the latter combination, in at least several instances.

Mechanism 2: time-varying synergy elements

The time-varying synergy framework[32] is sometimes obtained by a joint time-muscle statistical decomposition of pattern without tight constraints, usually working with forelimb or human arm reach data. The overall utility of this framework in thinking about interneuronal structures is less clear than others, and some physiological data[35] are not consistent with this framework (and see Ref. 27). However, for complex skilled movements with strong cortical contributions, it may remain a viable framework.

Mechanism 3: spatial synergy elements

The spatial muscle synergy elements represent unitary drives to specific groups of muscles, while allowing arbitrary temporal patterning of the unitary drives. This is illustrated in a CPG context in Fig. 6.2, H3. These elements readily match to specific interneuron mechanisms (Fig. 6.3B). Current data support monosynaptic or disynaptic connection to motor pools, allowing the possibility of an interposed collection of relay neurons. The strongest prediction of this framework is that interneurons should be present with projections matched to the spatial synergies, mediating the synergy drive to the motor pools. Weaker versions of this prediction are that interneurons representing subsets or suprasets of these projections are combined, or sculpted by inhibition, respectively, to create the observed synergies. In practice, interneurons with matching projections have been recorded extracellularly in frog lumbar cord[42] and in primate cervical cord,[43] where projections have been identified by spike triggered averaging (STA).

Mechanism 4: unitary bursts of a spatial motor synergy

It is possible to consider combinations of mechanisms 1 and 3 (Fig. 6.2, H4), and these linkages are clearly observed in some data. In spinal frogs,[30,35,49] reflex wiping pattern composition, adjustments, corrections, and deletions all follow this structure. This suggests that either the interneurons driving spatial synergies are intrinsically bursting with a standard duration (in spinal frog $\sim$275 ms) or else the spatial synergies are often very closely associated with such bursting elements. Fig. 6.3, C1 and C2 represent two variants of how this unitary synergy burst linkage might occur. Fig. 6.3, C1 is an obligate coupling in which the drive neurons are bursty. Fig. 6.3, C2 would allow separation of controls of burst and drive elements under momentary descending controls. Modulation on longer time scales could turn off bursts in the scheme in C1. From a control perspective, controlling temporal pattern and intensity of drive independently (Fig. 6.3, C2) on a momentary basis is much more flexible.

Mechanism 5: primitives in self-organized pattern formation

Mechanisms consistent with neuromechanical data thus far have all assumed a clean separation of pattern formation and rhythm generation. This is consistent with current understandings of locomotion organization in tetrapods. However, adjusted and flexible reflexes, such as wiping, and their corrections might be achieved without an explicit rhythm generator through a Finite State Machine (FSM)–like operation in which unit bursts interact to flexibly organize sequences. In Fig. 6.2, H4, rhythm generator supervision might be removable all together, if the unit burst synergy interactions are sufficiently strong and well organized, forming a functional FSM. Such FSM neuromechanical models have been proposed by Prochazka,[50] as control options to consider in spinal networks, and resemble the control structures of early robot running machines, which used rhythmic timing only as a failsafe backup for the FSM control.[51] Conceivably, spinal systems might move between more single shot non-rhythmic FSM-like operation and full rhythmic driving, based on modulators and descending controls. Indeed, both frog wiping and turtle scratch behaviors seem to span this range from single shot movements to rhythmic movements coupled into pattern generation.[52–57] This idea is represented graphically in Fig. 6.4.

Mechanism 6: primitives in flexible combinations of rhythm and pattern element mechanisms

A combination of mechanism 4 and 5 together offers an extremely flexible system of movement construction in which spinally autonomous rhythm generation can drive patterns, but FSM-like interactions of temporal burst and spatial synergy modules can also vary the pattern created with great flexibility. Coupled with a sensitivity to descending controls, this could enable adapted skilled activity or routine patterned activity, depending on context and modulation. Fig. 6.4 illustrates this idea. From a neuromechanical perspective, such a system provides a very flexible bootstrap framework to allow various combinations of reflexes, pattern generation, and descending skill controls in a cooperative framework. The advantages of the motor synergy/primitives are a range of mechanical stability and optimality supports it (as was supposed above) these have been tuned by evolution. At the same time, it is also crucial to realize that any system comprised of primitives is intrinsically more constrained and limited than an independent, optimized, and direct recruitment of muscles. The primitives may capture the routine repertoire of a species very well, but novel high-performance skills may need to transcend the constraints they embody, possibly with some added control risks as a result. Descending control numbers D4 and D5 in Fig. 6.4, in combination, may bypass this limitation, and operate outside of the pattern generation and burst constraints. What data support these different possibilities?

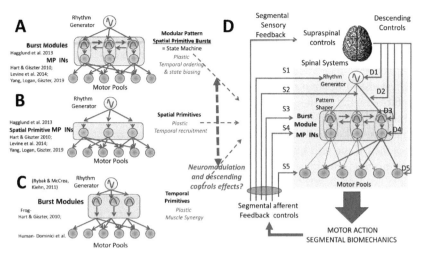

FIGURE 6.4   **Incorporating motor synergies into whole animal feedback and descending pathways.** (A—C). The CPG could (under neuromodulation and descending control influences) possibly support pattern shaping variations among schemes in Fig. 6.2, varying from a system of spatial primitive bursts to spatial primitive drive relays to temporal modules gated to different pools. (D). The spinal system of motor synergies and pattern generation can be controlled and influenced by afferent feedback and descending controls at different targets in this hierarchy. S5/D5 represent monosynaptic reflexes and direct motor neuronal recruitment.[10] S4/D4 recruit spatial synergies as units via reflex or descending controls and S3/D3 recruit bursts as units.[30,35] S2/D2 represent nonresetting control of deletions within rhythmic pattern.[36,49,58] S1/D1 represent rhythmic frequency and phase control resetting mechanisms. Within this scheme, modulation might alter rhythm generator, or pattern shaper elements, inducing or eliminating bursts, and modifying spatial synergy gating as in (A—C). Note that strictly preserving motor synergies in this control framework strongly constrains how feedback S1—S5 must operate in some of these layers (see Refs. [30,35,59]). The assumption is that some descending controls D1—D5 may sometimes need to alter the operation of motor synergies and recruit fractionated motor pools to achieve flexible learned novel behaviors.

Neurophysiological support of unitary interneuron circuits tied to motor synergies

The notion that interneuronal systems for motor control in spinal cord may be organized into modular primitives, synergies, and separable pattern formation and rhythm generation systems arises from a range of physiological support. Paul Stein first showed nonresetting deletions of unitary elements of pattern in the turtle (see review Ref. [58]). These were also found in the paralyzed decerebrate cat preparation, as elegantly described in the collaborative work of the McCrea and Rybak laboratories.[36,60] In frog, both deletions and corrections adding spatial synergy bursts without other pattern or timing changes (discussed in detail below) have also been seen.[30,49] These data all support a compositional basis of modular elements, though the precise interneuronal identifications and lineages that are involved remain to be established.

Stimulation results supporting motor synergies

Artificial intraspinal microstimulation (ISMS) of lumbar spinal cord in spinal frogs, spinal rats, and decerebrate cats elicited modular motor synergy responses.[29,44−46,61] These represented groups of muscles spanning multiple joints, and could be characterized as a neuromechanical "force-field" representation of the resulting limb mechanics. These forces often added linearly or near-linearly, or were "winner-take-all." That is, they showed interactions consistent with compositional summation or serial switching depending on context. Recently, the Seki laboratory also demonstrated similar results with ISMS of the cervical spinal cord in primates.[62] These data are all consistent with interneurons organizing separable drives to synergies that can be combined in parallel or in series in time. These results suggest the possibilities of principle neuroengineering of neural prostheses around these interneuronal systems (see below).

Afferent manipulation effects on unitary motor synergies

ISMS might recruit elements in highly artificial ways. However, it was also shown that mechanical stimulation of afferents can recruit and modulate temporal bursts driving spatial synergies independently with clear superposition in spinal frog. The effects of cutaneous and proprioceptive afferents on synergies differ. Proprioceptive effects are consistent with afferent regulation of the setup of the wiping reflex trajectory. The early afference regulates motor synergies in specific patterns that preserve the synergies[35] (not otherwise guaranteed) and is competent to organize observed movements as modeled in Kargo.[59] Other data have shown that, in frog, after execution begins, the proprioceptive feedback effects are greatly reduced.[63] However, cutaneous contact sensing can still recruit a corrective burst of hip flexor synergy activity on the collision of the limb occurring during execution, but only so long as this can actually correct the motion.[30] This cutaneous correction is gated off when the hip flexor motor synergy could no longer effect a useful correction. The net effect of these mechanisms and modules acting in concert is that the reflex executes in near constant time regardless of starting position (i.e., is isochronous), with trajectories that are relatively straight (and have "bell-shaped" velocity profiles), and with corrections which circumnavigate obstacles and arrive a target within 50 ms of the normal time. The point of these details is that the activations of these interneuronal systems are very sensitive to context and limb state at different times, but the motor synergies span all these contexts.

Identifying interneuron projections with spike triggered averaging

Interneurons with projections matched to synergies have been recorded extracellularly in frog lumbar cord[42] and in primate cervical cord[43] with the projections identified by STA. These data suggest that interneuron systems explicitly matched to synergies exist, and are used to create specific drives. However, these interneurons may be monosynaptic or disynaptic relative to motor pools (i.e., Fig. 6.3B). Disynaptic projections may make the identification of interneurons contributing to synergies by genetic and other methods more complicated. Very elegant experiments of Levine, Pfaff, and colleagues[34] in mouse found nodes of convergence of reflex and descending systems but not the precise projecting patterns of interneurons seen in the extracellular recordings. Such data from genetic and intracellular methods are very important, because several computational authorities favor more dynamically organized synergies at present. Reconciling recordings and circuit anatomy is extremely important. The precise relationships are still an open question in thinking about the inter-neuronal underpinnings of the neuromechanical and recorded elements.

Trunk and higher level spinal interactions with motor synergies

The diagrams in Figs. 6.2−6.4 are focused on single limbs and CPG actions within a limb. In practice, the organization for locomotion in tetrapods better resembles (Fig. 6.5A).

The heavy red arrow connectivity shown among limb systems is usually associated with gait synthesis and control, but these pathways connecting cervical and lumbar enlargements and within enlargement may also act on motor synergies directly, in addition to action on the local rhythm systems to manage limb-to-limb neuromechanics coordination in a task. Missing from the diagram in Fig. 6.5A are the trunk controls. Trunk must also play a major role in integrated neuromechanics between limbs. Our data in rat to date do not support clearly identifiable and systematic trunk motor synergies at the spinal pattern level. Rather, the trunk may be more continuously driven and more reflex dominated, as befits the high muscle spindle densities in the trunk musculature. However, trunk musculature plays a crucial coordinating role, especially in spinal injured rats.[65,66] We therefore believe there may also be strong trunk afferent and trunk motor system pathways projecting to limb controls and involved in motor synergy recruitment.

Developmental issues—interneuronal infrastructure and functional stability over the lifespan

If an interneuronal system exists in spinal cord for organizing motor synergies and for unitary bursts in pattern formation and other activity, it is reasonable to ask if it is stable. The early development of the temporal structures has been very elegantly described by Dominici and colleagues[67] in a comparative study that includes human infants. Some elaboration of elements occurs through development, at the very least in birds and mammals. What does this mean in comparing adult spinal cords and in thinking about spinal cord injury? There are two possibilities, each with different implications. First, the spinal

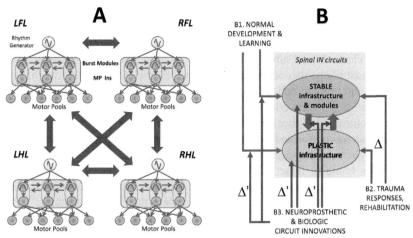

FIGURE 6.5 **Motor synergy systems in the full tetrapod spinal cord and following injury and rehabilitation.** (A). This figure seeks to point out that the pathways in Fig. 6.4D should be elaborated to include connections between cervical (left forelimb/right forelimb, LFL/RFL) and lumbar enlargements (left hind limb/right hind limb, LHL/RHL) and across enlargements (LHL to RHL and vice versa, etc). Controls indicated by the *bold red arrows* could include impacts on motor synergies, not just phase coordination of rhythm generation. We currently believe that all the interneurons for motor synergy distribution and burst generation (e.g., Fig. 6.3) are likely local to a hemicord, but that unitary responses of these circuits may also be recruited or modulated by information passed between the enlargements, and information passed bilaterally through coordinating interneurons. This could be not only via rhythmic coordination mechanisms involved in gait, but also likely directly between pattern shaping layers, for neuromechanical coordination, in some instances. Similarly, and missing from this scheme, trunk is likely involved intimately in motor synergy control as well. (B). Issues of plasticity and learning in motor synergy. B1. Normal spinal cord interneuron systems might possibly divide into a stable infrastructure, and a plastic infrastructure. Learning would use these. B2. Trauma might alter (D) these interactions, for example, plasticizing the stable infrastructure, and thereby altering the rules in the plastic infrastructure. B3. Neuroprosthetics and transplant circuit modifications might alter not only stable and plastic infrastructure, but also the ranges of normal use and the interactions of these (D′). The hypothesis of a stable infrastructure (e.g., of motor synergies[64] and CPG structures) may allow more detailed examination of these issues, and a window into any circuit architecture and plasticity rules that may exist in these systems, in learning, disease, and rehabilitation.

interneuron infrastructure for modular synergies could be established early in development and persist into adulthood largely unchanged, even if its overt expression in adults altered. In this case, clinicians would deal with a largely similar interneuron system at least in this regard, after most trauma or disease. Second, and alternatively, the original interneuronal systems could be radically reorganized to match the adult needs and skills, such that in humans the spinal cords of the dancer, the distance runner, and the power lifter might be different from one another after injury or disease.

Various data argue for some significant changes in parts of the spinal organization, e.g., in afferent monosynaptic reflex and other reflex mechanisms there are gain changes in skill,[68] H-reflex conditioning,[69,70] and trauma.[71–76] From a neuromechanical and functional point of view, the spinal systems are also adaptable, and ignore, block, and/or substitute for aberrant sensory inputs in some channels and amplify others.[71,72] In each case, compensatory adaptations must likely also occur more broadly.[69] Some of these adaptive changes in spinal circuits are believed to be crucial in recovery following trauma and rehabilitation.[70,76] It is critical therefore to better understand the stability of the infrastructure underlying this rebalancing plasticity.

Our lab has performed a preliminary examination of this question, from the neuromechanical perspective, by comparing the locomotor spatial muscle synergies found in intact adult rats both before and after complete thoracic spinal transection, and other adult rats that received complete thoracic transection as neonates shortly after birth, and were then tested as adults.[64] The results strongly favored synergy circuits being established early in life, and remaining stable throughout adulthood. The adult rats from the two spinal-transected groups more closely resembled one another in their spatial muscle synergies (and presumably the interneuronal systems causing this premotor drive expression). The muscle synergies in neonate- and adult-transected rats more closely resembled *each other*, than muscle synergies in uninjured adult rats. The injury revealed a common infrastructure for spatial muscle synergies that had not been permanently altered either by the presence or absence of descending controls from shortly after birth into adulthood.

Related data to ours in rats have been collected in intact and spinal cats, but without the developmental dimension.[77] Motor synergies were also largely common between intact and spinal locomotion. Other data in human children with spinal cord injury (SCI) may also relate closely to these animal data, again largely showing synergy stability.[78,79] Other analyses have focused on temporal modularity.[67,80] Because methods, numbers of muscles, and state all vary across different work, exact interpretations by authors vary, and this remains a dynamic field of inquiry. However, the data all point strongly to significant preserved infrastructure, as do classical neurological tests such as the Babinski. More detailed tools to examine interneurons involved in the stable preserved infrastructure and function and identification of interneurons with genetic tags and precision will help resolve the basic science of the conserved elements of spinal interneuron infrastructure and functional capabilities in the future.

From the recent results outlined here, we believe that the interneuronal infrastructure in one individual resembles that in another, "under the hood," despite variation in expression of synergies in the individuals as a result of experience, training, and skill development. Furthermore, these similarities in spinal interneuronal circuits may be uncovered when descending control is disrupted. This provides some hope for consistent therapeutic approaches and interventions being possible in severe SCI.

Neuroengineering with spinal interneuron systems

Many of the various physiological and stimulation tools with which interneuron systems are examined in the basic science lab may support clinical applications, either currently or in future. This section of this chapter briefly discusses the neuroengineering issues, opportunities, and caveats pertaining to spinal interneuronal circuits. If we believe we have identified functional types of interneurons or functional assemblies, such as motor synergies, then engaging or modulating these artificially is a natural next step. Broadly, three things are relevant that often may not figure in the basic research at front and center:

First, the precise layout, positioning, soma and axon sizes, and distance from pial surface of interneurons involved in functional assemblies all matter enormously in neuroengineering applications in ways they do not if simply identifying connectivity and roles of the same interneurons. These factors determine the accessibility and invasiveness of tools needed to access the functional interneuron assemblies. This has often led to a clear divide separating basic findings and their applications from the parallel neuroengineering interventions and a more detailed understanding of the mechanisms of these, limiting interaction and cross-fertilization of these areas.

Second, active control of spinal systems in therapeutic or augmenting frameworks must also contend with plasticity and alterations of the targets themselves induced by novel activation and any alteration of function that results from the intervention. Further, plasticity following trauma or disease may mean the operation, functional effects, and perhaps some connectivity and inputs of the interneuron systems may be far from normal at the outset of an intervention. This can further widen gaps across the basic and applied disciplines.

Third, species differences in anatomy and scale matter enormously in neuroengineered interventions, just as in regeneration. Pathway locations and their variation between species may significantly affect outcomes. 1 mm of regeneration in a mouse and in a man has very different potential. Similarly, in electrical stimulation or optogenetics, the basic physics is fixed. Current recruitment of 1 mm by an epidural system in a mouse may allow a reach from the epidural device to systems unreachable in a cat or human with the similar strength epidural stimulation (ES), adding (or removing) some features or capabilities. Simultaneously, the counterpoint is that the relative breadth of activation in the mouse also reduces the specificity possible in mouse relative to that in cat or man. Further, the neuron and axon sizes are not altering proportionately to changes body scale, though they may also alter somewhat. This all further complicates integrating translational neuroengineering and basic science results across models.

Engaging interneuron systems to activate pattern generation, gate pathways, or recruit groups of muscles artificially nonetheless promises a range of gains. Artificial recruitment of muscle using electrical stimulation (Functional

Electrical Stimulation, FES) can aid in function when voluntary muscle control is lost (e.g., in SCI), but suffers from a significant difficulty with recruitment order (see Refs. 81,82). Motor pools are normally recruited in accordance with the Henneman size principle, with small high-impedance motor neurons (MNs) recruited first (slow nonfatiguing MNs), followed by fatigue-resistant (FR) larger MNs, and finally by large lowest impedance fast fatiguing (FF) MNs. Electrical stimulation in the peripheral motor system will recruit axons in reverse order (FF before FR before S). This same order of sensory axon activation by peripheral electrical stimulation (large axons first) can partly be exploited in pain control with spinal cord stimulators, but in motor FES this reverse order recruitment is maladaptive and a problem to resolve.

If instead of motor axons, either spinal afferent or interneuron targets driving motor synergies are engaged by stimulation, and then these targetted axons or interneurons in turn recruit MNs, so the original size principle in the motor pool recruitment is potentially reestablished. This is important in terms of the quality of motor control and can impact preservation of muscle fiber properties in the target muscles, depending on stimulation patterns, preserving more normal muscle properties.

Neuroengineering methods

A range of neuroengineering tools and methods potentially intersect with spinal interneuron system analyses and can support interdisciplinary analysis and exploit structures in therapy:

Intraspinal microstimulation

ISMS was discussed above as a way to activate motor primitives or synergies. It has also been explored as a tool to activate motor pools[83] and pattern generation.[84–86] In combinations of different ISMS site stimulation, ISMS offers the opportunity to provide fractionated recruitment of pools[83] and also recruitment of combinations of spinally organized intrinsic synergies,[29,44–46] and possibly broader activity. Lemay and colleagues[87] showed that at the level of synergy recruitment by ISMS, it was possible to modulate posture and limb impedance properties in a continuous fashion to control a limb. However, at the same time, ISMS has a range of drawbacks. Foremost is that our current technologies for placing electrodes in spinal cord are extremely limited and potentially high risk. The spinal cord is highly mobile in the vertebral canal even in man. Ensuring safety and guaranteeing stability for indwelling probes is currently a "holy grail." We and others are seeking better methods that might open the field.[88–90] Another significant issue is understanding exactly what targets ISMS recruits and how, and then mapping these responses in the spinal cord. Although repeatable maps can sometimes be created (e.g., in spinal frog, rat), it also seems these maps alter in the context of rehabilitation. This has been shown in ISMS in mammals such as cat,[91] although other work suggests the fundamental underlying synergy structures in locomotion may not change.[77] This again highlights the differences between needs in physiology, in simply "cracking" or reverse engineering basic circuit functions, and the neuroengineering goals' need to recruit interneurons at sufficient strength for functional restoration. ISMS can also engage respiratory[92] and autonomic systems. How these systems may interlink with motor synergy and limb CPG recruitment is not fully understood. Nonetheless, there are opportunities in ISMS that remain to be fully explored and related in detail to the spatial organization of spinal interneuron systems and pathways in spinal cord.

Epidural stimulation

ES activates primary afferents and other axons in spinal cord, and thereby modulates motor pools, interneuron systems, and pathways. Because it does not compromise the blood−brain barrier, ES is clearly clinically preferable to ISMS, where feasible. Historically, focus has been on direct recruitment of pattern generation[93−97] or recruitment of muscle groups.[98−100] Over time, this has been coupled with other therapies such as pharmacology to modulate spinal targets and their susceptibility to ES[101]. It has also been realized, notably initially from clinical work, not from basic work, that ES can reveal and help engage covert or latent surviving pathways allowing some restoration of voluntary controls.[93,102] The precise ways in which ES assists and modulates cord state to enable these restorations remain an open question in relation to our current knowledge of spinal interneuron systems and motor synergies. A first aspect is simply modulation of motor pools state through monosynaptic afferent connections, but likely much more is involved.

ES can also be combined in a range of "state-dependent" ways with other therapies, driving ES by robot interactions,[103] by limb kinematics,[104] by electromyography or other means, including brain machine interfaces.[105] These various avenues of ES combined therapies and various modes of action offer both basic science opportunities for "reverse translation" experiments and places where translation of knowledge of interneuron systems might be brought to bear.

Optogenetics

Optogenetics methods have been a recent staple of spinal cord research. Use of optogenetics in neuroengineering contexts often suffers many of the same kinds of technological limitations as ISMS, with added concerns about viral use and expression controls, despite potentially more refined targeting. However, it is an important tool that may contribute greatly to our better understanding of spinal neural circuits. Optogenetic methods have been used to explore a range of interneuron mechanisms in pattern generation[106] and to activate motor synergy systems.[107] Translation of such data to mainstream neuroengineering may require better light delivery and probe technology, and viral procedures for deep cord tissues in vivo.

Plasticity induced by neuroengineered interventions and rehabilitation efforts—motor synergy stability

A range of interventions can promote plasticity of interneuron systems. These include classic regenerative and growth-promoting strategies, physical rehabilitation using mass training, and also neuroengineering interventions. Evidently, these different routes to increasing plasticity all interact. Plasticity can be both adaptive and maladaptive. How treatments interact becomes an extremely important issue, which may inform and be informed by understanding of spinal interneuron roles, and which interneuron systems are highly plastic or else stable bases for other plasticity to work on.

We already discussed how rehabilitation can alter responses to ISMS and reorganize ISMS maps.[91] However, ISMS and ES can also alter and modulate spinal plasticity themselves, as can H-reflex conditioning methods,[70,108] and combined afferent and cortex stimulation[109,110] and cortical stimulation.[111–113] How much these can result in cross-over interactions with what were previously well-separated controls such as motor synergy circuits is largely unknown. Such effects could be positive or negative in different contexts. The clear need for intact motor system plasticity to manage context and other issues has been discussed in detail by Wolpaw,[69] in his development of the "Negotiated Equilibrium" hypothesis. However, it is an open question whether the results in injured systems—and any associated negotiated equilibrium style rebalancing—can be managed local to the spinal cord in the spinal interneuron systems or always demands descending supervision. If the latter, the balanced compensations will likely often be partly compromised in the injured and rehabilitating system after an intervention. The optimistic assumption of the community is often that evolution has crafted spinal interneuron systems that will handle these plasticity issues benignly, although maladaptive pain responses and spasticity post-SCI are strong counter arguments. This area is ripe for more detailed understanding using interdisciplinary combination of the various tools across disciplines that are now available.

ISMS effects on spinal plasticity have been explored by Perlmutter, Fetz, and colleagues, see Ref. [114]. They have shown significant contextual effects of ISMS in various contingent pairing paradigms in spinal cord. These have been mostly similar in conceptual design to the cortical pairing research of the Fetz and Perlumtter groups. ISMS offers the possibility of combining motor pool, afferent, and neuromechanical or functional effects with targeted stimulation, to support spike time-dependent plasticity (STDP) and reinforcement of local spinal circuitry connections. This may also act to enhance and stabilize any beneficial new connectivity of circuits possible as a result of sprouting and plasticity.[115] It is worth noting that, like the use of ISMS for functional recruitment of synergies or pattern generation, the precise interneuron targets responding and their identification in this type of ISMS-induced plasticity are murky and suitable for more detailed exploration.

Crafted and contingent stimulation strategies for plasticity and motor synergies

In the context of plasticity enhancement through stimulation, this has been explored either (1) in a contextual and task-specific way (e.g., ISMS during active motor efforts at a task[114]) or else (2) in broader noncontextual ways,[69,70,108−113] often with an expectation of subsequent transfer across different contexts. The latter, induction of noncontextual plasticity, utilizes available knowledge of circuitry and delay times for action potential traffic in order to engineer spike convergences likely to create STDP in target systems and strengthen interaction independent of context (e.g., Ref. [110]). Another strategy uses H-reflex conditioning. This can be done either noncontextually or else attempted in specific contexts (see Refs. [70,108]). In terms of clinical translation and utility, all strategies clearly have enormous potential value, but the mechanistic and circuit target and implications may differ. It seems likely that a range of different points and targets of plasticity may be coordinated if motor synergies are preserved,[69] or else that specific plasticity patterns are needed. Further, in terms of neural engagement in tasks, we now know it is likely that some interneuron pathways may be fully shared, while others may be specific,[57,116] likely across vertebrates. This seems to hold whether thin king in terms of neuromechanics, recording, or genetically identified elements.[30,33,34,35,42,43,57,116] Indeed, even within a task, we now know interneuron recruitment might differ across intensity and frequency ranges of the same task.[117,118] How this might affect interneuron recruitment in synergies is unclear. These factors will all impact how specific interneurons, and interneuronal circuits will likely participate in plasticity induced by neuro-engineering, regenerative, or rehabilitation stratagems. How will circuitry respond in terms of plasticity and conserved infrastructure to novel "patches" with either bioengineered devices, or using transplanted cells, and will this work positively? Fig. 6.5B summarizes potential caveats and concerns. However, encouraging results abound,[119−121] and see.[122]

Cross-talk and integration of motor synergy and autonomic pathways?

Many researchers in both SCI and classical physiology have noted correlations and interrelationships of motor and autonomic activity: A spinal injured rat on treadmill often urinates and defecates early in the training session;

mesencephalic locomotor region stimulation to recruit locomotion induces a range of predictive autonomic changes associated with stepping onsets and the CPG use. These processes should be, and are, interlinked in an adaptive physiology. These observations can be leveraged in terms of device applications in some cases,[92,123–127] but we also need much better understanding of what these data mean in terms of specific interneuronal circuits of motor synergies and their integration in spinal systems. A highly skilled athlete not only demonstrates overt motor skill, but also a very finely and possibly very task-specific set of respiratory and autonomic adaptations to task. However, the interneuronal mechanisms and coordination pathways in spinal cord, and descending controls that support such adaptations, are very poorly understood. Conceivably, there could be some linkage or anticipatory matching of autonomic controls and segmental motor synergy controls, or these could be fully independent. For clinical translation and robust neuroengineering in support of best outcomes, this is an area we need to understand much better. Motor circuit breaking and analysis has very naturally focused on limb more than trunk, and on both of these more than on the issues of autonomic integration. This may be due to the greatly added complexity and difficulty of the integrative and analysis questions involved.

Discussion and conclusions

Our knowledge of interneuronal architecture, physiology, and interneuron genetic lineages, controls, and mechanisms has grown enormously over the past several decades. However, several vexing questions continue to frustrate a fuller understanding. In the simplified, synthetic, perspective outlined here, these issues fall into several categories, that have long concerned the field(s):

Do functional separations and modularity in motor acts imply defined circuitry, interneuronal, and anatomical substrates? Alternatively, are they instead the emergent properties of broad spinal dynamics? This question is at the heart of our own work and that of many colleagues, and it remains a source of spirited discussion among us. It impacts how descending systems interact with the spinal cord, how the spinal cord can be examined after trauma or disease, and how (and especially how directly) natural selection might operate on spinal mechanisms. Our hypotheses constrain our experimental approaches.

Do interneuronal lineages and early markers constrain the subsequent neural behavior at all? Or do they simply move neurons to initial conditions (e.g., location, initial connectivity, and ion channel expression) from which plasticity can then take interneurons to arbitrary physiology and connectivity subsequently? This is related to the first question but from a neuron-specific perspective instead of functional perspective.

Do different interneuron systems embody differing degrees of stability and plasticity? Might there be relatively stable anatomy and neuron characteristics for some interneuron systems (a fixed circuit infrastructure and/or neuron types), but in contrast, might others have high plasticity with high individual-to-individual variations? If so, how can we separate these system types and understand the processes that stabilize or plasticize them in different contexts of interest?

Do any of the various characterizations of interneuron systems as "stable" (as described above) persist and continue to hold in the contexts of trauma and disease? Alternatively, do they only remain so in the intact system, and then plasticize extensively after trauma? If they do change in disease and trauma, how do they change? What are the plasticity constraints? It is known that there can be sweeping activity and neuron characteristic changes, following loss of descending controls and modulation, e.g., in chloride homeostasis,[128] in ion channel expression, and so on. How much these changes have propagating "knock-on" effects on circuit topology and connectivity stability and thus on the ease of reversing pathological effects is the concern here. Reversibility and underlying stability of the circuitry clearly matter in therapies. Where sweeping reversals are possible, it may be reasonable to cautiously suppose that the basic infrastructure might have been conserved throughout pathology [e.g., by KCC2 manipulation and chloride homeostasis changes, see Refs.[129–131]].

How does natural selection drive and constrain vertebrate motor system and spinal interneuron structure and evolution?

Finally, how do we translate our limited understanding of all the above toward effective novel therapies? For example, how should we manage and control the connectivity, receptor, and channel expression, of transplanted interneurons following SCI? Can we design principled strategies, and what issues will define these shaping strategies and selecting targets? How will we then best "educate" the CNS with what may now be a spinal cord possessing novel structures never encountered in prior evolutionary history? This topic may make the most demands on our knowledge, ingenuity, and the integration of information across disciplines.

This chapter has reviewed and discussed some of the organizing ideas and questions about motor synergies and their neural bases, drawing on current and recent research, and seen through the lenses of the three specific but intersecting disciplines chosen. However, the rate of the different fields' evolutions, the rate of technological and tool development, and the complexity of these questions in actual practice, all mean that returning to, and reevaluating all the issues raised here repeatedly and regularly will be essential. This must be coupled with a high sensitivity to context, species, scope, goal, and, target application, in viewing the new data.

Abbreviations

CNS Central nervous system
CPG Central pattern generator

ES Epidural stimulation
FES Functional electrical stimulation
FF Fast fatiguing
FR Fatigue resistant
FSM Finite State Machine
ISMS Intraspinal microstimulation
KCC2 Potassium chloride channel 2
LFL Left forelimb
LHL Left hindlimb
MN Motor neurons
RFL Right forelimb
RHL Right hindlimb
SCI Spinal cord injury
STA Spike triggered averaging
STDP Spike time—dependent plasticity

Acknowledgments

Supported by NIH NINDS NS104194. Work from our laboratory discussed and cited in this review was supported by NIH NINDS NS104194, NS072651, NS040412, NS054894, NIH NIBIB EB021921, NSF IIS CRCNS 1515140, and the Craig Neilsen Foundation 385551.

References

1. Jackson H. *Evolution and Dissolution of the Nervous System*. Croonian Lectures, Royal College of Physicians; March 1884.
2. Cisek P. Resynthesizing behavior through phylogenetic refinement. *Atten Percept Psychophys*. October 2019;81(7):2265—2287.
3. Falgairolle M, de Seze M, Juvin L, et al. Coordinated network functioning in the spinal cord: an evolutionary perspective. *J Physiol Paris*. 2006;100:304—316.
4. Fischer MS, Witte H. Legs evolved only at the end. *Philos Trans A Math Phys Eng Sci*. January 15, 2007;365(1850):185—198.
5. Schmidt M, Fischer MS. Morphological integration in mammalian limb proportions: dissociation between function and development. *Evolution*. March 2009;63(3):749—766.
6. Fentress JC. Development of grooming in mice with amputated forelimbs. *Science*. February 16, 1973;179(4074):704—705.
7. Golani I, Fentress JC. Early ontogeny of face grooming in mice. Dev. *Psychobiol*. November 1985;18(6):529—544.
8. Sosnik R, Chaim E, Flash T. Stopping is not an option: the evolution of unstoppable motion elements (primitives). *J Neurophysiol*. August 2015;114(2):846—856.
9. Ewert J-P. *Neuroethology: an Introduction to the Neurophysiological Fundamentals of Behavior*. Springer; 1980.
10. Rathelot JA, Strick PL. Subdivisions of primary motor cortex based on cortico-motoneuronal cells. *Proc Natl Acad Sci USA*. January 20, 2009;106(3):918—923.
11. Izpisua Belmonte JC, Callaway EM, Caddick SJ, et al. Brains, genes, and primates. *Neuron*. May 6, 2015;86(3):617—631.
12. Koch C. *Consciousness: Confessions of a Romantic Reductionist*. MIT Press; 2017.
13. Koch C, Crick F. The zombie within. *Nature*. 2001;411:839.

14. Enoka R. Neuromechanical basis of kinesiology. *Human Kinet.* 1988.
15. Nishikawa K, Biewener AA, Aerts P, et al. Neuromechanics: an integrative approach for understanding motor control. *Integr Comp Biol.* 2007;47(1):16−54.
16. Valero-Cuevas F. *Fundamentals of Neuromechanics (Biosystems & Biorobotics (8)).* Springer; 2016.
17. Zajac FE, Neptune RR, Kautz SA. Biomechanics and muscle coordination of human walking. Part I: introduction to concepts, power transfer, dynamics and simulations. *Gait Posture.* December 2002;16(3):215−232.
18. Zajac FE, Neptune RR, Kautz SA. Biomechanics and muscle coordination of human walking: part II: lessons from dynamical simulations and clinical implications. *Gait Posture.* February 2003;17(1):1−17.
19. Hogan N, Bizzi E, Mussa-Ivaldi FA, et al. Controlling multijoint motor behavior. *Exerc Sport Sci Rev.* 1987;15:153−190.
20. Tee KP, Franklin DW, Kawato M, et al. Concurrent adaptation of force and impedance in the redundant muscle system. *Biol Cybern.* January 2010;102(1):31−44.
21. Lee H, Krebs HI, Hogan N. Multivariable dynamic ankle mechanical impedance with active muscles. *IEEE Trans Neural Syst Rehabil Eng.* September 2014;22(5):971−981.
22. Nichols RT Distributed force feedback in the spinal cord and the regulation of limb mechanics. *J Neurophysiol.* March 1, 2018;119(3):1186−1200.
23. Lyle MA, Richard Nichols TR T. Patterns of intermuscular inhibitory force feedback across cat hindlimbs suggest a flexible system for regulating whole limb mechanics. *J Neurophysiol.* February 1, 2018;119(2):668−678.
24. Prochazka A, Gillard D, Bennett DJ. Positive force feedback control of muscles. *J Neurophysiol.* June 1997;77(6):3226−3236.
25. Prochazka A, Gillard D, Bennett DJ. Implications of positive feedback in the control of movement. *J Neurophysiol.* June 1997;77(6):3237−3251.
26. Alessandro C, Rellinger BA, Barroso FO, et al. Adaptation after vastus lateralis denervation in rats demonstrates neural regulation of joint stresses and strains. *Elife.* September 3, 2018;7.
27. Giszter SF. Motor primitives—new data and future questions. *Curr Opin Neurobiol.* 2015;33:156−165.
28. Flash T, Hochner B. Motor primitives in vertebrates and invertebrates. *Curr Opin Neurobiol.* December 2005;15(6):660−666.
29. Bizzi E, Mussa-Ivaldi F, Giszter S. Computations underlying the execution of movement: a biological perspective. *Science.* 1991;253(5017):287−291.
30. Kargo WJ, Giszter SF. Rapid correction of aimed movements by summation of force field primitives. *J Neurosci.* 2000;20(1):409−426.
31. Saltiel P, Wyler-Duda K, D'Avella A, et al. Muscle synergies encoded within the spinal cord: evidence from focal intraspinal NMDA iontophoresis in the frog. *J Neurophysiol.* February 2001;85(2):605−619.
32. d'Avella A, Bizzi E. Shared and specific muscle synergies in natural motor behaviors. *Proc Natl Acad Sci USA.* 2005;102(8):3076−3081.
33. Hart CB, Giszter SF. Modular premotor drives and unit bursts as primitives for frog motor behaviors. *J Neurosci.* 2004;24(22):5269−5282.
34. Levine AJ, Hinckley CA, Hilde KL, et al. Identification of a cellular node for motor control pathways. *Nat Neurosci.* 2014;17:586−593.

35. Kargo WJ, Giszter SF. Individual premotor drive pulses, not time-varying synergies, are the units of adjustment for limb trajectories constructed in spinal cord. *J Neurosci.* 2008;28(10):2409−2425.

36. Rybak IA, Shevtsova NA, Lafreniere-Roula M, et al. Modelling spinal circuitry involved in locomotor pattern generation: insights from deletions during fictive locomotion. *J Physiol.* 2006;577:617−639.

37. Dougherty KJ, Zagoraiou L, Satoh D, et al. Locomotor rhythm generation linked to the output of spinal shox2 excitatory interneurons. *Neuron.* November 20, 2013;80(4):920−933.

38. Ha NT, Dougherty KJ. Spinal Shox2 interneuron interconnectivity related to function and development. *Elife.* December 31, 2018;7:e42519.

39. Dougherty KJ, Ha NT. The rhythm section: an update on spinal interneurons setting the beat for mammalian locomotion. *Curr Opin Physiol.* April 2019;8:84−93.

40. Krouchev N, Kalaska JF, Drew T. Sequential activation of muscle synergies during locomotion in the intact cat as revealed by cluster analysis and direct decomposition. *J Neurophysiol.* 2006;96(4):1991−2010.

41. Cheung VC, d'Avella A, Tresch MC, et al. Central and sensory contributions to the activation and organization of muscle synergies during natural motor behaviors. *J Neurosci.* July 6, 2005;25(27):6419−6434.

42. Hart CB, Giszter SF. A neural basis for motor primitives in the spinal cord. *J Neurosci.* 2010;30(4):1322−1336.

43. Takei T, Confais J, Tomatsu S, Oya T, Seki K. Neural basis for hand muscle synergies in the primate spinal cord. *Proc Natl Acad Sci USA.* August 8, 2017;114(32):8643−8648.

44. Giszter SF, Mussa-Ivaldi FA, Bizzi E. Convergent force fields organized in the frog's spinal cord. *J Neurosci.* 1993;13:467−491.

45. Mussa-Ivaldi FA, Giszter SF, Bizzi E. Linear combinations of primitives in vertebrate motor control. *Proc Natl Acad Sci USA.* 1994;91:7534−7538.

46. Tresch MC, Bizzi E. Responses to spinal microstimulation in the chronically spinalized rat and their relationship to spinal systems activated by low threshold cutaneous stimulation. *Exp Brain Res.* 1999;129(3):401−416.

47. Grillner S. Control of locomotion in bipeds, tetrapods, andfish. In: Brooks VB, ed. *l.* Bethesda, MD: Am. Physiol. Soc.; 1981:1179−1236. Handbook of Physiology. The Nervous System. Motor Contro; vol. II.

48. Jordan LM. Brainstem and spinal cord mechanisms for the initiation of locomotion. In: Shimamura M, Grillner S, Edgerton VR, eds. *Neurobiological Basis of Human Locomotion.* Tokyo: Japan Scientific Societies Press; 1991:3−20.

49. Giszter S, Kargo WJ. Conserved temporal dynamics and vector superposition of primitives in frog wiping reflexes during spontaneous extensor deletions. *Neurocomputing.* 2000;32:775−783.

50. Prochazka A. Proprioceptive feedback and movement regulation. In: *Chapter 2. in Comprehensive Physiology.* 2011. https://doi.org/10.1002/cphy.cp120103.

51. Raibert M. *Legged Robots that Balance.* MIT Press; 1986.

52. Fukson OI, Berkinblit MB, Feldman AG. The spinal frog takes into account the scheme of its body during the wiping reflex. *Science.* September 12, 1980;209(4462):1261−1263.

53. Giszter SF, McIntyre J, Bizzi E. Kinematic strategies and sensorimotor transformations in the wiping movements of frogs. *J Neurophysiol.* September 1989;62(3):750−767.

54. Schotland JL, Rymer WZ Wipe and flexion reflexes of the frog. I. Kinematics and EMG patterns. *J Neurophysiol.* May 1993;69(5):1725−1735.

55. Sergio LE, Ostry DJ. Three-dimensional kinematic analysis of frog hindlimb movement in reflex wiping. *Exp Brain Res.* 1993;94(1):53–64.

56. Stein PSG. Central pattern generators in the turtle spinal cord: selection among the forms of motor behaviors. *J Neurophysiol.* February 1, 2018;119(2):422–440.

57. Berkowitz A, Hao ZZ. Partly shared spinal cord networks for locomotion and scratching. *Integr Comp Biol.* December 2011;51(6):890–902.

58. Stein PS. Motor pattern deletions and modular organization of turtle spinal cord. *Brain Res Rev.* January 2008;57(1):118–124.

59. Kargo WJ, Ramakrishnan A, Hart CB, et al. A simple experimentally based model using proprioceptive regulation of motor primitives captures adjusted trajectory formation in spinal frogs. *J Neurophysiol.* January 2010;103(1):573–590.

60. Lafreniere-Roula M, McCrea DA. Deletions of rhythmic motoneuron activity during fictive locomotion and scratch provide clues to the organization of the mammalian central pattern generator. *J Neurophysiol.* 2005;94:1120–1132.

61. Lemay MA, Grill WM. Modularity of motor output evoked by intraspinal microstimulation in cats. *J Neurophysiol.* 2004;91(1):502–514.

62. Yaron A, Kowalski D, Yaguchi H, et al. Forelimb force direction and magnitude independently controlled by spinal modules in the macaque. *Proc Natl Acad Sci USA.* 2020;117(44):27655–27666.

63. Richardson AG, Slotine JJ, Bizzi E, et al. Intrinsic musculoskeletal properties stabilize wiping movements in the spinalized frog. *J Neurosci.* March 23, 2005;25(12):3181–3191.

64. Yang Q, Logan D, Giszter SF. Motor primitives are determined in early development and are then robustly conserved into adulthood. *Proc Natl Acad Sci USA.* 2019;116(24):12025–12034.

65. Giszter SF, Hockensmith G, Ramakrishnan A, et al. How spinalized rats can walk: biomechanics, cortex, and hindlimb muscle scaling-implications for rehabilitation. *Ann N Y Acad Sci.* 2010;1198(1):279–293.

66. Giszter SF, Hart CB. Motor primitives and synergies in the spinal cord and after injury–the current state of play. *Ann N Y Acad Sci.* March 2013;1279:114–126.

67. Dominici N, Ivanenko YP, Cappellini G, et al. Locomotor primitives in newborn babies and their development. *Science.* 2011;334(6058):997–999.

68. Nielsen J, Crone C, Hultborn H. H-reflexes are smaller in dancers from the Royal Danish Ballet than in well-trained athletes. *Eur J Appl Physiol Occup Physiol.* 1993;66(2):116–121.

69. Wolpaw JR. The negotiated equilibrium model of spinal cord function. *J Physiol.* August 2018;596(16):3469–3491.

70. Thompson AK, Wolpaw JR. H-reflex conditioning during locomotion in people with spinal cord injury. *J Physiol.* June 19, 2019. https://doi.org/10.1113/JP278173.

71. Lyle MA, Prilutsky BI, Gregor RJ, et al. Self-reinnervated muscles lose autogenic length feedback, but intermuscular feedback can recover functional connectivity. *J Neurophysiol.* September 1, 2016;116(3):1055–1067.

72. Lyle MA, Nichols TR, Kajtaz E, et al. Musculotendon adaptations and preservation of spinal reflex pathways following agonist-to-antagonist tendon transfer. *Phys Rep.* May 2017;5(9):e13201.

73. Martinez M, Delivet-Mongrain H, Rossignol S. Treadmill training promotes spinal changes leading to locomotor recovery after partial spinal cord injury in cats. *J Neurophysiol.* June 2013;109(12):2909–2922.

74. Martinez M, Delivet-Mongrain H, Leblond H, et al. Incomplete spinal cord injury promotes durable functional changes within the spinal locomotor circuitry. *J Neurophysiol*. July 2012;108(1):124–134.

75. Rossignol S, Martinez M, Escalona M, et al. The "beneficial" effects of locomotor training after various types of spinal lesions in cats and rats. *Prog Brain Res*. 2015;218:173–198.

76. Takeoka A, Vollenweider I, Courtine G, et al. Muscle spindle feedback directs locomotor recovery and circuit reorganization after spinal cord injury. *Cell*. December 18, 2014;159(7):1626–1639.

77. Desrochers E, Harnie J, Doelman A, et al. Spinal control of muscle synergies for adult mammalian locomotion. *J Physiol*. January 2019;597(1):333–350.

78. Fox EJ, Tester NJ, Phadke CP, et al. Ongoing walking recovery 2 Years after locomotor training in a child with severe incomplete spinal cord injury. *Phys Ther*. 2010;90(5):793–802.

79. Fox EJ, Tester NJ, Kautz SA, et al. Modular control of varied locomotor tasks in children with incomplete spinal cord injuries. *J Neurophysiol*. 2013;110(6):1415–1425.

80. Sylos-Labini F, La Scaleia V, Cappellini G, et al. Distinct locomotor precursors in newborn babies. *Proc Natl Acad Sci USA*. April 28, 2020;117(17):9604–9612.

81. Ranck Jr JB. Which elements are excited in electrical stimulation of mammalian central nervous system: a review. *Brain Res*. 1975;98:417 440.

82. Yeomans JS. *Principles of Brain Stimulation*. NY: Oxford University Press; 1990.

83. Bamford JA, Putman CT, Mushahwar VK. Intraspinal microstimulation preferentially re-cruits fatigue-resistant muscle fibres and generates gradual force in rat. *J Physiol*. 2005;569(Pt 3):873–884.

84. Barthélemy D, Leblond H, Provencher J, Rossignol S. Nonlocomotor and locomotor hind-limb responses evoked by electrical microstimulation of the lumbar cord in spinalized cats. *J Neurophysiol*. December 2006;96(6):3273–3292.

85. Barthélemy D, Leblond H, Rossignol S. Characteristics and mechanisms of locomotion induced by intraspinal microstimulation and dorsal root stimulation in spinal cats. *J Neurophysiol*. March 2007;97(3):1986–2000.

86. Guevremont L, Renzi CG, Norton JA, Kowalczewski J, Saigal R, Mushahwar VK. Locomotor-related networks in the lumbosacral enlargement of the adult spinal cat: acti-vation through intraspinal microstimulation. *IEEE Trans Neural Syst Rehabil Eng*. September 2006;14(3):266–272.

87. Lemay MA, Galagan JE, Hogan N, et al. Modulation and vectorial summation of the spi-nalized frog's hindlimb end-point force produced by intraspinal electrical stimulation of the cord. *IEEE Trans Neural Syst Rehabil Eng*. March 2001;9(1):12–23.

88. Kim TG, Branner A, Gulati T, et al. Braided multi-electrode probes: mechanical compliance characteristics and recordings from spinal cords. *J Neural Eng*. August 2013;10(4):045001.

89. Kim TG, Zhong Y, Giszter SF. Precise tubular braid structures of ultrafine microwires as neural probes: significantly reduced chronic immune response and greater local neural survival in rat cortex. *IEEE Trans Neural Syst Rehabil Eng*. 2019;27(5):846–856.

90. Kim T, Schmidt K, Deemie C, et al. Highly flexible precisely braided multielectrode probes and combinatorics for future neuroprostheses. *Front Neurosci*. June 18, 2019;13:613.

91. Boyce VS, Lemay MA. Modularity of endpoint force patterns evoked using intraspinal microstimulation in treadmill trained and/or neurotrophin-treated chronic spinal cats. *J Neurophysiol*. March 2009;101(3):1309–1320.

92. Sunshine MD, Ganji CN, Reier PJ, et al. Intraspinal microstimulation for respiratory muscle activation. *Exp Neurol*. April 2018;302:93–103.

93. Harkema S, Gerasimenko Y, Hodes J, et al. Effect of epidural stimulation of the lumbosacral spinal cord on voluntary movement, standing, and assisted stepping after motor complete paraplegia: a case study. *Lancet*. June 4, 2011;377(9781):1938−1947.

94. Dose F, Deumens R, Forget P, et al. Staggered multi-site low-frequency electrostimulation effectively induces locomotor patterns in the isolated rat spinal cord. *Spinal Cord*. February 2016;54(2):93−101.

95. Shah PK, Sureddi S, Alam M, et al. Unique spatiotemporal neuromodulation of the lumbosacral circuitry shapes locomotor success after spinal cord injury. *J Neurotrauma*. September 15, 2016;33(18):1709−1723.

96. Rejc E, Angeli C, Harkema S. Effects of lumbosacral spinal cord epidural stimulation for standing after chronic complete paralysis in humans. *PLoS One*. July 24, 2015;10(7):e0133998.

97. Rejc E, Angeli CA, Bryant N, et al. Effects of stand and step training with epidural stimulation on motor function for standing in chronic complete paraplegics. *J Neurotrauma*. May 1, 2017;34(9):1787−1802.

98. Wenger N, Moraud EM, Gandar J, et al. Spatiotemporal neuromodulation therapies engaging muscle synergies improve motor control after spinal cord injury. *Nat Med*. February 2016;22(2):138−145.

99. Capogrosso M, Milekovic T, Borton D, et al. A brain-spine interface alleviating gait deficits after spinal cord injury in primates. *Nature*. November 10, 2016;539(7628):284−288.

100. Greiner N, Barra B, Schiavone G, et al. Recruitment of upper-limb motoneurons with epidural electrical stimulation of the cervical spinal cord. *Nat Commun*. January 19, 2021;12(1):435.

101. Courtine G, Gerasimenko Y, van den Brand R, et al. Transformation of nonfunctional spinal circuits into functional states after the loss of brain input. *Nat Neurosci*. October 2009;12(10):1333−1342.

102. Angeli CA, Edgerton VR, Gerasimenko YP, Harkema SJ. Altering spinal cord excitability enables voluntary movements after chronic complete paralysis in humans. *Brain*. 2014;137:1394−1409.

103. Hsieh FH, Giszter SF. Robot-driven spinal epidural stimulation compared with conventional stimulation in adult spinalized rats. *Annu Int Conf IEEE Eng Med Biol Soc*. 2011;2011:5807−5810.

104. Moraud EM, Capogrosso M, Formento E, et al. Mechanisms underlying the neuro-modulation of spinal circuits for correcting gait and balance deficits after spinal cord injury. *Neuron*. February 17, 2016;89(4):814−828.

105. Bonizzato M, Pidpruzhnykova G, DiGiovanna J, et al. Brain-controlled modulation of spinal circuits improves recovery from spinal cord injury. *Nat Commun*. August 1, 2018;9(1):3015.

106. Bouvier J, Caggiano V, Leiras R, et al. Descending command neurons in the brainstem that halt locomotion. *Cell*. November 19, 2015;163(5):1191−1203.

107. Caggiano V, Cheung VC, Bizzi E. An ontogenetic demonstration of motor modularity in the mammalian spinal cord. *Sci Rep*. October 13, 2016;6:35185.

108. Eftekhar A, Norton JJS, McDonough CM, Wolpaw JR. Retraining reflexes: clinical translation of spinal reflex operant conditioning. *Neurotherapeutics*. July 2018;15(3):669−683.

109. Harel NY, Carmel JB. Paired stimulation to promote lasting augmentation of corticospinal circuits. *Neural Plast*. 2016;2016:7043767.

110. Yang Q, Ramamurthy A, Lall S, et al. Independent replication of motor cortex and cervical spinal cord electrical stimulation to promote forelimb motor function after spinal cord injury in rats. *Exp Neurol.* October 2019;320:112962.

111. Carmel JB, Martin JH. Motor cortex electrical stimulation augments sprouting of the corticospinal tract and promotes recovery of motor function. *Front Integr Neurosci.* June 18, 2014;8:51.

112. Carmel JB, Kimura H, Berrol LJ, et al. Motor cortex electrical stimulation promotes axon outgrowth to brain stem and spinal targets that control the forelimb impaired by unilateral corticospinal injury. *Eur J Neurosci.* April 2013;37(7):1090–1102.

113. Carmel JB, Berrol LJ, Brus-Ramer M, et al. Chronic electrical stimulation of the intact corticospinal system after unilateral injury restores skilled locomotor control and promotes spinal axon outgrowth. *J Neurosci.* August 11, 2010;30(32):10918–10926.

114. McPherson JG, Miller RR, Perlmutter SI. Targeted, activity-dependent spinal stimulation produces long-lasting motor recovery in chronic cervical spinal cord injury. *Proc Natl Acad Sci USA.* September 29, 2015;112(39):12193–12198.

115. Mondello SE, Kasten MR, Horner PJ, Moritz CT. Therapeutic intraspinal stimulation to generate activity and promote long-term recovery. *Front Neurosci.* 2014;8:21.

116. Hao ZZ, Berkowitz A. Shared components of rhythm generation for locomotion and scratching exist prior to motoneurons. *Front Neural Circ.* August 11, 2017;11:54.

117. Ampatzis K, Song J, Ausborn J, et al. Separate microcircuit modules of distinct v2a interneurons and motoneurons control the speed of locomotion. *Neuron.* August 20, 2014;83(4):934–943.

118. Song J, Pallucchi I, Ausborn J, et al. Multiple rhythm-generating circuits act in tandem with pacemaker properties to control the start and speed of locomotion. *Neuron.* March 18, 2020;105(6):1048–1061.

119. Zholudeva LV, Karliner JS, Dougherty KJ, et al. Anatomical recruitment of spinal V2a interneurons into phrenic motor circuitry after high cervical spinal cord injury. *J Neurotrauma.* 2017;34:3058–3065.

120. Zholudeva LV, Qiang L, Marchenko V, et al. The neuroplastic and therapeutic potential of spinal interneurons in the injured spinal cord. *Trends Neurosci.* 2018;41:625–639.

121. Zholudeva LV, Iyer N, Qiang L, et al. Transplantation of neural progenitors and V2a interneurons after spinal cord injury. *J Neurotrauma.* 2018;35:2883–2903.

122. Fischer I, Dulin JN. LaneMA Transplanting neural progenitor cells to restore connectivity after spinal cord injury. *Nat Rev Neurosci.* 2020;21:366–383.

123. Abud EM, Ichiyama RM, Havton LA, et al. Spinal stimulation of the upper lumbar spinal cord modulates urethral sphincter activity in rats after spinal cord injury. *Am J Physiol Ren Physiol.* May 1, 2015;308(9):F1032–F1040.

124. Herrity AN, Aslan SC, Ugiliweneza B, et al. Improvements in bladder function following activity-based recovery training with epidural stimulation after chronic spinal cord injury. *Front Syst Neurosci.* January 5, 2021;14:614691.

125. Bloom O, Wecht JM, Legg Ditterline BE, et al. Prolonged targeted cardiovascular epidural stimulation improves immunological molecular profile: a case report in chronic severe spinal cord injury. *Front Syst Neurosci.* October 15, 2020;14:571011.

126. Merkulyeva N, Lyakhovetskii V, Veshchitskii A, et al. Activation of the spinal neuronal network responsible for visceral control during locomotion. *Exp Neurol.* October 2019;320:112986.

127. Darrow D, Balser D, Netoff TI, et al. Epidural spinal cord stimulation facilitates immediate restoration of dormant motor and autonomic supraspinal pathways after chronic neurologically complete spinal cord injury. *J Neurotrauma*. August 1, 2019;36(15):2325−2336.

128. Côté MP, Gandhi S, Zambrotta M, et al. Exercise modulates chloride homeostasis after spinal cord injury. *J Neurosci*. 2014;34:8976−8987.

129. Chen B, Li Y, Yu B, et al. Reactivation of dormant relay pathways in injured spinal cord by KCC2 manipulations. *Cell*. September 6, 2018;174(6):1599.

130. Bilchak JN, Yeakle K, Caron G, et al. Enhancing KCC2 activity decreases hyperreflexia and spasticity after chronic spinal cord injury. *Exp Neurol*. January 13, 2021;338:113605.

131. Beverungen H, Klaszky SC, Klaszky M, et al. Rehabilitation decreases spasticity by restoring chloride homeostasis through the brain-derived neurotrophic factor-KCC2 pathway after spinal cord injury. *J Neurotrauma*. March 15, 2020;37(6):846−859.

Section II

Spinal interneurons — a role in injury and disease

Chapter 7

Propriospinal neurons as relay pathways from brain to spinal cord

Alfredo Sandoval, Jr.[1], Zhigang He[2,3] and Bo Chen[1]
[1]Department of Neuroscience, Cell Biology, & Anatomy, The University of Texas Medical Branch, Galveston, TX, United States; [2]F.M. Kirby Neurobiology Center, Boston Children's Hospital, Boston, MA, United States; [3]Departments of Neurology, Harvard Medical School, Boston, MA, United States

Introduction

A central question in neuroscience is how the spinal cord and the brain communicate during behavior. Numerous studies have expanded our understanding of how brain—spinal networks directly and indirectly control animal behavior (please see reviews:[1−6]). As discussed in earlier chapters, spinal interneurons (SpINs) are morphologically diverse and have distinct electrophysiological properties and projection patterns within the spinal cord. The structural and functional diversity of SpINs reflects their ability to perform central or supportive roles when integrating brain-derived and sensory signals during behavior. In the context of SCI, SpINs may coordinate spared locomotor circuits and are believed to relay brain-derived signals below injury sites. Indeed, even in untreated SCI animals, SpIN networks can promote a limited degree of functional recovery after injury.[7,8] Recently, SpINs demonstrated the ability to regenerate damaged projections across SCI lesion sites with intrinsic and extrinsic support.[9] Additionally, a strategy to replace lost SpINs with neuronal progenitor cells enriched with V2a interneuron precursors improved phrenic motor recovery after cervical SCI.[10] This pioneering research demonstrates how SpINs have become an important therapeutic target to promote functional recovery after SCI. Despite these promising observations, the dramatic changes and biphasic injuries that occur in the spinal cord after SCI present additional challenges.[11−13] Although many neurons and cells die after SCI, some neurons survive but may become dormant, rendering an animal paralyzed. Even in spared SpINs, traumatic injury can induce adaptive or maladaptive plasticity, producing mixed effects on new spinal relay circuits. In this chapter, we use several

Spinal Interneurons. https://doi.org/10.1016/B978-0-12-819260-3.00013-5

examples to introduce the direct and indirect roles of motor neuron pathways from the brain to the spinal cord. We then discuss how SpINs contribute to adaptive and maladaptive plasticity after SCI. Finally, we describe how to optimally leverage SpINs to promote functional recovery after SCI.

Direct and indirect pathways from the brain to spinal cord motor neurons

Evolutionarily, direct axonal or monosynaptic connections between supra-spinal neurons and local spinal motor neurons provide the most efficient way to initiate or terminate locomotion. As direct pathways can rapidly and pre-cisely transmit signals, it raises the questions: what purpose do indirect functional pathways serve? And to what extent do these pathways contribute to functional recovery after injury? Below, we use the well-studied cortico-motoneuronal (CM) system[5] involved in dexterous hand movements to describe the complementary function of direct monosynaptic connections and indirect polysynaptic connections via propriospinal neurons.

Direct pathways between the motor cortex and spinal motor neurons for hand dexterity

The development of CM pathways parallels the ability of hand dexterity in higher primates. The monosynaptic connection between the motor cortex and hand motor neurons was demonstrated by recordings taken from motor neurons in anesthetized monkeys in the 1950 and 1960s.[14,15] The direct CM pathway was later confirmed with intra-axonal staining of corticospinal (CS) axons in the 1980s.[16,17] Intracellular recordings of single CM cells showed increased firing when target muscles were activated with a precision grip task but not with a power grip task.[18] Furthermore, some CM cells were selectively recruited when target muscles were fractionated rather than coordinated.[19] Until the 1980–1990s, all evidence indicated that the direct CM pathway, which is uniquely developed in higher primates, was required for dexterous hand movements.[20–22] However, this is confounded by the observation that cortico-fugal fibers issue collaterals that enter various rostro-caudal levels beyond those that contain upper extremity spinal motor neurons in primates.[20,23] Thus, the direct CM pathway may not be an exclusive pathway for spinal motor neurons. Instead, there are several indirect routes which could mediate cortical input to upper extremity motor neurons located in lower cervical segments.

Indirect pathways between the motor cortex and spinal motor neurons enable hand dexterity: corticospinal propriospinal pathways

Hand dexterity is uniquely developed in higher primates and is thought to rely on both direct and indirect CM pathways. A significant proportion of CS effects are mediated by SpINs including short propriospinal neurons (PNs) found within the C3—C4 segments and segmental interneurons in the C6—T1 segments.[24,25] An interesting question that arises is: what is the function of C3—4 short PNs in controlling hand movements? To address this question, Kinoshita et al.[26] developed a pathway-specific viral method to reversibly block synaptic transmission and demonstrated its use in cervical PNs in macaque monkeys (Fig. 7.1). In this technique, a highly efficient retrograde lentiviral vector (HiRet) encoding the doxycycline (Dox)-dependent promoter (TRE) and a fusion protein of green fluorescent protein (EGFP), and the enhanced tetanus neurotoxin light chain (eTeNT) (HiRet-TRE-EGFP.eTeNT) was injected into the C6-T1 segments, where upper extremity motor nuclei are located. About 7—10 days later, a second viral vector, an anterograde adeno-associated virus (AAV) encoding the strong cytomegalovirus (CMV) promotor and the Dox-dependent rtTAV16 transcriptional activator (AAV2-CMV-rtTAV16) was injected into the intermediate zone of the C3—C5 segments, the somatic location of PNs. In this condition, Dox administration induced the

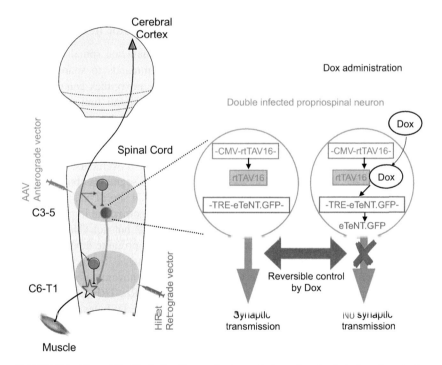

FIGURE 7.1 **Reversible blockade of synaptic transmission using dual viral vectors. Left:** Experimental arrangements in the central nervous system. **Right:** Gene sequences carried by the two vectors interact with each other under the presence of doxycycline and block the synaptic transmission.

transcription of eTeNT specifically in PNs and blocked their synaptic transmission. It was shown that Dox administration impaired both precision grip and accurate reach in Dox-treated macaque monkeys (Fig. 7.2). Thus, it appears that C3−C4 PNs are involved in reach and precision grip control of dexterous digit movements in intact primates.

Spinal interneurons propagate locomotor commands from supraspinal locomotor regions

In the above section, we discussed the role of SpINs in dexterous hand movements in intact primates. After SCI, due to their advantageous position within the spinal cord and their central role in generating locomotion, spared SpINs gain a new role in propagating supraspinal commands to spinal motor networks caudal to the injury site. Several questions that we need to consider post-SCI are: (1) How are relay pathways formed to reconnect the brain and spinal cord via SpINs? and (2) What mechanisms can we leverage to activate/enhance such relay pathways? Below, we discuss additional examples that illustrate the role of relay-circuit SpINs in promoting functional recovery after SCI.

PNs reconnect supraspinal neurons and spinal motor neurons

After SCI, PNs can form relay circuits that circumnavigate spinal lesions to provide an alternative pathway to relay motor commands to spared spinal circuits. Relay circuits are not necessarily formed de novo; they can pre-exist. For example, macaque monkeys that received dorsolateral funiculus (DLF) spinal cord transections at the C4/5 border had their direct supraspinal tracts severed, including the lateral corticospinal tract (CST) and rubrospinal tract (RuST), such that C4/5 injured animals showed residual grasping ability of their ipsilateral hand and traces of fractionated finger movements.[27] Interestingly, when the same DLF lesion was made two spinal segments above, e.g., at C2, which also severed CST and RuST inputs to C3−C4 short PNs, all residual control of individual finger movements was lost.[28] Together, the impairment of fractionated finger movements in SCI monkeys at C2 but not C4/5 suggests that C3−C4 short PNs may act as a backup system to promote dexterous digit movements as a means of recovery post-SCI in primates. To understand the contribution of PNs to the recovery of dexterous digit movements in monkeys, the dual-viral silencing strategy described earlier (HiRet-TRE-EGFP.eTeNT) (Fig. 7.1) was combined with SCI.[29] When a C4/C5 DLF lesion was performed while C3−C4 PNs were continuously blocked by Dox administration, the monkeys could retrieve food morsels only with the dorsum of their thumb or palm. The precision grip between the opposed tips of the thumb and index finger did not fully recover during the observation period (4−5 months after the injury). Fine motor recovery stopped at an immature state, which suggests that C3−C4 PNs are essential for recovery of precision grip.

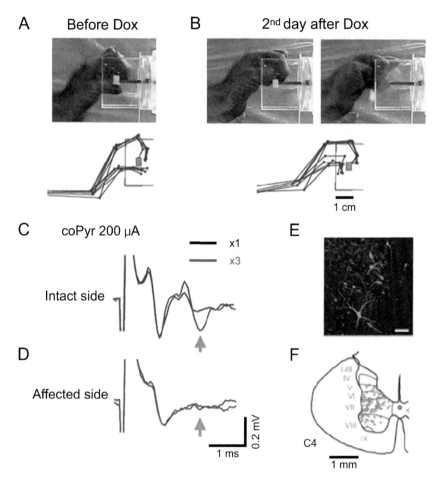

FIGURE 7.2 Pathway-selective and reversible blockade of synaptic transmission using double infection with viral vectors. (A) Photo image and superimposition of stick diagrams of precision grip before Dox administration. *Blue sticks* indicate the index finger and *red sticks* indicate the thumb at the time of grasping a small piece of sweet potato. (B) The same arrangement took on the second day after the start of Dox administration. (C) Local field potential in the DR motor nucleus, evoked following the first stimulus of the brainstem pyramid (at 200 μA) (blue) and that following the third stimulus (red) applied at 300 Hz on the intact side. (D) The same arrangement. On the affected side. (E) Fluorescent view of the GFP-positive neurons. Scale bar, 100 um (F) Laminar distribution of the GFP-labeled cells in the C4 segment. *Modified from Ref. 27.*

Alternatively, the formation of new synaptic contacts made by descending tracts onto PNs has also been demonstrated in animal models.[30,31] Seminal work by Bareyre et al.[7] revealed that spontaneous sprouting of axon collaterals from the CST, in particular, those contacting PNs, could promote locomotor recovery after SCI. Anatomically, after a mid-thoracic dorsal transection of CST axons in rats, lesioned CST axons spontaneously sprouted collaterals into the cervical gray matter where they made new connections with both short and long PNs. Remarkably, the CST projections that synapsed onto short PNs which did not bridge the lesion site were lost 12 weeks after injury, while CST contacts that formed with long PNs which did cross the lesion site were successfully maintained. In addition, the number of direct contacts between long propriospinal axon terminals and lumbosacral motor neurons doubled 8 weeks after the dorsal hemisection.

PNs reconstitute local spinal circuits to bypass lesions after SCI

In incomplete SCI, SpINs have been shown to contribute to new spinal circuits that relay descending brain inputs and contribute to functional recovery. The extent of functional propriospinal connections and the maximum capacity of functional connections has been investigated using the staggered hemisection injury paradigm.[8,33,33] In these studies, an initial hemisection severs ipsilateral descending pathways on one side of the body (Fig. 7.3). A second hemisection is made at a more rostral thoracic segment to disrupt spared descending pathways contralateral to the first hemisection. Indeed, immunohistochemistry showed that descending serotonergic axons, labeled by 5-HT antibodies, could be detected in spinal cord segments between the lesions but not in the lumbar spinal cord (Fig. 7.3). Thus, a relay zone remains between and around the lesions (T7 and T10) where descending axons terminate and where some PNs maintain their connections with lumbar spinal neurons (Fig. 7.3).

In order to investigate the contribution of PNs to spontaneous functional recovery, Courtine et al. cleverly modified the bilateral hemisection SCI model by delivering the second hemisection either immediately or after a 10-week delay. Interestingly, when animals received contralateral hemisections at T7 and T12 simultaneously, mice exhibited nearly complete and permanent hindlimb paralysis. In contrast, when animals received an initial hemisection at T12 and a second contralateral hemisection at T7 10 weeks later, stepping ability returned gradually. Four weeks after the delayed T7 hemisection, SCI mice had spontaneously recovered substantial locomotor ability with voluntary treadmill and overground plantar stepping on both lesion sites. Anatomically, Courtine et al. used retrograde labeling techniques to label neurons sending their axons to lumbosacral locomotor circuits. Descending inputs from the brain did not differ significantly between mice that received simultaneous or delayed double hemisection. Notably, many PNs located between the lesions (T8−T10) were retrogradely labeled on both sides of the spinal cord, with the number of labeled neurons increasing significantly four weeks after either simultaneous or delayed lesions. These data indicate that (1) differences in locomotor behavior observed in these two groups of mice were not due to differences in spared supraspinal projections past the lesions; (2) the motor

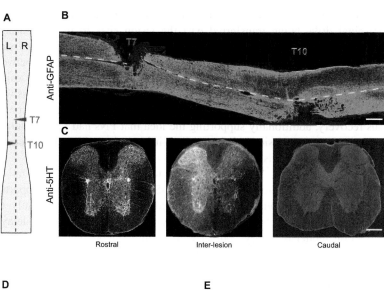

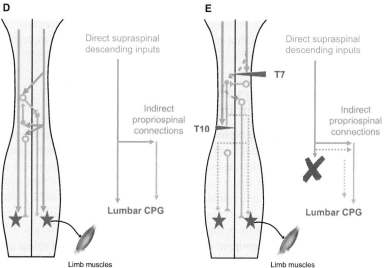

FIGURE 7.3 Anatomy and detour circuits of staggered hemisections. (A) Schematic of staggered lateral hemisections at T7 and T10. *Arrowheads* indicate lesions. (B) Representative image of an anti-GFAP-stained spinal cord section 10 weeks after the staggered lesion. The dashed line indicates midline. Scale bar, 500 um. (C) Representative image stacks of anti-5HT-stained transverse sections from T5 (rostral to lesions), T8 (between lesions), and L2 (caudal to lesions) of mice 2 weeks after staggered lesions. Scale bar, 100 um. (D). Schematic diagram depicting propriospinal circuits innervating lumbar central pattern generators (CPGs). (E). Descending inputs from detour circuits projecting to the lumbar spinal cord can project to lumbar propriospinal neurons and/or lumbar CPGs. *(A, B and C) Modified from Ref. 33.*

pool recruitment observed after the delayed T7 hemisection resulted from supraspinal drive being transferred past the lesion sites to the lumbosacral locomotor circuits; and (3) locomotor recovery following the delayed staggered hemisections was associated with evidence of connectivity between spared lumbar circuits with PNs in the intervening region between the lesions (T8−T10). To confirm the role of PNs between lesions, T8−T10 neurons were ablated with the excitotoxin NMDA, which eliminated any observed spontaneous recovery, additionally supporting the idea that PNs had formed detours to permit the transmission of descending information to hindlimb central pattern generators (CPGs).[8]

Recently, May et al.[34] showed direct anatomical evidence of connectivity between descending reticulospinal tracts (RtST) and PNs, further supporting the hypothesis that detour circuits are formed by PNs. More importantly, the number of RtST contacts onto PNs was significantly higher with a delayed hemisection model of injury compared to a simultaneous hemisection paradigm, suggesting again that locomotor commands were routed through detour circuits formed by PNs after the first hemisection.[34] Thus, after SCI, the reorganization and plasticity of long descending and propriospinal connections are sufficient to reestablish supraspinal control of lumbosacral circuits indirectly via relay connections that mediate full bodyweight bearing locomotion recovery.

Dormant relay pathways after SCI: formation of maladaptive plasticity in injured spinal cord

Spinal cord injury (SCI) is a biphasic process. The primary injury is the result of direct impact to the spinal cord including hemorrhage, contusion, and necrosis. The secondary injury response continues after the initial insult and includes various processes that exacerbate the initial injury including neuroinflammation, apoptosis, and spinal cord edema.[12,13,35] In severe SCI, these combinations may induce functional dormancy in brain−spinal circuits, prohibiting voluntary movements in injured animals.[8,36−38] One possibility is that surviving SpINs could be rendered nonfunctional. In the uninjured spinal cord, SpINs integrate afferent and descending input to the spinal cord and mediate essential motor and locomotor-related functions. Multiple neuronal inputs converge and contribute to the homeostasis of intrinsic neuronal excitability, which stabilizes the neural network in the face of dynamic synaptic input. However, after neuronal trauma (e.g., SCI), depriving descending brain inputs below the injury site may dysregulate intrinsic cellular excitability, allowing injury-induced maladaptive plasticity to occur anywhere below the injury site. The purpose of this section is to explore the underlying cellular mechanisms of maladaptive plasticity in spinal circuits after SCI.

Peri-lesion hyperinhibition after SCI silences relay circuits

After SCI, many neurons and cells around the lesion site die. Although some neurons do survive, they may become functionally dormant, thereby preventing volitional movement. A potential treatment for human SCI patients is electrical neuromodulation and/or pharmacological intervention.[39−42] Although the underlying mechanism of these combined treatments remains unknown, it is proposed that such treatments increase excitability of spared SpINs and the neural network. However, due to the heterogeneity of neural network composition and neuronal function (inhibition, excitation, and/or modulation), it is not clear whether inhibiting or enhancing the excitability of spared SpINs would be beneficial for activating relay circuits after SCI.

To address this knowledge gap, several research groups have begun examining spared relay neurons for avenues to manipulate their excitability, while avoiding undesirable maladaptive plasticity (e.g., overexcitation). A recent study was designed to address this challenge by using a staggered spinal cord lesion model (Figs. 7.3 and 7.4), where the lumbar spinal cord is deprived of all direct brain-derived inputs, while leaving dormant relay circuits intact. The study revealed that K^+/Cl^- cotransporter 2 (KCC2) downregulation in spinal inhibitory interneurons around the lesion sites contributed to relay pathway silencing. Attenuating this inhibition, either by systemic delivery of KCC2 activator CLP290 or by selectively overexpressing KCC2 in inhibitory interneurons, proved sufficient to reactivate relay circuit function, leading to sustained recovery of hindlimb stepping.[32] This finding raises the question: how does KCC2 downregulation in inhibitory interneurons silence relay circuits?

Neurons regulate their intracellular chloride concentration to ensure appropriate electrical responses to the neurotransmitters γ-aminobutyric acid (GABA) and glycine. Neuronal intracellular chloride concentrations are maintained by inwardly directed Na^+-K^+-$2Cl^-$ cotransporters (NKCCs) and various outwardly directed K^+-Cl^- cotransporters (KCCs).[43−45] Developmentally, the coordinated downregulation of NKCC1 and upregulation of KCC2 reverses the cross-membrane gradient of chloride in neurons.[44,46−48] Such expression changes are critical for inhibitory neuron maturation.[46,47] KCC2 downregulation is observed in numerous neurological and psychiatric disorders, including SCI, chronic pain, traumatic brain injury, muscle spasticity, autism, and epilepsy.[49−58] Mechanistically, it is proposed that injury-induced KCC2 downregulation disrupts chloride homeostasis in neurons (Fig. 7.4) and would be expected to restore an immature state in which GABA and glycine receptors can depolarize neurons. However, whether downregulation of KCC2 causes excitatory GABA signaling is yet to be known. Interestingly, a recent study that investigated the functional impact of chronic KCC2 downregulation in the rat dentate gyrus may provide insight. The authors indicated that KCC2 knockdown in dentate granule neurons had little effect on GABA signaling at rest, but instead increased neuronal excitability.[59]

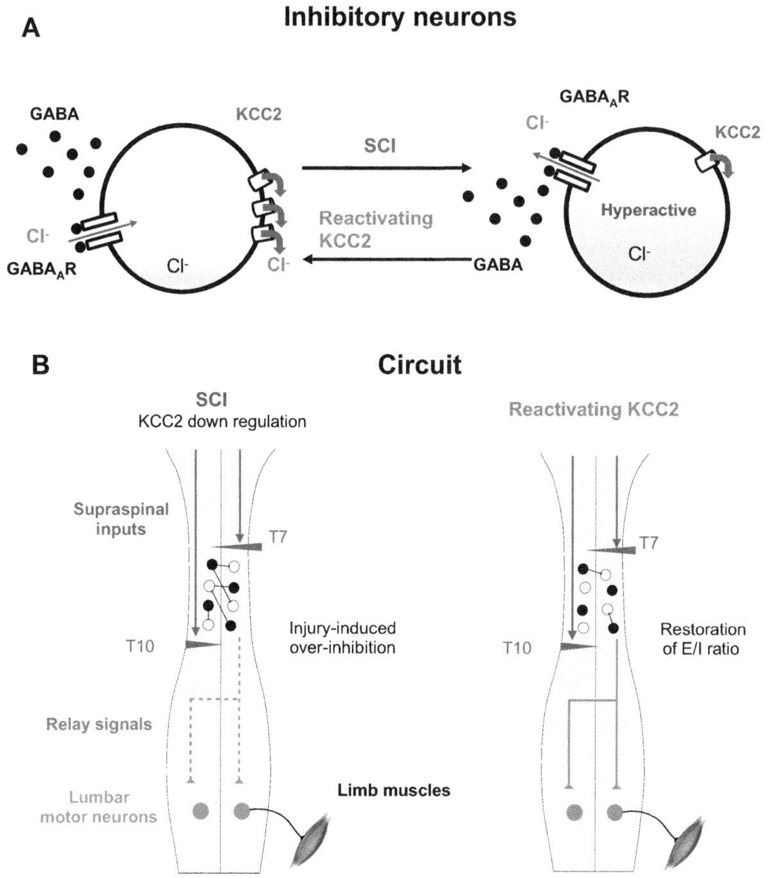

A Inhibitory neurons

B Circuit

FIGURE 7.4 **Injury-induced KCC2 downregulation is key for silencing the relay pathways.** Schematic showing the consequence of injury-induced KCC2 downregulation in inhibitory interneurons and spinal neuronal circuits. (A) After the injury, KCC2 downregulation in inhibitory neurons leads to overinhibition of inhibitory interneurons, reactivating KCC2 restores inhibitory response in inhibitory interneurons. (B) At the circuit level, KCC2 downregulation leads to net overinhibition in the relay zone, impairing relay function. *(B) Modified from Ref. 33.*

At the circuit level, impairment of KCC2 expression in neurons imbalances the excitatory/inhibitory (E/I) ratio and eventually leads to excessive neuron-mediated inhibition of relay circuits in the injured spinal cord (Fig. 7.4).

Maladaptive sensorimotor circuits below the injury

As previously discussed, locomotor recovery after SCI correlates with the establishment of intraspinal detour circuits. Although SCI deprives spinal circuits from some or all of the supraspinal and propriospinal signals above the lesion, partial lesions of the human spinal cord are frequently associated with spontaneous functional improvement.[60] Given the fact that the sensory inputs after SCI become the primary source of direct external drive to neural networks caudal to the injury, various studies suggest that sensory information plays a critical role in locomotor recovery after SCI.[38,39,61−63] However, unlike partial SCI, severe SCI impairs voluntary movement, which prevents activity-dependent sensory mechanisms from stimulating functional/therapeutic spinal circuit remodeling and reinnervation. The resultant undirected sensory input below the injury site can drive deleterious plasticity. For example, in both humans and animal models, severe SCI produces significant long-term neuronal dysfunction and other deficits (described more below).[64−67] One proposed mechanism is that unidirectional compensatory plasticity within the neural system caudal to the severe lesion site contributes to the development of neuronal dysfunction.[68] To test this hypothesis, Beauparlant et al. used adult rats with a staggered thoracic hemisection injury (similar to the injury model shown in Fig. 7.3), which ablates direct descending input to spinal lumbar segments. In the chronic stage of injury, rats exhibited severe neuronal dysfunction, such as abnormal long-latency reflex responses in leg muscles, coactivation of antagonistic muscles, etc. Despite the absence of descending input, analysis of axonal and synaptic density in the lumbosacral region of staggered rats revealed reorganization of sensory afferents. Surprisingly, these abnormal sensory changes led to a near-normal level of synaptic input within denervated spinal segments in the chronic stage of injury, suggesting the spontaneous aberrant sprouting of sensory afferents and local spinal neurons occurs extensively within the lumbosacral region. Syndromic analysis in these staggered SCI rats uncovered significant correlations between the development of neuronal dysfunction, emergence of abnormal reflexes, and anatomical remodeling of lumbosacral circuits. Together, these results highlight that maladaptive sensorimotor circuits caudal to the injury site contribute to the development of neuronal dysfunction in the chronic stage of severe SCI.

Aberrant sprouting of sensory afferents is not the only mechanism driving maladaptive plasticity in spinal cord segments below the injury site. Abnormal muscle activity, such as spasticity, is a disabling complication affecting individuals with SCI. The main mechanisms hypothesized to be responsible for spasticity are increased motor neuron excitability and increased synaptic inputs in response to muscle stretch due to cellular disinhibition.[49] As described earlier, KCCs are critical regulators of intracellular chloride homeostasis and inhibitory neurotransmission. Sustained shifts in KCC activity may alter cellular responses to inhibitory neurotransmitters and may drive maladaptive plasticity by increasing baseline cellular excitability. In support of this hypothesis, dysregulation of membrane bound chloride transporters has been observed after SCI in rodents. Boulenguez et al.[50] observed a decrease in membrane-localized KCC2 in lumbosacral motor neurons after SCI. Subsequent downregulaiton of chloride export may result in increased baseline intracellular chloride levels that can shift chloride equilibrium and the reversal potential, thereby producing a depolarizing Cl^- current and weakening postsynaptic inhibition. Consistent with this work, another study demonstrated that SCI not only decreases KCC2, but also increases NKCC1 protein in lumbar spinal neurons.[51] Considering the opposite roles of NKCC1 and KCC2 with respect to chloride homeostasis (KCC2 and NKCC1 serve as chloride exporters and importers, respectively), these shifts in KCC expression highlight a probable mechanism for maladaptive plasticity that contributes to the functional impairment of motor neurons and likely to spinal circuit hyperexcitability.

Together, these data suggest that without descending inputs from the brain, sensory afferents contribute to maladaptive plasticity by promoting excessive excitability within lumbosacral spinal circuits and dysregulating normal adaptive neuronal function[50,51,68,69].

Therapeutic strategies for SCI: utilizing spinal interneurons

SCI disruption of descending pathways significantly reduces brain-derived sources of modulation and excitation while causing a devastating loss of motor function. After SCI, spinal neurons receive many new connections from descending inputs to form or activate detour circuits. Many circuits formed by SpINs, both pre-existing and de novo, become functionally dormant after SCI, which promotes a "hibernation state" among lumbosacral circuits resulting in functional paralysis (Fig. 7.4). As discussed earlier, a key cause for this dormant relay pathway is the formation of aberrant and maladaptive plasticity in the injured spinal cord. In this section, we will briefly discuss the potential treatments to correct maladaptive activity and promote functional recovery after SCI.

Correction of maladaptive SpIN activity in the brain–spinal relay circuit to promote locomotion recovery

As described above, aberrations within SpIN detour-circuits (e.g., insufficient excitability and hyperinhibition of detour circuits) are common after severe SCI and are the focus of targeted research efforts to yield treatments to improve functional recovery after SCI (please also see reviews:[70–73]).

The first strategy is aimed at enhancing propriospinal SpIN activity to promote locomotion by increasing the excitability of downstream locomotor networks. In a classical study, acutely spinalized cats were injected with L-DOPA (a precursor to dopamine). Cats that received L-DOPA demonstrated that stimulation of flexor reflex afferents could elicit ipsilateral flexor and contralateral extensor activity reminiscent of normal locomotor patterning.[74]

Several subsequent studies further demonstrated that in severe thoracic SCI animal models, pharmacological approaches such as serotonergic and dopaminergic agonists could induce immediate, but transient, hindlimb locomotion.[37,38,75–77] These data provided promising evidence that increasing spinal neuron excitability is sufficient to promote functional recovery. However, because these compounds were administered systemically, they lacked the resolution to identify key neuronal and circuit mechanisms driving locomotor recovery. In this regard, to better investigate the activity of the intraspinal propriospinal network, Brommer et al.[78] used the Designer Receptors Exclusively Activated by Designer Drugs (DREADDs) system[79–81] in different types of SpINs in a full crush mouse model. Expressing excitatory DREADDs in neurons around the lesion site (T8), but not inhibitory DREADDs, can elicit locomotion behavior, suggesting that activating propriospinal circuits can indeed promote functional recovery after complete SCI. They also demonstrated that propriospinal circuits can be enhanced either by activating excitatory propriospinal neurons or inhibiting inhibitory propriospinal neurons in the thoracic levels. Strikingly, manipulating excitatory and inhibitory propriospinal neurons leads to distinct behavioral outcomes, with preferential effects on standing or stepping, two key elements of locomotor function. Furthermore, direct manipulations of lumbar spinal cord neurons led to muscle spasms without meaningful locomotion. These results demonstrated that (1). Under conditions where lumbar CPGs are deprived of all brain inputs, the excitability of spinal circuits composed of survived SpINs is not sufficient to initiate locomotion, and therefore, engaging thoracic SpINs is a feasible strategy to improve meaningful hindlimb function and (2). It is also necessary to understand the contribution of different types of SpINs in different spinal segments toward locomotion and their therapeutic potential.

In contrast to strategies aimed at directly exciting detour circuits, administration of the glycinergic receptor antagonist strychnine, or the $GABA_A$ receptor antagonist bicuculline, can also promote successful stepping in SCI cats that received a full spinal cord transection (no brain-derived inputs below injury sites).[75,76,82]

These results highlighted the possibility of disinhibiting propriospinal SpINs to restore movement and promote functional recovery after SCI. Therefore, a secondary strategy to facilitate the transmission of motor commands through detour circuits is to correct hyperinhibition around the lesion site. In agreement with these results, Chen et al.[33] found that downregulating the excitability of spinal inhibitory interneurons enables increased activity in propriospinal circuits, which ultimately improves recovery of locomotor function. Importantly, this study suggests that SCI-induced over excitation of inhibitory interneurons led to an Excitatory/Inhibitory (E/I) imbalance around relay circuits and has therefore become a prime target for therapeutic strategies to restore function. To restore the E/I balance, one strategy is to activate neuronal KCC2, since it undergoes significant downregulation post-SCI.[50,51]

Thus, KCC2 activation in hyperactive inhibitory spinal neurons (Fig. 7.4) could shift local circuits in the relay zone toward a more physiological state, which is more receptive to descending inputs (Fig. 7.4). Interestingly, previous studies have shown that NKCC1 protein expression is upregulated after SCI.[51] Given the opposing roles of NKCC1 and KCC2, suppression of NKCC1 could therefore be an alternative strategy to reactivate dormant relay pathways.

Concluding remarks

As described above, SpINs integrate motor and sensory information in spinal networks and can propagate descending brain-derived inputs after SCI by reconstituting spinal circuits to functionally bypass lesions. Therefore, SpINs are important therapeutic targets for treatments designed to enhance neuroplasticity and promote functional recovery. However, specifically targeting SpINs in individuals with SCI presents several challenges for clinical translation and raises important questions for future research: (1) How can we optimally manipulate SpINs and allow spared circuits to reach their maximum functionality? Given the heterogeneity of SpINs, it is important to fine-tune the excitability/properties of specific SpIN types, rather than broadly targeting excitatory or inhibitory neurotransmission. Selective SpIN targeting appears to be a more effective strategy to modulate spinal networks to successfully recover motor function. Next-generation single-cell sequencing methods now allow us to understand the genomic and transcriptional profiles of cells and neurons in intact and injured spinal cords.[83,84] These sequencing tools are crucial to advancing our understanding of the cellular changes that occur after SCI. Additional characterization of SpIN subtypes and other cell types involved in the primary and secondary phases of SCI may provide us with new opportunities for targeted therapy development. (2) How can we generate new adaptive relay spinal networks while avoiding maladaptive neuronal plasticity? One established strategy that achieves this is rehabilitative training. Targeted rehabilitative training provides organized sensorimotor stimulation that promotes functional recovery and minimizes sensory maladaptations in ways not possible with electrical modulation or pharmacological therapy alone. New methods to noninvasively label and manipulate neurons[33,78,85,86] have been developed that expand our ability to characterize the cellular and molecular changes that occur during rehabilitative training. Combining advanced molecular and cellular techniques with rehabilitative training[41,43,87] may provide useful insights into the cellular and circuit mechanisms driving the formation of adaptive relay spinal networks and how to achieve these with optimized training paradigms or other combination therapies.

Abbreviations

5HT: 5-hydroxytryptophan (a.k.a. serotonin)

AAV: Adeno-associated virus
C (number): Cervical spinal level #
CLP290: Activator of the potassium chloride cotransporter 2 (KCC2)
CM: Corticomotoneuronal
CMV: Cytomegalovirus
CPGs: Central pattern generators
CS: Corticospinal
CST: Corticospinal tract
DLF: Dorsolateral funiculus
Dox: Doxycycline
DREADD: Designer receptors exclusively activated by designer drugs
E-I: Excitation−inhibition
eGFP: Enhanced green fluorescent protein
eTeNT: Enhanced tetanus neurotoxin light chain
GABA: Gamma aminobutyric acid
GABA$_A$R: Gamma-aminobutyric acid
GFAP: Glial fibrillary acidic protein
HiRet: Highly efficient retrograde lentiviral vector
KCC2: Potassium chloride cotransporter
NKCC#: Sodium potassium chloride cotransporter #
NKCCs: Sodium potassium chloride cotransporters
NMDA: N-methyl-D-aspartate
PNs: Propriospinal neurons
RtST: Reticulospinal tracts
rtTAV: Reverse tetracycline-controlled transactivator
RuST: Rubrospinal tract
SCI: Spinal cord injury
SpINs: Spinal interneurons
T (number): Thoracic spinal level #
TRE: Tetracycline response element

References

1. Arber S. Organization and function of neuronal circuits controlling movement. *EMBO Mol Med.* 2017;9:281−284.
2. Ferreira-Pinto MJ, Ruder L, Capelli P, Arber S. Connecting circuits for supraspinal control of locomotion. *Neuron.* 2018;100:361−374.
3. Goulding M. Circuits controlling vertebrate locomotion: moving in a new direction. *Nat Rev Neurosci.* 2009;10:507−518.
4. Grillner S. Biological pattern generation: the cellular and computational logic of networks in motion. *Neuron.* 2006;52:751−766.
5. Isa T. Dexterous hand movements and their recovery after central nervous system injury. *Annu Rev Neurosci.* 2019;42:315−335.
6. Kiehn O. Decoding the organization of spinal circuits that control locomotion. *Nat Rev Neurosci.* 2016;17:224−238.
7. Bareyre FM, Kerschensteiner M, Raineteau O, Mettenleiter TC, Weinmann O, Schwab ME. The injured spinal cord spontaneously forms a new intraspinal circuit in adult rats. *Nat Neurosci.* 2004;7:269−277.

8. Courtine G, Song B, Roy RR, et al. Recovery of supraspinal control of stepping via indirect propriospinal relay connections after spinal cord injury. *Nat Med*. 2008;14:69–74.

9. Anderson MA, O'Shea TM, Burda JE, et al. Required growth facilitators propel axon regeneration across complete spinal cord injury. *Nature*. 2018;561:396–400.

10. Zholudeva LV, Iyer N, Qiang L, et al. Transplantation of neural progenitors and V2a interneurons after spinal cord injury. *J Neurotrauma*. 2018;35:2883–2903.

11. Ahuja CS, Wilson JR, Nori S, et al. Traumatic spinal cord injury. *Nat Rev Dis Prim*. 2017;3.

12. Alizadeh A, Dyck SM, Karimi-Abdolrezaee S. Traumatic spinal cord injury: an overview of pathophysiology, models and acute injury mechanisms. *Front Neurol*. 2019;10:1–25.

13. Cho N, Hachem LD, Fehlings MG. *Spinal Cord Edema after Spinal Cord Injury: From Pathogenesis to Management*. Elsevier Inc.; 2017.

14. Berhard CG, Bohm E. Cortical representation and functional significance of the cortico-motoneuronal system. *A.M.A. Archiv Neurol & Psychiatr*. 1954;72:473–502.

15. Landgren S, Phillips CG, Porter R. Cortical fields of origin of the monosynaptic pyrimidal pathways to some alpha motoneurones of the baboon's hand and forearm. *J Physiol*. 1962;161:112–125.

16. Lawrence DG, Porter R, Redman SJ. Corticomotoneuronal synapses in the monkey: light microscopic localization upon motoneurons of intrinsic muscles of the hand. *J Comp Neurol*. 1985;232:499–510.

17. Shinoda Y, Yokota J-I, Futami T. Divergent projection of individual corticospinal axons to motoneurons of multiple muscles in the monkey. *Neurosci Lett*. 1981;23:7–12.

18. Muir RB, Lemon RN. Corticospinal neurons with a special role in precision grip. *Brain Res*. 1983;261:312–316.

19. Bennett KM, Lemon RN. Corticomotoneuronal contribution to the fractionation of muscle activity during precision grip in the monkey. *J Neurophysiol*. 1996;75:1826–1842.

20. Kuypers HGJM. In: Kuypers HGJM, Martin GF, eds. *A New Look at the Organization of the Motor System*. Progress in Brain Research. 1982;57:381–403.

21. Lemon RN, Griffiths J. Comparing the function of the corticospinal system in different species: organizational differences for motor specialization? *Muscle Nerve*. 2005;32:261–279.

22. Porter R, Lemon R. *Corticospinal Function and Voluntary Movement*. Oxford: Oxford University Press; 1995.

23. Yoshino-Saito K, Nishimura Y, Oishi T, Isa T. Quantitative inter-segmental and inter-laminar comparison of corticospinal projections from the forelimb area of the primary motor cortex of macaque monkeys. *Neuroscience*. 2010;171:1164–1179.

24. Alstermark B. The C3-C4 propriospinal system: target-reaching and food-taking. *Muscle Affer & Spinal Contr Mov*. 1992:327–354.

25. Illert M, Lundberg A, Padel Y, Tanaka R. Integration in descending motor pathways controlling the forelimb in the cat. *Exp Brain Res*. 1978;33:101–130.

26. Kinoshita M, Matsui R, Kato S, et al. Genetic dissection of the circuit for hand dexterity in primates. *Nature*. 2012;487:235–238.

27. Isa T, Kinoshita M, Nishimura Y. Role of direct vs. indirect pathways from the motor cortex to spinal motoneurons in the control of hand dexterity. *Front Neurol*. 2013:1–9.

28. Sasaki S, Isa T, Pettersson L-G, et al. Dexterous finger movements in primate without monosynaptic corticomotoneuronal excitation. *J Neurophysiol*. 2004;92:3142–3147.

29. Alstermark B, Pettersson LG, Nishimura Y, et al. Motor command for precision grip in the macaque monkey can be mediated by spinal interneurons. *J Neurophysiol*. 2011;106:122–126.

30. Tohyama T, Kinoshita M, Kobayashi K, et al. Contribution of propriospinal neurons to recovery of hand dexterity after corticospinal tract lesions in monkeys. *Proc Natl Acad Sci USA*. 2017;114:604−609.

31. Asboth L, Friedli L, Beauparlant J, et al. Cortico-reticulo-spinal circuit reorganization enables functional recovery after severe spinal cord contusion. *Nat Neurosci*. 2018;21:576−588.

32. Filli L, Engmann AK, Zörner B, et al. Bridging the gap: a reticulo-propriospinal detour bypassing an incomplete spinal cord injury. *J Neurosci*. 2014;34:13399−13410.

33. Chen B, Li Y, Yu B, et al. Reactivation of dormant relay pathways in injured spinal cord by KCC2 manipulations. *Cell*. 2018;174:521−535. e13.

34. Kato M, Murakami S, Yasuda K, Hirayama H. Disruption of fore- and hindlimb coordination during overground locomotion in cats with bilateral serial hemisection of the spinal cord. *Neurosci Res*. 1984;2:27−47.

35. May Z, Fenrich KK, Dahlby J, Batty NJ, Torres-Espín A, Fouad K. Following spinal cord injury transected reticulospinal tract axons develop new collateral inputs to spinal interneurons in parallel with locomotor recovery. *Neural Plast*. 2017;2017.

36. Ahuja CS, Nori S, Tetreault L, et al. Traumatic spinal cord injury - repair and regeneration. *Clin Neurosurg*. 2017;80:S22−S90.

37. Courtine G, Gerasimenko Y, van den Brand R, et al. Transformation of nonfunctional spinal circuits into functional states after the loss of brain input. *Nat Neurosci*. 2009;12:1333−1342.

38. Edgerton VR, Courtine G, Gerasimenko YP, et al. Training locomotor networks. *Brain Res Rev*. 2008;57:241−254.

39. Rossignol S, Frigon A. Recovery of locomotion after spinal cord injury: some facts and mechanisms. *Annu Rev Neurosci*. 2011;34:413−440.

40. Angeli CA, Edgerton VR, Gerasimenko YP, Harkema SJ. Altering spinal cord excitability enables voluntary movements after chronic complete paralysis in humans. *Brain*. 2014;137:1394−1409.

41. Gill ML, Grahn PJ, Calvert JS, et al. Neuromodulation of lumbosacral spinal networks enables independent stepping after complete paraplegia. *Nat Med*. 2018;24:1677−1682.

42. Harkema S, Gerasimenko Y, Hodes J, et al. Effect of epidural stimulation of the lumbosacral spinal cord on voluntary movement, standing, and assisted stepping after motor complete paraplegia: a case study. *Lancet*. 2011;377:1938−1947.

43. Wagner FB, Mignardot JB, le Goff-Mignardot CG, et al. Targeted neurotechnology restores walking in humans with spinal cord injury. *Nature*. 2018;563:65−93.

44. Kahle KT, Staley KJ, Nahed BV, et al. Roles of the cation - chloride cotransporters in neurological disease. *Nat Clin Pract Neurol*. 2008;4:490−503.

45. Kaila K, Price TJ, Payne JA, Puskarjov M, Voipio J. Cation-chloride cotransporters in neuronal development, plasticity and disease. *Nat Rev Neurosci*. 2014;15:637−654.

46. Payne JA, Rivera C, Voipio J, Kaila K. Cation-chloride co-transporters in neuronal communication, development and trauma. *Trends Neurosci*. 2003;26:199−206.

47. Ben-Ari Y, Woodin M, Sernagor E, et al. Refuting the challenges of the developmental shift of polarity of GABA actions: GABA more exciting than ever. *Front Cell Neurosci*. 2012;6:35.

48. Dzhala VI, Talos DM, Sdrulla DA, et al. NKCC1 transporter facilitates seizures in the developing brain. *Nat Med*. 2005;11:1205−1213.

49. Wang C, Shimizu-Okabe C, Watanabe K, et al. Developmental changes in KCC1, KCC2, and NKCC1 mRNA expressions in the rat brain. *Dev Brain Res*. 2002;139:59−66.

50. Boulenguez P, Liabeuf S, Bos R, et al. Down-regulation of the potassium-chloride cotransporter KCC2 contributes to spasticity after spinal cord injury. *Nat Med*. 2010;16:302—307.

51. Côté MP, Gandhi S, Zambrotta M, Houlé JD. Exercise modulates chloride homeostasis after spinal cord injury. *J Neurosci*. 2014;34:8976—8987.

52. Lizhnyak PN, Muldoon PP, Pilaka PP, Povlishock JT, Ottens AK. Traumatic brain injury temporal proteome guides KCC2-targeted therapy. *J Neurotrauma*. 2019;36:3092—3102.

53. Mapplebeck JCS, Lorenzo LE, Lee KY, et al. Chloride dysregulation through downregulation of KCC2 mediates neuropathic pain in both sexes. *Cell Rep*. 2019;28:590—596. e4.

54. Mòdol L, Mancuso R, Alé A, Francos-Quijorna I, Navarro X. Differential effects on KCC2 expression and spasticity of ALS and traumatic injuries to motoneurons. *Front Cell Neurosci*. 2014;8:1—11.

55. Mòdol L, Cobianchi S, Navarro X. Prevention of NKCC1 phosphorylation avoids downregulation of KCC2 in central sensory pathways and reduces neuropathic pain after peripheral nerve injury. *Pain*. 2014;155:1577—1590.

56. Roman T, Romain N, Ferrari DC, et al. Oxytocin-mediated GABA inhibition during delivery attenuates autism pathogenesis in rodent offspring. *Science*. 2014;343:675—679.

57. Spoljaric I, Spoljaric A, Mavrovic M, Seja P, Puskarjov M, Kaila K. KCC2-mediated Cl— extrusion modulates spontaneous hippocampal network events in perinatal rats and mice. *Cell Rep*. 2019;26:1073—1081. e3.

58. Tang BL. The expanding therapeutic potential of neuronal KCC2. *Cells*. 2020;9:240.

59. Goutierre M, Al Awabdh S, Donneger F, et al. KCC2 regulates neuronal excitability and hippocampal activity via interaction with task-3 channels. *Cell Rep*. 2019;28:91—103. e7.

60. Curt A, van Hedel HJA, Klaus D, Dietz V. Recovery from a spinal cord injury: significance of compensation, neural plasticity, and repair. *J Neurotrauma*. 2008;25:677—685.

61. Takeoka A. Proprioception: bottom-up directive for motor recovery after spinal cord injury. *Neurosci Res*. 2020;154:1—8.

62. Takeoka A, Arber S. Functional local proprioceptive feedback circuits initiate and maintain locomotor recovery after spinal cord injury. *Cell Rep*. 2019;27:71—85. e3.

63. Takeoka A, Vollenweider I, Courtine G, Arber S. Muscle spindle feedback directs locomotor recovery and circuit reorganization after spinal cord injury. *Cell*. 2014;159:1626—1639.

64. Dietz V, Müller R. Degradation of neuronal function following a spinal cord injury: mechanisms and countermeasures. *Brain*. 2004;127:2221—2231.

65. Dietz V, Grillner S, Trepp A, Hubli M, Bolliger M. Changes in spinal reflex and locomotor activity after a complete spinal cord injury: a common mechanism. *Brain*. 2009;132:2196—2205.

66. Jiang YQ, Zaaimi B, Martin JH. Competition with primary sensory afferents drives remodeling of corticospinal axons in mature spinal motor circuits. *J Neurosci*. 2016;36:193—203.

67. Murray KC, Nakae A, Stephens MJ, et al. Recovery of motoneuron and locomotor function after spinal cord injury depends on constitutive activity in 5-HT2C receptors. *Nat Med*. 2010;16:694—700.

68. Beauparlant J, van den Brand R, Barraud Q, et al. Undirected compensatory plasticity contributes to neuronal dysfunction after severe spinal cord injury. *Brain*. 2013;136:3347—3361.

69. Dietz V. Behavior of spinal neurons deprived of supraspinal input. *Nat Rev Neurol*. 2010;6:167—174.

70. Fischer I, Dulin JN, Lane MA. Transplanting neural progenitor cells to restore connectivity after spinal cord injury. *Nat Rev Neurosci*. 2020;21:366—383.

71. Laliberte AM, Goltash S, Lalonde NR, Bui TV. Propriospinal neurons: essential elements of locomotor control in the intact and possibly the injured spinal cord. *Front Cell Neurosci.* 2019;13:1−16.

72. Zholudeva LV, Qiang L, Marchenko V, Dougherty KJ, Sakiyama-Elbert SE, Lane MA. The neuroplastic and therapeutic potential of spinal interneurons in the injured spinal cord. *Trends Neurosci.* 2018;41:625−639.

73. Zholudeva Lv, Abraira VE, Satkunendrarajah K, et al. Spinal interneurons as gatekeepers to neuroplasticity after injury or disease. *J Neurosci.* 2021;41:845−854.

74. Jankowska E, Jukes MGM, Lund S, Lundberg A. The Effect of DOPA on the Spinal Cord 5. Reciprocal organization of pathways transmitting excitatory action to alpha motoneurones of flexors and extensors. *Acta Physiol Scand.* 1967;70:369−388.

75. de Leon RD, Tamaki H, Hodgson JA, Roy RR, Edgerton VR. Hindlimb locomotor and postural training modulates glycinergic inhibition in the spinal cord of the adult spinal cat. *J Neurophysiol.* 1999;82:359−369.

76. Robinson GA, Goldberger ME. The development and recovery of motor function in spinal cats. *Exp Brain Res.* 1986;62:387−400.

77. Rossignol S, Barbeau H. Pharmacology of locomotion: an account of studies in spinal cats and spinal cord injured subjects. *J Am Paraplegia Soc.* 1993;16:190−196.

78. Brommer B, He M, Zhang Z, et al. Improving hindlimb locomotor function by non-invasive AAV-mediated manipulations of propriospinal neurons in mice with complete spinal cord injury. *Nat Commun.* 2021:2−15.

79. Armbruster BN, Li X, Pausch MH, Herlitze S, Roth BL. *Evolving the Lock to Fit the Key to Create a Family of G Protein-Coupled Receptors Potently Activated by an Inert Ligand.* Proceedings of the National Academy of Sciences of the United States of America; 2007.

80. Krashes MJ, Koda S, Ye C, et al. Rapid, reversible activation of AgRP neurons drives feeding behavior in mice. *J Clin Invest.* 2011;121:1424−1428.

81. Roth BL. DREADDs for neuroscientists. *Neuron.* 2016;89:683−694.

82. de Leon RD, Hodgson JA, Roy RR, Edgerton VR. Locomotor capacity attributable to step training versus spontaneous recovery after spinalization in adult cats. *J Neurophysiol.* 1998;79:1329−1340.

83. Li Y, He X, Kawaguchi R, et al. Microglia-organized scar-free spinal cord repair in neonatal mice. *Nature.* 2020;587:613−618.

84. Poplawski GHD, Kawaguchi R, van Niekerk E, et al. Injured adult neurons regress to an embryonic transcriptional growth state. *Nature.* 2020;581.

85. Chan KY, Jang MJ, Yoo BB, et al. Engineered AAVs for efficient noninvasive gene delivery to the central and peripheral nervous systems. *Nat Neurosci.* 2017;20:1172−1179

86. Deverman BE, Pravdo PL, Simpson BP, et al. Cre-dependent selection yields AAV variants for widespread gene transfer to the adult brain. *Nat Biotechnol.* 2016;34:204−209.

87. Herrity AN, Aslan SC, Ugiliweneza B, Mohamed AZ, Hubscher CH, Harkema SJ. Improvements in bladder function following activity-based recovery training with epidural stimulation after chronic spinal cord injury. *Front Syst Neurosci.* 2021;14.

Chapter 8

Changes in motor outputs after spinal cord injury

Amr A. Mahrous, Owen Shelton, Derin Birch and Vicki Tysseling
Northwestern University, Feinberg School of Medicine, Chicago, IL, United States

Introduction

Spinal cord injury (SCI) is commonly associated with paralysis, or the inability to volitionally move. However, almost 80% of people with SCI also develop involuntary muscle contractions, which can severely impact function and quality of life and decrease safety.[1-5] These involuntary muscle contractions are due to chronic changes in excitability within the spinal cord and can result in exaggerated involuntary reflexes, which are triggered by both proprioceptive and extracorporeal inputs. They present in many ways, including excessive muscle tone, rapid multijoint flexor or extensor spasms, exaggerated reflexes, and rhythmic outputs.[6-10] Muscle spasms are among the most common forms of involuntary muscle contractions post-SCI, and therefore, will be one of the highlights of this chapter.

Muscle spasms following spinal cord injury

Chronic muscle spasms that result from spinal injury typically involve complex activation patterns across multiple joints, reciprocal muscle activation, crossed extension, and rhythmic clonus.[11-13] Spasms commonly manifest as prolonged multijoint flexor or extensor spasms in the lower extremities, which often last for several seconds.[9,14] They are usually triggered by brief, normally innocuous, sensory inputs.[15-17] Typically, flexor spasms are induced with a cutaneous stimulation, while extensor spasms are triggered by proprioceptive stimuli from the hip.[9,18,19] This indicates that the spinal circuits underlying spasms receive sensory inputs, control multijoint movements, project to both sides of the spinal cord, and can generate rhythmic movements. This also suggests that the locomotor central pattern generators (CPGs) are sometimes involved.[6,15,20,21] Therefore, spasms, like most forms of motor outputs, result from the interaction between a synaptic input from locomotor interneurons and the electrical properties/excitability of motoneurons.

Spinal Interneurons. https://doi.org/10.1016/B978-0-12-819260-3.00011-1

In this chapter, we will highlight distinctive changes induced by SCI in motoneurons as well as changes in different types of spinal interneurons. We will also describe the components/phases of muscle spasms and the neuronal populations that mediate each phase, the understanding of which is crucial for designing more targeted therapies. Many of these chronic changes are driven by the loss of descending neuromodulatory inputs to the spinal cord. Therefore, we will briefly describe the role of descending neuromodulators in normal function as well as in locomotor recovery postinjury.

Descending neuromodulation of spinal sensorimotor circuits

Almost all serotonin (5-HT) that reaches the spinal cord originates in the raphe nuclei.[22,23] These serotonergic raphespinal tracts are known to be crucial for the regulation of spinal sensorimotor circuits. These tracts have a clear dorsal versus ventral organization (Fig. 8.1)[24,25] with serotonergic axons that originate in the brainstem in the more rostral raphe nuclei, the raphe magnus (Raphe M.), primarily projecting to the dorsal horn. On the other hand, raphe pallidus and obscurus (Raphe P.O.) project to the ventral horn (Fig. 8.1). These anatomical distinctions are further reflected in the physiological role of these tracts. Ventrally, 5-HT acts via the G_q protein-coupled 5-HT$_2$ receptors to

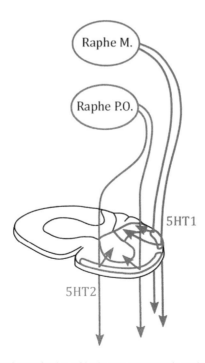

FIGURE 8.1 Dorsolateral organization of brainstem serotonergic projections to the spinal cord.

increase the excitability of motor neurons[26,27] and interneurons.[28] In contrast, synaptic actions of 5-HT in the dorsal horn are primarily mediated by the inhibitory G_i protein-coupled $5HT_1$ receptors,[29–32] which suppress the excitability of dorsal horn interneurons.[33,34]

Mechanisms of motor outputs following injury

Changes in motor neuron excitability

Although the main focus of this chapter concerns the interneuronal populations that contribute to involuntary motor output post-SCI, the motor output still relies on several chronic changes within the motor neuron. The final motor output relies on the interplay between interneuronal inputs to motor neurons and the intrinsic properties of motor neurons themselves. Hence, we will highlight the effect of SCI on motor neuronal properties.

As noted above, serotonergic neuromodulation plays a significant role in regulating motor neuronal excitability. In the intact cord, motor neurons express 5-HT_2 receptors, which are crucial for the activation of voltage-gated persistent inward currents (PICs).[26,27,35–38] PICs are ionic currents mediated by slowly inactivating calcium and sodium channels located on the motor neuron dendrites.[26,35,39,40] In the presence of 5-HT, the PIC channels are easily activated by excitatory synaptic currents,[41] which prominently amplify the effect of the synaptic currents allowing the motor neuron to be easily recruited. Because PIC channels inactivate slowly, they also allow the motor neuron to continue firing even after the input has terminated (Fig. 8.2).[37,42,43]

When raphespinal tracts are compromised by SCI, 5-HT is no longer delivered to the spinal cord, causing changes in neuronal excitability throughout.[22,23] Immediately after injury, motor neurons become hypoexcitable, at least in part, due to the lack of 5-HT_2 activation.[37,42,44] In chronic SCI, however, there is an increase in the percentage of a constitutively active isoform of the 5-HT_{2C} receptor due to changes in mRNA editing.[27,45] This receptor isoform remains active even when the agonist, 5-HT, is lacking.[46,47] PICs then begin to reemerge, and motor neuronal excitability rises, though without regulation from the brainstem.[27,44,48] Motor neurons are now primed to contribute to hyperreflexia and spasms as they fire more easily and have prolonged firing even in response to brief inputs.

The role of motor neuron PICs in generating muscle spasms

One of the prominent signs of recovered excitability following SCI is the development of muscle spasms. These spasms can be either spontaneous or triggered by brief, normally innocuous, sensory stimuli.[6,16] To accurately describe the role of motor neuron PICs in spasms, we will first describe the different phases which constitute a spasm.

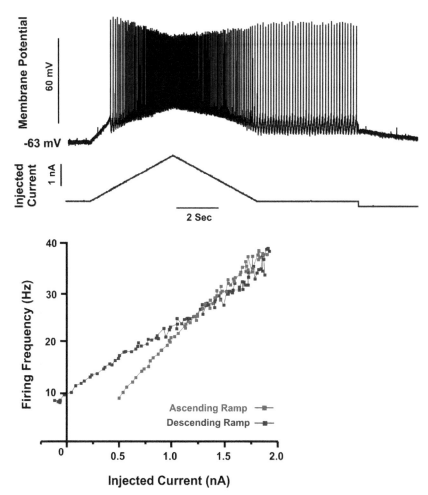

FIGURE 8.2   Effect of persistent inward currents (PICs) on motor neuron firing. **Top**: *In vitro* intracellular recording of a motor neuron from a mouse with chronic SCI. During ramp current injection, the motor neuron shows self-sustained firing after the ramp ended, indicating the activation of an intrinsic depolarizing conductance which was turned off by a small hyperpolarizing current. **Bottom**: Frequency—current relationship derived from the experiment in the top panel. Note that the motor neuron fired at higher rates on the descending ramp and continued to fire at lower current values than the threshold on the ascending ramp.

The foundation of a sensory-evoked spasm can be broken down into three phases which begin with the trigger and end with the cessation of motor neuronal firing (Fig. 8.3). First, the stimulation of low-threshold cutaneous and muscle afferents (groups I and II) initiates a large but short polysynaptic response termed the short polysynaptic reflex (SPR, Fig. 8.3), which occurs between 10 and 40 ms (ms) poststimulus.[7,33] This initial phase is very brief, and

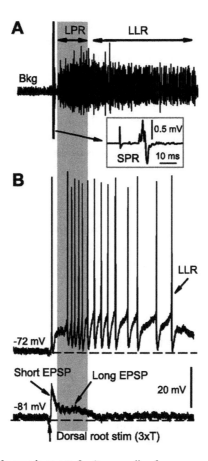

FIGURE 8.3 Phases of a muscle spasm. *In vitro* recording from mouse sacral cord after chronic spinal transection, showing prolonged activity (which underlie spasms) triggered by brief stimulation of the dorsal roots. (**A**) Extracellular ventral root recording. (**B**) Intracellular motor neuron recording showing action potential firing during the spasm (top). When the same cell was hyperpolarized, the activity during the LLR phase was abolished, indicating that it is mediated by a voltage-gated conductance in the motor neuron. In contrast, the EPSC underlying the LPR still can be seen, indicating that this phase is mediated by synaptic currents. Reprinted with permission from American Physiology Society from Murray et al., Journal of Neurophysiology.

thus cannot cause spasms by itself or activate motor neuron PICs. This is because PICs tend to be slowly activated, requiring longer excitatory post synaptic currents (EPSCs).[36] Second, the polysynaptic response between 100 and 500 ms poststimulus is referred to as the long polysynaptic reflex (LPR) phase.[33] The LPR provides a long enough EPSC to activate PICs in motor neurons, which then initiates the next phase.[33,44,49] This third and final phase, called the long-lasting reflex (LLR), begins around 500 ms poststimulus at which point the motor output is almost entirely produced by PICs intrinsic to the motor neuron.[33] The LLR phase can last for many seconds.[7,16,33] Interestingly, a recent study in mice showed that early administration of calcium channel blockers that inhibit the calcium PIC significantly prevented the development of muscle spasms following SCI.[50]

In summary, the development of spasms is dependent on prolonged interneuronal activity during the LPR phase, and subsequent activation of motor neuron PICs which mediate the LLR phase. The SCI-induced plasticity in different interneuronal populations that could underlie the exaggerated synaptic activity during the LPR phase is discussed below.

Unregulated sensory inputs after injury

The exaggerated responses to sensory stimuli following SCI can be attributed to several factors, including impaired presynaptic inhibition of sensory affer-ents,[12,51] central sprouting of afferent terminals,[52−54] decreased postsynaptic inhibition (discussed below), and loss of inhibitory descending neuro-modulation. Here, we will focus on descending neuromodulation, particularly by 5-HT, since it has a profound effect on sensory processing.

Loss of descending serotonergic neuromodulation

The synaptic actions of 5-HT in the dorsal horn are primarily mediated by inhibitory 5-HT_1 receptors (Fig. 8.1).[29−32] Thus, the serotonergic raphespinal tracts act to suppress the excitability of dorsal horn interneurons,[33,34] and subsequently less sensory and reflex information is transmitted to the motor neuron.[30,31,55−58] When these tracts are injured, excitatory interneurons in the dorsal horn could become disinhibited, resulting in an exaggerated response to normally innocuous sensory stimuli. Unlike 5-HT_2 receptors in motor neurons (discussed above), 5-HT_1 receptors do not seem to become hypersensitive or constitutively active following SCI.[28,33]

After SCI, stimulation of low-threshold group I and II afferents can generate much longer polysynaptic responses in motor neurons.[15,35,44] These long polysynaptic EPSCs are present immediately after injury, but do not activate PICs because the motor neurons are hypoexcitable. In chronic SCI, however, these long EPSCs activate uncontrolled PICs in motor neurons and elicit spasms.[7,33,49] Importantly, the administration of zolmitriptan, a 5-HT_1 receptor agonist, has been shown to eliminate the long EPSCs during the LPR phase of the spasm.[33] Since these long EPSCs are crucial for the subsequent LLR phase, zolmitriptan has also been found to suppress the LLR response in both rats and humans with motor-complete SCI.[7,33,59]

Broadening of sensory receptive fields

The specific area of the body or part of space from which a reflex can be appropriately elicited is called the receptive field of that reflex.[60] Each sensory input, in general, has defined receptive fields. Unlike most sensory inputs which tend to be very diffuse, the Ia afferent input is normally fine-tuned to nearby synergists and highly sensitive to joint angles.[61,62] For instance, motor neurons for the medial gastrocnemius respond very strongly to ankle movement, but little to the knee and none to the hip.[63] Immediately following acute spinalization, however, synaptic input spreads.[63] Movement-related receptive fields become markedly broadened, and hip rotation generates strong currents in both ankle and knee extensors.[63] In chronic SCI, this spreading persists such that single joint rotations lead to the activation of muscles across the entire limb.[64]

The mechanisms of this change probably involve interneuronal disinhibition caused by loss of descending neuromodulation (discussed above), changes in postsynaptic inhibition,[65−67] and decreased presynaptic inhibition.[68−70] This broadening of sensory receptive fields after SCI contributes to the development of multijoint, sensory-evoked spasms.

Bursting deep dorsal horn interneurons

Zolmitriptan-sensitive interneurons have been identified in the deep dorsal horn (DDH), specifically laminae III−V.[71] These interneurons exhibit a bursting firing pattern consistent with the long EPSCs seen in the LPR phase of the spasm and are likely heavily involved in triggering spasms in motor neurons.[71] Indeed, the activity of bursting DDH interneurons precedes and correlates with the motor output in the ventral roots.[72] The effect of zolmitriptan on reducing spasms in mice, rats, and humans may well be acting through these DDH interneurons.[71] Interestingly, zolmitriptan-sensitive bursting DDH interneurons become more excitable following chronic SCI, as evidenced by a doubling in their burst duration.[72] In addition, the suppressing effects of zolmitriptan on the bursting DDH interneurons become even stronger following chronic SCI.[72] These data indicate that DDH interneurons contribute to spasms after SCI and at least partly mediate the antispasm effects of 5-HT$_1$ agonists.

Changes in genetically identified spinal interneurons after injury

In the developing spinal cord, interneuronal populations originate from one of 10 cardinal cell types. Dorsal dp1−dp6 and ventral p0−p3 progenitors give rise to dI1−dI6 and V0−V3 (and Vx) interneurons, respectively.[73−75] Many of these classes of interneurons contribute to spinal locomotor circuits that initiate and coordinate motor outputs. In this part of the chapter, we will discuss the roles of some interneuronal populations that have been implicated in motor recovery and development of involuntary movements after SCI.

dl3 interneurons

dI3 interneurons are identified by their expression of the transcription factor Isl1.[76] Most dI3 interneurons are VGlut2+, indicating that they are excitatory glutamatergic neurons, which synapse directly onto motor neurons (Fig. 8.4).[77] dI3 interneurons receive inputs from cutaneous afferents[77] and rhythmic inputs from locomotor circuits that activate them selectively during the ipsilateral extensor phase.[78] Hence, dI3 interneurons are reciprocally connected to locomotor circuits and involved in sensorimotor integration during locomotion.

When dI3 interneurons were genetically removed in mice, locomotion was not blocked.[77,78] However, after SCI, training-induced recovery of locomotor function was largely inhibited compared to control mice.[78] This suggests that dI3 neurons mediate plasticity necessary for locomotor recovery. With loss of descending control, cutaneous reflexes become more pronounced[52,79] and can induce prolonged spasms.[80] Whether dI3 neurons contribute to these prolonged cutaneously evoked spasms has yet to be tested.

dl6 interneurons

dI6 interneurons are identified by the expression of the Lbx1 transcription factor.[81] They are inhibitory interneurons involved in securing left-right alternation during locomotion (Fig. 8.4).[82,83] Genetic deletion as well as

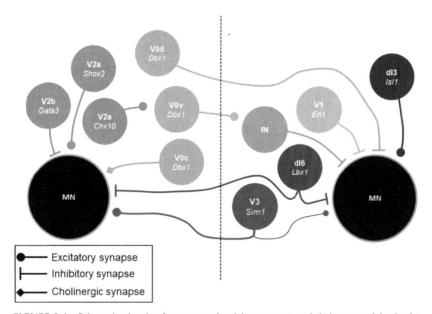

FIGURE 8.4 Schematic showing locomotor-related interneurons and their connectivity in the spinal cord. Note that each type of interneuron is depicted on one side only for clarity, but all types of interneurons exist on both sides of the spinal cord.

naturally occurring mutations in dI6 interneurons impairs locomotor coordination.[84,85] The role of dI6 interneurons in locomotor recovery following SCI has not been investigated.

V0 interneurons

V0 interneurons are commissural interneurons that originate from the p0 progenitor domain and are genetically identified by the expression of the Dbx1 transcription factor.[86] The dorsal subpopulation of V0 neurons (V0$_D$) are inhibitory, while ventral subpopulations (V0$_V$) are excitatory but project to contralateral inhibitory interneurons (Fig. 8.4).[86−88] V0 interneurons are also involved in left-right alternation during locomotion.[88,89] In chronic SCI, left-right coordination is generally impaired. Yet, this has not been directly linked to changes in V0 interneuronal activity. However, their function is probably affected by global changes in chloride equilibrium. This will be discussed in detail below under "Excitation−inhibition balance in spinal interneurons."

A small group of medially located V0$_V$ interneurons are cholinergic (V0$_C$) and project mainly ipsilaterally to motor neurons (Fig. 8.4).[90] These interneurons provide the cholinergic C-bouton synapses to motor neurons and modulate their firing rates.[90,91] Multiple studies involving different animal models of partial and complete SCI have shown either decreased numbers of C-boutons contacting motor neurons soon after injury,[92−96] or the loss of their postsynaptic proteins.[97] Interestingly, the recovery of C-bouton synapses is enhanced by postinjury locomotor training.[96] Taken together, these studies suggest that C-boutons might play a role in the changes of motor neuron excitability following SCI and possibly motor recovery.[98]

V1 and V2b interneurons

V1 interneurons are derived from the p1 progenitors and are genetically identified through the expression of the En1 transcription factor,[86,99,100] while V2 interneurons originate from the p2 domain and are identified through the expression of the transcription factor, Lhx3.[101,102] The V2b subgroup is identified through the expression of the Gata3 transcription factor.[103,104] Both V1 and V2b are ipsilaterally projecting inhibitory interneurons (Fig. 8.4); V1 interneurons include Renshaw cells, Ia inhibitory interneurons, and others.[99,100,105] Together, V1 and V2b interneurons are responsible for flexor−extensor alternation during locomotion.[106−109] In human subjects with SCI, reduced activity of inhibitory pathways in the locomotor circuits has been described, and flexor−extensor cocontractions are common.[8,12,110,111] This might be, in part, caused by changes in chloride reversal potential after injury (details below).

V2a interneurons

V2a interneurons originate from the p2 domain and are identified by the expression of the transcription factor, Chx10.[104] Most V2a interneurons express VGlut2 and are thus glutamatergic.[103] They are involved in locomotion,[112,113] in which a subpopulation of V2a interneurons excites the inhibitory V0$_V$ interneurons which secures left-right alternation (Fig. 8.4).[88,114,115] Another subpopulation of V2a interneurons coexpresses Shox2[116] and provides direct excitatory input to motor neurons (Fig. 8.4).[114,117] Accordingly, V2a neurons might play a role in locomotor recovery or contribute to uncontrolled movements post-SCI.

A recent study investigated possible changes in excitability of V2a neurons in a mouse model of chronic SCI. V2a neurons did not exhibit signs of increased intrinsic excitability.[28] Nonetheless, the recorded V2a cells were up to 1000 times more sensitive to 5-HT.[28] Moreover, an increase in 5-HT$_{2C}$ receptor expression was observed in V2a neurons after injury.[28] These observations suggest that the underlying mechanism seems to be classic denervation supersensitivity to 5-HT.[118] Even though the baseline excitability of V2a interneurons did not change after injury, a minimal amount of 5-HT can dramatically increase their activity. Given that residual amounts of 5-HT below the injury level do exist,[48] V2a interneurons have the potential to contribute to hyperreflexia and spasms. However, this has not been experimentally tested.

As described above, motor neurons undergo similar denervation changes whereby their sensitivity to 5-HT increases 30-fold.[26] Unlike V2a interneurons, however, motor neurons express a constitutively active form of 5-HT$_{2C}$ receptors after injury.[27] This receptor isoform is active in the absence of 5-HT,[46,47] resulting in a dramatic increase in motor neuronal excitability after SCI.[27,39,44]

V3 interneurons

V3 interneurons originate from the p3 progenitors located close to the floor plate.[119] They are genetically identified by their postmitotic expression of the Sim1 transcription factor.[120–122] Over the course of their postmitotic development, V3 interneurons migrate both dorsally and laterally and become widely distributed throughout the ventral horn and the DDH.[123,124] All V3 interneurons are glutamatergic as indicated by their selective expression of VGlut2.[122,124]

In addition to their widespread distribution, V3 interneurons are characterized by their complicated connectivity within locomotor circuits.[122] This enables them to contribute to motor recovery, and hence, to also mediate involuntary movements following injury. The majority of the V3 population are commissural, and only a smaller subset projects ipsilaterally or sometimes to both sides[122,125] of the spinal cord (Fig. 8.4). Their postsynaptic targets include motor neurons, Ia inhibitory interneurons, and Renshaw cells.[122] This extensive arborization extends caudally across multiple segments on both sides of the spinal cord.[88,121−124] This can allow V3 interneurons to propagate widespread excitatory input that can underlie spasms across multiple joints or even limbs. Moreover, V3 interneurons also receive ample sensory afferent input,[122] which enables them to mediate sensory-evoked spasms. Furthermore, in vitro optogenetic stimulation of lumbar V3 interneurons on one side causes bilateral increases in burst amplitude in extensors but not in flexors.[125] The coupling of the extensor motor drive on both sides by V3 neurons could then promote left-right synchronization. This can provide a mechanism by which localized excitatory input produced in one half of the spinal cord can spread to the other side, especially to extensor muscles, and generate spasms.

The possibility of involvement of V3 interneurons in coordinating spasms was tested in a mouse model of chronic spinal transection.[126] The study showed that V3 interneurons not only coordinated motor activity during spasms but also contributed to spasm initiation. This explains how dorsal root stimulation in this SCI model generated more spasms on the contralateral side,[7] considering the stronger contralateral projections of V3 interneurons. Interestingly, these studies used the mouse sacral cord which lacks the dorsal population of V3 interneurons,[123] indicating that these effects are probably mediated only by ventral V3 neurons.

Several potential mechanisms might underlie this apparent enhancement of V3 interneuronal activity following SCI. First, although yet to be established, an increase in V3 excitability can occur. In fact, it is a common form of plasticity in several spinal interneuron types after injury.[27,78,127−129] Second, given their wide spread arborization within the ventral horn, V3 interneurons are likely to provide a glutamatergic drive to other excitatory premotor interneurons such as the V2a group. In such case, the apparent enhancement in V3 activity could be caused by increased excitability of their downstream targets. Third, V3 interneurons have an enhanced mutual excitatory loop with motor neurons. Ventrally located V3 interneurons have been found to not only make synaptic connections on ipsilateral motor neurons, but they also receive reciprocal connections from them.[124] Since motor neurons exhibit increased excitability after SCI (discussed above),[7,27,35,39] their positive feedback loop with V3 interneurons can be enhanced. Typically, such a positive feedback loop leads to oscillatory activity and instability which can facilitate spasms, particularly if synaptic inhibition is reduced. Finally, V3 interneurons receive extensive sensory inputs from the periphery.[122] These sensory afferent terminals have been shown to sprout into the ventral horn a few days after the loss of descending tracts.[53] Increases in sensory afferent inputs to V3 interneurons and motor neurons could mediate the role of V3 interneurons in sensory-evoked spasms.

Excitation−inhibition balance in spinal interneurons

Studies of chronic SCI in human subjects as well as various animal models show an increase in spinal excitability.[3,35,64,80] This neuroplasticity is essential for recovery after injury, but it can cause maladaptive changes in both sensory and motor functions of the spinal cord,[130] including spasms, hyperreflexia, clonus, and spasticity.[131−133] In this part of the chapter, we will focus primarily on changes in excitation−inhibition (E-I) balance of the locomotor circuits after injury. However, we will use insights from studies of SCI-associated neuropathic pain where E-I balance has been extensively studied. The emergence of uncontrolled motor activity suggests a disturbance of E-I balance. In addition to increased excitability of motor neurons (described above), the E-I disturbance could result from increased activity of excitatory interneurons and/or decreased activity/efficacy of inhibitory interneurons.

Increased premotor excitatory drive

Excitatory interneurons in the spinal cord represent the main drive of activity for locomotor circuits. They are mostly glutamatergic and can be identified by their expression of Vglut2.[134] This group includes the pacemakers which initiate rhythmic activity (CPG interneurons), as well as others responsible for propagating excitation from the CPGs, descending tracts, or sensory afferents to the motor neurons.[88,135]

In a recent study, a mouse model in which a fluorescent calcium reporter was expressed in VGlut2$^+$ interneurons was used to visualize interneuronal activity in vitro during spasms. Electrical stimulation of the dorsal roots evoked an initial response followed by a barrage of excitatory activity that correlated with the spasm-like activity in the ventral roots. This second wave of polysynaptic excitatory inputs has been found to be blocked with baclofen, a GABA$_B$ receptor agonist that is widely used to treat muscle spasms.[15] As discussed above, these long-lasting excitatory inputs have the ability to engage PICs in motor neurons (Fig. 8.2), which further prolong spasms. Moreover, optogenetic activation or inhibition of VGlut2$^+$ spinal interneurons has been shown to elicit or prevent spasms, respectively, both in vivo and in vitro.[16] Although this does not pinpoint a specific group of excitatory interneurons, it nevertheless establishes the role of prolonged activity in excitatory interneurons in initiating and maintaining spasms.

Other studies have investigated the roles of specific groups of excitatory interneurons in generating spasms after SCI. V3 interneurons, for example, play a central role in spasm initiation as well as coordination across multiple spinal segments and across the midline.[126] Similarly, bursting interneurons in the DDH show increased excitability in chronically injured mice[72] and can generate the excitatory drive for spasms.

Several mechanisms underlie the increased activity of excitatory interneurons following SCI. First, on the circuit level, the loss of descending neuromodulatory pathways, particularly the serotonergic ones (details above), can disinhibit excitatory interneurons.[33,34] Importantly, the 5-HT$_{1B/1D}$ receptor agonist, zolmitriptan, was found to inhibit the long-lasting excitatory inputs which cause spasms.[33,72] Moreover, changes in the local synaptic drive within spinal circuits tend to favor excitation following SCI. Patch clamp recordings from dorsal horn excitatory interneurons of the rat spinal cord have shown that the ratio of spontaneous EPSC frequency to inhibitory postsynaptic current (IPSC) frequency increases 11-fold 1 month after SCI.[67]

Second, on the cellular level, upregulation of depolarizing ionic currents can shift the firing threshold of the cell and support repetitive firing. An increase in Na^+ and Ca^{2+} currents has been reported in dorsal horn interneurons.[136,137] In addition, spinal interneurons have been shown to express PIC behavior in normal conditions,[138,139] and some populations show increased PICs post-SCI.[28,140] Upregulated PICs can significantly enhance excitability and facilitate behaviors such as spasms.[35,39,80] Finally, intraspinal sprouting following SCI might result in feed-forward circuits among excitatory neurons which in turn can generate recurrent excitatory loops that can maintain repetitive firing in response to brief inputs.

Decreased activity/efficacy of inhibitory synaptic drive

Reduced activity of inhibitory pathways in locomotor circuits has been described in human subjects with SCI.[8,110,111] Inhibition is required in the spinal cord, not only to coordinate patterned movements such as locomotion but also to gate and shape sensory-evoked activity.[69] With loss of inhibition (disinhibition), sensory processing becomes impaired, resulting in widespread receptive fields for sensory stimuli that are otherwise much more focused.[63−65] Hence, disinhibition of spinal circuits is a mechanism by which innocuous sensory inputs can induce pain or generate unorganized movement. In fact, blocking synaptic inhibition can acutely induce mechanical allodynia and facilitate spasm-like behaviors.[141−143] Impaired synaptic inhibition in the dorsal horn has been comprehensively studied as a mechanism of neuropathic pain following SCI.[144,145]

The mechanisms underlying this reduction in inhibitory efficacy are multi fold. Evidently, the loss of descending excitation to inhibitory interneurons, such as from corticospinal, rubrospinal, and vestibulospinal tracts to Ia interneurons, can contribute to spasms and cocontractions postinjury.[110,146−148] Aside from loss of descending inputs, local changes within the spinal cord at the cellular as well as the circuit levels have potent effects on E-I balance.

On the cellular level, downregulation of the chloride transporter KCC2 occurs after injury,[149,150] which can cause a depolarizing shift of chloride reversal potential (Fig. 8.5).[151] The extent of this shift determines whether it will decrease the effectiveness of postsynaptic inhibition or even reverse it to excitation. Therefore, reduction in KCC2 is regarded as a major mechanism for spinal disinhibition following injury. It has been shown that selectively blocking KCC2 in uninjured animals can acutely mimic the behavioral and

Normal KCC2 function

Reduced KCC2 after injury

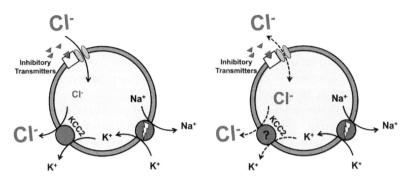

FIGURE 8.5 Downregulation of KCC2 changes chloride equilibrium potential and impairs postsynaptic inhibition.

electrophysiological features of injury-induced allodynia and spasticity[65,150] while enhancing KCC2 function alleviates them.[152,153] These studies clearly demonstrate that chloride dysregulation contributes significantly to injury-induced disinhibition and spinal malfunctions. Yet, it is crucial to point out that both inhibitory and excitatory interneurons receive inhibitory synaptic inputs[67,154] and can be equally affected by changes in KCC2 function.[65] Thus, the final outcome is determined by the degree of chloride dysregulation, whether or not the neuronal circuit relies more on inhibition in shaping its output, and most importantly, the spatial distribution of inhibitory neurons within the circuit.

At the circuit level, the local synaptic drive to inhibitory versus excitatory interneurons changes disproportionately after SCI. A recent study found that, in uninjured rats, dorsal horn inhibitory interneurons receive weak excitation counterbalanced by weak inhibition, whereas excitatory neurons receive strong excitation counterbalanced by strong inhibition (Model 1 in Fig. 8.6).[65] Hence, synaptic drive is balanced for both types of interneurons in normal conditions. Following SCI, however, disinhibition through KCC2 downregulation would unmask more excitatory input to excitatory neurons (Fig. 8.6). This model is supported by similar observations in the ventral horn after SCI,[16] where inhibitory interneurons fire more often after injury, particularly during spasms, but is overshadowed by higher activity in the excitatory interneurons.[16]

In another study, intracellular recordings from dorsal horn interneurons show that the ratio of spontaneous EPSC frequency to IPSC frequency for inhibitory interneurons was more than 5 times that of excitatory interneurons in uninjured rats.[67] This indicates that, in normal conditions, inhibitory interneurons receive a much higher net synaptic drive than excitatory interneurons (Model 2 in Fig. 8.6). However, both types of interneurons experience contrasting changes in synaptic activity following SCI, which result in a much higher synaptic drive to excitatory interneurons to reach 4 times that of inhibitory interneurons.[67] This model, even though it is entirely different from the one above, shows that inhibitory interneurons are disproportionately affected after SCI.

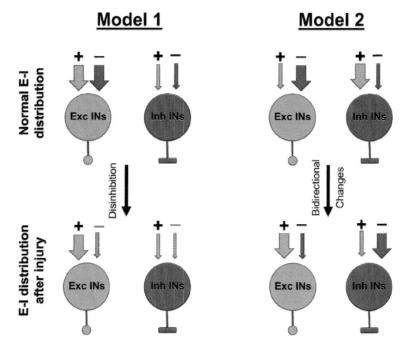

FIGURE 8.6   Two models for excitation—inhibition balance in the spinal cord before and after SCI.

Concluding remarks

SCI is not uniform across different patients. Hence, the recovery of volitional movement and the development of spasms is variable and the interplay between the two is largely unknown. Despite the fact that experimental SCI in most animal models is usually in the form of a complete transection, injury in human subjects is rarely complete. Consequently, the spared descending tracts will differ from one patient to another. Therefore, only some of the above-mentioned changes will occur in each patient. Targeting specific interneuronal types through genetic manipulations or selective pharmacotherapy is the optimum way to enhance recovery in each patient.

Several advances in rehabilitation through combined locomotor training with epidural electrical stimulation have been recently achieved,[155–157] yet recovery can be hindered by uncontrolled motor activity, such as muscle spasms. Treatments of spasms with nonspecific central depressants, such as baclofen,[12] will unfortunately interfere with motor rehabilitation and epidural stimulation. Hence, new therapeutic approaches that minimize involuntary movements without globally suppressing the locomotor circuits are needed. For example, the use of 5-HT1 agonists has been shown to reinstate the inhibitory effect in the DDH neurons and reduce spasms in both rodents and humans.[33,59] Unfortunately, this treatment has not gained speed as a mainstream treatment because of side effects presenting in certain individuals.[59] Thus, the development of more specific drugs and delivery methods may be needed.

Abbreviations

5HT 5-hydroxytryptophan (a.k.a. serotonin)
Bkg background
Chx10 cation/H$^+$ exchanger 10 (a.k.a. Vsx2: visual system homeobox 2)
CPGs central pattern generators
Dbx1 Developing Brain Homeobox protein 1
DDH deep dorsal horn
dI# dorsal interneuron #
dp# dorsal progenitor #
E-I excitation−inhibition
En1 Engrailed 1
EPSCs excitatory postsynaptic currents
G$_{(letter)}$ heterotrimeric G protein subfamily (G$_i$, G$_s$, G$_{q/11}$, G$_{12/13}$)
GABA γ-aminobutyric acid
GATA DNA sequence "GATA"
Gata# GATA binding protein (number; e.g., 2, 3)
IN interneuron
IPSCs inhibitory postsynaptic currents
Isl1 Islet 1
KCC2 potassium chloride exporter
Lbx1 ladybird homeobox 1
Lhx3 LIM homeobox protein 3
LLR long-lasting reflex
LPR long polysynaptic reflex
MN motor neuron
mRNA messenger ribonucleic acid
p# progenitor domain #
PICs persistent inward currents
SCI spinal cord injury
Shox2 short stature homeobox 2
Sim1 single-minded family bHLH (basic helix-loop-helix) transcription factor 1
SPR short polysynaptic reflex
V # ventral interneuron #, a cardinal class
VGLUT# vesicular glutamate transporter # (e.g., 2, 3)

References

1. Barolat G, Maiman DJ. Spasms in spinal cord injury: a study of 72 subjects. *J Am ParaplegiaSoc*. 1987;10(2):35−39.
2. Maynard FM, Karunas RS, Waring 3rd WP. Epidemiology of spasticity following traumatic spinal cord injury. *Arch Phys Med Rehabil*. 1990;71(8):566−569.
3. Skold C, Levi R, Seiger A. Spasticity after traumatic spinal cord injury: nature, severity, and location. *Arch Phys Med Rehabil*. 1999;80(12):1548−1557.

4. Westerkam D, Saunders LL, Krause JS. Association of spasticity and life satisfaction after spinal cord injury. *Spinal Cord*. 2011;49(9):990−994.

5. Levi R, Hultling C, Seiger A. The Stockholm Spinal Cord Injury Study: 2. Associations between clinical patient characteristics and post-acute medical problems. *Paraplegia*. 1995;33(10):585−594.

6. Bennett DJ, Gorassini M, Fouad K, Sanelli L, Han Y, Cheng J. Spasticity in rats with sacral spinal cord injury. *J Neurotrauma*. 1999;16(1):69−84.

7. Li Y, Harvey PJ, Li X, Bennett DJ. Spastic long-lasting reflexes of the chronic spinal rat studied in vitro. *J Neurophysiol*. 2004;91(5):2236−2246.

8. Nielsen JB, Crone C, Hultborn H. The spinal pathophysiology of spasticity−from a basic science point of view. *Acta Physiol*. 2007;189(2):171−180.

9. Little JW, Micklesen P, Umlauf R, Britell C. Lower extremity manifestations of spasticity in chronic spinal cord injury. *Am J Phys Med Rehabil*. 1989;68(1):32−36.

10. Young RR, Wiegner AW. Spasticity. *Clin Orthop Relat Res*. 1987;219:50−62.

11. Kuhn RA, Macht MB. Some manifestations of reflex activity in spinal man with particular reference to the occurrence of extensor spasm. *Bull Johns Hopkins Hosp*. 1949;84(1):43−75.

12. Elbasiouny SM, Moroz D, Bakr MM, Mushahwar VK. Management of spasticity after spinal cord injury: current techniques and future directions. *Neurorehabilitation Neural Repair*. 2010;24(1):23−33.

13. Wallace DM, Ross BH, Thomas CK. Characteristics of lower extremity clonus after human cervical spinal cord injury. *J Neurotrauma*. 2012;29(5):915−924.

14. Kuhn RA. Functional capacity of the isolated human spinal cord. *Brain*. 1950;73(1):1−51.

15. Bennett DJ, Sanelli L, Cooke CL, Harvey PJ, Gorassini MA. Spastic long-lasting reflexes in the awake rat after sacral spinal cord injury. *J Neurophysiol*. 2004;91(5):2247−2258.

16. Bellardita C, Caggiano V, Leiras R, et al. Spatiotemporal correlation of spinal network dynamics underlying spasms in chronic spinalized mice. *Elife*. 2017;6.

17. Wu M, Hornby TG, Hilb J, Schmit BD. Extensor spasms triggered by imposed knee extension in chronic human spinal cord injury. *Exp Brain Res*. 2005;162(2):239−249.

18. Schmit BD, Benz EN. Extensor reflexes in human spinal cord injury: activation by hip proprioceptors. *Exp Brain Res*. 2002;145(4):520−527.

19. Shahani BT, Young R. *The Flexor Reflex in Spasticity. Spasticity: Disordered Motor Control*. Chicago: Yearbook Medical Publishers; 1980:287−295.

20. Calancie B, Needham-Shropshire B, Jacobs P, Willer K, Zych G, Green BA. Involuntary stepping after chronic spinal cord injury. Evidence for a central rhythm generator for locomotion in man. *Brain*. 1994;117(Pt 5):1143−1159.

21. Steldt RE, Schmit BD. Modulation of coordinated muscle activity during imposed sinusoidal hip movements in human spinal cord injury. *J Neurophysiol*. 2004;92(2):673−685.

22. Carlsson A, Magnusson T, Rosengren E. 5-Hydroxytryptamine of the spinal cord normally and after transection. *Experientia*. 1963;19:359.

23. Hadjiconstantinou M, Panula P, Lackovic Z, Neff NH. Spinal cord serotonin: a biochemical and immunohistochemical study following transection. *Brain Res*. 1984;322(2):245−254.

24. Holstege JC, Kuypers HG. Brainstem projections to spinal motoneurons: an update. *Neuroscience*. 1987;23(3):809−821.

25. Tanaka H, Amamiya S, Miura N, Araki A, Ohinata J, Fujieda K. Postnatal development of brainstem serotonin-containing neurons projecting to lumbar spinal cord in rats. *Brain Dev*. 2006;28(9):586−591.

26. Harvey PJ, Li X, Li Y, Bennett DJ. 5-HT2 receptor activation facilitates a persistent sodium current and repetitive firing in spinal motoneurons of rats with and without chronic spinal cord injury. *J Neurophysiol.* 2006;96(3):1158—1170.

27. Murray KC, Nakae A, Stephens MJ, et al. Recovery of motoneuron and locomotor function after spinal cord injury depends on constitutive activity in 5-HT2C receptors. *Nat Med.* 2010;16(6):694—700.

28. Husch A, Van Patten GN, Hong DN, Scaperotti MM, Cramer N, Harris-Warrick RM. Spinal cord injury induces serotonin supersensitivity without increasing intrinsic excitability of mouse V2a interneurons. *J Neurosci.* 2012;32(38):13145—13154.

29. Schouenborg J, Sjolund BH. Activity evoked by A- and C-afferent fibers in rat dorsal horn neurons and its relation to a flexion reflex. *J Neurophysiol.* 1983;50(5):1108—1121.

30. Yoshimura M, Furue H. Mechanisms for the anti-nociceptive actions of the descending noradrenergic and serotonergic systems in the spinal cord. *J Pharmacol Sci.* 2006;101 (2):107—117.

31. Millan MJ. Descending control of pain. *Prog Neurobiol.* 2002;66(6):355—474.

32. Schmidt BJ, Jordan LM. The role of serotonin in reflex modulation and locomotor rhythm production in the mammalian spinal cord. *Brain Res Bull.* 2000;53(5):689—710.

33. Murray KC, Stephens MJ, Rank M, D'Amico J, Gorassini MA, Bennett DJ. Polysynaptic excitatory postsynaptic potentials that trigger spasms after spinal cord injury in rats are inhibited by 5-HT1B and 5-HT1F receptors. *J Neurophysiol.* 2011;106(2):925—943.

34. Rank MM, Murray KC, Stephens MJ, D'Amico J, Gorassini MA, Bennett DJ. Adrenergic receptors modulate motoneuron excitability, sensory synaptic transmission and muscle spasms after chronic spinal cord injury. *J Neurophysiol.* 2011;105(1):410—422.

35. Heckman CJ, Gorassini MA, Bennett DJ. Persistent inward currents in motoneuron dendrites: implications for motor output. *Muscle Nerve.* 2005;31(2):135—156.

36. Li X, Murray K, Harvey PJ, Ballou EW, Bennett DJ. Serotonin facilitates a persistent calcium current in motoneurons of rats with and without chronic spinal cord injury. *J Neurophysiol.* 2007;97(2):1236—1246.

37. Hounsgaard J, Hultborn H, Jespersen B, Kiehn O. Bistability of alpha-motoneurones in the decerebrate cat and in the acute spinal cat after intravenous 5-hydroxytryptophan. *J Physiol.* 1988;405:345—367.

38. Perrier JF, Hounsgaard J. 5-HT2 receptors promote plateau potentials in turtle spinal motoneurons by facilitating an L-type calcium current. *J Neurophysiol.* 2003;89(2):954—959.

39. Li Y, Bennett DJ. Persistent sodium and calcium currents cause plateau potentials in motoneurons of chronic spinal rats. *J Neurophysiol.* 2003;90(2):857—869.

40. Lee RH, Heckman CJ. Bistability in spinal motoneurons in vivo: systematic variations in persistent inward currents. *J Neurophysiol.* 1998;80(2):583—593.

41. Bennett DJ, Hultborn H, Fedirchuk B, Gorassini M. Synaptic activation of plateaus in hindlimb motoneurons of decerebrate cats. *J Neurophysiol.* 1998;80(4):2023—2037.

42. Hultborn H, Denton ME, Wienecke J, Nielsen JB. Variable amplification of synaptic input to cat spinal motoneurones by dendritic persistent inward current. *J Physiol.* 2003;552(Pt 3):945—952.

43. Lee RH, Heckman CJ. Bistability in spinal motoneurons in vivo: systematic variations in rhythmic firing patterns. *J Neurophysiol.* 1998;80(2):572—582.

44. Li Y, Gorassini MA, Bennett DJ. Role of persistent sodium and calcium currents in motoneuron firing and spasticity in chronic spinal rats. *J Neurophysiol.* 2004;91(2): 767—783.

45. Di Narzo AF, Kozlenkov A, Ge Y, et al. Decrease of mRNA editing after spinal cord injury is caused by down-regulation of ADAR2 that is triggered by inflammatory response. *Sci Rep.* 2015;5:12615.

46. Niswender CM, Copeland SC, Herrick-Davis K, Emeson RB, Sanders-Bush E. RNA editing of the human serotonin 5-hydroxytryptamine 2C receptor silences constitutive activity. *J Biol Chem.* 1999;274(14):9472−9478.

47. Chanrion B, Mannoury la Cour C, Gavarini S, et al. Inverse agonist and neutral antagonist actions of antidepressants at recombinant and native 5-hydroxytryptamine2C receptors: differential modulation of cell surface expression and signal transduction. *Mol Pharmacol.* 2008;73(3):748−757.

48. Harvey PJ, Li X, Li Y, Bennett DJ. Endogenous monoamine receptor activation is essential for enabling persistent sodium currents and repetitive firing in rat spinal motoneurons. *J Neurophysiol.* 2006;96(3):1171−1186.

49. Baker LL, Chandler SH. Characterization of postsynaptic potentials evoked by sural nerve stimulation in hindlimb motoneurons from acute and chronic spinal cats. *Brain Res.* 1987;420(2):340−350.

50. Marcantoni M, Fuchs A, Low P, Bartsch D, Kiehn O, Bellardita C. Early delivery and prolonged treatment with nimodipine prevents the development of spasticity after spinal cord injury in mice. *Sci Transl Med.* 2020;12(539).

51. Calancie B, Broton JG, Klose KJ, Traad M, Difini J, Ayyar DR. Evidence that alterations in presynaptic inhibition contribute to segmental hypo- and hyperexcitability after spinal cord injury in man. *Electroencephalogr Clin Neurophysiol.* 1993;89(3):177−186.

52. Lee HJ, Malone PS, Chung J, et al. Central plasticity of cutaneous afferents is associated with nociceptive hyperreflexia after spinal cord injury in rats. *Neural Plast.* 2019;2019: 6147878.

53. Tan AM, Chakrabarty S, Kimura H, Martin JH. Selective corticospinal tract injury in the rat induces primary afferent fiber sprouting in the spinal cord and hyperreflexia. *J Neurosci.* 2012;32(37):12896−12908.

54. Hou S, Duale H, Rabchevsky AG. Intraspinal sprouting of unmyelinated pelvic afferents after complete spinal cord injury is correlated with autonomic dysreflexia induced by visceral pain. *Neuroscience.* 2009;159(1):369−379.

55. Jankowska E, Lackberg ZS, Dyrehag LE. Effects of monoamines on transmission from group II muscle afferents in sacral segments in the cat. *Eur J Neurosci.* 1994;6(6): 1058−1061.

56. Jankowska E, Riddell JS, Skoog B, Noga BR. Gating of transmission to motoneurones by stimuli applied in the locus coeruleus and raphe nuclei of the cat. *J Physiol* 1993;461:705−722.

57. Jordan LM, Liu J, Hedlund PB, Akay T, Pearson KG. Descending command systems for the initiation of locomotion in mammals. *Brain Res Rev.* 2008;57(1):183−191.

58. Rekling JC, Funk GD, Bayliss DA, Dong XW, Feldman JL. Synaptic control of motoneuronal excitability. *Physiol Rev.* 2000;80(2):767−852.

59. D'Amico JM, Li Y, Bennett DJ, Gorassini MA. Reduction of spinal sensory transmission by facilitation of 5-HT1B/D receptors in noninjured and spinal cord-injured humans. *J Neurophysiol.* 2013;109(6):1485−1493.

60. Sherrington CS. Observations on the scratch-reflex in the spinal dog. *J Physiol.* 1906;34(1−2):1−50.

61. Nichols TR. Receptor mechanisms underlying heterogenic reflexes among the triceps surae muscles of the cat. *J Neurophysiol.* 1999;81(2):467−478.

62. Eccles JC, Eccles RM, Lundberg A. The convergence of monosynaptic excitatory afferents on to many different species of alpha motoneurones. *J Physiol*. 1957;137(1):22–50.

63. Hyngstrom A, Johnson M, Schuster J, Heckman CJ. Movement-related receptive fields of spinal motoneurones with active dendrites. *J Physiol*. 2008;586(6):1581–1593.

64. Johnson MD, Kajtaz E, Cain CM, Heckman CJ. Motoneuron intrinsic properties, but not their receptive fields, recover in chronic spinal injury. *J Neurosci*. 2013;33(48): 18806–18813.

65. Mapplebeck JCS, Lorenzo LE, Lee KY, et al. Chloride dysregulation through down-regulation of KCC2 mediates neuropathic pain in both sexes. *Cell Rep*. 2019;28(3), 590.e594–596.e594.

66. Lee KY, Ratte S, Prescott SA. Excitatory neurons are more disinhibited than inhibitory neurons by chloride dysregulation in the spinal dorsal horn. *Elife*. 2019;8.

67. Kopach O, Medvediev V, Krotov V, Borisyuk A, Tsymbaliuk V, Voitenko N. Opposite, bidirectional shifts in excitation and inhibition in specific types of dorsal horn interneurons are associated with spasticity and pain post-SCI. *Sci Rep*. 2017;7(1):5884.

68. Koch SC, Del Barrio MG, Dalet A, et al. RORbeta spinal interneurons gate sensory transmission during locomotion to secure a fluid walking gait. *Neuron*. 2017;96(6), 1419.e1415–1431.e1415.

69. Goulding M, Bourane S, Garcia-Campmany L, Dalet A, Koch S. Inhibition downunder: an update from the spinal cord. *Curr Opin Neurobiol*. 2014;26:161–166.

70. Boyle KA, Gradwell MA, Yasaka T, et al. Defining a spinal microcircuit that gates myelinated afferent input: implications for tactile allodynia. *Cell Rep*. 2019;28(2), 526.e526–540.e526.

71. Thaweerattanasinp T, Heckman CJ, Tysseling VM. Firing characteristics of deep dorsal horn neurons after acute spinal transection during administration of agonists for 5-HT1B/1D and NMDA receptors. *J Neurophysiol*. 2016;116(4):1644–1653.

72. Thaweerattanasinp T, Birch D, Jiang MC, et al. Bursting interneurons in the deep dorsal horn develop increased excitability and sensitivity to serotonin after chronic spinal injury. *J Neurophysiol*. 2020;123(5):1657–1670.

73. Briscoe J, Novitch BG. Regulatory pathways linking progenitor patterning, cell fates and neurogenesis in the ventral neural tube. *Philos Trans R Soc Lond B Biol Sci*. 2008;363(1489):57–70.

74. Jessell TM. Neuronal specification in the spinal cord: inductive signals and transcriptional codes. *Nat Rev Genet*. 2000;1(1):20–29.

75. Shirasaki R, Pfaff SL. Transcriptional codes and the control of neuronal identity. *Annu Rev Neurosci*. 2002;25:251–281.

76. Helms AW, Johnson JE. Specification of dorsal spinal cord interneurons. *Curr Opin Neurobiol*. 2003;13(1):42–49.

77. Bui TV, Akay T, Loubani O, Hnasko TS, Jessell TM, Brownstone RM. Circuits for grasping: spinal dI3 interneurons mediate cutaneous control of motor behavior. *Neuron*. 2013;78(1):191–204.

78. Bui TV, Stifani N, Akay T, Brownstone RM. Spinal microcircuits comprising dI3 interneurons are necessary for motor functional recovery following spinal cord transection. *Elife*. 2016;5.

79. Frigon A, Rossignol S. Adaptive changes of the locomotor pattern and cutaneous reflexes during locomotion studied in the same cats before and after spinalization. *J Physiol*. 2008;586(12):2927–2945.

80. D'Amico JM, Condliffe EG, Martins KJ, Bennett DJ, Gorassini MA. Recovery of neuronal and network excitability after spinal cord injury and implications for spasticity. *Front Integr Neurosci.* 2014;8:36.

81. Muller T, Brohmann H, Pierani A, et al. The homeodomain factor Lbx1 distinguishes two major programs of neuronal differentiation in the dorsal spinal cord. *Neuron.* 2002;34:551−562.

82. Dyck J, Lanuza GM, Gosgnach S. Functional characterization of dI6 interneurons in the neonatal mouse spinal cord. *J Neurophysiol.* 2012;107(12):3256−3266.

83. Haque F, Rancic V, Zhang W, Clugston R, Ballanyi K, Gosgnach S. WT1-Expressing interneurons regulate left-right alternation during mammalian locomotor activity. *J Neurosci.* 2018;38(25):5666−5676.

84. Andersson LS, Larhammar M, Memic F, et al. Mutations in DMRT3 affect locomotion in horses and spinal circuit function in mice. *Nature.* 2012;488(7413):642−646.

85. Schnerwitzki D, Perry S, Ivanova A, et al. Neuron-specific inactivation of Wt1 alters locomotion in mice and changes interneuron composition in the spinal cord. *Life Sci Alliance.* 2018;1(4):e201800106.

86. Pierani A, Moran-Rivard L, Sunshine MJ, Littman DR, Goulding M, Jessell TM. Control of interneuron fate in the developing spinal cord by the progenitor homeodomain protein Dbx1. *Neuron.* 2001;29:367−384.

87. Lanuza GM, Gosgnach S, Pierani A, Jessell TM, Goulding M. Genetic identification of spinal interneurons that coordinate left-right locomotor activity necessary for walking movements. *Neuron.* 2004;42(3):375−386.

88. Rybak IA, Dougherty KJ, Shevtsova NA. Organization of the mammalian locomotor CPG: review of computational model and circuit architectures based on genetically identified spinal interneurons(1,2,3). *eNeuro.* 2015;2(5).

89. Talpalar AE, Bouvier J, Borgius L, Fortin G, Pierani A, Kiehn O. Dual-mode operation of neuronal networks involved in left-right alternation. *Nature.* 2013;500(7460):85−88.

90. Zagoraiou L, Akay T, Martin JF, Brownstone RM, Jessell TM, Miles GB. A cluster of cholinergic premotor interneurons modulates mouse locomotor activity. *Neuron.* 2009;64(5):645−662.

91. Miles GB, Hartley R, Todd AJ, Brownstone RM. Spinal cholinergic interneurons regulate the excitability of motoneurons during locomotion. *Proc Natl Acad Sci Unit States Am.* 2007;104:2448−2453.

92. Apostolova I, Irintchev A, Schachner M. Tenascin-R restricts posttraumatic remodeling of motoneuron innervation and functional recovery after spinal cord injury in adult mice. *J Neurosci.* 2006;26(30):7849−7859.

93. Jakovcevski I, Wu J, Karl N, et al. Glial scar expression of CHL1, the close homolog of the adhesion molecule L1, limits recovery after spinal cord injury. *J Neurosci.* 2007;27 (27):7222−7233.

94. Mehanna A, Jakovcevski I, Acar A, et al. Polysialic acid glycomimetic promotes functional recovery and plasticity after spinal cord injury in mice. *Mol Ther.* 2010;18(1):34−43.

95. Kitzman P. Changes in vesicular glutamate transporter 2, vesicular GABA transporter and vesicular acetylcholine transporter labeling of sacrocaudal motoneurons in the spastic rat. *Exp Neurol.* 2006;197(2):407−419.

96. Skup M, Gajewska-Wozniak O, Grygielewicz P, Mankovskaya T, Czarkowska-Bauch J. Different effects of spinalization and locomotor training of spinal animals on cholinergic innervation of the soleus and tibialis anterior motoneurons. *Eur J Neurosci.* 2012;36(5): 2679−2688.

97. Song MY, Hong C, Bae SH, So I, Park KS. Dynamic modulation of the kv2.1 channel by SRC-dependent tyrosine phosphorylation. *J Proteome Res.* 2012;11(2):1018—1026.

98. Witts EC, Zagoraiou L, Miles GB. Anatomy and function of cholinergic C bouton inputs to motor neurons. *J Anat.* 2014;224(1):52—60.

99. Sapir T, Geiman EJ, Wang Z, et al. Pax6 and engrailed 1 regulate two distinct aspects of renshaw cell development. *J Neurosci.* 2004;24(5):1255—1264.

100. Alvarez FJ, Jonas PC, Sapir T, et al. Postnatal phenotype and localization of spinal cord V1 derived interneurons. *J Comp Neurol.* 2005;493(2):177—192.

101. Briscoe J, Pierani A, Jessell TM, Ericson J. A homeodomain protein code specifies progenitor cell identity and neuronal fate in the ventral neural tube. *Cell.* 2000;101:435—445.

102. Ericson J, Rashbass P, Schedl A, et al. Pax6 controls progenitor cell identity and neuronal fate in response to graded Shh signaling. *Cell.* 1997;90:169—180.

103. Lundfald L, Restrepo CE, Butt SJ, et al. Phenotype of V2-derived interneurons and their relationship to the axon guidance molecule EphA4 in the developing mouse spinal cord. *Eur J Neurosci.* 2007;26(11):2989—3002.

104. Li S, Misra K, Matise MP, Xiang M. Foxn4 acts synergistically with Mash1 to specify subtype identity of V2 interneurons in the spinal cord. *Proc Natl Acad Sci U S A.* 2005;102(30):10688—10693.

105. Saueressig H, Burrill J, Goulding M. Engrailed-1 and netrin-1 regulate axon pathfinding by association interneurons that project to motor neurons. *Development.* 1999;126(19):4201—4212.

106. Gosgnach S, Lanuza GM, Butt SJ, et al. V1 spinal neurons regulate the speed of vertebrate locomotor outputs. *Nature.* 2006;440(7081):215—219.

107. Zhang J, Lanuza GM, Britz O, et al. V1 and v2b interneurons secure the alternating flexor-extensor motor activity mice require for limbed locomotion. *Neuron.* 2014;82(1):138—150.

108. Britz O, Zhang J, Grossmann KS, et al. A genetically defined asymmetry underlies the inhibitory control of flexor-extensor locomotor movements. *Elife.* 2015;4.

109. Shevtsova NA, Rybak IA. Organization of flexor-extensor interactions in the mammalian spinal cord: insights from computational modelling. *J Physiol.* 2016;594(21):6117—6131.

110. Mukherjee A, Chakravarty A. Spasticity mechanisms - for the clinician. *Front Neurol.* 2010;1:149.

111. Crone C, Johnsen LL, Biering-Sorensen F, Nielsen JB. Appearance of reciprocal facilitation of ankle extensors from ankle flexors in patients with stroke or spinal cord injury. *Brain.* 2003;126(Pt 2):495—507.

112. Dougherty KJ, Kiehn O. Firing and cellular properties of V2a interneurons in the rodent spinal cord. *J Neurosci.* 2010;30(1):24—37.

113. Zhong G, Droho S, Crone SA, et al. Electrophysiological characterization of V2a interneurons and their locomotor-related activity in the neonatal mouse spinal cord. *J Neurosci.* 2010;30(1):170—182.

114. Crone SA, Quinlan KA, Zagoraiou L, et al. Genetic ablation of V2a ipsilateral interneurons disrupts left-right locomotor coordination in mammalian spinal cord. *Neuron.* 2008;60(1):70—83.

115. Crone SA, Zhong G, Harris-Warrick R, Sharma K. In mice lacking V2a interneurons, gait depends on speed of locomotion. *J Neurosci.* 2009;29(21):7098—7109.

116. Dougherty KJ, Zagoraiou L, Satoh D, et al. Locomotor rhythm generation linked to the output of spinal shox2 excitatory interneurons. *Neuron.* 2013;80(4):920—933.

117. Zhong G, Shevtsova NA, Rybak IA, Harris-Warrick RM. Neuronal activity in the isolated mouse spinal cord during spontaneous deletions in fictive locomotion: insights into locomotor central pattern generator organization. *J Physiol.* 2012;590(19):4735—4759.

118. Barbeau H, Bedard P. Denervation supersensitivity to 5-hydroxytryptophan in rats following spinal transection and 5,7-dihydroxytryptamine injection. *Neuropharmacology.* 1981;20(6):611−616.

119. Lee SK, Pfaff SL. Transcriptional networks regulating neuronal identity in the developing spinal cord. *Nat Neurosci.* 2001;4(Suppl):1183−1191.

120. Goulding M, Lanuza G, Sapir T, Narayan S. The formation of sensorimotor circuits. *Curr Opin Neurobiol.* 2002;12(5):508−515.

121. Blacklaws J, Deska-Gauthier D, Jones CT, et al. Sim1 is required for the migration and axonal projections of V3 interneurons in the developing mouse spinal cord. *Dev Neurobiol.* 2015;75(9):1003−1017.

122. Zhang Y, Narayan S, Geiman E, et al. V3 spinal neurons establish a robust and balanced locomotor rhythm during walking. *Neuron.* 2008;60(1):84−96.

123. Borowska J, Jones CT, Zhang H, Blacklaws J, Goulding M, Zhang Y. Functional sub-populations of V3 interneurons in the mature mouse spinal cord. *J Neurosci.* 2013;33(47):18553−18565.

124. Chopek JW, Nascimento F, Beato M, Brownstone RM, Zhang Y. Sub-populations of spinal V3 interneurons form focal modules of layered pre-motor microcircuits. *Cell Rep.* 2018;25(1), 146.e143−156.e143.

125. Danner SM, Zhang H, Shevtsova NA, et al. Spinal V3 interneurons and left-right coordination in mammalian locomotion. *Front Cell Neurosci.* 2019;13:516.

126. Lin S, Li Y, Lucas-Osma AM, et al. Locomotor-related V3 interneurons initiate and co-ordinate muscles spasms after spinal cord injury. *J Neurophysiol.* 2019;121(4):1352−1367.

127. Thomas CK, Hager CK, Klein CS. Increases in human motoneuron excitability after cervical spinal cord injury depend on the level of injury. *J Neurophysiol.* 2017;117(2): 684−691.

128. Gwak YS, Hulsebosch CE. Neuronal hyperexcitability: a substrate for central neuropathic pain after spinal cord injury. *Curr Pain Headache Rep.* 2011;15(3):215−222.

129. Schramm LP. Spinal sympathetic interneurons: their identification and roles after spinal cord injury. *Prog Brain Res.* 2006;152:27−37.

130. Finnerup NB. Neuropathic pain and spasticity: intricate consequences of spinal cord injury. *Spinal Cord.* 2017;55(12):1046−1050.

131. Frigon A, Rossignol S. Functional plasticity following spinal cord lesions. *Prog Brain Res.* 2006;157:231−260.

132. Hultborn H. Changes in neuronal properties and spinal reflexes during development of spasticity following spinal cord lesions and stroke: studies in animal models and patients. *J Rehabil Med.* 2003;(41 Suppl):46−55.

133. Dietz V. Behavior of spinal neurons deprived of supraspinal input. *Nat Rev Neurol.* 2010;6(3):167−174.

134. Borgius L, Restrepo CE, Leao RN, Saleh N, Kiehn O. A transgenic mouse line for molecular genetic analysis of excitatory glutamatergic neurons. *Mol Cell Neurosci.* 2010;45(3):245−257.

135. Kiehn O. Decoding the organization of spinal circuits that control locomotion. *Nat Rev Neurosci.* 2016;17(4):224−238.

136. Boroujerdi A, Zeng J, Sharp K, Kim D, Steward O, Luo ZD. Calcium channel alpha-2-delta-1 protein upregulation in dorsal spinal cord mediates spinal cord injury-induced neuropathic pain states. *Pain.* 2011;152(3):649−655.

137. Hains BC, Klein JP, Saab CY, Craner MJ, Black JA, Waxman SG. Upregulation of sodium channel Nav1.3 and functional involvement in neuronal hyperexcitability associated with central neuropathic pain after spinal cord injury. *J Neurosci.* 2003;23(26):8881−8892.

138. Theiss RD, Kuo JJ, Heckman CJ. Persistent inward currents in rat ventral horn neurones. *J Physiol.* 2007;580(Pt. 2):507−522.

139. Abbinanti MD, Zhong G, Harris-Warrick RM. Postnatal emergence of serotonin-induced plateau potentials in commissural interneurons of the mouse spinal cord. *J Neurophysiol.* 2012;108(8):2191−2202.

140. Lampert A, Hains BC, Waxman SG. Upregulation of persistent and ramp sodium current in dorsal horn neurons after spinal cord injury. *Exp Brain Res.* 2006;174(4):660−666.

141. Sorkin LS, Puig S. Neuronal model of tactile allodynia produced by spinal strychnine: effects of excitatory amino acid receptor antagonists and a mu-opiate receptor agonist. *Pain.* 1996;68(2−3):283−292.

142. Bracci E, Ballerini L, Nistri A. Spontaneous rhythmic bursts induced by pharmacological block of inhibition in lumbar motoneurons of the neonatal rat spinal cord. *J Neurophysiol.* 1996;75(2):640−647.

143. Mahrous AA, Elbasiouny SM. SK channel inhibition mediates the initiation and amplitude modulation of synchronized burst firing in the spinal cord. *J Neurophysiol.* 2017;118(1): 161−175.

144. Prescott SA. Synaptic inhibition and disinhibition in the spinal dorsal horn. In: Theodore J, Price GD, eds. *Molecular and Cell Biology of Pain.* Elsevier; 2015:359−383.

145. Shiao R, Lee-Kubli CA. Neuropathic pain after spinal cord injury: challenges and research perspectives. *Neurotherapeutics.* 2018;15(3):635−653.

146. Grillner S, Hongo T. Vestibulospinal effects on motoneurones and interneurones in the lumbosacral cord. *Prog Brain Res.* 1972;37:243−262.

147. Hongo T, Jankowska E, Lundberg A. The rubrospinal tract. II. Facilitation of interneuronal transmission in reflex paths to motoneurones. *Exp Brain Res.* 1969;7(4):365−391.

148. Lundberg A, Voorhoeve P. Effects from the pyramidal tract on spinal reflex arcs. *Acta Physiol Scand.* 1962;56:201−219.

149. Lu Y, Zheng J, Xiong L, Zimmermann M, Yang J. Spinal cord injury-induced attenuation of GABAergic inhibition in spinal dorsal horn circuits is associated with down-regulation of the chloride transporter KCC2 in rat. *J Physiol.* 2008;586(23):5701−5715.

150. Boulenguez P, Liabeuf S, Bos R, et al. Down-regulation of the potassium-chloride cotransporter KCC2 contributes to spasticity after spinal cord injury. *Nat Med.* 2010;16(3): 302−307.

151. Chamma I, Chevy Q, Poncer JC, Levi S. Role of the neuronal K-Cl co-transporter KCC2 in inhibitory and excitatory neurotransmission. *Front Cell Neurosci.* 2012;6:5.

152. Liabeuf S, Stuhl-Gourmand L, Gackiere F, et al. Prochlorperazine increases KCC2 function and reduces spasticity after spinal cord injury. *J Neurotrauma.* 2017;34(24):3397−3406.

153. Gagnon M, Bergeron MJ, Lavertu G, et al. Chloride extrusion enhancers as novel therapeutics for neurological diseases. *Nat Med.* 2013;19(11):1524−1528.

154. Takazawa T, MacDermott AB. Synaptic pathways and inhibitory gates in the spinal cord dorsal horn. *Ann N Y Acad Sci.* 2010;1198:153−158.

155. Angeli CA, Boakye M, Morton RA, et al. Recovery of over-ground walking after chronic motor complete spinal cord injury. *N Engl J Med.* 2018;379(13):1244−1250.

156. Harkema S, Gerasimenko Y, Hodes J, et al. Effect of epidural stimulation of the lumbosacral spinal cord on voluntary movement, standing, and assisted stepping after motor complete paraplegia: a case study. *Lancet.* 2011;377(9781):1938−1947.

157. Gerasimenko YP, Lu DC, Modaber M, et al. Noninvasive reactivation of motor descending control after paralysis. *J Neurotrauma.* 2015;32(24):1968−1980.

Chapter 9

Spinal interneurons and breathing

Margo L. Randelman[1], Lyandysha V. Zholudeva[2], Steven A. Crone[3,4] and Michael A. Lane[1]

[1]*Drexel University, Department of Neurobiology and Marion Murray Spinal Cord Research Center, Philadelphia, PA, United States;* [2]*Gladstone Institutes, University of California San Francisco, San Francisco, CA, United States;* [3]*Cincinnati Children's Hospital Medical Center, Divisions of Pediatric Neurosurgery and Developmental Biology, Cincinnati, OH, United States;* [4]*University of Cincinnati College of Medicine, Department of Neurosurgery, Cincinnati, OH, United States*

Introduction

Respiratory spinal interneurons (SpINs) are a highly heterogeneous population of cells that can integrate networks,[1,2] promote neuroplasticity, and coordinate reflexes. They can be excitatory, inhibitory, or neuromodulatory and can influence respiratory motor neuron output either directly or indirectly.[3–6] A long line of studies has confirmed that respiratory SpINs are integrated within inspiratory (diaphragm, external intercostals) and expiratory (abdominal and internal intercostals) networks, and are distributed from cervical to lumbar spinal cord segments. Their heterogeneity is further exemplified by their distribution within each spinal segment, across the dorsal horns, the intermediate gray, and ventral horns.[2,7–13] Within this chapter, we will describe the identifiable characteristics (e.g., anatomical, electrophysiological, molecular, and genetic) of these SpINs, their role in plasticity after injury or disease, and their therapeutic potential.

Spinal interneurons integrated into respiratory networks

One of the first reports of respiratory SpINs was by Gesell et al. in 1936, identifying respiratory potentials within the spinal cord that were consistent with interneuronal activity contributing to respiratory muscle activity.[14] Subsequent studies in the 1980s identified upper cervical respiratory interneurons in decorticate rabbits[15,16] and in cats[17] that were connected to both phrenic and intercostal motor neuron pools.[18] With the progressive use of

Spinal Interneurons. https://doi.org/10.1016/B978-0-12-819260-3.00014-7

251

transsynaptic tracing methods (i.e., rabies virus, pseudorabies virus, wheat-germ agglutinin), anatomical studies began to document the distribution of these SpINs connected with respiratory networks across multiple animal models[1,2,10,13,19–23] (discussed below).

Respiratory SpINs are now being recognized as an important component of respiratory networks. Anatomical and electrophysiological evidence has shown that respiratory SpINs are synaptically coupled between brainstem nuclei and spinal respiratory motor neuron pools in the intact spinal cord.[2,15,16,24–26] They are also reported to have a role in the maintenance of respiratory rhythm[27] and have been shown to contribute to a spinal respiratory pattern generator even in the absence of supraspinal input.[15,17,28–31] Respiratory SpINs may also synchronize patterned respiratory muscle activity between inspiratory or expiratory networks across the spinal neuraxis (e.g., phrenic network on each side, phrenic and external intercostal) and coordinate activity between antagonistic systems (i.e., inspiratory vs. expiratory).[4] This level of functional integration is consistent with transneuronal mapping that shows that SpINs integrate respiratory motor circuits.[1,2] Finally, there is significant evidence for SpINs that coordinate reflex functions in respiratory networks[2,4,7,32,33] or between respiratory and nonrespiratory networks such as postural and locomotor movements.[34–37] Given this anatomical distribution and functional diversity, SpINs are also considered a critical component of respiratory neuroplasticity following injury and disease.[38–42]

Spinal respiratory networks

As highlighted in earlier chapters (e.g., Chapter 1) and recent review papers,[43,44] SpINs can be studied and categorized based on a range of different methods, including their morphology, their anatomical location, the networks they are integrated with, their electrophysiological properties, and the specific transcriptional factors they express. These characterization methods have been used to study SpIN populations across several inspiratory and expiratory networks.

Over the past 40 years, electrophysiological recordings from the diaphragm, spinal nerves, and neurons, and from respiratory centers in the medulla, have provided several lines of evidence for interneurons that modulate phrenic motor output and integrate spinal networks, even with a complete loss of supraspinal input. Electrophysiological classification of phrenic SpINs was based on their anatomical location (spinal level and anatomical depth, often confirmed with subsequent labeling) and firing pattern. SpINs in the upper cervical (C1-3) spinal cord were among the first to be studied in detail, with cells exhibiting rhythmic bursting in phase with respiratory activity recorded from tracheal pressure or respiratory-related peripheral neurogram or myogram activity. These upper cervical SpINs predominantly exhibit bursts of firing during inspiratory or expiratory activity.[9,45–48] Accordingly, several groups concluded that SpINs are capable of performing a range of different functions, including inhibiting and/or exciting respiratory-related motor neurons via direct and indirect interactions.3—6'48 In the cat, upper cervical SpINs receive phasic excitation during inspiration and inhibition during expiration,49 consistent with their contribution to respiratory function. Subsequent studies of SpINs at mid- to low cervical levels have now shown similar patterns of firing, that in broad terms appear to be temporally related to inspiratory or expiratory activity. More in-depth assessment has characterized SpIN phenotypes including the following: preinspiratory, inspiratory, expiratory, late-expiratory, and tonic15'50 (Fig. 9.1). How these respiratory SpINs are integrated with specific respiratory networks, however, was not always directly clear. To classify SpINs beyond being "respiratory," and define their integration with each of the respiratory networks required more detailed electrophysiological assessment of motor output in each system and anatomically mapping connectivity.

The spinal respiratory networks are divided into primary inspiratory, primary expiratory, and accessory networks, based on the respiratory muscles they control (Fig. 9.2). The primary muscles of inspiration are the diaphragm and external intercostals, while the primary expiratory muscles are the internal

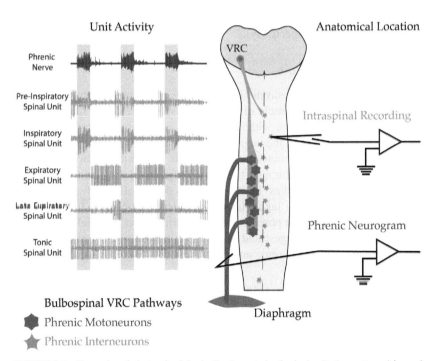

FIGURE 9.1 Examples of electrophysiologically characterized spinal units (green traces) in- and out-of phase respiratory activity recorded from the phrenic nerve (Phrenic Neurogram, blue trace).

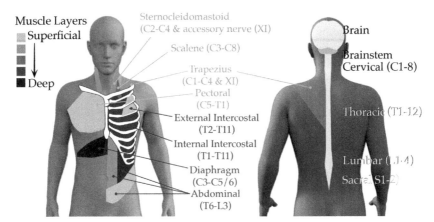

FIGURE 9.2 This diagram highlights the muscles that contribute to breathing, their relative depth (superficial to deep muscle layers), and the spinal distribution of the motor neurons that innervate them. Primary respiratory networks are highlighted in blue, while secondary networks that can contribute to breathing are shown in green.

intercostals and abdominal muscles.51 While SpINs are likely integrated with each of these and the accessory respiratory networks, the most extensively studied are the phrenic and intercostal networks (innervating diaphragm and intercostal muscles, respectively).

Phrenic motor circuit

Spinal phrenic motor neurons innervate the diaphragm, which is often considered the primary muscle of inspiration. When the diaphragm contracts, it creates negative pressure within the chest cavity allowing the lungs to fill with air. When it relaxes, the negative pressure decreases resulting in passive expiration. The phrenic motor neuron pool is distributed between cervical spinal level 3 and 5/6, although this varies slightly by species (as shown in Table 9.1). Several studies have electrophysiologically and anatomically documented polysynaptic inputs to phrenic motor neurons via SpINs. While many of the functions that phrenic SpINs perform are yet to be defined, several lines of research now suggest that they can coordinate activity within phrenic networks, and between phrenic and other networks (e.g., Refs. 3,6,52,53).

Electrophysiological characterization

Electrophysiological studies in decorticate rabbits provided some of the first strong evidence for SpINs capable of mediating phrenic motor output.15 Intraspinal recordings made in the C4—C6 spinal cord demonstrated respiratory-related modulation of activity.15'16 Electrophysiological recordings of phrenic

TABLE 9.1 Characterization of respiratory SpINs in mammals.

Electrophysiological characterization

Phrenic motor system	Cervical	C1—C2	Cat	7,11,12,18,24
		C1—C2	Rat	55,56,57,58
		C3—C5	Cat	4,46,52
		C3—C5	Rabbit	15,16
		C4—C6	Guinea pig	45
Intercostal motor system	Cervical	C1—C2	Cat	7,18
	Thoracic	—	Cat	59,60,61
		—	Rat	62
Expiratory motor system	Cervical	C1—C2	Cat	8
		C3—T9	Cat	8

Anatomical characterization

Phrenic motor system	Cervical	C1—T4	Cat	10
		C1—C7	Ferret	23
		—	Mouse	13
		C1—C7	Rat	22,63
Intercostal motor system	Cervical		Rat	63
Abdominal motor system	Thoracic/ Lumbar	T4—L4	Ferret	1,19,20

Molecular characterization

Phrenic motor system	Excitatory	C4—C5	Rat	55,56,57,58,64
	Excitatory	C4—C5	Rat	48,65,66
	Excitatory	C4—C5	Rat	55,56,57,58,64
	Inhibitory	C3—C5	Cat	4,5,46,52
	Excitatory	Cervical	Neonatal mouse	31
	Inhibitory	C3—C5	Rat	50,67
Intercostal motor system	Excitatory	C1—C2	Rat	57,68
	Excitatory	Thoracic	Cat	6,59,60,69,61,70
	Excitatory	Thoracic	Rat	71
	Inhibitory	Thoracic	Rat	72

Continued

TABLE 9.1 Characterization of respiratory SpINs in mammals.—cont'd

Genetic characterization

Phrenic motor system	Cholinergic V0c	Cervical	Neonatal mouse	73
	Excitatory V2a	Cervical	Mouse	40,42,74

This table highlights reports of respiratory spinal interneurons from individual respiratory systems, at different spinal levels across multiple species. These assessments were made in adults unless specified.
Modified from Ref. 54.

SpINs in the cervical spinal cord have also revealed phenotypic heterogeneity at different spinal levels. For example, Sandhu et al. reported that 5% of recorded cervical interneurons in the C3—C4 rat spinal cord produced a short latency spike-triggered average peak in the ipsilateral phrenic nerve recording that was consistent with an excitatory monosynaptic connection.65 Upon administration of L-glutamate, the spike-triggered average of phrenic nerve latencies indicated monosynaptic innervation to phrenic motor neurons.11 It has also been shown that these interneuron spikes correspond to ipsilateral phrenic nerve activity but not contralateral phrenic nerve or intercostal nerve activity in the rat55 and cat.75 More recent work demonstrated that mid cervical (C3—C5) interneurons in the rat have both mono- and disynaptic connections to ipsi- and contralateral sides based on spike-triggered average of phrenic nerve activity.48'66 The cervical excitatory prephrenic interneurons exhibit primarily a tonic inspiratory firing pattern, while inhibitory interneurons exhibit expiratory firing patterns.48 The finding of mono- and disynaptic input is also consistent with results from developmental studies showing that monosynaptic projections become progressively more dominant than more complex polysynaptic pathways.76

To further define functional integration, physiological studies mapped supraspinal input and primary afferent input to respiratory SpINs. Cross-correlation analysis in decerebrate adult rat revealed monosynaptic connections between high cervical prephrenic interneurons with rostral ventral respiratory group units rostrally55 and with phrenic motor neurons caudally.77 These interneurons also appear to receive primary afferent input from the panoply of respiratory-related networks.4'47'78—82

Anatomical characterization

Transneuronal tracing of the spinal phrenic network using tracers to the diaphragm or phrenic nerve has provided the most comprehensive anatomical evidence for premotor phrenic interneurons to date.2'9'10'13'21'22'83'84,85

Rabies virus (a lyssavirus), pseudorabies virus (PRV; a porcine herpes virus), and wheat-germ agglutinin (WGA; a nonviral lectin) have all been used for this purpose. Transneuronal tracing studies performed across a range of mammalian species have now revealed premotor phrenic interneurons throughout the cervical spinal cord, located primarily within laminae VIII and IX at the level of the phrenic motor neuron pool, and at laminae VII and X of the spinal cord, with just a few located in the dorsal horns.[2,9,13,22] This circuit receives direct mono- and polysynaptic input from respiratory centers within the brainstem (ventral respiratory column)[2,9,10,23] and can coordinate activity within the phrenic circuit and other inspiratory accessory respiratory motor neuron pools[3,6,53]; see Fig. 9.3. While the presence of premotor phrenic SpINs and their functional contribution to phrenic motor output was questioned at first (e.g., Refs. 22,83), there is now evidence for their anatomical and functional integration with the phrenic network. In the late 1980s to the early 90s, several anatomical and electrophysiological studies

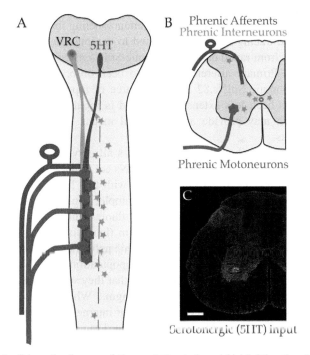

FIGURE 9.3 Schematic diagram of the cervical spinal cord highlighting the phrenic motor network (A). Phrenic motor neurons (blue, A&B; green in C) are distributed from C3-5/6 and receive direct input from the ventral respiratory column (VRC, A), serotonergic nuclei (5HT, red, **A&C**), phrenic primary afferents (purple, A&B), and spinal interneurons (green, A&B). Phrenic premotor SpINs are distributed throughout the cervical and thoracic spinal cord and receive similar inputs. Scale bar in C is 500 microns.

revealed populations of SpINs through the cervical spinal cord, distributed bilaterally in the dorsal, intermediate, and ventral gray matter regions. One of the first well-described populations were in the upper cervical spinal cord segments (C1-3). The presence of these "upper cervical" phrenic interneurons was demonstrated through anatomical tracing56 and electrophysiological recordings,11'18'49 although there was some question as to whether these cells were integrated with phrenic or other respiratory networks.22'56 Given that all transneuronal tracers will label both the motor- and interneurons, additional methods are needed to distinguish the populations. One reliable strategy is to combine retrograde transsynaptic (PRV) and monosynaptic (cholera toxin beta subunit; CTβ) tracing, which dual-labels motor neurons (PRV+/CTβ+) leaving SpINs PRV positive and CTβ negative.2'9

With mounting evidence documenting the distribution of premotor phrenic SpINs across multiple species, an important parallel question is which neurons innervate them? Consistent with early electrophysiological studies, anatomical studies have shown multiple sources of innervation. A combination of anterograde and retrograde tracers has been used to label the descending input from respiratory control centers (e.g., ventral respiratory group) onto phrenic SpINs and motor neurons.2 A combination of immunolabeling for serotonergic axons with retrograde tracing has also been used to demonstrate serotonergic input (putative input from raphe nuclei) to phrenic SpINs in the cervical spinal cord (unpublished). Primary afferents have also been observed in close approximation with phrenic SpINs.82 Another source of input to premotor phrenic SpINs that has been less extensively studied is input from other SpIN populations, which may provide an anatomical means of integrating different spinal networks.

The bilateral distribution of SpINs across all cervical and some thoracic levels supports the possibility that some SpINs act to integrate different spinal networks. Dual transneuronal tracing (e.g., with two PRV variants) has been used to explore this anatomically.2 For example, application of PRV-Bartha 152 and 614 (encoding for green and red fluorescent protein, respectively) to the left and right halves of the diaphragm (hemidiaphragm), respectively, enabled simultaneously labeling of the phrenic networks innervating each half of the muscle. This approach revealed a subpopulation of SpINs labeled with both green and red fluorophores, indicating that they were integrated with the phrenic networks on both sides of the diaphragm.2 Whether these dual-labeled SpINs have collateral inputs to other premotor interneurons or project directly to motor neurons on each side of the spinal cord remains unknown. However, they are anatomically positioned to contribute to the regulation or coupling of left and right phrenic motor neuron output.2

SpIN neurotransmitter phenotypes

As highlighted above, there is evidence for both excitatory (glutamatergic) and inhibitory (GABAergic, glycinergic) phrenic SpINs. As one might expect, phrenic motor neurons have been shown to express receptors for both inhibitory and excitatory neurotransmitters. While several studies have shown that targeting GABAergic receptors alters phrenic motor output, the definitive role of SpINs remains poorly defined.[86,67] Populations of inhibitory interneurons such as Renshaw cells innervate phrenic motor neurons demonstrating spinal modulation independent of descending inhibition.[87]

Excitatory SpINs have also been shown to innervate phrenic motor neurons.[11] These cells, located in the intermediate gray matter, were shown to be mono- and polysynaptically connected to the ipsilateral phrenic motor neuron pool. These results are consistent with the identification of spinal V2a interneurons that are integrated with the phrenic network.[42] V2a interneurons, as defined by the expression of the transcription factor Chx10, are excitatory, ipsilaterally projecting neurons that regulate breathing frequency.[74] These cells are also involved in maintaining ventilatory frequency and regularity of respiratory rhythm in neonatal mice, but may be less critical for respiratory rhythm generation in adult mice.[38] V2a neurons are thought to regulate activity of the extradiaphragmatic respiratory muscles, increasing output when necessary.[38] Not only are excitatory SpINs capable of driving rhythmic phrenic output in the absence of supraspinal drive,[31] their input to spinal phrenic networks is increased postspinal cord injury (SCI),[42] and silencing glutamatergic SpINs attenuates recovery[41] (see below). Given the expression of both inhibitory and excitatory receptors on phrenic motor neurons, disinhibiting inhibitory inputs via glycinergic/GABAergic antagonist (picrotoxin and strychnine) may allow for greater activation by glutamatergic SpINs.[31]

Intercostal motor circuitry

The intercostal muscles are divided into the internal and external intercostal muscles responsible for expiration and inspiration, respectively.[88,89] Even though these respiratory muscle groups are involved in opposing phases of respiration, the distribution of their motor neurons is comparable (Fig. 9.2). Because of their extensive rostro-caudal distribution, and the fact that these motor neurons innervate separate muscles between the ribs, most anatomical studies of intercostal networks have been focused on motor neurons innervating one or a few intercostal segments.[90,91]

Electrophysiological characterization

Electrophysiological assessment of bulbospinal innervation to intercostal motor neurons found latencies consistent with polysynaptic inputs.[77] In fact, input to intercostal motor neurons is thought to be primarily via polysynaptic pathways with respiratory SpINs.[77,92,59] Physiological studies have also demonstrated that respiratory-related interneurons in the cervical[5] and thoracic[60] spinal cord receive supraspinal inspiratory drive.[77] This is also consistent with data showing that SpINs play a significant role in modulating thoracic respiratory motor output through a polysynaptic pathway.[18,32,92,60] Upper cervical interneurons contribute to this polysynaptic pathway, with axons extending to at least thoracic spinal level (T)10.[18,93]

Neurophysiological evidence for integration between phrenic and intercostal respiratory circuits has also been reported,[4,94] and cervical interneurons have been shown to provide inspiratory inhibition to expiratory motor neurons via polysynaptic pathways.[95] SpINs within thoracic spinal segments have been found to project contralaterally to the more caudal portion of the thoracic spinal cord[60,69] and are an important component of respiratory control of the intercostal muscles.[6,96] These thoracic intercostal interneurons contribute to the generation of inspiratory intercostal muscle activity along the rostro-caudal neural axis.[97] Within the feline thoracic spinal cord, these commissural interneurons can produce both tonic excitation as well as phasic inhibition of intercostal motor neurons as revealed by spike-triggered averaging of local field potentials.[60] This decussating thoracic interneuronal pathway has been shown to be involved in neuroplasticity and enable a robust, spontaneous recovery of ipsilateral intercostal activity following a hemisection at C2 in rats.[98]

Anatomical characterization

Several tracing studies have supported electrophysiological evidence for upper cervical SpINs with axons projecting to intercostal motor neuron pools within upper thoracic levels.[7,8,11,17,18,55,56,95] Anatomical studies also support the notion that the majority of inputs to intercostal motor neurons are via polysynaptic pathways with SpINs.

Dual transneuronal tracing studies from the diaphragm and the three caudal-most intercostal muscles have revealed populations of cervical interneurons that integrate the intercostal and phrenic networks.[2] These dual-labeled interneurons were observed bilaterally throughout laminae VII and X of the C3—C5 and C7 spinal cord levels.[2] The role of these cells in integrating phrenic and intercostal networks remains undefined, but ongoing electrophysiological studies may start to offer some insight in coming years.

Molecular characterization

While less is known about specific neurotransmitter characteristics of the intercostal SpINs compared with phrenic interneurons, approximately half of inspiratory intercostal interneurons are glutamatergic, and are able to enhance inspiratory intercostal motor activity.71 Inhibitory interneurons (glycinergic/GABAergic) also play a role in the control of inspiratory motor output.72

Abdominal motor circuitry

The abdominal motor pools are distributed rostro-caudally across many spinal segments, from the lower cervical to lumbar spinal cord levels, innervating each abdominal muscle type.1'19'20'91'99'100 Given this, an injury at any thoracic or lumbar spinal level will likely affect multiple abdominal motor neurons and impair muscle function.51

The contribution of SpINs to abdominal output, particularly in the context of respiration, remains poorly defined. However, abdominal output plays a central role in expiratory functions and defensive respiratory behaviors and is often compromised following injury and disease; thus, it will be critical to understand how abdominal networks are controlled by SpINs.

Transneuronal tracing methods have revealed interneurons within the thoracolumbar spinal cord that are synaptically coupled to abdominal motor neurons.19'20 Rabies virus tracer was injected into two abdominal muscles (the rectus and transverse) labeling motor neurons from T1—L4 and small populations of contralateral interneurons. The functional role of these cells, however, remains unclear at present.

SpINs and their role in neuroplasticity

As highlighted in several other chapters in the book, neuroplasticity is the ability of the nervous system to make anatomical and/or functional changes that lead to persistent alterations in sensory-motor function. Neuroplasticity can, and often does, occur following injury or disease, or can be stimulated or enhanced with therapeutic intervention.101'102 There is a growing experimental and clinical appreciation for the neuroplasticity (both adaptive and maladaptive) exhibited by the injured or diseased spinal cord (for review, see Refs. 101,103, and Table 9.2), and SpINs have been identified as a key component ("gatekeepers," see Ref. 44 for recent discussion) of these neuroplastic changes. Here we will focus specifically on respiratory SpINs and their role in neuroplasticity after injury and throughout the progression of a neurodegenerative disease.

Respiratory SpINs following spinal cord injury

Considering that respiratory networks are distributed throughout the entire spinal neural axis (Table 9.1, Fig. 9.2 and most recently reviewed in Ref. 54), injury at nearly any level of the spinal cord can affect respiratory muscle function.104 Injury at the cervical level results in the most devastating

TABLE 9.2 Types of plasticity.

	Adaptive plasticity		Maladaptive plasticity
	Restorative	Compensatory	
Functional neural plasticity General changes in neural output	Restoration of function in respiratory circuits (and muscles they control) that have been directly compromised/ paralyzed by injury	Altered activity within respiratory circuits (and the muscles they control) that are not directly compromised by injury	The amplitude or pattern of neural output may become dysfunctional (e.g., weakened or arhythmic), limiting recovery or contributing to deficit.
Anatomical and functional SpIN plasticity Potential contribution of SpINs to neural plasticity	Spinal interneurons already connected to pathways directly affected by injury can increase activity and/or connectivity, or relevant respiratory SpINs not previously connected to damaged networks can be newly recruited, contributing to enhanced output and recovery	SpINs connected to spared pathways may increase activity and/or strengthen connectivity, or new populations of relevant respiratory SpINs might be recruited as the spared pathway becomes more active.	SpINs not normally connected with respiratory networks, with functions that are irrelevant or inappropriate for respiratory output, increase connectivity with respiratory networks thus attenuating output or limiting beneficial (adaptive) plasticity.
Functional Behavioral plasticity—resulting from collective changes that usually occur across multiple neural networks	Restoring the ability to perform ventilation in exactly the same manner as it was performed prior to injury	Effective ventilation, but performed in a manner different from how it was performed prior to injury (e.g., rapid, shallow breathing)	Onset of inappropriate patterns of ventilation

This table highlights definitions that can be used when discussing adaptive and maladaptive plasticity, particularly pertaining to respiratory networks.

respiratory consequences as it compromises supraspinal input to all respiratory networks and often directly damages spinal phrenic circuitry. Impaired diaphragm function often necessitates assisted ventilation and increases the risk of morbidity and mortality.105·106 Despite these devastating consequences, injured spinal respiratory networks do exhibit endogenous neuroplastic potential that can lead to some functional improvement,105·107 although life-threatening deficits persist.105 Increasing our understanding of the anatomical changes that drive functional recovery will facilitate the development and refinement of treatments to enhance neuroplasticity.

One of the best preclinical models of respiratory neuroplasticity is the high cervical (C2) lateral hemisection. Ipsilateral phrenic motor neuron and diaphragm activity can be either induced shortly after injury (crossed phrenic phenomenon, CPP) or occur spontaneously weeks to months postinjury (termed as spontaneous CPP, sCPP; reviewed in Refs. 101,105). More recent studies have begun to use contusion/compression type injury models that result in clinically comparable neuropathological deficits and provide evidence for spontaneous plasticity,108 despite gray matter damage typical of contusive injuries. While deficits are limited following minor contusive injury in rodent models,109 several studies have shown that lateral or midline cervical contusion results in reduced phrenic motor output, an attenuated phrenic motor response to respiratory challenge, and altered ventilation (reviewed in Ref. 105). Several of these studies also showed some progressive phrenic and ventilatory recovery following moderate to severe SCI.

Anatomical changes that coincide with functional plasticity following either hemisection or contusion injury are under investigation. However, the recovery observed with CPP and sCPP has been attributed to spared (uninjured) mono-83 and polysynaptic bulbospinal pathways21·110 within the spinal cord contralateral to the injury. It has also been shown that some of these pathways comprise glutamatergic inputs to phrenic motor neurons which are essential for restorative plasticity.111·112 While some glutamatergic input is derived from supraspinal projections, more recent work has also shown that this postinjury excitatory input comes in part from glutamatergic SpINs.31·42 Not only are glutamatergic SpINs capable of driving rhythmic phrenic output in the absence of supraspinal drive,31 but their input to phrenic motor neurons is increased post-SCI,42 and chemogenetically silencing them attenuates recovery.41 How other SpIN subtypes contribute to function postinjury remains unknown. Indeed, the SpINs that are connected with the spinal phrenic network are heterogenous and likely have quite diverse functional roles. These roles may change under different physiological conditions.9·48 Alterations in connectivity between inhibitory SpINs and phrenic networks may even limit the extent of recovery post-SCI.113 Whether specific SpIN phenotypes can be therapeutically harnessed to maintain adaptive, and avoid maladaptive plasticity, remains of significant interest to the field.

Respiratory SpINs and degenerative disease

While spinal cord plasticity has been extensively studied in examples of traumatic injury, degenerative disease also results in functional and anatomical neuroplastic changes. In contrast to the rapid disruption of neural networks with trauma, slower, progressive degenerative changes likely result in continuous correlative neuroplastic changes. Although there is a wide range of spinal degenerative diseases, plasticity has perhaps been most well studied in amyotrophic lateral sclerosis (ALS).

ALS is a neurodegenerative disease characterized by degeneration of motor neurons in the brain and spinal cord and progressive neuromuscular weakness.114·115 Although the defining feature of ALS is the loss of motor neurons, other cell types are also affected by the disease and likely contribute to the   pathology116–123   including   astrocytes,124–126   oligodendrocytes,127·128 microglia,129·130 as well as brain131–139 and spinal neurons.140–145 Weakness of respiratory muscles in ALS patients causes shallow, slow, or labored breathing leading to headaches, lethargy, poor sleep, and impaired speech.146–148 Moreover, respiratory muscle weakness impairs airway clearance, promotes atelectasis, and increases the risk of aspiration, leaving patients prone to respiratory infections. Respiratory insufficiency is the leading cause of death in ALS patients and proper respiratory support may have a larger impact on survival than any current drug treatments.147–149

Individuals   living   with   ALS150–153   and   animal   models   of ALS144·154–160 exhibit diaphragm weakness that may be compensated for by increased use of extradiaphragmatic inspiratory muscles, even during sleep.144·161 These muscles include the external intercostal, scalene, sternocleidomastoid, trapezius, pectoralis, and paraspinal muscles.162 It is thought that SpINs play a role in controlling extradiaphragmatic respiratory muscles.38 For example, V2a neurons are a class of excitatory neuron in the spinal cord and brainstem that can activate accessory respiratory muscles when needed144 and prevent activation of accessory respiratory muscles at rest.40 Intriguingly, V2a neurons degenerate in a mouse model of ALS, corresponding with reduced accessory respiratory muscle activity at late stages of disease.144 These results suggest that loss of propriospinal neurons may impair the ability of respiratory circuits to compensate for impaired diaphragm function, leading to the sudden drastic decline in ventilation observed in animal models and many human patients at late stages of disease.163

Two other SpINs have also been implicated in the progression of ALS: the inhibitory V1s and the cholinergic V0cs. Two studies identified changes in V1 synaptic connections onto motor neurons over time and V1 neuron degeneration in the SOD^{G93A} mouse model of ALS.164·165 Glycinergic projections from V1 neurons onto fast-fatigable motor neurons (those most vulnerable to degeneration) are lost early in disease, prior to loss of neuromuscular junctions, and are likely responsible for specific motor deficits observed in early stage SOD^{G93A} mice.164 In contrast, the V0c neurons have been implicated in maladaptive plasticity, as another study demonstrated that large cholinergic synapses onto motor neurons (most likely the V0c interneurons166) could contribute to aberrant excitation during ALS.167 Thus, studies of multiple SpIN classes in animal models indicate that changes in spinal circuits contribute to motor deficits and neurodegeneration in ALS.

Polysynaptic pathways from the motor cortex can activate the diaphragm via propriospinal neurons independent of the brainstem respiratory centers.168 This activation, however, is impaired in ALS patients, even those with apparently normal respiratory function.169'170 These studies were unable to distinguish whether deficits were due to impaired function of corticospinal, propriospinal, and/or phrenic motor neurons. Additional research is needed to determine if methods to prevent propriospinal neuron synapse loss or degeneration, replace lost neurons, or enhance the function of surviving neurons could improve breathing in ALS patients.

Future perspectives

The neuroplastic potential of SpINs after injury or during the progression of disease make these cells an attractive target for therapeutic interventions. Accordingly, a wide range of therapeutic strategies are being developed to harness the neuroplastic potential of SpINs that are integrated with spinal networks. These include activity-based therapies, such as exercise and rehabilitation101'171; neural interfacing, such as epidural stimulation172'173; pharmacological intervention, such as agonists/antagonists to specific SpIN subpopulations106; and cell therapies, such as transplantation of SpIN precursors.174—178 Like other networks, respiratory SpINs have also been identified during intraspinal,179 epidural,180'181 and chemical48 spinal stimulation. The current challenge is to understand how to access, stimulate, and/or enhance these spinal networks, establish sustainable excitability of damaged/denervated circuits, and do so in a way that enhances recovery while limiting aberrant effects.

List of abbreviations

5HT 5-hydroxytryptophan (a.k.a. serotonin)
ALS amyotrophic lateral sclerosis
C (number) cervical spinal level #
Chx10 cation/H+ exchanger 10 (a.k.a. Vsx2: visual system homeobox 2)
CPP crossed phrenic phenomenon
CTβ cholera toxin beta subunit
GABA γ-aminobutyric acid
L (number) lumbar spinal level #
PRV pseudorabies virus
SCI spinal cord injury

sCPP spontaneous crossed phrenic phenomenon
SOD copper/zinc superoxide dismutase
SpINs Spinal interneurons
T (number) thoracic spinal level #
V # ventral interneuron #, a cardinal class
VRC Ventral Respiratory Column
WGA wheat-germ agglutinin

References

1. Billig I, Foris JM, Enquist LW, Card JP, Yates BJ. Definition of neuronal circuitry controlling the activity of phrenic and abdominal motoneurons in the ferret using recombinant strains of pseudorabies virus. *J Neurosci.* 2000;20:7446−7454.
2. Lane MA, White TE, Coutts MA, et al. Cervical prephrenic interneurons in the normal and lesioned spinal cord of the adult rat. *J Comp Neurol.* 2008b;511:692−709.
3. Aminoff MJ, Sears TA. Spinal integration of segmental, cortical and breathing inputs to thoracic respiratory motoneurones. *J Physiol.* 1971;215:557−575.
4. Bellingham MC. Synaptic inhibition of cat phrenic motoneurons by internal intercostal nerve stimulation. *J Neurophysiol.* 1999;82:1224−1232.
5. Bellingham MC, Lipski J. Respiratory interneurons in the C5 segment of the spinal cord of the cat. *Brain Res.* 1990;533:141−146.
6. Kirkwood PA, Schmid K, Sears TA. Functional identities of thoracic respiratory interneurones in the cat. *J Physiol.* 1993;461:667−687.
7. Douse MA, Duffin J, Brooks D, Fedorko L. Role of upper cervical inspiratory neurons studied by cross-correlation in the cat. *Exp Brain Res.* 1992;90:153−162.
8. Hoskin RW, Fedorko LM, Duffin J. Projections from upper cervical inspiratory neurons to thoracic and lumbar expiratory motor nuclei in the cat. *Exp Neurol.* 1988;99:544−555.
9. Lane MA, Lee KZ, Fuller DD, Reier PJ. Spinal circuitry and respiratory recovery following spinal cord injury. *Respir Physiol Neurobiol.* 2009;169:123−132.
10. Lois JH, Rice CD, Yates BJ. Neural circuits controlling diaphragm function in the cat revealed by transneuronal tracing. *J Appl Physiol (1985).* 2009;106:138−152.
11. Nakazono Y, Aoki M. Excitatory connections between upper cervical inspiratory neurons and phrenic motoneurons in cats. *J Appl Physiol (1985).* 1994;77:679−683.
12. Nonaka S, Miller AD. Behavior of upper cervical inspiratory propriospinal neurons during fictive vomiting. *J Neurophysiol.* 1991;65:1492−1500.
13. Qiu K, Lane MA, Lee KZ, Reier PJ, Fuller DD. The phrenic motor nucleus in the adult mouse. *Exp Neurol.* 2010;226:254−258.
14. Gesell R, Bricker J, Magee C. Structural and functional organization of the central mechanism controlling breathing. *Am J Physiol.* 1936;117:423−452.
15. Palisses R, Persegol L, Viala D. Evidence for respiratory interneurones in the C3-C5 cervical spinal cord in the decorticate rabbit. *Exp Brain Res.* 1989;78:624−632.
16. Palisses R, Viala D. [Existence of respiratory interneurons in the cervical spinal cord of the rabbit]. *C R Acad Sci III.* 1987;305:321−324.
17. Aoki M, Mori S, Kawahara K, Watanabe H, Ebata N. Generation of spontaneous respiratory rhythm in high spinal cats. *Brain Res.* 1980;202:51−63.
18. Lipski J, Duffin J. An electrophysiological investigation of propriospinal inspiratory neurons in the upper cervical cord of the cat. *Exp Brain Res.* 1986;61:625−637.

19. Billig I, Foris JM, Card JP, Yates BJ. Transneuronal tracing of neural pathways controlling an abdominal muscle, rectus abdominis, in the ferret. *Brain Res.* 1999;820:31−44.

20. Billig I, Hartge K, Card JP, Yates BJ. Transneuronal tracing of neural pathways controlling abdominal musculature in the ferret. *Brain Res.* 2001;912:24−32.

21. Buttry JL, Goshgarian HG. Injection of WGA-Alexa 488 into the ipsilateral hemidiaphragm of acutely and chronically C2 hemisected rats reveals activity-dependent synaptic plasticity in the respiratory motor pathways. *Exp Neurol.* 2014;261:440−450.

22. Dobbins EG, Feldman JL. Brainstem network controlling descending drive to phrenic motoneurons in rat. *J Comp Neurol.* 1994;347:64−86.

23. Yates BJ, Smail JA, Stocker SD, Card JP. Transneuronal tracing of neural pathways controlling activity of diaphragm motoneurons in the ferret. *Neuroscience.* 1999;90:1501−1513.

24. Anker AR, Sadacca BF, Yates BJ. Vestibular inputs to propriospinal interneurons in the feline C1-C2 spinal cord projecting to the C5-C6 ventral horn. *Exp Brain Res.* 2006;170:39−51.

25. Butler JE. Drive to the human respiratory muscles. *Respir Physiol Neurobiol.* 2007;159:115−126.

26. Hayashi T, Nakamura S, Ohno R, et al. [How do diazepam and flumazenil influence respiratory control by the activities of both hypoglossal and phrenic nerves in rabbits?]. *Masui.* 2003;52:1286−1292.

27. Richter DW. Generation and maintenance of the respiratory rhythm. *J Exp Biol.* 1982;100:93−107.

28. Alilain WJ, Horn KP, Hu H, Dick TE, Silver J. Functional regeneration of respiratory pathways after spinal cord injury. *Nature.* 2011;475:196−200.

29. Alilain WJ, Li X, Horn KP, et al. Light-induced rescue of breathing after spinal cord injury. *J Neurosci.* 2008;28:11862−11870.

30. Coglianese CJ, Peiss CN, Wurster RD. Rhythmic phrenic nerve activity and respiratory activity in spinal dogs. *Respir Physiol.* 1977;29:247−254.

31. Cregg JM, Chu KA, Hager LE, et al. A latent propriospinal network can restore diaphragm function after high cervical spinal cord injury. *Cell Rep.* 2017;21:654−665.

32. Downman CB. Skeletal muscle reflexes of splanchnic and intercostal nerve origin in acute spinal and decerebrate cats. *J Neurophysiol.* 1955;18:217−235.

33. Eccles RM, Sears TA, Shealy CN. Intra-cellular recording from respiratory motoneurones of the thoracic spinal cord of the cat. *Nature.* 1962;193:844−846.

34. Viala D. Evidence for direct reciprocal interactions between the central rhythm generators for spinal "respiratory" and locomotor activities in the rabbit. *Exp Brain Res.* 1986;63:225−232.

35. Viala D, Freton E. Evidence for respiratory and locomotor pattern generators in the rabbit cervico-thoracic cord and for their interactions. *Exp Brain Res.* 1983;49:247−256.

36. Viala D, Persegol L, Palisses R. Relationship between phrenic and hindlimb extensor activities during fictive locomotion. *Neurosci Lett.* 1987;74:49−52.

37. Viala D, Vidal C, Freton E. Coordinated rhythmic bursting in respiratory and locomotor muscle nerves in the spinal rabbit. *Neurosci Lett.* 1979;11:155−159.

38. Jensen VN, Alilain WJ, Crone SA. Role of propriospinal neurons in control of respiratory muscles and recovery of breathing following injury. *Front Syst Neurosci.* 2019a;13:84.

39. Jensen VN, Romer SH, Turner SM, Crone SA. Repeated measurement of respiratory muscle activity and ventilation in mouse models of neuromuscular disease. *J Vis Exp.* 2017;122:55599. https://doi.org/10.3791/55599.

40. Jensen VN, Seedle K, Turner SM, Lorenz JN, Crone SA. V2a neurons constrain extra-diaphragmatic respiratory muscle activity at rest. *eNeuro*. 2019b;6.

41. Satkunendrarajah K, Karadimas SK, Laliberte AM, Montandon G, Fehlings MG. Cervical excitatory neurons sustain breathing after spinal cord injury. *Nature*. 2018;562:419−422.

42. Zholudeva LV, Karliner JS, Dougherty KJ, Lane MA. Anatomical recruitment of spinal V2a interneurons into phrenic motor circuitry after high cervical spinal cord injury. *J Neurotrauma*. 2017;34:3058−3065.

43. Dobrott CI, Sathyamurthy A, Levine AJ. Decoding cell type diversity within the spinal cord. *Curr Opin Physiol*. 2019;8:1−6.

44. Zholudeva LV, Abraira VE, Satkunendrarajah K, et al. Spinal interneurons as gatekeepers to neuroplasticity after injury or disease. *J Neurosci*. 2021;41:845−854.

45. Cleland CL, Getting PA. Respiratory-modulated and phrenic afferent-driven neurons in the cervical spinal cord (C4-C6) of the fluorocarbon-perfused Guinea pig. *Exp Brain Res*. 1993;93:307−311.

46. Grelot L, Milano S, Portillo F, Miller AD. Respiratory interneurons of the lower cervical (C4-C5) cord: membrane potential changes during fictive coughing, vomiting, and swallowing in the decerebrate cat. *Pflügers Archiv*. 1993;425:313−320.

47. Iscoe S, Duffin J. Effects of stimulation of phrenic afferents on cervical respiratory interneurones and phrenic motoneurones in cats. *J Physiol*. 1996;497(Pt 3):803−812.

48. Streeter KA, Sunshine MD, Patel S, et al. Intermittent hypoxia enhances functional connectivity of midcervical spinal interneurons. *J Neurosci*. 2017;37:8349−8362.

49. Duffin J, Hoskin RW. Intracellular recordings from upper cervical inspiratory neurons in the cat. *Brain Res*. 1987;435:351−354.

50. Marchenko V, Ghali MG, Rogers RF. The role of spinal GABAergic circuits in the control of phrenic nerve motor output. *Am J Physiol Regul Integr Comp Physiol*. 2015;308:R916−R926.

51. Lane MA. Spinal respiratory motoneurons and interneurons. *Respir Physiol Neurobiol*. 2011;179:3−13.

52. Douse MA, Duffin J. Axonal projections and synaptic connections of C5 segment expiratory interneurones in the cat. *J Physiol*. 1993;470:431−444.

53. Sears TA. Central rhythm generation and spinal integration. *Chest*. 1990;97:45S−51S.

54. Zholudeva LV, Qiang L, Marchenko V, Dougherty KJ, Sakiyama-Elbert SE, Lane MA. The neuroplastic and therapeutic potential of spinal interneurons in the injured spinal cord. *Trends Neurosci*. 2018b;41:625−639.

55. Tian GF, Duffin J. Connections from upper cervical inspiratory neurons to phrenic and intercostal motoneurons studied with cross-correlation in the decerebrate rat. *Exp Brain Res*. 1996a;110:196−204.

56. Lipski J, Duffin J, Kruszewska B, Zhang X. Upper cervical inspiratory neurons in the rat: an electrophysiological and morphological study. *Exp Brain Res*. 1993;95:477−487.

57. Lu F, Qin C, Foreman RD, Farber JP. Chemical activation of C1-C2 spinal neurons modulates intercostal and phrenic nerve activity in rats. *Am J Physiol Regul Integr Comp Physiol*. 2004;286:R1069−R1076.

58. Oku Y, Okabe A, Hayakawa T, Okada Y. Respiratory neuron group in the high cervical spinal cord discovered by optical imaging. *Neuroreport*. 2008;19:1739−1743.

59. Merrill EG, Lipski J. Inputs to intercostal motoneurons from ventrolateral medullary respiratory neurons in the cat. *J Neurophysiol*. 1987;57:1837−1853.

60. Kirkwood PA, Munson JB, Sears TA, Westgaard RH. Respiratory interneurones in the thoracic spinal cord of the cat. *J Physiol*. 1988;395:161−192.

61. Sumi T. Spinal respiratory neurons and their reaction to stimulation of intercostal nerves. *Pflugers Arch für Gesamte Physiol Menschen Tiere*. 1963;278:172−180.

62. Qin C, Chandler MJ, Foreman RD, Farber JP. Upper thoracic respiratory interneurons integrate noxious somatic and visceral information in rats. *J Neurophysiol*. 2002a;88:2215−2223.

63. Lane MA, White TE, Coutts MA, et al. Cervical prephrenic interneurons in the normal and lesioned spinal cord of the adult rat. *J Comp Neurol*. 2008;511:692−709.

64. Okada Y, Yokota S, Shinozaki Y, et al. Anatomical architecture and responses to acidosis of a novel respiratory neuron group in the high cervical spinal cord (HCRG) of the neonatal rat. *Adv Exp Med Biol*. 2009;648:387−394. https://doi.org/10.1007/978-90-481-2259-2_44. PMID: 19536503.

65. Sandhu MS, Baekey DM, Maling NG, Sanchez JC, Reier PJ, Fuller DD. Midcervical neuronal discharge patterns during and following hypoxia. *J Neurophysiol*. 2015;113:2091−2101.

66. Streeter KA, Sunshine MD, Patel SR, et al. Mid-cervical interneuron networks following high cervical spinal cord injury. *Respir Physiol Neurobiol*. 2020;271:103305.

67. Marchenko V, Rogers RF. GABAAergic and glycinergic inhibition in the phrenic nucleus organizes and couples fast oscillations in motor output. *J Neurophysiol*. 2009;101:2134−2145.

68. Qin C, Farber JP, Chandler MJ, Foreman RD. Chemical activation of C(1)-C(2) spinal neurons modulates activity of thoracic respiratory interneurons in rats. *Am J Physiol Regul Integr Comp Physiol*. 2002b;283:R843−R852.

69. Schmid K, Kirkwood PA, Munson JB, Shen E, Sears TA. Contralateral projections of thoracic respiratory interneurones in the cat. *J Physiol*. 1993;461:647−665.

70. Ford TW, Anissimova NP, Meehan CF, Kirkwood PA. Functional plasticity in the respiratory drive to thoracic motoneurons in the segment above a chronic lateral spinal cord lesion. *J Neurophysiol*. 2016;115:554−567.

71. Iizuka M, Ikeda K, Onimaru H, Izumizaki M. Expressions of VGLUT1/2 in the inspiratory interneurons and GAD65/67 in the inspiratory Renshaw cells in the neonatal rat upper thoracic spinal cord. *IBRO Rep*. 2018;5:24−32.

72. Oka A, Iizuka M, Onimaru H, Izumizaki M. Inhibitory thoracic interneurons are not essential to generate the rostro-caudal gradient of the thoracic inspiratory motor activity in neonatal rat. *Neuroscience*. 2019;397:1−11.

73. Wu J, Capelli P, Bouvier J, Goulding M, Arber S, Fortin G. A V0 core neuronal circuit for inspiration. *Nat Commun*. 2017;8:544.

74. Crone SA, Viemari JC, Droho S, Mrejeru A, Ramirez JM, Sharma K. Irregular breathing in mice following genetic ablation of V2a neurons. *J Neurosci*. 2012;32:7895−7906.

75. Douse MA, Duffin J. Projections to Botzinger expiratory neurons by dorsal and ventral respiratory group neurons. *Neuroreport*. 1992;3:393−396.

76. Juvin L, Morin D. Descending respiratory polysynaptic inputs to cervical and thoracic motoneurons diminish during early postnatal maturation in rat spinal cord. *Eur J Neurosci*. 2005;21:808−813.

77. Tian GF, Duffin J. Spinal connections of ventral-group bulbospinal inspiratory neurons studied with cross-correlation in the decerebrate rat. *Exp Brain Res*. 1996b;111:178−186.

78. Dawkins MA, Foreman RD, Farber JP. Short latency excitation of upper cervical respiratory neurons by vagal stimulation in the rat. *Brain Res*. 1992;594:319−322.

79. Duffin J, Douse MA, van Alphen J. Excitation of upper cervical inspiratory neurones by vagal stimulation in the cat. *Neuroreport*. 1994;5:1133−1136.

80. Goshgarian HG, Roubal PJ. Origin and distribution of phrenic primary afferent nerve fibers in the spinal cord of the adult rat. *Exp Neurol*. 1986;92:624−638.

81. Iscoe S. Segmental responses of abdominal motoneurons in decerebrate cats. *Respir Physiol*. 2000;122:27−34.

82. Nair J, Bezdudnaya T, Zholudeva LV, et al. Histological identification of phrenic afferent projections to the spinal cord. *Respir Physiol Neurobiol*. 2017;236:57−68.

83. Moreno DE, Yu XJ, Goshgarian HG. Identification of the axon pathways which mediate functional recovery of a paralyzed hemidiaphragm following spinal cord hemisection in the adult rat. *Exp Neurol*. 1992;116:219−228.

84. Rice CD, Lois JH, Kerman IA, Yates BJ. Localization of serotoninergic neurons that participate in regulating diaphragm activity in the cat. *Brain Res*. 2009;1279:71−81.

85. Fortino T.A., Randelman M.L., Hall A.A., Singh J., Bloom D.C., Engel E., Hoh D.J., Hou S., Zholudeva LV., Lane M.A. Transneuronal tracing to map connectivity in injured and transplanted spinal networks.Exp Neurol. 2022;351:113990. https://doi.org/10.1016/j. expneurol.2022.113990. Epub 2022 Jan 25.

86. Chitravanshi VC, Sapru HN. GABA receptors in the phrenic nucleus of the rat. *Am J Physiol*. 1999;276:R420−R428.

87. Hilaire G, Khatib M, Monteau R. Central drive on Renshaw cells coupled with phrenic motoneurons. *Brain Res*. 1986;376:133−139.

88. De Troyer A, Kirkwood PA, Wilson TA. Respiratory action of the intercostal muscles. *Physiol Rev*. 2005;85:717−756.

89. Monteau R, Hilaire G. Spinal respiratory motoneurons. *Prog Neurobiol*. 1991;37:83−144.

90. Larnicol N, Rose D, Marlot D, Duron B. Spinal localization of the intercostal motoneurones innervating the upper thoracic spaces. *Neurosci Lett*. 1982;31:13−18.

91. Tani M, Kida MY, Akita K. Relationship between the arrangement of motoneuron pools in the ventral horn and ramification pattern of the spinal nerve innervating trunk muscles in the cat (Felis domestica). *Exp Neurol*. 1994;128:290−300.

92. Kirkwood PA. Synaptic excitation in the thoracic spinal cord from expiratory bulbospinal neurones in the cat. *J Physiol*. 1995;484(Pt 1):201−225.

93. Miller AD, Ezure K, Suzuki I. Control of abdominal muscles by brain stem respiratory neurons in the cat. *J Neurophysiol*. 1985;54:155−167.

94. Decima EE, von Euler C, Thoden U. Spinal intercostal-phrenic reflexes. *Nature*. 1967;214:312−313.

95. Hoskin R, Duffin J. Excitation of upper cervical inspiratory neurons by inspiratory neurons of the nucleus tractus solitarius in the cat. *Exp Neurol*. 1987;95:126−141.

96. Saywell SA, Ford TW, Meehan CF, Todd AJ, Kirkwood PA. Electrophysiological and morphological characterization of propriospinal interneurons in the thoracic spinal cord. *J Neurophysiol*. 2011;105:806−826.

97. Iizuka M, Onimaru H, Izumizaki M. Distribution of respiration-related neuronal activity in the thoracic spinal cord of the neonatal rat: an optical imaging study. *Neuroscience*. 2016;315:217−227.

98. Dougherty BJ, Lee KZ, Gonzalez-Rothi EJ, Lane MA, Reier PJ, Fuller DD. Recovery of inspiratory intercostal muscle activity following high cervical hemisection. *Respir Physiol Neurobiol*. 2012;183:186−192.

99. Holstege G, van Neerven J, Evertse F. Spinal cord location of the motoneurons innervating the abdominal, cutaneous maximus, latissimus dorsi and longissimus dorsi muscles in the cat. *Exp Brain Res*. 1987;67:179−194.

100. Le Gal JP, Juvin L, Cardoit L, Morin D. Bimodal respiratory-locomotor neurons in the neonatal rat spinal cord. *J Neurosci.* 2016;36:926−937.

101. Hormigo KM, Zholudeva LV, Spruance VM, et al. Enhancing neural activity to drive respiratory plasticity following cervical spinal cord injury. *Exp Neurol.* 2017;287:276−287.

102. Warraich Z, Kleim JA. Neural plasticity: the biological substrate for neurorehabilitation. *Pharm Manag PM R.* 2010;2:S208−S219.

103. Fouad K, Tse A. Adaptive changes in the injured spinal cord and their role in promoting functional recovery. *Neurol Res.* 2008;30:17−27.

104. Locke KC, Randelman ML, Hoh DJ, Zholudeva LV, Lane MA. Respiratory plasticity following spinal cord injury: perspectives from mouse to manNeural Regen. *Res.* 2022;17(10):2141−2148. https://doi.org/10.4103/1673-5374.335839.

105. Hoh DJ, Mercier LM, Hussey SP, Lane MA. Respiration following spinal cord injury: evidence for human neuroplasticity. *Respir Physiol Neurobiol.* 2013;189:450−464.

106. Lane MA, Fuller DD, White TE, Reier PJ. Respiratory neuroplasticity and cervical spinal cord injury: translational perspectives. *Trends Neurosci.* 2008a;31:538−547.

107. Goshgarian HG. The crossed phrenic phenomenon and recovery of function following spinal cord injury. *Respir Physiol Neurobiol.* 2009;169:85−93.

108. Lane MA, Lee KZ, Salazar K, et al. Respiratory function following bilateral mid-cervical contusion injury in the adult rat. *Exp Neurol.* 2012;235:197−210.

109. Alvarez-Argote S, Gransee HM, Mora JC, et al. The impact of midcervical contusion injury on diaphragm muscle function. *J Neurotrauma.* 2016;33:500−509.

110. Sandhu MS, Dougherty BJ, Lane MA, et al. Respiratory recovery following high cervical hemisection. *Respir Physiol Neurobiol.* 2009;169:94−101.

111. Alilain WJ, Goshgarian HG. MK-801 upregulates NR2A protein levels and induces functional recovery of the ipsilateral hemidiaphragm following acute C2 hemisection in adult rats. *J Spinal Cord Med.* 2007;30:346−354.

112. Alilain WJ, Goshgarian HG. Glutamate receptor plasticity and activity-regulated cytoskeletal associated protein regulation in the phrenic motor nucleus may mediate spontaneous recovery of the hemidiaphragm following chronic cervical spinal cord injury. *Exp Neurol.* 2008;212:348−357.

113. Ghali MG, Marchenko V. Patterns of phrenic nerve discharge after complete high cervical spinal cord injury in the decerebrate rat. *J Neurotrauma.* 2016;33:1115−1127.

114. Brown Jr RH, Al-Chalabi A. Amyotrophic lateral sclerosis. *N Engl J Med.* 2017;377:1602.

115. Taylor JP, Brown Jr RH, Cleveland DW. Decoding ALS: from genes to mechanism. *Nature.* 2016;539:197−206.

116. Clement AM, Nguyen MD, Roberts EA, et al. Wild type nonneuronal cells extend survival of SOD1 mutant motor neurons in ALS mice. *Science.* 2003;302:113−117.

117. Crabe R, Aimond F, Gosset P, Scamps F, Raoul C. How degeneration of cells surrounding motoneurons contributes to amyotrophic lateral sclerosis. *Cells.* 2020;9.

118. Garden GA, La Spada AR. Intercellular (mis)communication in neurodegenerative disease. *Neuron.* 2012;73:886−901.

119. Howell BN, Newman DS. Dysfunction of central control of breathing in amyotrophic lateral sclerosis. *Muscle Nerve.* 2017;56:197−201.

120. Ilieva H, Polymenidou M, Cleveland DW. Non-cell autonomous toxicity in neurodegenerative disorders: ALS and beyond. *J Cell Biol.* 2009;187:761−772.

121. Meyer K, Kaspar BK. Glia-neuron interactions in neurological diseases: testing non-cell autonomy in a dish. *Brain Res.* 2017;1656:27−39.

122. Sun S, Sun Y, Ling SC, et al. Translational profiling identifies a cascade of damage initiated in motor neurons and spreading to glia in mutant SOD1-mediated ALS. *Proc Natl Acad Sci USA.* 2015;112:E6993–E7002.

123. Yamanaka K, Boillee S, Roberts EA, et al. Mutant SOD1 in cell types other than motor neurons and oligodendrocytes accelerates onset of disease in ALS mice. *Proc Natl Acad Sci USA.* 2008;105:7594–7599.

124. Guttenplan KA, Weigel MK, Adler DI, et al. Knockout of reactive astrocyte activating factors slows disease progression in an ALS mouse model. *Nat Commun.* 2020;11:3753.

125. Haidet-Phillips AM, Hester ME, Miranda CJ, et al. Astrocytes from familial and sporadic ALS patients are toxic to motor neurons. *Nat Biotechnol.* 2011;29:824–828.

126. Papadeas ST, Kraig SE, O'Banion C, Lepore AC, Maragakis NJ. Astrocytes carrying the superoxide dismutase 1 (SOD1G93A) mutation induce wild-type motor neuron degeneration in vivo. *Proc Natl Acad Sci USA.* 2011;108:17803–17808.

127. Kang SH, Li Y, Fukaya M, et al. Degeneration and impaired regeneration of gray matter oligodendrocytes in amyotrophic lateral sclerosis. *Nat Neurosci.* 2013;16:571–579.

128. Scekic-Zahirovic J, Oussini HE, Mersmann S, et al. Motor neuron intrinsic and extrinsic mechanisms contribute to the pathogenesis of FUS-associated amyotrophic lateral sclerosis. *Acta Neuropathol.* 2017;133:887–906.

129. Boillee S, Yamanaka K, Lobsiger CS, et al. Onset and progression in inherited ALS determined by motor neurons and microglia. *Science.* 2006;312:1389–1392.

130. Lall D, Baloh RH. Microglia and C9orf72 in neuroinflammation and ALS and frontotemporal dementia. *J Clin Invest.* 2017;127:3250–3258.

131. Bergmann M. Motor neuron disease/amyotrophic lateral sclerosis–lessons from ubiquitin. *Pathol Res Pract.* 1993;189:902–912.

132. Braak H, Brettschneider J, Ludolph AC, Lee VM, Trojanowski JQ, Del Tredici K. Amyotrophic lateral sclerosis–a model of corticofugal axonal spread. *Nat Rev Neurol.* 2013;9:708–714.

133. Brettschneider J, Del Tredici K, Toledo JB, et al. Stages of pTDP-43 pathology in amyotrophic lateral sclerosis. *Ann Neurol.* 2013;74:20–38.

134. Chiu AY, Zhai P, Dal Canto MC, et al. Age-dependent penetrance of disease in a transgenic mouse model of familial amyotrophic lateral sclerosis. *Mol Cell Neurosci.* 1995;6:349–362.

135. Clark RM, Blizzard CA, Young KM, King AE, Dickson TC. Calretinin and Neuropeptide Y interneurons are differentially altered in the motor cortex of the SOD1. *Sci Rep.* 2017;7:44461.

136. Dal Canto MC, Gurney ME. Neuropathological changes in two lines of mice carrying a transgene for mutant human Cu,Zn SOD, and in mice overexpressing wild type human SOD: a model of familial amyotrophic lateral sclerosis (FALS). *Brain Res.* 1995;676:25–40.

137. Jaarsma D, Teuling E, Haasdijk ED, De Zeeuw CI, Hoogenraad CC. Neuron-specific expression of mutant superoxide dismutase is sufficient to induce amyotrophic lateral sclerosis in transgenic mice. *J Neurosci.* 2008;28:2075–2088.

138. Nakano I, Iwatsubo T, Hashizume Y, Mizutani T. Bunina bodies in neurons of the medullary reticular formation in amyotrophic lateral sclerosis. *Acta Neuropathol.* 1993;85:471–474.

139. Zang DW, Cheema SS. Degeneration of corticospinal and bulbospinal systems in the superoxide dismutase 1(G93A G1H) transgenic mouse model of familial amyotrophic lateral sclerosis. *Neurosci Lett.* 2002;332:99–102.

140. Chang Q, Martin LJ. Glycinergic innervation of motoneurons is deficient in amyotrophic lateral sclerosis mice: a quantitative confocal analysis. *Am J Pathol.* 2009;174:574–585.

141. Jiang M, Schuster JE, Fu R, Siddique T, Heckman CJ. Progressive changes in synaptic inputs to motoneurons in adult sacral spinal cord of a mouse model of amyotrophic lateral sclerosis. *J Neurosci.* 2009;29:15031−15038.

142. Martin LJ, Chang Q. Inhibitory synaptic regulation of motoneurons: a new target of disease mechanisms in amyotrophic lateral sclerosis. *Mol Neurobiol.* 2012;45:30−42.

143. Martin LJ, Liu Z, Chen K, et al. Motor neuron degeneration in amyotrophic lateral sclerosis mutant superoxide dismutase-1 transgenic mice: mechanisms of mitochondriopathy and cell death. *J Comp Neurol.* 2007;500:20−46.

144. Romer SH, Seedle K, Turner SM, Li J, Baccei ML, Crone SA. Accessory respiratory muscles enhance ventilation in ALS model mice and are activated by excitatory V2a neurons. *Exp Neurol.* 2016;287:192−204.

145. Schütz B. Imbalanced excitatory to inhibitory synaptic input precedes motor neuron degeneration in an animal model of amyotrophic lateral sclerosis. *Neurobiol Dis.* 2005;20:131−140.

146. Benditt JO, Boitano LJ. Pulmonary issues in patients with chronic neuromuscular disease. *Am J Respir Crit Care Med.* 2013;187:1046−1055.

147. Hardiman O. Management of respiratory symptoms in ALS. *J Neurol.* 2011;258:359−365.

148. Niedermeyer S, Murn M, Choi PJ. Respiratory failure in amyotrophic lateral sclerosis. *Chest.* 2019;155:401−408.

149. de Carvalho M, Turkman A, Pinto S, Swash M. Modulation of fasciculation frequency in amyotrophic lateral sclerosis. *J Neurol Neurosurg Psychiatry.* 2016;87:226−228.

150. Li J, Petajan J, Smith G, Bromberg M. Electromyography of sternocleidomastoid muscle in ALS: a prospective study. *Muscle Nerve.* 2002;25:725−728.

151. Lyall RA, Donaldson N, Polkey MI, Leigh PN, Moxham J. Respiratory muscle strength and ventilatory failure in amyotrophic lateral sclerosis. *Brain.* 2001;124:2000−2013.

152. Pinto S, de Carvalho M. Motor responses of the sternocleidomastoid muscle in patients with amyotrophic lateral sclerosis. *Muscle Nerve.* 2008;38:1312−1317.

153. Sonoo M, Kuwabara S, Shimizu T, et al. Utility of trapezius EMG for diagnosis of amyotrophic lateral sclerosis. *Muscle Nerve.* 2009;39:63−70.

154. Huxtable AG, MacFarlane PM, Vinit S, Nichols NL, Dale EA, Mitchell GS. Adrenergic α_1 receptor activation is sufficient, but not necessary for phrenic long-term facilitation. *J Appl Physiol (1985).* 2014;116:1345−1352.

155. Johnson RA, Mitchell GS. Common mechanisms of compensatory respiratory plasticity in spinal neurological disorders. *Respir Physiol Neurobiol.* 2013;189:419−428.

156. Lladó J, Haenggeli C, Pardo A, et al. Degeneration of respiratory motor neurons in the SOD1 G93A transgenic rat model of ALS. *Neurobiol Dis.* 2006;21,110 110.

157. Nichols NL, Gowing G, Satriotomo I, et al. Intermittent hypoxia and stem cell implants preserve breathing capacity in a rodent model of amyotrophic lateral sclerosis. *Am J Respir Crit Care Med.* 2013a;187:535−542.

158. Seven YB, Nichols NL, Kelly MN, Hobson OR, Satriotomo I, Mitchell GS. Compensatory plasticity in diaphragm and intercostal muscle utilization in a rat model of ALS. *Exp Neurol.* 2018;299:148−156.

159. Stoica L, Keeler AM, Xiong L, et al. Restrictive lung disease in the Cu/Zn superoxide-dismutase 1 G93A amyotrophic lateral sclerosis mouse model. *Am J Respir Cell Mol Biol.* 2017;56:405−408.

160. Tankersley CG, Haenggeli C, Rothstein JD. Respiratory impairment in a mouse model of amyotrophic lateral sclerosis. *J Appl Physiol (1985).* 2007;102:926−932.

161. Arnulf I, Similowski T, Salachas F, et al. Sleep disorders and diaphragmatic function in patients with amyotrophic lateral sclerosis. *Am J Respir Crit Care Med.* 2000;161:849−856.

162. Sieck GC, Gransee HM. *Respiratory Muscles: Structure, Function & Regulation.* Colloquium Series on Integrated Systems Physiology: From Molecule to Function to Disease *Morgan & Claypool Life Sciences.* 2012.

163. Nichols NL, Van Dyke J, Nashold L, Satriotomo I, Suzuki M, Mitchell GS. Ventilatory control in ALS. *Respir Physiol Neurobiol.* 2013b;189:429−437.

164. Allodi I, Montañana-Rosell R, Selvan R, Löw P, Kiehn O. Locomotor deficits in a mouse model of ALS are paralleled by loss of V1-interneuron connections onto fast motor neurons. *Nat Commun.* 2021;12:3251.

165. Salamatina A, Yang JH, Brenner-Morton S, et al. Differential loss of spinal interneurons in a mouse model of ALS. *Neuroscience.* 2020;450:81−95. https://doi.org/10.1016/j.neuroscience.2020.08.011. Epub 2020 Aug 25.

166. Rozani I, Tsapara G, Witts EC, Deaville SJ, Miles GB, Zagoraiou L. Pitx2 cholinergic interneurons are the source of C bouton synapses on brainstem motor neurons. *Sci Rep.* 2019;9:4936.

167. Konsolaki E, Koropouli E, Tsape E, Pothakos K, Zagoraiou L. Genetic inactivation of cholinergic C bouton output improves motor performance but not survival in a mouse model of amyotrophic lateral sclerosis. *Neuroscience.* 2020;450:71−80. https://doi.org/10.1016/j.neuroscience.2020.07.047. Epub 2020 Aug 1.

168. Gandevia SC, Rothwell JC. Activation of the human diaphragm from the motor cortex. *J Physiol.* 1987;384:109−118.

169. Miscio G, Gukov B, Pisano F, et al. The cortico-diaphragmatic pathway involvement in amyotrophic lateral sclerosis: neurophysiological, respiratory and clinical considerations. *J Neurol Sci.* 2006;251:10−16.

170. Shimizu T, Komori T, Kugio Y, Fujimaki Y, Oyanagi K, Hayashi H. Electrophysiological assessment of corticorespiratory pathway function in amyotrophic lateral sclerosis. *Amyotroph Lateral Scler.* 2010;11:57−62.

171. Harkema SJ. Plasticity of interneuronal networks of the functionally isolated human spinal cord. *Brain Res Rev.* 2008;57:255−264.

172. Edgerton VR, Courtine G, Gerasimenko YP, et al. Training locomotor networks. *Brain Res Rev.* 2008;57:241−254.

173. Taccola G, Sayenko D, Gad P, Gerasimenko Y, Edgerton VR. And yet it moves: recovery of volitional control after spinal cord injury. *Prog Neurobiol.* 2018;160:64−81.

174. Butts JC, McCreedy DA, Martinez-Vargas JA, et al. Differentiation of V2a interneurons from human pluripotent stem cells. *Proc Natl Acad Sci USA.* 2017;114:4969−4974.

175. Spruance VM, Zholudeva LV, Hormigo KM, et al. Integration of transplanted neural precursors with the injured cervical spinal cord. *J Neurotrauma.* 2018;35:1781−1799.

176. Zholudeva LV, Iyer N, Qiang L, et al. Transplantation of neural progenitors and V2a interneurons after spinal cord injury. *J Neurotrauma.* 2018;35(24):2883−2903. https://doi.org/10.1089/neu.2017.5439. Epub 2018 Aug 10.PMID: 29873284.

177. Elder N, Fattahi F, McDevitt TC, Zholudeva LV, et al. Diseased, differentiated and difficult: strategies for improved engineering of in vitro neurological systems. Front Cell Neurosci.:475. Review online early. https://doi.org/10.3389/fncel.2022.962103. https://www.frontiersin.org/articles/10.3389/fncel.2022.962103/full.

178. Zholudeva L.V., Lane M.A. Harnessing spinal interneurons for spinal cord repair. Neurosci Insights. 2022;17:26331055221101607. https://doi.org/10.1177/26331055221101607. eCollection 2022. PMID: 35615115.

179. Mercier LM, Gonzalez-Rothi EJ, Streeter KA, et al. Intraspinal microstimulation and diaphragm activation after cervical spinal cord injury. *J Neurophysiol*. 2017;117:767−776.
180. Bezdudnaya T, Lane MA, Marchenko V. Paced breathing and phrenic nerve responses evoked by epidural stimulation following complete high cervical spinal cord injury in rats. *J Appl Physiol (1985)*. 2018;125:687−696.
181. Sunshine MD, Cassarà AM, Neufeld E, et al. Restoration of breathing after opioid overdose and spinal cord injury using temporal interference stimulation. *Commun Biol*. 2021;4:107.

Chapter 10

Spinal interneuronal control of the lower urinary tract

Jaclyn H. DeFinis and Shaoping Hou
Marion Murray Spinal Cord Research Center, Department of Neurobiology & Anatomy, Drexel University College of Medicine, Philadelphia, PA, United States

Introduction

The lower urinary tract (LUT) system consists of the bladder, urethra, internal urethral sphincter, and external urethral sphincter (EUS). Through the synchronous activity of these components, the act of voiding and continence is achieved. One of the unique features of the urinary system is that it has two modes of operation: storage and elimination. This means that most of the circuits involved in bladder control may have switch-like patterns of activity.[1,2] Essentially, the micturition reflex is based upon learned behaviors that develop during maturation of the nervous system. LUT function is often thought of as an elementary process wherein one makes the voluntary decision to either withhold or expel urine. However, the process of micturition is controlled by a complex neural system at both supraspinal and spinal levels.[3,4] This intricate system conveys afferent information, such as sensations of fullness, from the bladder and other organs of the LUT to the lumbosacral spinal cord and eventually reaches the pontine micturition center (PMC) in the rostral brainstem. After passing through the brainstem, the cerebral cortex modulates the voluntary decision to void or store urine. The PMC then commands efferent neurons within the lower lumbar spinal cord that control urinary function. Since the PMC controls both incoming and outgoing signals, it is often referred to as the "integration center" for coordination of forebrain activity and the micturition reflex.[2]

Voluntary control of the bladder reflex requires complicated interactions between sympathetic, parasympathetic, and somatic efferent pathways. Sympathetic innervation arises from the thoracolumbar portion of the cord and postganglionic neurons release noradrenaline to relax the bladder to achieve proper storage of urine, while parasympathetic innervation originates in the lumbosacral segments of the cord where postganglionic neurons release

Spinal Interneurons. https://doi.org/10.1016/B978-0-12-819260-3.00012-3

acetylcholine which causes the bladder to contract. When bladder contractions occur, somatic neurons innervating the EUS also secrete acetylcholine to trigger relaxation of the muscle, leading to efficient elimination of urine.[5] Therefore, the sympathetic system is more involved in the storage of urine and the parasympathetic in the act of voiding. The opposing role of sympathetic and parasympathetic control over LUT function leads to coordinated activity of smooth and striated muscles.

Considering micturition function in subjects with an intact neuroaxis is regulated by spinobulbospinal projections, spinal cord injury (SCI) rostral to the lumbosacral level disrupts these descending pathways, and is followed by urinary complications. The emergence and severity of urinary consequences following SCI depends on both the injury level and completeness. Though urinary performance is often paralytic immediately after severe injury, an involuntary bladder reflex can emerge over time. In the chronic stage, the majority of patients with upper motor neuron injury experience bladder hyperreflexia and detrusor sphincter dyssynergia (DSD), which is caused by uncoordinated activity between somatic and autonomic nervous systems.[6,7] A hyperactive, or hyperreflexic, bladder in combination with DSD can lead to incontinence or retention of urine for many SCI patients. Additionally, patients often endure recurrent urinary tract infections due to large volumes of residual urine that remain within the bladder.[8] To date, only symptomatic treatment options are available for SCI patients which often have adverse side effects. Therefore, it is necessary to explore novel and multifaceted therapeutic approaches for urinary dysfunction after SCI.

Spinal interneurons and micturition

Spinal interneurons are involved in processing both afferent input and supraspinal regulation to lumbosacral autonomic neurons and motor neurons. Afferent fibers that innervate the urinary bladder respond to chemical and mechanical stimuli by conveying this information to the lumbosacral spinal cord. From here, some of these fibers are thought to further synapse onto interneurons that serve to relay information within the cord and to higher brain centers that are involved in the conscious processing of micturition (Fig. 10.1). It is important to note that these afferents respond differently depending on the sensory input that is being processed, such as distention or irritation of the bladder which is processed mainly by Aδ and C-fibers, respectively.[9] In addition to afferents relaying information to local spinal circuits, supraspinal areas that are involved in urinary performance, such as the PMC, indirectly inhibit EUS motor neurons via inhibitory interneurons to relax this muscle during voiding.[10] Thus, spinal interneurons are involved in processing afferent and supraspinal input that modulates micturition function. In fact, previous experiments that injected the retrograde transsynaptic tracer pseudorabies virus (PRV) into the bladder, as well as other organs of the LUT, have shown that

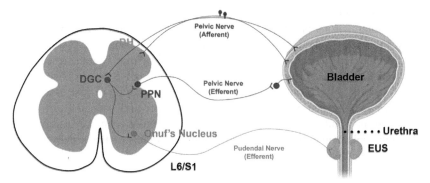

FIGURE 10.1   A model of lumbosacral interneuronal control of micturition function. Lower urinary tract afferents (blue) from both the detrusor muscle of the bladder and EUS send sensory information to interneurons in the superficial dorsal horn (green) and dorsal gray commissure (red) that further relay information to parasympathetic preganglionic neurons (purple) in the parasympathetic nuclei and motor neurons (orange) in Onuf's nucleus to initiate either storage or elimination of urine.

distinct group of interneurons lie within the 6th lumbar to 1st sacral (L6-S1) segments of the spinal cord.[11] Notably, these cells are in close proximity to parasympathetic preganglionic neurons (PPNs) which control pelvic visceral function, including micturition. These interneurons are believed to consist of both excitatory and inhibitory phenotypes in which they produce postsynaptic currents in preganglionic neurons that ultimately allow for control of autonomic outflow for LUT activity.[12,13] This suggests that spinal interneurons are likely to play an integrative role in coordinating the opposing functions that the bladder and EUS exhibit during urine storage and voiding. Recently, it was revealed that a dopaminergic-like interneuron phenotype resides in the rat L6-S3 spinal segments and undergoes plasticity in response to SCI.[14] Therefore, interneuronal mechanisms are not only important for recovered urinary function, but also have the potential to serve as novel targets to improve urinary dysfunction after SCI.

Distribution of spinal interneurons involved in micturition reflex circuitry

In adult mammals, the micturition reflex is organized through afferent and efferent pathways that connect the bladder and urethral sphincter to the lumbosacral cord, brainstem, and higher brain centers.[1] Afferent signaling originates from fibers within the bladder wall and passes to the lumbosacral spinal cord via the pelvic and hypogastric nerves. Within the lower lumbar cord, information is then processed by spinal interneurons and proceeds to higher levels of the central nervous system (CNS). The entire process of storing and efficiently voiding is a complex process that requires multiple levels of control. Although extensive research has been done in regard to spinal interneurons and their involvement in the organization of bladder reflexes for many years, the detailed interneuronal mechanisms are still poorly understood. To better understand the regulation of this system, researchers utilized PRV, for neuroanatomical tracing of neuronal networks involved in LUT activity.[11,15] Through these experiments, the location of first order (e.g., parasympathetic neurons) as well as second order and beyond (e.g., spinal interneurons and supraspinal, respectively) neurons can be determined. Notably, spinal interneurons related to various organs of the urinary system appear to be distributed in different locations of the spinal cord.[11,15,16]

Bladder

The bladder is composed of smooth muscle, known as detrusor. After PRV injection into the detrusor, labeled neurons were concentrated in the dorsal half of the spinal cord which consisted of the parasympathetic nuclei (PN), dorsal gray commissure (DGC), and superficial dorsal horn (DH).[11] To differentiate PRV-labeled spinal autonomic neurons and interneurons, coimmunostaining for choline acetyltransferase (ChAT) was used to label sympathetic or parasympathetic preganglionic neurons. Accordingly, neurons which were reactive for both PRV and ChAT were found only in the sympathetic or PN, while PRV positive only cells were likely interneurons. An important question was whether communication occurs between PN neurons on opposite sides of the lumbosacral spinal cord, which would presumably be achieved via interneurons. Following unilateral transection of the pelvic nerve, PRV injection into the detrusor revealed many labeled neurons in the bilateral superficial DHs and PN at 72 h postinjection. This revealed that parasympathetic neurons within the L6-S1 cord are among the first neurons to be infected after viral injection. Subsequently, infection spreads to interneurons that neighbor the PN, such as those that lie within the superficial DH and DGC. Notably, through tracing experiments of the bladder, it was revealed that infection from one side of the PN to the contralateral is likely accomplished via interneurons since parasympathetic neurons were not found to have processes crossing the midline.[11] Interestingly, PRV tracing was performed in both intact and thoracic injured rats to determine what, if any, effect SCI has on the bladder spinal pathway.[17] It was determined that the time-dependent transport of PRV tracing was similar in naïve and SCI rats. The number of labeled cells in the DH in the L6 and S1 segments 3 days postinfection was dramatically increased in chronic SCI rats (3 weeks and 3 months postinjury). Generally, it was disclosed that neither acute nor chronic SCI has an effect on the process of viral transneuronal transport below the level of injury. More importantly, the results imply that chronic SCI may lead to reorganization of spinal micturition reflex pathways given the increase in labeled cells that is seen following injury.

Urethra

The urethra contains circular and longitudinal smooth muscle that is surrounded by striated muscle in the distal regions that is a part of the EUS.[18] In rats, injection of PRV into the urethra identified synaptically linked neurons in the circuits controlling urethral smooth muscle in the spinal cord and brainstem.[16] PRV-immunoreactive cells were found mainly within the L6-S1 segments of the spinal cord and the distribution varied according to time of survival, which ranged from 56 to 96 h. Focusing more on the later survival time points at 72 and 78 h postinjection when interneurons are most likely to be labeled, numerous neurons within the PN and DGC were infected. Additionally, neurons could be found around the central canal and the superficial DH, and in a band extending medially from the PN in laminae V−VII to the DGC. This distribution of interneurons was similar to that which was seen in the L6-S1 segments of the bladder. In these early experiments, it could not yet be determined whether cells in these areas were autonomic, such as parasympathetic preganglionic neurons or interneurons. However, many infected neurons were presumed to be interneurons based on the location and cell size. For instance, interneurons in the DGC,[19] superficial DH,[20] and PN that would be intermingled among preganglionic autonomic neurons are commonly much smaller in size.[15]

External urethral sphincter

To initiate a void, two crucial events are necessary: (1) the PMC within the rostral brainstem directly activates autonomic motor neurons in the lumbosacral spinal cord and, at the same time, (2) it indirectly inhibits EUS motor neurons via gamma-aminobutyric acidergic (GABAergic) and glycinergic interneurons.[10] This allows for simultaneous contraction of the detrusor muscle and relaxation of the EUS so that urine can flow through the urethra until the bladder is emptied. During this procedure, interneurons are an essential part of regulation when it comes to the coordination of bladder and EUS function. The EUS is unique from other LUT counterparts in that it is comprised of striated but not smooth muscle. It is thus controlled by motor neurons that are located in an area of the ventral horn called Onuf's nucleus. Despite this structural difference, the EUS' connectivity with respect to spinal interneurons is similar to that of the rest of the LUT system. PRV tracing revealed that labeled motor neurons of Onuf's nucleus and interneurons within the DGC of the L5 spinal cord could be detected 48 h postinfection.[15] At the more caudal L6 and S1 spinal levels, cells could be found in the DGC and PN, but none were detected in the ventral horns at these segments. It is important to note that many neurons in the lateral autonomic nuclei were small and not cholinergic, suggesting that they are not PPNs but instead interneurons. At 72 h postinfection, a similar but more intense labeling pattern can be seen in the previously mentioned areas as well as the superficial DH. Interestingly, both the location and morphology of the presumed interneurons of the sphincter and bladder are very similar.[11,15]

Overlap of interneuronal distribution

While each organ of the LUT system shares a similar localization of spinal interneurons, for many years it was unknown whether separate populations of interneurons innervate the bladder and sphincter or if the same set of interneurons coordinate both functions. This was an issue largely due to the fact that only one PRV strain was available at the time. This technical limitation made it impossible to conduct dual labeling of the bladder and EUS in a single animal. That is, until the early 2000s when a new strain of PRV was developed and simultaneous labeling with two immunohistochemically distinguishable PRV strains could be used to determine whether there is a shared population of interneurons between the EUS and bladder.[21] Not surprisingly, PRV-labeled neurons could be found within the PN, DGC, superficial DH, and the ventral horn. Ventral horn motor neurons were observed only from EUS injections. The number of neurons that are colabeled by viruses from both the bladder and sphincter (e.g., GFP^+/RFP^+) is relatively small (less than 10% of the total number of labeled neurons for the bladder and the EUS) in the spinal cord. The majority of dual labeled cells could be found in the DGC at 2.5 days postinfection. At 3 days postinfection, double-labeled cells could be found within the superficial DH with an almost equal amount in the DGC.

Since none of the PRV-labeled neurons located within the DGC were cholinergic, they are likely interneurons. This also excludes the possible involvement of one specific phenotype: $V0_c$, which are cholinergic interneurons that can be found in the DGC.[22] In the PN, PRV-labeled interneurons that were not cholinergic were significantly smaller in size than those that expressed a cholinergic phenotype. These interneurons have been shown to display other properties ranging from excitatory glutamatergic[23] to inhibitory GABAergic/glycinergic neurotransmitter phenotype.[24] The most important aspect in these tracing studies is the fact that the virus infects interneurons, which means that these cells make direct synaptic contacts with preganglionic neurons in the PN or with motor neurons in Onuf's nucleus. Another prominent conclusion that can be made from these studies is that separate populations of interneurons exist: (1) bladder interneurons, which are labeled by virus injected into the bladder and (2) EUS interneurons that are labeled by virus injected into the EUS. Overall, it has been illustrated that several areas of the lumbosacral cord contain interneurons that may participate in the coordination of multiple reflexes concerned with the storage and elimination of urine.

Role of spinal interneurons in micturition function

Though interneurons are closely intertwined among areas that are involved in micturition function, the underpinnings that control this intricate system are largely unknown. In general, spinal interneurons in subjects with an intact neuroaxis are involved in (1) processing afferent input from the pelvic viscera and (2) relaying descending supraspinal input to lumbosacral autonomic and somatic motor neurons. Interneurons are consistently found in regions where the spinal cord receives afferent inputs from the LUT system, such as the superficial DH and DGC, and where autonomic neurons and their dendrites are closely situated, e.g., the PN.[16] Some of these interneurons project rostrally to relay afferent sensory information to the brain,[25] while others make local connections within the spinal cord.[26] Functional experiments have shown indirect evidence for afferent contact with spinal interneurons. Specifically, previous studies revealed that noxious or nonnoxious stimulation of the LUT system leads to an increased expression of the immediate early gene *c-fos* (indicator of neuronal activity) in lower lumbar interneurons.[27,28] The majority of these cells are located in the L6-S1 region of the spinal cord and may be associated with bladder and urethral responses to irritation.[29,30]

Local interneurons within the lumbosacral spinal cord have projections that can be found immediately dorsal and medial to the PN, suggesting that they modulate pelvic visceral function. It has previously been shown that a large percentage of parasympathetic neurons ($\sim 40\%$) within the lumbosacral cord receive glutamatergic excitatory synaptic inputs from axons of the lateral funiculus.[12] Interestingly, there were two distinct latency patterns for excitatory postsynaptic currents (EPSCs): a pathway that evokes relatively short and fixed latency EPSCs and another pathway that mediates longer and more variable latency EPSCs. The former is most likely mediated by monosynaptic or disynaptic projections, whereas the latter is representative of polysynaptic projections. Importantly, these inputs were found to be mediated by N-methyl-D-aspartate (NMDA) and non-NMDA receptors analogous to glutamatergic inputs from local interneurons. Similarly, when neurons in the DGC are stimulated, EPSCs can also be evoked in autonomic preganglionic neurons.[31] Although it is unclear how these connections modulate urinary function, the results indicate that lower lumbar excitatory interneurons exist and can elicit EPSCs in preganglionic neurons. As previously mentioned, the projections from the DGC to the PN may be important in processing nociceptive and nonnociceptive afferent input from the pelvic viscera to efferent neurons.[27,28,32]

In addition to excitatory populations of interneurons, GABAergic and glycinergic inhibitory phenotypes exist in the spinal cord that are involved in LUT function. For example, although it has been shown that the PMC in the rostral brainstem has direct excitatory projections to bladder autonomic motor neurons, these descending pathways do not directly project to motor neurons in Onuf's nucleus.[33,34] To evoke a void, the PMC excites parasympathetic neurons that cause the bladder to contract while, at the same time, synapses onto inhibitory interneurons that serve as a relay to suppress the activity of sphincter motor neurons. This is supported by the fact that (1) Onuf's nucleus receives a large number of GABA immunoreactive terminals,[35] (2) almost all afferents within this area of the lumbosacral cord originate from neurons within the DGC,[15,36] (3) many GABA immunoreactive neurons are located in the DGC,[37] and (4) the PMC projects directly to the DGC bilaterally.[34,38,39] To determine if the PMC has direct excitatory projections to GABA immunoreactive interneurons in the DGC, an anterograde tracer called wheat germ agglutinin horseradish peroxidase was injected into the nucleus to label terminals in the DGC. The results showed that of the total 109 terminals that were found, more than half (~55%) contacted GABA immunoreactive profiles. Therefore, neurons in the PMC elicit micturition via a direct excitatory connection with bladder detrusor muscle motor neurons and GABAergic inhibitory interneurons in the DGC.

Numerous propriospinal neurons, a type of intersegmental interneurons, are engaged in modulating the EUS muscle. Recently, EUS-related propriospinal neurons were identified in lamina X of the L3/4 spinal cord after PRV was injected into the EUS.[40] These neurons are recognized as part of the Lumbar Spinal Coordinating Center that is thought to be important for the control of EUS bursting activity. After T8-10 spinal cord transection, the bladder reflex and EUS bursting is initially lost. However, several weeks later, rhythmic reflex bladder contractions, EUS bursting, and voiding return in part due to reorganization of spinal reflex circuits despite low voiding efficiency.[41] If the spinal cord is transected at the L4 level, reflex bladder contractions return, while EUS bursting and voiding do not.[42] Further, focal electrical stimulation of L3/4 promotes voiding in humans and animals.[43,44] This suggests that propriospinal neurons in L3/4 spinal cord contribute to the emergence of EUS bursting and bladder–EUS coordination. Collectively, spinal interneurons play a significant role in the regulation of autonomic outflow that controls LUT performance.

Plasticity of spinal interneurons following SCI

Traumatic SCI often results in urinary dysfunction that arises in the form of incontinence and incomplete expulsion of urine following the emergence of an involuntary micturition reflex. These symptoms often cause detrimental health complications, such as urinary tract infections and even kidney failure in patients.[45,46] Regardless of the level and severity of injury, all clinical cases generally present with an impairment in two basic functions: bladder storage and emptying. The loss of bulbospinal control causes uncoordinated crosstalk between the autonomic and somatic nervous systems, leading to a "neurogenic bladder."[8] Following injury rostral to the lumbar spinal cord, initial spinal shock will occur in human patients which can last up to 3 months. The bladder becomes atonic during this period due to inactivation by parasympathetic nerves, which ultimately gives rise to urinary retention. After spinal shock, an involuntary micturition reflex emerges, resulting from a reorganization of spinal neuronal circuits. However, detrusor overactivity and DSD occur. These urinary complications manifest as high voiding pressure, large residual urine volume, and urinary incontinence that, if left untreated, will progress to upper urinary tract deterioration.[47,48]

Following SCI, a spontaneous spinal reflex emerges several weeks in rats or months in humans.[49] Along with this, the EUS is no longer voluntarily controlled and its activity is determined by spinal motor neuronal activity.[50−52] The aforementioned LUT complications are thought to occur due to changes at various sites in reflex pathways and target organs that control urinary function in both humans and animals.[6] After injury, the bladder itself becomes hypertrophic as a result of overdistention and an increased strain on the detrusor.[53] Moreover, previous studies disclosed an increased level of nerve growth factor (NGF) that is produced by the hypertrophic bladder[54] and within the lumbosacral spinal cord. NGF is further taken up by afferent nerves and transported to the dorsal root ganglion,[55] where it is thought to lead to changes in gene expression which increase afferent neuron size, cause a decrease in K^+ channel function,[56] and a general increase in neuronal excitability.[55,57] The hyperexcitability of afferent pathways that control urinary function, therefore, causes or enhances neurogenic detrusor overactivity and DSD. In addition to the changes that occur in afferent pathways, remodeling of local synapses in the spinal cord also occurs after SCI. When dorsal interneurons are stimulated in the lower lumbar cord of 1 to 2-week-old rats, large EPSCs that are of constant amplitude can be elicited. However, in older rats ($\sim$3 weeks), EPSCs are markedly reduced in amplitude by almost 50%. Notably, though, transection of the spinal cord between 1 and 2 weeks of age prevents the reduction in synaptic transmission that occurs at 3 weeks of age.[26] Interestingly, the same study also showed that transection of the adult spinal cord stimulates axonal sprouting in interneuronal pathways and causes the reemergence of neonatal bladder reflexes in chronic SCI animals. Further support for the involvement of spinal interneurons in the recovered micturition reflex was achieved using transsynaptic tracing with PRV. It was divulged that numerous spinal interneurons are involved in bladder and EUS circuitry following SCI (Fig. 10.2). Notably, there are dual-labeled interneurons (GFP^+/RFP^+) that can be found within the DGC and superficial DH. These results suggest that the LUT system may revert back to a primitive state that is regulated by interneuronal mechanisms which are, in turn, activated by a somatovisceral reflex.

For decades, dopamine (DA) neurons were thought to be restricted to the brain in mammals.[14,58] DA that was detected within the spinal cord was presumed to come from diencephalospinal pathways that originate mainly from the A11 cell group.[59−61] Despite these claims, tyrosine hydroxylase

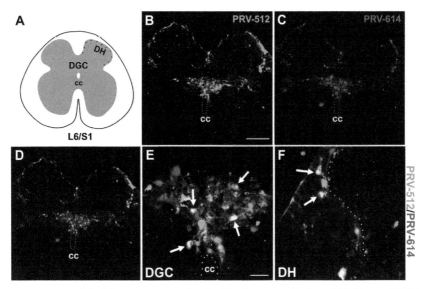

FIGURE 10.2 Spinal interneurons are involved in the reorganization of bladder and EUS reflex circuitry after SCI. A schematic of a transverse section of the L6-S1 spinal cord (**A**) denotes the regions in which pelvic visceral−related interneurons are commonly distributed. Three weeks after a complete spinal cord transection at T10 level, transsynaptic tracing with injections of PRV-512 (GFP) into the bladder (**B**) and PRV-614 (RFP) into the EUS (**C**) shows a similar distribution of labeled interneurons in the superficial dorsal horn (DH) and dorsal gray commissure (DGC) at 72 h postinjection. Dual labeling of bladder and EUS circuitry (**D**) reveals that there are colabeled interneurons (arrows) within these two regions (**E**, **F**). cc, central canal. Scale bars: 500 μm in **B**, 50 μm in **E**.

(TH)$^+$ cells were observed in the rat spinal cord.[62] Since TH is expressed in a number of neuronal subtypes including DA-ergic, adrenergic, and noradrenergic, it was unclear whether these neurons synthesize the neurotransmitter DA. Surprisingly, there is a distribution of TH$^+$ cells in the rat lower spinal cord that can be found within the PN, superficial DH, and lamina X of the L6-S3 spinal cord, suggesting that they may be involved in pelvic visceral activity.[14] Importantly, these TH$^+$ cells do not coexpress dopamine-β-hydroxylase, the enzyme that converts DA to norepinephrine. Some of these cells contain dopamine decarboxylase, another essential enzyme for DA synthesis. Together, these results strongly indicate that these cells are DA-ergic and not adrenergic. Furthermore, spinal TH$^+$ cells express the mature neuronal marker NeuN, confirming that they are indeed neurons. To further determine whether TH$^+$ neurons are a part of the parasympathetic efferent system, fluorogold was intrapleurally (*i.p.*) injected to retrogradely label PPNs. Subsequent histological analysis indicated that there was no colocalization between TH$^+$ and fluorogold-labeled PPNs, suggesting that lumbosacral TH$^+$ cells are spinal interneurons. Following SCI, the number of spinal TH$^+$

interneurons increases and contributes to a low level of DA in the lumbosacral spinal cord. After bladder cystometry is performed, some lumbosacral TH$^+$ neurons express the immediate early gene *c-fos,* indicating that they are an active component of bladder reflex circuitry. In addition, injection of PRV into the detrusor muscle of the bladder revealed that there were significantly more PRV-labeled TH$^+$ neurons in SCI rats at both 48 and 72 h compared to naïve.[14] Together, these TH$^+$ interneurons account, at least in part, for the intraspinal DA-ergic mechanisms that modulate the involuntary micturition reflex following SCI.

Targeting interneurons for LUT therapeutics

Spinal interneurons may serve as a therapeutic target to improve urinary dysfunction. In fact, targeting spinal interneuronal populations is a key mechanism that underlies neuromodulatory therapies for a variety of urinary complications following SCI, such as an overactive bladder.[63,64] Neuromodulation is a developing technology that uses electrical activation of the nervous system to restore function in individuals with neurological impairments.[65,66] Most motor-system prostheses use electrical activation of last-order motor neurons to restore function.[67] Although targeting motoneurons fundamentally achieves the goal of eliciting some response in the muscle that is ultimately being targeted, it also presents some issues when it comes to generating complex behaviors that require the interaction of multiple muscles. For this reason, this process often involves implantation of a large number of electrodes and can often lead to unnatural patterns of activation. In the early 2000s, many researchers began to target higher-order interneurons with the idea that electrical activation of spinal circuits, instead of direct activation of last-order motor neurons, will simplify generation of complex motor behaviors, e.g., micturition.[68]

Accordingly, experiments have been conducted to measure bladder and urethral pressures evoked by intraspinal microstimulation of the sacral segments (S1–S2) in intact male cats.[68] Generally, bladder pressure was generated by microstimulation in the parasympathetic region depending on the spatial location of the stimulation. In this manner, the bladder could be activated, or the bladder and urethra could be coactivated. Note that even when large bladder pressures ($\sim$40 cm H$_2$O) were induced by microstimulation of PPNs, the voiding volume was relatively low due to high basal urethral pressure and reflex activation of the EUS via the guarding reflex.[68] This difficulty then led researchers to consider if the activation of interneurons could generate a reduction in urethral pressure and simultaneous increase in bladder pressure by investigating other regions of the sacral spinal cord. Stimulation of the lateral and ventrolateral horn as well as around the central canal, which is a region known to contain pelvic visceral–related interneurons, caused increases in bladder pressure.[68] More specifically, microstimulation around the central canal produces micturition-like responses that consist of an increase in bladder pressure, slight decrease or no change in urethral pressure, and a small amount of urine that is expelled. Though most of the mechanisms that underlie neuromodulation are not fully understood, these studies indicate that there are specific regions in the spinal cord where microstimulation can generate selective contraction of the bladder without an increase or even a small reduction in urethral pressure.

In addition to microstimualtion of specific areas within the cord, peripheral stimulation of the pudendal and tibial nerve has been tested to treat an overactive bladder.[69] It was assumed that this approach stimulates sensory afferents that in turn activate inhibitory mechanisms either in the spinal cord or in the brain to suppress neuronal activity in the micturition reflex pathway.[69] Previous studies illustrated that reflex bladder activity could be inhibited by pudendal nerve stimulation (PNS) but not tibial nerve stimulation (TNS) in cats with a completely transected spinal cord.[70] Because intrathecal administration of a $GABA_A$ receptor antagonist (Picrotoxin 0.4 mg/kg) suppresses PNS inhibition of bladder overactivity,[71] it appeared that PNS inhibition of bladder reflexes seems to occur at the spinal level, while TNS inhibition does not since it is only affected by opioid antagonism in the pons.[72] Later, it was revealed that single neurons within the intermediate gray region of the S2 spinal cord were inhibited during short periods of PNS and TNS, but rapidly recovered following termination of stimulation.[73] Collectively, the intermediate gray area of the sacral cord, where many interneurons reside, is likely the site of convergence of visceral afferent excitatory and somatic afferent—induced inhibitory inputs that regulate micturition. Moreover, the results refute the previous hypothesis that TNS does not act in the cord. In fact, both PNS and TNS suppress reflex bladder activity, at least in part, by targeting the same population of interneurons in the spinal cord.

As researchers gain a better understanding of the importance of spinal interneurons in micturition function, additional experimental therapeutic approaches for bladder dysfunction emerge. One of these approaches is transplantation of interneurons to alleviate urinary complications that arise following SCI. In one specific study, the researchers sought to tackle both bladder complications as well as neuropathic pain.[74] The reason for this is because these two ailments share similar pathophysiology that consists of an imbalance between neuronal hyperexcitability and hypofunction of GABAergic tone.[1,75] Due to the decrease in inhibitory drive to both of these systems, transplantation of GABAergic interneuron precursors offered a novel approach to diminish neuronal hyperexcitability. Two weeks after thoracic SCI in mice, human embryonic stem cells from the medial ganglionic eminence were grafted in the lumbar spinal cord. Six months posttransplantation, cells integrated into the host cord and differentiated into GABAergic interneurons. Notably, animals that had received the transplant had a remarkable improvement in bladder function as evident by a decrease in the maximal voiding pressure, the number of nonvoiding contractions, and the volume of residual urine. Overall, voiding efficiency was improved. This study sheds light on the importance of interneuronal inhibitory modulation of micturition and the feasibility of utilizing interneurons as a therapeutic means to improve urinary performance.[74]

The work that has been completed within this field has set the stage for researchers to further explore not only neuromodulation to target interneuronal mechanisms, but other treatment options to improve complications following SCI. For example, a combinatorial therapeutic strategy that consists of pharmacological and electrical manipulation of spinal micturition circuitry could be the next step to alleviating disordered LUT activity for SCI patients. There is abundant evidence in animals, and a considerable amount in humans, that spinal circuitry is capable of generating complex behaviors in the absence of descending commands, including locomotion,[76,77] scratching,[78] defecation,[79] and micturition.[80,81] Therefore, neuromodulation could serve as a basis to combine with other approaches for micturition dysfunction following SCI.

Concluding remarks

In this chapter, we have (1) discussed how neuronal control of the LUT is accomplished, (2) determined the localization of spinal interneurons involved in urinary circuitry, (3) elucidated the potential role of some of these interneurons in the storage and release of urine, and (4) examined the response of interneurons to a traumatic SCI as well as how they can be used as a tool to improve urinary dysfunction following injury. If anything can be taken away from this chapter, it is that bladder function is anything but simple. From the circuitry to the coordination that is required among numerous muscles to accomplish efficient storage and release of urine, this chapter sheds light on the dense neuronal network that controls this function. At the foundation of this network are spinal interneurons that span several regions of gray matter across the lumbosacral spinal segments. Not only are these interneurons pivotal in the normal coordination of the bladder and EUS, but they are also a promising target for the recovery of urinary performance after SCI.

As the interest in interneurons expands in the field of SCI, numerous interneuronal phenotypes have been implicated in varying functions. For example, excitatory V2a interneurons are involved in locomotor-related function[82] and respiration.[83] Beyond the classification of inhibitory or excitatory, the kind of interneurons that are involved in micturition function has yet to be determined (e.g., V0c, V2a, parvalbumin, somatostatin, etc.). There are sets of interneurons that are synaptically involved in *both* bladder and EUS function, whereas others are restricted to only one organ of the LUT. Determining the subtype of these cells and their function is crucial to elucidating how this system works. Once we understand how this system utilizes local spinal circuits to achieve coordinated activity among multiple organs, we can then attempt to employ this novel knowledge to attain functional improvement.

In the last few years, great strides were made in an effort to better understand the plasticity of interneurons following traumatic insult to the CNS, such as spinal cord and brain injury.[84–86] Nonetheless, questions still remain in terms of (1) the role of interneurons during the storage and release of urine, (2) the excitatory and inhibitory inputs and corresponding transmitters used to control them, (3) the response of target neurons to the release of neurotransmitter from interneurons, and most importantly, (4) the plasticity of interneurons following traumatic injury of the CNS. One way to elucidate the role of different interneurons in pelvic visceral function would be to manipulate these cells with either a genetic and/or pharmacological approach. By silencing or exciting varying spinal interneurons in this way, along with concomitant cystometry/EUS electromyography recordings, a better appreciation of these cells' physiological function could be obtained.[79,87,88] Collectively, it is essential to identify the contribution of spinal interneurons in the communication and coordination of multiorgan systems, such as the LUT, for the development of more targeted treatments following SCI.

Abbreviations

c-fos Fos proto-oncogene, AP-1 transcription factor subunit
ChAT choline acetyltransferase
CNS central nervous system
DA dopamine
DGC dorsal gray commissure
DH dorsal horn
DRG dorsal root ganglion
DSD detrusor sphincter dyssynergia
EPSCs excitatory postsynaptic currents
EUS external urethral sphincter
GABA gamma aminobutyric acid
L# lumbar level #
LSCC Lumbar Spinal Coordinating Center
LUT lower urinary tract
NGF nerve growth factor
NMDA N-methyl-D-aspartate
PMC pontine micturition center
PN parasympathetic nuclei
PNS pudendal nerve stimulation
PPN parasympathetic preganglionic neurons
PRV pseudorabies virus
S# sacral level #
SCI spinal cord injury
T# thoracic level #
TH tyrosine hydroxylase
TNS tibial nerve stimulation

Conflicts of interest

The authors declare no competing financial interests.

Acknowledgments

Support was provided by NIH NINDS R01NS099076 and NIDDK F31 training fellowship.

References

1. de Groat WC, Griffiths D, Yoshimura N. Neural control of the lower urinary tract. *Compr Physiol.* 2015;5(1):327–396.
2. Hou S, Rabchevsky AG. Autonomic consequences of spinal cord injury. *Compr Physiol.* 2014;4(4):1419–1453.
3. Drake MJ, Fowler CJ, Griffiths D, Mayer E, Paton JF, Birder L. Neural control of the lower urinary and gastrointestinal tracts: supraspinal CNS mechanisms. *Neurourol Urodyn.* 2010;29(1):119–127.
4. Kuru M. Nervous control of micturition. *Physiol Rev.* 1965;45:425–494.
5. Fowler CJ, Griffiths D, de Groat WC. The neural control of micturition. *Nat Rev Neurosci.* 2008;9(6):453–466.
6. de Groat WC, Yoshimura N. Mechanisms underlying the recovery of lower urinary tract function following spinal cord injury. *Prog Brain Res.* 2006;152:59–84.
7. Yoshimura N. Bladder afferent pathway and spinal cord injury: possible mechanisms inducing hyperreflexia of the urinary bladder. *Prog Neurobiol.* 1999;57(6):583–606.
8. Taweel WA, Seyam R. Neurogenic bladder in spinal cord injury patients. *Res Rep Urol.* 2015;7:85–99.
9. de Groat WC, Yoshimura N. Afferent nerve regulation of bladder function in health and disease. *Handb Exp Pharmacol.* 2009;194:91–138.
10. Blok BF. Central pathways controlling micturition and urinary continence. *Urology.* 2002;59(5 Suppl 1):13–17.
11. Nadelhaft I, Vera PL. Central nervous system neurons infected by pseudorabies virus injected into the rat urinary bladder following unilateral transection of the pelvic nerve. *J Comp Neurol.* 1995;359(3):443–456.
12. Miura A, Kawatani M, de Groat WC. Excitatory synaptic currents in lumbosacral parasympathetic preganglionic neurons elicited from the lateral funiculus. *J Neurophysiol.* 2001;86(4):1587–1593.
13. Miyazato M, Sasatomi K, Hiragata S, et al. GABA receptor activation in the lumbosacral spinal cord decreases detrusor overactivity in spinal cord injured rats. *J Urol.* 2008;179(3):1178–1183.
14. Hou S, Carson D, Wu D, Klaw M, Houle J, Tom V. Dopamine is produced in the rat spinal cord and regulates micturition reflex after spinal cord injury. *Exp Neurol.* 2016;136–146.
15. Nadelhaft I, Vera PL. Neurons in the rat brain and spinal cord labeled after pseudorabies virus injected into the external urethral sphincter. *J Comp Neurol.* 1996;375(3):502–517.
16. Vizzard MA, Erickson VL, Card JP, Roppolo JR, de Groat WC. Transneuronal labeling of neurons in the adult rat brainstem and spinal cord after injection of pseudorabies virus into the urethra. *J Comp Neurol.* 1995;355(4):629–640.

17. Yu X, Xu L, Zhang XD, Cui FZ. Effect of spinal cord injury on urinary bladder spinal neural pathway: a retrograde transneuronal tracing study with pseudorabies virus. *Urology.* 2003;62(4):755−759.

18. Steers WD. Physiology of the urinary bladder. In: Walsh PC, Retik AB, Stamey TA, Vaughn ED, eds. *Campbell's Urology.* Vol 1. Philadelphia: W.B. Saunders Company; 1992:142−169.

19. Sie JA, Blok BF, de Weerd H, Holstege G. Ultrastructural evidence for direct projections from the pontine micturition center to glycine-immunoreactive neurons in the sacral dorsal gray commissure in the cat. *J Comp Neurol.* 2001;429(4):631−637.

20. Boyle KA, Gutierrez-Mecinas M, Polgar E, et al. A quantitative study of neuro chemically defined populations of inhibitory interneurons in the superficial dorsal horn of the mouse spinal cord. *Neuroscience.* 2017;363:120−133.

21. Nadelhaft I, Vera PL. Separate urinary bladder and external urethral sphincter neurons in the central nervous system of the rat: simultaneous labeling with two immunohistochemically distinguishable pseudorabies viruses. *Brain Res.* 2001;903(1−2):33−44.

22. Zagoraiou L, Akay T, Martin JF, Brownstone RM, Jessell TM, Miles GB. A cluster of cholinergic premotor interneurons modulates mouse locomotor activity. *Neuron.* 2009;64(5):645−662.

23. De Groat WC, Booth AM, Milne RJ, Roppolo JR. Parasympathetic preganglionic neurons in the sacral spinal cord. *J Auton Nerv Syst.* 1982;5(1):23−43.

24. Araki I. Inhibitory postsynaptic currents and the effects of GABA on visually identified sacral parasympathetic preganglionic neurons in neonatal rats. *J Neurophysiol.* 1994;72(6):2903−2910.

25. Birder LA, Roppolo JR, Erickson VL, de Groat WC. Increased c-fos expression in spinal lumbosacral projection neurons and preganglionic neurons after irritation of the lower urinary tract in the rat. *Brain Res.* 1999;834(1−2):55−65.

26. Araki I, de Groat WC. Developmental synaptic depression underlying reorganization of visceral reflex pathways in the spinal cord. *J Neurosci.* 1997;17(21):8402−8407.

27. Birder LA, de Groat WC. Increased c-fos expression in spinal neurons after irritation of the lower urinary tract in the rat. *J Neurosci.* 1992;12(12):4878−4889.

28. Birder LA, de Groat WC. Induction of c-fos expression in spinal neurons by nociceptive and nonnociceptive stimulation of LUT. *Am J Physiol.* 1993;265(2 Pt 2):R326−R333.

29. McKenna KE, Nadelhaft I. The organization of the pudendal nerve in the male and female rat. *J Comp Neurol.* 1986;248(4):532−549.

30. Nadelhaft I, Booth AM. The location and morphology of preganglionic neurons and the distribution of visceral afferents from the rat pelvic nerve: a horseradish peroxidase study. *J Comp Neurol.* 1984;226(2):238−245.

31. Miura A, Kawatani M, De Groat WC. Excitatory synaptic currents in lumbosacral parasympathetic preganglionic neurons evoked by stimulation of the dorsal commissure. *J Neurophysiol.* 2003;89(1):382−389.

32. Vizzard MA. Increased expression of spinal cord Fos protein induced by bladder stimulation after spinal cord injury. *Am J Physiol Regul Integr Comp Physiol.* 2000;279(1):R295−R305.

33. Blok BF, Holstege G. Ultrastructural evidence for a direct pathway from the pontine micturition center to the parasympathetic preganglionic motoneurons of the bladder of the cat. *Neurosci Lett.* 1997;222(3):195−198.

34. Holstege G, Griffiths D, de Wall H, Dalm E. Anatomical and physiological observations on supraspinal control of bladder and urethral sphincter muscles in the cat. *J Comp Neurol.* 1986;250(4):449−461.

35. Ramirez-Leon V, Ulfhake B, Arvidsson U, Verhofstad AA, Visser TJ, Hokfelt T. Serotoninergic, peptidergic and GABAergic innervation of the ventrolateral and dorsolateral motor nuclei in the cat S1/S2 segments: an immunofluorescence study. *J Chem Neuroanat.* 1994;7(1−2):87−103.

36. Konishi A, Itoh K, Sugimoto T, et al. Leucine-enkephalin-like immunoreactive afferent fibers to pudendal motoneurons in the cat. *Neurosci Lett.* 1985;61(1−2):109−113.

37. Alvarez FJ, Taylor-Blake B, Fyffe RE, De Blas AL, Light AR. Distribution of immunoreactivity for the beta 2 and beta 3 subunits of the GABAA receptor in the mammalian spinal cord. *J Comp Neurol.* 1996;365(3):392−412.

38. Holstege G, Kuypers HG, Boer RC. Anatomical evidence for direct brain stem projections to the somatic motoneuronal cell groups and autonomic preganglionic cell groups in cat spinal cord. *Brain Res.* 1979;171(2):329−333.

39. Loewy AD, Saper CB, Baker RP. Descending projections from the pontine micturition center. *Brain Res.* 1979;172(3):533−538.

40. Karnup SV, de Groat WC. Propriospinal neurons of L3-L4 segments involved in control of the rat external urethral sphincter. *Neuroscience.* 2020;425:12−28.

41. Cheng CL, de Groat WC. The role of capsaicin-sensitive afferent fibers in the lower urinary tract dysfunction induced by chronic spinal cord injury in rats. *Exp Neurol.* 2004;187(2):445−454.

42. Chang HY, Cheng CL, Chen JJ, de Groat WC. Serotonergic drugs and spinal cord transections indicate that different spinal circuits are involved in external urethral sphincter activity in rats. *Am J Physiol Ren Physiol.* 2007;292(3):F1044−F1053.

43. Chang HH, Yeh JC, Mao J, Ginsberg DA, Ghoniem G, Rodriguez LV. Spinal cord stimulation ameliorates detrusor over-activity and visceromotor pain responses in rats with cystitis. *Neurourol Urodyn.* 2019;38(1):116−122.

44. Herrity AN, Williams CS, Angeli CA, Harkema SJ, Hubscher CH. Lumbosacral spinal cord epidural stimulation improves voiding function after human spinal cord injury. *Sci Rep.* 2018;8(1):8688.

45. Noreau L, Noonan VK, Cobb J, Leblond J, Dumont FS. Spinal cord injury community survey: a national, comprehensive study to portray the lives of canadians with spinal cord injury. *Top Spinal Cord Inj Rehabil.* 2014;20(4):249−264.

46. Shingleton WB, Bodner DR. The development of urologic complications in relationship to bladder pressure in spinal cord injured patients. *J Am ParaplegiaSoc.* 1993;16(1):14−17.

47. Hiersemenzel LP, Curt A, Dietz V. From spinal shock to spasticity: neuronal adaptations to a spinal cord injury. *Neurology.* 2000;54(8):1574−1582.

48. Rossier AB, Fam BA, Dibenedetto M, Sarkarati M. Urodynamics in spinal shock patients. *J Urol.* 1979;122(6):783−787.

49. de Groat W, Booth AM, Yoshimura N. Neurophysiology of micturition and its modification in animal models of human disease. The Autonomic Nervous System. *Nervous Control of the Urogenital System.* 1993;3:227−289.

50. Rodriguez AA, Awad E. Detrusor muscle and sphincteric response to anorectal stimulation in spinal cord injury. *Arch Phys Med Rehabil.* 1979;60(6):269−272.

51. Walter JS, Wheeler Jr JS, Dunn RB. Dynamic bulbocavernosus reflex: dyssynergia evaluation following SCI. *J Am Paraplegia Soc.* 1994;17(3):140−145.

52. Yalla SV, Rossier AB, Fam B. Dyssynergic vesicourethral responses during bladder rehabilitation in spinal cord injury patients: effects of suprapubic percussion, crede method and bethanechol chloride. *J Urol.* 1976;115(5):575−579.

53. Sugaya K, de Groat WC. Influence of temperature on activity of the isolated whole bladder preparation of neonatal and adult rats. *Am J Physiol Regul Integr Comp Physiol.* 2000;278(1):R238—R246.

54. Vizzard MA. Changes in urinary bladder neurotrophic factor mRNA and NGF protein following urinary bladder dysfunction. *Exp Neurol.* 2000;161(1):273—284.

55. Seki S, Sasaki K, Igawa Y, et al. Detrusor overactivity induced by increased levels of nerve growth factor in bladder afferent pathways in rats. *Neurourol Urodyn.* 2003;22:375—377.

56. Yoshimura N, Bennett NE, Hayashi Y, et al. Bladder overactivity and hyperexcitability of bladder afferent neurons after intrathecal delivery of nerve growth factor in rats. *J Neurosci.* 2006;26(42):10847—10855.

57. Lamb K, Gebhart GF, Bielefeldt K. Increased nerve growth factor expression triggers bladder overactivity. *J Pain.* 2004;5(3):150—156.

58. Bjorklund A, Dunnett SB. Dopamine neuron systems in the brain: an update. *Trends Neurosci.* 2007;30(5):194—202.

59. Sharples SA, Koblinger K, Humphreys JM, Whelan PJ. Dopamine: a parallel pathway for the modulation of spinal locomotor networks. *Front Neural Circ.* 2014;8:55.

60. Skagerberg G, Bjorklund A, Lindvall O, Schmidt RH. Origin and termination of the diencephalo-spinal dopamine system in the rat. *Brain Res Bull.* 1982;9(1—6):237—244.

61. Taniguchi W, Nakatsuka T, Miyazaki N, et al. In vivo patch-clamp analysis of dopaminergic antinociceptive actions on substantia gelatinosa neurons in the spinal cord. *Pain.* 2011;152(1):95—105.

62. Mouchet P, Manier M, Dietl M, et al. Immunohistochemical study of catecholaminergic cell bodies in the rat spinal cord. *Brain Res Bull.* 1986;16(3):341—353.

63. Peters KM, Killinger KA, Boguslawski BM, Boura JA. Chronic pudendal neuromodulation: expanding available treatment options for refractory urologic symptoms. *Neurourol Urodyn.* 2010;29(7):1267—1271.

64. Peters KM, Macdiarmid SA, Wooldridge LS, et al. Randomized trial of percutaneous tibial nerve stimulation versus extended-release tolterodine: results from the overactive bladder innovative therapy trial. *J Urol.* 2009;182(3):1055—1061.

65. Loeb GE. Neural prosthetic interfaces with the nervous system. *Trends Neurosci.* 1989;12(5):195—201.

66. Stein R, Peckham PH, Popovic DP. *Neural Prostheses Replacing Motor Function after Disease or Disability.* New York: Oxford University Press; 1992.

67. James ND, McMahon SB, Field-Fote EC, Bradbury EJ. Neuromodulation in the restoration of function after spinal cord injury. *Lancet Neurol.* 2018;17(10):905—917.

68. Grill WM. Electrical activation of spinal neural circuits: application to motor-system neural prostheses. *Neuromodulation.* 2000;3(2):97—106.

69. de Groat W, Tai C. Mechanisms of action of sacral nerve and peripheral nerve stimulation for disorders of bladder and bowel. In: Krames ES, Peckham PH, Rezai AR, eds. *Neuromodulation.* Vol 1. New York: Academic Elsevier Press; 2017:221—236.

70. Xiao Z, Rogers MJ, Shen B, et al. Somatic modulation of spinal reflex bladder activity mediated by nociceptive bladder afferent nerve fibers in cats. *Am J Physiol Ren Physiol.* 2014;307(6):F673—F679.

71. Xiao Z, Reese J, Schwen Z, et al. Role of spinal GABAA receptors in pudendal inhibition of nociceptive and nonnociceptive bladder reflexes in cats. *Am J Physiol Ren Physiol.* 2014;306(7):F781—F789.

72. Ferroni MC, Slater RC, Shen B, et al. Role of the brain stem in tibial inhibition of the micturition reflex in cats. *Am J Physiol Ren Physiol.* 2015;309(3):F242—F250.

73. Yecies T, Li S, Zhang Y, et al. Spinal interneuronal mechanisms underlying pudendal and tibial neuromodulation of bladder function in cats. *Exp Neurol*. 2018;308:100−110.

74. Fandel TM, Trivedi A, Nicholas CR, et al. Transplanted human stem cell-derived interneuron precursors mitigate mouse bladder dysfunction and central neuropathic pain after spinal cord injury. *Cell Stem Cell*. 2016;19(4):544−557.

75. Finnerup NB, Attal N, Haroutounian S, et al. Pharmacotherapy for neuropathic pain in adults: a systematic review and meta-analysis. *Lancet Neurol*. 2015;14(2):162−173.

76. Barbeau H, Rossignol S. Recovery of locomotion after chronic spinalization in the adult cat. *Brain Res*. 1987;412(1):84−95.

77. Kato M. Chronically isolated lumbar half spinal cord generates locomotor activities in the ipsilateral hindlimb of the cat. *Neurosci Res*. 1990;9(1):22−34.

78. Berkinblit MB, Deliagina TG, Feldman AG, Gelfand IM, Orlovsky GN. Generation of scratching. I. Activity of spinal interneurons during scratching. *J Neurophysiol*. 1978;41(4):1040−1057.

79. De Groat WC, Krier J. The sacral parasympathetic reflex pathway regulating colonic motility and defaecation in the cat. *J Physiol*. 1978;276:481−500.

80. de Groat WC, Nadelhaft I, Milne RJ, Booth AM, Morgan C, Thor K. Organization of the sacral parasympathetic reflex pathways to the urinary bladder and large intestine. *J Auton Nerv Syst*. 1981;3(2−4):135−160.

81. Shefchyk SJ, Buss RR. Urethral pudendal afferent-evoked bladder and sphincter reflexes in decerebrate and acute spinal cats. *Neurosci Lett*. 1998;244(3):137−140.

82. Husch A, Dietz SB, Hong DN, Harris-Warrick RM. Adult spinal V2a interneurons show increased excitability and serotonin-dependent bistability. *J Neurophysiol*. 2015;113(4):1124−1134.

83. Zholudeva LV, Karliner JS, Dougherty KJ, Lane MA. Anatomical recruitment of spinal V2a interneurons into phrenic motor circuitry after high cervical spinal cord injury. *J Neurotrauma*. 2017;34(21):3058−3065.

84. Brizuela M, Blizzard CA, Chuckowree JA, Pitman KA, Young KM, Dickson T. Mild traumatic brain injury leads to decreased inhibition and a differential response of calretinin positive interneurons in the injured cortex. *J Neurotrauma*. 2017;34(17):2504−2517.

85. Frankowski JC, Kim YJ, Hunt RF. Selective vulnerability of hippocampal interneurons to graded traumatic brain injury. *Neurobiol Dis*. 2019;129:208−216.

86. Nichols J, Bjorklund GR, Newbern J, Anderson T. Parvalbumin fast-spiking interneurons are selectively altered by paediatric traumatic brain injury. *J Physiol*. 2018;596(7):1277−1293.

87. Herrity AN, Rau KK, Petruska JC, Stirling DP, Hubscher CH. Identification of bladder and colon afferents in the nodose ganglia of male rats. *J Comp Neurol*. 2014;522(16):3667−3682.

88. Shafik A, El-Sibai O, Shafik I, Shafik AA. Effect of micturition on the external anal sphincter: identification of the urethro-anal reflex. *J Spinal Cord Med*. 2005;28(5):421−425.

Chapter 11

Spinal interneurons and autonomic dysreflexia after injury

Felicia M. Michael[1,2] and Alexander G. Rabchevsky[1,2]

[1]*Spinal Cord and Brain Injury Research Center, University of Kentucky, Lexington, KY, United States;* [2]*Department of Physiology, University of Kentucky, Lexington, KY, United States*

Introduction—characteristics of spinal cord interneurons

Interneurons (INs) primarily receive and relay signals to other neurons, of which propriospinal are a class of spinal INs that connect discrete neuronal circuits in the spinal cord. Their projections may be long or short depending on the length of their axons that may either begin or end within the same segment, span a few segments, or connect distant regions of the spinal cord.[1,2] INs can be classified based on their function, electrophysiology, type of neurotransmitters released, their location, and unique intracellular signaling.[3] Spinal INs have a wide range of functions with respect to transfer of information from afferent sensory fibers as well as supraspinal signals to their appropriate targets. Spinal INs located in ventral gray matter are mostly associated with motor function, while those that are located in dorsal gray matter are primarily associated with sensory processing. Retrograde labeling of spinal sympathetic INs with transsynaptic tracers like wheat germ agglutinin and cholera toxin β injected in the superior cervical ganglion, pseudorabies virus (PRV) injected into the kidney, or herpes simplex virus injected into the adrenal gland have shown that labeled INs are closely associated with sympathetic preganglionic neurons (SPNs).[4,5]

Identification of INs by cross-correlation with renal sympathetic nerve activity is a more efficient method to delineate sympathetic INs several synapses away. Using this method, it was observed that most INs are closely associated with SPNs but some were located a few segments away, indicating INs to be polysynaptic[6,7] The somal size of an average IN is approximately $8-15\ \mu m$, but their dendritic arbor can be highly variable.[8] Hence, the duration of IN action potentials and hyperpolarization is shorter with quicker firing

Spinal Interneurons. https://doi.org/10.1016/B978-0-12-819260-3.00001-9

rates when compared to SPNs.[9] The faster repolarization rate is attributed to the presence of the potassium channel Kv3.1b, as inhibiting its action reduces the firing rates.[10] Some of the neurotransmitters observed in INs are norepinephrine, epinephrine, dopamine, and serotonin.[11] Transneuronal labeling using PRV injected into the urinary bladder has shown dendritic processes extending to the lateral dorsal horn and medial dorsal commissure along the dorsoventral axis. The extent of labeling was dependent on the incubation time, wherein 48 h incubation labeled cells in the L6—S1 levels but 72 h further labeled L1—S2 levels, in addition to supraspinal centers like ventral raphe nucleus, lateral reticular regions, and A5 area.[8]

One of the primary characteristics of spinal INs is their manifestation of neuroplasticity, compared to motor neurons. Neuronal plasticity following injury is highly dynamic, leading to the formation of new synapses innervating the original targets of spared axons, the sprouting of collaterals can bypass the lesion site to innervate a new target, or axons can regrow through the scar tissue innervating new targets. Therefore, spontaneous regrowth of INs following SCI is not enough to restore lost functions;, it requires functionally associated training and plasticity.[12] Spinal cord hemisection studies and descending tract lesions have demonstrated recovery despite loss of supraspinal input due to the spontaneous sprouting and reorganization of descending tract axons around the lesion site or onto IN that, in turn, bypass the lesion to innervate the regions below the injury.[13—16] This has led to the rising interest in targeting these INs for promoting functional motor recovery after SCI.

Properties of interneurons related to autonomic function

Interneurons involved in autonomic function are primarily located in lamina VII, VIII, and X of the rat spinal cord. This was demonstrated by using anterograde and retrograde tracers injected into different levels of the spinal cord (between T13 and S3).[17,18] Electrophysiological recordings show that experimental colorectal distention (CRD) or injection of irritants like mustard oil into the colon excites postsynaptic dorsal column neurons around the central canal at the L6-S1 level, demonstrating their role in conveying visceral nociception.[19,20] INs proximal to central canal receive both somatic and visceral afferent fibers that include mechanical Aδ nociceptors and unmyelinated visceral afferent nociceptive C-fibers. When labeled with *Phaseolus vulgaris* leucoagglutinin (PHA-L), visceral afferent fibers from T13 demonstrate many terminal regions that extended along the rostro-caudal spinal cord from T10 to upper (L2) lumbar levels.[21] These projections are primarily localized to laminae V and X, which correspond to the location of SPN in the intermediolateral cell column (IML) and dorsal gray commissure (DGC) where visceral afferents and INs converge.[21] INs correlated with sympathetic activity can be excitatory or inhibitory in nature depending on their location and function.[22] The DGC is rich in GABAergic INs that innervate the SPNs, and the somatostatin receptors in such INs play a role in tonically influencing sympathetic-mediated cardiovascular function.[23] PHA-L tracing has also demonstrated that INs originating from lamina X at the midthoracic and high lumbosacral levels in rats terminate from lower lumbar (L6) to upper cervical levels and along the dorsal column to the nucleus gracilis.[24] The presence of visceral propriospinal neurons in laminae VII and X was found after PRV was injected into the adrenal gland, kidney, and/or stellate ganglion, reflecting retrograde tracing across synapses.[5,25,26]

Role of interneurons in autonomic dysfunction after spinal cord injury

The role of spinal INs in regulating sympathetic activity is minimal in an intact spinal cord. However, they become the primary mediators of sympathetic function to maintain sympathetic nerve activity and coordinating sympathetic reflexes below the level of SCI. They are responsible for relaying sensory information from afferent fibers to the SPNs, along with modulating segmental and intersegmental reflexes.[27] Three critical events that manifest in autonomic dysfunction after SCI are loss of supraspinal control, maladaptive plasticity, and synaptic reorganization of SPNs. Among the many deficits are dysfunction of thermoregulatory, bowel/bladder, and cardiovascular systems. This chapter will focus more on the role of spinal INs and cardiovascular dysfunction, specifically autonomic dysreflexia (AD).

Thermoregulatory and bowel/bladder dysfunction

Thermoregulation modulated by neuronal pathways to and from the hypothalamus is disrupted following SCI, notably above the sixth thoracic (T6) spinal level. This results in either hypothermia or hyperthermia under normal ambient temperature due to lack of vasoconstriction or sweating and vasodilation, respectively.[28] This impaired ability to perceive ambient temperature combined with reduced mobility makes SCI patients vulnerable for this complication. The thermoregulatory circuit comprises thermoreceptors which perceive temperature change in the environment and relay the information to dorsal horn neurons via afferent C and Aδ fibers from where it is sent to the brain via the spinothalamic tract.[29] Neurons in the dorsomedial hypothalamus that control thermoregulation via the premotor neurons in rostral ventrolateral medulla (RVLM) and raphe pallidus are activated to alter body temperature. An inhibitory signal is sent to raphe pallidus which, in turn, acts on preoptic neurons that control vasoconstriction to respond to change in ambient temperature.[30]

Spinal cord lamina I is involved in nociceptive and thermal signaling and IN from lamina I project to SPNs to elicit thermal and noxious stimuli to mediate sympathetic reflexes.[31] Following iontophoretic PHA-L injections in laminae I—II of cervical (C6—C8) and lumbar (L6—L7) enlargements in both cats and monkeys, terminations from PHA-L$^+$ neurons in lamina I were observed in the thoracolumbar sympathetic nuclei (IML). Also, PHA-L$^+$ cells were observed at T2—T4 in both cats and monkeys following cervical injection (C6—C8), whereas following injections into the lumbar enlargement (L6—L7), they were localized at L4 in cats or T4—T6 and T10—T12 in monkeys.[32,33] In addition to such intersegmental plasticity governing nociceptive and thermal neurotransmission, chronic SCI also induces plasticity in a subpopulation of GABAergic IN present in lamina I in lumbar segments (L1—L3), notably increasing their firing frequencies and spontaneous plateau potentials.[34]

The storage and voiding of urine from the urinary bladder require a complex neural interface between the brain, spinal cord, and peripheral ganglia.[35] Thus, loss of supraspinal input severely affects micturition reflexes. Altered sensitivity of afferent fibers from the bladder leads to sensory incontinence, while faulty neurotransmitter release during voiding reflexes leads to motor incontinence.[36] The sacral parasympathetic nucleus encompasses lower SPNs, small intrasegmental INs, and propriospinal neurons that extend to and from other spinal segments,[37] all of which coordinate bladder and sphincter function.[38] Notably, 6 weeks after complete mid-thoracic SCI in rats, bladder distension activates neurons to express the immediate early gene product, cFos, in the DGC and lateral dorsal horn of lumbosacral spinal cord, indicating that intraspinal plasticity has a significant role in bladder dysfunction mediated by INs that lack supraspinal modulation.[39]

Cardiovascular dysfunction

Arrythmias, orthostatic hypotension, and AD are common cardiovascular complications after SCI, notably when upper thoracic spinal levels or higher are associated with IN plasticity.[40—42] Immediately after SCI, spinal shock occurs for a brief period of time during which patients may suffer from depressed spinal reflexes, severe hypotension, and bradycardia.[43] Arrythmias after SCI may be harmless or potentially fatal and may arise after high-level injuries resulting in disruption of central regulation of sympathetic outflow, which is the primary cause for cardiovascular disorders observed.[44] In an electrocardiogram trace encompassing PQRST waveforms, if the ST segment that refers to the period when the ventricles are depolarized is abnormally high, then it is referred to as ST elevation. Patients with chronic SCI show spontaneous elevation in ST peaks indicating enhanced vagal tone and/or loss of sympathetic tone, particularly with higher level injuries.[45]

Activation of the sympathetic nervous system results in elevated heart rate, enhanced myocardial contractility, and increased peripheral vascular resistance that manifests in hypertension. This sympathetic response in an intact spinal cord is modulated by supraspinal centers including prefrontal and insular cortices.[46,47] These brain regions interact with RVLM to communicate with the SPN located in the IML between T1–L2 spinal levels to elicit the sympathetic response.[48] In an intact spinal cord, the afferent sensory fibers relay sensory information to SPNs via autonomic INs to trigger postganglionic neurons innervating target organs to elicit a sympathetic response. However, the role of INs in modulating such responses may be insignificant since they are regulated by supraspinal medullary neurons.[49,50] The severity of the AD is directly proportional to the level and completeness of injury because sympathetic cardiovascular regulation is severely affected when communication between SPN and bulbospinal neurons is lost.[44] Since the SPNs that control heart rate are disconnected from supraspinal innervation following upper thoracic SCI, it results in cardiovascular disorders like orthostatic hypotension and AD. Orthostatic hypotension, or postural hypotension, is a condition that causes a sudden drop in blood pressure in response to change in posture in individuals with SCI. It can occur in both acute and chronic SCI.

The spinal autonomic circuits are separated from regulatory control of the brainstem after high thoracic SCI (T6 or above), which fosters heightened sympathetic reflexes in response to somatic or visceral stimuli below the level of injury.[51] A barrage of afferent signals into the spinal cord elicits global vasoconstriction below the injury and increased blood pressure.[52] Disruption of bulbospinal sympathetic modulation from the RVLM and caudal ventro-lateral medulla (CVLM) to SPN in the IML results in the lack of modulatory signaling to counteract the sympathetic response (see Fig. 11.1), resulting in AD.[53] The increase in blood pressure is sensed by baroreceptors present in the walls of cardiac blood vessels which send the information to the nucleus tractus solitarius (NTS) in the medulla to influence the SPNs. However, following high-level SCI, the signals from the NTS to the thoracic SPNs that modulate hypertension are lost, while signals from baroreceptors simultaneously cause a compensatory increase in vagal tone that elicits baroreflex-mediated bradycardia. Thus, sudden increases in blood pressure with concomitant reduced heart rate are the classic symptoms that are characteristic of AD, although sudden hypertensive crises can be accompanied by tachycardia.[51]

Autonomic interneuronal plasticity in relation to autonomic dysreflexia after spinal cord injury

Autonomic reflexes mediating AD events are activated by noxious stimuli below the injury level, most commonly manifested during bowel impaction, distended bladder, urinary tract infections, ingrown toenails, and/or pressure sores.[56–59] AD was first described in clinical assessments of paraplegics with complete upper motor neuron SCI, in whom bladder distention resulted in perfuse sweating accompanied by heightened blood pressure and lowered pulse rate.[60] The sudden onset of hypertensive episodes accompanied by

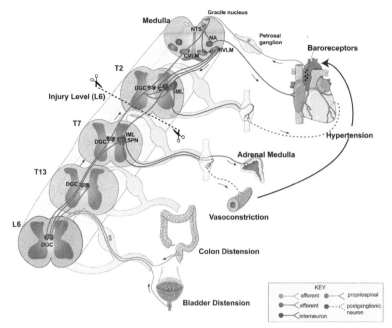

FIGURE 11.1 Schematic illustration representing the disrupted and/or altered neuronal circuitry that mediates autonomic dysreflexia (AD) following complete upper thoracic spinal cord injury (SCI). Noxious stimuli such as bladder distension and/or impacted colon are transmitted via nociceptive afferent fibers (blue) to short- and long-projecting lumbo-sacral INs (green) in the dorsal gray commissure (DGC). The signal is transmitted to sympathetically correlated INs in the intermediolateral cell column (IML; T1−L2) to elicit autonomic responses that include adrenal hyperactivity, vasoconstriction, and systemic hypertension. The baroreceptors in cardiac blood vessels sense the increase in blood pressure and relay the information to the medullary nucleus tractus solitarius (NTSs) that then evokes bradycardia through the nucleus ambiguous (NAs) to simultaneously modulate the activity of sympathetic preganglionic neurons in the IML via direct projections from the caudal and rostral ventrolateral medulla (CVLM, RVLM), as well as INs to reduce blood pressure. This modulatory response is lost after SCI above T6, resulting in persistent vasoconstriction and hypertension along with baroreflex-mediated bradycardia in response to continued noxious stimuli. Hence, maladaptive plasticity of sensory afferent fibers and reorganization of autonomic INs are correlated with the development of AD. *Adapted from Ref. 55.*

bradycardia results in a stress response that includes severe headaches, cold sweats, anxiety, flushed skin, nausea, and fatigue.[58,61] The vagus nerve mediates the counteractive parasympathetic response.[62] However, after SCI, loss of sympathetic modulation from medullary neurons results in persistence of the spinal sympathetic response causing increased blood pressure, as well as vagal suppression of heart rate resulting in autonomic dysfunction (see Fig. 11.1).

SCI-induced changes in INs include alteration in their numbers, shifts between inhibitory or excitatory nature, increases in activity due to loss of inhibition, increased expression of nerve growth factor, increased SPN innervation density, and rewiring of spinal circuitry. The loss of supraspinal innervation results in the reorganization of spinal circuits that innervate the SPN to strengthen remaining intact spinal synapses.[63−65] The number of INs involved in the execution of renal-correlated sympathetic responses increases fivefold following spinal transection, indicating they play a significant role in hemodynamics following SCI.[66] Only a select population of INs, primarily located in the T8−T10 segments are activated when the renal sympathetic nerve is stimulated in rats after T3 transection, signifying that sympathetic INs contributing to ongoing renal activity are not widespread, but rather located focally in spinal segments associated functionally with renal SPNs.[67]

It has been observed that the descending medullary modulation of IN activity in the dorsal horns is primarily inhibitory in nature, and the loss of these inhibitory signals following injury leads to hyperexcitability of spinal INs leading to heightened sensory reflexes manifesting in pain.[68,69] INs that relay sympathetic signals between afferent sensory fibers and SPNs undergo significant reorganization after injury, which results in activation of IN populations not typically involved in the sympathetic response prior to injury due to tonic descending inhibition from supraspinal centers.[27] This was supported by an increase in cFos-expressing INs within hours after SCI above high thoracic levels.[70] Furthermore, in rats with T4-transected spinal cords, anterograde labeling of lumbosacral DGC INs at L6−S1 with biotinylated dextran amine (BDA) shows significantly increased density of labeled fibers in the rostral dorsal gray matter proximal to the mid-thoracic IML, compared to intact cords.[71] Concomitantly, and in corroboration, delayed injections of the retrograde tracers Fast Blue and/or cholera toxin β at mid-thoracic levels (T9) at 2 weeks after T4 transection shows higher numbers of labeled INs in the lumbosacral DGC (T13−S1) compared to nontransected rats. Moreover, CRD-induced AD in such spinal rats significantly increases the number of cFos$^+$ INs in the DGC throughout the spinal cord, which when combined with the tract tracing studies, indicate that sprouting DGC INs relay nociceptive information to the SPNs and contribute to the development of AD.[71]

Critically, and in line with evidence that AD is mediated by glutamatergic neurotransmission within these SPN circuits,[72] there are predominantly glutamatergic (vGluT$^+$) INs in which cFos expression significantly increases following CRD in T3 transected mice.[73] However, as vGluT predominantly labels axon fibers and not the soma of INs, in situ hybridization may be required to validate glutamatergic phenotype. Spleen atrophy and leukopenia are observed in mice following complete upper thoracic (T3) SCI, but not after lower thoracic (T9) injuries, demonstrating that loss of supraspinal regulation of splenic SPNs affects systemic immune responses. Transneuronal retrograde tracing of innervations to the spleen with PRV-expressing green fluorescent protein shows that labeled INs are restricted to the lateral and intermediate gray matter between T4−T9 spinal levels in both uninjured and T9-transected mice, but following T3 transection the number of labeled INs double and extend from the medial and intermediate gray matter in the lumbosacral cord to the lateral and intermediate gray in the thoracic spinal cord. This upsurge in labeling is attributed to increased INs innervating SPNs following T3 SCI.[73]

The maladaptive reorganization of spinal INs induces the SPNs to release norepinephrine into the splanchnic vascular bed, resulting in massive vaso-constriction in response to unpleasant stimuli below the injury site.[74,75] Increased sprouting of spinal INs innervating thoracolumbar SPNs occurs by 2 weeks after SCI in rats, as shown by BDA labeling of lumbosacral projection INs.[76] The descending pathways to the IML in the thoracolumbar and lumbosacral spinal cord that modulate autonomic function contain serotonin (5-HT), noradrenaline, substance P, or thyrotropin releasing hormone, and loss of these factors after SCI results in the inability of autonomic INs to effectively modulate sympathetic and parasympathetic signals.[77-80]

Notably, modulation of sympathetic and parasympathetic actions can in-fluence tissue inflammation and nociceptive signaling.[81] 5-HT projections to the SPNs and INs in the IML significantly influence the development of AD, as evidenced by 5-HT antagonists increasing AD severity in response to CRD, whereas 5-HT agonists reduce the severity of AD.[82] Yet it is not known if 5-HT acts directly on SPNs or autonomic INs to improve hemodynamics. It is important to note that nociception sensitivity following high-level SCI is accentuated by the loss of 5-HT innervation from supraspinal centers. This alters the concentration of the K^+-Cl^- cotransporter 2 (KCC2) present in GABAergic INs, which prevents the transport of Cl^- outside the cell, resulting in reduced inhibitory potentials in GABAergic INs.[83] This shift in inhibitory signals due to the disruption of 5-HT fibers results in enhanced potential for IN excitation leading to maladaptive plasticity.[84] A similar response to 5-HT loss may underlie the plasticity of INs contributing to AD triggered by noxious visceral stimulation.

Conclusion

Continuous AD episodes can be highly debilitating and potentially life threatening and may render permanent damage to internal organs if left un-treated. Some of the more dangerous complications of AD due to persistent hypertension include arrythmias, cerebral hemorrhage,[85] seizures,[86,87] and pulmonary edema.[58,88] It has further been proposed that maladaptive plasticity of spinal INs underlies the observed immunosuppression following complete SCI. Notably, AD episodes may compromise the immunity of individuals with high-level SCI, making them more prone to infections.[73] While spinal auto-nomic INs are relay neurons enabling execution of appropriate physiological responses, their reorganization following SCI can contribute to heightened sensory and autonomic sensitivity leading to maladaptive plasticity. Delin-eating the growth factors that increase/decrease in relation to plasticity, the specific influence of 5-HT loss as well as other descending pathways, and the injury-induced changes in the molecular dynamics of INs, will elucidate their contributions to the development and manifestation of AD. The advancement of genetic strategies to selectively label and/or manipulate specific populations of autonomic INs may be required to better understand their multifaceted roles in the intact and injured spinal cord.

In closing, it is important to distinguish that various forms of somatomotor functional recovery rely on neuroplasticity, axonal regeneration, and circuit rewiring, and that emerging therapeutic strategies such as stem cell transplantation/grafting, neuronal scaffolds, immunotherapy with anti-Nogo antibodies, chondroitinase ABC enzyme therapy, epidural electric stimulation, and/or physiotherapy are all designed to promote various forms of plasticity. Accordingly, in light of our existing limitations to selectively modulate somatomotor or autonomic neuronal populations, caution is warranted in employing such broad approaches because of their relatively unexplored, yet vastly critical effects on both sympathetic and parasympathetic plasticity.

Abbreviations

5-HT: 5-hydroxytryptophan; a.k.a. serotonin
A5: A primary noradrenergic nucleus located in the pons
AD: Autonomic dysreflexia
Aδ: A-delta nociceptive afferent fibers
BDA: Biotin dextran amine; an anatomical tracer
C#: Cervical spinal cord level #
C-fibers: Unmyelinated nociceptive afferent fibers
cFos: Fos proto-oncogene, AP-1 transcription factor subunit
CRD: Colorectal distention
CVLM: Caudal ventrolateral medulla
DGC: Dorsal gray commissure
GABA: Gamma aminobutyric acid
IML: Intermediolateral column
IN: Interneuron
KCC2: Potassium chloride cotransporter 2
Kv3.1b: Voltage-gated potassium channel 3.1b
L#: Lumbar spinal level #
NA: Nucleus ambiguus; located in the lateral rostral medulla
NTS: Nucleus tractus solitarius (the nucleus of the solitary tract, a.k.a. solitary nucleus); located in the dorsolateral medulla
PHA-L: *Phaseolus vulgaris* leucoagglutinin; an anterograde anatomical tracer
PQRST: Reference to the specific waveforms within an electrocardiogram recording
PRV: Pseudorabies virus
RVLM: Rostral ventrolateral medulla
S#: Sacral spinal level #
SCI: Spinal cord injury
SPN: Sympathetic preganglionic neurons
T#: Thoracic spinal level #
vGluT: Vesicular glutamate transporter

References

1. Conta AC, Stelzner DJ. Differential vulnerability of propriospinal tract neurons to spinal cord contusion injury. *J Comp Neurol.* 2004;479(4):347−359.

2. Chung K, Coggeshall RE. Propriospinal fibers in the rat. *J Comp Neurol.* 1983;217(1):47−53.

3. Lu DC, Niu T, Alaynick WA. Molecular and cellular development of spinal cord locomotor circuitry. *Front Mol Neurosci.* 2015;8(25).

4. Cabot JB, Alessi V, Carroll J, Ligorio M. Spinal cord lamina V and lamina VII interneuronal projections to sympathetic preganglionic neurons. *J Comp Neurol.* 1994;347(4):515−530.

5. Tang X, Neckel ND, Schramm LP. Spinal interneurons infected by renal injection of pseudorabies virus in the rat. *Brain Res.* 2004;1004(1−2):1−7.

6. Tang X, Neckel ND, Schramm LP. Locations and morphologies of sympathetically correlated neurons in the T(10) spinal segment of the rat. *Brain Res.* 2003;976(2):185−193.

7. Krassioukov AV, Johns DG, Schramm LP. Sensitivity of sympathetically correlated spinal interneurons, renal sympathetic nerve activity, and arterial pressure to somatic and visceral stimuli after chronic spinal injury. *J Neurotrauma.* 2002;19(12):1521−1529.

8. de Groat WC, Vizzard MA, Araki I, Roppolo J. Spinal interneurons and preganglionic neurons in sacral autonomic reflex pathways. *Prog Brain Res.* 1996;107:97−111.

9. Deuchars SA, Brooke RE, Frater B, Deuchars J. Properties of inter neurones in the intermediolateral cell column of the rat spinal cord: role of the potassium channel subunit Kv3.1. *Neuroscience.* 2001;106(2):433−446.

10. Brooke RE, Pyner S, McLeish P, Buchan S, Deuchars J, Deuchars SA. Spinal cord interneurones labelled transneuronally from the adrenal gland by a GFP-herpes virus construct contain the potassium channel subunit Kv3.1b. *Auton Neurosci.* 2002;98(1−2):45−50.

11. Smolen AJ. Morphology of synapses in the autonomic nervous system. *J Electron Microsc Tech.* 1988;10(2):187−204.

12. Sofroniew MV. Dissecting spinal cord regeneration. *Nature.* 2018;557(7705):343−350.

13. Weidner N, Ner A, Salimi N, Tuszynski MH. Spontaneous corticospinal axonal plasticity and functional recovery after adult central nervous system injury. *Proc Natl Acad Sci USA.* 2001;98(6):3513−3518.

14. Bareyre FM, Kerschensteiner M, Raineteau O, Mettenleiter TC, Weinmann O, Schwab ME. The injured spinal cord spontaneously forms a new intraspinal circuit in adult rats. *Nat Neurosci.* 2004;7(3):269−277.

15. Rosenzweig ES, Courtine G, Jindrich DL, et al. Extensive spontaneous plasticity of corticospinal projections after primate spinal cord injury. *Nat Neurosci.* 2010;13(12):1505−1510.

16. Courtine G, Song B, Roy RR, et al. Recovery of supraspinal control of stepping via indirect propriospinal relay connections after spinal cord injury. *Nat Med.* 2008;14(1):69−74.

17. Matsushita M. Ascending propriospinal afferents to area X (substantia grisea centralis) of the spinal cord in the rat. *Exp Brain Res.* 1998;119(3):356−366.

18. Petko M, Antal M. Propriospinal afferent and efferent connections of the lateral and medial areas of the dorsal horn (laminae I-IV) in the rat lumbar spinal cord. *J Comp Neurol.* 2000;422(2):312−325.

19. Al-Chaer ED, Westlund KN, Willis WD. Potentiation of thalamic responses to colorectal distension by visceral inflammation. *Neuroreport.* 1996;7(10):1635−1639.

20. Al-Chaer ED, Westlund KN, Willis WD. Sensitization of postsynaptic dorsal column neuronal responses by colon inflammation. *Neuroreport.* 1997;8(15):3267−3273.

21. Sugiura Y, Terui N, Hosoya Y. Difference in distribution of central terminals between visceral and somatic unmyelinated (C) primary afferent fibers. *J Neurophysiol.* 1989;62(4):834−840.

22. Deuchars SA, Milligan CJ, Stornetta RL, Deuchars J. GABAergic neurons in the central region of the spinal cord: a novel substrate for sympathetic inhibition. *J Neurosci.* 2005;25(5):1063−1070.

23. Bowman BR, Bokiniec P, McMullan S, Goodchild AK, Burke PGR. Somatostatin 2 receptors in the spinal cord tonically restrain thermogenic, cardiac and other sympathetic outflows. *Front Neurosci.* 2019;13:121.

24. Wang CC, Willis WD, Westlund KN. Ascending projections from the area around the spinal cord central canal: a *Phaseolus vulgaris* leucoagglutinin study in rats. *J Comp Neurol.* 1999;415(3):341−367.

25. Strack AM, Sawyer WB, Platt KB, Loewy AD. CNS cell groups regulating the sympathetic outflow to adrenal gland as revealed by transneuronal cell body labeling with pseudorabies virus. *Brain Res.* 1989;491(2):274−296.

26. Jansen AS, Wessendorf MW, Loewy AD. Transneuronal labeling of CNS neuropeptide and monoamine neurons after pseudorabies virus injections into the stellate ganglion. *Brain Res.* 1995;683(1):1−24.

27. Schramm LP. Spinal sympathetic interneurons: their identification and roles after spinal cord injury. *Prog Brain Res.* 2006;152:27−37.

28. Schmidt KD, Chan CW. Thermoregulation and fever in normal persons and in those with spinal cord injuries. *Mayo Clin Proc.* 1992;67(5):469−475.

29. Craig ADB. Pain, temperature, and the sense of the body. In: Franzén O, Johansson R, Terenius L, eds. *Somesthesis and the Neurobiology of the Somatosensory Cortex.* Basel: Birkhäuser Basel; 1996:27−39.

30. Tan CL, Knight ZA. Regulation of body temperature by the nervous system. *Neuron.* 2018;98(1):31−48.

31. Craig AD. Distribution of brainstem projections from spinal lamina I neurons in the cat and the monkey. *J Comp Neurol.* 1995;361(2):225−248.

32. Craig AD. Propriospinal input to thoracolumbar sympathetic nuclei from cervical and lumbar lamina I neurons in the cat and the monkey. *J Comp Neurol.* 1993;331(4):517−530.

33. Craig AD. The functional anatomy of lamina I and its role in post-stroke central pain. *Prog Brain Res.* 2000;129:137−151.

34. Dougherty KJ, Hochman S. Spinal cord injury causes plasticity in a subpopulation of lamina I GABAergic interneurons. *J Neurophysiol.* 2008;100(1):212−223.

35. Fowler CJ, Griffiths D, de Groat WC. The neural control of micturition. *Nat Rev Neurosci.* 2008;9(6):453−466.

36. Shefchyk SJ. Spinal cord neural organization controlling the urinary bladder and striated sphincter. *Prog Brain Res.* 2002;137:71−82.

37. Nadelhaft I, Vera PL, Card JP, Miselis RR. Central nervous system neurons labelled following the injection of pseudorabies virus into the rat urinary bladder. *Neurosci Lett.* 1992;143(1−2):271−274.

38. Kruse MN, Mallory BS, Noto H, Roppolo JR, de Groat WC. Modulation of the spino-bulbospinal micturition reflex pathway in cats. *Am J Physiol.* 1992;262(3 Pt 2):R478−R484.

39. Vizzard MA. Increased expression of spinal cord Fos protein induced by bladder stimulation after spinal cord injury. *Am J Physiol Regul Integr Comp Physiol.* 2000;279(1):R295−R305.

40. Hector SM, Biering-Sørensen T, Krassioukov A, Biering-Sørensen F. Cardiac arrhythmias associated with spinal cord injury. *J Spinal Cord Med.* 2013;36(6):591−599.

41. Lopes P, Figoni S. Current literature on orthostatic hypotension and training in SCI patients. *Am Correct Ther J*. 1982;36(2):56−59.

42. McKinley WO, Tewksbury MA, Godbout CJ. Comparison of medical complications following nontraumatic and traumatic spinal cord injury. *J Spinal Cord Med*. 2002;25(2):88−93.

43. Ko H-Y. Revisit spinal shock: pattern of reflex evolution during spinal shock. *Korean J Nutr*. 2018;14(2):47−54.

44. Lehmann KG, Shandling AH, Yusi AU, Froelicher VF. Altered ventricular repolarization in central sympathetic dysfunction associated with spinal cord injury. *Am J Cardiol*. 1989;63(20):1498−1504.

45. Marcus RR, Kalisetti D, Raxwal V, et al. Early repolarization in patients with spinal cord injury: prevalence and clinical significance. *J Spinal Cord Med*. 2002;25(1):33−38. Discussion 39.

46. Claydon VE, Steeves JD, Krassioukov A. Orthostatic hypotension following spinal cord injury: understanding clinical pathophysiology. *Spinal Cord*. 2006;44(6):341−351.

47. Verberne AJ, Owens NC. Cortical modulation of the cardiovascular system. *Prog Neurobiol*. 1998;54(2):149−168.

48. Strack AM, Sawyer WB, Marubio LM, Loewy AD. Spinal origin of sympathetic preganglionic neurons in the rat. *Brain Res*. 1988;455(1):187−191.

49. Moon EA, Goodchild AK, Pilowsky PM. Lateralisation of projections from the rostral ventrolateral medulla to sympathetic preganglionic neurons in the rat. *Brain Res*. 2002;929(2):181−190.

50. Hou S, Tom VJ, Graham L, Lu P, Blesch A. Partial restoration of cardiovascular function by embryonic neural stem cell grafts after complete spinal cord transection. *J Neurosci*. 2013;33(43):17138−17149.

51. Blackmer J. Rehabilitation medicine: 1. Autonomic dysreflexia. *Can Med Assoc J*. 2003;169(9):931−935.

52. Brown R, Burton AR, Macefield VG. Autonomic dysreflexia: somatosympathetic and viscerosympathetic vasoconstrictor responses to innocuous and noxious sensory stimulation below lesion in human spinal cord injury. *Auton Neurosci*. 2018;209:71−78.

53. Finestone HM, Teasell RW. Autonomic dysreflexia after brainstem tumor resection. A case report. *Am J Phys Med Rehabil*. 1993;72(6):395−397.

54. Krassioukov A, Warburton DE, Teasell R, Eng JJ, Spinal Cord Injury Rehabilitation Evidence Research Team. A systematic review of the management of autonomic dysreflexia after spinal cord injury. *Arch Phys Med Rehabil*. 2009;90(4):682−695.

55. Michael FM, Patel SP, Rabchevsky AG. Intraspinal plasticity associated with the development of autonomic dysreflexia after complete spinal cord injury. *Front Cell Neurosci*. 2019;13, 505-505.

56. Snow JC, Sideropoulos HP, Kripke BJ, Freed MM, Shah NK, Schlesinger RM. Autonomic hyperreflexia during cystoscopy in patients with high spinal cord injuries. *Paraplegia*. 1978;15(4):327−332.

57. Harati Y. Autonomic disorders associated with spinal cord injury. In: Low PA, ed. *Clinical Autonomic Disorders*. 2 ed. Philadelphia: Lippincott-Raven; 1997:455−461.

58. Karlsson AK. Autonomic dysreflexia. *Spinal Cord*. 1999;37(6):383−391.

59. Krassioukov AV, Furlan JC, Fehlings MG. Autonomic dysreflexia in acute spinal cord injury: an under-recognized clinical entity. *J Neurotrauma*. 2003;20(8):707−716.

60. Guttmann L, Whitteridge D. Effects of bladder distension on autonomic mechanisms after spinal cord injuries. *Brain*. 1947;70(Pt 4):361−404.

61. Kewalramani LS. Autonomic dysreflexia in traumatic myelopathy. *Am J Phys Med.* 1980;59(1):1−21.

62. Herrity AN, Petruska JC, Stirling DP, Rau KK, Hubscher CH. The effect of spinal cord injury on the neurochemical properties of vagal sensory neurons. *Am J Physiol Regul Integr Comp Physiol.* 2015;308(12):R1021−R1033.

63. Krassioukov AV, Weaver LC. Morphological changes in sympathetic preganglionic neurons after spinal cord injury in rats. *Neuroscience.* 1996;70(1):211−225.

64. Cassam AK, Llewellyn-Smith IJ, Weaver LC. Catecholamine enzymes and neuropeptides are expressed in fibres and somata in the intermediate gray matter in chronic spinal rats. *Neuroscience.* 1997;78(3):829−841.

65. Lujan HL, Palani G, DiCarlo SE. Structural neuroplasticity following T5 spinal cord transection: increased cardiac sympathetic innervation density and SPN arborization. *Am J Physiol Regul Integr Comp Physiol.* 2010;299(4):R985−R995.

66. Miller CO, Johns DG, Schramm LP. Spinal interneurons play a minor role in generating ongoing renal sympathetic nerve activity in spinally intact rats. *Brain Res.* 2001;918(1−2):101−106.

67. Chau D, Kim N, Schramm LP. Sympathetically correlated activity of dorsal horn neurons in spinally transected rats. *J Neurophysiol.* 1997;77(6):2966−2974.

68. Millan MJ. Descending control of pain. *Prog Neurobiol.* 2002;66(6):355−474.

69. Gebhart GF. Descending modulation of pain. *Neurosci Biobehav Rev.* 2004;27(8):729−737.

70. Ruggiero DA, Anwar M, Kim J, Sica AL, Gootman N, Gootman PM. Induction of c-fos gene expression by spinal cord transection in the rat. *Brain Res.* 1997;763(1):21−29.

71. Hou S, Duale H, Cameron AA, Abshire SM, Lyttle TS, Rabchevsky AG. Plasticity of lumbosacral propriospinal neurons is associated with the development of autonomic dysreflexia after thoracic spinal cord transection. *J Comp Neurol.* 2008;509(4):382−399.

72. Maiorov DN, Krenz NR, Krassioukov AV, Weaver LC. Role of spinal NMDA and AMPA receptors in episodic hypertension in conscious spinal rats. *Am J Physiol.* 1997;273(3 Pt 2):H1266−H1274.

73. Ueno M, Ueno-Nakamura Y, Niehaus J, Popovich PG, Yoshida Y. Silencing spinal interneurons inhibits immune suppressive autonomic reflexes caused by spinal cord injury. *Nat Neurosci.* 2016;19(6):784−787.

74. Karlsson AK, Friberg P, Lonnroth P, Sullivan L, Elam M. Regional sympathetic function in high spinal cord injury during mental stress and autonomic dysreflexia. *Brain.* 1998;121(Pt 9):1711−1719.

75. Sharif H, Hou S. Autonomic dysreflexia: a cardiovascular disorder following spinal cord injury. *Neural Regen Res.* 2017;12(9):1390−1400.

76. Rabchevsky AG. Segmental organization of spinal reflexes mediating autonomic dysreflexia after spinal cord injury. *Prog Brain Res.* 2006;152:265−274.

77. Bowker RM, Westlund KN, Sullivan MC, Wilber JF, Coulter JD. Descending serotonergic, peptidergic and cholinergic pathways from the raphe nuclei: a multiple transmitter complex. *Brain Res* 1983;288(1−2):33−48.

78. Bowker RM, Abbott LC, Dilts RP. Peptidergic neurons in the nucleus raphe magnus and the nucleus gigantocellularis: their distributions, interrelationships, and projections to the spinal cord. *Prog Brain Res.* 1988;77:95−127.

79. Hokfelt T, Zhang X, Wiesenfeld-Hallin Z. Messenger plasticity in primary sensory neurons following axotomy and its functional implications. *Trends Neurosci.* 1994;17(1):22−30.

80. Hokfelt T, Arvidsson U, Cullheim S, et al. Multiple messengers in descending serotonin neurons: localization and functional implications. *J Chem Neuroanat.* 2000;18(1−2):75−86.

81. Randich A, Maixner W. Interactions between cardiovascular and pain regulatory systems. *Neurosci Biobehav Rev.* 1984;8(3):343—367.

82. Cormier CM, Mukhida K, Walker G, Marsh DR. Development of autonomic dysreflexia after spinal cord injury is associated with a lack of serotonergic axons in the intermediolateral cell column. *J Neurotrauma.* 2010;27(10):1805—1818.

83. Huang YJ, Grau JW. Ionic plasticity and pain: the loss of descending serotonergic fibers after spinal cord injury transforms how GABA affects pain. *Exp Neurol.* 2018;306:105—116.

84. Grau JW, Huang Y-J, Turtle JD, et al. When pain hurts: nociceptive stimulation induces a state of maladaptive plasticity and impairs recovery after spinal cord injury. *J Neurotrauma.* 2017;34(10):1873—1890.

85. Valles M, Benito J, Portell E, Vidal J. Cerebral hemorrhage due to autonomic dysreflexia in a spinal cord injury patient. *Spinal Cord.* 2005;43(12):738—740.

86. Yarkony GM, Katz RT, Wu YC. Seizures secondary to autonomic dysreflexia. *Arch Phys Med Rehabil.* 1986;67(11):834—835.

87. Fausel RA, Paski SC. Autonomic dysreflexia resulting in seizure after colonoscopy in a patient with spinal cord injury. *ACG Case Rep J.* 2014;1(4):187—188.

88. Calder KB, Estores IM, Krassioukov A. Autonomic dysreflexia and associated acute neurogenic pulmonary edema in a patient with spinal cord injury: a case report and review of the literature. *Spinal Cord.* 2009;47(5):423—425.

Chapter 12

Human spinal networks: motor control, autonomic regulation, and somatic-visceral neuromodulation

Yury Gerasimenko[1,2,3], Claudia Angeli[1,4,5] and Susan Harkema[1,5,6]

[1]Kentucky Spinal Cord Injury Research Center, University of Louisville, Louisville, KY, United States; [2]Department of Physiology, University of Louisville, Louisville, KY, United States; [3]Pavlov Institute of Physiology of Russian Academy of Science, St. Petersburg, Russia; [4]Department of Bioengineering, University of Louisville, Louisville, KY, United States; [5]Frazier Rehabilitation Institute, University of Louisville Health, Louisville, KY, United States; [6]Department of Neurosurgery, University of Louisville, Louisville, KY, United States

Introduction

Human studies involving spinal cord injured individuals or persons with other neurologic disease or disorders were designed from knowledge of spinal mechanisms from vertebrate and invertebrate experiments as expertly detailed in other chapters of this book. The majority of research providing the most convincing evidence of human spinal cord interneuronal functionality has been provided by studies of humans with clinically complete spinal cord injury (SCI) as determined by clinical examination leaving the possibility of residual, but dormant fibers spared across the lesion. For decades the understanding was those who had no sensation or motor function below the neurologic injury had no spared supraspinal pathways available to the spinal cord.[1] This definition was refined with the International Standards for Neurological and Functional Classification of Spinal Cord Injury (ISNCSCI)[2] to be specific to no anal contraction and/or sensation (AIS D and/or A, clinically motor complete) The premise was then that these individuals were void of influence from supraspinal influence and any responses could be attributed to the spinal circuitry. Clinically, these individuals were not considered to be able to recover any meaningful motor or autonomic function due to the dependence of humans on brain control for motor and autonomic function.[3,4] Yet, as we read our history carefully, the ideas of the complexity of human circuitry were being

Spinal Interneurons. https://doi.org/10.1016/B978-0-12-819260-3.00017-2

311

thoughtfully pursued over a half century ago as evidenced by Milan Dimi-trijevic who stated in 1967:[5] *"That is the interneuronic system of the spinal cord, which is responsible for creating the final program of motor activity in accordance with the requests from the higher levels and with the information arriving from periphery."*

This chapter will review evidence that through a combination of spinal neuromodulation and training, human neural networks functionally isolated from supraspinal influence can be reorganized, are highly plastic, dynamic, and activity dependent, and under the right conditions, these properties can drive motor and autonomic recovery even years after injury. This evolves our understanding about how the human spinal cord functions, and even with loss of descending input what is possible for recovery after SCI and other neuro-logic disorders. It has been widely believed that recovery from human SCI below the injury in those who are clinically motor complete is impossible without regeneration across the lesion.[6] However, this appears not to be the case. For example, in a traumatic SCI, it is only where the vertebrae are fractured that neurons die. Below the level of injury, the human spinal circuitry is alive, viable, and has the capability to function under the right conditions.

Neuromodulation (epidural and transcutaneous) of the human spinal cord has helped to provide this insight, appearing to reset the excitability state and reorganize these residual, seemingly dormant, neural pathways throughout the nervous system to function. The most recent evidence in humans supports that spinal networks play a major role in the interpretation of afferent and descending signals and final decision-making for motor output occurs by reacting to any given ensemble of inputs that are continuously originating from multiple sensory systems and supraspinal input. This organization has been most extensively studied for locomotion; however, we review evidence that supports that these mechanisms also underlie voluntary joint movement. Ev-idence is also emerging that the human spinal circuitry has a role in modu-lating autonomic function and we suggest these complex circuits interact together for entire body homeostasis.

The discovery of complex human spinal cord circuitry

Early observations of complex motor patterns

The approach to interpreting observations of complex motor patterns in humans was consistently based on the comparison to the abundance of ex-periments defining central pattern generation (CPG) in vertebrates and in-vertebrates and the interactions of these spinal networks with afferent input (expertly detailed in other chapters). Early evidence by Bussel et al.,[1,7] was the observation of late flexor reflex in those with clinically complete SCI provided early insight to the preservation of "elements" of the evolving CPG circuitry that had already gained acceptance in lower vertebrates. Other related phenomena such as sleep-related periodic leg movements in individuals with SCI,[8,9] as well as primitive step-like movements in the newborn infant,[10,11] also suggest the presence of spinal locomotor generator in human spinal cord.

Rhythmic leg muscle activity (initially termed myoclonus) in individuals that were diagnosed clinically complete showed motor contractions at 0.5 Hz in the trunk and lower limb muscles that were not attributed to a peripheral reflex loop, but to intrinsic spinal activity.[12–14] Involuntary and spontaneous lower extremity stepping-like movements induced by hip extension in an individual with motor incomplete SCI were presented as evidence for a CPG in humans.[15] Early detailed studies of spasticity in individuals with SCI using electromyography (EMG) proposed that when the spinal cord is deprived of supraspinal input there is an increase in activity of motor neurons that responds to many forms of stimulation including tactile, noxious, and proprioceptive.[16–19] Clonus was shown not to be solely attributable to recurrent muscle stretch, and interactions of interneuronal properties and peripheral events were responsible.[20] These observations were cleverly interpreted within the findings of the cat experiments conducted showing similarities of the spinal organization and many of these observations had been reflected earlier in detailed examinations of individuals with SCI.[21]

These patterns of involuntary muscle activity are thought to override segmental reflexes and reciprocal innervation.[16–18,22] The interneurons contributing to reflexes are facilitated after human SCI. Two systems of spinal organization were described but often disrupted that included reciprocal innervation and cutaneous-muscular responses even in complete SCI. The patterns reported included activation of all muscles, agonists, and antagonists with distribution throughout the neural axis including trunk and arm movements in those with cervical injuries. Descriptions of observations included patterns of the crossed reflex and extension of one limb with flexion of the contralateral limb. Muscle activity was considered greater in those with partial lesions than those with complete lesions with spasms occurring more often in the former. Reciprocal inhibition was both disrupted and observed in ankle muscles depending on the proprioceptive environment and the afferent stimuli. Following cessation of the agonist movement in voluntary attempts antagonist bursting occurred. The conscious ability to inhibit spastic activity was also observed but not always successful. Interestingly, the anticipation of performing a movement often resulted in a complex spastic movement rather than the intended voluntary motor task. In noninjured individuals and those with complete lesions the Jendrassik reinforcement manouver[23] did not result in leg activity; however, in incomplete lesions, the noted spasm patterns occurred in multiple muscles with a greater effect when the bladder was full. With cutaneous stimuli, the muscle activity was enhanced. The motor patterns may have been specific to the individual, however, were consistently prevalent regardless of the stimuli that invoked them; for example, passively moving the limb and cutaneous stimulation would invoke the same muscle response. Clonus was induced with cutaneous stimulation and myoclonus was considered evidence of CPG.[7,13]

Neural coupling of arm and leg muscle activity in noninjured humans[24–26] and those with SCI[27] showed elements of network processing that was attributed to mechanisms in human locomotion. The rhythmic arm movement had a phase-dependent influence on afferent inputs to the legs.[25] The interpretation was that the pattern of arm and leg coordination is provided by coupling between these locomotor networks.[25,28,29] Differential regulation of ankle flexor and extensor H-reflex responses during rhythmic arm movement was suggested to be due to differences in central pattern generating output to the flexors and extensors during rhythmic movement. In other observations, interconnections of lower and upper extremities were found only in individuals with motor-complete cervical SCI, not uninjured or motor-incomplete quadriplegia.[27,30] These findings were interpreted to result from an interruption of tonic descending inhibition from supraspinal centers or reorganization or redistribution of synaptic connections within the spinal cord because of lack of input from higher centers. These conclusions were reinforced with a study showing development of these responses occurring months to years after injury[31,32] and during human locomotion.[28]

Vibratory inhibition of the H-reflex was used as a demonstration of presynaptic inhibition of Ia fibers in the human and to assess the excitability of interneurons mediating the mechanism among different spinal segments.[33] These experimental methods were extended to individuals considered to have complete spinal cord lesions, showing similar results. These observations lead to the interpretation of spinal organization in humans with presynaptic inhibition of Ia transmission[34] that paralleled acute spinal cats. Inhibition of flexor reflexes in these types of individuals was also considered evidence for the half center organization described from animal preparations of spinal transection.[35] Thus, the spinal mechanisms regulating the recurrent inhibition, disynaptic reciprocal inhibition, and autogenic Ib inhibition originally described in the cat also were present in human spinal cord.[36] These accumulative observations in noninjured, complete, and incomplete SCI individuals indirectly supported CPG mechanisms in the human spinal cord interneuronal circuitry for locomotion.

Immature human locomotor activity

The examination of immature human locomotor activity also was considered as evidence of complex human spinal networks. Early studies showed locomotor-like activity in utero,[37,38] and immediately after birth,[39,40] where human infants can perform locomotor-like movements.[10,41] Although plantigrade stepping was not observed early in development, many aspects of independent locomotion were documented. The interpretation by Forssberg[10] was that innate neural networks generate infant stepping and these same networks are utilized in adulthood by transformation to bipedal walking utilizing a central neuronal system that is unique for humans. This maturation may be due to development of the equilibrium system rather than the central rhythm generation of the spinal circuitry. Observations included that toes and heels were elevated and lowered to the ground simultaneously in up to five-day-old infants. EMG patterns were highly synchronized with a high degree of coactivation and activity often increased during transition from swing to stance. It is interesting to note that many of these patterns have been observed after SCI in adults.[42−46]

Yang[47] has continued the study of immature nervous system and concluded that rhythmic, alternating activity of the lower limbs is developed by birth and can be sustained if stepping practice is incorporated daily and intrinsic spinal circuits control different loads,[48] directions,[49,50] and speeds[51] of stepping. These patterns were also attributed to spinal networks that can interpret complex afferent input[47,52,53] as observed in spinal cats. Additional studies of infants during perturbed stepping[54−56] and on a split-belt treadmill[51] at different speeds showing sustained coordination so only one leg-initiated swing at a time gave support for independent flexor and extensor generating networks that interact with their contralateral counterparts. Quantitative studies comparing kinematic coordination patterns of toddlers to adults provided evidence of a coordinated, centrally controlled behavior.[57,58]

Neuromodulation of human spinal circuitry

Early evidence of the ability to access and neuromodulate human spinal networks was presented conceptually by Dimitrijevic[16−18] in paralysis due to SCI. Cooke (1973) and Illis (1976) in a series of case studies reported observations of rapid and dramatic changes in H-reflex modulation and improved function in individuals with multiple sclerosis using temporary percutaneous leads and stimulating in the low thoracic region.[59−61] The interpretation presented was that spinal cord stimulation allowed new sensory information generated by activation of the motor systems and increased central excitability state that led to immediate improvement in movement and decreased spasticity. Long-term sustainability of these effects without continued spinal stimulation was attributed to functional and anatomical reorganization initiated by the initial stimulation intervention with rehabilitation, as well as overcoming the conduction block at the site of the lesion. These concepts are still under active investigation.

Early studies of spasticity using epidural stimulation reported improvements in spasticity more so in those with motor incomplete than complete SCI showing access to central mediated neural circuitry.[62−66] Gerasimenko and Bussel used epidural spinal cord stimulation to identify the location of circuitry and stimulation frequencies that elicited locomotor-like patterns. These studies suggested the patterns were due to modulation of monosynaptic reflexes for extensor muscles and polysynaptic mechanisms (utilizing interneurons) for flexor muscles with reciprocal modulation.[67] Further exploration in an impeccably detailed series of studies showed patterned activity (both tonic and rhythmic) with nonpatterned epidural stimulation, giving early evidence of neural circuits in humans for locomotion and posture.[65,68−71] Frequencies that favor extension were reported as less than 25 Hz.[72] In contrast, 25−50 Hz was shown to elicit rhythmic alternation, flexion, and extension movements,[65] and enhanced stepping movements and EMG patterns[73] with manually assisted stepping on a treadmill with body weight support.[74] These findings were used as a basis for current neuromodulation methods in individuals with clinically complete SCI. Two clinically incomplete SCI individuals demonstrated some improvement in ambulation.[75,76] These all continued to mount evidence the brain may not be the exclusive controller of movement in humans and more had been conserved in evolution in the human spinal circuitry than had previously been thought for locomotion and these mechanisms may be accessed even in the most severe cases of SCI.[77]

The role of sensory processing in control of human locomotion

Locomotor (recovery) training

The capability of the human spinal circuitry to interpret peripheral information was shown in extensive locomotor training experiments in people with both clinically motor-complete and incomplete SCI.[44−46,78−82] These experiments started under the assumption that there were no connections from the brain in those diagnosed with clinically complete SCI. They utilized partial body weight support on moving treadmills with physical assistance to provide useful sensory feedback to the spinal cord circuitry. The step-like sensory information provided included alternating weight bearing of the legs, appropriate extension and flexion of the legs, hip, and knee extension while the leg was weight bearing and moving under the body, and then flexion of the leg during forward swing. The trainers placed their hands only on extensors when the leg was in the stance phase of gait and then only on the flexor tendons during the swing phase of gait. This provided consistent sensory signals to the spinal circuitry linked to the appropriate timing within the specific gait cycle. In this way, the peripheral signals usually present during locomotion were delivered to the spinal cord circuitry. When the load on the legs was increased, the electromyographic activity of the muscles was higher in all muscles but relatively higher in the extensors than in the flexors.[46,83] Mechanisms of spinally mediated phase-dependent load responses in extensors[84−87] and flexors[88] were reported in noninjured standing walking.[89−93] Afferent control of spinal networks during stance and stepping was shown with mechanical perturbations and electrical stimulation of lumbosacral peripheral nerves.[94−97]

To further examine the capabilities of the spinal circuitry, the treadmill speed was increased.[98] In response, EMG mean amplitudes increased, and EMG burst durations shortened with decreased step cycle durations.[42] The stretch of an individual muscle alone could not account for the EMG amplitude modulation in response to stepping speed and the clonic activity was shown to indicate spinal network activity.[20] These effects on the EMG amplitude and burst duration were similar in individuals with both partial[99] and no detectable supraspinal input and those noninjured[100,101] suggesting that they were spinally mediated and a viable mechanism for human locomotion.

The spinal networks also were shown to have the capacity to modulate interlimb coordination.[102] The human spinal networks were shown to utilize sensory information about contralateral leg movements and loading to increase muscle activation even when there is no limb movement. Movement and loading in one limb produced rhythmic muscle activity in the other limb even while stationary and unloaded in individuals with clinically complete SCI. Load-related information in the contralateral leg facilitated these rhythmic patterns. This established that human spinal circuitry interprets complex step-related, velocity-dependent afferent information to contribute to the neural control of stepping. Stumbling corrective maneuvers during stepping and perturbations during stance in noninjured humans showed rapid interlimb responses attributed to spinally mediated polysynaptic pathways.[87,103,104] Interlimb propriospinal mechanisms mediated by spinal pathways were determined to be present[105] but maladapted after SCI due to loss of supraspinal influence.[19,106]

Locomotor-like activity patterns occurred when step-like sensory information was provided to a person with apparently isolated spinal circuitry by moving their legs in a stepping pattern with manual assistance.[42−46] Further, when provided with noradrenergic agonists, these patterns improved,[107−110] similar to findings in spinally transected cats. These results indicated that the human spinal circuitry maintained the same sophisticated interneuronal circuitry as other mammals.

Spatiotemporal motor neuron mapping during walking in noninjured humans provided insight into the pattern of activation that was consistent with at least two pattern generators controlling the rostrocaudal oscillatory cycling coupled by long propriospinal neurons.[111] The EMG response and redistribution of motor neuron activity to changes in speed were similar to those observed in clinically complete and incomplete SCI.[42] However, adaptation after SCI results in detrimental reorganization[91,112,113] with evidence for distribution of intricate interconnected neuronal networks from thoracolumbar to cervical levels.[114] Although significant improvements in those with incomplete SCI occurred with Locomotor Recovery Training,[115−120] those with chronic motor-complete injury did not step independently.[121,122]

Plantar pressure stimulation

The concept of using the plantar cutaneous afferents to modulate the postural-tonic system of mammals evolved from experiments performed in micro-gravity and dry immersion studies.[123,124] It has been established that plantar cutaneous mechanoreceptor inputs induce postural responses, making a considerable contribution to postural balance. In noninjured individuals placed in a gravity-neutral position, the plantar pressure stimulation can induce involuntary stepping movements.[123,125] Stimulation was delivered in an alternating heel-toe/left-right pattern that approximates the spatiotemporal pressure pattern of natural locomotion, using a set pressure of 40 kPa, at a frequency of 60 cycles/min.[126] Interestingly, in some individuals, such stimulation initiated tonic activity in leg muscles, while in others a stepping pattern was initiated. These results suggest that plantar stimulation can facilitate postural-locomotor integration as well. It was concluded that the rhythmic, mechanical plantar stimulation resulted in activation of the sensorimotor cortex similarly to that which occurs during real locomotion.[127] These neuromodulatory effects of plantar pressure stimulation were also demonstrated in an individual with motor and sensory complete (AIS-A) SCI.[128] The synchronization of bursting with joint motion aligns with observations that both proprioceptive and tactile sensory inputs play a role in the regulation of locomotion and highlight the potential advantage in coordinating plantar stimulation with other sensory inputs to maximize its effect. The observation that very similar spinal locomotor-related networks can be activated during spinal and/or plantar pressure stimulation demonstrates a convergence of very similar patterns of stimulation of motor pools that is derived from a widely divergent source of networks, with the end result reflecting an extensive level of overlapping neuronal circuitries.[129]

Vibration

From preclinical and clinical research, it is known that the muscle spindle primary endings are more sensitive to vibration than the secondary endings and the Golgi tendon organs.[130,131] At the same time, the vibration of the quadriceps femoris and the biceps femoris enhanced the EMG activity in these muscles in the stance phase during walking.[132] It was reported that vibration of leg muscles is able to activate involuntary stepping in noninjured subjects. Gurfinkel and colleagues (1998) for the first time showed that involuntary locomotor-like movements could be induced by tonic vibration of leg muscles in noninjured subjects that were placed in gravity neutral device with legs suspended.[133] The authors demonstrated that the kinematic and EMG characteristics of vibratory-induced stepping movements and voluntary stepping were similar. This was the first evidence that vibration-related sensory information generated via activation of muscle spindles and Ia fibers, with the likelihood of activation of some Ib fibers and skin receptors, can activate the locomotor-related circuitry in human.

Neuromodulation for motor control

Two approaches for spinal cord epidural stimulation for walking

Neuromodulation shows great promise as a therapy for SCI recovery. It has also proven to be an invaluable tool for discovering and understanding neural mechanisms and motor control in the human spinal cord. Recent breakthrough studies reported chronic paralyzed individuals recovered motor abilities contrary to their diagnosis and medical expectation. Independent standing as well as the ability to voluntarily generate intentional leg movements was recovered in people with motor and sensory complete SCI using task-specific motor training, combined with spinal neuromodulation.[134–138] Previously thought only to be a conduit for brain communication, neuromodulation studies have now conclusively discovered neural mechanisms in the spinal cord that are intelligent, plastic, and responsible for not only locomotion, but intentional movement. Spinal interneuronal intrinsic organization, functionality, and responsiveness to activity contribute to the observed plasticity.

In a study of four chronic motor-complete individuals, two of the four individuals achieved independent walking over ground with balance assist through interleaved, continuous lumbosacral (L1-S1, 16-electrode array) spinal cord epidural stimulation (scES) and task-specific Locomotor Recovery Training.[139] The individuals underwent task specific training that included stepping on a treadmill with body weight support, physical assistance, and overground practice with balance assist, all while maintaining a conscious intent to move. As training continued, the individual's intent to step one leg or the other (left or right) generated appropriate motor activation and coordination between flexors and extensors resulting in independent step cycles in that leg. The interleaved, continuous stimulation distributed within the lumbosacral spinal cord reestablished a state of excitability so that the spinal networks integrated the proprioceptive input related to stepping. Further, the ongoing intentional signals from supraspinal centers were interpreted that combined drove the long-term activity dependent plasticity and ultimately the recovery of walking overground. This long-term adaptation was evident after training, with epidural stimulation; *without* the distinct intent of walking, the ability to step was diminished even with epidural stimulation present (Fig. 12.1).

The new knowledge derived from these observations is that a combination of spinal neuromodulation, training, and conscious intent has the ability to form new functional connections between brain and spinal networks. Moreover, these neural networks reorganize to result in the recovery of voluntary movement, independent standing, and in some cases, walking with balance assist.

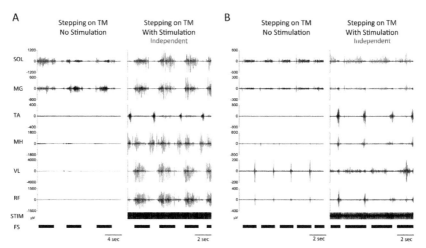

FIGURE 12.1 **Motor output patterns generated without and with stimulation.** EMG activity while stepping on a treadmill with 80% body weight load without stimulation (left) and with stimulation (right) for two participants (Panel A and B). Stepping with stimulation results in independent steps, while stepping without stimulation requires assistance. Bilateral surface muscles: soleus (*SOL*), medial gastrocnemius (*MG*), tibialis anterior (*TA*), medial hamstrings (*MH*), vastus lateralis (*VL*), rectus femoris (*RF*). Stimulation (*STIM*) to right side panels. Footswitches (*FS*) indicate when stance (*black bar*) and swing phases of the stepcycle. *Modified from supplementary figure.*[139]

A motor and sensory complete paralyzed individual underwent a similar interleaved, continuous scES, and task-specific locomotor training protocol. The individual recovered overground stepping with some physical and balance assist and was able to stand and move voluntarily.[136,140] The interleaved continuous stimulation used by both research groups was not targeted to specific motor pools. Rather, stimulation was distributed within the lumbosacral spinal cord to optimize the state of excitability for walking and standing. Moving was modulated by the ongoing peripheral input from the environment and the individual's intent. For stepping, the stimulation was delivered to lumbosacral spinal cord more rostrally, in the Angeli et al. studies,[139] and applied more caudally in the Gill et al. studies.[140] Considering the tonic, nontemporally targeted delivery of epidural stimulation, responses were likely not elicited by direct suprathreshold activation, but rather stimulation improved the functional state of neuronal networks. When enabled, the spinal circuitry interpreted afferent input from the ensemble of sensors making up the peripheral nervous system, and translated the information into the appropriate motor outputs—in real time. Thus, specific motor neurons for specific muscle groups were not being induced to directly generate a movement. Rather, stimulation was used to create a state of readiness, or appropriate level of network excitability, to enable movements based on the integration of two communications to the spinal cord: (1) the appropriate proprioceptive information and (2) "intentional" signals from supraspinal networks integrated by the spinal interneurons.

Two of three chronic motor incomplete spinal cord injured, but severely paralyzed (unable to walk or severely limited in ability to walk overground) individuals also improved overground walking with balance assist.[141,142] The electrode and lumbosacral placement of the epidural stimulation device was identical to the above studies. However, electrical epidural stimulation was delivered spatiotemporally and directly addressed the posterior roots projecting to the specific motor pools of the flexor and extensor motor pools of left and right legs to produce the swing and stance phases of the stepping cycle. This spatiotemporal, above motor threshold, stimulation was triggered based on the foot trajectory with the goal of directly controlling the swing and stance phases during stepping. Unlike the other two studies, these two individuals could also voluntarily move their leg muscles to some degree during stepping without stimulation initially. A key difference in this paradigm was that the individual leg movements and stepping were initiated by the targeted epidural stimulation, not by the intent or the integration of the proprioceptive input. However, the movement could be influenced by the conscious thought of the person. After training with an overground robotic device with epidural stimulation over 4 months, walking with epidural stimulation improved when using the gravity assist device, and improvements in overground walking with assistive devices were observed in two of the three individuals without epidural stimulation showing long-term neuromuscular adaptation.

These studies show the sophistication of the human networks to be enabled to generate functional motor activity when provided with an ensemble of information related to the motor task of walking facilitated by neuromodulation. We have just begun to understand the capacity of neuromodulation, and different stimulation approaches may be more efficacious for different presentations of individuals with varied nervous system maladaptation. However, clearly there are intrinsic spinal cord networks with the capability of generating locomotion in the human even when supraspinal input is severely compromised, and years after injury.

Voluntary movement with epidural stimulation

One of the main contributors to this new understanding is that human spinal circuitry can integrate extensive, nonfunctional, spared supraspinal descending connections[143] to initiate specific motor movement when the local spinal neuronal circuitry is excited.[144,145] An initial discovery was uncovered by a single individual diagnosed as motor complete who attempted to move on his own while being epidurally stimulated while lying supine for neurophysiological mapping.[134,135] We have elicited intentional voluntary movements in 1−6 joints of the legs in 20/20 individuals diagnosed as completely paralyzed and classified as AIS A or B only in the presence of stimulation.[146] The observation that all individuals in this study achieved some voluntary movement provides further evidence that direct neuromodulation of the lumbosacral spinal cord by scES enables the complex spinal networks to access the inputs from previously nonfunctional and nondetectable residual supraspinal fibers that can mediate intent in those diagnosed as clinically motor complete. Notably, classification of clinically or 'neurologically' complete injuries is made based on functional assessment, and accordingly may not detect anatomical sparing at the injury (nonfunctional, but anatomically incomplete injury). This is consistent with postmortem findings from spinal cords taken at autopsy from persons with an SCI that 50% of cases had some parenchymal continuity across the epicenter of the lesion that were classified as functionally complete premortem.[147]

Thus, even after severe SCI, the descending and afferent signals can still reach the intact lumbosacral networks within the spinal cord via the remaining neural pathways. A study correlating neuroimaging markers to voluntary activity found that the amount and location of spared spinal cord fibers at the injury site did not correlate with the ability to move.[148] This provides some insight that specific spared fibers might not be required for restoration of voluntary movement.

Two additional groups have used epidural stimulation to assess the voluntary ability of individuals with motor-complete SCI.[136,149] In both cases, return of voluntary activity was shown prior to prolonged training with epidural stimulation. Wagner et al. improved voluntary function in individuals with clinically incomplete injuries (AIS C and D); however, in some cases muscles scored zero on the ISNCSCI motor scale.[141] Darrow et al. reported voluntary activity occurring at high frequency and low pulse width, which is uncharacteristic from previous reports.[135,136] *This reveals a significant role in the control of voluntary individual joint movement by the human spinal circuitry that has been intimated in earlier studies.*[150,151]

Spinal cord epidural stimulation and task specific stand training reveals human spinal circuitry learning

Four clinically diagnosed SCI, motor-complete individuals regained the ability to stand independently over ground with balance assist after 80 sessions of scES and activity-based recovery stand training.[134,152] Stand training also increased the evoked potentials amplitude gain due to the change in body position from sitting to standing (stand—sit ratio) in the two individuals who showed better standing ability. This suggests a strengthening of the sensory—motor pathways that were consistently activated during stand training. These individuals with SCI then subsequently underwent a similar period of step training with scES that impaired the standing ability in three of four research participants and also brought the stand—sit ratio—evoked potentials back to pretraining values in the same two individuals who showed better standing ability. This suggested that part of the neurophysiological adaptations promoted by stand training were reverted by step training showing the critical nature of task-specific training. These neurophysiological properties again are shown to be evolutionarily conserved from those shown in transected mammalian studies.

This evidence suggests that, after a clinically diagnosed chronic motor-complete SCI, the human spinal cord can learn to perform a motor task in presence of lumbosacral scES, and that this learning process is task specific and can impair the execution of a different motor task. In particular, stand training performed with individual-specific scES parameters optimized for standing promoted the recovery of full weight bearing standing in these four SCI individuals. The main message derived from these observations is that a combination of spinal neuromodulation, training, and conscious intent has the ability to form new functional connections between brain and spinal networks utilizing activity-dependent plasticity. Moreover, these neural networks functionally reorganize to result in the recovery of voluntary movement, independent standing, and in some cases, walking with balance assist.

Transcutaneous spinal neuromodulation

Recently, we have introduced a novel method of noninvasive transcutaneous electrical spinal cord stimulation (scTS) for the regulation of stepping movements in human.[153,154] This method of electrically activating the spinal circuitry via electrodes placed on the skin overlying the lower thoracic, and lumbosacral vertebrae. We demonstrated for the first time that scTS at 5–30 Hz applied between T11 and T12 spinous processes can elicit involuntary step-like movements in noninjured subjects when their legs are placed in a gravity-neutral position.[153]

One of the innovative features is the use of a specific stimulation waveform that minimizes discomfort when used at energies required to transcutaneously reach the spinal networks. This waveform consists of 0.3- to 1.0-m bursts with a carrier frequency of 4–10 kHz administered at 5–40 Hz. Recently we have shown that the spinal stimulation with carrier frequencies that routinely facilitate lower limb, hand, and arm movements without discomfort in noninjured[153] and individuals with SCI.[155] It was found that hand and arm function improved largely when scTS was used with the 5 kHz carrier frequency. These novel observations demonstrate that scTS influences cortical and spinal networks, having an excitatory effect at the spinal level and an inhibitory effect at the cortical level.[155] We hypothesized that these parallel effects contribute to further the recovery of limb function following SCI.

Furthermore, we refined the technology of scTS to involve multisegmental stimulation to further improve locomotor ability. Use of stimulation delivered independently to different spinal locations at the C5, T11, and L1 vertebrae in a normal subject induced robust oscillatory and coordinated stepping movements; these movements were much greater amplitude than with stimulation at T11 alone (Fig. 12.2).

The synergistic and interactive effects of scTS suggest a multisegmental convergence of descending, ascending, and most likely propriospinal effects, on the spinal neuronal circuitries associated with locomotor activity. This evidence supports that differential modulation activating combinations of motor networks projecting to specific interneurons coordinate the levels of recruitment of motor pools throughout a step cycle.

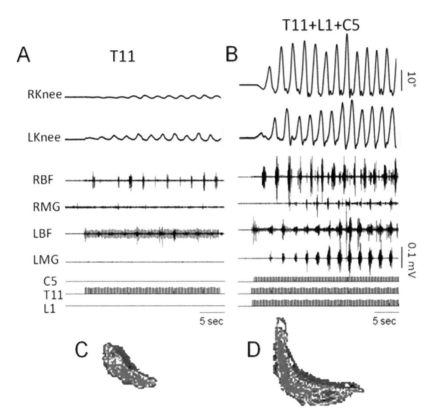

FIGURE 12.2 Angular excursions of the right and left knee joints and EMG activity in the right biceps femoris (*RBF*), right medial gastrocnemius (*RMG*), left biceps femoris (*LBF*), and left medial gastrocnemius (*LMG*) muscles with pcEmc (5 Hz) at T11 alone (A) and at C5+T11+L1 simultaneously (B). Angle–angle trajectory plots of multiple cycles (50 ms time bins) showing the left (horizontal)–right (vertical) kinematics coupling of the angular movements at the knee with pcEmc at T11 (C) and at C5+T11+L1 (D) as shown in (A) and (B), respectively. Color scheme in (C) and (D) reflects the density of the data points with red being of the highest density. *LKnee*, left knee; *RKnee*, right knee; *pcEMC*, painless transcutaneous electrical-enabling motor control. *Modified from Gerasimenko et al.[154]*

Using multisegmental stimulation, we transformed brain–spinal neuronal networks from a dormant to a functional state sufficiently to enable recovery of voluntary movement in paralyzed individuals. It was shown that scTS of the lumbosacral spinal segments delivered distally to the lesion can induce co-ordinated stepping-like movements when the lower limbs are supported in a gravity-neutral apparatus. This coordinated alternating bilateral motion was initiated and sustained by the subject without afferent input associated with weight bearing. Pharmacological intervention combined with stimulation and training resulted in further improvement in voluntary motor control of stepping-like movements in paralyzed individuals.[156]

Also, we demonstrated the possibility to initiate stepping in individuals with SCI from a sustained standing position and improve balance during stepping by modulating the spinal networks that contribute to the control of posture and locomotion. During combined locomotor-specific stimulation over the T11 at 30 Hz and postural-specific stimulation over the L1 at 15 Hz, we observed continuous and alternating weight bearing, allowing effective stepping motions to be performed.[157] Thus, multisite scTS delivered at different frequencies can facilitate postural and locomotor networks and concurrently enhance generation of motor patterns appropriate for both standing and stepping.[158]

Minassian, Hoffstetter, and colleagues have implemented many well-designed and important studies in individuals with chronic SCI. They showed that stepping was augmented in a phase-dependent manner even while stimulating continuously with tonic scTS in individuals with motor incomplete SCI stepping.[159,160] They also showed that position can influence the neural structures that are stimulated when using scTS and the understanding of the thresholds for muscle activation is critical showing the need of task specific mapping for each individual.[161–165] Facilitated self-assisted standing was also demonstrated in individuals with chronic SCI.[157] Their evidence further supports that with the appropriate stimulation similar neural structures are activated as with scES and recovery of function in chronic SCI can be achieved.[166,167]

Multi-modal neuromodulation to control posture and locomotion

Proprioceptive and tactile stimuli pertaining to standing and stepping play a vital role in both activating and modulating the spinal networks responsible for locomotion. Our general concept is that successful weight-bearing stepping can be achieved after paralysis by using a combination of presently available interventions that can bring the spinal circuitry to a physiological state that enables afferent control of locomotion. Our strategy has been to modulate the spinal locomotor circuits by spinal cord stimulation combined with sensory stimulation of the foot. We reported previously that both scTS and direct pressure stimulation of the plantar surfaces of the feet can elicit rhythmic involuntary step-like movements in noninjured persons with their legs in a gravity-neutral apparatus.[126] In other experiments, the convergence of spinal and plantar pressure stimulation in the activation of locomotor movements under full body weight support in a vertical position was investigated.[129] Spinal stimulation elicited rhythmic hip and knee flexion movements accompanied by EMG bursting activity in the hamstrings. Similarly, plantar stimulation induced bursting EMG activity in the ankle flexor and extensor leg muscles. Moreover, the combination of spinal and plantar stimulation exhibited a synergistic effect, eliciting greater motor responses than either modality alone (Fig. 12.3).

These findings provide additional insight into the underlying mechanisms of integrative neuromodulatory effects from multiple sources of locomotor control. The neurophysiological implications of these findings further support the hypothesis that both stimulation modalities can be used together as effective neuromodulatory interventions for enhancing the recovery of sensory-motor function following neurological injuries and disorders, including traumatic SCI.

Neuromodulation of autonomic function

Epidural stimulation in individuals with clinically motor complete SCI has been shown to increase systolic blood pressure during motor scES in those with cardiovascular dysfunction.[168] Specific cardiovascular-targeted scES

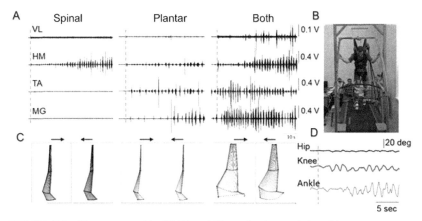

FIGURE 12.3 Electromyographic (EMG) and kinematic characteristics of locomotor patterns induced by transcutaneous spinal cord stimulation, plantar stimulation of the soles, as well as their combination in noninjured participant placed in vertical body weight support position (photo in B). EMG patterns in vastus lateralis (*VL*), hamstring (*HM*), medial gastrocnemius (*MG*), and tibialis anterior *(TA)* muscles under each experimental condition are shown (A). C: stick diagrams of the movements of the right leg during one-step cycle. Arrows indicate the direction of movement, with the arrow pointed left to right marked by the forward movement of the knee marker (*swing*) and the reversed arrow representing the backward movement of the marker (*stance*). D: angular movements of right hip, knee, and ankle during involuntary stepping movements induced by both. *Modified from Gerasimenko et al.[129]*

configurations at the level of the lumbosacral spinal cord stabilized hemody-namics[169] and ameliorated orthostatic hypotension without eliciting motor activity.[149,170,171] Epidural stimulation[172] and transcutaneous stimulation[173] targeting higher spinal cord levels (T6–T9) combated hypotension after chronic cervical SCI. These early results suggest regulatory networks with possible mechanisms of segmental and propriospinal circuits innervating presynaptic sympathetic pathways that can restore immediate and long-term autonomic nervous system[174] deficits of cardiovascular function prevalent in chronic cervical SCI. Respiratory coupling with locomotor activity was prominent with stepping and scES in individuals with motor complete SCI, reinforcing the concept of integration of interneuronal networks along the axis of the human spinal cord.[175]

Activity-based recovery training including locomotor training has been shown to provide benefits to bladder function,[176] and in combination with scES, not only enhanced the execution of motor tasks in clinically motor complete SCI individuals but has also resulted in greater improvements in urologic function.[177] Specific urologic-targeted scES configurations improved bladder capacity, decreased detrusor pressure, and enabled voluntary voiding in individuals with motor complete SCI.[178] Walter et al.[179] in a case study also showed immediate responses to urologic function with epidural stimulation. These early studies indicate circuitry available in the human spinal networks that, in the right conditions, regulate urological function.

Mechanisms of human spinal networks and neuromodulation

The neural networks that process extensive sources of sensory proprioceptive and cutaneous inputs associated with stepping are located in the brain and the spinal cord. During locomotion, lumbosacral spinal networks continuously interpret complex ensembles of proprioceptive and cutaneous inputs and control motor pool activation to achieve coordinated, contextually appropriate, stepping activity. These networks relay movement-related sensory information to more rostral spinal segments, the brainstem, and other supraspinal networks, to maintain an integrated, real-time neural representation of motion. Through a combination of spinal neuromodulation and training, functionally isolated human neural networks can be reorganized and are highly functional, dy-namic, and activity dependent. This greatly changes our understanding about how the human spinal cord functions and what is possible after SCI.

Epidural stimulation may inevitably provide an innovative treatment for paralysis, but, importantly, it is a valuable tool toward understanding the complexity of the human circuitry and the plasticity of the motor and auto-nomic nervous system (Fig. 12.4).

Several epidural stimulation studies have resulted in four major break-through discoveries that disrupt the conventional knowledge about the human spinal circuitry. Specifically, human spinal circuitry: (1) is the primary

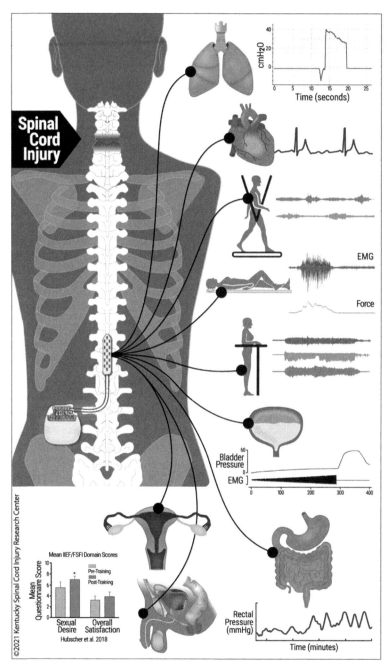

FIGURE 12.4 Epidural stimulation of the lumbosacral spinal cord circuitry via an electrode placed under the thoracic-lumbar vertebrae can under certain stimulation conditions improve cardio-respiratory function, walking, leg voluntary movement, standing, as well as urologic, bowel, and sexual function. The stimulation is provided at the same level of the spinal cord regardless of level of injury (cervical depicted here) for motor and autonomic facilitation and regulation; however, the stimulation configurations vary.

controller of locomotion and movement; (2) is not completely reliant on the higher centers for all decisions; (3) can integrate apparently nonfunctional, spared supraspinal descending connections to initiate specific motor movement when excited by epidural electrical stimulation; (4) has the capacity to learn and relearn locomotor movements even after what was thought to be a complete loss of input from supraspinal centers; and (5) has networks that can respond to neuromodulation to address maladaptive plasticity that results in autonomic dysfunction.

The rationale for using transcutaneous spinal cord stimulation is related to the possibility of independently activating the locomotor and postural neuronal networks and provides postural-locomotor integration, which are key elements of motor control in SCI individuals. Besides, scTS applied above the site of injury can facilitate brain–spinal connectome allowing functional restoration of the brain–spinal networks engaged in locomotion and may facilitate recovery in combination with scES. We suggest that the supraspinal and spinal interneurons seem to reform functionally seamless networks that can generate motor tasks after injury in the right excitatory environment. Spinal locomotor–related networks play a major role in interpretation and final decision-making by reacting to any given ensemble of inputs that are continuously originating from multiple sensory systems and supraspinal input.

Translation to therapeutics and future directions

After SCI, there is a loss of the input from the supraspinal centers, imposed physical inactivity, loss of weight bearing opposing gravity and expected sensory information from the periphery, and drug administration, which all affect the intrinsic function of the spinal networks. This results in varying presentations on a continuum of excitability levels from flaccidity to extreme spasticity. Locomotor Recovery Training as a rehabilitative strategy has been successful for many people with acute and chronic incomplete SCI; however, varied results are reported.[180,181] This variability may be due to the differences among therapists in the relative level of knowledge of the principles underlying retraining of the nervous system, their skill in applying these principles, and the effectiveness of the decisions that are made to progress the recovery as well as the intensity and duration of the intervention. Therapists who are aware of the potential of the spinal networks and sensory signals to modulate muscle activation patterns will have the best chance of optimizing Locomotor Recovery Training for their clients. The functionally isolated human spinal cord has the capacity to generate locomotor patterns with appropriate afferent input. However, even those individuals with diagnosed clinically complete SCI that show alternating and rhythmic EMG activity in hip, knee, and ankle have not sustained over ground walking. This suggests that although a significant control of locomotion can occur at the level of spinal interneuronal networks, the level of sustainable excitability of these networks is critical and presumably neuromodulation would be required with activity-based recovery training for any meaningful recovery of function.

Based on the studies discussed in this chapter, the concept of neuro-rehabilitation is proposed as the implementation of various neuromodulations aimed at regulating the functional state of the nervous system and integration of the available brain and sensory input during execution of motor tasks. The key point is to ensure the optimal excitability of neural structures so that the sensory input can facilitate an adequate motor output. The consolidated breakthrough result could be associated with the development of a fundamentally new technology of motor neurorehabilitation based on the inclusion in this process of controlling a composite of each component (receptors, muscles, afferents, spinal cord, and brain) involved in the implementation of motor activity. Such technology of motor neurorehabilitation is based on multimodal effects on the structures and components which regulate motor function.

Considering the possibility of recovery of independent stepping in a large population of paralyzed persons using the technology of spinal neuro-modulation, noninvasive or implanted electrodes, it is critical that research and technological advances continue to move forward. It is time for evidence-based findings to elevate to clinical trials and translate into treatments to incrementally, but also dramatically, change the daily lives of those living with chronic SCI. However, technology must be adapted specifically for use in the paralyzed population in the home and community to be effective and for clinical trials to be successful. For the first time, opportunities exist for treatments to focus on recovery rather than compensation, moving beyond maintenance therapy, and adaptations to life in a wheelchair. The potential benefits for improved quality of life, community participation, and long-term lower medical costs are immense.

The term spasticity has been most often described as detrimental and drugs from baclofen to botox have been prolifically administered with the intent of abolishing the spasticity and allowing emergence of volitional movement, standing, and walking. However, if you closely review the evolution of ob-servations in humans within the context of a viable, complex spinal circuitry, uninjured after brain or traumatic injury, these spastic movements closely resemble the expression of well-defined intrinsic spinal networks likely responsible for movement. This knowledge may encourage us not to phar-macologically diminish these movements but retrain them to function in their new environment of diminished supraspinal input, and return the expected environmental cues of gravity and weight bearing.

Epidural stimulation may inevitably provide an innovative treatment for paralysis but, as importantly, epidural stimulation is a valuable experimental tool toward understanding the complexity of the human circuitry and the plasticity of the nervous system, especially after injury or disease.[182−184]

Abbreviations

C# cervical
CPG central pattern generator
EES electrical epidural stimulation
EMG electromyography
FS footswitches
HM hamstring
L# lumbar
LBF left biceps femoris
LKnee left knee
LMG left medial gastrocnemius
MG medial gastrocnemius
pcEmc painless transcutaneous electrical-enabling motor control
RBF right biceps femoris
RF rectus femoris
RMG right medial gastrocnemius
S# sacral
scES spinal cord epidural stimulation
SCI spinal cord injury
scTS transcutaneous electrical spinal cord stimulation
SOL soleus
STIM stimulation
T# thoracic
TA tibialis anterior
VL vastus lateralis

References

1. Roby-Brami A, Bussel B. Long-latency spinal reflex in man after flexor reflex afferent stimulation. *Brain.* 1987;110(Pt 3):707−725.
2. Kirshblum S, Snider B, Rupp R, Read MS, International Standards Committee of A and IscoS. Updates of the International Standards for neurologic classification of spinal cord injury: 2015 and 2019. *Phys Med Rehabil Clin.* 2020;31:319−330.
3. Nathan PW. Effects on movement of surgical incisions into the human spinal cord. *Brain.* 1994;117(Pt 2):337−346.
4. Waters RL, Adkins R, Yakura J, Sie I, Donal Munro Lecture: functional and neurologic recovery following acute SCI. *J Spinal CordMed.* 1998;21:195−199.
5. Dimitrijevic M. *Use of physiological mechanisms in the electrical control of paralyzed extremities. Advances in External Control of Human Extremities, Dubrovnik, Yugoslav Committee for Electronics, Telecommunication, Automatic, amd Nuclear Sciences.* Yugoslavia; ETRAN) Belgrade; 1967:27−41.
6. Crozier KS, Graziani V, Ditunno JF, Herbison GJ. Spinal cord injury: prognosis for ambulation based on sensory examination in patients who are initially motor complete. *Arch Phys Med Rehabil.* 1991;72:119−121.
7. Bussel B, Roby-Brami A, Neris OR, Yakovleff A. Evidence for a spinal stepping generator in man. *Paraplegia.* 1996;34:91−92.
8. Yokota T, Matsunaga T, Okiyama R, et al. Sympathetic skin response in patients with multiple sclerosis compared with patients with spinal cord transection and normal controls. *Brain.* 1991;114(Pt 3):1381−1394.

9. Lee MS, Choi YC, Lee SH, Lee SB. Sleep-related periodic leg movements associated with spinal cord lesions. *Mov Disord*. 1996;11:719−722.

10. Forssberg H. Ontogeny of human locomotor control. I. Infant stepping, supported locomotion and transition to independent locomotion. *Exp Brain Res*. 1985;57:480−493.

11. Thelen E, Cooke DW. Relationship between newborn stepping and later walking: a new interpretation. *Dev Med Child Neurol*. 1987;29:380−393.

12. Bussel B, Roby-Brami A, Azouvi P, Biraben A, Yakovleff A, Held JP. Myoclonus in a patient with spinal cord transection. Possible involvement of the spinal stepping generator. *Brain*. 1988;111(Pt 5):1235−1245.

13. Bussel B, Roby-Brami A, Neris OR, Yakovleff A. Evidence for a spinal stepping generator in man. Electrophysiological study. *Acta Neurobiol Exp*. 1996;56:465−468.

14. Calancie B. Spinal myoclonus after spinal cord injury. *J Spinal Cord Med*. 2006;29:413−424.

15. Calancie B, Needham-Shropshire B, Jacobs P, Willer K, Zych G, Green BA. Involuntary stepping after chronic spinal cord injury. Evidence for a central rhythm generator for locomotion in man. *Brain*. 1994;117(Pt 5):1143−1159.

16. Dimitrijevic MR, Nathan PW. Studies of spasticity in man. 1. some features of spasticity. *Brain*. 1967;90:1−30.

17. Dimitrijevic MR, Nathan PW. Studies of spasticity in man. 2. analysis of stretch reflexes in spasticity. *Brain*. 1967;90:333−358.

18. Dimitrijevic MR, Nathan PW. Studies of spasticity in man. 3. Analysis of revlex activity evoked by noxious cutaneous stimulation. *Brain*. 1968;91:349−368.

19. Dietz V, Berger W. Interlimb coordination of posture in patients with spastic paresis. Impaired function of spinal reflexes. *Brain*. 1984;107:965−978.

20. Beres-Jones JA, Johnson TD, Harkema SJ. Clonus after human spinal cord injury cannot be attributed solely to recurrent muscle-tendon stretch. *Exp Brain Res*. 2003;149:222−236.

21. Kuhn RA. Functional capacity of the isolated human spinal cord. *Brain*. 1950;73(1):1−51.

22. Calancie B, Broton JG, Klose KJ, Traad M, Difini J, Ayyar DR. Evidence that alterations in presynaptic inhibition contribute to segmental hypo- and hyperexcitability after spinal cord injury in man. *Electroencephalogr Clin Neurophysiol*. 1993;89:177−186.

23. Hagbarth KE, Wallin G, Burke D, Leofstedt L. Effects of the Jendrassik manoeuvre on muscle spindle activity in man. *J Neurol Neurosurg Psychiatr*. 1975;38:1143−1153.

24. Frigon A, Collins DF, Zehr EP. Effect of rhythmic arm movement on reflexes in the legs: modulation of soleus H-reflexes and somatosensory conditioning. *J Neurophysiol*. 2004;91:1516−1523.

25. Balter JE, Zehr EP. Neural coupling between the arms and legs during rhythmic locomotor-like cycling movement. *J Neurophysiol*. 2007;97:1809−1818.

26. Dragert K, Zehr EP. Rhythmic arm cycling modulates Hoffmann reflex excitability differentially in the ankle flexor and extensor muscles. *Neurosci Lett*. 2009;450:235−238.

27. Calancie B. Interlimb reflexes following cervical spinal cord injury in man. *Exp Brain Res*. 1991;85:458−469.

28. Dietz V, Fouad K, Bastiaanse CM. Neuronal coordination of arm and leg movements during human locomotion. *Eur J Neurosci*. 2001;14:1906−1914.

29. Ting LH, Kautz SA, Brown DA, Zajac FE. Contralateral movement and extensor force generation alter flexion phase muscle coordination in pedalling. *J Neurophysiol*. 2000;83:3351−3365.

30. Calancie B, Lutton S, Broton JG. Central nervous system plasticity after spinal cord injury in man: interlimb reflexes and the influence of cutaneous stimulation. *Electroencephalogr Clin Neurophysiol*. 1996;101:304−315.

31. Calancie B, Molano MR, Broton JG. Interlimb reflexes and synaptic plasticity become evident months after human spinal cord injury. *Brain.* 2002;125:1150−1161.

32. Calancie B, Alexeeva N, Broton JG, Molano MR. Interlimb reflex activity after spinal cord injury in man: strengthening response patterns are consistent with ongoing synaptic plasticity. *ClinNeurophysiol.* 2005;116:75−86.

33. Hultborn H, Meunier S, Morin C, Pierrot-Deseilligny E. Assessing changes in presynaptic inhibition of I a fibres: a study in man and the cat. *J Physiol.* 1987;389:729−756.

34. Roby-Brami A, Bussel B. Effects of flexor reflex afferent stimulation on the soleus H reflex in patients with a complete spinal cord lesion: evidence for presynaptic inhibition of Ia transmission. *Exp Brain Res.* 1990;81:593−601.

35. Roby-Brami A, Bussel B. Inhibitory effects on flexor reflexes in patients with a complete spinal cord lesion. *Exp Brain Res.* 1992;90:201−208.

36. Pierrot-Deseilligny E, Burke D. *The Circuitry of the Human Spinal Cord: its Role in Motor Control and Movement Disorders.* New York: Cambridge University Press; 2005.

37. Oppenheim R. *Ontogenetic Adaptations and Retrogressive Processes in the Development of the Nervous System and Behaviour.* London: Maturation and Development Spastics International Medical Publications and William Heinemann Medical Books; 1981.

38. de Vries JI, Visser GH, Prechtl HF. The emergence of fetal behaviour. I. Qualitative aspects. *Early Hum Dev.* 1982;7:301−322.

39. McGraw MB. Neuromuscular development of the human infant as exemplified in the achievement of erect locomotion. *J Pediatr.* 1940;17:747−771.

40. Peiper A. *Cerebral Function in infancy and Childhood.* Plenum Publishing Corporation; 1963.

41. Berger W, Altenmueller E, Dietz V. Normal and impaired development of children's gait. *Hum Neurobiol.* 1984;3:163−170.

42. Beres-Jones JA, Harkema SJ. The human spinal cord interprets velocity-dependent afferent input during stepping. *Brain.* 2004;127:2232−2246.

43. Maegele M, Muller S, Wernig A, Edgerton VR, Harkema SJ. Recruitment of spinal motor pools during voluntary movements versus stepping after human spinal cord injury. *J Neurotrauma.* 2002;19:1217−1229.

44. Dobkin BH, Harkema S, Requejo P, Edgerton VR. Modulation of locomotor-like EMG activity in subjects with complete and incomplete spinal cord injury. *J Neuro Rehab.* 1995;9:183−190.

45. Dietz V, Colombo G, Jensen L, Baumgartner L. Locomotor capacity of spinal cord in paraplegic patients. *Ann Neurol.* 1995;37:574−582.

46. Harkema SJ, Hurley SL, Patel UK, Requejo PS, Dobkin BH, Edgerton VR. Human lumbosacral spinal cord interprets loading during stepping. *J Neurophysiol.* 1997;77:797−811.

47. Yang JF, Stephens MJ, Vishram R. Infant stepping: a method to study the sensory control of human walking. *J Physiol.* 1998;507(Pt 3):927−937.

48. Musselman KE, Yang JF. Loading the limb during rhythmic leg movements lengthens the duration of both flexion and extension in human infants. *J Neurophysiol.* 2007;97:1247−1257.

49. Lamb T, Yang JF. Could different directions of infant stepping be controlled by the same locomotor central pattern generator? *J Neurophysiol.* 2000;83:2814−2824.

50. Pang MY, Yang JF. Sensory gating for the initiation of the swing phase in different directions of human infant stepping. *J Neurosci.* 2002;22:5734−5740.

51. Yang JF, Lamont EV, Pang MY. Split-belt treadmill stepping in infants suggests autonomous pattern generators for the left and right leg in humans. *J Neurosci.* 2005;25:6869–6876.

52. Pang MY, Yang JF. Interlimb co-ordination in human infant stepping. *J Physiol.* 2001;533:617–625.

53. Lam T, Wolstenholme C, Yang JF. How do infants adapt to loading of the limb during the swing phase of stepping? *J Neurophysiol.* 2003;89:1920–1928.

54. Lam T, Wolstenholme C, van der Linden M, Pang MY, Yang JF. Stumbling corrective responses during treadmill-elicited stepping in human infants. *J Physiol.* 2003;553:319–331.

55. Yang JF, Stephens MJ, Vishram R. Transient disturbances to one limb produce coordinated, bilateral responses during infant stepping. *J Neurophysiol.* 1998;79:2329–2337.

56. Pang MY, Lam T, Yang JF. Infants adapt their stepping to repeated trip-inducing stimuli. *J Neurophysiol.* 2003;90:2731–2740.

57. Cheron G, Bengoetxea A, Bouillot E, Lacquaniti F, Dan B. Early emergence of temporal coordination of lower limb segments elevation angles in human locomotion. *Neurosci Lett.* 2001;308:123–127.

58. Cheron G, Bouillot E, Dan B, Bengoetxea A, Draye JP, Lacquaniti F. Development of a kinematic coordination pattern in toddler locomotion: planar covariation. *Exp Brain Res.* 2001;137:455–466.

59. Cook AW, Weinstein SP. Chronic dorsal column stimulation in multiple sclerosis. Preliminary report. *NYState J Med.* 1973;73:2868–2872.

60. Illis LS, Oygar AE, Sedgwick EM, Awadalla MA. Dorsal-column stimulation in the rehabilitation of patients with multiple sclerosis. *Lancet.* 1976;1:1383–1386.

61. Illis LS, Sedgwick EM, Tallis RC. Spinal cord stimulation in multiple sclerosis: clinical results. *J Neurol Neurosurg Psychiatry.* 1980;43:1–14.

62. Campos RJ, Dimitrijevic MR, Sharkey PC, Sherwood AM. Epidural spinal cord stimulation in spastic spinal cord injury patients. *Appl Neurophysiol.* 1987;50:453–454.

63. Dimitrijevic MM, Dimitrijevic MR, Illis LS, Nakajima K, Sharkey PC, Sherwood AM. Spinal cord stimulation for the control of spasticity in patients with chronic spinal cord injury: I. Clinical observations. Central nervous system trauma. *J Am Paral Assoc.* 1986;3:129–144.

64. Dimitrijevic MR, Illis LS, Nakajima K, Sharkey PC, Sherwood AM. Spinal cord stimulation for the control of spasticity in patients with chronic spinal cord injury: II. Neurophysiologic observations. *Cent Nerv Syst Trauma.* 1986;3:145–152.

65. Dimitrijevic MR, Gerasimenko Y, Pinter MM. Evidence for a spinal central pattern generator in humans. *Ann N Y Acad Sci.* 1998;860:360–376.

66. Pinter MM, Gerstenbrand F, Dimitrijevic MR. Epidural electrical stimulation of posterior structures of the human lumbosacral cord: 3. Control of spasticity. *Spinal Cord.* 2000;38:524–531.

67. Gerasimenko Y, Daniel O, Regnaux J, Combeaud M, Bussel B. In: Dengler R, Kossev AR, eds. *Mechanisms of Locomotor Activity Generation under Epidural Spinal Cord Stimulation.* Washington, DC: IOS Press; 2001:164–171.

68. Gerasimenko YP, Makarovskii AN, Nikitin OA. Control of locomotor activity in humans and animals in the absence of supraspinal influences. *Neurosci Behav Physiol.* 2002;32(4):417–423.

69. Minassian K, Persy I, Rattay F, Pinter MM, Kern H, Dimitrijevic MR. Human lumbar cord circuitries can be activated by extrinsic tonic input to generate locomotor-like activity. *Hum Mov Sci.* 2007;26:275–295.

70. Pinter MM, Dimitrijevic MR. Gait after spinal cord injury and the central pattern generator for locomotion. *Spinal Cord.* 1999;37:531−537.

71. Murg M, Binder H, Dimitrijevic MR. Epidural electric stimulation of posterior structures of the human lumbar spinal cord: 1. muscle twitches - a functional method to define the site of stimulation. *Spinal Cord.* 2000;38:394−402.

72. Jilge B, Minassian K, Rattay F, et al. Initiating extension of the lower limbs in subjects with complete spinal cord injury by epidural lumbar cord stimulation. *Exp Brain Res.* 2004;154:308−326.

73. Danner SM, Hofstoetter US, Freundl B, et al. Human spinal locomotor control is based on flexibly organized burst generators. *Brain.* 2015;138:577−588.

74. Minassian K, Hofstoetter US, Danner SM, et al. Mechanisms of rhythm generation of the human lumbar spinal cord in response to tonic stimulation without and with step-related sensory feedback. *Biomed Tech.* 2013.

75. Herman R, He J, D'Luzansky S, Willis W, Dilli S. Spinal cord stimulation facilitates functional walking in a chronic, incomplete spinal cord injured. *Spinal Cord.* 2002;40:65−68.

76. Carhart MR, He J, Herman R, D'Luzansky S, Willis WT. Epidural spinal-cord stimulation facilitates recovery of functional walking following incomplete spinal-cord injury. *IEEE Trans Neural Syst Rehabil Eng.* 2004;12:32−42.

77. Minassian K, McKay WB, Binder H, Hofstoetter US. Targeting lumbar spinal neural circuitry by epidural stimulation to restore motor function after spinal cord injury. *Neurotherapeutics.* 2016;13:284−294.

78. Wernig A, Müller S. Laufband locomotion with body weight support improved walking in persons with severe spinal cord injuries. *Paraplegia.* 1992;30:229−238.

79. Barbeau H, Blunt R. A novel interactive locomotor approach using body weight support to retrain gait in spastic paretic subjects. In: Wernig A, ed. *Plasticity of Motorneuronal Connections.* Elsevier Science Publishers; 1991:461−474.

80. Dietz V, Colombo G, Jensen L. Locomotor activity in spinal man. *Lancet.* 1994;344:1260−1263.

81. Dietz V, Wirz M, Curt A, Colombo G. Locomotor pattern in paraplegic patients: training effects and recovery of spinal cord function. *Spinal Cord.* 1998;36:380−390.

82. Dietz V, Wirz M, Colombo G, Curt A. Locomotor capacity and recovery of spinal cord function in paraplegic patients: a clinical and electrophysiological evaluation. *Electroencephalogr Clin Neurophysiol.* 1998;109:140−153.

83. Dietz V, Muller R, Colombo G. Locomotor activity in spinal man: significance of afferent input from joint and load receptors. *Brain.* 2002;125:2626−2634

84. Dietz V, Horstmann GA, Trippel M, Gollhofer A. Human postural reflexes and gravity-an under water simulation. *Neurosci Lett.* 1989;106:350−355.

85. Dietz V, Gollhofer A, Kleiber M, Trippel M. Regulation of bipedal stance: dependency on "load" receptors. *Exp Brain Res.* 1992;89:229−231.

86. Sinkjaer T, Andersen JB, Larsen B. Soleus stretch reflex modulation during gait in humans. *J Neurophysiol.* 1996;76:1112−1120.

87. van Wezel BM, Ottenhoff FA, Duysens J. Dynamic control of location-specific information in tactile cutaneous reflexes from the foot during human walking. *J Neurosci.* 1997;17:3804−3814.

88. Andersson EA, Nilsson J, Thorstensson A. Intramuscular EMG from the hip flexor muscles during human locomotion. *Acta Physiol Scand.* 1997;161:361−370.

89. Dietz V, Schmidtbleicher D, Noth J. Neuronal mechanisms of human locomotion. *J Neurophysiol.* 1979;42:1212−1222.

90. Capaday C, Stein RB. Amplitude modulation of the soleus H-reflex in the human during walking and standing. *J Neurosci.* 1986;6:1308−1313.

91. Yang JF, Fung J, Edamura M, Blunt R, Stein RB, Barbeau H. H-reflex modulation during walking in spastic paretic subjects. *Can J Neurol Sci.* 1991;18:443−452.

92. Yang JF, Stein RB, James KB. Contribution of peripheral afferents to the activation of the soleus muscle during walking in humans. *Exp Brain Res.* 1991;87:679−687.

93. Yang JF, Whelan PJ. Neural mechanisms that contribute to cyclical modulation of the soleus H-reflex in walking in humans. *Exp Brain Res.* 1993;95:547−556.

94. Dietz V, Quintern J, Berger W. Afferent control of human stance and gait: evidence for blocking of group I afferents during gait. *Exp Brain Res.* 1985;61:153−163.

95. Dietz V, Quintern J, Boos G, Berger W. Obstruction of the swing phase during gait: phase-dependent bilateral leg muscle coordination. *Brain Res.* 1986;384:166−169.

96. Dietz V, Quintern J, Sillem M. Stumbling reactions in man: significance of proprioceptive and pre-programmed mechanisms. *J Neurophysiol.* 1987;386:149−163.

97. Dietz V, Trippel M, Discher M, Horstmann GA. Compensation of human stance perturbations: selection of the appropriate electromyographic pattern. *Neurosci Lett.* 1991;126:71−74.

98. Pepin A, Norman KE, Barbeau H. Treadmill walking in incomplete spinal-cord-injured subjects: 1. Adaptation to changes in speed. *Spinal Cord.* 2003;41:257−270.

99. Visintin M, Barbeau H. The effects of parallel bars, body weight support and speed on the modulation of the locomotor pattern of spastic paretic gait. A preliminary communication. *Paraplegia.* 1994;32:540−553.

100. Yang JF, Winter DA. Surface EMG profiles during different walking cadences in humans. *Electroencephalogr Clin Neurophysiol.* 1985;60:485−491.

101. Nilsson J, Thorstensson A, Halbertsma J. Changes in leg movements and muscle activity with speed of locomotion and mode of progression in humans. *Acta Physiol Scand.* 1985;123:457−475.

102. Ferris DP, Gordon KE, Beres-Jones JA, Harkema SJ. Muscle activation during unilateral stepping occurs in the nonstepping limb of humans with clinically complete spinal cord injury. *Spinal Cord.* 2004;42:14−23.

103. Dietz V, Quintern J, Berger W. Corrective reactions to stumbling in man: functional significance and transcortical reflexes. *Neurosci Lett.* 1984;44:131−135.

104. Yang JF, Stein RB. Phase-dependent reflex reversal in human leg muscles during walking. *J Neurophysiol.* 1990;63:1109−1117.

105. Dietz V, Zijlstra W, Duysens J. Human neuronal interlimb coordination during split-belt locomotion. *Exp Brain Res.* 1994;101:513−520.

106. Dietz V, Horstmann GA, Berger W. Interlimb coordination of leg-muscle activation during pertubation of stance in humans. *J Neurophysiol.* 1989;62(3):680−693.

107. Barbeau H, Richards CL, Bedard PJ. Action of cyproheptadine in spastic paraparetic patients. *J Neurol Neurosurg Psychiatry.* 1982;45:923−926.

108. Norman KE, Pepin A, Barbeau H. Effects of drugs on walking after spinal cord injury. *Spinal Cord.* 1998;36:699−715.

109. Barbeau H, Norman KE. The effect of noradrenergic drugs on the recovery of walking after spinal cord injury. *Spinal Cord.* 2003;41:137−143.

110. Fung J, Stewart JE, Barbeau H. The combined effects of clonidine and cyproheptadine with interactive training on the modulation of locomotion in spinal cord injured subjects. *J Neurol Sci*. 1990;100:85—93.

111. Ivanenko YP, Poppele RE, Lacquaniti F. Spinal cord maps of spatiotemporal alpha-motoneuron activation in humans walking at different speeds. *J Neurophysiol*. 2006;95:602—618.

112. Grasso R, Ivanenko YP, Zago M, Molinari M, Scivoletto G, Lacquaniti F. Recovery of forward stepping in spinal cord injured patients does not transfer to untrained backward stepping. *Exp Brain Res*. 2004;157:377—382.

113. Grasso R, Ivanenko YP, Zago M, et al. Distributed plasticity of locomotor pattern generators in spinal cord injured patients. *Brain*. 2004;127:1019—1034.

114. Dietz V, Nakazawa K, Wirz M, Erni T. Level of spinal cord lesion determines locomotor activity in spinal man. *Exp Brain Res*. 1999;128:405—409.

115. Harkema SJ, Schmidt-Read M, Lorenz DJ, Edgerton VR, Behrman AL. Balance and ambulation improvements in individuals with chronic incomplete spinal cord injury using locomotor training-based rehabilitation. *Arch Phys Med Rehabil*. 2012;93:1508—1517.

116. Wernig A, Muller S. In: Wernig A, ed. *Improvement of Walking in Spinal Cord Injured Persons after Treadmill Training*. Amsterdam: Elsevier Science Publishers BV; 1991:475—485.

117. Wernig A, Nanassy A, Muller S. Maintenance of locomotor abilities following Laufband (treadmill) therapy in para- and tetraplegic persons: follow-up studies. *Spinal Cord*. 1998;36:744—749.

118. Wernig A. Long-term body-weight supported treadmill training and subsequent follow-up in persons with chronic SCI: effects on functional walking ability and measures of subjective well-being. *Spinal Cord*. 2006;44:265—266.

119. Field-Fote EC. Combined use of body weight support, functional electric stimulation, and treadmill training to improve walking ability in individuals with chronic incomplete spinal cord injury. *Arch Phys Med Rehabil*. 2001;82:818—824.

120. Field-Fote EC, Tepavac D. Improved intralimb coordination in people with incomplete spinal cord injury following training with body weight support and electrical stimulation. *Phys Ther*. 2002;82:707—715.

121. Dietz V, Muller R. Degradation of neuronal function following a spinal cord injury: mechanisms and countermeasures. *Brain*. 2004;127:2221—2231.

122. Dietz V, Grillner S, Trepp A, Hubli M, Bolliger M. Changes in spinal reflex and locomotor activity after a complete spinal cord injury: a common mechanism? *Brain*. 2009.

123. Kozlovskaya I, Sayenko I, Suyenko D, Miller T, Khurnutdinova D, Melnik K. Role of support afferentation in control of the tonic muscle activity. *Acta Astronaut*. 2007;60:285—294.

124. Grigor'ev AI, Kozlovskaia IB, Shenkman BS. The role of support afferents in organisation of the tonic muscle system. *Rossiiskii fiziologicheskii zhurnal imeni IM Sechenova*. 2004;90:508—521.

125. Kozlovskaya I, Dmitrieva I, Grigorieva L, Kirenskaya A, Kreidich Y. *Gravitational mechanisms in the motor system. Studies in Real and Simulated Weightlessness Stance and Motion*. Springer; 1988:37—48.

126. Tomilovskaia ES, Moshonkina TR, Gorodnichev RM, et al. Mechanical stimulation of soles' support zones: non-invasive method of activation of generators of stepping movements in man. *Fiziologiia cheloveka*. 2013;39:34—41.

127. Kremneva EI, Chernikova LA, Konovalov RN, Krotenkova MV, Saenko IV, Kozlovskaia IB. Activation of the sensorimotor cortex with the use of a device for the mechanical stimulation of the plantar support zones. *Fiziologiia cheloveka*. 2012;38:61−68.

128. Gerasimenko Y, McKinney Z, Sayenko D, et al. Spinal and sensory neuromodulation of spinal neuronal networks in humans. *Hum Physiol*. 2017;43:492−500.

129. Gerasimenko Y, Gad P, Sayenko D, et al. Integration of sensory, spinal, and volitional descending inputs in regulation of human locomotion. *J Neurophysiol*. 2016;116:98−105.

130. Brown MC, Engberg I, Matthews PB. The relative sensitivity to vibration of muscle receptors of the cat. *J Physiol*. 1967;192:773−800.

131. Roll JP, Vedel JP, Ribot E. Alteration of proprioceptive messages induced by tendon vibration in man: a microneurographic study. *Exp Brain Res*. 1989;76:213−222.

132. Verschueren SM, Swinnen SP, desloovere k, Duysens J. Vibration-induced changes in EMG during human locomotion. *J Neurophysiol*. 2003;89:1299−1307.

133. Gurfinkel VS, Levik YS, Kazennikov OV, Selionov VA. Locomotor-like movements evoked by leg muscle vibration in humans. *Eur J Neurosci*. 1998;10:1608−1612.

134. Harkema S, Gerasimenko Y, Hodes J, et al. Effect of epidural stimulation of the lumbosacral spinal cord on voluntary movement, standing, and assisted stepping after motor complete paraplegia: a case study. *Lancet*. 2011;377:1938−1947.

135. Angeli CA, Edgerton VR, Gerasimenko YP, Harkema SJ. Altering spinal cord excitability enables voluntary movements after chronic complete paralysis in humans. *Brain*. 2014;137:1394−1409.

136. Grahn PJ, Lavrov IA, Sayenko DG, et al. Enabling task-specific volitional motor functions via spinal cord neuromodulation in a human with paraplegia. *Mayo Clin Proc*. 2017;92:544−554.

137. Rejc E, Angeli CA, Atkinson D, Harkema SJ. Motor recovery after activity-based training with spinal cord epidural stimulation in a chronic motor complete paraplegic. *Sci Rep*. 2017;7:13476.

138. Rejc E, Angeli CA, Bryant N, Harkema SJ. Effects of stand and step training with epidural stimulation on motor function for standing in chronic complete paraplegics. *J Neurotrauma*. 2017;34:1787−1802.

139. Angeli CA, Boakye M, Morton RA, et al. Recovery of over-ground walking after chronic motor complete spinal cord injury. *N Engl J Med*. 2018.

140. Gill ML, Grahn PJ, Calvert JS, et al. Neuromodulation of lumbosacral spinal networks enables independent stepping after complete paraplegia. *Nat Med*. 2018.

141. Wagner FB, Mignardot JB, Le Goff-Mignardot CG, et al. Targeted neurotechnology restores walking in humans with spinal cord injury. *Nature*. 2018;563:65−71.

142. Formento E, Minassian K, Wagner F, et al. Electrical spinal cord stimulation must preserve proprioception to enable locomotion in humans with spinal cord injury. *Nat Neurosci*. 2018.

143. Squair JW, Bjerkefors A, Inglis JT, Lam T, Carpenter MG. Cortical and vestibular stimulation reveal preserved descending motor pathways in individuals with motor-complete spinal cord injury. *J Rehabil Med*. 2016;48:589−596.

144. Calancie B, Alexeeva N, Broton JG, Suys S, Hall A, Klose KJ. Distribution and latency of muscle responses to transcranial magnetic stimulation of motor cortex after spinal cord injury in humans. *J Neurotrauma*. 1999;16:49−67.

145. Dimitrijevic MR, McKay WB, Sherwood AM. Motor control physiology below spinal cord injury: residual volitional control of motor units in paretic and paralyzed muscles. *Adv Neurol*. 1997;72:335−345.

146. Mesbah S, Ball T, Angeli C, et al. Predictors of volitional motor recovery with epidural stimulation in individuals with chronic spinal cord injury. *Brain*. 2021;144:420−433.

147. Bunge RP, Puckett WR, Becerra JL, Marcillo A, Quencer RM. Observations on the pathology of human spinal cord injury. A review and classification of 22 new cases with details from a case of chronic cord compression with extensive focal demyelination. *Adv Neurol*. 1993;59:75−89.

148. Rejc E, Smith AC, Weber 2nd KA, et al. Spinal cord imaging markers and recovery of volitional leg movement with spinal cord epidural stimulation in individuals with clinically motor complete spinal cord injury. *Front Syst Neurosci*. 2020;14:559313.

149. Darrow D, Balser D, Netoff TI, et al. Epidural spinal cord stimulation facilitates immediate restoration of dormant motor and autonomic supraspinal pathways after chronic neurologically complete spinal cord injury. *J Neurotrauma*. 2019.

150. Dimitrijevic MR, McKay WB, Sarjanovic I, Sherwood A, Svirtlih L, Vrbova G. Co-activation of ipsi- and contralateral muscle groups during contraction of ankle dorsiflexors. *J Neurol Sci*. 1992;109:49−55.

151. Hultborn H, Illert M, Nielsen J, Paul A, Ballegaard M, Wiese H. On the mechanisms of the post-activation depression of the H-reflex in human subjects. *Exp Brain Res*. 1996;108:450−462.

152. Rejc E, Angeli C, Harkema S. Effects of lumbosacral spinal cord epidural stimulation for standing after chronic complete paralysis in humans. *PLoS One*. 2015;10:e0133998.

153. Gorodnichev RM, Pivovarova EA, Pukhov A, et al. Transcutaneous electrical stimulation of the spinal cord: non-invasive tool for activation of locomotor circuitry in human. *Fiziol Cheloveka*. 2012;38:46−56.

154. Gerasimenko Y, Gorodnichev R, Puhov A, et al. Initiation and modulation of locomotor circuitry output with multisite transcutaneous electrical stimulation of the spinal cord in noninjured humans. *J Neurophysiol*. 2015;113:834−842.

155. Benavides FD, Jin Jo H, Lundell H, Edgerton VR, Gerasimenko Y, Perez MA. Cortical and subcortical effects of transcutaneous spinal cord stimulation in humans with tetraplegia. *J Neurosci*. 2020.

156. Gerasimenko YP, Lu DC, Modaber M, et al. Noninvasive reactivation of motor descending control after paralysis. *J Neurotrauma*. 2015;32:1968−1980.

157. Sayenko D, Rath M, Ferguson AR, et al. Self-assisted standing enabled by non-invasive spinal stimulation after spinal cord injury. *J Neurotrauma*. 2018.

158. Barss TS, Parhizi B, Mushahwar VK. Transcutaneous spinal cord stimulation of the cervical cord modulates lumbar networks. *J Neurophysiol*. 2020;123:158−166.

159. Hofstoetter US, Hofer C, Kern H, et al. Effects of transcutaneous spinal cord stimulation on voluntary locomotor activity in an incomplete spinal cord injured individual. *Biomed Tech*. 2013.

160. Hofstoetter US, Krenn M, Danner SM, et al. Augmentation of voluntary locomotor activity by transcutaneous spinal cord stimulation in motor-incomplete spinal cord-injured individuals. *Artif Organs*. 2015;39:E176−E186.

161. Danner SM, Krenn M, Hofstoetter US, Toth A, Mayr W, Minassian K. Body position influences which neural structures are recruited by lumbar transcutaneous spinal cord stimulation. *PLoS One*. 2016;11:e0147479.

162. Minassian K, Persy I, Rattay F, Dimitrijevic MR, Hofer C, Kern H. Posterior root-muscle reflexes elicited by transcutaneous stimulation of the human lumbosacral cord. *Muscle Nerve*. 2007;35:327−336.

163. Hofstoetter US, Freundl B, Binder H, Minassian K. Recovery cycles of posterior root-muscle reflexes evoked by transcutaneous spinal cord stimulation and of the H reflex in individuals with intact and injured spinal cord. *PLoS One*. 2019;14:e0227057.

164. Sayenko DG, Atkinson DA, Dy CJ, et al. Spinal segment-specific transcutaneous stimulation differentially shapes activation pattern among motor pools in humans. *J Appl Physiol*. 2015;118:1364–1374.

165. Sayenko DG, Atkinson DA, Floyd TC, et al. Effects of paired transcutaneous electrical stimulation delivered at single and dual sites over lumbosacral spinal cord. *Neurosci Lett*. 2015.

166. Sayenko DG, Angeli C, Harkema SJ, Edgerton VR, Gerasimenko YP. Neuromodulation of evoked muscle potentials induced by epidural spinal-cord stimulation in paralyzed individuals. *J Neurophysiol*. 2014;111:1088–1099.

167. Hofstoetter US, Freundl B, Binder H, Minassian K. Common neural structures activated by epidural and transcutaneous lumbar spinal cord stimulation: elicitation of posterior root-muscle reflexes. *PLoS One*. 2018;13:e0192013.

168. Aslan SC, Legg Ditterline BE, Park MC, et al. Epidural spinal cord stimulation of lumbosacral networks modulates arterial blood pressure in individuals with spinal cord injury-induced cardiovascular deficits. *Front Physiol*. 2018;9:565.

169. Harkema SJ, Wang S, Angeli CA, et al. Normalization of blood pressure with spinal cord epidural stimulation after severe spinal cord injury. *Front Hum Neurosci*. 2018;12:83.

170. Harkema SJ, Legg Ditterline B, Wang S, et al. Epidural spinal cord stimulation training and sustained recovery of cardiovascular function in individuals with chronic cervical spinal cord injury. *JAMA Neurol*. 2018;75:1569–1571.

171. West CR, Phillips AA, Squair JW, et al. Association of epidural stimulation with cardiovascular function in an individual with spinal cord injury. *JAMA Neurol*. 2018;75:630–632.

172. Squair JW, Gautier M, Mahe L, et al. Neuroprosthetic baroreflex controls haemodynamics after spinal cord injury. *Nature*. 2021.

173. Phillips AA, Squair JW, Sayenko DG, Edgerton VR, Gerasimenko Y, Krassioukov AV. An autonomic neuroprosthesis: noninvasive electrical spinal cord stimulation restores autonomic cardiovascular function in individuals with spinal cord injury. *J Neurotrauma*. 2018;35:446–451.

174. Deuchars SA, Lall VK. Sympathetic preganglionic neurons: properties and inputs. *Compr Physiol*. 2015;5:829–869.

175. Isaev GG, Gerasimenko YP, Selionov VA, Kartashova NA. Respiratory responses to voluntary and reflexly-induced stepping movements in normal subjects and spinal patients. *J Physiol Pharmacol*. 2004;55(Suppl 3):77–82.

176. Hubscher CH, Herrity AN, Williams CS, et al. Improvements in bladder, bowel and sexual outcomes following task-specific locomotor training in human spinal cord injury. *PLoS One*. 2018;13:e0190998.

177. Herrity AN, Aslan SC, Ugiliweneza B, Mohamed AZ, Hubscher CH, Harkema SJ. Improvements in bladder function following activity-based recovery training with epidural stimulation after chronic spinal cord injury. *Front Syst Neurosci*. 2020;14:614691.

178. Herrity A, Williams C, Angeli C, Harkema S, Hubscher C. Lumbosacral spinal cord epidural stimulation improves voiding function after human spinal cord injury. *Sci Rep*. 2018;8.

179. Walter M, Lee AHX, Kavanagh A, Phillips AA, Krassioukov AV. Epidural spinal cord stimulation acutely modulates lower urinary tract and bowel function following spinal cord injury: a case report. *Front Physiol*. 2018;9, 1816–1816.

180. Behrman AL, Lawless-Dixon AR, Davis SB, et al. Locomotor training progression and outcomes after incomplete spinal cord injury. *Phys Ther*. 2005;85:1356−1371.

181. Wernig A, Müller S, Nanassy A, Cagol E. Laufband therapy based on "rules of spinal locomotion" is effective in spinal cord injured persons. *Eur J Neurosci*. 1995;7:823−829.

182. Minassian K, Jilge B, Rattay F, et al. Stepping-like movements in humans with complete spinal cord injury induced by epidural stimulation of the lumbar cord: electromyographic study of compound muscle action potentials. *Spinal Cord*. 2004;42:401−416.

183. Mesbah S, Angeli CA, Keynton RS, El-Baz A, Harkema SJ. A novel approach for automatic visualization and activation detection of evoked potentials induced by epidural spinal cord stimulation in individuals with spinal cord injury. *PLoS One*. 2017;12:e0185582.

184. Mesbah S, Gonnelli F, Angeli CA, El-Baz A, Harkema SJ, Rejc E. Neurophysiological markers predicting recovery of standing in humans with chronic motor complete spinal cord injury. *Sci Rep*. 2019;9:14474.

Chapter 13

Spinal interneurons post-injury: emergence of a different perspective on spinal cord injury

Bau Pham[1] and V. Reggie Edgerton[2,3,4]

[1]*Department of Bioengineering, University of California, Los Angeles, CA, United States;* [2]*Rancho Research Institute, Los Amigos National Rehabilitation Center, Downy, CA, United States;* [3]*USC Neurorestoration Center, University of Southern California, Los Angeles, CA, United States;* [4]*Institut Guttmann. Hospital de Neurorehabilitació, Institut Universitari adscrit a la Universitat Autònoma de Barcelona, Barcelona, Badalona, Spain*

Introduction

Many different neural pathways and combinations of networks control our motor behavior, each having different underlying sources and levels of control. Multiple descending pathways deliver information from the brain to the appropriate areas of the spinal cord for locomotion including the corticospinal, rubrospinal, reticulospinal, and vestibulospinal tracts. Along the spinal cord axis, there are propriospinal interneurons that integrate and interconnect sensory input to modulate and control movement. This propriospinal system can ascend, descend, cross-contralaterally, or stay ipsilaterally in order to collectively conduct sensory information over multiple spinal segments. Decerebrate and mid-thoracic spinally transected animals can step forward, backward, and sideways at different speeds on a moving treadmill without any supraspinal input. These observations demonstrate that sensory information (tactile and proprioceptive information) can successfully control and modulate locomotor behaviors. Decades ago, in vitro experiments have shown that different combinations of these lumbosacral interneurons called central pattern generators (CPGs) could generate "fictive locomotion" with rhythmic and cyclical left/right alternation along with flexor/extensor alternation in absence of rhythmic input.

After decades of experimentation, there has not been a clear demonstration of which spinal interneurons (SpINs) are essential for generating fictive

Spinal Interneurons. https://doi.org/10.1016/B978-0-12-819260-3.00002-0

locomotion or spinal stepping (intact proprioception without any supraspinal input). Considerable progress has been made, however, as to whether a spatially, anatomically or phenotypically defined neuron can play an active or essential role in the control of locomotion. As described in previous chapters, genetic techniques have led to the characterization of four basic classes (V0−V3) plus subtypes of interneurons with distinct embryonic genetic lineages.[1−9] V1 spinal neurons have been reported to determine the period length (speed) of the vertebrate locomotor output,[10] V0 and V2a interneurons have influence on left-right coordination,[11,12] and V3 interneurons have been associated with locomotor rhythm during walking.[13] Caution should be taken in interpreting these results as specific neuronal types only having a unique function in controlling a specific locomotor behavior. This notion seems improbable given that the same SpIN can serve many functions[14] and respond differently to different sensory modalities.[15] Additionally, some sensory neurons have fluctuating firing patterns to the same stimulus.[16] A Ia interneuron, for example, can receive many different kinds of input even though its name implies a uniqueness to its input source and to some degree to which neurons it functionally projects.[17] Thus, the design of the neural control system governing movement could feature at least some neurons participating in multiple behaviors, depending on the different sensory input it receives, and the temporal change in these relationships. A potential consequence of this multifunctionality is that neural plasticity can lead to different network configurations that execute the same movement as an organism progresses life.[18,19]

What is becoming clear, however, is that highly dynamic patterns of propriospinal input projecting to constantly changing combinations of interneurons can translate a wide range of sensory input into a predictable, but not determinant, motor outcome. The point is that there are few, if any, behaviors or perceptions that can be generated by a single neuron in a mammal. Thus, behaviors emerge from different combinations of multiple groups (networks) of neurons. Further understanding of how locomotion is controlled may require a shift in how we view spinal networks. Rather than attributing certain functions to certain pathways or components, a dynamical systems-level approach that involves integrative functions at multiple levels of organization may better explain the recovery of movement after spinal cord injury (SCI).

Role of spinal networks in coordinating movements

Current dogma is that the major source of control for locomotion is derived from the motor cortex. Many people think of locomotion as the brain directing each muscle and joint on how to move and that the spinal cord merely conducts this flow of information to the respective spinal motor pools. However, when we move, we rarely think of coordinating individual muscles. As highlighted in previous chapters (Chapter 20), it is clear that the brain is not the only controller of locomotion nor is it necessarily the dominant one. A decerebrate animal can walk on a treadmill at different speeds and directions, at different levels of loading, and can learn to avoid obstacles.[20,21] This suggests that the computational power and the level of automaticity in the execution of movement by spinal networks is frequently underestimated and even ignored.

Descending input from multiple sites in the brain ("descending inputs" Fig. 13.1) feeds the extensive propriospinal network (red neurons in Fig. 13.1) information that convey the intent to generate a behavior and supraspinal sensory information. The propriospinal networks can integrate regional sensory information to modulate CPGs and other spinal networks to drive complex motor behaviors. Clearly, CPGs can participate as a controller of locomotion and posture in conjunction with descending input and the propriospinal network. A surgically isolated spinal cord can generate rhythmic bursts from motor pools that produce "fictive" locomotion. In this isolated preparation, there is no descending or sensory input, thus showing a level of remarkable automaticity that can theoretically contribute to the control of stepping. Even though descending input, the propriospinal network, and CPGs are powerful controllers of locomotion, each of them works together in the execution of locomotion in vivo. Ironically, however, without some proprioception, a person is essentially paralyzed. This result indirectly questions the importance of CPGs ability in controlling the recruitment of motor pools during rhythmic locomotion without any input. The contributions of each component might be weighted differently between each step cycle which can be seen in the fact that step cycles are not identical to each other, kinematically nor neurally. This phenomenon reflects a probabilistic design of the neural control of movement.

Fig. 13.1 conveys a theoretical design of movement control that depicts two features of importance: 1) the level of redundancy within and among the spinal sensory-motor networks that can perform the same behavior and 2) the potential dominance that sensory ensembles derived from proprioception can play in controlling locomotion. We suggest that a better understanding of these two points could have a significant impact in the development of recovery strategies following sensorimotor dysfunctions. This chapter is designed to consider the potential of some newer concepts and experimental strategies to accomplish greater levels of functional motor recovery.

What are the consequences of redundancies of neural networks?

None of our repeated movements are likely to be identical to ones previously executed, physiologically or biomechanically. Even highly trained movements like a blacksmith's hammering or an NBA player's free throw have some level of variability between each repetition. It is this variability that hints that the

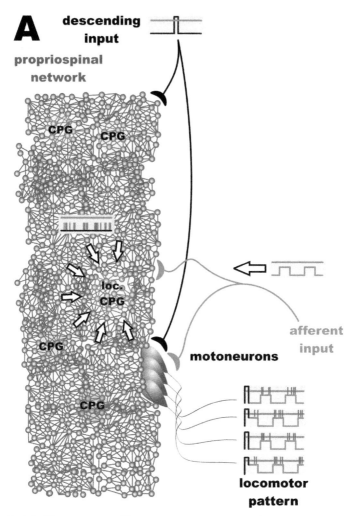

FIGURE 13.1 There are many different pathways and networks that can control and influence stepping. Some of these include descending pathways, the propriospinal networks, and central pattern generation. "Descending input" comes from supraspinal tracts and conveys "motor intent" along with supraspinal sensory information. Propriospinal networks (in red) receive afferent sensory information, relay it across different spinal segments, and modulate central pattern generators (CPGs). CPGs are autonomous networks that can generate rhythmic alternations (left/right, flexor/extensor) in the absence of any input. However, sensory information from the propriospinal network can modulate CPG activity. All of these components work together to create many different combinations that can control stepping. This makes the neural networks that control stepping highly redundant. From this perspective, there are many routes to choose from to activate motor neurons. This image has been adapted from Taccola et al.[75]

neural networks behind movement are highly redundant.[22−25] Each repetition is executed by different combinations of neurons but they accomplish the same intended behavior. In this chapter, we specifically highlight only some of the sources of redundancy (or variability) found in spinal neural networks. Variability among neural networks occurs at many levels from synapses and single cells[16,26−29] to motor unit and motor pool recruitment.[30,31] Single neurons show variability in their firing properties from burst to burst during fictive locomotion[30] and from trial to trial in repeating the same sensory[16] and motor tasks.[29] Furthermore, activation of different combinations of neuronal populations, synapses, and motor pools can be used to predict motor variability in repetitive arm movements.[27] Additionally, we observed only a 20% overlap in the neurons activated during two separate 30-min bouts of treadmill stepping, each bout requiring about 7000 step cycles. Each of these variances represents a unique combination of neurons within neural networks that can accomplish the same task. Attributing this variability to "noise," as opposed to fundamental physiological strategies in movement control, may be underestimating its importance.[32] Some suggest redundancy as inefficiencies in the motor network; however, it probably reflects a necessary design feature, which amplifies the ability to perform many different tasks robustly under many circumstances.[33,34] This design feature is inevitable given the variations in dynamic connectivity that evolves during development and continued throughout life. Furthermore, this redundancy provides a means for spinal networks to generate motor behaviors to accommodate obstacles or environmental variability. Having many potential neural combinations to execute a particular movement can make it easier for neural plasticity to find alternative pathways after injury.

Several laboratories have suggested that the nervous system can reduce the dimensionality of actionable movements by having a modular structure.[26,35−38] The modularity hypothesis breaks down all actionable movement into "motor primitives," (see also Chapter 6) a set of elementary building blocks that coordinate groups of muscles.[32,39] These "motor primitives" simplify the near infinite number of combination of neuronal groups that can be activated.[40] This neural "simplification" evolves from a combination of phylogenetic, ontogenetic, and epigenetic events. The simplification process consists of neurophysiological processes which increases the probability of specific combinations of "Neuronal Groups" as proposed by Edleman[41,42] to be activated for the motor tasks that are performed more frequently or ones that are of greater survival significance for a given species. The mechanisms and significance of this process of simplification, however, have not been clearly identified.

Another benefit of redundancy is that it allows the motor network to be highly plastic to learn new movements, but also have the stability to retain older motor memories.[43] This feature can be targeted in the recovery of lost motor functions. Previous studies have shown that dendritic structures and synapses can vary on timescales from hours to days.[44−47] Dendritic spine turnover also occurs during periods of nonlearning at a high rate. After 100 trials of a rotarod task, Yang et al. found an 8% dendritic spine turnover. However, in the control group, they found a 4% turnover rate.[47] Despite these turnover rates, motor memories can remain stable for years. As Marder has noted, many different configurations of a neural network can accomplish the same task, i.e., neural networks are highly redundant.[18] This redundancy allows the networks in the spinal cord and brain to have high synaptic turnover (a trait of a highly plastic network) yet still find a different set of parameters to execute the same learned motor memory. Highly plastic and redundant networks are not just properties of neurons in the brain. These features are also present in the spinal cord. Even with a clinically defined complete spinal transection, an animal can learn to keep its hind limbs above a certain height.[48] In the paw withdrawal experiments, the hindlimb of a spinalized mouse receives a mild electric shock if its hindlimb falls below a certain height. Within minutes, the spinal networks that control the hindlimbs can learn to stay above this threshold despite the absence of any descending control. This is another example of major control of movement that is not directly mediated only by the brain. It seems conceptually beneficial to view the brain and spinal networks as a single entity in order to understand the mechanisms that control of movement.

Importance and robustness of sensory information in controlling movement

Sensory information, especially proprioceptive information, plays a critical role in locomotion. Its prominence in controlling motor behavior has long taken a backseat to descending supraspinal pathways. We argue that proprioception plays at least an equal role to descending pathways in controlling motor behavior, and in some cases like SCI, it can be the only necessary source of control for standing, sitting, and locomotion. Evidence of this can be seen in decerebrate cat experiments in which proprioception generated by the moving treadmill can enable forward, backward, and sideways stepping at different speeds.[20] Even with descending pathways intact, individuals that have lost proprioception of the lower extremities become functionally paralyzed. The important point here is not only the degree of control that can be derived from proprioception without input from the brain, but to recognize that any source of sensory control is highly plastic. For example, the blind or deaf individual can walk and stand quite normally.

The high redundancy found in propriospinal networks and their interactions with descending pathways allows for a robust locomotor network that can adapt and handle many different demands. This sensory information can engage the most appropriate networks (groups) of interneurons that have the highest probability of successfully executing the "motor intent." Sensory information may also dictate the function of SpINs at any moment out of the multiple functions that they have.[14,49−55] Electrophysiological studies have shown the activity of the same neurons during different locomotor behaviors.[49,50,53] Proprioception plays a key and essential role in selecting and tuning of neuronal networks that can change with time,[56] starting location,[57] posture,[58] and movement speed.[56] These observations lend further support that SpINs can provide multiple role-specific functions based upon sensory information. These observations also are consistent with the concept that sensory information can define dynamic physiological states that drive probabilistic activations of neuronal group combinations, giving the highest chance of success in executing planned tasks.[24]

Experiments with the FosTRAP transgenic mouse line have further supported the high level of redundancy and the prominence of sensory activation in spinal networks. The FosTRAP transgenic mouse provides a way to capture two different sets of c-fos activation patterns in response to two (same or different) events separated by time. The first event is labeled with tdTomato which is linked to *c-fos* activation and the second event is labeled directly with *c-fos*. *C-fos* is a protein that is expressed in neurons firing action potentials whose peak occurs about 1 hour after activity, and it has thus been used as a biomarker for neuronal activity. Using this technique to compare two different bouts of 30-minute treadmill stepping showed only a 20% overlap of the neurons activated during both bouts of stepping.[59] Both c-fos and tdTomato were progressively "filtered" from the dorsal to the ventral horn, i.e., there is more activity in the dorsal horn and this activity gets lower as you get to the ventral horn. After stepping, we observed some ventral horn activation, whereas during resting we see less activation in the ventral horn (Fig. 13.2A and B). We suggest that this demonstrates that SpINs can recognize the "intent" of a given movement solely from ensembles of proprioceptive inputs. This capability allows SpINs to translate continuously changing sensory ensembles into dynamic patterns of activation among motor pools in real time.

Because sensory information plays such a critical role in controlling locomotion, it provides a potential therapeutic target in motor recovery from SCI as well as cerebral palsy.[60] One of the reasons why this is such an attractive target as an intervention is due to the constant activity of sensory signals that arrive continuously to the dorsal horn. Sensory signals are obviously active during physical activity like stepping, but this signal is also active during quiet resting. Sensory activity in the dorsal horn and intermediate laminae make up the majority of spinal cord activation in both resting state and stepping. In fact, tdTomato activation during resting and stepping has similar distributions (Fig. 13.2B). Heat maps showing the density of interneurons active during 30 min of treadmill stepping and resting are shown in Fig. 13.2A. Note the relatively high values in the dorsal horn and the intermediate laminae (IV−VII). Similar comparisons are presented in the lower two rows based on the tdTomato biomarker for activity. Both of these biomarkers show that sensory information is active across a range of physical activities.

Relative Distribution

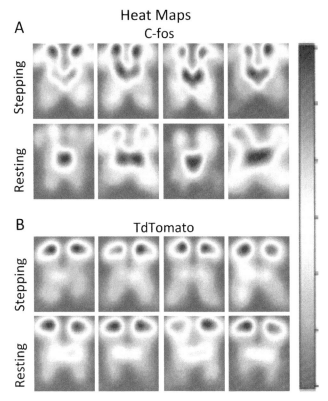

FIGURE 13.2   Relative spatial distribution based on c-fos and tdTomato for stepping and resting. (A) Relative spatial distribution heat maps for c-fos during stepping (upper row) and resting (bottom row) from four representative animals. These values were normalized to the highest c-fos activation found in stepping and resting for the top and bottom rows, respectively. (B) Relative spatial distribution for tdTomato during stepping (upper row) and resting (bottom row) from four representative animals. Like in (A), the tdTomato distribution was normalized to the highest tdTomato activation found in stepping and resting. Red areas represent higher probability of activation. Each panel is a heat map generated from all tissue sections for each mouse at the L4 spinal level.

Sensory information as a control signal to the spinal locomotor network still remains high even after an SCI. Peripheral nerve stimulation even after an acute spinal transection results in robust dorsal horn activation as measured by c-fos labeling (Fig. 13.3). In this experiment the whole left leg was denervated except for the soleus nerve, which was then stimulated at either 1.2x or 3.5x motor threshold for 30-min on a hook electrode while the mouse was under anesthesia. Stimulating the soleus nerve at 1.2x and 3.5x motor threshold led to activation of the dorsal horn and intermediate laminae, and the distribution

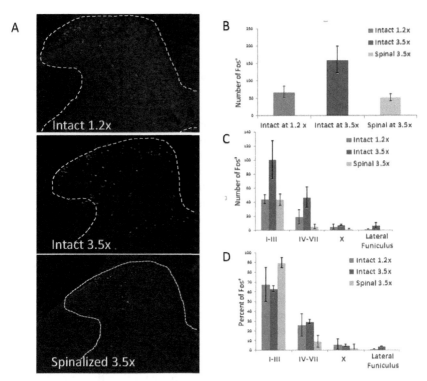

FIGURE 13.3   A mouse soleus muscle was deinnervated on one side. Under anesthesia, the soleus nerve was stimulated at 1.2x and 3.5x motor threshold for 30 min and stained for activation. (A) C-fos activation for intact animals stimulated at 1.2x, intact animals stimulated at 3.5x, and spinalized animals stimulated at 3.5x. (B) Number of c-fos neurons in L5 sections for intact at 1.2x motor threshold stimulation, intact at 3.5x motor threshold stimulation, and spinal animals at 3.5x stimulation. (C) Number of c-fos in specific spinal laminae for each of the three groups. (D) Percentage of c-fos neurons in specific spinal laminae.

of c-fos activity between these two stimulation levels was also similar (Fig. 13.3). Stimulation at 3.5x in an acutely spinalized animal (spinalization occurred 48 h before experiment) led to similar c-fos counts in the dorsal horn as 1.2x stimulation observed in an intact animal. However, little to no c-fos activation was found in the intermediate laminae of spinalized mice. Although dorsal horn activation was not as high in the injured animal compared to intact at 3.5x stimulation, the sensory information projecting to the dorsal horn still remains even after a mid-thoracic complete transection of the spinal cord. The continuous availability of the sensory input after SCI makes it an interesting target for activity-based rehabilitation. In this scenario, the initial goal would be to retrain and adapt spinal networks to rely more on proprioceptive information rather than descending control in order to recover stepping.[60]

Progress in spinal stimulation facilitating recovery of locomotor function

Significant levels of functional recovery of motor function post-SCI have been demonstrated in subjects that have been severely injured for years. Herman and colleagues reported that two subjects with incomplete spinal injuries had improved their ability to walk following surgical implantation of a spinal epidural stimulation (ES) device that has been used as a treatment for back pain.[61] Our objective has been to determine whether individuals with a complete SCI could regain significant standing and stepping ability by epidurally stimulating the lumbosacral region that plays an important role in controlling lower limb motor functions. Since the initial recordings of the rhythmic patterns of single interneurons that were active and their anatomically spatial distribution patterns within the gray matter of lumbosacral segments during fictive locomotion in an adult mammal, there still has not been a definitive and uniform functional or anatomical description of a locomotor CPG. Perhaps, this has not been discovered because the anatomy and functions of interneurons continuously change.

Our focus has been and will continue to be on the basic hypothesis that the CPG, combined with the newer physiological principles, can be used to regain sensory-motor and autonomic functions.[30] Subsequent studies have shown the efficacies of ES combined with physical training and/or pharmacological intervention in facilitating stepping after complete SCI in animals[62-65] and standing and stepping in humans.[66,67] Combining ES with more dynamic, task-specific physical training for an extended amount of time over 43 weeks has enabled an SCI subject to step independently on a treadmill without trainer assistance or body weight support.[68] Similar observations using different versions of ES and activity-dependent interventions have been reported.[69,70]

Transcutaneous stimulation (TS) has adapted the same strategy as ES in combination with physical training, except in a noninvasive way. TS has enabled spinal cord injured subjects to stand with self-assistance[71] and to step overground with the assistance of an exoskeleton.[72] Although ES and TS can improve motor ability in SCI patients, the mechanisms of plasticity or the underlying circuitry are poorly understood. The following sections discuss potential mechanisms in how subthreshold spinal stimulation can recover lost motor function. Further understanding of spinal circuitry, how they execute different locomotor tasks, and how they undergo reorganization after SCI and subsequent rehabilitation can lead to better biomarkers of ongoing spinal plasticity and therapies that more precisely facilitate it to improve clinical outcomes for SCI patients.

Mechanisms of recovery of locomotor function

Spinal stimulation increases the excitability of spinal interneurons and enhances sensory input to facilitate reorganization

ES and TS combined with physical rehabilitation takes advantage of the redundant and highly plastic nature of neural networks along with the importance of sensory information in controlling locomotion.[73] Subthreshold stimulation raises the excitability of spinal networks closer to a motor threshold, thus enabling them to reach firing threshold from proprioceptive input linked to weight bearing when combined with voluntary efforts to step.[66] Also, newly emerging descending input as well as proprioceptive input can also contribute to the elevation of network excitability to further exceed the motor threshold, thus regaining some voluntary control. We characterize the recovery of voluntary movement after complete paralysis as being "enabled" with submotor threshold neuromodulation to allow supraspinal and proprioceptive control to reach critical motor thresholds, but also minimizing the "induction" of involuntary movement. With this strategy, suprathreshold potentials can be achieved from surviving descending or proprioceptive inputs as a result of increasing the resting potential of neurons in the injured state to being closer to that of the uninjured state. This can be accomplished with ES or TS as observed in our initial experiments in completely paralyzed subjects.[67,69,71,72,74] This concept is depicted in Fig. 13.4 as reported by Taccola et al.[75]

In the same study of FosTRAP mice running on the treadmill, we observed an anatomical and physiological feature of activated neuronal networks that may facilitate an expansive degree of integration of proprioceptive and supraspinal inputs. The neurons that reach a critical level of activity after stepping were visually labeled with the activity-induced tdTomato biomarker spreading throughout the soma and processes of activated neurons. The level of bilateral, functional connectivity of the left and right dorsal horns only at the L2 and S1 segments during stepping was dramatic (Fig. 13.5). These neurons presumably play a role integrating sensory and/or supraspinally derived information to the lumbosacral segments. Interestingly, the activated fibers connecting the dorsal horns at only the L2 and S1 spinal segments are precisely the same spinal segments in which epidural electrodes are routinely placed in rat and human to facilitate locomotion.[65,76−80] The functional bilateral connectivity at L2 and S1 is also of interest given the observation that the critical failure point when training a cat to step after a complete, midthoracic spinal transection was the ineffective bilateral coordination, not the coordination across joints within the same limb. An inadequate period of double support of the lower limbs gradually emerged after a series of successful steps which then lead to a collapse of the hindquarters.[81] Epidural stimulation of these active crossing fibers in the dorsal horn at L2 and S1 could

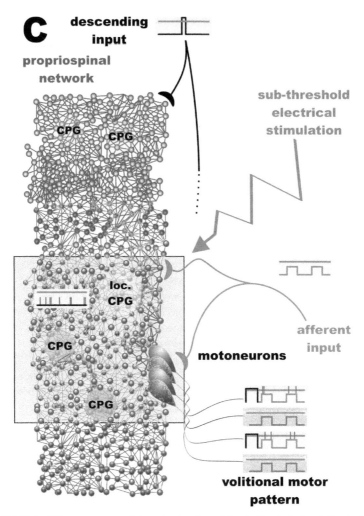

FIGURE 13.4 This shows a potential mechanism for subthreshold spinal stimulation in the recovery of locomotor function. The stimulation raises the excitability of spinal interneurons so that proprioceptive input can cause them to fire. Subsequent physical training takes advantage of the increased excitability by making it easier for these networks to undergo plasticity. For example, descending input can reroute to its target motor neuron through the propriospinal network. This image has been adapted from Taccola et al. [75]

potentially enhance incoming sensory signals so that they more easily activate and coordinate these SpINs for bilateral alternating stepping.

We propose that an increased chance of firing from proprioceptive input combined with physical rehabilitation and spinal stimulation allows the highly plastic network to explore and find the more effective network configurations

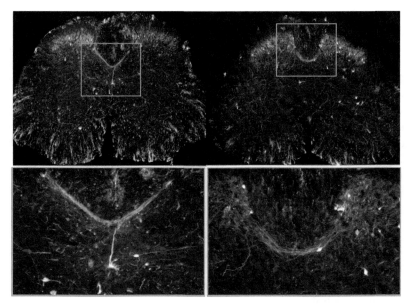

FIGURE 13.5   Activated fibers connecting the two dorsal horns during 30 min of stepping on a treadmill. These cross-sections show L2 and S1 spinal segments after a mouse stepped on a treadmill for 30 min. The activated neurons are labeled with tdTomato. The tdTomato was able to spread through the processes of activated neurons and thus revealing the left/right connection of the dorsal horns. This bridging of the dorsal horns was only found in L2 and S1 in the lumbar segmental levels and only in certain segments in the cervical levels. The areas denoted by blue rectangles are magnified in the bottom row.

to execute a trained/practiced motor movement. This network configuration, perhaps, can execute a trained motor behavior with minimal residual descending input by functionally facilitating interconnections directly driven by proprioception. The highly redundant nature of neural networks, perhaps, provides more potential network configurations that injured spinal networks can reorganize into to regain alternating stepping. The highly plastic nature of neural networks then increases the probability of recruiting these network configurations with physical training. Subsequent engagement and reinforcement of those network configurations via activity-dependent mechanisms (driven by proprioception) increases the chances of more chronically solidifying functional reorganization of sensorimotor connections and allow less and sometimes no dependence on the electrical neuromodulation.

Dynamics of spinal networks

Emerging data from a systems level approach under in vivo conditions suggests that some current physiological concepts related to potential mechanisms for functional recovery after SCI should be reassessed, as well as newer concepts being aggressively explored. For example, only few of the mechanisms are known that explain how an individual that has been completely paralyzed for years can regain the ability to move voluntarily within seconds after subthreshold spinal stimulation. Although one can demonstrate clear changes in the anatomical features of neuronal projections from an identified origin following an SCI, presently perceived anatomical changes cannot account for the mechanisms that underlie the physiological dynamics of the neural control of movement with or without neuromodulation. We suggest that a network concept similar to Neural Darwinism as addressed extensively by Edelman and colleagues[82−84] provides a conceptual framework that is compatible with the idea of both very rapid and more slowly evolving reorganizations of neural networks. This concept suggests reorganization occurs to a large degree by the selection of different groups of neurons and synapses[85] as opposed to different "pathways." The number of available "pathways" from the motor cortex or even the whole brain to the spinal motor pools is far less than the number of different movements that we can make. Here, we will expand and briefly paraphrase some of the points made by Edelman that challenge routine assumptions in interpreting the neural mechanisms of movement control.

First, there is extensive sharing of different combinations of neurons to perform different actions. It is highly unlikely for there to be enough point-to-point wiring between neurons to match the number of movements, given the extensive overlap of different combinations of connections among axonal and dendritic branching.[41,42,82,86] On top of the variations of these axonal and dendritic structures, the neurotransmitters are distributed heterogeneously among these arbors. These neurotransmitter sites receive and transmit many different neural codes which in themselves are in a continuous dynamic state. How can a single neuron play a decision-making role when the quality and sources of its input are highly dynamic, while the responsiveness (physiological state) of each individual neuron that receives input is also highly dynamic? Thus, each individual neuron is "ignorant" of exact sources of its input and the consequences of its input to each neuron that receives its projections.

A more accurate characterization of neural control systems would be one that is highly redundant with dynamic functional features that constantly change from moment to moment. For example, responses to multiple modes of sensory information are continuously reaching the brain and spinal cord as feedforward functioning networks that generate or modulate responses. The spinal cord can successfully adapt the kinematics of a planned movement in response to unexpected stimuli in order to minimize or avoid disruption. Even though the planned movement can become disrupted, newly formed sensory ensembles from the unexpected stimulus can trigger responses that "automatically" minimize the magnitude of a negative impact.[87] We suggest that this partial success in minimizing the disruption probably reflects the "evolutionary learning" that has occurred over many generations of many species via millions of years of evolution.[88,89] The point of emphasizing the dynamics of spinal networks is that responses to any input will be defined as much by the physiological state of the neurons receiving the input as well as the direct impact of the input itself.[90] The dynamics of physiological states function as a feedforward mechanism that increases the probability of a certain response to an input. For example, the physiological states of neural networks associated with food intake are well prepared (anticipated) for the stimuli. When the networks are in a "hungry" physiological state, the food is likely to taste better and thus stimulate further eating.

Voluntary control becoming independent of original long descending axons after a "complete" spinal injury

It has become increasingly evident from numerous experiments that voluntary control of movements caudal to a spinal lesion can be recovered, even though they have been initially diagnosed as being "complete." One reason for this recovery can be attributed to the lack of a definitive, thorough assessment of completeness, either anatomically or physiologically.[91] One of the reasons for the uncertainty of the eventual outcome is the complexity of the typical injury involving multiple spinal segments and that all segments are not impacted equally. Gunshot and knife wounds as opposed to contusion-induced injuries are more likely to be anatomically complete, in at least at one spinal segment.

It is now evident that the propriospinal system of interneurons along every spinal level have connections to the immediately rostral and caudal segments as well as bilateral connections. While these intersegmental connections may be dysfunctional or even lost anatomically initially, it is now obvious that new connections can be functionally established and the level of plasticity can be greatly facilitated via activity-dependent mechanisms.[76,77,20,63,64,68,80] An important aspect of these observations is that recovery of voluntary function can occur without regeneration of the original long-descending axons growing across the spinal lesion and all of the way to the lumbosacral segments controlling the lower limbs. It should be emphasized that multiple mechanisms are being explored for recovery, such as genetic manipulation, growth factors, and stem cells to achieve growth at long distances. If or when this becomes feasible, this accomplishment must coincide with a phenomenon that provides guidance to form functionally useful connections. These functional connections from supraspinal origins to the lumbosacral segments have shown recovery in lower limb movements as well as control of bladder, bowel, and sexual function.

Is sensory-driven recovery of locomotion assignable to specific sensory receptor types?

Are there particular sensory receptors that provide the lion's share of defining the physiological state of spinal networks or is there a particular sensory neuron that we should be focusing on to recover motor function using physical rehabilitation? We propose that the different types of sensory endings in muscles and connective tissues along with receptors in the skin that detect different mechanical events may be of the greatest significance to provide a global interpretation of the total ensemble of sensory inputs. This is pointed out to emphasize that the combination of input from multiple sensors 1) has the potential to provide meaningful and more precise perceptions of the physiological states that are continuously being defined, and 2) address how these networks will respond to any given input, such as electrical stimulation or pharmacological modulation. This necessitates a process of simplifying numerous sources of sensory information by weighing their relative importance to generate a physiological state that will achieve a specific result with some predictability of success.

Obviously, there must be strategies to filter (ignore or to enhance) the responsiveness to a given type of pattern of sensory information that eventually is transmitted to motor pools. Furthermore, this information has to be processed, not only in real time, but with a feedforward (planning) strategy. The relative importance of different sources of input cannot be defined as a static phenomenon. For example, the relative importance of vision versus proprioception versus sound, etc., is continuously being weighed through mechanisms that remain uncertain. A simple example has been demonstrated in which there is a remarkable similarity in the activation patterns of multiple muscles to initiate a stepping pattern, although the source of excitation differs substantially.[92] For example, initiation of stepping patterns via descending input from the brain produces very similar EMG patterns from multiple muscles compared to involuntary initiation of stepping motion via transcutaneous spinal stimulation or oscillatory pressure placed on the bottom of the feet. All of these very different sources of motor initiation converged to form a remarkably similar physiological state that produced the same locomotor pattern. Thus, one can argue that it is the fidelity of commonly recognizable patterns derived by combining all types of sensors from multiple sources that control the lower limbs in uninjured subjects. For example, we question the interpretation that muscle spindles alone provide the total or even dominant sensory ensemble for proprioception during stepping, as opposed to the net impact of multiple mechanoreceptors (including cutaneous receptors) and chemoreceptors from tissues throughout the organism. Also, it seems likely that the perceptual meaning of a silent mechanoreceptor will have as much of a "perceptual" impact as the active ones.

Spinal networks, without input from the brain, can readily use sensory ensembles derived peripherally from cutaneous and other proprioceptive sensory receptors to guide the neural control of movement. It is unclear, however, as to what key biomechanical events of individual types of sensors are necessary or even helpful to derive "meaning." This input must be processed in parallel with the visual and other senses all of which must be integrated into a continuum of changing, synergistic physiological states which must occur in large part among spinal networks. At the most simplistic level, a single or even a burst of action potentials is likely to have little impact. Similarly, a single pixel of a digital artwork has little meaning. Even if one could visualize all of the pixels of the art, it would be ineffective as a piece of art if there is no spatially meaningful arrangement. The impact of the art is based on intricate details derived from the spatial and color arrangement of pixels. The impact of the integrative features of the visual components seems analogous to the features of mechanical pixels. We propose that the meaningfulness of the mechanical receptors is in the combination of their spatiotemporal intensity. It is the spatiotemporal interrelationships of multiple mechanical events that continuously provide a "perception" of a specific movement. Numerous physiological experiments have demonstrated the extent of integration of multiple sensory modalities such as visually observing a musical performance. These simplistic examples of multimodal sensory inputs and the probabilism of their outcome can be used to calibrate the relevance level of one's experimental design, interpretation of the results, and their significance to a motor behavior.

We also suggest that the meaning of sensory ensembles from different sensory modes is processed with a synergistic strategy, e.g., a combination of auditory, visual, and proprioceptive signals. Perhaps this compares to attending a musical orchestra performance. Examples of the synergism of multiple sensory systems such as vision, hearing, tasting, smelling, cutaneous and proprioception, and detections of internal and external environment are clearly evident in the stereotypic behavior that occurs during mating of all species, perhaps an indicator of the importance of assuring the next generation.

Is central pattern generation a contributing factor to the recovery of organ systems following paralysis?

Are the pattern and frequency features of CPG critical in locomotion? This question is often raised in light of the fact that the initial conceptual question was, and continues to be, to what extent can the neural networks that survive a spinal trauma be reorganized in a way that can provide functional recovery by taking advantage of the automaticity that is intrinsic to the lumbosacral spinal cord. The initial demonstration of a CPG in an adult cat[93] triggered a recognition of an impressive level of automaticity that was intrinsic to the lumbosacral spinal cord. This automaticity was sufficient to not only modulate to a near-normal level the recruitment of motor units within a motor pool, but it also has the capability to define the patterns and levels of activation of multiple motor pools involved in posture and locomotor function, when the CPG has access to significant levels of proprioception.

Given these observations, one might assume that the recovery of a motor function following a complete spinal injury would require a set of neurons capable of CPG. The other observation that strongly pointed to this necessity was the rhythmicity and coordination of locomotor-like activity in muscle nerve filaments in the absence of any rhythmic sensory input. Even though standing and locomotor function could be improved by engaging the lumbo-sacral spinal cord's capacity for CPG, it has generally been assumed that this same spinal network function would not be necessary to achieve nonrepetitive motor functions. Thus, there was considerable skepticism that significant motor functions could be recovered from spinal networks that normally controlled other body functions, for example, upper limb function after a high cervical injury. Opinions vary on the issue as to the necessity of this phenomenon in the cervical region. It was readily demonstrated, however, that upper limb function could be significantly enhanced with epidural or spinal TS of the cervical segments.[94,95] The repetitive aspect was unimportant. Recovery of stability of the trunk in response to spinal TS has also been observed.[96] Our view is that the important feature of the spinal networks is not the rhythmicity from CPG networks. We propose that it's the rhythmicity of sensory input derived from weight-bearing stepping that is necessary to initiate different phases of the step at the appropriate time. Numerous experiments have shown the degree to which proprioceptive input can provide the sensory signals needed to achieve highly functional rhythmic stepping.

Regarding the "Unified Theory of CPG" as proposed by Magnuson in Chapter 14, he emphasized the importance of weightbearing training immediately after an SCI in sustaining CPG function in the process of recovering locomotor function. His rational is based on a detailed and comprehensive analysis of experiments performed from multiple laboratories. In this reasoning, there seems to be an implied presumption that CPG and weight-bearing training are separable functions. As we have addressed these two events, they are inextricably functionally linked. In this chapter, we propose that the functional significance of CPG is not its ability to generate coordinated rhythmic motor patterns without sensory input, but its ability to translate very complex proprioceptive ensembles to predictable outputs. Pertaining to the Unified Theory, if one considers the CPG and the proprioception from weightbearing as a unified, single function, then, when one component changes, both are impacted. Another point that is discussed by Magnuson but often overlooked is that most of the animal experiments performed on this topic of recovery are based on initiating treatment soon after SCI, whereas similar experiments are largely focused on chronic injuries rather than early postinjury. This issue needs to be addressed, but it will be difficult for multiple reasons.

We suggest that the key feature of CPG is the feedforward design of the sensory-to-motor neural networks that receives the proprioceptive ensembles in real time, in a highly predictable and feedforward manner.[97] We propose that the critical design feature of these CPG neurons as a network, is their "smartness" or, one might say, the degree to which their responses to the sensory ensembles, are autonomous and adaptable.

References

1. Brownstone RM, Wilson JM. Strategies for delineating spinal locomotor rhythm-generating networks and the possible role of Hb9 interneurones in rhythmogenesis. *Brain Res Rev.* 2008;57(1):64−76.

2. Clarac F, Pearlstein E, Pflieger JF, Vinay L. The in vitro neonatal rat spinal cord preparation: a new insight into mammalian locomotor mechanisms. *J Comp Physiol.* 2004;190(5):343−357.

3. Dougherty KJ, Kiehn O. Firing and cellular properties of V2a interneurons in the rodent spinal cord. *J Neurosci.* 2010a;30(1):24−37. https://doi.org/10.1523/JNEUROSCI.4821-09.2010.

4. Dougherty KJ, Kiehn O. Functional organization of V2a-related locomotor circuits in the rodent spinal cord. *Ann N Y Acad Sci.* 2010b;1198:85−93.

5. Kiehn O. Locomotor circuits in the mammalian spinal cord. *Ann Rev Neurosci.* 2006;29:279−306.

6. Kiehn O. Decoding the organization of spinal circuits that control locomotion. *Nat Rev Neurosci.* 2016;17(4):224−238. https://doi.org/10.1038/nrn.2016.9.

7. Kiehn O, Butt SJ. Physiological, anatomical and genetic identification of CPG neurons in the developing mammalian spinal cord. *Prog Neurobiol.* 2003;70(4):347−361.

8. Stepien AE, Arber S. Probing the locomotor conundrum: descending the 'V' interneuron ladder. *Neuron.* 2008;60(1):1−4. https://doi.org/10.1016/j.neuron.2008.09.030.

9. Whelan PJ. Developmental aspects of spinal locomotor function: insights from using the in vitro mouse spinal cord preparation. *J Physiol.* 2003;553(Pt 3):695−706. https://doi.org/10.1113/jphysiol.2003.046219.

10. Gosgnach S, Lanuza GM, Butt SJ, et al. V1 spinal neurons regulate the speed of vertebrate locomotor outputs. *Nature.* 2006;440(7081):215−219. https://doi.org/10.1038/nature04545.

11. Crone SA, Quinlan KA, Zagoraiou L, et al. Genetic ablation of V2a ipsilateral interneurons disrupts left-right locomotor coordination in mammalian spinal cord. *Neuron.* 2008;60(1):70−83. https://doi.org/10.1016/j.neuron.2008.08.009.

12. Lanuza GM, Gosgnach S, Pierani A, Jessell TM, Goulding M. Genetic identification of spinal interneurons that coordinate left-right locomotor activity necessary for walking movements. *Neuron.* 2004;42(3):375−386. https://doi.org/10.1016/s0896-6273(04)00249-1.

13. Zhang Y, Narayan S, Geiman E, et al. V3 spinal neurons establish a robust and balanced locomotor rhythm during walking. *Neuron.* 2008;60(1):84−96. https://doi.org/10.1016/j.neuron.2008.09.027.

14. Briggman KL, Kristan WB. Multifunctional pattern-generating circuits. *Annu Rev Neurosci.* 2008;31:271−294. https://doi.org/10.1146/annurev.neuro.31.060407.125552.

15. Richardson AG, Borghi T, Bizzi E. Activity of the same motor cortex neurons during repeated experience with perturbed movement dynamics. *J Neurophysiol.* 2012;107 (11):3144−3154. https://doi.org/10.1152/jn.00477.2011.

16. Benedetti BL, Glazewski S, Barth AL. Reliable and precise neuronal firing during sensory plasticity in superficial layers of primary somatosensory cortex. *J Neurosci.* 2009;29(38):11817−11827. https://doi.org/10.1523/JNEUROSCI.3431-09.2009.

17. Jankowska E. Interneuronal relay in spinal pathways from proprioceptors. *Prog Neurobiol.* 1992;38(4):335−378.

18. Marder E. Neuromodulation of neuronal circuits: back to the future. *Neuron.* 2012;76(1):1−11. https://doi.org/10.1016/j.neuron.2012.09.010.

19. Marder E, Goaillard JM. Variability, compensation and homeostasis in neuron and network function. *Nat Rev Neurosci.* 2006;7(7):563−574. https://doi.org/10.1038/nrn1949.

20. Shah PK, Garcia-Alias G, Choe J, et al. Use of quadrupedal step training to re-engage spinal interneuronal networks and improve locomotor function after spinal cord injury. *Brain.* 2013;136(Pt 11):3362−3377. https://doi.org/10.1093/brain/awt265.

21. Shah PK, Gerasimenko Y, Shyu A, et al. Variability in step training enhances locomotor recovery after a spinal cord injury. *Eur J Neurosci.* 2012;36(1):2054−2062. https://doi.org/10.1111/j.1460-9568.2012.08106.x.

22. Li N, Daie K, Svoboda K, Druckmann S. Robust neuronal dynamics in premotor cortex during motor planning. *Nature.* 2016;532(7600):459−464. https://doi.org/10.1038/nature17643.

23. Loy DN, Magnuson DS, Zhang YP, et al. Functional redundancy of ventral spinal locomotor pathways. *J Neurosci.* 2002;22(1):315−323.

24. Shenoy KV, Sahani M, Churchland MM. Cortical control of arm movements: a dynamical systems perspective. *Annu Rev Neurosci.* 2013;36:337−359. https://doi.org/10.1146/annurev-neuro-062111-150509.

25. So K, Ganguly K, Jimenez J, Gastpar MC, Carmena JM. Redundant information encoding in primary motor cortex during natural and prosthetic motor control. *J Comput Neurosci.* 2012;32(3):555−561. https://doi.org/10.1007/s10827-011-0369-1.

26. Cheung VC, d'Avella A, Tresch MC, Bizzi E. Central and sensory contributions to the activation and organization of muscle synergies during natural motor behaviors. *J Neurosci.* 2005;25(27):6419−6434. https://doi.org/10.1523/JNEUROSCI.4904-04.2005.

27. Haar S, Donchin O, Dinstein I. Individual movement variability magnitudes are explained by cortical neural variability. *J Neurosci.* 2017;37(37):9076−9085. https://doi.org/10.1523/JNEUROSCI.1650-17.2017.

28. Lisberger SG, Medina JF. How and why neural and motor variation are related. *Curr Opin Neurobiol.* 2015;33:110−116. https://doi.org/10.1016/j.conb.2015.03.008.

29. Sauerbrei BA, Lubenov EV, Siapas AG. Structured variability in purkinje cell activity during locomotion. *Neuron.* 2015;87(4):840−852. https://doi.org/10.1016/j.neuron.2015.08.003.

30. Edgerton VR, Grillner S, Sjöström A, Zangger P. Central generation of locomotion in vertebrates. In: Herman RM, Grillner S, Stein PSG, Stuart DG, eds. *Neural Control of Locomotion.* Boston, MA: Springer US; 1976:439−464.

31. Klein DA, Patino A, Tresch MC. Flexibility of motor pattern generation across stimulation conditions by the neonatal rat spinal cord. *J Neurophysiol.* 2010;103(3):1580−1590. https://doi.org/10.1152/jn.00961.2009.

32. d'Avella A, Saltiel P, Bizzi E. Combinations of muscle synergies in the construction of a natural motor behavior. *Nat Neurosci.* 2003;6(3):300−308. https://doi.org/10.1038/nn1010.

33. Latash ML. The bliss (not the problem) of motor abundance (not redundancy). *Exp Brain Res.* 2012a;217(1):1−5. https://doi.org/10.1007/s00221-012-3000-4.

34. Latash ML. Movements that are both variable and optimal. *J Hum Kinet.* 2012b;34:5−13. https://doi.org/10.2478/v10078-012-0058-9.

35. Bizzi E, D'Avella A, Saltiel P, Tresch M. Modular organization of spinal motor systems. *Neuroscientist.* 2002;8(5):437−442. https://doi.org/10.1177/107385802236969.

36. Caggiano V, Cheung VC, Bizzi E. An optogenetic demonstration of motor modularity in the mammalian spinal cord. *Sci Rep.* 2016;6:35185. https://doi.org/10.1038/srep35185.

37. Ivanenko YP, Cappellini G, Solopova IA, et al. Plasticity and modular control of locomotor patterns in neurological disorders with motor deficits. *Front Comput Neurosci.* 2013;7:123. https://doi.org/10.3389/fncom.2013.00123.

38. Saltiel P, Wyler-Duda K, d'Avella A, Ajemian RJ, Bizzi E. Localization and connectivity in spinal interneuronal networks: the adduction-caudal extension-flexion rhythm in the frog. *J Neurophysiol.* 2005;94(3):2120−2138. https://doi.org/10.1152/jn.00117.2005.

39. Mussa-Ivaldi FA, Giszter SF, Bizzi E. Linear combinations of primitives in vertebrate motor control. *Proc Natl Acad Sci USA.* 1994;91(16):7534−7538. https://doi.org/10.1073/pnas.91.16.7534.

40. Berniker M, Jarc A, Bizzi E, Tresch MC. Simplified and effective motor control based on muscle synergies to exploit musculoskeletal dynamics. *Proc Natl Acad Sci USA.* 2009;106(18):7601−7606. https://doi.org/10.1073/pnas.0901512106.

41. Edelman GM. *Neural Darwinism : The Theory of Neuronal Group Selection.* New York: Basic Books; 1987.

42. Edelman GM. *Neural Darwinism: The Theory of Neuronal Group Selection.* 1987.

43. Ajemian R, D'Ausilio A, Moorman H, Bizzi E. A theory for how sensorimotor skills are learned and retained in noisy and nonstationary neural circuits. *Proc Natl Acad Sci USA.* 2013;110(52):E5078−E5087. https://doi.org/10.1073/pnas.1320116110.

44. Grutzendler J, Kasthuri N, Gan WB. Long-term dendritic spine stability in the adult cortex. *Nature.* 2002;420(6917):812−816. https://doi.org/10.1038/nature01276.

45. Trachtenberg JT, Chen BE, Knott GW, et al. Long-term in vivo imaging of experience-dependent synaptic plasticity in adult cortex. *Nature.* 2002;420(6917):788−794. https://doi.org/10.1038/nature01273.

46. Xu T, Yu X, Perlik AJ, et al. Rapid formation and selective stabilization of synapses for enduring motor memories. *Nature.* 2009;462(7275):915−919. https://doi.org/10.1038/nature08389.

47. Yang G, Pan F, Gan WB. Stably maintained dendritic spines are associated with lifelong memories. *Nature.* 2009;462(7275):920−924. https://doi.org/10.1038/nature08577.

48. Jindrich DL, Joseph MS, Otoshi CK, et al. Spinal learning in the adult mouse using the Horridge paradigm. *J Neurosci Methods.* 2009;182(2):250−254. https://doi.org/10.1016/j.jneumeth.2009.06.001.

49. Berkowitz A. Multifunctional and specialized spinal interneurons for turtle limb movements. *Ann N Y Acad Sci.* 2010;1198:119−132. https://doi.org/10.1111/j.1749-6632.2009.05428.x.

50. Berkowitz A, Roberts A, Soffe SR. Roles for multifunctional and specialized spinal interneurons during motor pattern generation in tadpoles, zebrafish larvae, and turtles. *Front Behav Neurosci.* 2010;4:36. https://doi.org/10.3389/fnbeh.2010.00036.

51. Borowska J, Jones CT, Zhang H, Blacklaws L, Goulding M, Zhang Y. Functional sub-populations of V3 interneurons in the mature mouse spinal cord. *J Neurosci.* 2013;33(47):18553−18565. https://doi.org/10.1523/JNEUROSCI.2005-13.2013.

52. Esposito MS, Capelli P, Arber S. Brainstem nucleus MdV mediates skilled forelimb motor tasks. *Nature.* 2014;508(7496):351−356. https://doi.org/10.1038/nature13023.

53. Hao ZZ, Berkowitz A. Shared components of rhythm generation for locomotion and scratching exist prior to motoneurons. *Front Neural Circ.* 2017;11:54. https://doi.org/10.3389/fncir.2017.00054.

54. Jankowska E. Spinal interneuronal systems: identification, multifunctional character and reconfigurations in mammals. *J Physiol*. 2001;533(Pt 1):31−40. https://doi.org/10.1111/j.1469-7793.2001.0031b.x.

55. Levine AJ, Hinckley CA, Hilde KL, et al. Identification of a cellular node for motor control pathways. *Nat Neurosci*. 2014;17(4):586−593. https://doi.org/10.1038/nn.3675.

56. Churchland MM, Shenoy KV. Temporal complexity and heterogeneity of single-neuron activity in premotor and motor cortex. *J Neurophysiol*. 2007;97(6):4235−4257. https://doi.org/10.1152/jn.00095.2007.

57. Caminiti R, Johnson PB, Galli C, Ferraina S, Burnod Y. Making arm movements within different parts of space: the premotor and motor cortical representation of a coordinate system for reaching to visual targets. *J Neurosci*. 1991;11(5):1182−1197.

58. Scott SH, Kalaska JF. Changes in motor cortex activity during reaching movements with similar hand paths but different arm postures. *J Neurophysiol*. 1995;73(6):2563−2567. https://doi.org/10.1152/jn.1995.73.6.2563.

59. Pham BN, Luo J, Anand H, et al. Redundancy and multifunctionality among spinal locomotor networks. *J Neurophysiol*. 2020;124(5):1469−1479. https://doi.org/10.1152/jn.00338.2020.

60. Edgerton VR, Hastings S, Gad PN. Engaging spinal networks to mitigate supraspinal dysfunction after CP. *Front Neurosci*. 2021;15:643463. https://doi.org/10.3389/fnins.2021.643463.

61. Herman R, He J, D'Luzansky S, Willis W, Dilli S. Spinal cord stimulation facilitates functional walking in a chronic, incomplete spinal cord injured. *Spinal Cord*. 2002;40(2):65−68. https://doi.org/10.1038/sj.sc.3101263.

62. Fong AJ, Cai LL, Otoshi CK, et al. Spinal cord-transected mice learn to step in response to quipazine treatment and robotic training. *J Neurosci*. 2005;25(50):11738−11747. https://doi.org/10.1523/JNEUROSCI.1523-05.2005.

63. Gerasimenko YP, Ichiyama RM, Lavrov IA, et al. Epidural spinal cord stimulation plus quipazine administration enable stepping in complete spinal adult rats. *J Neurophysiol*. 2007;98(5):2525−2536. https://doi.org/10.1152/jn.00836.2007.

64. Ichiyama RM, Courtine G, Gerasimenko YP, et al. Step training reinforces specific spinal locomotor circuitry in adult spinal rats. *J Neurosci*. 2008;28(29):7370−7375. https://doi.org/10.1523/JNEUROSCI.1881-08.2008.

65. Ichiyama RM, Gerasimenko YP, Zhong H, Roy RR, Edgerton VR. Hindlimb stepping movements in complete spinal rats induced by epidural spinal cord stimulation. *Neurosci Lett*. 2005;383(3):339−344. https://doi.org/10.1016/j.neulet.2005.04.049.

66. Angeli CA, Edgerton VR, Gerasimenko YP, Harkema SJ. Altering spinal cord excitability enables voluntary movements after chronic complete paralysis in humans. *Brain*. 2014;137(Pt 5):1394−1409. https://doi.org/10.1093/brain/awu038.

67. Harkema S, Gerasimenko Y, Hodes J, et al. Effect of epidural stimulation of the lumbosacral spinal cord on voluntary movement, standing, and assisted stepping after motor complete paraplegia: a case study. *Lancet*. 2011;377(9781):1938−1947. https://doi.org/10.1016/S0140-6736(11)60547-3.

68. Gill ML, Grahn PJ, Calvert JS, et al. Neuromodulation of lumbosacral spinal networks enables independent stepping after complete paraplegia. *Nat Med*. 2018;24(11):1677−1682. https://doi.org/10.1038/s41591-018-0175-7.

69. Angeli CA, Boakye M, Morton RA, et al. Recovery of over-ground walking after chronic motor complete spinal cord injury. *N Engl J Med*. 2018;379(13):1244−1250. https://doi.org/10.1056/NEJMoa1803588.

70. Wagner FB, Mignardot JB, Le Goff-Mignardot CG, et al. Targeted neurotechnology restores walking in humans with spinal cord injury. *Nature*. 2018;563(7729):65−71. https://doi.org/10.1038/s41586-018-0649-2.

71. Sayenko DG, Rath M, Ferguson AR, et al. Self-Assisted standing enabled by non-invasive spinal stimulation after spinal cord injury. *J Neurotrauma*. 2019;36(9):1435−1450. https://doi.org/10.1089/neu.2018.5956.

72. Gad P, Gerasimenko Y, Zdunowski S, et al. Weight bearing over-ground stepping in an exoskeleton with non-invasive spinal cord neuromodulation after motor complete paraplegia. *Front Neurosci*. 2017;11:333. https://doi.org/10.3389/fnins.2017.00333.

73. Gad P, Kreydin E, Zhong H, Edgerton VR. Enabling respiratory control after severe chronic tetraplegia: an exploratory case study. *J Neurophysiol*. 2020;124(3):774−780. https://doi.org/10.1152/jn.00320.2020.

74. Gerasimenko YP, Lu DC, Modaber M, et al. Noninvasive reactivation of motor descending control after paralysis. *J Neurotrauma*. 2015;32(24):1968−1980. https://doi.org/10.1089/neu.2015.4008.

75. Taccola G, Sayenko D, Gad P, Gerasimenko Y, Edgerton VR. And yet it moves: recovery of volitional control after spinal cord injury. *Prog Neurobiol*. 2018;160:64−81. https://doi.org/10.1016/j.pneurobio.2017.10.004.

76. Cai LL, Fong AJ, Otoshi CK, et al. Implications of assist-as-needed robotic step training after a complete spinal cord injury on intrinsic strategies of motor learning. *J Neurosci*. 2006;26(41):10564−10568. https://doi.org/10.1523/JNEUROSCI.2266-06.2006.

77. Courtine G, Song B, Roy RR, et al. Recovery of supraspinal control of stepping via indirect propriospinal relay connections after spinal cord injury. *Nat Med*. 2008;14(1):69−74. https://doi.org/10.1038/nm1682.

78. De Leon RD, Hodgson JA, Roy RR, Edgerton VR. Full weight-bearing hindlimb standing following stand training in the adult spinal cat. *J Neurophysiol*. 1998;80(1):83−91. https://doi.org/10.1152/jn.1998.80.1.83.

79. Duru PO, Tillakaratne NJ, Kim JA, et al. Spinal neuronal activation during locomotor-like activity enabled by epidural stimulation and 5-hydroxytryptamine agonists in spinal rats. *J Neurosci Res*. 2015;93(8):1229−1239. https://doi.org/10.1002/jnr.23579.

80. Lavrov I, Courtine G, Dy CJ, et al. Facilitation of stepping with epidural stimulation in spinal rats: role of sensory input. *J Neurosci*. 2008;28(31):7774−7780. https://doi.org/10.1523/JNEUROSCI.1069-08.2008.

81. de Leon RD, London NJ, Roy RR, Edgerton VR. Failure analysis of stepping in adult spinal cats. *Prog Brain Res*. 1999;123:341−348. https://doi.org/10.1016/s0079-6123(08)62869-1.

82. Edelman GM. Neural Darwinism: selection and reentrant signaling in higher brain function. *Neuron*. 1993;10(2):115−125. https://doi.org/10.1016/0896-6273(93)90304-A.

83. Reeke Jr GN, Sporns O. Behaviorally based modeling and computational approaches to neuroscience. *Annu Rev Neurosci*. 1993;16:597−623. https://doi.org/10.1146/annurev.ne.16.030193.003121.

84. Seth AK, Edelman GM. Distinguishing causal interactions in neural populations. *Neural Comput*. 2007;19(4):910−933. https://doi.org/10.1162/neco.2007.19.4.910.

85. Pearson JC, Finkel LH, Edelman GM. Plasticity in the organization of adult cerebral cortical maps: a computer simulation based on neuronal group selection. *J Neurosci*. 1987;7(12):4209−4223.

86. Edelman GM. Neural Darwinism: selection and reentrant signaling in higher brain function. *Neuron*. 1993;10(2):115−125. https://doi.org/10.1016/0896-6273(93)90304-a.

87. Diener HC, Horak FB, Nashner LM. Influence of stimulus parameters on human postural responses. *J Neurophysiol*. 1988;59(6):1888—1905. https://doi.org/10.1152/jn.1988.59.6.1888.
88. Bizzi E, Ajemian RJ. From motor planning to execution: a sensorimotor loop perspective. *J Neurophysiol*. 2020. https://doi.org/10.1152/jn.00715.2019.
89. Grillner S, El Manira A. Current principles of motor control, with special reference to vertebrate locomotion. *Physiol Rev*. 2020;100(1):271—320. https://doi.org/10.1152/physrev.00015.2019.
90. Capogrosso J-MB a M. *A Computational Model of the Interaction between Residual Cortico-Spinal Inputs and Spinal Cord Stimulation after Paralysis*. 10th International IEEE/EMBS Conference on Neural Engineering (NER); 2021:251—254. https://doi.org/10.1109/NER49283.2021.9441219.
91. Kakulas B, Tansey K, Dimitrijevic M. *Neurophysiological Principles for the Assessment of Residual Motor Control below the Spinal Cord Injury in Humans*. 2012.
92. Gerasimenko Y, Gad P, Sayenko D, et al. Integration of sensory, spinal, and volitional descending inputs in regulation of human locomotion. *J Neurophysiol*. 2016;116(1):98—105. https://doi.org/10.1152/jn.00146.2016.
93. Grillner S, Zangger P. On the central generation of locomotion in the low spinal cat. *Exp Brain Res*. 1979;34(2):241—261. https://doi.org/10.1007/bf00235671.
94. Inanici F, Samejima S, Gad P, Edgerton VR, Hofstetter CP, Moritz CT. Transcutaneous electrical spinal stimulation promotes long-term recovery of upper extremity function in chronic tetraplegia. *IEEE Trans Neural Syst Rehabil Eng*. 2018;26(6):1272—1278. https://doi.org/10.1109/TNSRE.2018.2834339.
95. Lu DC, Edgerton VR, Modaber M, et al. Engaging cervical spinal cord networks to reenable volitional control of hand function in tetraplegic patients. *Neurorehabil Neural Repair*. 2016;30(10):951—962. https://doi.org/10.1177/1545968316644344.
96. Rath M, Vette AH, Ramasubramaniam S, et al. Trunk stability enabled by noninvasive spinal electrical stimulation after spinal cord injury. *J Neurotrauma*. 2018;35(21):2540—2553. https://doi.org/10.1089/neu.2017.5584.
97. Gerasimenko Y, Sayenko D, Gad P, et al. Feed-forwardness of spinal networks in posture and locomotion. *Neuroscientist*. 2017;23(5):441—453. https://doi.org/10.1177/1073858416683681.

Chapter 14

A "Unified Theory" of spinal interneurons and activity-based rehabilitation after spinal cord injury

David S.K. Magnuson

Department of Neurological Surgery, Kentucky Spinal Cord Injury Research Center, University of Louisville, Louisville, KY, United States

Introduction

I would like to propose a theory that challenges those of us in the field of spinal cord injury (SCI) research to question what actually happens to spinal cord circuitry after a severe but incomplete SCI (low cervical to low thoracic). I call it *The Unified Theory of CPG Function after SCI*, which states:

> *After injury, the capacity of the central pattern generator (CPG) for locomotion remains largely intact, while the capacity of the circuitry to generate force is greatly reduced or lost. Thus, the activity of the CPG cannot be expressed unless both weight support and propulsion are provided and/or retrained/recovered. Over time, the capacity of the CPG to generate a normal pattern declines, and if that occurs before force, weight support and propulsion are retrained/recovered to some threshold level, then the overall functional outcome is poor. If the capacity for weight support and propulsion are retrained/recovered beyond that threshold before the capacity to generate a pattern degrades, then the overall trajectory of recovery is good, and robust spontaneous retraining can occur due to the amount of rehabilitation that occurs during activities of daily living (i.e., in-cage activity).*

I will go through the primary evidence that leads to this "Unified Theory" and discuss what it should mean for those of us studying SCI using rodent models and for those of us who treat patients during the acute phase after an injury.

Spinal Interneurons. https://doi.org/10.1016/B978-0-12-819260-3.00007-X

Supporting evidence from the cat model

In 1996, Bélanger and Rossignol published a paper in the *Journal of Neurophysiology* entitled "A Comparison of Treadmill Locomotion in Adult Cats Before and After Spinal Transection."[1] They presented data from four cats before and after complete spinal transection using both kinematics and hindlimb muscle electromyography (EMG) as primary outcome measures. Their model, which was by then quite well established, involved a Thoracic (T)13 (3 animals) or T10 (1 animal) complete transection, up to 28 channels of EMG and video-based kinematics, and daily treadmill training sessions of 15—30 min beginning immediately after the spinalization. Several things distinguished this study from previous work, with a major one being that they instrumented and trained the cats, preinjury, which then allowed a direct pre- and post-injury comparison to be made with each cat serving as its own control. They described, in broad terms, the process of "recuperation" from surgery and the recovery of full-weight supported stepping on the treadmill, which occurred in stages over only 2—3 weeks. Two key observations made (in my opinion) were the following:

(1) an increase in stance length was a hallmark of recovery, with the hindpaws being placed further ahead of the hip as recovery progressed,

(2) a second key feature of recovery was that weight support, most simply illustrated by hip height, recovered to preinjury levels and did not require the perineal stimulation (or overt manual assistance) that was required during the early phase of recovery.

The EMG results revealed several minor differences between animals preinjury (which is interesting in itself), with some of these differences being maintained post-injury, while others were lost. Most importantly, the "broad characteristics of EMG (alternation between flexors and extensors, bilateral alternation, relative duration, etc.) are preserved after spinalization, although there are also some differences." More specifically, the flexor muscle timing was relatively similar after spinalizations, while the amplitude of flexor EMG responses was increased. The authors report that the general EMG profile for each extensor muscle was not markedly different after spinalization (and "recovery").

In summarizing their findings, Rossignol and his team state that "after spinalization [and recuperation], the couplings between the hip and the knee as well as between the knee and ankle were similar to that observed before spinalization." Given that information, and the profile of recovery they illustrate with increases in stride length and hip height occurring over the first 2 weeks of "training" post-injury, I think it is easy to conclude that the recovery at this very acute time frame entailed primarily *an increase in force production* (in flexors to result in a lengthened stride, and in extensors to result in a higher hip) rather than any improvement or reorganization of the pattern, *per se*. The authors speculate about the source or mechanism of EMG amplitude and force output changes, laying some of the blame on the muscle and some on the output from the pattern generator devoid of descending control, citing sprouting, reflex modulation, and the central state of excitability as potential underlying mechanisms. Despite the 20 plus intervening years, these issues are really still out there to be addressed. For the purposes of our Unified Theory, the findings illustrate that **pattern reorganization did not seem to be necessary when training was initiated acutely, whereas EMG amplitude and force output were insufficient until after the 2 or 3 weeks of daily training**.

Supporting evidence from the bipedal rat model

In 2009, Gregoire Courtine and Reggie Edgerton published, along with a powerhouse group of collaborators, a paper focused on the upright treadmill walking rat model.[6] This study combined two-location epidural stimulation, drug cocktail delivery, and weight-supported treadmill walking/training, all applied acutely to adult rats with complete T7 transection injuries. As I recall, this paper caused some controversy and met with some push-back over the use of an upright walking model with a quadrupedal species, and thus for some it has an asterix* (akin to the home run hitters and power pitchers of the 1990s Major League Baseball). However, for our purposes, the key observations made are as follows:

(1) Rats with the full treatment (stimulation, drugs, and 50% body weight support) show a remarkably good hindlimb stepping pattern at 1-week post-transection (Fig. 14.1A). The EMG patterns are quite clean and the precision of coordination (% coordination) shown on a circle plot is essentially identical to uninjured animals. Thus, in fully transected rats provided with the full combination treatment, the pattern generation is very good when 50% body weight support is provided (along with the afferent input of "propulsion" from the moving treadmill).

(2) When these animals received daily training over a 9-week period, the pattern retained a very high quality but the requirement of supplemental body weight support declined from 50% to 0%. Over the weeks of training, everything stayed the same except the amount of weight support that was required suggesting that the *capacity to support weight was trained, while the capacity to generate a pattern was maintained* (Fig. 14.1B and D).

(3) This paper also demonstrated something remarkable that the authors comment on very little, and that is the striking difference between un-trained animals receiving the full combination treatment at week 1 (Fig. 14.1B), which showed the beautiful pattern talked about earlier when supplied with 50% weight support, and at week 9, which showed a degraded pattern with poor EMG output and a very low % coordination even with 50% weight support (Fig. 14.1C).

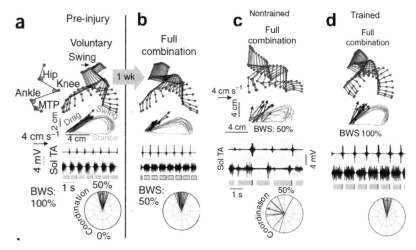

FIGURE 14.1 Shown are the limb kinematics and toe liftoff-angle and trajectory (top), EMG signals from the tibialis anterior and soleus muscles (middle) and % coordination (flexor/extensor coordination) for a preinjury control animal (A), an injured animal at 1 week post injury (B), an injured animal at 9 weeks post injury that did not receive daily training (C), and that did receive daily training on a treadmill (D), all with the full combination of 2-location epidural stimulation, drug cocktail delivery, and body weight support while stepping in an upright posture on a treadmill. The level of body weight support generated by the animal is also shown as 50% (A, B, and C) and 100% (D). The kinematics, to trajectory, EMG patterns and % coordination demonstrate high-quality pattern generation that is similar for A, B, and D, but a degraded quality in C representing animals at 9 weeks post injury that did not receive daily training but are otherwise receiving identical treatment to those at week 9 (D) that did receive daily training indicating that the training maintained the capacity to generate a pattern and brought about an increase in the ability to support weight. *Adapted from Ref. 6.*

Thus, there is *significant degradation of the capacity to generate a pattern in untrained animals at 9 weeks that is prevented by the full combination training.* From this work, we can conclude that the **capacity for pattern generation was high acutely when stimulation, drugs, and weight support were provided, and that training reduced the requirement for weight support and maintained the capacity for pattern generation.** We can also conclude that **the capacity for pattern generation degraded by 9 weeks post-injury.**

Supporting evidence from the contused rat model

In 2010, my laboratory published a paper focused on stepping in shallow water as a retraining strategy for adult rats with moderately severe and severe T9 contusion injuries.[12] We had just finished a series of studies looking at swimming[13,14] and decided to take advantage of the dynamic buoyancy of water to establish a sure-fire, "for-sure gonna work" retraining system. We determined that an adult female (250–275 g) Sprague Dawley rat gets approximately 60% body weight support when placed in two inches of water. Importantly, that support is dynamic and if the hindlimbs extend and the body starts to come out of the water the loading on the limb or limbs increases because less water is being displaced. However, before we undertook the use of shallow water as a training strategy, we assessed how injured animals walk in shallow water after injury without any training and made a startling discovery that we really did not understand at the time. We did careful kinematic and gait analysis of animals with T10, 25, and 50 g/cm weight drop (MASCIS Device, New York University) contusions walking overground and in two inches of water at 1-, 2-, and 3-week post-injury and found that the hindlimbs of the 25 g/cm injured animals had outstanding intra- and interlimb coordination when in shallow water, but just dragged with modest movements of two or three joints when locomoting overground (Fig. 14.2). Interestingly, the animals with 50 g/cm injuries were not able to step in shallow water or overground. We interpret these results to mean that the *capacity of the CPG to generate a pattern is high acutely post injury but is not expressed because the ability to support weight is low*, so only when the animals are provided with weight support are they able to step. These results also suggest that there is a severity paradox, where animals with 25 g/cm injuries could take advantage of the buoyancy-provided weight support, while the 50 g/cm injured animals could not, despite what we reviewed earlier based on fully transected cat[1] and rat.[6] Thus, it appears that there is a *necessary minimum of communication across the injury for this capacity to be expressed*, because the animals with 50 g/cm injuries that had less than 5% spared white matter (densely stained using eriochrome cyanin) were not able to generate a pattern even with the weight support provided by shallow water. It may be that the 5%–10% spared white matter in the 25 g/cm injured animals could provide the level of excitability necessary for CPG activation, in effect replacing the epidural stimulation with drug cocktail (full combination) treatment employed by Courtine[6] or the mild stimulation provided via the base of the tail or perineum in the cat as described by Ref. 1 We can conclude from these observations that, acutely following a severe contusion injury, **the capacity to generate a pattern is high, but the ability to generate force (weight support) is low.** When weight support is provided, high-quality stepping is produced. We can also conclude that there is some small minimum amount of spared white matter that is necessary if no other encouragement (stimulation and/or drug cocktail) is provided.

We then utilized the shallow water strategy as daily training for groups of animals with 25 or 50 g/cm injuries and discovered, much to our dismay, that the quite beautiful stepping displayed by untrained animals at weeks 1, 2, and 3 in shallow water could be maintained out to 9 weeks, but overground stepping showed little (and insignificant) improvement, stalling at a Basso, Beattie, Bresnahan (BBB) score of 10.5 for the 25 g/cm injured animals and 9

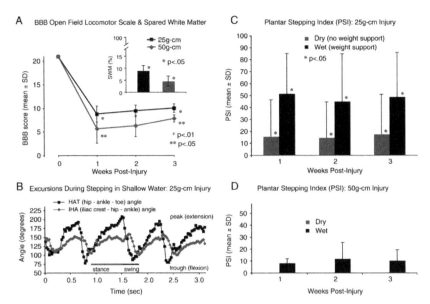

FIGURE 14.2 The BBB scores over time for 25 and 50 g/cm injured animals are shown in A. Each outcome measure increased significantly from week 1 to week 3 (ANOVA and posthoc t-test; *$P < .01$; **$P < .05$). The inset shows the mean spared white matter (SWM; cross-sectional area) at the injury epicenter, which was significantly different for the two groups (Independent t-test; *$P < .05$). (B) The angular excursion of the IHA (iliac crest—hip—ankle) and HAT (hip—ankle—toe) angles over time are shown for three steps taken by a representative 25 g/cm injured rat at week 1 with the weight support of 2 inches of water. C shows the mean PSI±SD (Plantar Stepping Index, ratio of hindlimb plantar steps/forelimb plantar steps) for 25 g/cm injured animals at weeks 1, 2, and 3 when assessing walking in a dry tank (Dry) and with the weight support of 2 inches of water (Wet). Animals achieved significantly higher PSIs when walking in 2 inches of water as compared to a dry tank at each time point tested (Independent t-test; *$P < .05$). (D) Shown is the mean PSI±SD for 50 g/cm injured animals at weeks 1, 2, and 3 assessed in both the dry and wet (2 inches of water) conditions. The PSI indicates that these animals could achieve a few plantar hindlimb steps in 2 inches of water but could not when walking in a dry tank. *Taken from Ref. 12.*

for the animals with 50 g/cm injuries, between 1 and 1.5 points beyond their respective untrained groups. Importantly, though, the stepping performance by the trained animals with 25 g/cm injuries observed at 1-week post-injury in shallow water was maintained for the duration of the study (9 weeks, Fig. 14.3). The stepping performance of untrained animals placed in 2 inches of water at 9 weeks was significantly worse than at 1 week (or for trained animals at 9 weeks, Fig. 14.3) illustrating that the capacity to generate a pattern had been maintained by training, and without training, it had degraded by 9 weeks post-injury.

When we repeated the study for 25 g/cm injured animals, but with a decreasing depth of water to increase hindlimb loading over time, the results were not improved, and in some ways were worse, with the difference between

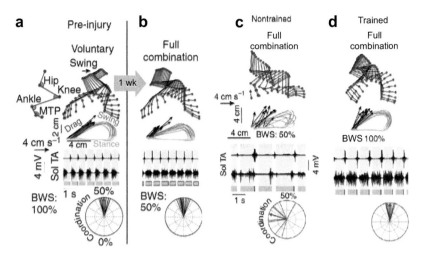

FIGURE 14.3 The results from the training experiment are shown in A and B as the BBB scores over time for 25 (A) and 50 g/cm (B) injured groups that received training in shallow water (black squares) or remained untrained (red diamonds). Training had no significant effect on BBB scores (repeated measures ANOVA). Insets show that the mean spared white matter (cross-sectional area) at the injury epicenter was not different for the trained and untrained groups for each injury severity. (C) shows that 25 g/cm injured animals that were trained in shallow water achieved a significantly higher mean PSI when stepping in shallow water than when stepping in a dry tank (Independent t-test; *$P < .05$) and a significantly higher mean PSI than the untrained group stepping in a dry tank or in shallow water (Independent t-test; **$P < .05$). In contrast, training had no influence on the mean PSI of the trained and untrained 50 g/cm injured animals. Still images taken from sagittal and ventral video of 25 g/cm injured animals stepping in shallow water are shown in (D) to illustrate the limb positions during plantar stepping from both aspects (means ± SD). *Taken from Ref. 12.*

the trained and untrained groups disappearing. We again utilized kinematic and gait analysis to verify and characterize the stepping characteristics confirming that the training was not effective at bringing about any improvements in overground stepping. In this case, training in shallow water, even when increasing the load requirement over time, was not sufficient to bring about the needed improvement in load beyond what was being acquired via in-cage activity.

As mentioned earlier, we had also pursued the use of swimming as a strategy to retrain the CPG circuitry post-injury.[13,14] The rationale was quite simple, swimming should allow a large number of "CPG cycles" to be generated in a short period of time unencumbered by the need for weight support. Two observations we made are relevant here. First of all, we found that swim training enhanced by cutaneous feedback in the form of "sea-weed" (inverted 1 mL centrifuge tubes suspended from the bottom of the swimming tank) dramatically enhanced the instantaneous expression of the swimming pattern starting just a few weeks post-injury.[13] Secondly, we found that the kinematic pattern of swimming reflecting the intralimb coordination of flexors and extensors was essentially normal at 2 weeks post-injury, but the speed of the movements, reflecting the force output, was dramatically reduced and remained low even after weeks of training.[14] Importantly, swim training, with or without supplemental cutaneous input, had no impact on overground locomotion at any time point post-injury. These data emphasize the power and importance of sensory (including cutaneous) input in the instantaneous output of spinal circuitry and also that a substantial increase in the usage of pattern generating circuitry post-injury does not influence the recovery of overground stepping.

Overall, our studies using shallow water stepping and swimming showed that the **capacity of the CPG to generate a pattern is high acutely after a severe contusion injury, but is not expressed due to a lack of capacity to support weight.** Further, this work fully supports the concept that, over time, **this capacity declines, but can be maintained by appropriate training.** Finally, it shows that some minimum level (>5%) of communication across the injury is necessary, in the absence of other encouragement, to allow the CPG to be engaged and active in the face of the afferent input that accompanies body weight-supported training.

Some clinical evidence: the chronically injured spinal cord can respond to load-related afferent input

As illustrated above using swimming and shallow water stepping as retraining strategies post-SCI, sensory input is critical for the expression of a locomotor pattern by spinal circuitry, and that appropriate afferent input during training/ exercise influences the capacity of the system chronically in the rat model. Clinically, limb loading during training is known to be central to the rehabilitative process, as one of the key sensory cues that can facilitate locomotor circuitry remaining largely intact, but potentially degraded, in human subjects with severe low cervical to low thoracic SCIs. One of the key pieces of work in the human basic science literature came out in 1997 from the lab of Reggie Edgerton.[8] This paper shows nicely, using body weight supported treadmill stepping with kinematic, EMG, and kinetic analysis, that the chronically injured human spinal cord retains the capacity to "interpret" load-related sensory input which results in improved EMG output during stepping (amplitude and pattern). They found that EMG output was modulated most by step phase-specific loading, as compared to muscle length, length change or muscle-tendon stretch, and that this modulation was muscle function specific. The EMG output of the tibialis anterior (ankle flexor, not a primary weight supporting muscle) was modulated modestly or not at all at times where the gastrocnemius or soleus muscles (primary weight supporting muscles) were strongly modulated by stance-phase peak load. It is important to note that they found a loading "sweet-spot," that was somewhere near 40%−50% of body weight which nicely corresponds to the load provided in many animal studies. We can conclude from these observations that, in the human injured spinal cord, the locomotor circuitry, including the CPGs, **retains the ability to respond to load-related afferent input** even at chronic time points when the capacity to generate a pattern has declined.

Whence cometh the weakness?

Taken together, the evidence reviewed suggests that the immediate and severe loss of force generation in weight-supporting muscles of the hindlimbs is possibly the key deficit that limits early recovery after an SCI, and that this weakness prevents a retained capacity to generate a locomotor pattern from being expressed. In anatomically complete or extremely severe contusion experimental models, additional excitation is necessary to activate the circuitry, and in the absence of externally applied encouragement, there appears to be a minimum amount of sparing necessary following severe but incomplete (contusive) injuries. Without frequent use, this capability to generate a pattern degrades over time leading to a chronic situation with the combined problems of inability to generate muscular force and a reduced capacity to generate a pattern. So, the question is, whence cometh the weakness?

In their excellent review from 2017, Marie-Pascale Côté, Marion Murray and Michel Lemay address a number of questions surrounding the successes and failures of human rehabilitation efforts and rehabilitation research to understand and accomplish what was anticipated based on the many cat studies performed by Hugues Barbeau, Serge Rossignol, Reggie Edgerton, and many others. Côté and colleagues suggest, based primarily on the cat studies, that any reduction in force output capacity due to muscular atrophy, fiber type transitions, and the associated loss of joint torque after SCI is minor and not likely a major contributor to post-SCI deficits in animal models or in humans.[5] However, if the muscular system is not provided with appropriate activation, then perceived "weakness" may still be a significant contributor and an important research target. To this end, they suggest that there are at least several culprits that may contribute to the inability of the system to generate sufficient and appropriately timed output to the muscles. First, immediately after SCI, the spinal cord is incredibly unresponsive due to spinal shock, as demonstrated by the flaccid paralysis of essentially all the muscles below the injury. Secondly, as spinal shock abates, motor neuron excitability remains low due to downregulation of voltage-gated persistent inward currents (PICs)[9] that render them very unresponsive to excitatory synaptic input. Thirdly, there is an injury-induced expansion of movement-related (proprioceptive) receptive fields that results in spill-over from muscle group to muscle group with the overall impact of reduced group-specific muscle output.[10] Finally, apart from PICs, there may be other changes to the intrinsic membrane and ion properties of motor neurons (and interneurons) that render them relatively unresponsive into the chronic phase of SCI; however, the direct evidence for many of these changes and how they might respond to activity/training and exercise are inconclusive. Of course, one of the main paradoxes is that the muscles are perceived as weak and rapidly fatiguing, despite the appearance of robust spasticity that disrupts both rehabilitation efforts and activities of daily living.

Importantly, Côté, Murray and Lemay also reviewed how the issues described above, and some others that are related, respond to activity/training and exercise after SCI. Exercise (wheel-running) can stimulate serotonergic fiber regrowth/sprouting,[7] and, in a related fashion, triggers or enhances an adaptive reorganization of inputs onto motor neurons with the end result being a net decrease in the inhibitory influence on motor neurons.[11] Some of these changes are likely growth factor dependent in some way. For example, it is well known that brain-derived neurotrophic factor (BDNF) increases with exercise post-SCI and that this increase can influence circuitry in many ways with the end-result an overall improvement or enhancement of motor neuron output.

One of the mechanisms underlying some, if not many, of the changes in overall excitability of spinal circuitry after an injury is chloride homeostasis. After an SCI, one of the primary transporters of Cl^-, the K^+-Cl^- cotransporter known as KCC2, is downregulated in several classes of spinal neurons including motor neurons. This downregulation is, in turn, influenced by the loss of descending serotonergic input[3] and several key neurotrophic factors including BDNF.[4] Downregulation of KCC2 can result in an increase in intracellular Cl^- concentrations, which, in turn, makes the equilibrium potential for Cl^-, the membrane potential at which the electrochemical driving force on Cl^- is zero, less negative thus dramatically influencing inhibitory signaling, and perhaps even changing the net effect of GABA and glycine synaptic transmission from inhibition to excitation. Solid evidence has accumulated to indicate that Cl^- dysregulation and its impact on GABA and glycinergic synaptic transmission can limit recovery after SCI,[16,2] contribute to spasticity, and reduce motor neuron excitability.[3,4] Therein lies one of the post-SCI conundrums: lower extremity weakness at the same time as developing spasticity.

In summary: the Unified Theory

In this chapter, I have espoused and provided evidence for the concept that the key issue immediately following an SCI is the capacity of spinal cord circuitry to generate force, in the form of weight support and limb flexion, sufficient to allow the relatively intact capacity for pattern generation to be expressed. The capacity to generate a pattern can be maintained, over time, by appropriate training (presumably via patterned afferent input) but does eventually degrade (by 9 weeks in the rat). What does this mean for clinical SCIs? The upshot of this *Unified Theory* is that early efforts to provide weight support and propulsion, and appropriately patterned afferent input, should allow the capacity for pattern generation in the human spinal cord to be maintained and the early trajectory for overall recovery of locomotor function to be dramatically improved. Over the years, it has become obvious that it is, in fact, difficult to generate a rat model of contusive injury that does not recover weight-supported stepping. In Ref. 12 we found that animals with 8% spared white matter recovered to a BBB score of 10.5, and to achieve a score below 10 required a contusion that spared ~5% of white matter at the epicenter. Given these results, and in the light of the amazing work out of the lab of Martin Schwab showing that rat recovery following an SCI can be enhanced when activities of daily living are challenging,[15] we suggest that rats recover according to their needs and how much the system is challenged in the first few weeks post-injury. Thus, a gain (enriched environment/increased activity) and loss (hindlimb immobilization/inactivity) of function continuum exists that can set the trajectory for recovery early in the process, an opportunity I believe is missed in the vast majority of clinical settings.

These concepts can be explored, albeit in an over simplified way, in Fig. 14.4. Here we see the instantaneous capacity shown on the y-axis (for pattern generation in red and weight support/propulsion in blue) with time on the x-axis. As spinal shock abates, the capacity to generate a locomotor pattern

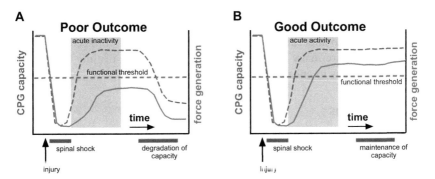

FIGURE 14.4 These are hand-drawn hypothetical graphs to represent the capacity of the spinal cord circuitry to generate a locomotor pattern (red), to generate muscular force in the form of weight support and propulsion (blue) and a threshold level of effectiveness for these to capacities (*horizontal dashed line*). After injury, both capacities drop due to spinal shock and then increase over a period of days as spinal shock abates. As shown in (A), if the capacity to support weight is below the threshold of effectiveness, then the capacity to generate a pattern cannot be expressed and in the absence of activity and its afferent input is not maintained and begins to decline to below the threshold of effectiveness (poor outcome shown in A). As shown in (B), if the capacity to support weight recovers, or is provided via therapeutic mechanism (as occurs spontaneously in quadrupedal rats and mice), then the capacity to generate a pattern can be expressed and the trajectory of recovery is good (good outcome shown in B). Thus, in the acute setting, focus should be on force generation and afferent input, while in the chronic, both pattern and force generation must be tackled.

returns to a very high level, while the weight support capacity is reduced. As shown in A, if the weight support is below the threshold of effectiveness (capacity or provided/retrained) and the subject experiences inactivity/immobility, then the capacity to generate a pattern will eventually degrade to below threshold leading to a much worse trajectory for recovery. As shown in B, if weight support/propulsion can be provided or retrained (above a threshold of effectiveness, horizontal dashed line) during a period of spontaneous or applied activity, then the overall trajectory of recovery will be good (as observed in rats with moderate and moderately severe contusion injuries that are pair-housed in standard cages). If the acute activity includes physical challenges during activities of daily life (as seen in Ref. 15), then the trajectory of recovery might be improved further. In the scenario shown in A (poor outcome, acute inactivity), the rehabilitation efforts made chronically would need to address both weight support/propulsion and pattern generation, a much larger hill to climb.

Thus, the *Unified Theory of CPG Function After Injury* suggests three key things. First of all, that early retraining efforts are necessary and should focus on weight support and propulsion during stepping because the circuitry retains a high capacity to generate a stepping pattern. Secondly, that there is a balance between injury severity and need for "encouragement" (strategies to increase the excitability). Not surprisingly, more encouragement in the form of stimulation, afferent input, and/or pharmacological activation is needed after complete or very severe incomplete injuries. Finally, that efforts made chronically should focus on pattern generation and weight support, and that the effort required to alter the trajectory of recovery/function will need to be great and likely require many repetitions over a longer period of time barring discoveries of ways to enhance plasticity chronically.[17]

Abbreviations

BBB: Basso, Beattie, Bresnahan Score
BDNF: brain-derived neurotrophic factor
CPG: central pattern generator
EMG: electromyography
GABA: gamma aminobutyric acid
HAT: angles measured between hip−ankle−toe
IHA: angles measured between iliac crest−hip−ankle
KCC2: potassium chloride exporter
MASCIS: Multicenter animal spinal cord injury study
PICs: persistent inward currents
PSI: plantar stepping index
SCI: spinal cord injury
SWM: spared white matter
T (number): thoracic spinal level #

Acknowledgments

The author would like to thank Marie-Pascale Côté, Ph.D., for helpful discussions and input and the many students and trainees that have made studying the spinal cord a true joy.

References

1. Bélanger M, Drew T, Provencher J, Rossignol S. A comparison of treadmill locomotion in adult cats before and after spinal transection. *J Neurophysiol.* 1996;76(1):471−491. https://doi.org/10.1152/jn.1996.76.1.471.

2. Beverungen H, Klaszky SC, Klaszky M, Côté MP. Rehabilitation decreases spasticity by restoring chloride homeostasis through the brain-derived neurotrophic factor-KCC2 pathway after spinal cord injury. *J Neurotrauma.* 2020;37(6):846−859. https://doi.org/10.1089/neu.2019.6526.

3. Bos R, Sadlaoud K, Boulenguez P, et al. Activation of 5-HT2A receptors upregulates the function of the neuronal K-Cl cotransporter KCC2. *Proc Natl Acad Sci USA.* 2013;110(1):348−353. https://doi.org/10.1073/pnas.1213680110.

4. Boulenguez P, Liabeuf S, Bos R, et al. Down-regulation of the potassium-chloride cotransporter KCC2 contributes to spasticity after spinal cord injury. *Nat Med.* 2010;16(3):302−307. https://doi.org/10.1038/nm.2107.

5. Côté MP, Murray M, Lemay MA. Rehabilitation strategies after spinal cord injury: inquiry into the mechanisms of success and failure. *J Neurotrauma.* 2017;34(10):1841−1857. https://doi.org/10.1089/neu.2016.4577.

6. Courtine G, Gerasimenko Y, van den Brand R, et al. Transformation of nonfunctional spinal circuits into functional states after the loss of brain input. *Nat Neurosci.* 2009;12(10):1333−1342. https://doi.org/10.1038/nn.2401.

7. Engesser-Cesar C, Ichiyama RM, Nefas AL, et al. Wheel running following spinal cord injury improves locomotor recovery and stimulates serotonergic fiber growth. *Eur J Neurosci.* 2007;25(7):1931−1939. https://doi.org/10.1111/j.1460-9568.2007.05469.x.

8. Harkema SJ, Hurley SL, Patel UK, et al. Human lumbosacral spinal cord interprets loading during stepping. *J Neurophysiol.* 1997;77(2):797−811. https://doi.org/10.1152/jn.1997.77.2.797.

9. Harvey PJ, Li Y, Li X, Bennett DJ. Persistent sodium currents and repetitive firing in motoneurons of the sacrocaudal spinal cord of adult rats. *J Neurophysiol.* 2006;96(3):1141−1157. https://doi.org/10.1152/jn.00335.2005.

10. Johnson MD, Kajtaz E, Cain CM, Heckman CJ. Motoneuron intrinsic properties, but not their receptive fields, recover in chronic spinal injury. *J Neurosci.* 2013;33:18806−18813.

11. Khalki L, Sadlaoud K, Lerond J, et al. Changes in innervation of lumbar motoneurons and organization of premotor network following training of transected adult rats. *Exp Neurol.* 2018;299(Pt A):1−14. https://doi.org/10.1016/j.expneurol.2017.09.002.

12. Kuerzi J, Brown EH, Shum-Siu A, et al. Task-specificity vs. ceiling effect: step-training in shallow water after spinal cord injury. *Exp Neurol.* 2010;224(1):178−187. https://doi.org/10.1016/j.expneurol.2010.03.008.

13. Smith RR, Shum-Siu A, Baltzley R, et al. Effects of swimming on functional recovery after incomplete spinal cord injury in rats. *J Neurotrauma.* 2006;23(6):908−919. https://doi.org/10.1089/neu.2006.23.908.

14. Smith RR, Brown EH, Shum-Siu A, et al. Swim training initiated acutely after spinal cord injury is ineffective and induces extravasation in and around the epicenter. *J Neurotrauma.* 2009;26(7):1017−1027. https://doi.org/10.1089/neu.2008-0829.

15. Starkey ML, Bleul C, Kasper H, et al. High-impact, self-motivated training within an enriched environment with single animal tracking dose-dependently promotes motor skill acquisition and functional recovery. *Neurorehabil Neural Repair*. 2014;28(6):594–605. https://doi.org/10.1177/1545968314520721.

16. Tashiro S, Shinozaki M, Mukaino M, et al. BDNF induced by treadmill training contributes to the suppression of spasticity and allodynia after spinal cord injury via upregulation of KCC2. *Neurorehabil Neural Repair*. 2015;29(7):677–689. https://doi.org/10.1177/1545968314562110.

17. Torres-Espín A, Forero J, Fenrich KK, et al. Eliciting inflammation enables successful rehabilitative training in chronic spinal cord injury. *Brain*. 2018;141(7):1946–1962. https://doi.org/10.1093/brain/awy128.

Chapter 15

Spinal interneurons and cell transplantation

Ashley Tucker[1,2], Miriam Aceves[1,2], Jessica C. Butts[3] and Jennifer N. Dulin[1,2]

[1]*Department of Biology, Texas A&M University, College Station, TX, United States;* [2]*Texas A&M Institute for Neuroscience, Texas A&M University, College Station, TX, United States;* [3]*Department of Molecular and Human Genetics, Baylor College of Medicine, Houston, TX, United States*

Introduction

It has long been recognized that the adult mammalian central nervous system (CNS) is incapable of regenerating lost neural tissue following traumatic injury, ischemic insult, or neurodegenerative disease.[1] Spontaneous reorganization of spared neural circuits can support partial recovery of lost neurological function. However, the inability of the CNS to regenerate lost neurons and regrow severed axons substantially limits the potential for functional recovery, and as a result, neurological deficits incurred by injury or disease are typically permanent. For this reason, over a century of research has explored the potential of cell and tissue transplantation, rich in interneuronal precursors, to repair the injured nervous system. The central goal of this approach is to provide new interneurons that can synaptically and functionally integrate into the injured nervous system in such a way that supports recovery of neurological function.[2] In this chapter, we will review the major advances in neural transplantation research with a specific emphasis on its applications to providing new spinal interneurons (SpINs) following spinal cord injury (SCI). We will discuss the history of cell transplantation strategies, highlighting major advancements that have shaped modern research approaches. We will review the current understanding of neural graft biology, synaptic integration, and functional modulation of the host nervous system. We will examine how emerging methods for directed differentiation of cells have led to advancements in the development of more therapeutically effective grafts. Finally, we will discuss current and future strategies for clinical translation of cell therapies for the treatment of human SCI.

Spinal Interneurons. https://doi.org/10.1016/B978-0-12-819260-3.00003-2

Neural transplantation: lessons learned from preclinical models

Spinal cord injury: clinical challenges and pathophysiology

SCI is a devastating event that frequently results in permanent neurological dysfunction. The specific functional deficits incurred from SCI are dependent on the severity and level of injury. Injury to the cervical spinal cord represents more than half of all clinical cases and is typically associated with the most severe and life-threatening consequences, but SCI at thoracic, lumbar, and sacral levels also produces impairments that negatively impact quality of life.[3] Paralysis of muscles below the spinal level of injury can impair control of limb, trunk, and/or diaphragm muscles. In addition, SCI can result in severe neuropathic pain,[4] cardiovascular dysfunction,[5] autonomic dysreflexia,[6,7] loss of bowel and bladder function,[8] sexual dysfunction,[9,10] and infertility.[11] Currently, there are no effective treatments that can even partially restore neurological function to individuals living with SCI. Therefore, there remains a great unmet need to develop new and robust therapies that can mitigate neurological deficits and improve quality of life for the injured population.

The pathophysiology of SCI is complex and incompletely understood.[12] At the injury epicenter, the initial trauma (primary injury) causes immediate and widespread death of neurons, disruption of vasculature causing ischemia and hemorrhage, and axotomy of ascending and descending tracts in the spinal cord white matter.[13] This initial event is followed by a prolonged secondary injury process that unleashes a cascade of inflammatory mediators and reactive oxygen species, further contributing to cell death in and around the injury epicenter over the weeks following SCI.[14-16] There is a complex immuno-logical response within the injured spinal cord; some resident and infiltrating immune cells exacerbate neurotoxicity and contribute to the development of maladaptive plasticity, while other classes of immune cells have been shown to impart beneficial effects.[17-20] Glial cells, including reactive astrocytes and NG2 glia (oligodendrocyte precursor cells), form a reactive cell layer that encapsulates the lesion site.[21-24] While a substantial body of work has demonstrated that this "scar" tissue inhibits regeneration of injured spinal cord axons, reactive astrogliosis has also been shown to be beneficial, limiting spread of inflammation and cell death and attenuating further loss of neuro-logical function.[25,26] The molecular and cellular pathophysiological landscape of SCI is extraordinarily complex and remains a subject of intensive research. Regardless, it is clear that injury-induced loss of neurons is permanent and lesioned spinal cord axons cannot spontaneously regenerate. Hence, identi-fying regenerative strategies to replace lost neurons, promote axon regenera-tion, and establish de novo neural relays remains a major therapeutic goal.

History of neural tissue transplantation in preclinical studies

The concept of transplanting neural tissue into the injured adult nervous system first emerged over 100 years ago. In the early 20th century, Jorge Francisco Tello, neuroembryologist and student of Santiago Ramón y Cajal, performed experiments transplanting segments of rodent peripheral nerve into the rodent CNS in order to determine whether regeneration of the nervous system was feasible.[27] This study sparked a series of subsequent investigations examining the potential of peripheral nerve tissue grafts to act as bridges supporting axon regeneration in the lesioned peripheral nerve,[1] optic nerve,[28] and brain.[29,30] In 1940, Sugar and Gerard published the first study examining spinal cord nerve fiber regeneration following tissue transplantation into lesioned spinal cords of adult rats.[31] Anatomical and functional outcomes were assessed following transplantation of either adult muscle tissue, fetal brain or spinal cord, or postnatal sciatic nerve tissue. The authors reported that sciatic nerve transplants allowed for anatomical and motor functional recovery, and that "recovery was poor with embryonic brain implants."[31] These observations led them to hypothesize that functional recovery was attributed to the ability of peripheral nerve transplants to provide a permissive "bridge" supporting CNS axon regeneration:

> *The practical success of cord regeneration (and presumably any central regeneration) is determined by the fibers growing across the lesion. Many growing axones penetrate into the scar tissue... but more rarely do they cross it... To encourage this successful bridging, we tried implants into the cut of embryonic nervous system, of adult muscle, and of degenerating nerve, which might liberate 'neurotropic' substances or supply a material scaffolding. The embryonic nerve cells rarely survived and then mainly as acinar clumps. **Perhaps still younger embryo tissue might adapt itself and grow its own fibers to knit in with the injured cord** .... (bold added for emphasis).*[31]

The findings of Sugar and Gerard were highly contested by the scientific community, as several other groups failed to observe functional recovery or evidence of regeneration following peripheral nerve grafting into the fully transected spinal cord.[32−34] Indeed, failure to reproduce these findings has since led to the assertion that the authors must have "misinterpreted their results."[35] Despite the ensuing controversy, this study did much to popularize the concept of fetal tissue transplantation.

Emergence of fetal tissue transplantation in spinal cord injury models

The 1970 and 1980s brought a renaissance to the field of neural tissue transplantation. Pioneering studies found that monoaminergic and cholinergic neurons derived from transplanted fetal brain tissue could extend axons for long distances, integrate into the denervated hippocampus, and partially rescue spatial memory in aged rats.[36–39] These findings highlighted the potential of neural tissue transplantation to promote functional recovery and reconstruct normal axonal projections in denervated brain regions. This work, along with success with fetal midbrain tissue transplantation in rodent models of Parkinson's disease,[36,40–42] paved the way for subsequent studies examining the survival and integration of fetal tissue in the injured spinal cord.

A 1983 study by Reier, Perlow, and Guth was the first to demonstrate the survival and neurogenic potential of fetal spinal cord tissue grafts within the injured CNS.[43] Segments of spinal cord tissue derived from rat embryos at days 12–17 of gestation (E12–E17) were transplanted into intracerebral lesion cavities or lateral ventricles of adult rats, and grafts were examined weeks to months later with light and electron microscopy. The authors found that transplants survived within the injured host environment, filled much of the lesion cavity, and contained mature neurons of varying sizes that featured synaptic ultrastructure. The transplants also contained neuroglia, myelinated axons, and "rootlet-like structures," as well as topographical features reminiscent of adult spinal cord tissue (later described as "substantia gelatinosa-like regions").[43,44] Together, these findings established proof of concept that fetal spinal cord tissue could survive and acquire cytological characteristics of the native spinal cord following transplantation into the injured CNS. It is also noteworthy that the authors of this study reported a decline in graft viability as donor age increased, with E12–E15 grafts exhibiting better survival than E16–E17 grafts. This may explain the failure of Sugar and Gerard to observe survival of fetal tissue grafts, as they used rat fetuses of 3–4 cm in length,[31,45] probably corresponding to E19–E22 embryos.[46] Due to their growth and long-term survival, Reier and colleagues concluded that E14–E15 embryos were the "most optimal source" for spinal cord transplants. To date, E14 rat spinal cord (approximately 52–55 somite stage; developmentally equivalent to E12.5 in mouse)[47,48] remains the most commonly used age of donor fetal tissue in spinal cord transplantation studies.

Subsequent studies revealed the potential of fetal spinal cord grafts to anatomically integrate into the lesioned host spinal cord. Reier et al. transplanted segments of rat fetal spinal cord into the lesioned spinal cord in neonatal and adult rats and examined graft and host axon extension up to 16 months later.[49] Neuroanatomical tracing revealed that graft-derived neurons (primarily those located within the caudal half of transplants) extended axons for distances up to 5 mm into the caudal host spinal cord. Ingrowth of host serotonergic (raphespinal) axons for up to 5 mm distances into grafts was also observed.[49] Collectively, these results demonstrated that axonal projections could be established between host and graft tissue, highlighting the potential of fetal spinal cord transplants to restore "anatomical continuity between the separated stumps of the injured spinal cord."[49] Additional work revealed the ability of fetal spinal cord tissue grafts to support axon ingrowth from other lesioned host pathways, including primary sensory afferent fibers,[50–52] corticospinal axons,[53] monoaminergic axons,[54] and intraspinal projections.[55]

In addition to supporting axon regeneration, neurons (presumably SpINs) within fetal tissue grafts were also shown to be electrophysiologically active. Olson and colleagues recorded spontaneous and evoked activity from neurons within intraocular fetal spinal cord tissue transplants.[56] Transplanting fetal tissue into the anterior chamber of the eye was historically used as a model system to study the development and intrinsic circuitry of fetal grafts, as well as connectivity with cotransplanted tissues.[57] The authors observed cells with spontaneous activity ranging between high-frequency (10−25 Hz) and low-frequency (1−2 Hz) rates of regular sustained discharge. Moreover, electrical stimulation of grafts produced evoked responses that were consistent with the presence of functional excitatory and inhibitory synaptic connections within grafts.[56] This revealed that graft-derived neurons could establish functional synaptic connections onto one another, even in an ectopic environment in which grafts received relatively little innervation from host systems.[58] A later study showed that infusion of GABA or glutamate could modulate the spontaneous activity of grafted neurons, further supporting the existence of excitatory and inhibitory intragraft synaptic connections.[59]

The first direct evidence of neurotransmission between host and graft neurons was reported by Reier et al. in 1992.[60] In this study, fetal tissue transplants were placed into the lumbar spinal cord, and the L4−L5 dorsal roots were cut and apposed to grafts. 4−8 months later, dorsal roots were reexposed and electrically stimulated, and extracellular single-unit-evoked activity was recorded within the transplants. Postsynaptic responses were observed in regions of grafts containing robust arborization of calcitonin gene-related peptide (CGRP)-immunoreactive fibers[60]; suggesting that host sensory axons could form functional synapses onto a subset of donor cells. In 1996, Houle et al. used a similar experimental paradigm, but transected the dorsal roots to disconnect the axons from their cell bodies before electrical stimulation, eliminating the possibility of current spread to the host spinal cord.[61] This produced evoked potentials within grafts that were abolished by transecting the rootlets between the stimulation site and the grafts. Interestingly, electrical stimulation not only caused expression of cFos (an immediate early gene product that is a marker of neuronal activity)[62,63] in a subset of graft derived cells, but also within the host spinal cord gray matter adjacent to the transplant, including some with motor neuron-like morphology. This suggests that stimulation of host sensory axons might have engaged polysynaptic host−graft−host neural relays, although this possibility was not directly tested in the study.[61]

Collectively, this early work showed that fetal spinal cord tissue grafts fulfilled all of the requirements that would allow them to act as a "relay station" supporting neurotransmission across sites of SCI: they contained neurons that were electrophysiologically active and synaptically integrated, they supported regeneration of diverse populations of injured adult axons, and they extended graft-derived axons into the host spinal cord. However, evidence of complete electrophysiological relays across transplants was not reported until several years later, primarily due to the technical challenges of performing in vivo recordings from tissue grafts.[64,65]

Transplantation of multipotent and lineage-restricted progenitors

Although significant advances were achieved with these early transplantation studies, the use of rodent fetal tissue has significant limitations, including variable success of survival and integration as well as the inability to manipulate the fates of grafted cells. Transplantation of defined multipotent and lineage-restricted cells became possible due to the development of new isolation and culture techniques in the 1990s.[66–69] These methods enabled scientists to isolate and characterize defined populations of cells within fetal spinal cord tissue and examine their therapeutic efficacy in transplantation studies.

For clarity, it is first useful to first define terminology referring to specific populations of cells in the developing spinal cord. In chronological order of development, neuroepithelial cells (NEPs) are the first type of neural cell to emerge.[67,69,70] NEPs proliferate to form temporally and spatially distinct pools of neural stem cells (NSCs).[71] NSCs are characterized by their capacity for unlimited proliferation and self-renewal;[72] as such, these cells can be cultured for many passages to produce more NSCs.[73] As development progresses, NSCs begin to undergo asymmetric cell divisions to yield neural progenitor cells (NPCs), which are more differentiated than NEPs and NSCs, have a limited proliferative capacity, and cannot self-renew. NPCs in the spinal cord include multiple populations of lineage-restricted progenitors that can give rise to neurons (neuronal-restricted precursors, NRPs),[66] glial cells (glial-restricted precursors, GRPs),[68,74] or both (multipotent NPCs that first produce neurons, then produce glia after the period of neurogenesis is complete).[75–78] The fetal spinal cord contains a mixture of NEPs, NSCs, and/or NPCs whose abundances vary depending on the precise stage of embryonic development. In general, earlier-stage embryos contain a greater abundance of NEPs and NSCs, and later-stage embryos contain more lineage-restricted NPCs and postmitotic cells. In the E14 rat spinal cord, lineage-restricted progenitors are much more abundant compared to NEPs, NSCs, and postmitotic cells.[69,79] A source of some confusion is that in the SCI transplantation literature, the terms "neural stem cell" and "neural progenitor cell" are frequently used interchangeably. For example, in studies by the same group transplanting identical preparations of dissociated E14 rat spinal cord tissue, these cells have been referred to as both NSCs[80,81] and NPCs.[82–84] In this chapter, we will use the term NPCs to refer to dissociated suspensions of fetal spinal cord cells as well as other preparations containing multipotent neural progenitors. "NRPs/GRPs" will refer to prospectively isolated cell populations that are purified from dissociated fetal spinal cord tissue and cultured prior to transplantation.[66,68,69]

NRP/GRP transplantation studies in rodent models were first performed by Fischer's group in the 1990s.[79,85] They demonstrated that mixed populations of NRPs/GRPs survived and anatomically integrated with host tissue following transplantation into the lesioned spinal cord, unlike NEPs, which showed poor survival.[86] In a subsequent study comparing the survival and integration of transplanted fetal spinal cord tissue versus NRPs/GRPs within SCI lesion sites, the Fischer group reported that NRP/GRP grafts showed excellent survival, consistent migration out of the injury site, and maturation into mature CNS phenotypes at an equivalent or even better level than E14 fetal spinal cord tissue grafts.[87] In 2011, Bonner et al. were the first to show that these grafts could support the establishment of a complete electrophysiological relay across sites of SCI.[88] NRPs/GRPs were transplanted into a cervical (C1) spinal cord dorsal column lesion that completely axotomized ascending sensory fibers. Brain-derived neurotrophic factor-expressing lentivirus was injected into the brainstem dorsal column nuclei (DCN) to provide a chemotropic gradient, and 6 weeks later, graft-derived axons were observed to establish synaptic connections with DCN neurons. In addition, host sensory axons regenerated into grafts and established functional synapses onto graft-derived neurons. Remarkably, stimulation of the sciatic nerve elicited postsynaptic responses in DCN neurons of lesioned/grafted subjects, revealing that NRP/GRP grafts in combination with chemotropic guidance factors could relay impulses from regenerated sensory axons across sites of SCI to the appropriate postsynaptic targets in the brainstem.[88]

Other work has shown that NPCs derived from dissociated fetal spinal cord tissue can be transplanted into sites of SCI and exhibit good survival, differentiation into neurons and glia, axon extension, and synaptogenesis with the host nervous system.[80,82,83,89−94] Dissociated spinal cord grafts have also been reported to establish electrophysiological relays with host neurons and support partial recovery of forelimb and hindlimb motor function,[80,82,84,89,90,94,95] although the mechanisms underlying this behavioral recovery remain unclear. In cervical SCI models producing diaphragm paralysis, transplantation of NPCs derived from embryonic spinal cord[93,96−98] or brainstem[99] has been shown to support partial recovery of diaphragm function. In these studies, electrophysiology and transneuronal tracing have been used to reveal synaptic integration of donor cells with host spinal cord phrenic circuitry and brainstem respiratory control centers,[93,96−99] and modulation of host phrenic circuits was shown to be mediated through glutamatergic synapses.[93] Together, these findings highlight lineage-restricted progenitors and NPCs as a "practical alternative to [solid] fetal tissue transplants"[87] that are capable of synaptically integrating into the injured host nervous system and modulating functional recovery.

Transplantation of enriched or restricted populations of spinal cord progenitors

The importance of donor tissue identity is a topic that has received much attention in the field of neural transplantation research.[100−102] A growing body of work supports the concept that the regional and phenotypic identity of transplanted neural tissue strongly influences the potential for synaptic integration with host tissue and restoration of functional outcomes. Early studies demonstrated that tissue grafts with appropriate (homotypic) identities could synaptically integrate with their appropriate targets in the lesioned CNS. For example, septal cholinergic neurons transplanted into the lesioned septo-hippocampal pathway established a "new cholinergic fiber supply" that formed arborizations within the normal cholinergic terminal fields of the hippocampus,[37] effectively reestablishing endogenous pathways. Likewise, in a rat model of Parkinson's disease, transplantation of fetal ventral midbrain tissue into the brain enabled the establishment of a new functional "nigro-striatal" pathway that restored dopaminergic inputs to the denervated striatum.[41] In contrast, donor tissue with inappropriate (heterotypic) identity, such as visual cortical neurons grafted into the lesioned motor cortex[103,104] or fetal telencephalic tissue grafted into sites of SCI,[82] has been shown to exhibit poor integration into lesioned circuits. Selection of donor tissue enriched for the appropriate cell types to reconstruct endogenous pathways is therefore an important consideration for neural transplantation studies. Work discussed in the preceding sections has shown that transplantation of tissue with spinal cord identity can support synaptic integration between graft and host neurons in SCI models. However, SCI is a highly heterogeneous condition that disrupts multiple motor, sensory, and autonomic pathways, with specific neurologic deficits varying from individual to individual. Because of this, provision of grafts enriched for relevant subtypes of spinal cord interneurons presents an attractive strategy to rebuild defined neural circuits and achieve more targeted functional recovery.

The developing spinal cord contains a heterogeneous mix of progenitors that give rise to different classes of neurons. Through a variety of inductive signals and transcriptional codes, the neural tube becomes patterned across the rostrocaudal and dorsoventral axes.[105−107] This produces 11 cardinal progenitor domains in the spinal cord: as described in previous chapters, six dorsal interneuron progenitor domains (dp1−dp6), four ventral interneuron progenitor domains (p0−p3), and one motor neuron progenitor domain (pMN).[106,107] Following neurogenesis, neurons emerging from these domains undergo further differentiation and specification to ultimately yield hundreds of spinal cord neuronal subtypes defined by their distinct molecular, morphological, and functional properties.[107−110] Due to this tremendous diversity of spinal cord interneurons, repairing spinal circuitry in a manner that promotes reconstruction of targeted pathways, while limiting maladaptive plasticity in off-target pathways, is a daunting task. Nevertheless, valuable insight has been gained from studies performing transplantation of enriched or restricted cellular populations in SCI models with defined functional deficits.

The caudal neural tube is organized in such a way that dorsally located progenitor domains generally give rise to neurons of the dorsal horn, and ventral progenitor domains generally give rise to neurons that settle into the ventral gray matter. Dorsalized or ventralized fetal tissue grafts can therefore be produced by obtaining donor tissue that is isolated from either the dorsal or ventral aspect of the fetal spinal cord, presenting a unique opportunity to evaluate the contributions of distinct spinal cord neuronal populations to outcomes following transplantation into sites of SCI. One of the first studies to use this approach examined distribution of peptidergic fibers within grafts derived from dorsal or ventral aspects of fetal rat spinal cord tissue placed within the anterior chamber of the eye.[58] Compared to ventral grafts, dorsal grafts contained a much greater density of substance P- and enkephalin-like fibers, which are normally enriched in the superficial laminae of the intact spinal cord dorsal horn. This study provided proof of concept that the phenotypic characteristics of grafts could be modulated by transplanting restricted regions of fetal spinal cord donor tissue.[58] Subsequently, Tessler and colleagues transplanted either the dorsal or ventral aspects of fetal rat spinal cord into the lumbar spinal cord of adult rats, then transected the lumbar dorsal roots and juxtaposed them to the grafts.[111] Anatomical regeneration of dorsal root CGRP-immunoreactive sensory axons was found to be more robust in dorsal transplants compared to ventral transplants, suggesting that ingrowth of lesioned host axons could be enhanced if grafts were enriched for these axons' postsynaptic targets. Further support for this concept comes from a recent study in which grafts of dissociated dorsal or ventral fetal spinal cord tissue were placed into sites of cervical SCI.[83] Dorsal NPC grafts were found to be significantly enriched for multiple dorsal horn neuronal subtypes compared to ventral grafts. Moreover, these neurons were arranged in topographical clusters with accurate laminar organization of dorsal horn neuronal subtypes, including discrete domains populated with dorsal horn laminae I/II neurons. Host CGRP-immunoreactive axons, which normally terminate within spinal cord laminae I/II, exclusively innervated laminae I/II domains within grafts. Moreover, dorsal grafts supported more extensive regeneration of host CGRP-immunoreactive axons as well as corticospinal projections originating from the somatosensory cortex, both of which normally terminate within the spinal cord dorsal horn.[83] These studies demonstrate that manipulating graft cellular composition to enrich for particular cell types can significantly enhance regeneration of host axons that normally innervate those cells.

In addition to influencing anatomical axon regeneration, the regional identity of grafts can also influence functional recovery following SCI. In one study examining graft-mediated repair of the injured phrenic circuitry, dorsal and ventral segments of fetal spinal cord tissue were placed into sites of cervical (C2) spinal cord lateral hemisection, an injury model that produces paralysis of the ipsilesional diaphragm.[96] Here, dorsal and ventral transplants were shown to impart differential effects on the recovery of ipsilateral phrenic nerve bursting activity, with subjects receiving ventral grafts exhibiting improved phrenic responses to respiratory challenge.[96] These results are consistent with data suggesting that interneurons in the spinal cord dorsal horn inhibit the activity of phrenic motor neurons,[112] and may therefore impede the spontaneous recovery of phrenic circuitry following SCI. This body of work provides strong evidence that manipulating the cellular composition of grafts can significantly alter the degree of functional recovery after SCI.

Beyond transplantation of regionally restricted spinal cord tissue, alternative approaches have been utilized to transplant enriched populations of progenitors in order to restore targeted aspects of spinal cord circuitry. In early cell transplantation experiments, enriching for individual cell phenotypes was limited to the use of lineage-restricted precursors that could produce neurons or macroglia.[79,85–87] More recently, advances in tissue culturing and differentiation techniques have enabled the generation of more refined cell transplants. Enriching for particular SpIN subtypes can now be achieved through directed differentiation of immature cells by treating with growth factors and/or morphogens, or expressing transcription factors that instruct cell fate during normal development.[105,106,113] These approaches have now begun to be utilized in neural injury models. Jergova et al. predifferentiated rat NPCs into GABAergic fates and transplanted these cells into the dorsal horn of rats with chronic nerve injury; following transplantation of this enriched cell population, the authors observed reduction in neuropathic pain-associated outcomes.[114] In another study, mouse NPCs differentiated into GABAergic neurons and transplanted into sites of thoracic SCI in mice were also shown to be effective in attenuating pain behaviors.[115] These studies suggest that transplantation of cells enriched for inhibitory interneurons can restore inhibition to disinhibited nociceptive circuitry following neural injury. Recently, methods were developed to generate enriched populations of mouse embryonic stem cell (ESC)-derived V2a interneurons,[116] a cell population that has been implicated in plastic reorganization of phrenic circuitry within the injured spinal cord.[117] Following cervical spinal cord contusion, transplantation of NPCs enriched with V2a interneurons was shown to promote greater recovery of diaphragm activity compared to transplantation of NPCs alone.[98] Collectively, these findings demonstrate that transplantation of enriched interneuron populations can be a successful strategy for improving modality-specific outcomes. Although the directed differentiation of stem cells into defined spinal cord neuronal fates is still a relatively new area of research, future work to develop methods for the enrichment of spinal cord interneuron populations for transplantation will be useful for examining the functional contributions of defined cell types.

It is also worth noting that transplantation of donor tissue with nonspinal cord identity can be beneficial in certain SCI models. This is particularly relevant to studies aimed at restoring supraspinal innervation to injured spinal circuits. Studies in the 1980 and 1990s demonstrated that brainstem-derived fetal tissue grafts could modulate the hindlimb flexion reflex[118] and produce fictive patterns of locomotor activity[119] in rats with lesioned spinal cords by restoring monoaminergic inputs onto the denervated spinal cord. More recently, Hou and colleagues reported that NPC transplants derived from the embryonic brainstem, but not the embryonic spinal cord, restored innervation to spinal sympathetic preganglionic neurons and rescued cardiovascular function following transection of the thoracic spinal cord.[120] Furthermore, embryonic raphespinal grafts but not spinal cord grafts were also shown to reduce the incidence of autonomic dysreflexia after SCI, with graft-derived serotonergic inputs modulating spinal cord autonomic circuits.[121] These results underscore the importance of selecting the most appropriate donor tissue source for modulating desired functional pathways following SCI.

Characterization of transplanted interneuron phenotypes

Despite decades of intensive research, there remains a poor mechanistic understanding of how spinal cord tissue grafts, which mature into a heterogeneous mixture of diverse neuronal subtypes, can integrate into injured spinal cord circuitry and modulate different neurological functions. In order to address this substantial gap in knowledge, more thorough characterization of graft cellular composition will be necessary. Understanding how specific classes of engrafted neurons synaptically integrate into the injured host nervous system will inform future efforts to generate grafts enriched for functionally relevant cell types (e.g., grafts enriched for V2a interneurons to modulate injured phrenic circuitry).[98] Historically, the identification of engrafted neuronal phenotypes has been limited by an incomplete appreciation of the molecular diversity of spinal cord cell populations. In recent years, however, considerable insight has been gained into the molecular, functional, and physiological heterogeneity of spinal cord neurons.

The cardinal lineages of neurons in the spinal cord are classified according to their emergence from distinct progenitor domains within the neural tube.[107,108,110] Most of these lineages can be categorized into subtypes based on their combinatorial expression of transcription factors, unique neurotransmitter identities, locations and projection patterns, and/or functional outputs. For example, the V2 class of interneurons comprises V2a, V2b, V2c, and V2d subtypes.[122–124] These subtypes have diverse functional roles. In the context of locomotor circuitry, for instance, V2a interneurons are excitatory and regulate right/left coordination,[125] whereas V2b are inhibitory and coordinate flexor–extensor motor activity.[126] Moreover, there is diversity even within these subtypes; V2a neurons located at distinct positions along the rostrocaudal axis are integrated into circuits that control respiration,[127] fore-limb reaching,[128] or locomotor function,[125] and neurons within each of these regions can be further classified into transcriptionally distinct sub-populations.[129] The extent of this diversity is still incompletely understood, but ongoing work continues to reveal new functional distinctions among cell populations. To illustrate the extent of this diversity, it is estimated that V1 interneurons may be classified into approximately 50 transcriptionally distinct subtypes,[130] including specialized subtypes that integrate into motor pools corresponding to different hindlimb muscles.[131] It is therefore becoming increasingly clear that the spinal cord contains a tremendous diversity of neurons, and the use of high-throughput sequencing approaches has greatly accelerated efforts to probe this diversity with unprecedented resolution.

This growing appreciation for spinal cord neuronal diversity raises a number of questions about the biology of spinal cord NPC grafts, such as the following: What is the extent of cellular diversity in grafts; which interneuron classes and subclasses are represented, and in what proportions? How do different cell transplantation strategies (for example, methods of tissue isola-tion, dissociation, and culturing)[101] influence the identities of engrafted neu-rons? To what extent are the regional identities of neural progenitors retained after these cells are removed from their developmental milieu and transplanted into the lesioned adult CNS? Do graft-derived neuronal subtypes retain the ability to exhibit proper axon guidance and synaptogenesis with their appro-priate targets in the host spinal cord, or is this process more stochastic? Importantly, which classes of engrafted neurons are capable of modulating the recovery of specific neurological functions following injury? Addressing these questions, and other fundamental questions about neural graft biology, will require systematic investigations to probe the identities and functional outputs of graft-derived cells. The use of modern neuroscience tools such as transgenic mouse lines, in vivo calcium imaging, optogenetics and chemogenetics, and connectivity mapping will greatly facilitate such efforts.

A review of the spinal cord transplantation literature reveals the extent of neuronal diversity that has been reported in spinal cord tissue grafts to date (Table 15.1). Whereas earlier studies were limited to describing neuronal morphology, neurotransmitter, and neuropeptide expression, work in the past few years has begun to shed more light on the diversity of molecularly distinct neuronal subtypes within grafts. It is important to note that the characterization of graft neuronal phenotypes relies heavily on the availability of cell type-specific molecular markers identified in spinal cord developmental studies, and relatively few of these are persistently expressed in the postnatal spinal cord. In addition, many of the identified markers of interneuron subsets are expressed in combination. Hence, in order to characterize the cellular composition of mature grafts, further work to identify combinations of ter-minal differentiation markers that define specific cell types will be needed.

TABLE 15.1 Phenotypic characterization of spinal cord graft-derived neurons.

Type of transplant	Study details	Phenotypic characterization
Spinal cord fetal tissue transplants	E11–E15 rat spinal cord tissue segments transplanted subpially into adult rat spinal cord; examined at 1–3 months postgrafting[132]	Differentiated apolar, unipolar, bipolar, and multipolar neurons
	E16–E20 fetal rat spinal cord tissue segments (whole, dorsal, or ventral) transplanted into anterior chamber of the eye of adult rats; examined at 4–6 weeks postgrafting[58,133]	Enkephalin-like immunoreactivity in densely packed, varicose fibers within grafts;[58,133] dorsal grafts contained a moderate to high density of substance P- and enkephalin-like-immunoreactive nerve fibers; ventral grafts contained a lower amount of these fibers[58]
	E12–E17 rat fetal spinal cord tissue segments transplanted into adult rat intraventricular- or intracephalic cavities; examined at 3 weeks to 6 months postgrafting[43]	Large ventral horn-like neurons; substantia gelatinosa-like regions populated with smaller dorsal horn-like neurons
	E14–E16 rat fetal spinal cord tissue segments (whole, dorsal, or ventral) transplanted into anterior chamber of the eye of adult rats; examined at 3–9 months postgrafting[56]	Regions of white matter containing tightly packed myelinated fibers, segregated from gray matter regions; large polygonal cells with morphological similarity to alpha-motor neurons, which were larger in ventral than in dorsal horn grafts
	E15–E17 rat fetal spinal cord tissue segments transplanted into anterior chamber of	Small-to medium-sized neuronal cell bodies with immunoreactivity for somatostatin, neuropeptide Y, enkephalin*, substance P*,

Continued

TABLE 15.1 Phenotypic characterization of spinal cord graft-derived neurons.—cont'd

Type of transplant	Study details	Phenotypic characterization
	the eye of adult rats; examined at 2–3 months postgrafting[134]	calcitonin gene-related peptide*, cholecystokinin*, vasoactive intestinal peptide*, peptide histidine-isoleucine* (*only observed after intraocular colchicine treatment to inhibit axon transport*)
	E14–E15 rat fetal spinal cord tissue segments transplanted into the lesioned cerebral cortex or spinal cord of adult rats; examined at 1–4 months postgrafting[44]	Substantia gelatinosa-like regions in graft tissue that was devoid of immunoreactivity for myelin basic protein, and which contained dense immunoreactivity for met- and leu-enkephalin, neurotensin, substance P, and somatostatin
Lineage-restricted precursors and dissociated neural progenitors	NRPs or mixed NRPs/GRPs transplanted into the intact or injured spinal cord of adult rats; examined at 3 days to 5 weeks postgrafting[79,86,87]	Graft-derived neurons expressed MAP2, NeuN, GAD65/67, and ChAT
	Dissociated E14 rat spinal cord tissue transplanted into the transected spinal cord of adult rats; examined at 7 weeks postgrafting[80]	Graft-derived neurons expressed NeuN and MAP2; graft-derived axons expressed vGlut1/2 and GAD65/67
	Dissociated and cultured E13.5 rat spinal cord tissue, with and without addition of V2a interneurons,[116] transplanted into the injured cervical spinal cord of adult rats; examined at 3 days to 2 weeks postgrafting[98]	Postmitotic interneurons in culture expressed Chx10 (V2a[122]), Evx1 (V0[135]), En1 (V1[135]), Lhx3 (V2, MN[136]), Hb9 (MN,[137] ventral excitatory commissural INs[138])

TABLE 15.1 Phenotypic characterization of spinal cord graft-derived neurons.—cont'd

Type of transplant	Study details	Phenotypic characterization
	Dissociated E14 rat spinal cord tissue transplanted into the injured cervical spinal cord of adult rats; examined at 6 weeks postgrafting[83]	Progenitors expressed Sox2, Pax6, Pax7, and Nkx-6.1 after 24h in vitro; graft-derived cells expressed Lbx1 (dI4−dI6[139−141]), Tlx3 (dI3, dI5, dIL$_B$[142−144]), Foxp2 (V1[145,146]), Satb1 (laminae III, V/VI[147]), calretinin (laminae I/II[148,149]), calbindin (laminae I/II[148])
	Dissociated E14 rat spinal cord tissue transplanted into the injured cervical spinal cord of adult rats; examined at 2 weeks or 6 months postgrafting[81]	Graft-derived cells expressed Isl1/2 (MN[150]), Bhlhb5 (dI6, V1−2[151]), Prdm8 (V0−V2[152]), Chx10 (V2a[122]), Foxp1 (MN, V1[153]), Foxp2 (V1[145,146]), Lhx3 (V2, MN[136]), Brn3a (dI1−dI3, dI5[140]), Lbx1 (dI4−dI6[139−141]), Tlx3 (dI3, dI5, dIL$_B$[142−144]), Pax2 (inhibitory neurons[154,155]), Satb1 (laminae III, V/VI[147]), AP2β (laminae IV−VI[147]), CaMKII, ChAT, GABA
Human cell and tissue grafts	Human embryonic stem cells (H7 and H1 human ESCs) and induced pluripotent stem cells (WTC and WTB) differentiated into V2a neuron fate and transplanted into intact thoracic spinal cord of adult mice; examined 2 weeks postgrafting[156]	Progenitors expressed *CHX10*, *SOX14* after 17d of differentiation in vitro; 61% of graft-derived cells expressed Chx10 (V2a[122]), vGlut2
	Human embryonic stem cell (WA-09 H9 and UCSF4)-derived neural stem cells differentiated	Cells maintained for 20d in vitro after neural induction expressed *SOX2, PAX6, NKX-6.1, OLIG2, NKX-2.2*; cells maintained for 2 months in vitro after neural

Continued

TABLE 15.1 Phenotypic characterization of spinal cord graft-derived neurons.—cont'd

Type of transplant	Study details	Phenotypic characterization
	into spinal cord fates and primary human fetal spinal cord-derived neural stem cells transplanted into the injured cervical spinal cord of adult rats; examined 3−6 months postgrafting[157]	induction expressed *HOXC4−10*; graft-derived cells expressed βIII tubulin, CaMKII, ChAT, GABA, GlyT2, Hb9 (MN,[137] ventral excitatory commissural INs[138]), Isl1/2 (MN[150]), Brn3a (dl1−dl3, dl5[140]), Lbx1 (dl4−dl6[139−141]), Tlx3 (dl3, dl5, dIL_B[142−144]), Chx10 (V2a[122]), Lhx3 (V2, MN[136]), Pax2 (inhibitory neurons[154,155]), Foxp2 (V1[145,146]), Bhlhb5 (dl6, V1-2[151]), Foxp1 (MN, V1[153])
	Human fetal spinal cord-derived neural stem cells (NSI-566RSC-GFP, NeuralStem, Inc.) transplanted into the injured cervical spinal cord of adult rhesus macaques; examined 2−9 months postgrafting[81,158]	Graft-derived cells expressed Prdm8 (V0−V2[152]), Chx10 (V2a[122]), Foxp2 (V1[145,146]), Bhlhb5 (dl6, V1-2[151]), Brn3a (dl1-dl3, dl5[140]), Lbx1 (dl4-dl6[139−141]), Tlx3 (dl3, dl5, dIL_B[142−144]), Pax2 (inhibitory neurons[154,155])

This table presents an overview of selected spinal cord cell- and tissue transplantation studies reporting the phenotypic characteristics of engrafted neurons. Study details include the source of donor tissue, the type of lesion model (if any), anatomical location of transplantation, time interval between grafting and study termination, and the methods of characterization. Studies are grouped according to the source of the transplanted cells. Other details such as cotransplantation with biomaterials or other factors and study outcomes (e.g., electrophysiology and behavior) are omitted. Studies utilizing tissue grafts derived from nonspinal cord origins, and studies reporting graft neuronal and glial differentiation, but not specific subtypes of neurons, are omitted. Cell type-specific markers are referenced according to their expression in specific neural lineages as reported in studies of the intact developing and postnatal spinal cord. *CamKII*, Ca2+/calmodulin-dependent protein kinase II; *ChAT*, choline acetyltransferase; *GABA*, gamma aminobutyric acid; *GAD*65/67, glutamic acid decarboxylase 65-/67 kDa subunits; *MAP*2, microtubule-associated protein 2; *MN*, motor neuron; *NeuN*, neuronal nuclear antigen; *vGlut*1/2, vesicular glutamate transporter 1/2.

Differentiation and transplantation of human spinal cord neurons

A large foundation of knowledge about the therapeutic potential of spinal cord neural transplantation has been generated by experimental studies utilizing "rodent-to-rodent" grafting models. However, in order to advance toward the goal of developing robust clinical therapies for human SCI, it will be necessary to identify human cell sources for transplantation that are safe, well characterized, and therapeutically effective. Transplantation of cells derived from primary fetal tissue is not ideal for clinical translation due to significant ethical concerns as well as practical concerns such as availability, scalability, and standardization. A more clinically translational alternative is to generate NPCs for transplantation through the directed differentiation of pluripotent stem cells (PSCs). PSCs, including ESCs and induced pluripotent stem cells (iPSCs),[159] have the potential to differentiate into any somatic cell type when the appropriate signaling environment is provided. In recent years, there have been significant advancements in methods to reprogram adult somatic cells into pluripotent PSCs[159] and to direct the differentiation of PSCs into neurons.[160] PSCs differentiated into neural stem- and progenitor cells have been transplanted in preclinical studies, some of which have demonstrated therapeutic benefits in small and large animal models of SCI.[161–167] In recent years, directed differentiation protocols to drive human PSCs into neural progenitors and defined spinal cord neuronal cell types have been described.[156,157,168–175] These techniques have opened the door to a new era in regenerative medicine research and fueled enthusiasm for efforts to engineer human cell-based therapies for clinical translation.[176–180]

Recapitulating spinal cord development through directed differentiation

Directed differentiation of human PSCs into specific interneuron subtypes can be achieved in vitro by the application of recombinant proteins and/or small molecule agonists that drive normal spinal cord developmental signaling pathways. The general stages of spinal cord neuron development are as follows: (1) neuralization, (2) patterning in the anterior−posterior axis and the dorsal−ventral axis, and (3) specification and diversification of neurons. In this section, we will discuss key developmental signaling pathways, methods to probe these pathways in vitro, and strategies for the directed differentiation of interneurons from human PSCs.

Currently, the nature of early spinal cord development remains a matter of some debate, with two different models proposed to explain the origins of spinal cord neural progenitors. The classical view of spinal cord development is referred to as the "activation-transformation hypothesis," proposed by Nieuwkoop in the 1950s.[181] This model theorizes that upon neuralization of ectodermal tissue, the newly formed neural plate acquires a "default anterior (forebrain) identity through inhibition of BMP signaling ("activation"),[182,183] and subsequently, posteriorizing signals [e.g., retinoic acid (RA), Wnts, and fibroblast growth factors (FGFs)][184–186] impart posterior identities to caudal regions of the neural plate that will give rise to the hindbrain and spinal cord ("transformation"). This model is founded on the principle that events occurring in the anterior epiblast are required for formation of the entire nervous system. Protocols to differentiate PSCs into caudalized neural tissue have drawn upon the "activation-transformation" theory by first neuralizing tissue via inhibition of BMP signaling, and then caudalizing neuroectoderm through manipulation of RA, Wnt, and/or FGF signaling.[168,169,173,187−189] A second, more recently developed theory argues that the posterior spinal cord is generated independently of the mechanisms that induce anterior nervous system formation. Rather, posterior neural tissue is said to be derived from neuromesodermal progenitors, stem cells that give rise to all spinal cord cells as well as paraxial mesoderm in the posterior body.[190,191] These cells have a separate developmental origin than anterior epiblasts, can be generated from PSCs in vitro through precisely timed and calibrated activation of Wnt and FGF signaling, and are identifiable by their transient expression of Brachyury and Sox2 prior to differentiating into either neural or mesodermal tissue.[171] Notably, neuromesodermal progenitors generated in vitro can generate neural cells with spinal cord (cervical to lumbar), but not anterior (forebrain) and hindbrain identities, and these identities are maintained following transplantation *in vivo*.[171] It is still incompletely understood how these distinct directed differentiation strategies for neural induction of PSCs might differ with regard to their ability to produce neurons with "true" spinal cord identities, although it is reasonable to expect that protocols that most closely adhere to the processes of normal development will be more successful in accomplishing this goal.

Following neural induction, the neural tube begins to take shape through a dorsoventral folding and axial elongation. Patterning of the ventral neural tube, which gives rise to motor neurons and ventral interneurons, is driven by a gradient of sonic hedgehog (Shh) that is released from the floorplate and notochord.[192−194] Ventrally derived RA is also required for ventral patterning and differentiation of motor neurons.[195,196] Patterning of the dorsal neural tube, which gives rise to somatosensory association interneurons, is driven by BMPs released from the roof plate.[197] This dorsoventral patterning generates discrete progenitor domains, achieved through the interaction of homeodomain and basic helix-loop-helix transcription factors. Rostrocaudal elongation is driven by several different signaling events including those from RA, FGFs, growth differentiation factors (GDFs), and Wnts.[198] Rostrocaudal segmental identities throughout the hindbrain and spinal cord are imparted through combinatorial expression of Hox transcription factors.[199] The hindbrain is marked by Hox1−5, and the spinal cord is partitioned into the cervical (Hox4−8), thoracic (Hox8−9), lumbar (Hox9−11), and sacral (Hox12−13) regions.[199] This Hox gene expression is induced by RA released from mesodermal somites located adjacent to the developing neural tube. RA is released in a gradient such that concentrations peak in the caudal hindbrain to rostral spinal cord and decrease in the rostral and caudal directions. FGFs and GDFs are important for caudal spinal cord specification, acting on Hox6−11 and Hox10, respectively.[200] Wnt signaling also influences rostrocaudal patterning, with a variety of Wnts influencing different regions of rostrocaudal identity.[184,201] Once initial neural tube patterning has been established, Notch signaling is important for neuronal maturation and interneuron subtype specification.[202,203] The absence of Notch signaling enables progenitors to acquire neuronal fates, whereas activation of Notch signaling promotes the acquisition of glial fates.[204] Furthermore, Notch signaling is also used to establish specification of distinct subtypes from cells that share a common developmental lineage. For example, p2 interneuron progenitors undergo specification into mature V2a and V2b subtypes through a bifurcation in Notch signaling, in which progenitors that express the Notch ligand become V2a interneurons, and progenitors that express the Notch receptor and activate the intracellular Notch signaling cascade become V2b interneurons.[202] Similarly, Notch signaling in the dorsal spinal cord also balances the production of excitatory (dIL_B) and inhibitory (dIL_A) cell fates.[143,205] While each of these developmental signaling pathways has largely been studied in isolation, there is evidence that some interact, including the Notch and Shh signaling pathways.[203]

Molecular strategies for directed differentiation *in vitro*

For robust differentiation of human PSCs, small molecules and recombinant proteins have been utilized to activate or inhibit key developmental signaling pathways in order to progress cells through stages of development in vitro including neuralization, dorsoventral and rostrocaudal specification, and interneuron subtype specification. Initially, differentiation of human PSCs into neural lineages required embryoid body formation, culture on feeder layers, or manual selection of neuroepithelial tissues called rosettes.[206] However, Chambers et al. described a "dual SMAD inhibition" strategy, by which the inhibition of TGFβ and BMP pathways can convert human PSCs to a neural lineage with high efficiency.[207] In practice, small molecule inhibitors of TGFβ and BMP pathways, including SB431542 and LDN193189, respectively, have been used to promote neuralization.[156,208,209] For ventralization of human PSCs, recombinant Shh as well as two small molecules, the Shh agonist Smoothened Agonist (SAG) and purmorphamine (pur), have been used to induce Shh signaling in vitro.[210] While recombinant proteins can be difficult to work with because of their large molecular weights, high cost, and instability in culture, SAG and pur have been demonstrated to provide comparable induction of the Shh pathway in differentiation of human PSCs into motor neurons.[211] Furthermore, these compounds are known to activate the Shh pathway at different affinities, with pur being milder.[212] This is advantageous for researchers, as ventral spinal cord interneuron subtypes are induced by Shh in a concentration-dependent manner.[194,213] For induction of dorsal spinal cord interneuron subtypes, recombinant BMPs have been used. Unlike ventral signaling, dorsal induction has been suggested to be discontinuous as differentiation conditions are similar between alternating domains and increased concentrations of recombinant protein does not lead to increased dorsal induction.[174,214]

Inhibition of Notch signaling is utilized to drive neural progenitors in culture toward neuronal fates. To inhibit Notch signaling, gamma-secretase inhibitors such as N-[N-(3,5-difluorophenacetyl)-L-alanyl]-S-phenylglycine t-butyl ester (DAPT) are typically used to prevent cleavage of the Notch intracellular domain and thus inhibit effects on downstream transcription.[215] It is important to note that these gamma secretase inhibitors are not specific to Notch and will inhibit all isoforms of Notch and can alter gamma secretase-mediated cleavage of other transmembrane proteins.[216] The broad activity of gamma secretase inhibitors is advantageous for inhibition of all Notch iso-forms but could obfuscate the role of Notch inhibition in vitro due to non-specificity. Interestingly, pretreatment of human PSCs with DAPT has been shown to have beneficial effects on transplant efficacy; in a mouse model of SCI, Okubo et al. reported that DAPT treatment of human iPSC-derived NPCs prior to transplantation prevented overgrowth of grafts and promoted signifi-cantly greater recovery of locomotor function compared to subjects receiving non-DAPT-treated cells.[166] Recently, the Fehlings group demonstrated that Notch activation induced by the injured spinal cord environment biases the fate of transplanted NPCs toward the astrocyte lineage, at the expense of generating neurons.[217] In this study, overexpressing glial cell-derived neuro-trophic factor (GDNF) in human PSC-derived NPCs resulted in greater dif-ferentiation into neurons and improved functional outcomes following transplantation into sites of SCI, due at least partially to the effects of GDNF on DLK1-mediated Notch inhibition.[217] This suggests a novel, potentially more targeted approach to shunt reprogrammed NPCs toward neuronal fates while avoiding the nonspecific effects of DAPT treatment.

Generation of specific interneuron subtypes from human PSCs

At a baseline, most neuronal differentiation protocols use similar cell culture media and supplements to support general neuronal growth. However, to direct differentiation to specific subtypes of interneurons, the concentrations and signaling duration of key morphogens and other factors such as RA, Shh, BMPs, and Notch are varied to identify combinations that produce peak abundances of the cell type of interest. Many directed differentiation protocols for human PSCs are inspired by protocols that were first developed for mouse ESCs. Indeed, the signaling molecules used for mouse and human stem cells are similar, although the human differentiation protocols take a longer time.[218]

Reflecting the potent role of Shh during normal spinal cord ventralization, ventral spinal cord progenitors can likewise be produced from human PSCs by modulating Shh signaling in culture. The Zhang group developed a rapid and efficient protocol for differentiation of ventral spinal cord progenitors

[Nkx2.2+ (p3), Irx3+/Pax7- (p0-p2), and Olig2+ (pMN)] from human PSCs, and showed that sustained Shh activation could produce approximately 50% purity of motor neurons after several weeks in culture.[169,219,220] In addition, approaches to differentiate motor neurons into distinct subtypes (e.g., LMC, MMC, and PMC motor neurons[188,209,221−223]) in vitro have been described. Other work has demonstrated successful engraftment of human PSC-derived motor neurons into the spinal cord in vivo, with these cells maintaining their phenotype and sending long-distance axonal projections into the peripheral tissue.[168] Beyond spinal motor neurons, ventral SpINs can also be produced from human PSCs. To differentiate V2a interneurons from human PSCs, Butts et al. first used dual SMAD inhibition to specify a neural lineage followed by a combination of the mild Shh agonist, pur, RA, and DAPT.[156,218] Concentrations of these compounds were varied to identify conditions that led to peak expression of Chx10, a marker of V2a interneurons. While the population was approximately 35% V2a interneurons, the remaining heterogeneous culture was identified to be largely neuronal with a small glial population. Transplantation of these cells into the mouse spinal cord resulted in neuronal maturation and axonal extension over 5 mm caudal to the injection site within 2 weeks.[156]

To generate dorsal spinal cord interneurons, Gupta and colleagues used an embryoid body differentiation platform in combination with N2/B27 supplements to first neuralize the human PSC population.[174] RA was used to caudalize the embryoid bodies into primarily Hox5A + neural progenitors. Recombinant BMP4 was then added to dorsalize the population, but interestingly, the duration of RA induction prior to addition of BMP4 was important for induction efficiency, with shorter durations of RA exposure resulting in more dorsal interneurons. Furthermore, addition of BMP4 could induce dI1 and dI3 interneurons, but dI2 interneurons were induced in RA-only conditions, supporting the discrete nature of BMP signaling and potential need for different BMPs between adjacent domains.[174] Whereas dI1-3 interneuron populations were efficiently generated in this study, intermediate dorsal interneuron populations (dI4-6, dIL$_A$, dIL$_B$) develop independently from roof plate signals,[139,140,221] and protocols to generate enriched populations of these cells have not yet been described.

As discussed above, the rostrocaudal identity of transplanted cells is an important consideration for SCI studies. Caudalization of human PSCs in vitro was first achieved by application of RA, which activates expression of Hox1-5 in a saltatory manner and induces broad hindbrain and cervical spinal cord fates.[168,187−189,225] The addition of Wnt, FGF, and GDF11 can further caudalize tissue to a heterogeneous mixture of cells with cervical through lumbar identities.[173,189] In 2015, Lippmann et al. published a protocol for progressive caudalization of human PSCs to defined rostrocaudal identities, recapitulating the normal colinear expression of *Hox* genes *in vitro*.[172] In this approach, successive activation of FGF, Wnt, and GDF signaling in neuromesodermal progenitors activates progressive, temporally colinear expression of the full repertoire of spinal *Hox* genes, and this process can be halted at any time by application of RA to generate cells with defined, predictable regional identities. In this manner, human PSC-derived motor neurons with defined hindbrain to lumbar spinal cord identities were produced *in vitro*.[172] Rostrocaudal specification by modulating RA, Wnts, FGFs, and GDFs has not yet been applied toward the generation of enriched classes of interneurons. Future work to modulate the rostrocaudal specification of interneurons could prove to be beneficial for improving functional integration of transplants in SCI models that produce specific functional deficits (e.g., forelimb vs. hindlimb motor deficits).

Evidence for the importance of regional identity in functional recovery

In preceding sections, we have discussed the evidence demonstrating that graft dorsoventral identity influences host anatomical regeneration and recovery. In addition, there is a body of evidence indicating that rostrocaudal identity of grafted interneurons also shapes these outcomes. In 1995, Anderson, Howland, and Reier compared regeneration of host axon fibers into fetal tissue grafts derived from either spinal cord, brainstem, or neocortex and placed into sites of SCI in the cat.[226] The authors observed host CGRP$^+$ and 5-HT-like axon ingrowth into spinal cord grafts, suggesting that "the capacity of homotypic transplants to promote recovery of function is greater than heterotypic transplants." Several decades later, using a rat model of cervical SCI, Kadoya et al. demonstrated that injured corticospinal axons exhibited much more extensive regeneration into spinal cord-derived rodent NPC grafts, compared to grafts with anterior (forebrain) identity.[82] Later, the caudalization protocol published by Lippman et al. was adapted and modified by the Tuszynski group to generate spinal cord human PSC-derived NPCs that could be maintained in culture for several passages.[157] These cells expressed the full repertoire of spinal Hox genes in vitro, and acquired a variety of dorsal- and ventral SpIN fates following transplantation into the injured cervical spinal cord of adult rats. These spinal cord human PSC transplants also received monosynaptic inputs from cortical, brainstem, intraspinal, and primary sensory neurons in the host nervous system,[157] similar to what had previously been reported for mouse spinal cord NPC grafts.[91] Compared to human PSC-derived grafts that were generated in the absence of caudalizing factors (forebrain identity), or grafts caudalized to a hindbrain identity, the authors also reported that grafts with spinal cord identity supported more extensive regeneration of injured corticospinal axons and recovery of motor function.[157] Recently, the Okano group transplanted human iPSCs, differentiated to region-specific forebrain- or spinal cord-type NPCs by regulating Wnt and RA signaling, into injured mouse spinal cords and observed improved locomotor recovery with spinal cord-type NPC grafts.[227] Notably, a separate study found that transplantation of human PSC-derived NPCs that were caudalized with RA only, inducing HoxB4 expression indicative of hindbrain/upper cervical spinal cord fates, failed to impart functional recovery in a cervical SCI model.[228] Together, these findings suggest that caudalization of donor cells to spinal cord fates may be critical for supporting synaptic integration that can facilitate motor functional recovery following SCI.

Although the focus of this chapter is SpINs, it is worth noting that directed differentiation approaches have been used to generate other cell types from human PSCs that also show promise for SCI transplantation. In one study, human PSCs were differentiated into medial ganglionic eminence-like GABAergic neurons and transplanted into sites of thoracic SCI in mice.[229] These cells differentiated into GABAergic neurons expressing diverse subtype-specific markers, integrated into electrophysiological relays with the host spinal cord, and attenuated neuropathic pain-associated behaviors and neurogenic bladder dysfunction.[229] Aside from neurons, human PSCs driven to glial fates can also be beneficial for SCI. In recent studies, human PSCs differentiated into oligodendrocyte precursor cells and transplanted in rodent SCI models were shown to promote remyelination and improve hindlimb locomotor function.[230,231] Finally, human PSCs can be differentiated into astrocytes that possess distinct rostrocaudal and dorsoventral identities, including spinal cord fates.[232,233] These cells maintain their regional identities upon transplantation into ectopic regions of the rodent brain.[232] Although transplantation of regionally specific human PSC-derived astrocyte populations into the injured spinal cord has not yet been reported, it will be interesting to determine whether distinct subtypes of spinal cord astrocytes are differentially capable of promoting functional recovery following SCI.

Collectively, the body of work discussed in this section demonstrates that the in vivo signaling environment can be recapitulated in vitro to direct differentiation of human PSCs into specific spinal cord neuronal subpopulations with defined dorsoventral and rostrocaudal spinal cord identities. This is a new and emerging area of research, and the next few decades will undoubtedly bring new advances in techniques that allow the generation of diverse cell types. Such technology will be a tremendous boon for efforts to examine the therapeutic potential of transplanting interneurons with different molecular and functional identities in SCI models.

Conclusion: the future of clinical transplantation approaches for SCI

While promising advances have certainly been made over the past century of research, it remains to be seen whether neural transplantation will be capable of restoring neurological function in humans with SCI. To date, there have been multiple clinical trials examining the safety and efficacy of neural stem-

and progenitor cells in human SCI, which have recently been reviewed.[2] These trials have examined various cell sources, including cells derived from human fetal spinal cord[234,235] (NCT01772810) and brain,[236,237] and autologous NSCs derived from mesenchymal stem cells (NCT02326662). Although these trials were designed to assess safety and feasibility of transplantation, efficacy was evaluated in one trial through neurological assessments, and results suggested modest potential clinical benefits.[236] Furthermore, a human clinical trial is now being planned in Japan to evaluate human iPSC transplantation for SCI,[238] following on the heels of a recently initiated trial to transplant allogeneic human iPSC-derived dopaminergic neural progenitors into individuals with Parkinson's disease.[239,240] Successful completion of this early safety and feasibility trial will be followed by subsequent trials to examine therapeutic efficacy.

There remain considerable challenges in the path to successful clinical translation. Chief among these is the issue of safety; while the aforementioned clinical trials have not identified harmful effects of the cell sources examined in these studies, iPSCs in particular may pose a safety risk due to their tumorigenic potential.[241] While the risk of tumor formation can be partially mitigated by preevaluation of cell sources, the use of nonintegrating reprogramming methods, or treatment with factors to inhibit graft overgrowth,[162,166,242−245] it has been shown that different human iPSC cell lines have varying tumorigenic potential,[246,247] and there are no proven strategies that can effectively prevent tumorigenesis. Potential solutions may include "fail-safe" systems to halt uncontrolled cell growth,[248] or the development of highly sensitive tumorigenic screening assays.[249] An alternative strategy is to utilize direct reprogramming, in which cell fate can be altered without the need for a pluripotent intermediate stage associated with iPSC generation.[250] This strategy has been successfully used to directly reprogram human fibroblasts to dopaminergic neuron-like cells that imparted therapeutic effects in rodent models of Parkinson's disease.[251]

Aside from tumorigenicity, another concern is the potential of transplanted human cell sources to impart maladaptive effects resulting in undesired neurological outcomes. One notable example of this was reported by Anderson, Cummings, and colleagues in 2017. Using a clinical-grade line of human fetal brain-derived NSCs (HuCNS-SC, StemCells, Inc.) that have been used in clinical trials for SCI and other neurological diseases, the authors found that transplantation of these cells into mice with SCI not only failed to show efficacy but actually negatively affected motor function.[252] These cells also failed to differentiate into neurons following transplantation, instead differentiating primarily into glial cells. These findings were in stark contrast to results previously obtained with a research-grade line of the same cells, which showed therapeutic efficacy in a preclinical SCI study.[253,254] This alarming example of the potential for grafts to negatively affect outcomes also underscores the critical importance of quality control and standardization of cell sources. In order to ensure rigorous evaluation in preclinical and clinical studies, it is crucial that cell lines are standardized so that the same source is tested in animals and humans, and between different subjects in clinical trials. Confounding the interpretation of results, relatively little characterization of human cell sources has been performed beyond characterizing their ability to differentiate into neurons, astrocytes, and oligodendrocytes. Hence, cell sources must be subjected to more extensive characterization in order to better define in vivo cellular composition and identify any potential for batch-to-batch variability. At the time of writing, there are currently ongoing efforts to standardize the use of human iPSC lines within the neuroscience research community.[255] Fundamentally, an incomplete understanding of graft cell biology and the mechanisms by which grafts can impart functional benefits must be addressed more thoroughly in preclinical studies in order to develop robust and reproducible cell-based clinical treatments for human SCI.

Abbreviations

5HT: 5-hydroxytryptophan (a.k.a. serotonin)
AP2β: transcription factor AP2 beta
BDNF: brain-derived neurotrophic factor
Bhlhb5: basic helix-loop-helix family member 5
BMP#: bone morphogenic protein #
Brn3a: a.k.a. Pou4f1; POU domain, class 4, transcription factor 1
C (number): cervical spinal level #
CamKII: calcium/calmodulin-dependent protein kinase II
cFos: Fos proto-oncogene, AP-1 transcription factor subunit
CGRP: calcitonin gene-related peptide
ChAT: choline acetyltransferase
Chx10: cation/H+ exchanger 10 (a.k.a. Vsx2 visual system homeobox 2)
CNS: central nervous system
DAPT: N-[N-(3,5-Difluorophenacetyl)-L-alanyl]-S-phenylglycine t-butyl ester
DCN: dorsal column nuclei
dI#: dorsal interneuron #
dIL$_A$, dIL$_B$: dorsal interneuron subtypes that are late-born from the IL progenitor domain.
DLK1: delta like noncanonical Notch ligand 1
dp#: dorsal progenitor #
E(Day #): embryonic day #
En1: engrailed 1
ESCs: human embryonic stem cells
Evx1: even-skipped homeobox
FGF: fibroblast growth factor
Foxp#: forkhead box protein p#
GABA: gamma aminobutyric acid
GDF: growth differentiation factor
GFP: green fluorescent protein
GlyT2: glycine transporter 2
GRP: glial-restricted precursor
H#: human line #, stem cell lines developed by WiCell

Hb9: a.k.a. Mnx1 motor neuron and pancreas homeobox 1
HOX#: homeobox transcription factor #
INs: interneurons
iPSCs: induced pluripotent stem cells
Irx #: Iroquois homeobox #
Isl1/2: Islet 1/2, a.k.a. ISL LIM homeobox 1/2
L (number): lumbar spinal level #
Lbx1: ladybird homeobox 1
Lhx3: LIM homeobox protein 3
LMC: lateral motor column
MAP2: microtubule-associated protein 2
MMC: medial motor column
MN: motor neuron
NEPs: neuroepithelial cells
NeuN: neuronal nuclear antigen
NG2: A proteoglycan and a type 1-transmembrane protein
Nkx-6.1 (#?): transcription factor Nk6 Homeobox 1
NPC: neural progenitor cell
NRP: neuronal-restricted precursor
NSC: neural stem cell
Olig-2: oligodendrocyte transcription factor 2
p#: progenitor domain #
Pax#: paired box #
PMC: phrenic motor column
pMN: progenitor motor neuron
Prdm8: PR domain zinc finger protein 8
PSC: pluripotent stem cell
Pur: purmorphamine
RA: retinoic acid
SAG: smoothened agonist
Satb1: special AT-rich sequence-binding protein 1, a.k.a. SATB homeobox 1
SCI: spinal cord injury
Shh: sonic hedgehog
SMAD: The abbreviation refers to the homologies to the *Caenorhabditis elegans* SMA ("small" worm phenotype) and "Mothers Against Decapentaplegic" (MAD) family of genes in *Drosophila*.
SOX #: sex determining region y (SRY)-related high mobility group (HMG)-box #; SOX family of transcription factors
SpINs: spinal interneurons
TGFβ: transforming growth factor beta
TLX3: transcription factor T-cell leukemia homeobox protein 3
V#: ventral interneuron #, a cardinal class
VGLUT#: vesicular glutamate transporter # (e.g., 1, 2)
Wnt: wingless/integrated
WTB/C: wild type B/C
βIII tubulin: tubulin beta 3 Class III, a protein found in neurons, and in particular, developing axons

References

1. Ramón y Cajal S, DeFelipe J, Jones EG. *Cajal's Degeneration and Regeneration of the Nervous System*. Oxford University Press; 1991.

2. Fischer I, Dulin JN, Lane MA. Transplanting neural progenitor cells to restore connectivity after spinal cord injury. *Nat Rev Neurosci*. 2020;21:366−383. https://doi.org/10.1038/s41583-020-0314-2.

3. Center NSCIS. *2018 Annual Report*. Birmingham, AL: University of Alabama; 2018.

4. Shiao R, Lee-Kubli CA. Neuropathic pain after spinal cord injury: challenges and research perspectives. *Neurotherapeutics*. 2018;15:635−653. https://doi.org/10.1007/s13311-018-0633-4.

5. West CR, Bellantoni A, Krassioukov AV. Cardiovascular function in individuals with incomplete spinal cord injury: a systematic review. *Top Spinal Cord Inj Rehabil*. 2013;19:267−278. https://doi.org/10.1310/sci1904-267.

6. Karlsson AK. Autonomic dysreflexia. *Spinal Cord*. 1999;37:383−391. https://doi.org/10.1038/sj.sc.3100867.

7. Eldahan KC, Rabchevsky AG. Autonomic dysreflexia after spinal cord injury: systemic pathophysiology and methods of management. *Auton Neurosci*. 2018;209:59−70. https://doi.org/10.1016/j.autneu.2017.05.002.

8. Benevento BT, Sipski ML. Neurogenic bladder, neurogenic bowel, and sexual dysfunction in people with spinal cord injury. *Phys Ther*. 2002;82:601−612.

9. Biering-Sorensen F, Sonksen J. Sexual function in spinal cord lesioned men. *Spinal Cord*. 2001;39:455−470. https://doi.org/10.1038/sj.sc.3101198.

10. Sipski ML, Arenas A. Female sexual function after spinal cord injury. *Prog Brain Res*. 2006;152:441−447. https://doi.org/10.1016/S0079-6123(05)52030-2. S0079-6123(05)52030-2 [pii].

11. DeForge D, Blackmer J, Garritty C, et al. Fertility following spinal cord injury: a systematic review. *Spinal Cord*. 2005;43:693−703. https://doi.org/10.1038/sj.sc.3101769, 3101769 [pii].

12. Ahuja CS, Wilson JR, Nori S, et al. Traumatic spinal cord injury. *Nat Rev Dis Prim*. 2017;3:17018. https://doi.org/10.1038/nrdp.2017.18.

13. Kwon BK, Tetzlaff W, Grauer JN, Beiner J, Vaccaro AR. Pathophysiology and pharmacologic treatment of acute spinal cord injury. *Spine J*. 2004;4:451−464. https://doi.org/10.1016/j.spinee.2003.07.007. S1529943003004935 [pii].

14. Anwar MA, Al Shehabi TS, Eid AH. Inflammogenesis of secondary spinal cord injury. *Front Cell Neurosci*. 2016;10:98. https://doi.org/10.3389/fncel.2016.00098

15. Hilton BJ, Moulson AJ, Tetzlaff W. Neuroprotection and secondary damage following spinal cord injury: concepts and methods. *Neurosci Lett*. 2017;652:3−10. https://doi.org/10.1016/j.neulet.2016.12.004.

16. Orr MB, Gensel JC. Interactions of primary insult biomechanics and secondary cascades in spinal cord injury: implications for therapy. *Neural Regen Res*. 2017;12:1618−1619. https://doi.org/10.4103/1673-5374.217332.

17. Trivedi A, Olivas AD, Noble-Haeusslein LJ. Inflammation and spinal cord injury: infiltrating leukocytes as determinants of injury and repair processes. *Clin Neurosci Res*. 2006;6:283−292. https://doi.org/10.1016/j.cnr.2006.09.007.

18. Donnelly DJ, Popovich PG. Inflammation and its role in neuroprotection, axonal regeneration and functional recovery after spinal cord injury. *Exp Neurol*. 2008;209:378−388. https://doi.org/10.1016/j.expneurol.2007.06.009. S0014-4886(07)00251-8 [pii].

19. Kigerl KA, Gensel JC, Ankeny DP, Alexander JK, Donnelly DJ, Popovich PG. Identification of two distinct macrophage subsets with divergent effects causing either neurotoxicity or regeneration in the injured mouse spinal cord. *J Neurosci*. 2009;29:13435−13444. https://doi.org/10.1523/JNEUROSCI.3257-09.2009, 29/43/13435 [pii].

20. David S, Kroner A. Repertoire of microglial and macrophage responses after spinal cord injury. *Nat Rev Neurosci*. 2011;12:388−399. https://doi.org/10.1038/nrn3053.

21. Fitch MT, Silver J. CNS injury, glial scars, and inflammation: inhibitory extracellular matrices and regeneration failure. *Exp Neurol*. 2008;209:294−301. https://doi.org/10.1016/j.expneurol.2007.05.014. S0014-4886(07)00213-0 [pii].

22. Rolls A, Shechter R, Schwartz M. The bright side of the glial scar in CNS repair. *Nat Rev Neurosci*. 2009;10:235−241. https://doi.org/10.1038/nrn2591.

23. Cregg JM, DePaul MA, Filous AR, Lang BT, Tran A, Silver J. Functional regeneration beyond the glial scar. *Exp Neurol*. 2014;253:197−207. https://doi.org/10.1016/j.expneurol.2013.12.024.

24. Hackett AR, Lee JK. Understanding the NG2 glial scar after spinal cord injury. *Front Neurol*. 2016;7:199. https://doi.org/10.3389/fneur.2016.00199.

25. Faulkner JR, Herrmann JE, Woo MJ, Tansey KE, Doan NB, Sofroniew MV. Reactive astrocytes protect tissue and preserve function after spinal cord injury. *J Neurosci*. 2004;24:2143−2155. https://doi.org/10.1523/JNEUROSCI.3547-03.2004, 24/9/2143 [pii].

26. Anderson MA, Burda JE, Ren Y, et al. Astrocyte scar formation aids central nervous system axon regeneration. *Nature*. 2016;532:195−200. https://doi.org/10.1038/nature17623.

27. Tello JF. La influencia del neurotropismo en la generacion de los centros nervioso. *Trab Lab Invest Biol*. 1911;9.

28. Ortín GL. *Procesos regenerativos del nervio óptico y retina con ocasión de ingertos nerviosos*. Hijos de Nicolás Moya; 1914.

29. Dunn EH. Primary and secondary findings in a series of attempts to transplant cerebral cortex in the albino rat. *J Comp Neurol*. 1917;27:565−582.

30. Willis RA. Experiments on the intracerebral implantation of embryo tissues in rats. *Proc Roy Soc Lond B Biol Sci*. 1935;117:400−412.

31. Sugar O, Gerard RW. Spinal cord regeneration in the rat. *J Neurophysiol*. 1940;3:1−19.

32. Brown JO, McCouch GP. Abortive regeneration of the transected spinal cord. *J Comp Neurol*. 1947;87:131−137. https://doi.org/10.1002/cne.900870204.

33. Davidoff LM, Ransohoff J. Absence OF spinal cord regeneration IN the cat. *J Neurophysiol*. 1948;11:9−11. https://doi.org/10.1152/jn.1948.11.1.9.

34. Barnard JW, Carpenter W. Lack of regeneration in spinal cord of rat. *J Neurophysiol*. 1950;13:223−228. https://doi.org/10.1152/jn.1950.13.3.223.

35. Nornes H, Björklund A, Stenevi U. In: Sladek JR, Gash DM, eds. *Neural Transplants: Development and Function*. Springer US; 1984:407−421.

36. Bjorklund A, Stenevi U, Svendgaard N. Growth of transplanted monoaminergic neurones into the adult hippocampus along the perforant path. *Nature*. 1976;262:787−790. https://doi.org/10.1038/262787a0.

37. Bjorklund A, Stenevi U. Reformation of the severed septohippocampal cholinergic pathway in the adult rat by transplanted septal neurons. *Cell Tissue Res*. 1977;185:289−302. https://doi.org/10.1007/BF00220290.

38. Gage FH, Bjorklund A, Stenevi U, Dunnett SB, Kelly PA. Intrahippocampal septal grafts ameliorate learning impairments in aged rats. *Science*. 1984;225:533−536. https://doi.org/10.1126/science.6539949.

39. Segal M, Bjorklund A, Gage FH. Transplanted septal neurons make viable cholinergic synapses with a host hippocampus. *Brain Res.* 1985;336:302−307. https://doi.org/10.1016/0006-8993(85)90656-0.

40. Perlow MJ, Freed WJ, Hoffer BJ, Seiger A, Olson L, Wyatt RJ. Brain grafts reduce motor abnormalities produced by destruction of nigrostriatal dopamine system. *Science.* 1979;204:643−647. https://doi.org/10.1126/science.571147.

41. Bjorklund A, Dunnett SB, Stenevi U, Lewis ME, Iversen SD. Reinnervation of the denervated striatum by substantia nigra transplants: functional consequences as revealed by pharmacological and sensorimotor testing. *Brain Res.* 1980;199:307−333. https://doi.org/10.1016/0006-8993(80)90692-7.

42. Bjorklund A, Stenevi U, Dunnett SB, Iversen SD. Functional reactivation of the deafferented neostriatum by nigral transplants. *Nature.* 1981;289:497−499. https://doi.org/10.1038/289497a0.

43. Reier PJ, Perlow MJ, Guth L. Development of embryonic spinal cord transplants in the rat. *Brain Res.* 1983;312:201−219. https://doi.org/10.1016/0165-3806(83)90137-2.

44. Jakeman LB, Reier PJ, Bregman BS, et al. Differentiation of substantia gelatinosa-like regions in intraspinal and intracerebral transplants of embryonic spinal cord tissue in the rat. *Exp Neurol.* 1989;103:17−33.

45. Witschi E. In: Altman PL, Dittmer DS, eds. *Growth, Including Reproduction and Morphological Development.* Fed. of American Soc. for Experimental Biology; 1962:304−314.

46. Torres EM, Weyrauch UM, Sutcliffe R, Dunnett SB. A rat embryo staging scale for the generation of donor tissue for neural transplantation. *Cell Transplant.* 2008;17:535−542. https://doi.org/10.3727/096368908785096006.

47. Schneider BF, Norton S. Equivalent ages in rat, mouse and chick embryos. *Teratology.* 1979;19:273−278. https://doi.org/10.1002/tera.1420190302.

48. Hill M. *Embryology*; 2020. https://embryology.med.unsw.edu.au.

49. Reier PJ, Bregman BS, Wujek JR. Intraspinal transplantation of embryonic spinal cord tissue in neonatal and adult rats. *J Comp Neurol.* 1986;247:275−296. https://doi.org/10.1002/cne.902470302.

50. Tessler A, Himes BT, Houle J, Reier PJ. Regeneration of adult dorsal root axons into transplants of embryonic spinal cord. *J Comp Neurol.* 1988;270:537−548. https://doi.org/10.1002/cne.902700407.

51. Houle JD, Reier PJ. Regrowth of calcitonin gene-related peptide (CGRP) immunoreactive axons from the chronically injured rat spinal cord into fetal spinal cord tissue transplants. *Neurosci Lett.* 1989;103:253−258. https://doi.org/10.1016/0304-3940(89)90108-0.

52. Itoh Y, Tessler A. Regeneration of adult dorsal root axons into transplants of fetal spinal cord and brain: a comparison of growth and synapse formation in appropriate and inappropriate targets. *J Comp Neurol.* 1990;302:272−293. https://doi.org/10.1002/cne.903020207.

53. Bregman BS, Kunkel-Bagden E, McAtee M, O'Neill A. Extension of the critical period for developmental plasticity of the corticospinal pathway. *J Comp Neurol.* 1989;282:355−370. https://doi.org/10.1002/cne.902820304.

54. Nothias F, Cadusseau J, Dusart I, Peschanski M. Fetal neural transplants into an area of neurodegeneration in the spinal cord of the adult rat. *Restor Neurol Neurosci.* 1991;2:283−288. https://doi.org/10.3233/RNN-1991-245617.

55. Jakeman LB, Reier PJ. Axonal projections between fetal spinal cord transplants and the adult rat spinal cord: a neuroanatomical tracing study of local interactions. *J Comp Neurol.* 1991;307:311−334. https://doi.org/10.1002/cne.903070211.

56. Henschen A, Hoffer B, Olson L. Spinal cord grafts in oculo: survival, growth, histological organization and electrophysiological characteristics. *Exp Brain Res.* 1985;60:38—47. https://doi.org/10.1007/BF00237016.

57. Olson L, Bjorklund H, Hoffer BJ, Palmer MR, Seiger A. Spinal cord grafts: an intraocular approach to enigmas of nerve growth regulation. *Brain Res Bull.* 1982;9:519—537. https://doi.org/10.1016/0361-9230(82)90160-5.

58. Henschen A, Kessler J, Seiger A, Olson L. Enkephalin and capsaicin-resistant substance P-like immunoreactivities in intra-ocular grafts of different fetal spinal cord areas. *Acta Physiol Scand.* 1986;128:175—185. https://doi.org/10.1111/j.1748-1716.1986.tb07964.x.

59. Broton JG, Yezierski RP, Seiger A. Effects of glutamate and gamma-aminobutyric acid on spontaneously active intraocular spinal cord graft neurons. *J Neural Transplant Plast.* 1991;2:101—111. https://doi.org/10.1155/NP.1991.101.

60. Reier PJ, Stokes BT, Thompson FJ, Anderson DK. Fetal cell grafts into resection and contusion/compression injuries of the rat and cat spinal cord. *Exp Neurol.* 1992;115:177—188.

61. Houle JD, Skinner RD, Garcia-Rill E, Turner KL. Synaptic evoked potentials from regenerating dorsal root axons within fetal spinal cord tissue transplants. *Exp Neurol.* 1996;139:278—290. https://doi.org/10.1006/exnr.1996.0101.

62. Bullitt E. Induction of c-fos-like protein within the lumbar spinal cord and thalamus of the rat following peripheral stimulation. *Brain Res.* 1989;493:391—397.

63. Bullitt E. Expression of c-fos-like protein as a marker for neuronal activity following noxious stimulation in the rat. *J Comp Neurol.* 1990;296:517—530. https://doi.org/10.1002/cne.902960402.

64. Skinner RD, Houle JD, Reese NB, Garcia-Rill EE. Electrophysiological investigations of neurotransplant-mediated recovery after spinal cord injury. *Adv Neurol.* 1997;72:277—290.

65. Magnuson DS, Morassutti DJ. Techniques for studying the electrophysiology of neurons derived from neural stem/progenitor cells. *Methods Mol Biol.* 2002;198:179—186. https://doi.org/10.1385/1-59259-186-8:179.

66. Mayer-Proschel M, Kalyani AJ, Mujtaba T, Rao MS. Isolation of lineage-restricted neuronal precursors from multipotent neuroepithelial stem cells. *Neuron.* 1997;19:773—785. https://doi.org/10.1016/s0896-6273(00)80960-5.

67. Kalyani A, Hobson K, Rao MS. Neuroepithelial stem cells from the embryonic spinal cord: isolation, characterization, and clonal analysis. *Dev Biol.* 1997;186:202—223. https://doi.org/10.1006/dbio.1997.8592.

68. Rao MS, Mayer-Proschel M. Glial-restricted precursors are derived from multipotent neuroepithelial stem cells. *Dev Biol.* 1997;188:48—63. https://doi.org/10.1006/dbio.1997.8597.

69. Cai J, Wu Y, Mirua T, et al. Properties of a fetal multipotent neural stem cell (NEP cell). *Dev Biol.* 2002;251:221—240. https://doi.org/10.1006/dbio.2002.0828.

70. Kalyani AJ, Rao MS. Cell lineage in the developing neural tube. *Biochem Cell Biol.* 1998;76:1051—1068.

71. Temple S. The development of neural stem cells. *Nature.* 2001;414:112—117. https://doi.org/10.1038/35102174.

72. Doe CQ. Neural stem cells: balancing self-renewal with differentiation. *Development.* 2008;135:1575—1587. https://doi.org/10.1242/dev.014977.

73. Ahmed S. The culture of neural stem cells. *J Cell Biochem.* 2009;106:1—6. https://doi.org/10.1002/jcb.21972.

74. Rao MS, Noble M, Mayer-Proschel M. A tripotential glial precursor cell is present in the developing spinal cord. *Proc Natl Acad Sci USA.* 1998;95:3996—4001.

75. Muroyama Y, Fujiwara Y, Orkin SH, Rowitch DH. Specification of astrocytes by bHLH protein SCL in a restricted region of the neural tube. *Nature*. 2005;438:360−363. https://doi.org/10.1038/nature04139.

76. Deneen B, Ho R, Lukaszewicz A, Hochstim CJ, Gronostajski RM, Anderson DJ. The transcription factor NFIA controls the onset of gliogenesis in the developing spinal cord. *Neuron*. 2006;52:953−968. https://doi.org/10.1016/j.neuron.2006.11.019.

77. Wang SZ, Dulin J, Wu H, et al. An oligodendrocyte-specific zinc-finger transcription regulator cooperates with Olig2 to promote oligodendrocyte differentiation. *Development*. 2006;133:3389−3398. https://doi.org/10.1242/dev.02522.

78. Hochstim C, Deneen B, Lukaszewicz A, Zhou Q, Anderson DJ. Identification of positionally distinct astrocyte subtypes whose identities are specified by a homeodomain code. *Cell*. 2008;133:510−522. https://doi.org/10.1016/j.cell.2008.02.046.

79. Han SS, Kang DY, Mujtaba T, Rao MS, Fischer I. Grafted lineage-restricted precursors differentiate exclusively into neurons in the adult spinal cord. *Exp Neurol*. 2002;177:360−375.

80. Lu P, Wang Y, Graham L, et al. Long-distance growth and connectivity of neural stem cells after severe spinal cord injury. *Cell*. 2012;150:1264−1273. https://doi.org/10.1016/j.cell.2012.08.020.

81. Kumamaru H, Lu P, Rosenzweig ES, Kadoya K, Tuszynski MH. Regenerating corticospinal axons innervate phenotypically appropriate neurons within neural stem cell grafts. *Cell Rep*. 2019;26:2329−2339. https://doi.org/10.1016/j.celrep.2019.01.099. e2324.

82. Kadoya K, Lu P, Nguyen K, et al. Spinal cord reconstitution with homologous neural grafts enables robust corticospinal regeneration. *Nat Med*. 2016;22:479−487. https://doi.org/10.1038/nm.4066.

83. Dulin JN, Adler AF, Kumamaru K, et al. Injured adult motor and sensory axons regenerate into appropriate organotypic domains of neural progenitor grafts. *Nat Commun*. 2018;9:84. https://doi.org/10.1038/s41467-017-02613-x.

84. Brock JH, Graham L, Staufenberg E, Im S, Tuszynski MH. Rodent neural progenitor cells support functional recovery after cervical spinal cord contusion. *J Neurotrauma*. 2018;35:1069−1078. https://doi.org/10.1089/neu.2017.5244.

85. Han SS, Liu Y, Tyler-Polsz C, Rao MS, Fischer I. Transplantation of glial-restricted precursor cells into the adult spinal cord: survival, glial-specific differentiation, and preferential migration in white matter. *Glia*. 2004;45:1−16. https://doi.org/10.1002/glia.10282.

86. Lepore AC, Han SSW, Tyler-Polsz CJ, Cai J, Rao MS, Fischer I. Differential fate of multipotent and lineage-restricted neural precursors following transplantation into the adult CNS. *Neuron Glia Biol*. 2004;1:113−126. https://doi.org/10.1017/s1740925x01000217.

87. Lepore AC, Fischer I. Lineage-restricted neural precursors survive, migrate, and differentiate following transplantation into the injured adult spinal cord. *Exp Neurol*. 2005;194:230−242. https://doi.org/10.1016/j.expneurol.2005.02.020.

88. Bonner JF, Connors TM, Silverman WF, Kowalski DP, Lemay MA, Fischer I. Grafted neural progenitors integrate and restore synaptic connectivity across the injured spinal cord. *J Neurosci*. 2011;31:4675−4686. https://doi.org/10.1523/JNEUROSCI.4130-10.2011.

89. Yokota K, Kobayakawa K, Kubota K, et al. Engrafted neural stem/progenitor cells promote functional recovery through synapse reorganization with spared host neurons after spinal cord injury. *Stem Cell Rep*. 2015;5:264−277. https://doi.org/10.1016/j.stemcr.2015.06.004.

90. Tashiro S, Nishimura S, Iwai H, et al. Functional recovery from neural stem/progenitor cell transplantation combined with treadmill training in mice with chronic spinal cord injury. *Sci Rep*. 2016;6:30898. https://doi.org/10.1038/srep30898.

91. Adler AF, Lee-Kubli C, Kumamaru H, Kadoya K, Tuszynski MH. Comprehensive mono-synaptic rabies virus mapping of host connectivity with neural progenitor grafts after spinal cord injury. *Stem Cell Rep.* 2017;8:1525−1533. https://doi.org/10.1016/j.stemcr.2017.04.004.

92. Tashiro S, Nishimura S, Shinozaki M, et al. The amelioration of pain-related behavior in mice with chronic spinal cord injury treated with neural stem/progenitor cell transplantation combined with treadmill training. *J Neurotrauma.* 2018. https://doi.org/10.1089/neu.2017.5537.

93. Spruance VM, Zholudeva LV, Hormigo KM, et al. Integration of transplanted neural pre-cursors with the injured cervical spinal cord. *J Neurotrauma.* 2018;35:1781−1799. https://doi.org/10.1089/neu.2017.5451.

94. Koffler J, Zhu W, Qu X, et al. Biomimetic 3D-printed scaffolds for spinal cord injury repair. *Nat Med.* 2019;25:263−269. https://doi.org/10.1038/s41591-018-0296-z.

95. Jayaprakash N, et al. Restoration of direct corticospinal communication across sites of spinal injury. *bioRxiv.* 2019. https://doi.org/10.1101/546374.

96. White TE, Lane MA, Sandhu MS, O'Steen BE, Fuller DD, Reier PJ. Neuronal progenitor transplantation and respiratory outcomes following upper cervical spinal cord injury in adult rats. *Exp Neurol.* 2010;225:231−236. https://doi.org/10.1016/j.expneurol.2010.06.006.

97. Lee KZ, Lane MA, Dougherty BJ, et al. Intraspinal transplantation and modulation of donor neuron electrophysiological activity. *Exp Neurol.* 2014;251:47−57. https://doi.org/10.1016/j.expneurol.2013.10.016.

98. Zholudeva LV, Iyer N, Qiang L, et al. Transplantation of neural progenitors and V2a in-terneurons after spinal cord injury. *J Neurotrauma.* 2018;35:2883−2903. https://doi.org/10.1089/neu.2017.5439.

99. Dougherty BJ, Gonzalez-Rothi EJ, Lee KZ, Ross HH, Reier PJ, Fuller DD. Respiratory outcomes after mid-cervical transplantation of embryonic medullary cells in rats with cervical spinal cord injury. *Exp Neurol.* 2016;278:22−26. https://doi.org/10.1016/j.expneurol.2016.01.017.

100. Bithell A, Williams BP. Neural stem cells and cell replacement therapy: making the right cells. *Clin Sci (Lond).* 2005;108:13−22. https://doi.org/10.1042/CS20040276.

101. Zholudeva LV, Lane MA. Transplanting cells for spinal cord repair: who, what, when, where and why? *Cell Transplant.* 2019;28:388−399. https://doi.org/10.1177/0963689718824097.

102. Zholudeva LV, Lane MA. Choosing the right cell for spinal cord repair. *J Neurosci Res.* 2019;97:109−111. https://doi.org/10.1002/jnr.24351.

103. Gaillard A, Prestoz L, Dumartin B, et al. Reestablishment of damaged adult motor pathways by grafted embryonic cortical neurons. *Nat Neurosci.* 2007;10:1294−1299. https://doi.org/10.1038/nn1970.

104. Espuny-Camacho I, Michelsen KA, Linaro D, et al. Human pluripotent stem-cell-derived cortical neurons integrate functionally into the lesioned adult murine visual cortex in an area-specific way. *Cell Rep.* 2018;23:2732−2743. https://doi.org/10.1016/j.celrep.2018.04.094.

105. Jessell TM. Neuronal specification in the spinal cord: inductive signals and transcriptional codes. *Nat Rev Genet.* 2000;1:20−29. https://doi.org/10.1038/35049541.

106. Alaynick WA, Jessell TM, Pfaff SL. SnapShot: spinal cord development. *Cell.* 2011;146:178−178 e171. https://doi.org/10.1016/j.cell.2011.06.038.

107. Lu DC, Niu T, Alaynick WA. Molecular and cellular development of spinal cord locomotor circuitry. *Front Mol Neurosci.* 2015;8:25. https://doi.org/10.3389/fnmol.2015.00025.

108. Helms AW, Johnson JE. Specification of dorsal spinal cord interneurons. *Curr Opin Neurobiol.* 2003;13:42−49.
109. Kiehn O. Development and functional organization of spinal locomotor circuits. *Curr Opin Neurobiol.* 2011;21:100−109. https://doi.org/10.1016/j.conb.2010.09.004.
110. Lai HC, Seal RP, Johnson JE. Making sense out of spinal cord somatosensory development. *Development.* 2016;143:3434−3448. https://doi.org/10.1242/dev.139592.
111. Itoh Y, Kowada M, Tessler A. Regeneration of adult dorsal root axons into transplants of dorsal or ventral half of foetal spinal cord. *Acta Neurochir Suppl.* 1993;58:20−23. https://doi.org/10.1007/978-3-7091-9297-9_4.
112. Zimmer MB, Goshgarian HG. GABA, not glycine, mediates inhibition of latent respiratory motor pathways after spinal cord injury. *Exp Neurol.* 2007;203:493−501. https://doi.org/10.1016/j.expneurol.2006.09.001.
113. White N, Sakiyama-Elbert SE. Derivation of specific neural populations from pluripotent cells for understanding and treatment of spinal cord injury. *Dev Dynam.* 2019;248:78−87.
114. Jergova S, Hentall ID, Gajavelli S, Varghese MS, Sagen J. Intraspinal transplantation of GABAergic neural progenitors attenuates neuropathic pain in rats: a pharmacologic and neurophysiological evaluation. *Exp Neurol.* 2012;234:39−49. https://doi.org/10.1016/j.expneurol.2011.12.005.
115. Hwang I, Hahm SC, Choi KA, et al. Intrathecal transplantation of embryonic stem cell-derived spinal GABAergic neural precursor cells attenuates neuropathic pain in a spinal cord injury rat model. *Cell Transplant.* 2016;25:593−607. https://doi.org/10.3727/096368915X689460.
116. Iyer NR, Huettner JE, Butts JC, Brown CR, Sakiyama-Elbert SE. Generation of highly enriched V2a interneurons from mouse embryonic stem cells. *Exp Neurol.* 2016;277:305−316.
117. Zholudeva LV, Karliner JS, Dougherty KJ, Lane MA. Anatomical recruitment of spinal V2a interneurons into phrenic motor circuitry after high cervical spinal cord injury. *J Neurotrauma.* 2017;34:3058−3065. https://doi.org/10.1089/neu.2017.5045.
118. Buchanan JT, Nornes HO. Transplants of embryonic brainstem containing the locus coeruleus into spinal cord enhance the hindlimb flexion reflex in adult rats. *Brain Res.* 1986;381:225−236. https://doi.org/10.1016/0006-8993(86)90071-5.
119. Yakovleff A, Cabelguen JM, Orsal D, et al. Fictive motor activities in adult chronic spinal rats transplanted with embryonic brainstem neurons. *Exp Brain Res.* 1995;106:69−78. https://doi.org/10.1007/BF00241357.
120. Hou S, Tom VJ, Graham L, Lu P, Blesch A. Partial restoration of cardiovascular function by embryonic neural stem cell grafts after complete spinal cord transection. *J Neurosci.* 2013;33:17138−17149. https://doi.org/10.1523/JNEUROSCI.2851-13.2013.
121. Hou S, Saltos TM, Mironets E, Trueblood CT, Connors TM, Tom VJ. Grafting embryonic raphe neurons reestablishes serotonergic regulation of sympathetic activity to improve cardiovascular function after spinal cord injury. *J Neurosci.* 2020;40:1248−1264. https://doi.org/10.1523/JNEUROSCI.1654-19.2019.
122. Li S, Misra K, Matise MP, Xiang M. Foxn4 acts synergistically with Mash1 to specify subtype identity of V2 interneurons in the spinal cord. *Proc Natl Acad Sci USA.* 2005;102:10688−10693. https://doi.org/10.1073/pnas.0504799102.
123. Panayi H, Panayiotou E, Orford M, et al. Sox1 is required for the specification of a novel p2-derived interneuron subtype in the mouse ventral spinal cord. *J Neurosci.* 2010;30:12274−12280. https://doi.org/10.1523/JNEUROSCI.2402-10.2010.

124. Dougherty KJ, Zagoraiou L, Satoh D, et al. Locomotor rhythm generation linked to the output of spinal shox2 excitatory interneurons. *Neuron.* 2013;80:920—933. https://doi.org/10.1016/j.neuron.2013.08.015.

125. Crone SA, Quinlan KA, Zagoraiou L, et al. Genetic ablation of V2a ipsilateral interneurons disrupts left-right locomotor coordination in mammalian spinal cord. *Neuron.* 2008;60:70—83. https://doi.org/10.1016/j.neuron.2008.08.009.

126. Zhang J, Lanuza GM, Britz O, et al. V1 and v2b interneurons secure the alternating flexor-extensor motor activity mice require for limbed locomotion. *Neuron.* 2014;82:138—150. https://doi.org/10.1016/j.neuron.2014.02.013.

127. Crone SA, Viemari JC, Droho S, Mrejeru A, Ramirez JM, Sharma K. Irregular breathing in mice following genetic ablation of V2a neurons. *J Neurosci.* 2012;32:7895—7906. https://doi.org/10.1523/JNEUROSCI.0445-12.2012.

128. Azim E, Jiang J, Alstermark B, Jessell TM. Skilled reaching relies on a V2a propriospinal internal copy circuit. *Nature.* 2014;508:357—363. https://doi.org/10.1038/nature13021.

129. Hayashi M, Hinckley CA, Driscoll SP, et al. Graded arrays of spinal and supraspinal V2a interneuron subtypes underlie forelimb and hindlimb motor control. *Neuron.* 2018;97:869—884 e865. https://doi.org/10.1016/j.neuron.2018.01.023.

130. Gabitto MI, Pakman A, Bikoff JB, Abbott LF, Jessell TM, Paninski L. Bayesian sparse regression analysis documents the diversity of spinal inhibitory interneurons. *Cell.* 2016;165:220—233. https://doi.org/10.1016/j.cell.2016.01.026.

131. Bikoff JB, Gabitto MI, Rivard AF, et al. Spinal inhibitory interneuron diversity delineates variant motor microcircuits. *Cell.* 2016;165:207—219. https://doi.org/10.1016/j.cell.2016.01.027.

132. Patel U, Bernstein JJ. Growth, differentiation, and viability of fetal rat cortical and spinal cord implants into adult rat spinal cord. *J Neurosci Res.* 1983;9:303—310. https://doi.org/10.1002/jnr.490090307.

133. Bjorklund H, Hoffer BJ, Palmer MR, Seiger A, Olson L. Survival and growth of neurons with enkephalin-like immunoreactivity in fetal brain areas grafted to the anterior chamber of the eye. *Neuroscience.* 1983;10:1387—1398. https://doi.org/10.1016/0306-4522(83)90120-3.

134. Henschen A, Hökfelt T, Elde R, et al. Expression of eight neuropeptides in intraocular spinal cord grafts: organotypical and disturbed patterns as evidenced by immunohistochemistry. *Neuroscience.* 1988;26:193—213. https://doi.org/10.1016/0306-4522(88)90137-6.

135. Moran-Rivard L, Kagawa T, Saueressig H, Gross MK, Burrill J, Goulding M. Evx1 is a postmitotic determinant of v0 interneuron identity in the spinal cord. *Neuron.* 2001;29:385—399. https://doi.org/10.1016/s0896-6273(01)00213-6.

136. Sharma K, Sheng HZ, Lettieri K, et al. LIM homeodomain factors Lhx3 and Lhx4 assign subtype identities for motor neurons. *Cell.* 1998;95:817—828. https://doi.org/10.1016/s0092-8674(00)81704-3.

137. Arber S, Han B, Mendelsohn M, Smith M, Jessell TM, Sockanathan S. Requirement for the homeobox gene Hb9 in the consolidation of motor neuron identity. *Neuron.* 1999;23:659—674. https://doi.org/10.1016/s0896-6273(01)80026-x.

138. Wilson JM, Hartley R, Maxwell DJ, et al. Conditional rhythmicity of ventral spinal interneurons defined by expression of the Hb9 homeodomain protein. *J Neurosci.* 2005;25:5710—5719. https://doi.org/10.1523/JNEUROSCI.0274-05.2005.

139. Gross MK, Dottori M, Goulding M. Lbx1 specifies somatosensory association interneurons in the dorsal spinal cord. *Neuron.* 2002;34:535—549.

140. Müller T, Brohmann H, Pierani A, et al. The homeodomain factor lbx1 distinguishes two major programs of neuronal differentiation in the dorsal spinal cord. *Neuron.* 2002;34:551−562. https://doi.org/10.1016/s0896-6273(02)00689-x.

141. Krüger M, Schäfer K, Braun T. The homeobox containing gene Lbx1 is required for correct dorsal-ventral patterning of the neural tube. *J Neurochem.* 2002;82:774−782.

142. Cheng L, Samad OA, Xu Y, et al. Lbx1 and Tlx3 are opposing switches in determining GABAergic versus glutamatergic transmitter phenotypes. *Nat Neurosci.* 2005;8:1510−1515. https://doi.org/10.1038/nn1569.

143. Mizuguchi R, Kriks S, Cordes R, Gossler A, Ma Q, Goulding M. Ascl1 and Gsh1/2 control inhibitory and excitatory cell fate in spinal sensory interneurons. *Nat Neurosci.* 2006;9:770−778. https://doi.org/10.1038/nn1706.

144. Xu Y, Lopes C, Qian Y, et al. Tlx1 and Tlx3 coordinate specification of dorsal horn pain-modulatory peptidergic neurons. *J Neurosci.* 2008;28:4037−4046. https://doi.org/10.1523/JNEUROSCI.4126-07.2008.

145. Morikawa Y, Hisaoka T, Senba E. Characterization of Foxp2-expressing cells in the developing spinal cord. *Neuroscience.* 2009;162:1150−1162. https://doi.org/10.1016/j.neuroscience.2009.05.022.

146. Benito-Gonzalez A, Alvarez FJ. Renshaw cells and Ia inhibitory interneurons are generated at different times from p1 progenitors and differentiate shortly after exiting the cell cycle. *J Neurosci.* 2012;32:1156−1170. https://doi.org/10.1523/JNEUROSCI.3630-12.2012.

147. Levine AJ, Hinckley CA, Hilde KL, et al. Identification of a cellular node for motor control pathways. *Nat Neurosci.* 2014;17:586−593. https://doi.org/10.1038/nn.3675.

148. Ren K, Ruda MA. A comparative study of the calcium-binding proteins calbindin-D28K, calretinin, calmodulin and parvalbumin in the rat spinal cord. *Brain Res Brain Res Rev.* 1994;19:163−179.

149. Smith KM, Boyle KA, Madden JF, et al. Functional heterogeneity of calretinin-expressing neurons in the mouse superficial dorsal horn: implications for spinal pain processing. *J Physiol.* 2015;593:4319−4339. https://doi.org/10.1113/JP270855.

150. Ericson J, Thor S, Edlund T, Jessell TM, Yamada T. Early stages of motor neuron differentiation revealed by expression of homeobox gene Islet-1. *Science.* 1992;256:1555−1560. https://doi.org/10.1126/science.1350865.

151. Liu B, Liu Z, Chen T, et al. Selective expression of Bhlhb5 in subsets of early-born interneurons and late-born association neurons in the spinal cord. *Dev Dynam.* 2007;236:829−835. https://doi.org/10.1002/dvdy.21061.

152. Francius C, Harris A, Rucchin V, et al. Identification of multiple subsets of ventral interneurons and differential distribution along the rostrocaudal axis of the developing spinal cord. *PLoS One.* 2013;8:e70325. https://doi.org/10.1371/journal.pone.0070325.

153. Morikawa Y, Komori T, Hisaoka T, Senba E. Detailed expression pattern of Foxp1 and its possible roles in neurons of the spinal cord during embryogenesis. *Dev Neurosci.* 2009;31:511−522. https://doi.org/10.1159/000243715.

154. Cheng L, Arata A, Mizuguchi R, et al. Tlx3 and Tlx1 are post mitotic selector genes determining glutamatergic over GABAergic cell fates. *Nat Neurosci.* 2004;7:510−517. https://doi.org/10.1038/nn1221.

155. Larsson M. Pax2 is persistently expressed by GABAergic neurons throughout the adult rat dorsal horn. *Neurosci Lett.* 2017;638:96−101. https://doi.org/10.1016/j.neulet.2016.12.015.

156. Butts JC, McCreedy DA, Martinez-Vargas JA, McDevitt TC. Differentiation of V2a interneurons from human pluripotent stem cells. *Proc Natl Acad Sci USA.* 2017;114:4969−4974. https://doi.org/10.1073/pnas.1608254114.

157. Kumamaru H, Kadoya K, Adler AF, et al. Generation and post-injury integration of human spinal cord neural stem cells. *Nat Methods*. 2018. https://doi.org/10.1038/s41592-018-0074-3.

158. Kumamaru H, Lu P, Rosenzweig ES, Tuszynski MH. Activation of intrinsic growth state enhances host axonal regeneration into neural progenitor cell grafts. *Stem Cell Rep*. 2018. https://doi.org/10.1016/j.stemcr.2018.08.009.

159. Takahashi K, Yamanaka S. Induction of pluripotent stem cells from mouse embryonic and adult fibroblast cultures by defined factors. *Cell*. 2006;126:663−676. https://doi.org/10.1016/j.cell.2006.07.024.

160. Tao Y, Zhang SC. Neural subtype specification from human pluripotent stem cells. *Cell Stem Cell*. 2016;19:573−586. https://doi.org/10.1016/j.stem.2016.10.015.

161. Nori S, Okada Y, Yasuda A, Okano H. Grafted human-induced pluripotent stem-cell-derived neurospheres promote motor functional recovery after spinal cord injury in mice. *Proc Natl Acad Sci USA*. 2011;108:16825−16830. https://doi.org/10.1073/pnas.1108077108.

162. Kobayashi Y, Okada Y, Itakura G, et al. Pre-evaluated safe human iPSC-derived neural stem cells promote functional recovery after spinal cord injury in common marmoset without tumorigenicity. *PLoS One*. 2012;7:e52787. https://doi.org/10.1371/journal.pone.0052787.

163. Fujimoto Y, Abematsu M, Falk A, et al. Treatment of a mouse model of spinal cord injury by transplantation of human induced pluripotent stem cell-derived long-term self-renewing neuroepithelial-like stem cells. *Stem Cell*. 2012;30:1163−1173. https://doi.org/10.1002/stem.1083.

164. Salewski RP, Mitchell RA, Shen C, Fehlings MG. Transplantation of neural stem cells clonally derived from embryonic stem cells promotes recovery after murine spinal cord injury. *Stem Cell Dev*. 2015;24:36−50. https://doi.org/10.1089/scd.2014.0096.

165. Romanyuk N, Amemori T, Turnovcova K, et al. Beneficial effect of human induced pluripotent stem cell-derived neural precursors in spinal cord injury repair. *Cell Transplant*. 2015;24:1781−1797. https://doi.org/10.3727/096368914X684042.

166. Okubo T, et al. Pretreatment with a gamma-secretase inhibitor prevents tumor-like overgrowth in human iPSC-derived transplants for spinal cord injury. *Stem Cell Rep*. 2016;7:649−663. https://doi.org/10.1016/j.stemcr.2016.08.015.

167. Strnadel J, Carromeu C, Bardy C, et al. Survival of syngeneic and allogeneic iPSC-derived neural precursors after spinal grafting in minipigs. *Sci Transl Med*. 2018;10. https://doi.org/10.1126/scitranslmed.aam6651.

168. Lee H, Al Shamy G, Elkabetz Y, et al. Directed differentiation and transplantation of human embryonic stem cell-derived motoneurons. *Stem Cell*. 2007;25:1931−1939. https://doi.org/10.1634/stemcells.2007-0097.

169. Li XJ, Hu BY, Jones SA, et al. Directed differentiation of ventral spinal progenitors and motor neurons from human embryonic stem cells by small molecules. *Stem Cell*. 2008;26:886−893. https://doi.org/10.1634/stemcells.2007-0620.

170. Lu P, Woodruff G, Wang Y, et al. Long-distance axonal growth from human induced pluripotent stem cells after spinal cord injury. *Neuron*. 2014;83:789−796. https://doi.org/10.1016/j.neuron.2014.07.014.

171. Gouti M, Tsakiridis A, Wymeersch FJ, et al. In vitro generation of neuromesodermal progenitors reveals distinct roles for wnt signalling in the specification of spinal cord and paraxial mesoderm identity. *PLoS Biol*. 2014;12:e1001937. https://doi.org/10.1371/journal.pbio.1001937.

172. Lippmann ES, Williams CE, Ruhl DA, et al. Deterministic HOX patterning in human pluripotent stem cell-derived neuroectoderm. *Stem Cell Rep.* 2015;4:632−644. https://doi.org/10.1016/j.stemcr.2015.02.018.

173. Maury Y, Côme J, Piskorowski RA, et al. Combinatorial analysis of developmental cues efficiently converts human pluripotent stem cells into multiple neuronal subtypes. *Nat Biotechnol.* 2015;33:89−96. https://doi.org/10.1038/nbt.3049.

174. Gupta S, Sivalingam D, Hain S, et al. Deriving dorsal spinal sensory interneurons from human pluripotent stem cells. *Stem Cell Rep.* 2018;10:390−405. https://doi.org/10.1016/j.stemcr.2017.12.012.

175. Khazaei M, Ahuja CS, Rodgers CE, Chan P, Fehlings MG. Generation of definitive neural progenitor cells from human pluripotent stem cells for transplantation into spinal cord injury. *Methods Mol Biol.* 2019;1919:25−41. https://doi.org/10.1007/978-1-4939-9007-8_3.

176. Kramer AS, Harvey AR, Plant GW, Hodgetts SI. Systematic review of induced pluripotent stem cell technology as a potential clinical therapy for spinal cord injury. *Cell Transplant.* 2013;22:571−617. https://doi.org/10.3727/096368912X655208.

177. Khazaei M, Siddiqui AM, Fehlings MG. The potential for iPS-derived stem cells as a therapeutic strategy for spinal cord injury: opportunities and challenges. *J Clin Med.* 2014;4:37−65. https://doi.org/10.3390/jcm4010037.

178. Lee-Kubli CA, Lu P. Induced pluripotent stem cell-derived neural stem cell therapies for spinal cord injury. *Neural Regen Res.* 2015;10:10−16. https://doi.org/10.4103/1673-5374.150638.

179. Khazaei M, Ahuja CS, Fehlings MG. Induced pluripotent stem cells for traumatic spinal cord injury. *Front Cell Dev Biol.* 2016;4:152. https://doi.org/10.3389/fcell.2016.00152.

180. Nagoshi N, Okano H. iPSC-derived neural precursor cells: potential for cell transplantation therapy in spinal cord injury. *Cell Mol Life Sci.* 2018;75:989−1000. https://doi.org/10.1007/s00018-017-2676-9.

181. Nieuwkoop PD. Activation and organization of the central nervous system in amphibians. Part III. Synthesis of a new working hypothesis. *J Exp Zool.* 1952;120:83−108.

182. Valenzuela DM, Economides AN, Rojas E, et al. Identification of mammalian noggin and its expression in the adult nervous system. *J Neurosci.* 1995;15:6077−6084. https://doi.org/10.1523/JNEUROSCI.15-09-06077.1995.

183. Di-Gregorio A, Sancho M, Stuckey DW, et al. BMP signalling inhibits premature neural differentiation in the mouse embryo. *Development.* 2007;134:3359−3369. https://doi.org/10.1242/dev.005967.

184. Nordstrom U, Jessell TM, Edlund T. Progressive induction of caudal neural character by graded Wnt signaling. *Nat Neurosci.* 2002;5:525−532. https://doi.org/10.1038/nn0602-854

185. Olivera-Martinez I, Storey KG. Wnt signals provide a timing mechanism for the FGF-retinoid differentiation switch during vertebrate body axis extension. *Development.* 2007;134:2125−2135. https://doi.org/10.1242/dev.000216.

186. Ozair MZ, Kintner C, Brivanlou AH. Neural induction and early patterning in vertebrates. *Wiley Interdiscip Rev Dev Biol.* 2013;2:479−498. https://doi.org/10.1002/wdev.90.

187. Wichterle H, Lieberam I, Porter JA, Jessell TM. Directed differentiation of embryonic stem cells into motor neurons. *Cell.* 2002;110:385−397. https://doi.org/10.1016/s0092-8674(02)00835-8.

188. Peljto M, Dasen JS, Mazzoni EO, Jessell TM, Wichterle H. Functional diversity of ESC-derived motor neuron subtypes revealed through intraspinal transplantation. *Cell Stem Cell.* 2010;7:355−366. https://doi.org/10.1016/j.stem.2010.07.013.

189. Mazzoni EO, Mahony S, Peljto M, et al. Saltatory remodeling of Hox chromatin in response to rostrocaudal patterning signals. *Nat Neurosci.* 2013;16:1191—1198. https://doi.org/10.1038/nn.3490.

190. Henrique D, Abranches E, Verrier L, Storey KG. Neuromesodermal progenitors and the making of the spinal cord. *Development.* 2015;142:2864—2875. https://doi.org/10.1242/dev.119768.

191. Gouti M, Metzis V, Briscoe J. The route to spinal cord cell types: a tale of signals and switches. *Trends Genet.* 2015;31:282—289. https://doi.org/10.1016/j.tig.2015.03.001.

192. Ericson J, Muhr J, Placzek M, Lints T, Jessell TM, Edlund T. Sonic hedgehog induces the differentiation of ventral forebrain neurons: a common signal for ventral patterning within the neural tube. *Cell.* 1995;81:747—756. https://doi.org/10.1016/0092-8674(95)90536-7.

193. Patten I, Placzek M. The role of Sonic hedgehog in neural tube patterning. *Cell Mol Life Sci.* 2000;57:1695—1708. https://doi.org/10.1007/PL00000652.

194. Dessaud E, Yang LL, Hill K, et al. Interpretation of the sonic hedgehog morphogen gradient by a temporal adaptation mechanism. *Nature.* 2007;450:717—720. https://doi.org/10.1038/nature06347.

195. Diez del Corral R, Olivera-Martinez I, Goriely A, Gale E, Maden M, Storey K. Opposing FGF and retinoid pathways control ventral neural pattern, neuronal differentiation, and segmentation during body axis extension. *Neuron.* 2003;40:65—79. https://doi.org/10.1016/s0896-6273(03)00565-8.

196. Novitch BG, Wichterle H, Jessell TM, Sockanathan S. A requirement for retinoic acid-mediated transcriptional activation in ventral neural patterning and motor neuron specification. *Neuron.* 2003;40:81—95. https://doi.org/10.1016/j.neuron.2003.08.006.

197. Liem Jr KF, Tremml G, Roelink H, Jessell TM. Dorsal differentiation of neural plate cells induced by BMP-mediated signals from epidermal ectoderm. *Cell.* 1995;82:969—979.

198. Wilson L, Maden M. The mechanisms of dorsoventral patterning in the vertebrate neural tube. *Dev Biol.* 2005;282:1—13. https://doi.org/10.1016/j.ydbio.2005.02.027.

199. Philippidou P, Dasen JS. Hox genes: choreographers in neural development, architects of circuit organization. *Neuron.* 2013;80:12—34. https://doi.org/10.1016/j.neuron.2013.09.020.

200. Liu JP, Laufer E, Jessell TM. Assigning the positional identity of spinal motor neurons: rostrocaudal patterning of Hox-c expression by FGFs, Gdf11, and retinoids. *Neuron.* 2001;32:997—1012. https://doi.org/10.1016/s0896-6273(01)00544-x.

201. Nordstrom U, Maier E, Jessell TM, Edlund T. An early role for WNT signaling in specifying neural patterns of Cdx and Hox gene expression and motor neuron subtype identity. *PLoS Biol.* 2006;4:e252. https://doi.org/10.1371/journal.pbio.0040252.

202. Del Barrio MG, Taveira-Marques R, Muroyama Y, et al. A regulatory network involving Foxn4, Mash1 and delta-like 4/Notch1 generates V2a and V2b spinal interneurons from a common progenitor pool. *Development.* 2007;134:3427—3436. https://doi.org/10.1242/dev.005868.

203. Kong JH, Yang L, Dessaud E, et al. Notch activity modulates the responsiveness of neural progenitors to sonic hedgehog signaling. *Dev Cell.* 2015;33:373—387. https://doi.org/10.1016/j.devcel.2015.03.005.

204. Lasky JL, Wu H. Notch signaling, brain development, and human disease. *Pediatr Res.* 2005;57:104R—109R. https://doi.org/10.1203/01.PDR.0000159632.70510.3D.

205. Wildner H, Müller T, Cho SH, et al. dILA neurons in the dorsal spinal cord are the product of terminal and non-terminal asymmetric progenitor cell divisions, and require Mash1 for their development. *Development.* 2006;133:2105—2113. https://doi.org/10.1242/dev.02345.

206. Zhao Z, Ma Y, Chen Z, et al. Effects of feeder cells on dopaminergic differentiation of human embryonic stem cells. *Front Cell Neurosci.* 2016;10:291. https://doi.org/10.3389/fncel.2016.00291.

207. Chambers SM, Fasano CA, Papapetrou EP, Tomishima M, Sadelain M, Studer L. Highly efficient neural conversion of human ES and iPS cells by dual inhibition of SMAD signaling. *Nat Biotechnol.* 2009;27:275–280. https://doi.org/10.1038/nbt.1529.

208. Kirkeby A, Grealish S, Wolf DA, et al. Generation of regionally specified neural progenitors and functional neurons from human embryonic stem cells under defined conditions. *Cell Rep.* 2012;1:703–714. https://doi.org/10.1016/j.celrep.2012.04.009.

209. Amoroso MW, Croft GF, Williams DJ, et al. Accelerated high-yield generation of limb-innervating motor neurons from human stem cells. *J Neurosci.* 2013;33:574–586. https://doi.org/10.1523/JNEUROSCI.0906-12.2013.

210. Carney TJ, Ingham PW. Drugging Hedgehog: signaling the pathway to translation. *BMC Biol.* 2013;11:37. https://doi.org/10.1186/1741-7007-11-37.

211. Faravelli I, Bucchia M, Rinchetti P, et al. Motor neuron derivation from human embryonic and induced pluripotent stem cells: experimental approaches and clinical perspectives. *Stem Cell Res Ther.* 2014;5:87. https://doi.org/10.1186/scrt476.

212. Wang J, Lu J, Bond MC, et al. Identification of select glucocorticoids as Smoothened agonists: potential utility for regenerative medicine. *Proc Natl Acad Sci USA.* 2010;107:9323–9328. https://doi.org/10.1073/pnas.0910712107.

213. Balaskas N, Ribeiro A, Panovska J, et al. Gene regulatory logic for reading the Sonic Hedgehog signaling gradient in the vertebrate neural tube. *Cell.* 2012;148:273–284. https://doi.org/10.1016/j.cell.2011.10.047.

214. Andrews MG, Kong J, Novitch BG, Butler SJ. New perspectives on the mechanisms establishing the dorsal-ventral axis of the spinal cord. *Curr Top Dev Biol.* 2019;132:417–450. https://doi.org/10.1016/bs.ctdb.2018.12.010.

215. Borghese L, Dolezalova D, Opitz T, et al. Inhibition of notch signaling in human embryonic stem cell-derived neural stem cells delays G1/S phase transition and accelerates neuronal differentiation in vitro and in vivo. *Stem Cell.* 2010;28:955–964. https://doi.org/10.1002/stem.408.

216. Barthet G, Shioi J, Shao Z, Ren Y, Georgakopoulos A, Robakis NK. Inhibitors of gamma-secretase stabilize the complex and differentially affect processing of amyloid precursor protein and other substrates. *Faseb J.* 2011;25:2937–2946. https://doi.org/10.1096/fj.11-183806.

217. Khazaei M, Ahuja CS, Nakashima H, et al. GDNF rescues the fate of neural progenitor grafts by attenuating Notch signals in the injured spinal cord in rodents. *Sci Transl Med.* 2020;12. https://doi.org/10.1126/scitranslmed.aau3538.

218. Butts JC, Iyer N, White N, Thompson R, Sakiyama-Elbert S, McDevitt TC. V2a interneuron differentiation from mouse and human pluripotent stem cells. *Nat Protoc.* 2019;14:3033–3058. https://doi.org/10.1038/s41596-019-0203-1.

219. Hu BY, Zhang SC. Differentiation of spinal motor neurons from pluripotent human stem cells. *Nat Protoc.* 2009;4:1295–1304. https://doi.org/10.1038/nprot.2009.127.

220. Du ZW, Chen H, Liu H, et al. Generation and expansion of highly pure motor neuron progenitors from human pluripotent stem cells. *Nat Commun.* 2015;6:6626. https://doi.org/10.1038/ncomms7626.

221. Guidato S, Prin F, Guthrie S. Somatic motoneurone specification in the hindbrain: the influence of somite-derived signals, retinoic acid and Hoxa3. *Development.* 2003;130:2981–2996. https://doi.org/10.1242/dev.00496.

222. Patani R, Hollins AJ, Wishart TM, et al. Retinoid-independent motor neurogenesis from human embryonic stem cells reveals a medial columnar ground state. *Nat Commun.* 2011;2:214. https://doi.org/10.1038/ncomms1216.

223. Machado CB, Kanning KC, Kreis P, et al. Reconstruction of phrenic neuron identity in embryonic stem cell-derived motor neurons. *Development.* 2014;141:784–794. https://doi.org/10.1242/dev.097188.

224. Lee KJ, Dietrich P, Jessell TM. Genetic ablation reveals that the roof plate is essential for dorsal interneuron specification. *Nature.* 2000;403:734–740. https://doi.org/10.1038/35001507.

225. Li XJ, Du ZW, Zarnowska ED, et al. Specification of motoneurons from human embryonic stem cells. *Nat Biotechnol.* 2005;23:215–221. https://doi.org/10.1038/nbt1063.

226. Anderson DK, Howland DR, Reier PJ. Fetal neural grafts and repair of the injured spinal cord. *Brain Pathol.* 1995;5:451–457. https://doi.org/10.1111/j.1750-3639.1995.tb00624.x.

227. Kajikawa K, Imaizumi K, Shinozaki M, et al. Cell therapy for spinal cord injury by using human iPSC-derived region-specific neural progenitor cells. *Mol Brain.* 2020;13:120. https://doi.org/10.1186/s13041-020-00662-w.

228. Nutt SE, Chang EA, Suhr ST, et al. Caudalized human iPSC-derived neural progenitor cells produce neurons and glia but fail to restore function in an early chronic spinal cord injury model. *Exp Neurol.* 2013;248:491–503. https://doi.org/10.1016/j.expneurol.2013.07.010.

229. Fandel TM, Trivedi A, Nicholas CR, et al. Transplanted human stem cell-derived interneuron precursors mitigate mouse bladder dysfunction and central neuropathic pain after spinal cord injury. *Cell Stem Cell.* 2016;19:544–557. https://doi.org/10.1016/j.stem.2016.08.020.

230. Kim DS, Jung SJ, Lee JS, et al. Rapid generation of OPC-like cells from human pluripotent stem cells for treating spinal cord injury. *Exp Mol Med.* 2017;49:e361. https://doi.org/10.1038/emm.2017.106.

231. Nori S, Khazaei M, Ahuja CS, et al. Human oligodendrogenic neural progenitor cells delivered with chondroitinase ABC facilitate functional repair of chronic spinal cord injury. *Stem Cell Reports.* 2018;11:1433–1448. https://doi.org/10.1016/j.stemcr.2018.10.017.

232. Krencik R, Weick JP, Liu Y, Zhang ZJ, Zhang SC. Specification of transplantable astroglial subtypes from human pluripotent stem cells. *Nat Biotechnol.* 2011;29:528–534. https://doi.org/10.1038/nbt.1877.

233. Krencik R, Zhang SC. Directed differentiation of functional astroglial subtypes from human pluripotent stem cells. *Nat Protoc.* 2011;6:1710–1717. https://doi.org/10.1038/nprot.2011.405.

234. Thompson FJ, Reier PJ, Uthman B, et al. Neurophysiological assessment of the feasibility and safety of neural tissue transplantation in patients with syringomyelia. *J Neurotrauma.* 2001;18:931–945. https://doi.org/10.1089/089771501750451848.

235. Wirth 3rd ED, Reier PJ, Fessler RG, et al. Feasibility and safety of neural tissue transplantation in patients with syringomyelia. *J Neurotrauma.* 2001;18:911–929. https://doi.org/10.1089/089771501750451839.

236. Shin JC, Kim KN, Yoo J, et al. Clinical trial of human fetal brain-derived neural stem/progenitor cell transplantation in patients with traumatic cervical spinal cord injury. *Neural Plast.* 2015:630932. https://doi.org/10.1155/2015/630932, 2015.

237. Levi AD, Okonkwo DO, Park P, et al. Emerging safety of intramedullary transplantation of human neural stem cells in chronic cervical and thoracic spinal cord injury. *Neurosurgery.* 2018;82:562–575. https://doi.org/10.1093/neuros/nyx250.

238. Tsuji O, Sugai K, Yamaguchi R, et al. Concise review: laying the groundwork for a first-in-human study of an induced pluripotent stem cell-based intervention for spinal cord injury. *Stem Cell.* 2019;37:6−13. https://doi.org/10.1002/stem.2926.

239. Cyranoski D. Reprogrammed' stem cells approved to mend human hearts for the first time. *Nature.* 2018;557:619−620. https://doi.org/10.1038/d41586-018-05278-8.

240. Cyranoski D. Japan poised to allow 'reprogrammed' stem-cell therapy for damaged corneas. *Nature.* 2019. https://doi.org/10.1038/d41586-019-00860-0.

241. Lee AS, Tang C, Rao MS, Weissman IL, Wu JC. Tumorigenicity as a clinical hurdle for pluripotent stem cell therapies. *Nat Med.* 2013;19:998−1004. https://doi.org/10.1038/nm.3267.

242. Soldner F, Hockemeyer D, Beard C, et al. Parkinson's disease patient-derived induced pluripotent stem cells free of viral reprogramming factors. *Cell.* 2009;136:964−977. https://doi.org/10.1016/j.cell.2009.02.013.

243. Tsuji O, Miura K, Okada Y, et al. Therapeutic potential of appropriately evaluated safe-induced pluripotent stem cells for spinal cord injury. *Proc Natl Acad Sci USA.* 2010;107:12704−12709. https://doi.org/10.1073/pnas.0910106107.

244. Schlaeger TM, Daheron L, Brickler TR, et al. A comparison of non-integrating reprogramming methods. *Nat Biotechnol.* 2015;33:58−63. https://doi.org/10.1038/nbt.3070.

245. Ahlfors JE, Azimi A, El-Ayoubi R, et al. Examining the fundamental biology of a novel population of directly reprogrammed human neural precursor cells. *Stem Cell Res Ther.* 2019;10:166. https://doi.org/10.1186/s13287-019-1255-4.

246. Miura K, Okada Y, Aoi T, et al. Variation in the safety of induced pluripotent stem cell lines. *Nat Biotechnol.* 2009;27:743−745. https://doi.org/10.1038/nbt.1554.

247. Yasuda S, Kusakawa S, Kuroda T, et al. Tumorigenicity-associated characteristics of human iPS cell lines. *PLoS One.* 2018;13:e0205022. https://doi.org/10.1371/journal.pone.0205022.

248. Itakura G, Kawabata S, Ando M, et al. Fail-safe system against potential tumorigenicity after transplantation of iPSC derivatives. *Stem Cell Reports.* 2017;8:673−684. https://doi.org/10.1016/j.stemcr.2017.02.003.

249. Ito E, Miyagawa S, Takeda M, et al. Tumorigenicity assay essential for facilitating safety studies of hiPSC-derived cardiomyocytes for clinical application. *Sci Rep.* 2019;9:1881. https://doi.org/10.1038/s41598-018-38325-5.

250. Chen G, Wernig M, Berninger B, Nakafuku M, Parmar M, Zhang CL. In vivo reprogramming for brain and spinal cord repair. *eNeuro.* 2015;2. https://doi.org/10.1523/ENEURO.0106-15.2015.

251. Liu X, Li F, Stubblefield EA, et al. Direct reprogramming of human fibroblasts into dopaminergic neuron-like cells. *Cell Res.* 2012;22:321−332. https://doi.org/10.1038/cr.2011.181.

252. Anderson AJ, Piltti KM, Hooshmand MJ, Nishi RA, Cummings BJ. Preclinical efficacy failure of human CNS-derived stem cells for use in the pathway study of cervical spinal cord injury. *Stem Cell Rep.* 2017;8:249−263. https://doi.org/10.1016/j.stemcr.2016.12.018.

253. Cummings BJ, Uchida N, Tamaki SJ, et al. Human neural stem cells differentiate and promote locomotor recovery in spinal cord-injured mice. *Proc Natl Acad Sci USA.* 2005;102:14069−14074. https://doi.org/10.1073/pnas.0507063102.

254. Cummings BJ, Uchida N, Tamaki SJ, Anderson AJ. Human neural stem cell differentiation following transplantation into spinal cord injured mice: association with recovery of locomotor function. *Neurol Res.* 2006;28:474−481. https://doi.org/10.1179/016164106X115116.

255. Pantazis CB, Yang A, Lara E, et al. A reference induced pluripotent stem cell line for large-scale collaborative studies. *bioRxiv*. 2022. https://doi.org/10.1101/2021.12.15.472643, 2021.2012.2015.472643.

Chapter 16

Spinal interneurons and cellular engineering

Nicholas White and Shelly Sakiyama-Elbert
Department of Biomedical Engineering, University of Texas at Austin, Austin, TX, United States

Introduction

Over the recent years, and as highlighted by the previous Chapters, there has been a profound increase in our knowledge of the distinguishing factors that can be used to describe specific spinal interneuron (SpIN) classes. The most fundamental approach can start with classifying interneurons based on neurotransmitter release, e.g., excitatory neurotransmitters, such as glutamate, and inhibitory neurotransmitters, such as gamma-aminobutyric acid (GABA).[1,2] Further distinctions can be made using molecular markers of the canonical classes of ventral SpINs, frequently listed as Evx1, for V0 INs; En1, for V1 INs; Chx10 and Gata3, for V2a and V2b INs, respectively; and Sim1, for V3 INs (Fig. 16.1).[1–4] Increasingly, since the late 1990s when these markers were first identified, further molecular markers have been found that specify subtypes within each of the cardinal SpIN classes. The better known classical delineations of a SpIN class are V2a and V2b INs from the V2 IN class, which recently have been extended to include the Shox2$^+$ V2d subtype.[5–8] However, more recently, there have been more complex class delineations determined using statistical techniques to specify clades of subtypes for the V1 class identified by FoxP2, MafA, Pou6F2, and Sp8 expression.[9–11] Importantly, these gains could have only occurred due to numerous advances in basic research involving single cell RNA sequencing and various cellular engineering techniques. Prior to these molecular developments, methods to phenotypically characterize SpINs were limited in their ability to decipher the functional activity and molecular signatures, or other distinguishing features, simultaneously among SpINs and their many subtypes.

Initial work in the cellular engineering of SpIN populations focused largely on understanding the role of particular SpIN subtypes through loss-of-function studies.[12–15] By inserting the diphtheria toxin A (DTA) gene under control of either the En1 or Chx10 promotors, research has identified several

Spinal Interneurons. https://doi.org/10.1016/B978-0-12-819260-3.00004-4

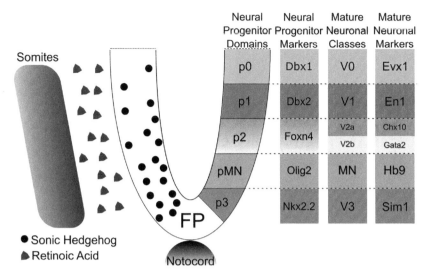

FIGURE 16.1 The various cardinal classes are specified through RA and Shh patterning. Each progenitor domain has unique definitive markers, as do the mature neuronal classes.

potential roles for these populations.[13,16] Whereas observation of animal behaviors following ablation of a neuronal population may have been considered a direct correlation between the deleted population and the function regulated by that neuron, it may not be specifically indicative of specific SpIN roles as there is the potential for compensatory network formation.[17,18] Almost a decade following those initial studies, Britz et al. attempted similar work with various molecular markers; however, they used a handful of different recombinase techniques to specifically ablate just En1[+] or Gata3[+] neurons of the spinal cord, clarifying some of their theorized roles in locomotion.[19] In addition to ablative techniques, developmental studies have relied on various fluorescence imaging techniques, enabled by cellular engineering, to study the temporal development and migration of SpINs. Through fluorescent labeling and lineage tracing methods, Hayashi et al. showed that there are two subtypes of V2a INs that can be identified by their expression of the V2a definitive marker Chx10 either transiently or throughout maturation.[20] Furthermore, with the recent expansion of novel recombinases and development of DNA endonuclease applications, cellular engineering as a field has transformed rapidly in its capabilities—ranging from permanent to conditional gene expression modifications, functional activity modulation, and various platforms for studying dysfunction—which has expanded the understanding of different populations of SpINs. Here we will discuss 1) the basic principles behind various cellular engineering strategies and then 2) evaluate how each of these strategies has impacted the field's knowledge of SpIN.

Delivery of genetic material

Simple modifications to any cell using any genetic material typically rely on the delivery of this material through the cell membrane most commonly by either electroporation or viral transfection.[21−26] Electroporation, as the name suggests, utilizes electrical pulses to transiently perforate the cell membrane to allow the transfection of nucleic acids across the membrane.[21,23,26] While the use of electroporation in vivo is relatively limited, due to the potential for tissue damage and the challenge of delivering electrical pulses to a specific location while controlling all of the pulse parameters, it is a common method for in vitro delivery of plasmid DNA or linearized vectors for temporary gene expression.[21,22] In contrast, there are a handful of frequently used viral vectors for gene delivery in vivo, but from a cell engineering standpoint they all have a similar function, delivering a payload of genetic material for either genomic integration or episomal gene expression.[24,25,27−31] Two of the most frequently used viral vectors are replication deficient lentiviruses and adeno-associated viruses (LV and AAV, respectively), with the latter being less effective generally at integration into host cell genomes.[24,32−34] When using either electroporation or viral transfection, integration may or may not be the goal; for mature SpINs in vivo, it is less of a concern whether transfected plasmids are integrated into cell genomes as they are no longer dividing so there is no risk of episomal gene dilution.[24] During in vitro studies, the use of either LVs or AAVs depends on the population being studied and the end goal: integration is generally desired for mitotic cells, such as progenitors or pluripotent stem cells, as proliferation would dilute any nonintegrated genetic material.[33,35]

Genomic integration methods

When producing transgenic cell or mouse lines, modification of the genome through integration is required and can be done in numerous ways, often by exploiting cells' native repair mechanisms, namely homology-directed repair (HDR).[22,23,33] Typically used during double-stranded breaks of genomic DNA, the HDR pathway utilizes homologous segments of DNA from the paired chromosome as a template for correcting the damaged DNA (Fig. 16.2C). Implementing genetic changes with HDR requires the production of a template strand containing homology arms—typically 0.5−2 kilobase pairs (kbp) in length following double-stranded breaks—to target a desired insertion to a specific genomic locus. Producing the engineered template strand for HDR often requires use of a combination of molecular biology techniques, such as polymerase chain reaction (PCR), traditional restriction enzyme (RE) cloning, or Red recombineering. Although the efficiency of spurious HDR has an incredibly low success rate—as it is a DNA damage associated pathway— recombination-mediated HDR occurs much more frequently after targeted DNA double-stranded breaks by guided endonucleases.[33,36−40]

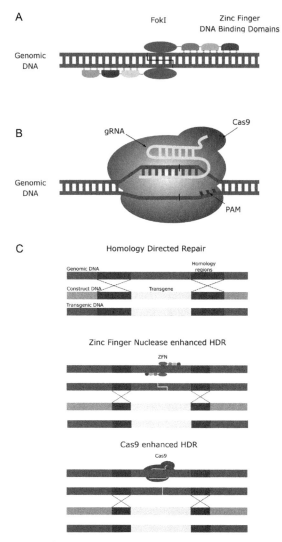

FIGURE 16.2 (A) Individual Zinc Finger Binding Domains target triplets of unique base sequences, allowing for pair of FokI Nucleases to cleave targeted sequences. 9B) Cas9 pairs gRNA to target sequences in genomic DNA to cleave targeted sequences. (C) DNA can be corrected or repaired by using a homologous template strand, identified through the flanking regions of homology, although this rarely occurs without damage and requires large regions of homology. Targeted damage can be induced through Zinc Finger Nuclease or Cas9-induced double-stranded breaks increasing rates of HDR, even with smaller regions of homology.

Traditional RE cloning necessitates the iterative process of digesting plasmid DNA with various enzymes, ligation of DNA fragments into a plasmid, followed by expansion of that plasmid in competent bacteria, often *E. coli.* Whereas RE is often the "workhorse" of molecular biology, it requires specific cut sites present for each enzyme used and PCR to append cut sites if they do not exist natively. Functional homology arms, following double stranded breaks, can be as small as around 0.5—2 kbp in length; however, inducing targeted double stranded breaks is a recent advancement, so historically there was need for homology arms to be as large as 2—8 kbp (Fig. 16.2C). Relying upon PCR to amplify homology arms several kbp in length without any errors has been a long-standing problem with the RE method which was circumvented with development of Red recombineering techniques.

Red recombineering (or sometimes referred to as λ-red recombineering) is a recombination-based system that occurs in *E. coli* to produce linearized DNA constructs and requires three key proteins.[23,41—43] Firstly, Exo, which is a DNA exonuclease producing single-stranded DNA overhanging segments as small as 35 bases to as large as 1 kbp (Fig. 16.3A).[23,41,42,44] Those single-stranded DNA segments are stabilized by the second protein, Beta, which additionally promotes annealing to a complementary target (Fig. 16.3A).[41,42,45] Lastly, Gam prevents linear DNA degradation in *E. coli*, allowing for the Red recombineering system to function (Fig. 16.3A).[42] The added benefit of this system over traditional RE is that it can work with various-sized fragments of DNA up to 10 kbp.[41,42,44] The targeted insertions of linearized DNA have been used in multicopy plasmids, similar to traditional RE methods, but Red recombinee ring has also been demonstrated with Bacterial Artificial Chromosomes (BACs).[23,43,44] Whereas multicopy plasmids are maintained in *E. coli*, these multiple copies increase the potential for point mutations and prevent single recombinant clones from being isolated; however, BACs are typically much larger, >100 kbp, and are maintained in a single copy decreasing the potential for point mutations (Fig. 16.3B).[23,43,44]

For cellular engineering, both RE and Red recombineered templates have been used successfully for transgenesis.[22,46—51] However, as noted, HDR is a mechanism to repair DNA damage; thus, simple inclusion of RE and Red recombineered constructs being integrated into the genome with no induced

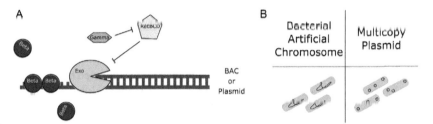

FIGURE 16.3   (A) Red recombineering involves three lambda proteins: Exo, for DNA digestion; Beta, for single strand stabilization; and Gamma, to prevent endogenous RecBCD from interfering with recombination. Together they offer a powerful system for recombining large segments of DNA, similar to those seen in BACs. (B) BACs and Multicopy Plasmids offer distinct benefits: whereas BACs may yield less point mutations, the multicopy plasmids will have replicated more copies of the DNA, per bacteria.

damage has been historically low. Research in recent years has attempted to move forward with mitigating this by exploring the use of nucleases to direct double-stranded breaks at specific locations, thus increasing frequency of HDR insertion.[37,38,52,53] Zinc finger nucleases (ZFNs) were revolutionary, as they were one of few engineered solutions for targeted double-stranded breaks in the DNA. An individual ZFN is composed of a FokI nuclease tethered to three zinc fingers (or zinc binding domains) that each targets three base sequences of DNA (Fig. 16.3A,C).[37,52] To induce damage on a specific sequence of DNA requires the use of two ZFNs, each with multiple zinc binding domains needing to be engineered for the specific sequence (Fig. 16.2A,C).[36,37,52] However, in addition to the laborious generation of ZFNs, they have poor efficiency in causing double-stranded breaks.

Because of these shortcomings, the discovery of the clustered regularly interspaced short palindromic repeats (CRISPR)-associated protein 9 (CRISPR/Cas9 or just Cas9) became the more readily adopted technique for transgenesis.[39,40,54−56] First discovered as part of bacterial immune defense against viruses, Cas9 has since been repurposed to produce double-stranded breaks at highly specific locations in eukaryotic cells, both in vivo and in vitro.[40,54−56] To functionalize Cas9, the only thing that needs to be created is a small segment of RNA often referred to as guide RNA (gRNA); as compared to ZFNs, this technology directly reduces the burden of work in producing target specific constructs (Fig. 16.2B and C).[40,54−57] Directly downstream of the gRNA's target sequence typically is the protospacer adjacent motif (PAM), which is a conserved trait from its initial discovery and development, but is notable for its typical pattern and specifying the cut site as being three bases upstream of the PAM (Fig. 16.2B).[40,56] However, since its initial publication, Cas9 has been reengineered and enhanced multiple times to produce many variants that are smaller-sized, do not require PAM sequences, gene regulation, epigenomic editing and regulation, base editing, and even chromatin editing.[40,56] Because of its diverse variants, numerous applications, and how readily it is used in publication, it is not feasible to appropriately list its many implemented uses, instead we will briefly expand on its uses to generate cell lines, so for further reviews on breadth of Cas9 applications, please consult: Adli et al. and Rodriguez-Rodriguez et al.[40,56]

Producing a transgenic cell line requires modification to a gene, either point mutations or the insertion of a gene into a targeted locus, followed by screening the generated clones for proper modification.[40,58] Screening clones containing an insert is typically done with a constitutively active selection cassette included in the insert that properly identifies clones that possess the insert.[59] Two popular methods include use of fluorescent proteins to positively identify transgenic clones and antibiotic resistance to delete populations not containing the insert.[43,59] These methods have long been used prior to the prevalence of Cas9 for cellular engineering, such as McCreedy et al. who used neomycin resistance in a BAC to ensure the insertion of a puromycin resistance cassette into either the Olig2 or Hb9 loci.[22,48] Doing this, McCreedy et al. were able to create two selectable mouse embryonic stem cell (mESC) lines to study purified populations of either progenitor motor neurons or motor neurons.[22,48] This work was later extrapolated to both V2a INs by Iyer et al., V3 INs by Xu et al., and V0 INs by Pardieck et al., specifically through the use of Cas9 to increase the efficiency of clone development to study these IN populations.[46,47,60] Generating these mESC lines has offered the opportunity to study enriched populations of these cell phenotypes in vitro (e.g., microelectrode arrays), as well as in vivo following transplantation into animal models of spinal cord injury.[61,62] Importantly, utilizing genomic editing techniques with pluripotent stem cell sources permits the study of specific cell populations in higher quantities and higher purity, for potential therapeutic applications or novel drug discovery (e.g., disease in a dish), than acquiring populations from primary tissue.

Conditional gene expression

Many basic science studies using SpINs have relied on the use of Cre recombinase (Cre), a simple protein that recombines DNA at 34 base pair (bp) loxP sites, for genetic manipulation. By nature of the sites being directional, loxP sites can be placed flanking a desired or undesired sequence of DNA (floxed, a portmanteau of flank and loxP) and removed upon Cre expression. A stop sequence can be floxed producing a floxed-stop (written as lsl for genetic nomenclature) for Cre activation of a gene that was previously blocked by the floxed-stop. By inserting Cre under the control of a promoter for a gene of interest, it provides the ability to drive recombination upon expression of that gene; when paired with an insertion of a floxed-stop, it allows for conditional activation of a gene. This can be paired with a constitutive promoter and a selectable gene, frequently an antibiotic resistance or fluorescence cassette being inserted into a safe harbor locus, such as Rosa26 (R26). The usage of this technique could be similar to what was utilized by Hayashi et al. in 2019, wherein they crossed two mouse strains to produce mice with Chx10-cre/R26-CAG:lsl:Synaptophysin-TdTomato.[20] Doing this allowed Hayashi et al. to investigate the postsynaptic targeting of the Chx10 positive cells by expressing Cre under control of the Chx10 promoter to remove the floxed-stop codon, permitting expression of synaptophysin that was tagged with TdTomato. In doing this, Hayashi et al. also looked to evaluate the subtypes of Chx10 neurons in the spinal cord by producing the Chx10-cre/R26-CAG:lsl:TdTomato mouse, allowing any cells expressing the Chx10 gene even transiently to express TdTomato by the removal of the floxed-stop.[20] Whereas it may seem superfluous to insert the Cre into a gene of interest and the floxed-stopped gene in a safe harbor locus, several genes of interest—with definitive markers of SpINs—are transiently expressed during development. Thus, separating the expression of the gene of interest for a given study and a functional lineage tracing marker is typically performed to maintain fluorescent expression regardless of whether the gene of interest is only transiently expressed.

Particular SpINs are known today to have specific functional roles; however, much of this information was attained through usage of ablative techniques using the Cre-lox system. By activating DTA, which causes cell death upon expression, Gosgnach et al. demonstrated that V1 INs have an important role in pacing locomotor circuits.[13,63] This work relied on more than just an R26-floxed-stop:DTA, and instead incorporation of a floxed-LacZ gene following the start codon of the DTA gene, making their work more versatile. The usage of an R26-floxed-lacZ:DTA allows for positive confirmation that the gene has been modified in the animal model with simple analysis of β-galactosidase activity, prior to crossing with Cre animals, such as En1-Cre.[13] Furthermore, it allows for direct confirmation that En1 gene expression has deleted the lacZ gene and allowed DTA expression deleting all En1[+] cells.[13] However, as this would have deleted all of the En1[+] cells and not simply the spinal V1 INs, results may not reflect the function of En1+ SpINs per se, but rather all En1[+] cells.[13,18]

Recent work utilizing additional recombinases, such as the Flippase recombinase (Flp), has demonstrated a far more granular approach to studying specific neuronal populations. As Flp has analogous function to Cre-lox recombination, we will not detail it thoroughly; but briefly, Flp recombines the 34bp Flp recognition targets (FRTs, frequently referred to as Flp-FRT). Because of this similarity, yet unique activity, Britz et al. used both Flp-FRT and Cre-lox systems to produce a double stop, in which there is a floxed-stop and a stop flanked by two FRT sites.[19] When utilizing this double stop prior to a Diphtheria Toxin Receptor (DTR), Britz et al. was able to control the activation of the DTR using two separate genes to drive either Cre or Flp. In doing so, Britz et al. was able to expand upon the previous findings of Gosgnach et al., with both En1-Cre and Gata3-Cre mice to evaluate their role in flexor extensor pairing, yet specify the deletion to the spinal cord with Cdx2-Flp to ensure there was less chance for compensatory network formation.

There have been many iterations of Cre used in neuronal contexts, one of the more frequently used is the CreER (or CreER^{T2}), which is a mutated Cre recombinase that has nonfunctional recombinase activity unless the attached estrogen receptor is activated with tamoxifen, a selective estrogen receptor modulator.[64−66] This technique was originally demonstrated in zebrafish but has since offered the added benefit of gene modulation for controlled time windows through small molecule activation. Similar to the usage of Cre for previously mentioned lineage tracing, Luu et al. used a Gbx2-CreER:ires:eGFP/R26-lsl:βgal to study both the temporal expression of Gbx2 with the eGFP reporter and to lineage trace the population that develops within specific time frames with addition of tamoxifen.[66,67] Notably, the recombinase activity of CreER offers a distinct advantage to that of the constitutively active Cre: it allows for alterations only at specific time points.

The Cre-lox and Flp-FRT systems have a multifaceted potential toward various applications, as their primary roles often are in cell-specific activation of transgenes. That cell-specific activation can then be used in several ways, such as modulating functional activity. In the next few sections, we will discuss many applications that can optionally utilize a Cre-lox system to add more precise control of gene activation to particular populations.

Neuromodulation through optogenetic, sonogenetic, or chemogenetic means

Study of neural circuits has been extensively elucidated through molecular cell type specificity to identify different populations; however, their functional roles and capacities have been studied less thoroughly with spatiotemporal precision.[68−73] To this end, a wider variety of techniques have started to focus on utilizing optogenetic, sonogenetic, and chemogenetic signaling methods. To modulate neuronal activity, each of the techniques operates in similar ways, namely activation of a given receptor either hypo- or hyperpolarizes a given neuron, altering the overall excitation frequency of that neuron, with the chief difference among the methods being the mode of activation. Optogenetic receptors use light-based activation of either ion channels, ion pumps, or G protein-coupled receptors (GPCRs) (Fig. 16.4A).[74−76] Sonogenetic receptors rely on mechanosensitive ion channels being stimulated by sound waves (Fig. 16.4B).[72,77,78] Chemogenetic modulation of cell activity uses small molecules to activate specific receptors either on the cell surface or within the cell (Fig. 16.4C).[79,80] Each of these techniques, as they operate under similar fundamental principles, has their unique benefits which we will discuss at length in the next sections.

Optogenetics

Optogenetics receptors are derived from opsins, a class of photoactivatable proteins found throughout all three domains of life.[75] Upon activation by a particular wavelength, opsins undergo a conformational change that allows for the passage of ions. Although studied since the early 1970s, opsins were not utilized for neuronal control until 2005 with bacteriorhodopsin (BR).[75,81,82] Since then, there has been use of halorhodopsin (HR), channelrhodopsin (ChR), and archaearhodopsin (ArchR) in broader neurology as these receptors enable the precise control of neuronal activity.[28,29,75,83−86] Although they work under similar underlying principles, there are several key differences in each which underly their functional applications. ChRs are inward cation channels, that originated from green algae, and are primarily excited by blue light (Fig. 16.4A).[29,84] As they are inward cation channels, they can aid in precise depolarization of neurons with light activation; however, the need may also arise for the inactivation of neurons, and for that HRs

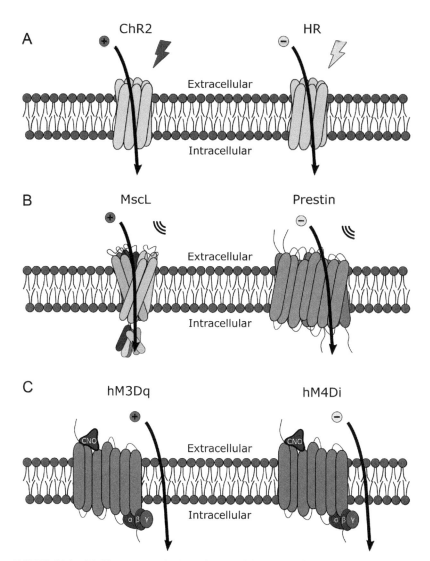

FIGURE 16.4 (A) Numerous opsins have been exploited for their ion transport with direct application of light. On the left, ChR2 is a cation transport activated by blue light. On the right, HR can drive anion transport with yellow light excitation. (B) Sonogenetic receptors MscL (Left) and Prestin (Right) have both been used to modulate neuronal excitation or silencing, respectively. (C) There have been several DREADDs engineered to drive either hyper- or hypoexcitation, through CNO signaling, although the most frequently used are the hM3Dq and hM4Di.

and ArchRs are good alternatives.[29,83,85,86] Being inward chloride pumps from various archaeal species, HRs are activated by yellow light and can hyperpolarize neurons (Fig. 16.4A).[28,83] ArchRs, on the other hand, are simple outward proton pumps that are activated with yellow or green light.[85,86] Over the past 15 years, engineered variants of ChRs, HRs, and ArchRs have been developed or discovered with various characteristics: higher amplitude currents, faster activation, slower inactivation, anion preference over cation preference, higher light sensitivity, or even color shifting for various other excitation wavelengths, such as Chrimson, which is the most redshifted of ChRs, sensitive to 590 nm light.[86–89]

Importantly, although opsins have wide spread use, there are various other light-sensitive proton pumps that can be used for neuronal silencing, such as Mac, which are often neglected.[84,90] Additionally, other than the bacterial, fungal, and archaeal channels and pumps, mammalian opsin GPCRs have also been used to directly control neuronal activity, although to a much lesser extent.[91,92]

All these light-based mechanisms have made direct assessment of neuronal interactions more feasible, as viral delivery can provide optogenetic control to anywhere needed.[75,76] Additionally, with the Cre-lox system, neuron phenotype-specific optogenetic control can yield more specific control over neurons studied.[84,93] However, the largest hurdle to overcome for SpIN research is the introduction of light to the neural targets for functional modulation.[75,76,94,95] Because of the sensitivity and size of the spinal cord, these techniques have not been used as extensively for SpINs, rather optogenetic techniques are widely used in brain research and likely would translate well to spinal research in the future with advancements to light delivery in vivo (e.g., greater use of red-shifted opsins, with red light capable of penetrating to deeper spinal levels, development of flexible optrodes that can be secured to the spinal column for both stimulation and recording, etc.).[75,76]

Sonogenetics

Ultrasound (US) as a technology has been extensively used as a diagnostic tool to evaluate various soft tissues, yet more recently it has been repurposed for its therapeutic potential. US is, more broadly, any acoustic wave above the frequency of 20 kHz; however, for research applications, it is typically documented at 0.5–1 MHz. Focused US (fUS) has been explored as a therapeutic for central nervous system (CNS) due to its noninvasive tissue penetration and has started to show potential therapeutic effects in humans suffering from Parkinson's, Depression, or Schizophrenia.[96–98] However, to more specifically modulate the activity of neurons, there have been several different approaches that have been explored that exploit functional characteristics of neurons and cellular engineering solutions.[21,99–105]

Acoustic stimulation techniques, such as fUS, have two primary researched methods of action, either thermal or nonthermal neuromodulation.[99] Thermal neuromodulation utilizes heat generated from fUS to decrease the firing rate of neurons. Further, the addition of gold or zinc nano particles can be used to direct the heat to specific neurons being studied increasing precision.[100,101] Unfortunately, increasing the temperature for a prolonged period of time is also known to effectively denature proteins, which may not be desirable.[102] One nongenetic, nonthermal neuromodulation alternative can include the use of piezoelectric particles to alter the local field potential near the neuron.[99] Notably, each of these methods so far have not utilized any cellular engineering techniques as they rely on natural phenomena for neuronal modulation.

Sonogenetics-based stimulation of specific cell populations currently is focused on repurposing various different mechanosensitive ion channels, such as the bacterial large-conductance mechanosensitive ion channel (MscL), Prestin, and Piezo1, which permit ion transport when mechanically stimulated (Fig. 16.4B).[31,103−105] Whereas they have all been extensively studied and documented, their application for fUS stimulation is relatively recent and a growing field of inquiry.[31,103−105]

Chemogenetics

Modulation of gene expression or functional activity of cells, through use of small molecule compounds, has been one of the primary drivers of pharmaceutical creation. Historically, chemogenetics has been centered around evaluating the effects that certain mutations would have on an enzyme's function in response to various small molecules.[106] An example of this alteration to enzymatic function can be seen in CreER activity, which we briefly highlighted above. CreER's recombinase activity is directly modified by its tethering to the estrogen receptor, which can then be activated with tamoxifen.[64,66] Another direct example of modification of genetic expression would be through the tetracycline inducible on or off (Tet-On/Off) system, discussed below.[26,107,108] Both CreER and Tet-On/Off utilize small molecule compounds to directly act upon genes; however, the most recent surge in chemogenetic techniques has instead been on modulating cell activity.[106]

Recent work in chemogenetics has focused on modifying macromolecules, such as receptors, in order to preferentially activate in the presence of previously unrecognized small molecules.[106] There has been a distinct interest in modifying GPCRs, as the DNA encoding their transcripts makes up a modest portion of the human genome and their diversity in both function and responses is robust.[109] There have been three iterations in the most recent progression of chemogenetic platforms: therapeutic receptor effector complexes, receptors activated solely by synthetic ligands (RASSLs), and designer receptors exclusively activated by designer drugs (DREADDs).[30,106] Although they all have demonstrable merit, DREADDs have been more widely adopted in neurobiology for functional modulation and we will focus on those here.[80,106]

Chemogenetic gene expression modulation

We have briefly highlighted the conditional activation of CreER's recombinase activity, with exposure to tamoxifen. However, it is important to note that CreER's activation drives recombinase activity, not the direct control of gene expression. This allows CreER expression driven by a gene of interest to remove floxed-stops, enabling another gene to be expressed through permanent changes to the genetic code of that cell, which has its benefits in research. A more temporally controlled method would be use of the Tet-On/Off system.

Initial discovery of the method behind the tetracycline resistance of several forms of bacteria may not have piqued curiosity, yet as time went on, almost 26 years later, Gossen et al. demonstrated this resistance system could be used to accurately control gene expression with tetracycline.[107,110,111] In brief, the tetracycline responsive repressor protein TetR normally is bound to the DNA promoter region for a particular gene.[108,111] With exposure to tetracycline, the TetR protein undergoes a conformational change so that it no longer represses the promoter region, allowing for gene expression.[108,111] This bacterial form of antibiotic resistance was repurposed for eukaryotic systems to produce the tetracycline-controlled transcriptional activator (tTA) to produce the Tet-Off system.[107] Determined to not only produce a controlled way to turn off genes, Gossen et al. later would produce the Tet-On system, with a reversed-tTA that, when bound to tetracycline, would bind to the promoter region, activating it and allowing gene expression.[112]

This ability to modulate gene expression with benign exposure to an antibiotic that does not pose harm to animal models is a useful technique, as it allows investigation into the role of a particular gene. An example of this in the neural niche was work by Kutejova et al. examining the roles of progenitor genes Nkx2.2 and Olig2 for progenitor V3 and motor neuron (MN) populations, respectively.[113] In activating the genes with the Tet-On system, they were able to directly demonstrate that the progenitor genes specify IN and MN fates through cross-repressive action.[113] This technology has not been limited to strictly developmental fate, but can also be implemented in disease or injury models to specifically activate targeted genes, such as expression of neurotrophin-3, chondroitinase, or brain-derived neurotrophic factor.[114-117]

Chemogenetic functional modulation

Controlling the depolarizing activity of a particular neuron offers great insight into the role that neurons play within a network. One previously mentioned method of evaluating the functional role of a particular neuron was the use of DTA for a "loss-of-function animal model."[12-15] However, as also mentioned previously, this does not negate the potential of compensatory network formation.[17,18]

The use of DREADDs, as seen with optogenetics, has become much more common in recent years.[80,106] The engineering of DREADDs, in short, required the repeated mutagenesis and screening of functional activity of mutated receptors in the presence of both an agonist and antagonist.[106] By using muscarinic acetylcholine receptors (mAChRs), Armbruster et al. studied the changes that occurred to rat mAChRs in vitro when mutated and evaluate the responsiveness to the biologically inert Clozapine-N-Oxide (CNO).[30] Armbruster et al. found that those point mutations in rat mAChRs made the receptors much more susceptible to fire when exposed to CNO signaling at low nanomolar concentrations, rather than to acetylcholine, and when adapting those changes to the human mAChRs (hM), they found that it had similar effects in producing DREADDs (hMD).[30] Importantly, for neuroscientists, there were several different DREADDs produced, tested, and vetted over the past decade, with the two most common being 1) hM3Dq (which drives the Gq-subunit of G proteins, increasing excitability) and 2) hM4Di (which drives the Gi subunit of G proteins, decreasing excitability) (Fig. 16.4C).[30,68,79]

Similar to optogenetic ChRs, both hM3Dq and hM4Di receptors have been extensively studied throughout the CNS to evaluate the function of neurons involved in metabolism, wakefulness, fear conditioning, and locomotor function.[79] In contrast to ChRs, the activation of the cells is not directly mitigated by the DREADD receptor, but rather by a G protein subunit, which impacts signaling dynamics (Fig. 16.4C).[79] Whereas DREADD receptors do not require optic fiber cable inserted in vivo, making it less invasive overall, there are still potential issues as the GPCR still interacts with ligands, namely cellular modulation through phagocytosis.[79,109] Additionally, as with all chemogenetic pathways, small molecule activation of a receptor in the CNS will need to go through the blood—brain barrier and not be modified in anyway.[68,79] CNO has been shown to have a half-life in the body of 1 h and has been documented to cross the blood—brain barrier, although there has been mounting evidence to show that CNO is digested to produce clozapine, a known psychoactive drug, in the CNS.[79,118,119] However, according to work by Thompson et al., there does not appear to be enough clozapine produced when using low levels of CNO for DREADD activation.[119] Additionally, there are other agonists that still drive the hM-based DREADDs, or alternatively DREADDs that are not based on the hM receptors and instead can be activated through different molecules, such as Salvinorin A.[79,119,120]

Conclusion

In summary, cellular engineering, or the practice of directly modifying a cell to study or produce a given effect, is broad, yet simple. It usually involves the direct transmission of genetic material using either electroporation or viral delivery to bypass the plasma membrane and nuclear envelope. Following this, if integration of genetic material is desired, exploitation of HDR mechanisms mediated by Cas9-induced double-stranded breaks can insert the transmitted genetic material. By designing the transgene effectively with components such as loxP sites or FRT sites, it is possible to deliver the transgene to any population that expresses Cre or Flp, respectively, under a cell specific marker. As this system allows for the delivery of transgenes to an entire tissue with only cell specific activation of that transgene, it permits direct control over neuronal function with a variety of techniques, such as optogenetics, sonogenetics, or chemogenetics. The robust nature of cellular engineering has allowed for many studies to examine different SpIN populations in the past decades and with creative applications has and will continue to deliver new insights into the complex interactions within the spinal cord.

Abbreviations

AAV adeno-associated virus
ArchR archaerhodopsin
BAC bacterial Artificial Chromosome
bp base pair
BR bacteriorhodopsin
Cas9 CRISPR-associated protein 9
Cdx2 caudal type homeobox 2
ChR channelrhodopsin
Chx10 cation/H+ exchanger 10 (a.k.a. Vsx2: visual system homeobox 2)
CNO clozapine-N-oxide
CNS central nervous system
Cre Cre recombinase
CreER Cre-estrogen receptor; a mutated Cre that is selectively activated by tamoxifen
CRISPR clustered regularly interspaced short palindromic repeats
DNA deoxyribonucleic acid
DREADD designer receptors exclusively activated by designer drugs
DTA diphtheria toxin A
DTR diphtheria toxin receptor
E. coli *Escherichia coli*
eGFP enhanced green fluorescent protein
En1 engrailed 1
Evx1 even-skipped homeobox 1
Flp flippase recombinase
Foxp2 forkhead box protein p2
FRT Flp recognition target
fUS focused US
$G_{(letter)}$ heterotrimeric G protein subfamily (G_i, G_s, $G_{q/11}$, $G_{12/13}$)
GABA gamma-aminobutyric acid
GATA DNA sequence "GATA"
Gata# GATA binding protein (number; e.g., 2, 3)
Gbx2 gastrulation brain homeobox 2
GPCR G-protein-coupled receptor
gRNA guide RNA
Hb9 a.k.a. Mnx1: motor neuron and pancreas homeobox 1
HDR homology-directed repair
hM human mAChRs
hM3Dq drives the Gq-subunit of G-proteins, *increasing* excitability
hM4Di drives the Gi-subunit of G-proteins, *decreasing* excitability
hMD human DREADDs
HR halorhodopsin
IN interneuron
ires internal ribosome entry site
Kbp kilobase pairs

LacZ beta-Galactosidase
loxP locus of crossover in P1
LV lentivirus
mAChR muscarinic acetylcholine receptor
Maf(A) musculoaponeurotic fibrosarcoma oncogene family protein A
mESC mouse embryonic stem cell
MN motor neuron
MscL mechanosensitive ion channel
Nkx2.2 (#?) Nk2 homeobox 2
Olig-2 oligodendrocyte transcription factor 2
PAM protospacer adjacent motif
PCR polymerase chain reaction
Pou6f2 POU class 6 homeobox 2
R26 Rosa 26
RASSL receptors activated solely by synthetic ligand
RE traditional restriction enzyme
RNA ribonucleic acid
Shox2 short stature homeobox 2
Sim1 single-minded family bHLH (basic helix-loop-helix) transcription factor 1
Sp8 transacting transcription factor-8
SpIN Spinal interneuron
Tet-On/Off tetracycline inducible on or off
tTA tetracycline-controlled transcriptional activator
US ultrasound
V# ventral progenitor domain #
ZFN zinc finger nuclease

References

1. Ziskind-Conhaim L, Hochman S. Diversity of molecularly-defined spinal interneurons engaged in mammalian locomotor pattern generation. *J Neurophysiol*. 2017;00322. https://doi.org/10.1152/jn.00322.2017 (2017).

2. Francius C, Harris A, Rucchin V, et al. Identification of multiple subsets of ventral interneurons and differential distribution along the rostrocaudal Axis of the developing spinal cord. *PLoS One*. 2013;8.

3. Rybak IA, Dougherty KJ, Shevtsova NA. Organization of the mammalian locomotor CPG: review of computational model and circuit architectures based on genetically identified spinal interneurons. *eNeuro*. 2015;2.

4. White N, Sakiyama-Elbert SE. Derivation of specific neural populations from pluripotent cells for understanding and treatment of spinal cord injury. *Dev Dynam*. 2019;248:78–87.

5. Del Barrio MG, Taveira-Marques R, Muroyama Y, et al. A regulatory network involving Foxn4, Mash1 and delta-like 4/Notch1 generates V2a and V2b spinal interneurons from a common progenitor pool. *Development*. 2007;134:3427–3436.

6. Francius C, Hidalgo-Figueroa M, Debrulle S, et al. Vsx1 transiently defines an early intermediate V2 interneuron precursor compartment in the mouse developing spinal cord. *Front Mol Neurosci*. 2016;9:1–15.

7. Dougherty KJ, Zagoraiou L, Satoh D, et al. Locomotor rhythm generation linked to the output of spinal Shox2 excitatory interneurons. *Neuron*. 2013;80:920–933.

8. Peng C, Yajima H, Burns CE, et al. Notch and MAML signaling drives scl-dependent interneuron diversity in the spinal cord. *Neuron.* 2007:813−827. https://doi.org/10.1016/j.neuron.2007.02.019.

9. Hoang PT, Chalif JI, Bikoff JB, Jessell TM, Mentis GZ, Wichterle H. Subtype diversification and synaptic specificity of stem cell-derived spinal interneurons. *Neuron.* 2018;100:135−149. e7.

10. Sweeney LB, Bikoff JB, Gabitto MI, et al. Origin and segmental diversity of spinal inhibitory interneurons. *Neuron.* 2018;97:341−355. e3.

11. Bikoff JB, Gabitto MI, Rivard AF, et al. Spinal inhibitory interneuron diversity delineates variant motor microcircuits. *Cell.* 2016;165:207−219.

12. Crone SA, Quinlan KA, Zagoraiou L, et al. Genetic ablation of V2a ipsilateral interneurons disrupts left-right locomotor coordination in mammalian spinal cord. *Neuron.* 2008;60:70−83.

13. Gosgnach S, Lanuza GM, Butt SJB, et al. V1 spinal neurons regulate the speed of vertebrate locomotor outputs. *Nature.* 2006;440:215−219.

14. Zhang Y, Narayan S, Geiman E, et al. V3 spinal neurons establish a robust and balanced locomotor rhythm during walking. *Neuron.* 2008;60:84−96.

15. Talpalar AE, Bouvier J, Borgius L, Fortin G, Pierani A, Kiehn O. Dual-mode operation of neuronal networks involved in left-right alternation. *Nature.* 2013;500:85−88.

16. Crone SA, Zhong G, Harris-Warrick R, Sharma K. In mice lacking V2a interneurons, gait depends on speed of locomotion. *J Neurosci.* 2009;29:7098−7109.

17. Crone SA, Viemari JC, Droho S, Mrejeru A, Ramirez JM, Sharma K. Irregular breathing in mice following genetic ablation of V2a neurons. *J Neurosci.* 2012;32:7895−7906.

18. Goulding M. Circuits controlling vertebrate locomotion: moving in a new direction. *Nat Rev Neurosci.* 2009;10:507−518.

19. Britz O, Zhang J, Grossman KS, et al. A genetically defined asymmetry underlies the inhibitory control of flexor−extensor locomotor movements. *Elife.* 2015;4:1−22.

20. Hayashi M, Hinckley CA, Driscoll SP, et al. Graded arrays of spinal and supraspinal V2a interneuron subtypes underlie forelimb and hindlimb motor control. *Neuron.* 2018;97:869−884. e5.

21. Somiari S, Glasspool-Malone J, Drabick JJ, et al. Theory and in vivo application of electroporative gene delivery. *Mol Ther.* 2000;2:178−187.

22. McCreedy DA, Brown CR, Butts JC, Xu H, Huettner JE, Sakiyama-Elbert SE. A new method for generating high purity motoneurons from mouse embryonic stem cells. *Biotechnol Bioeng.* 2014;111:2041−2055.

23. Thomason LC, Costantino N, Shaw DV, Court DL. Multicopy plasmid modification with phage λ Red recombineering. *Plasmid.* 2007;58:148−158.

24. Ellis BL, Hirsch ML, Barker JC, Connelly JP, Steininger III RJ, Porteus MH. A survey of ex vivo/in vitro transduction efficiency of mammalian primary cells and cell lines with Nine natural adeno-associated virus (AAV1-9) and one engineered adeno-associated virus serotype. *Virol J.* 2013;10:1.

25. Hwang I, Hahm S, Choi K, et al. Intrathecal transplantation of embryonic stem cell-derived spinal GABAergic neural precursor cells attenuates neuropathic pain in a spinal cord injury rat model. *Cell Transplant.* 2016;25:593−607.

26. Sato T, Muroyama Y, Saito T. Inducible gene expression in postmitotic neurons by an in vivo electroporation-based tetracycline system. *J Neurosci Methods.* 2013;214:170−176.

27. Asboth L, Friedli L, Beauparlant J, et al. Cortico-reticulo-spinal circuit reorganization enables functional recovery after severe spinal cord contusion. *Nat Neurosci.* 2018;21:576−588.

28. Liske H, Towne C, Anikeeva P, et al. Optical inhibition of motor nerve and muscle activity in vivo. *Muscle Nerve*. 2013;47:916−921.

29. Liske H, Qian X, Anikeeva P, Deisseroth K, Delp S. Optical control of neuronal excitation and inhibition using a single opsin protein, ChR2. *Sci Rep*. 2013;3:2−8.

30. Armbruster BN, Li X, Pausch MH, Herlitze S, Roth BL. Evolving the lock to fit the key to create a family of G protein-coupled receptors potently activated by an inert ligand. *Proc Natl Acad Sci USA*. 2007;104:5163−5168.

31. Huang YS, Fan CH, Hsu N, et al. Sonogenetic modulation of cellular activities using an engineered auditory-sensing protein. *Nano Lett*. 2020;20:1089−1100.

32. Milone MC, O'Doherty U. Clinical use of lentiviral vectors. *Leukemia*. 2018;32:1529−1541.

33. Hanlon KS, Kleinstiver BP, Garcia SP, et al. High levels of AAV vector integration into CRISPR-induced DNA breaks. *Nat Commun*. 2019;10:1−11.

34. Deyle DR, Russell DW. Adeno-associated virus vector integration. *Curr Opin Mol Therapeut*. 2009;11:442−447.

35. Penaud-Budloo M, Le Guiner C, Nowrouzi A, et al. Adeno-associated virus vector genomes persist as episomal chromatin in primate muscle. *J Virol*. 2008;82:7875−7885.

36. DePamphilis ML, Gray H, Trost BM. Targeted gene knockout in mammalian cells by using engineered zinc-finger nucleases. *Chemtracts*. 2007;20:353−354.

37. Cathomen T, Keith Joung J. Zinc-finger nucleases: the next generation emerges. *Mol Ther*. 2008;16:1200−1207.

38. Urnov FD, Miller JC, Lee YL, et al. Highly efficient endogenous human gene correction using designed zinc-finger nucleases. *Nature*. 2005;435:646−651.

39. Chu VT, Weber T, Graf R, et al. Efficient generation of Rosa26 knock-in mice using CRISPR/Cas9 in C57BL/6 zygotes. *BMC Biotechnol*. 2016;16:1−15.

40. Adli M. The CRISPR tool kit for genome editing and beyond. *Nat Commun*. 2018;9.

41. Mosberg JA, Lajoie MJ, Church GM. Lambda red recombineering in *Escherichia coli* occurs through a fully single-stranded intermediate. *Genetics*. 2010;186:791−799.

42. Murphy KC. λ recombination and recombineering. *EcoSal Plus*. 2016;7.

43. Wu S, Ying G, Wu Q, Capecchi MR. A protocol for constructing gene targeting vectors: generating knockout mice for the cadherin family and beyond. *Nat Protoc*. 2008;3:1056−1076.

44. Cotta-de-Almeida V. A new method for rapidly generating gene-targeting vectors by engineering BACs through homologous recombination in bacteria. *Genome Res*. 2003;13:2190−2194.

45. Subramaniam S, Erler A, Fu J, et al. DNA annealing by Redβ is insufficient for homologous recombination and the additional requirements involve intra- and inter-molecular interactions. *Sci Rep*. 2016;6:1−14.

46. Iyer NR, Huettner JE, Butts JC, Brown CR, Sakiyama-Elbert SE. Generation of highly enriched V2a interneurons from mouse embryonic stem cells. *Exp Neurol*. 2016;277:305−316.

47. Xu H, Iyer N, Huettner JE, Sakiyama-Elbert SE. A puromycin selectable cell line for the enrichment of mouse embryonic stem cell-derived V3 interneurons. *Stem Cell Res Ther*. 2015;6:1−17.

48. McCreedy DA, Rieger CR, Gottlieb DI, Sakiyama-Elbert SE. Transgenic enrichment of mouse embryonic stem cell-derived progenitor motor neurons. *Stem Cell Res*. 2012;8:368−378.

49. Callahan RA, Roberts R, Sengupta M, Kimura Y, Higashijima SI, Bagnall MW. Spinal V2b neurons reveal a role for ipsilateral inhibition in speed control. *Elife*. 2019;8:1−45.

50. Kimura Y, Okamura Y, Higashijima SI. alx, a zebrafish homolog of Chx10, marks ipsilateral descending excitatory interneurons that participate in the regulation of spinal locomotor circuits. *J Neurosci*. 2006;26:5684−5697.

51. Kimura Y, Higashijima S. Regulation of locomotor speed and selection of active sets of neurons by V1 neurons. *Nat Commun.* 2019;10:2268.

52. Porteus MH. Mammalian gene targeting with designed zinc finger nucleases. *Mol Ther.* 2006;13:438−446.

53. Geurts AM, Cost GJ, Freyvert Y, et al. Knockout rats via embryo microinjection of zinc-finger nucleases. *Science.* 2009;325:433.

54. Qi LS, Larson MH, Gilbert LA, et al. Repurposing CRISPR as an RNA-γuided platform for sequence-specific control of gene expression. *Cell.* 2013;152:1173−1183.

55. Lo TW, Pickle CS, Lin S, et al. Precise and heritable genome editing in evolutionarily diverse nematodes using TALENs and CRISPR/Cas9 to engineer insertions and deletions. *Genetics.* 2013;195:331−348.

56. Rodríguez-Rodríguez DR, Ramírez-Solís R, Garza-Elizondo MA, Garza-Rodríguez MDL, Barrera-Saldaña HA. Genome editing: a perspective on the application of CRISPR/Cas9 to study human diseases (Review). *Int J Mol Med.* 2019;43:1559−1574.

57. Horvath P, Barrangou R. CRISPR/Cas, the immune system of Bacteria and Archaea. *Science.* 2010;327:167−170.

58. Pardieck J, Sakiyama-Elbert S. Genome engineering for CNS injury and disease. *Curr Opin Biotechnol.* 2018;52:89−94.

59. Naoto H, Cho A, B Kulkarni A. Engineering transgenic constructs and mice. *Curr Protoc Cell Bio.* 2010:1−12. https://doi.org/10.1002/0471143030.cb1910s42.Overview.

60. Pardieck J, Harb M, Sakiyama-Elbert S. Induction of ventral spinal V0 interneurons from mouse embryonic stem cells. *Stem Cell Dev.* 2021;30:816−829.

61. Zholudeva LV, Iyer N, Qiang L, et al. Transplantation of neural progenitors and V2a interneurons after spinal cord injury. *J Neurotrauma.* 2018:5439. https://doi.org/10.1089/neu.2017.5439, 2017.

62. Gamble JR, Zhang ET, Iyer N, Sakiyama-elbert S, Barbour DL. *In Vitro Assay for the Detection of Network Connectivity in Embryonic Stem Cell-Derived Cultures. bioRxiv.* 2018.

63. Brockschnieder D, Lappe-Siefke C, Goebbels S, Boesl MR, Nave KA, Riethmacher D. Cell depletion due to diphtheria toxin fragment A after cre-mediated recombination. *Mol Cell Biol.* 2004;24:7636−7642.

64. Hans S, Kaslin J, Freudenreich D, Brand M. Temporally-controlled site-specific recombination in zebrafish. *PLoS One.* 2009;4.

65. Patil MJ, Hovhannisyan AH, Akopian AN. Characteristics of sensory neuronal groups in CGRP-cre-ER reporter mice: comparison to Nav1.8-cre, TRPV1-cre and TRPV1-GFP mouse lines. *PLoS One.* 2018;13:1−27.

66. Luu B, Ellisor D, Zervas M. The lineage contribution and role of Gbx2 in spinal cord development. *PLoS One.* 2011;6:e20940.

67. Soriano P. Generalized lacZ expression with the ROSA26 Cre reporter strain. *Nat Genet.* 1999;21:70−71.

68. Alexander GM, Rogan SC, Abbas AI, et al. Remote control of neuronal activity in transgenic mice expressing evolved G protein-coupled receptors. *Neuron.* 2009;63:27−39.

69. Haque F, Rancic V, Zhang W, Clugston R, Ballanyi K, Gosgnach S. *WT1* -expressing interneurons regulate left−right alternation during mammalian locomotor activity. *J Neurosci.* 2018;38:5666−5676.

70. Soloperto A, Boccaccio A, Contestabile A, et al. Mechano-sensitization of mammalian neuronal networks through expression of the bacterial large-conductance mechanosensitive ion channel. *J Cell Sci.* 2018;131.

71. Nam Y, Kim JH, Kim JH, et al. Reversible induction of pain hypersensitivity following optogenetic stimulation of spinal reversible induction of pain hypersensitivity following optogenetic stimulation of spinal astrocytes. *Cell Rep.* 2016;17:3049—3061.

72. Rajasethupathy P, Ferenczi E, Deisseroth K. Targeting neural circuits. *Cell.* 2016;165:524—534.

73. Kiehn O. Decoding the organization of spinal circuits that control locomotion. *Nat Rev Neurosci.* 2016;17:224—238.

74. Airan RD, Thompson KR, Fenno LE, Bernstein H, Deisseroth K. Temporally precise in vivo control of intracellular signalling. *Nature.* 2009;458:1025—1029.

75. Fenno L, Yizhar O, Deisseroth K. The development and application of optogenetics. *Annu Rev Neurosci.* 2011;34:389—412.

76. Montgomery KL, Iyer SM, Christensen AJ, Deisseroth K, Delp SL. Beyond the brain: optogenetic control in the spinal cord and peripheral nervous system. *Sci Transl Med.* 2016;8.

77. Maresca D, Lakshmanan A, Abedi M, et al. Biomolecular ultrasound and sonogenetics. *Annu Rev Chem Biomol Eng.* 2018;9:229—252.

78. Ibsen S, Tong A, Schutt C, Esener S, Chalasani SH. Sonogenetics is a non-invasive approach to activating neurons in *Caenorhabditis elegans. Nat Commun.* 2015;6.

79. Roth BL. DREADDs for neuroscientists. *Neuron.* 2016;89:683—694.

80. Urban DJ, Roth BL. DREADDs (designer receptors exclusively activated by designer drugs): chemogenetic tools with therapeutic utility. *Annu Rev Pharmacol Toxicol.* 2015;55:399—417.

81. Guru A, Post RJ, Ho YY, Warden MR. Making sense of optogenetics. *Int J Neuropsychopharmacol.* 2015;18:1—8.

82. Mahmoudi P, Veladi H, Pakdel FG. Optogenetics, tools and applications in neurobiology. *J Med Signals Sens.* 2017;7:71—79.

83. Baier H, Scott EK. Genetic and optical targeting of neural circuits and behavior - zebrafish in the spotlight. *Curr Opin Neurobiol.* 2009;19:553—560.

84. Gradinaru V, Zhang F, Ramakrishnan C, et al. Molecular and cellular approaches for diversifying and extending optogenetics. *Cell.* 2010;141:154—165.

85. Adams DS, Tseng AS, Levin M. Light-activation of the Archaerhodopsin H+-pump reverses age-dependent loss of vertebrate regeneration: sparking system-level controls in vivo. *Biol Open.* 2013;2:306—313.

86. Flytzanis NC, Bedbrook CN, Chiu H, et al. Archaerhodopsin variants with enhanced voltage-sensitive fluorescence in mammalian and *Caenorhabditis elegans* neurons. *Nat Commun.* 2014;5.

87. Repina NA, Rosenbloom A, Mukherjee A, Schaffer DV, Kane RS. At light speed: advances in optogenetic systems for regulating cell signaling and behavior. *Annu Rev Chem Biomol Eng.* 2017;8:13—39.

88. Zhang F, Prigge M, Beyriere F, et al. Red-shifted optogenetic excitation: a tool for fast neural control derived from Volvox carteri. *Nat Neurosci.* 2008;11:631—633.

89. Oda K, Vierock J, Oishi S, et al. Crystal structure of the red light-activated channelrhodopsin Chrimson. *Nat Commun.* 2018;9:1—11.

90. Chow BY, Han X, Dobry AS, et al. High-performance genetically targetable optical neural silencing by light-driven proton pumps. *Nature.* 2010;463:98—102.

91. Ballister ER, Rodgers J, Martial F, Lucas RJ. A live cell assay of GPCR coupling allows identification of optogenetic tools for controlling Go and Gi signaling. *BMC Biol.* 2018;16:1—16.

92. Spangler SM, Bruchas MR. Optogenetic approaches for dissecting neuromodulation and GPCR signaling in neural circuits. *Curr Opin Pharmacol.* 2017;32:56−70.
93. Falgairolle M, O'Donovan MJ, Donovan MJO. V1 interneurons regulate the pattern and frequency of locomotor-like activity in the neonatal mouse spinal cord. *PLoS Biol.* 2019;17.
94. Caggiano V, Cheung VCK, Bizzi E. An optogenetic demonstration of motor modularity in the mammalian spinal cord. *Sci Rep.* 2016;6:1−15.
95. Chang SY, Naganuma K, Kanazawa H, Sekino M, Onodera H, Kuniyoshi Y. Applying multichannel optogenetic system for epidural spinal cord stimulation in rats. In: IEEE, ed. *Proc. Annu. Int. Conf. IEEE Eng. Med. Biol. Soc. EMBS 2018-July.* 40th Annual International Conference of the IEEE. EMBC.; 2018:1440−1443. In press.
96. Moosa S, Martinez-Fernandez R, Elias WJ, Del Alamo M, Eisenberg HM, Fishman PS. The role of high-intensity focused ultrasound as a symptomatic treatment for Parkinson's disease. *Mov Disord.* 2019;34:1243−1251.
97. Tsai SJ. Transcranial focused ultrasound as a possible treatment for major depression. *Med Hypotheses.* 2015;84:381−383.
98. Nathou C, Etard O, Dollfus S. Auditory verbal hallucinations in schizophrenia: current perspectives in brain stimulation treatments. *Neuropsychiatric Dis Treat.* 2019;15:2105−2117.
99. Rojas C, Tedesco M, Massobrio P, et al. Acoustic stimulation can induce a selective neural network response mediated by piezoelectric nanoparticles. *J Neural Eng.* 2018;15.
100. Nam G, Park Y, Ji I, et al. Facile synthesis and enhanced ultraviolet emission of ZnO nanorods prepared by vapor-confined face-to-face annealing. *ACS Appl Mater Interfaces.* 2015;7:873−879.
101. Marino A, Arai S, Hou Y, et al. Gold nanoshell-mediated remote myotube Activation. *ACS Nano.* 2017;11:2494−2505.
102. Fomenko A, Neudorfer C, Dallapiazza RF, Kalia SK, Lozano AM. Low-intensity ultrasound neuromodulation: an overview of mechanisms and emerging human applications. *Brain Stimul.* 2018;11:1209−1217.
103. Ye J, Tang S, Meng L, et al. Ultrasonic control of neural activity through activation of the mechanosensitive channel MscL. *Nano Lett.* 2018;18:4148−4155.
104. Pan Y, Sun J, Wang Y, et al. Mechanogenetics for the remote and noninvasive control of cancer immunotherapy. *Proc Natl Acad Sci USA.* 2018;115:992−997.
105. Liao D, Li F, Lu D, Zhong P. Activation of Piezo1 mechanosensitive ion channel in HEK293T cells by 30 MHz vertically deployed surface acoustic waves. *Biochem Biophys Res Commun.* 2019;518:541−547.
106. Conklin BR, Hsiao EC, Claeysen S, et al. Engineering GPCR signaling pathways with RASSLs. *Nat Methods.* 2008;5:673−678.
107. Gossen M, Bujard H. Tight control of gene expression in mammalian cells by tetracycline-responsive promoters. *Proc Natl Acad Sci USA.* 1992;89:5547−5551.
108. Das T, A., Tenenbaum L, Berkhout B. Tet-on systems for doxycycline-inducible gene expression. *Curr Gene Ther.* 2016;16:156−167.
109. Armbruster BN, Roth BL. Mining the receptorome. *J Biol Chem.* 2005;280:5129−5132.
110. Izaki K, Kiuchi IKAN, Arima KEI, Kiuchi K, Arima KEI. Specificity and mechanism of tetracycline resistance in a multiple drug resistant strain of *Escherichia coli. J Bacteriol.* 1965;91:628−633.
111. Hillen W, Wissmann A. Tet repressor-tet operator interaction. *Protein-Nucleic Acid Interact.* 1989:143−162. https://doi.org/10.1007/978-1-349-09871-2_7.

112. Gossen M, Freundlieb S, Bender G, Muller G, Hillen W, Bujard H. Transcriptional activation by tetracyclines in mammalian cells. *Science*. 1995;268:1766—1769. https://doi.org/10.1126/science.7792603.

113. Kutejova E, Sasai N, Shah A, Gouti M, Briscoe J. Neural progenitors adopt specific identities by directly repressing all alternative progenitor transcriptional programs. *Dev Cell*. 2016;36:639—653.

114. Hou S, Nicholson L, Niekerk E Van, Motsch M, Blesch A. Dependence of regenerated sensory axons on continuous neurotrophin-3 delivery. *J Neurosci*. 2012;32:13206—13220.

115. Burnside ER, De Winter F, Didangelos A, et al. Immune-evasive gene switch enables regulated delivery of chondroitinase after spinal cord injury. *Brain*. 2018;141:2362—2381.

116. Blesch A, Tuszynski MH. Transient growth factor delivery sustains regenerated axons after spinal cord injury armin. *J Neurosci*. 2007;27:10535—10545.

117. Marquardt LM, Ee X, Iyer N, et al. Finely tuned temporal and spatial delivery of GDNF promotes enhanced nerve regeneration in a long nerve defect model. *Tissue Eng*. 2015;21:2852—2864.

118. Gomez JL, Bonaventura J, Lesniak W, et al. Chemogenetics revealed: DREADD occupancy and activation via converted clozapine. *Science*. 2017;357:503—507.

119. Thompson KJ, Khajehali E, Bradley SJ, et al. DREADD agonist 21 is an effective agonist for muscarinic-based DREADDs in vitro and in vivo. *ACS Pharmacol Transl Sci*. 2018;1:61—72.

120. Vardy E, Robinson JE, Li C, et al. A new DREADD facilitates the multiplexed chemogenetic interrogation of behavior. *Neuron*. 2015;86:936—946.

Index

Note: 'Page numbers followed by "*f*" indicate figures and "*t*" indicate tables.'

A

Abdominal motor circuitry, 261. *See also* Intercostal motor circuitry
A-mechano-heat receptors (A-MH), 76
Acoustic stimulation techniques, 433—434
Activation-transformation
  hypothesis, 397—398
  theory, 397—398
Activity-based recovery training, 327
Activity-based rehabilitation
  spinal interneurons and
    clinical evidence, 374—375
    supporting evidence from bipedal rat model, 369—370
    supporting evidence from cat model, 368—369
    supporting evidence from contused rat model, 370—374
    unified theory, 376—378
    weakness, 375—376
Acute pain, 117
  signaling, 122—123
  spinal projection neurons in, 124
Adeno-associated virus (AAV), 208—210
Afferent manipulation effects on unitary motor synergies, 185
α-amino-3-hydroxy-5-methyl-4-isoazolo propanoic acid (AMPA), 87—88, 129
γ-aminobutyric acid (GABA), 119
Amyotrophic lateral sclerosis (ALS), 264
Archaearhodopsin (ArchR), 431
Arrythmias, 300
Automaticity, 344—345, 359—360
Autonomic dysreflexia (AD), 299—300
  autonomic interneuronal plasticity, 301—304
  characteristics of spinal cord interneurons, 297—298
  role of interneurons, 299—301
Autonomic function
  neuromodulation of, 326—327
  properties of interneurons related to, 298—299
Aβ fibers, 71—78
  Aβ Field-LTMRs, 75
  Aβ RA-LTMRs, 73—74
  Aβ SAI-LTMRs, 73
  Aβ SAII-LTMRs, 73
  Aβ-HTMRs, 75
  Aδ fibers, 75
  Aδ-LTMRs, 76
  Aδ-nociceptors, 76
Aβ low-threshold mechanoreceptors (Aβ-LTMRs), 71—73

B

Bacterial Artificial Chromosomes (BAC), 427
Bacterial large-conductance mechanosensitive ion channel, 434
Bacteriorhodopsin (BR), 431
Basso, Beattie, Bresnahan (BBB), 371—372
Biotinylated dextran amine (BDA), 303
Bipedal rat model, 369—370
Bladder, 280
Bowel/bladder dysfunction, 299—300
Brain to spinal cord motor neurons, 208—210
Brain-derived neurotrophic factor (BDNF), 130, 376
Brain—spinal relay circuit, 218—220
Burning pain, 78
Bypass lesions after SCI, 212—214

C

C-fibers, 76—77
C-fos protein, 349
C-low threshold mechanoreceptors (C-LTMRs), 76—77
Calcitonin gene-related peptide (CGRP), 76
  CGRP-immunoreactive fibers, 385
Calretinin (CR), 12—13
  interneurons, 136—138

Calretinin-immunoreactive (CR), 121
Canal cluster cells, 162–163
Cardiovascular dysfunction, 300–301
Cat model, 368–369
Caudal neural tube, 389
Caudal ventrolateral medulla (CVLM), 301
Cell transplantation
    differentiation and transplantation,
        396–403
        regional identity in functional recovery,
            402–403
        generation of specific interneuron
            subtypes, 400–402
        molecular strategies for directed
            differentiation *in vitro*, 399–400
        recapitulating spinal cord development
            through directed differentiation,
            397–399
    neural transplantation, 382–392
Cell types, 21
Cellular engineering
    spinal interneurons and
        conditional gene expression, 429–431
        delivery of genetic material, 425
        genomic integration methods, 425–429
        neuromodulation through optogenetic,
            sonogenetic, or chemogenetic means,
            431–436
Central canal cluster cells within lamina X,
        163–165
Central nervous system (CNS), 35–36,
        69–70, 173–174, 279–280, 381, 433
Central pattern generation (CPG), 312–313
    contributing factor to recovery of organ
        systems following paralysis,
        359–361
    cycles, 373–374
Central pattern generators (CPGs), 37–38,
        212–214, 227, 343
Central sensitization, 129
Cerebrospinal Fluid contacting Neurons
        (CSF-cNs), 17–18
Channelrhodopsin (ChR), 431
Chemogenetics, 392
    functional modulation, 435–436
    gene expression modulation, 434–435
    neuromodulation, 434–436
Cholecystokinin (CCK), 13, 121, 142–143
Choline acetyltransferase (ChAT), 159, 280
Cholinergic dorsal horn interneurons,
        159–163
Cholinergic interneurons, 159

central canal cluster cells within lamina X,
        163–165
    partition cells in intermediate gray matter,
        165–167
Chrimson, 431–433
Chronic muscle spasms, 227
Chronic pain, spinal mechanisms of,
        129–130
Chronically injured spinal cord can respond
        to load-related afferent input,
        374–375
Circuitry, 117–118
Clozapine-N-Oxide (CNO), 435–436
Clustered regularly interspaced short
        palindromic repeats-associated
        protein 9 (CRISPR/Cas9-associated
        protein 9), 428
Colorectal distention (CRD), 298–299
Complex human spinal cord circuitry,
        312–316
    early observations of complex motor
        patterns, 312–314
    immature human locomotor activity,
        314–315
    neuromodulation, 315–316
Complex motor patterns, early observations
        of, 312–314
Conditional gene expression, 429–431
Connectivity mapping, 392
Context-dependent function of spinal cord
        cell types, 20–21
Controlling movement, importance and
        robustness of sensory information in,
        348–351
Contused rat model, supporting evidence
        from, 370–374
Coordinating movements, role of spinal
        networks in, 344–351
Copine4 (*Cpne*4), 121–122
Corticomotoneuronal system (CM system),
        208
Corticospinal axons (CS axons), 208
Corticospinal propriospinal pathways,
        208–210
Corticospinal tract (CST), 210
stimulation strategies for plasticity and motor
        synergies, 193
Cranial sensory ganglia, 69–70
Cre-lox systems, 431
Crossed phrenic phenomenon (CPP), 263
Cutaneous input modulates motor output,
        98–99

Cutaneous sensory neurons, 70–71
Cytomegalovirus (CMV), 208–210

D

Deep dorsal horn (DDH), 233
Deep dorsal neurons, 14–15
    laminae III–IV, 14–15
    laminae V–VI, 15
Descending neuromodulation of spinal
        sensorimotor circuits, 228–229
Descending serotonergic neuromodulation,
        loss of, 232
Designer Receptors Exclusively Activated by
        Designer Drugs (DREADDs),
        133–134, 218–219, 434–436
Detrusor sphincter dyssynergia (DSD), 278
Developing brain homeobox protein 1
        (Dbx1), 16
dI3 interneurons, 47, 55, 234
dI6 interneurons, 47–48
Differentiation of human spinal cord neurons,
        396–403
Diphtheria toxin (DTX), 127–128
Diphtheria toxin A (DTA), 423–424
Diphtheria Toxin Receptor (DTR), 430
Direct pathways
    from brain to spinal cord motor neurons,
        298–299
        between motor cortex and spinal motor
        neurons for hand dexterity, 208
Directed differentiation
    molecular strategies for directed
        differentiation *in vitro*, 399–400
    recapitulating spinal cord development
        through, 397–399
Dopamine (DA), 285–287
Dorsal column nuclei (DCN), 69–70, 387
Dorsal gray commissure (DGC), 280,
        298–299
Dorsal horn
    LTMR inputs to, 85–86
    molecular organization of, 118
    neurons of spinal cord, 10–15
        deep dorsal neurons, 14–15
    perspective, 15
    superficial dorsal neurons, 11–14
Dorsal root ganglia (DRG), 69–70, 160
Dorsally derived interneuron populations,
        47–48
Dorsally derived ventral neurons, 18–19
Dorsolateral funiculus (DLF), 210
Doxycycline-dependent promoter (Dox-
        dependent promoter), 208–210

Dual SMAD inhibition strategy, 399–400
Dual-labeled interneurons, 285
Dynorphin (Dyn), 13–14, 120
    interneurons, 133–134

E

Early receptor tyrosine kinase Ret
        interneurons, 144
Electromyography (EMG), 313, 368
Electroporation, 425
Embryonic stem cell-derived V2a
        interneurons (ESC-derived V2a
        interneurons), 390
Engrailed 1 (En1), 16–17, 44–45
Enhanced tetanus neurotoxin light chain
        (eTeNT), 208–210
Epidural stimulation (ES), 189, 191,
        326–327, 330, 352
    voluntary movement with, 321–322
Excitation–inhibitory/inhibition (E-I)
    balance in spinal interneurons, 238–240
        decreased activity/efficacy of inhibitory
            synaptic drive, 239–240
        increased premotor excitatory drive,
            238–239
    imbalance, 219–220
    ratio, 215–216
Excitatory neurotransmitters, 423
Excitatory postsynaptic currents (EPSCs),
        129, 230–232, 283
Extensor rhythm-generating population
        (RG-E), 50
External urethral sphincter (EUS), 277,
        281–282

F

Fast fatiguing MNs (FF MNs), 189–190
Fast localization of pain, 76
Fast pain and light touch, 75
Fatigue-resistant MNs (FR MNs), 189–190
Fetal tissue transplantation, 383–386
Fibroblast growth factors (FGFs), 397–398
Fictive locomotion, 343, 345
Finite State Machine (FSM), 183
Flexor
    and extensor burst generators, 50
    spasms, 227
Flexor rhythm-generating population (RG-F),
        50
Flippase (Flp), 430
    Flp-FRT systems, 431
    recombinase, 430

Flp recognition targets (FRT), 430
Focused US (fUS), 433−434
Functional Electrical Stimulation (FES),
189−190
Functional recovery, 207−208

G

G-protein-coupled receptor 83 (*Gpr*83), 120
G-protein-coupled receptors (GPCRs), 120,
431
Galanin, 88−90
Gamma-aminobutyric acid (GABA), 423
Gastrin releasing peptide receptor (GRPR),
131−132
Gastrin-releasing peptide (GRP), 13, 120
Gastrulation brain homeobox 1 (GBX1), 119
Gate theory of pain, 13−14
Genetics, 20−21
  delivery of genetic material, 425
  manipulation, 357
Genomic integration methods, 425−429
Glial cell-derived neurotrophic factor
(GDNF), 144, 400
Glial cells, 382
Glutamate, 423
Glutamate decarboxylase (GAD), 119
Glycine transporter 2 (GlyT2), 119, 130
Gray matter, 163
Green fluorescent protein (GFP), 88−90
Growth differentiation factors (GDFs),
398−399
Growth factors, 357
Guide RNA (gRNA), 428

H

Halorhodopsin (HR), 431
Hand dexterity
  direct pathways, 208
  indirect pathways, 208−210
Hb9 interneurons, 48
Hibernation state, 218
High threshold mechanoreceptors (HTMRs),
76
Homology-directed repair (HDR), 425
Host CGRP-immunoreactive axons, 389
Hox gene expression, 398−399
Human locomotion, sensory processing,
316−319
Human PSC, specific interneuron, 400−402

Human spinal circuitry
  neuromodulation of, 315−316
  stimulation and task specific stand training,
322−323
Human spinal cord
  interneuronal circuitry, 314
complex human spinal cord circuitry,
312−316
  mechanisms of, 327−329
  neuromodulation for motor control,
319−329
  sensory processing in locomotion, 316−319
  translation to therapeutics and future
directions, 329−330
Hypertension, 300−301

I

Immature human locomotor activity,
314−315
In vivo calcium imaging, 392
Inactivity/immobility, 377−378
Indirect pathways
  from brain to spinal cord motor neurons,
208−210
Induced pluripotent stem cells (iPSCs),
396−397
Inhibitory interneurons modulating
locomotion, 56
Inhibitory neurotransmitters, 423
Inhibitory postsynaptic currents (IPSCs),
136−138, 238−239
Injured spinal cord, formation of maladaptive
plasticity in, 214−218
Injury, maladaptive sensorimotor circuits
below, 216−218
Integration center, 277
Intercostal motor circuitry, 259−261
  anatomical characterization, 260
  electrophysiological characterization,
259−260
  molecular characterization, 260−261
Intermediolateral cell column (IML),
298−299
International Standards for Neurological and
Functional Classification of Spinal
Cord Injury (ISNCSCI), 311−312
Interneuron systems, evolutionary history of,
173−174
Interneurons (IN), 3−4, 49−53, 87−91, 297
  commissural pathways, 52

flexor and extensor burst generators, 50
involved in touch perception, 92—94
involved in touch-motor circuits, 99—100
properties related to autonomic function,
298—299
autonomic dysfunction after spinal cord
injury, 299—301
cardiovascular dysfunction, 300—301
thermoregulatory and bowel/bladder
dysfunction, 299—300
targeting interneurons for LUT
therapeutics, 287—289
Intraspinal microstimulation (ISMS), 185,
190—191

K

K$^+$-Cl$^-$ cotransporters (KCCs), 215—216,
376
KCC2, 215, 304, 376

L

Lamina I, 118—120
interneurons, 127—128
projection neurons, 124—126
Lamina II, 120—121
interneurons, 127—128
Lamina III—V, 121—122
interneurons, 128—129
interneurons & pain, 138
projection neurons, 126
Lamina X, central canal neurons,
163—165
Lateral parabrachial nucleus (LPb nucleus),
120
Light-based mechanisms, 433
LIM homeobox transcription factor 1 beta
(LMX1B), 119
Lineage-restricted progenitors,
transplantation of, 386—387
Locomotion, 35—36
Locomotor function
mechanisms of recovery, 353—355
spinal stimulation facilitating recovery, 352
spinal stimulation to facilitate
reorganization, 353—355
Locomotor recovery, 228
training, 316—317, 329—330
Long polysynaptic reflex (LPR), 230—232
Long-lasting reflex (LLR), 230—232
Low-threshold mechanoreceptors (LTMRs),
69—70, 121

Aβ fibers, 71—78
circuits, 96—97
cutaneous input modulates motor output,
98—99
cutaneous sensory neurons, 70—71
detecting touch, 70
future challenges and direction in
unraveling spinal LTMR circuits,
101—102
heterogeneity of somatosensory neurons,
71
inputs to dorsal horn, 85—86
interneurons, 87—91
involved in touch perception, 92—94
involved in touch-motor circuits,
99—100
processing touch information, 81—82
projection neurons, 91—92
involved in touch perception, 94—96
Lower urinary tract (LUT), 277, 283
distribution of spinal interneurons involved
in micturition reflex circuitry,
278—282
plasticity of spinal interneurons, 284—287
spinal interneurons in micturition,
283—284
targeting interneurons for LUT
therapeutics, 287—289

M

Maladaptive plasticity, 299
formation of maladaptive plasticity in
injured spinal cord, 214—218
Maladaptive sensorimotor circuits below
injury, 216—218
Maladaptive SpIN activity in brain—spinal
relay circuit for recovery, 218—220
MAS-related G-protein-coupled receptors
(MRGPRs), 76—77, 122—123
Mechanical allodynia, 117—118
Mechanical pain and itch, 78
Mesencephalic locomotor region (MLR),
36—37
Micturition, 278—279
distribution of spinal interneurons,
279—282
spinal interneurons in micturition function,
283—284
Molecular biology techniques, 425
Molecular strategies for directed
differentiation *in vitro*, 399—400

Motor cortex for hand dexterity
  direct pathways between, 208
  indirect pathways between, 208–210
Motor neuron (MN), 435
  lineage, 18
  populations, 435
Motor output mechanisms following injury, 229–240
  changes in genetically identified spinal interneurons after injury, 233–237
  changes in motor neuron excitability, 229–232
  excitation–inhibition balance in spinal interneurons, 238–240
  unregulated sensory inputs after injury, 232–233
    broadening of sensory receptive fields, 232–233
    bursting deep dorsal horn interneurons, 233
    loss of descending serotonergic neuromodulation, 232
Motor primitives
  primitives in
    combinations of rhythm and pattern, 183
    self-organized pattern formation, 183
  spatial synergy elements, 182
  and synergies in relation to spinal interneuron systems, 179–183
  temporal burst elements as primitives, 180–182
  time-varying synergy elements, 182
  unitary bursts of spatial motor synergy, 182
Motor synergies
  comparative neuroethology and evolutionary perspective on synergy, 173–177
    evolutionary history of interneuron systems, 173–174
    natural selection pressures and comparative perspective, 174
    selection and constraints conserved and highly "anticipatory" organization of spinal circuitry, 175–177
  cross-talk and integration of motor synergy and autonomic pathways, 193–194
  developmental issues, 186–188
  neuroengineering
    methods, 190–192
    with spinal interneuron systems, 189–194

neuromechanics perspectives on, 178–188
neurophysiological support of unitary interneuron circuits tied to, 184
stability, 192–193
stimulation results supporting, 185
trunk and higher level spinal interactions with, 186
Mouse embryonic stem cell (mESC), 428–429
Movement, 3
Multi-modal neuromodulation to control posture and locomotion, 325–326
Multipotent-restricted progenitors, transplantation of, 386–387
Multisegmental stimulation, 325
Muscarinic acetylcholine receptors (mAChRs), 435–436
Muscle spasms following spinal cord injury, 227–228

N

N-[N-(3,5-difluorophenacetyl)-L-alanyl]-S-phenylglycine t-butyl ester (DAPT), 400
N-methyl-D-aspartic acid (NMDA), 87–88, 283
Na^+-K^+-$2Cl^-$ cotransporters (NKCCs), 215–216
Nerve growth factor (NGF), 285
Neural control systems, 356–357
Neural coupling, 314
Neural Darwinism, 355–356
Neural networks, 327
  consequences of redundancies of, 345–348
Neural progenitor cells (NPCs), 386
Neural stem cells (NSC), 386
Neural tissue transplantation in preclinical studies, history of, 383
Neural transplantation, 382–392
  characterization of transplanted interneuron phenotypes, 391–392
  fetal tissue transplantation in spinal cord injury, 383–386
  neural tissue transplantation in preclinical studies, 383
  spinal cord injury, 382
  transplantation
    of enriched or restricted populations of spinal cord progenitors, 388–391
    of multipotent and lineage-restricted progenitors, 386–387

Neurodegenerative disease, 261
Neuroengineering
  methods, 190–192
  with spinal interneuron systems, 189–194
Neuroepithelial cells (NEP), 386
Neuroethology, 173–177
Neurogenic bladder, 284–285
Neurokinin 1 receptor (NK1R), 119
Neuromechanics perspectives on motor
      synergies, 178–188
Neuromodulation, 287, 312, 353
  of human spinal circuitry, 315–316
  mechanisms, 327–329
  for motor control, 319–329
    approaches for spinal cord epidural
        stimulation for walking, 319–321
    mechanisms of neuromodulation,
        327–329
    multi-modal neuromodulation to control
        posture and locomotion, 325–326
    neuromodulation of autonomic function,
        326–327
    epidural stimulation and task specific
        stand training, 322–323
    transcutaneous spinal neuromodulation,
        323–325
    voluntary movement with epidural
        stimulation, 321–322
  through optogenetic, sonogenetic, or
      chemogenetic means, 431–436
Neuronal diversity, 9
Neuronal nitric oxide synthase (nNOS), 120
Neurons, 215–216
  of dorsal horn, 86–87
Neuropeptide FF gene (*Npff* gene), 120
Neuropeptide Y (NPY), 14, 88–90, 120,
      138–139
Neuropeptide Y 1 receptor (NPY1R), 13,
      138, 139
Neuroplasticity, SpINs and role in, 261
Neurorehabilitation, 330
Neurotensin (*Nts*), 121
Nigro-striatal pathway, 388
Nociceptors, 76
Noninvasive transcutaneous electrical spinal
      cord stimulation, 323
Nonpeptidergic C-nociceptors, 78
Nonsteroidal antiinflammatory drugs
      (NSAIDs), 117–118
Notch, 400
  signaling, 398–399
Nucleus tractus solitarius (NTS), 301

O
Onuf's nucleus, 281–282
Opioids, 117–118
Optogenetic neuromodulation, 431–433
Optogenetically induced postsynaptic
      currents (oPSCs), 140–141
Optogenetics, 191–192, 392. *See also*
      Sonogenetics
Organ systems following paralysis, central
      pattern generation contributing factor
      to recovery of, 359–361
Orthostatic hypotension, 300

P
Pain, 117
Paired box 2 (PAX2), 119
Parasympathetic nuclei (PN), 280
    reconnect supraspinal neurons and spinal
        motor neurons, 210–212
    reconstitute local spinal circuits to bypass
        lesions after SCI, 212–214
Parasympathetic preganglionic neurons
      (PPNs), 278–279, 281
Partition cells in intermediate gray matter,
      165–167
Parvalbumin (PV), 13–14, 88–90
    interneurons, 140–141
Peptidergic C-nociceptors, 78
Peri-lesion hyperinhibition after SCI silences
      relay circuits, 215–216
Persistent inward currents (PICs), 229,
      375–376
Phaseolus vulgaris leucoagglutinin (PHA-L),
      298–299
Phrenic motor circuit, 254–259
    anatomical characterization, 256–258
    electrophysiological characterization,
        254–256
Piezo1, 434
Pituitary homeobox 2 (Pitx2), 16
Plantar pressure stimulation, 318
Plasticity, 234
    induced by neuroengineered interventions
        and rehabilitation efforts, 192–193
    of interneurons, 53–56
        dI3 interneurons, 55
        inhibitory interneurons modulating
            locomotion, 56
        Shox2 interneurons, 55–56
        V2a interneurons, 54–55
        V3 interneurons, 55

Plasticity (*Continued*)
of spinal interneurons following SCI, 284–287
Pluripotent stem cells (PSCs), 396–397, 425
Polymerasechain reaction (PCR), 425
Pontine micturition center (PMC), 277
Postnatal rats, 159
Postsynaptic dorsal column neurons (PSDC neurons), 122
Postsynapticdorsal column (PSDC), 91–92
Potassium chloride exporter (KCC2), 130
Preclinical models, lessons learned from, 382–392
Preclinical studies, history of neural tissue transplantation in, 383
Prestin, 434
Primitives
in flexible combinations of rhythm and pattern, 183
in self-organized pattern formation, 183
Progenitors, 425
Projection neurons, 91–92
involved in touch perception, 94–96
Prolonged secondary injury process, 382
Proprioception, 348–349
Propriospinal neurons
direct and indirect pathways from brain to spinal cord motor neurons, 208–210
dormant relay pathways after SCI, 214–218
spinal interneurons propagate locomotor supraspinal commands, 210–214
therapeutic strategies for SCI, 218–220
Protein kinase C gamma (PKCγ), 121, 134–136
Protospacer adjacent motif (PAM), 428
Pseudorabies virus (PRV), 165, 256–258, 278–279, 297
Pudendal nerve stimulation (PNS), 288
Purmorphamine (pur), 399–400

R

Rabies virus, 256–258
RAR-related orphan receptor β (RORβ), 15
Receptor tyrosine kinase (RET), 144
Receptors, 434
Receptors activated solely by syntheticligands (RASSLs), 434
Recuperation process, 368
Red recombineering, 425, 427
λ-red recombineering, 427
Reelin (*Reln*), 120

Rehabilitative process, 374–375
Respiration, 259
Respiratory networks, 251–252
Respiratory interneurons
and degenerative disease, 264–265
following spinal cord injury, 261–263
Reticulospinal tracts (RtST), 214
Retinoic acid (RA), 397–398, 400
Rhythm generation, 46–47, 179
Rhythmic leg muscle activity, 313
Rosa26 (R26), 429–430
Rostral ventrolateral medulla (RVLM), 299
Rubrospinal tract (RuST), 210

S

SalvinorinA, 436
Sensorimotor circuits, 14, 97–98
Sensory information, 348–351
in controlling movement, 348–351
Sensory processing role in control of human locomotion, 316–319
locomotor training, 316–317
plantar pressure stimulation, 318
vibration, 318–319
Sensory receptive fields, broadening of, 232–233
Sensory-driven recovery of locomotion assignable to specific sensory receptor types, 358–359
Serotonin (5-HT), 228–229
Serotonin transporter (SERT), 54–55
Short propriospinal neurons (SPNs), 208–210
Shox2 interneurons, 48–49, 55–56
Simplification process, 347
Single cell RNA-sequencing (scRNA-seq), 121
Sixth thoracic spinal level (T6 spinal level), 299
Skin stroking, 75
Sleep-related periodic leg movements, 312–313
Smoothened Agonist (SAG), 399–400
Somatosensation, 3
Somatosensory neurons, incredible heterogeneity of, 71
Somatosensory system, 69–70
Somatostatin (SOM), 132–133
lineage interneurons, 132–133
positive neurons, 12
Somatotopy, 85
Sonic HedgeHog (Shh), 16, 398–400
Sonogenetics

neuromodulation, 433–434
sonogenetics-based stimulation, 434
Spasticity, 238, 330
Spatial synergy elements, 182
Spatiotemporal motor neuron mapping,
        317
Spike time-dependent plasticity (STDP),
        192–193
Spike triggered averaging (STA), 182
Spinal autonomic circuits, 301
Spinal circuits of touch, 92
Spinal cord, 3–4, 36–37, 124
    characteristics of spinal cord interneurons,
        297–298
    classification systems for spinal cord
        interneuron cell types, 5–10
        anatomy, 5
        connectivity, 7
        electrophysiology, 7–8
        embryonic lineage, 9
        molecular markers, 9
        morphology, 5–7
        multiomics profiling, 9–10
        neurochemistry, 8
        perspective, 10
    direct and indirect pathways from brain to
        spinal cord motor neurons, 208–210
    dorsal horn neurons of spinal cord, 10–15
    future directions, 19–21
        context-dependent function of spinal
            cord cell types, 20–21
        dynamic perspectives on cell types and
            cell states, 21
        views on anatomy, 20
    history of research on spinal cord neurons,
        4–5
    lamina I, 299–300
    processing touch information in, 81–82
    transplantation of enriched or restricted
        populations of spinal cord
        progenitors, 388–391
    ventral horn neurons of spinal cord, 16–19
Spinal cord epidural stimulation (scES), 319
    and task specific stand training reveals
        human spinal circuitry learning,
        322–323
    for walking, two approaches for, 319–321
Spinal cord injury (SCI), 54, 214, 227, 278,
        311–312, 344, 367, 381–382
    autonomic interneuronal plasticity in
        relation to AD after, 301–304

descending neuromodulation of spinal
        sensorimotor circuits, 228–229
    dormant relay pathways after, 214–218
        maladaptive sensorimotor circuits below
            injury, 216–218
        peri-lesion hyperinhibition after SCI
            silences relay circuits, 215–216
    emergence of fetal tissue transplantation in,
        383–386
    mechanisms of motor outputs following
        injury, 229–240
    muscle spasms following, 227–228
    peri-lesion hyperinhibition after SCI
        silences relay circuits, 215–216
    plasticity of spinal interneurons following,
        284–287
    local spinal circuits to bypass lesions,
        212–214
    respiratory SpINs following, 261–263
    role of interneurons in autonomic
        dysfunction, 299–301
    therapeutic strategies for, 218–220
        correction of maladaptive SpIN activity,
            218–220
    touch influences from, 97–98
Spinal dorsal horn (SDH), 3–4, 117–118
Spinal interneurons (SpINs), 126, 207–208,
        218–220, 228, 251, 278–279, 287,
        343–344, 381, 423
    distribution involved in micturition reflex
        circuitry, 279–282
        bladder, 280
        external urethral sphincter, 281–282
        overlap of, 282
        urethra, 281
    with locomotor functions, 41
    neuroengineering with spinal interneuron
        systems, 189–194
    integrated into respiratory networks,
        251–252
    neurotransmitter phenotypes, 259
    and role in neuroplasticity, 261
    postinjury
        consequences of redundancies of neural
            networks, 345–348
        dynamics of spinal networks, 355–361
        in controlling movement, 348–351
        mechanisms of recovery of locomotor
            function, 353–355
        progress in spinal stimulation facilitating
            recovery of locomotor function, 352

Spinal interneurons (SpINs) (*Continued*)
  role of spinal networks in coordinating movements, 344–351
  propagate locomotor commands from supraspinal locomotor regions, 210–214
  role in micturition function, 283–284
  SCI plasticity of, 284–287
  sensory input to facilitate reorganization, spinal stimulation increases excitability of, 353–355
  transcription factor code to identify interneuron populations, 42–49
Spinal locomotor interneurons, organization of, 37–41
Spinal mechanisms of chronic pain, 129–130
Spinal motor neurons
  hand dexterity, 208–210
  PN reconnect, 210–212
Spinal networks, 317, 359
  dynamics of, 355–361
  role in coordinating movements, 344–351
Spinal projection neurons in acute pain, 124
Spinal relay circuits, 207–208
Spinal respiratory networks, 252–254
Spinal sensorimotor circuits, descending neuromodulation of, 228–229
Spinal stimulation
  facilitating recovery of locomotor function, 352
  increases excitability of spinal interneurons and enhances sensory input to facilitate reorganization, 353–355
Spinal sympathetic response, 301–302
Spinocervical tract (SCT), 91–92
Spinoparabrachial neurons (SPB neurons), 120
Stem cells, 357
Stretch sensors, 73
Subpopulations, 7–8
Superficial DGC, 283
Superficial dorsal horn (Superficial DH), 280, 283
Superficial dorsal neurons, 11–14
  laminae I–II, 12–13
  laminae II–III, 13–14
Superficial SDH interneuron subpopulations and chronic pain, 130
Supraspinal locomotor regions, spinal interneurons propagate locomotor commands from, 210–214
Supraspinal neurons, PN, 210–212

Sympathetic innervation, 277–278
Sympathetic preganglionic neurons (SPNs), 297
Sympathetic response, 300–301

T

T-cell leukemia homeobox protein 3 (TLX3), 119
Tachykinin precursor 1 (*Tac*1), 120
Tachykinin receptor 1 (*Tacr*1), 120
Tactile, 69–70
Temporal burst elements as primitives, 180–182
Temporal synergies, 180–181
Tetracycline inducible on or off system (Tet-On/Off system), 434
Tetracycline-controlled transcriptional activator (tTA), 435
Thermoregulatory dysfunction, 299–300
Thyrotropin-releasing hormone (*Trh*), 121
Tibial nerve stimulation (TNS), 288
Tiling, 79
Time-varying synergies, 179, 182
Touch
  directionality, 76
  encoding by skin sensory neurons, 78–81
    electrophysiological properties, 78–79
    end organ associations, 79
    peripheral processing, 80
    spatial distribution patterns, 79
  influences from spinal cord injury, 97–98
  and motor recovery, 100–101
Traditional restriction enzyme cloning (Traditional RE cloning,), 425
Transcription factor
  code to identify interneuron populations, 42–49
  limitations of transcription factor code, 49
Transcutaneous spinal neuromodulation, 323–325
Transcutaneous stimulation (TS), 326–327, 352
Transgenic mouse lines, 392
Transient receptor potential channels (TRP channels), 122–123
Transient VGLUT3 (tVGLUT3), 129, 141–142
Transplantation of human spinal cord neurons, 396–403
Transplanted interneuron phenotypes characterization of, 391–392

phenotypic characterization of spinal cord
graft-derived neurons, 393t–396t
Traumatic SCI, 284–285
Tyrosine hydroxylase cells (TH cells⁺),
285–287

U

Ultrafast pain, 75
Ultrasound (US), 433
Unified theory, 376–378
of CPG, 360
Unitary bursts of spatial motor synergy, 182
Urethra, 281
Urocortin 3 (Ucn3), 13

V

V0 interneurons, 42–44, 235
V0 lineage, 16
V1 interneurons, 44–45, 235
mutual inhibition of half centers, 50–52
V1 lineage, 16–17
V2 interneurons, 45–46
V2a interneurons, 45
V2b interneurons, 45–46

V2 lineage, 17–18
V2a interneurons, 54–55, 236
V2b interneurons, 235
mutual inhibition of half centers, 50–52
V3 interneurons, 46–47, 52–53, 55,
236–237
V3 lineage, 18
Vesicular glutamate transporter 2 (VGLUT2),
119
Vesicular glutamate transporter 3 (vGluT3),
15, 121–122, 141–142
Vibration, 318–319
sensors, 73–74
Voltage-gated Na⁺ channels, 122–123
Voluntary movement with epidural
stimulation, 321–322

W

Wheat-germ agglutinin (WGA), 256–258

Z

Zinc finger nucleases (ZFN), 427–428
Zolmitriptan-sensitive interneurons, 233

9780128192603